JN244354

Practical
Case
Review

即戦力が身につく

骨軟部の画像診断

Musculoskeletal Imaging

編集

青木隆敏
産業医科大学放射線科学講座 教授

神島 保
北海道大学大学院保健科学研究院 医用生体理工学分野 教授

稲岡 努
東邦大学医療センター佐倉病院放射線科 准教授

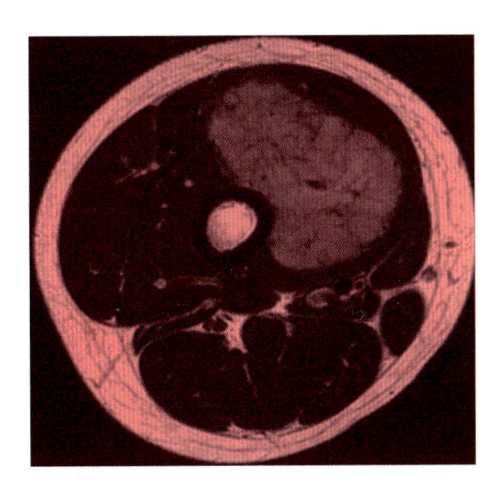

メディカル・サイエンス・インターナショナル

Practical Case Review : Musculoskeletal Imaging
First Edition
Edited by Takatoshi Aoki, Tamotsu Kamishima, Tsutomu Inaoka

ISBN 978-4-8157-3128-1

Printed and Bound in Japan

執筆者一覧 （目次−疾患カテゴリー別の順）

腫瘍・腫瘍類似疾患

常陸　　真	竹田綜合病院放射線科 科長
奥田　実穂	金沢大学附属病院放射線部 助教
川波　　哲	福岡歯科大学放射線診断学分野 教授
白石　朋子	福岡歯科大学口腔画像診断学分野 講師
小黒　草太	東北大学病院放射線診断科 講師
塚本　　純	産業医科大学放射線科学講座
青木　隆敏	産業医科大学放射線科学講座 教授
中條　正典	鹿児島大学大学院医歯学総合研究科 放射線診断治療学教室
小池　玄文	長崎大学大学院医歯薬学総合研究科 放射線診断治療学分野 講師
鷺山　幸二	九州大学大学院医学研究院 臨床放射線科学分野 助教
長田　周治	久留米大学医学部放射線医学講座 准教授
藤崎　瑛隆	産業医科大学放射線科学講座 助教
林田　佳子	産業医科大学放射線科学講座 准教授

血液・骨髄疾患

中西　克之	大阪国際がんセンター放射線診断・IVR 科 主任部長
戸田　　壮	大阪国際がんセンター放射線診断・IVR 科
富山　実幸	大阪国際がんセンター放射線診断・IVR 科
里見　英俊	大阪国際がんセンター病理細胞診断科

骨折

上谷　雅孝	医療法人稲仁会 三原台病院放射線科
齋藤　祐貴	聖マリアンナ医科大学放射線診断・IVR 学講座 助教
橘川　　薫	千葉大学医学部附属病院画像診断センター 特任教授

関節外傷・障害

天野　大介	明理会中央総合病院放射線科
野崎　太希	慶應義塾大学医学部放射線科学教室(診断) 准教授
中田　和佳	自治医科大学とちぎ子ども医療センター小児画像診断部 病院講師
中橋　優太	筑波大学附属病院放射線診断・IVR 科
岡本　嘉一	東北大学医学系研究科 画像診断学分野 教授
堀内　沙矢	聖路加国際病院放射線科
柿木　崇秀	梅田東画像診断クリニック 院長
濱田　晃嘉	東京大学大学院医学系研究科 放射線医学講座
山本　麻子	帝京大学医学部放射線科学講座 准教授

稲岡　　努　　東邦大学医療センター佐倉病院放射線科 准教授

宮坂実木子　　国立成育医療研究センター放射線診療部診断科 診療部長

佐田友貴乃　　長崎大学病院放射線科

大木　　望　　長崎大学大学院医歯薬学総合研究科 放射線診断治療学分野 助教

上谷　雅孝　　医療法人稲仁会 三原台病院放射線科

足立　拓也　　東京科学大学医歯学総合研究科 画像診断・核医学分野 講師

小橋由紋子　　日本大学放射線医学系放射線医学分野 准教授

軟部外傷・損傷

髙尾正一郎　　徳島大学大学院保健科学研究科 医用画像解析学分野 准教授

代謝・内分泌疾患

福田　健志　　東京慈恵会医科大学放射線医学講座 助教

沈着症

福庭　栄治　　えだクリニック整形外科・リハビリテーション科 PICTORU いずも画像診断室 院長

薬剤性疾患・他

野崎　太希　　慶應義塾大学医学部放射線科学教室(診断) 准教授

辰野　　聡　　東京慈恵会医科大学葛飾医療センター放射線部 特任教授

加藤　博基　　岐阜大学医学部放射線科 准教授

正常変異・正常過程

野澤久美子　　神奈川県立こども医療センター放射線科 部長

河合有里子　　社会医療法人禎心会 セントラル CI クリニック放射線診断科

先天性疾患

田波　　穣　　埼玉県立小児医療センター放射線科 科長

巷岡　祐子　　慶應義塾大学医学部放射線診断科 講師

西村　　玄　　武蔵野陽和会病院放射線科

横山　幸太　　東京科学大学医歯学総合研究科 画像診断・核医学分野 講師

感染症，炎症性疾患

寺村　易予　　自衛隊中央病院放射線科

田端　克彦　　埼玉医科大学病院小児科

向井　宏樹　　千葉大学医学部附属病院放射線科 助教

神島　　保　　北海道大学大学院保健科学研究院 医用生体理工学分野 教授

小野　貴史　　倉敷中央病院救急科

虚血

鈴木　智大　　岩手医科大学放射線医学講座 講師

川口　真矢　　大垣市民病院放射線診断科

加藤　博基　　岐阜大学医学部放射線科 准教授

松尾　政之　　岐阜大学医学部放射線科 教授

その他の骨病変

小山　　貴　　倉敷中央病院放射線診断科 主任部長

橘川　　薫　　千葉大学医学部附属病院画像診断センター 特任教授

〈脊椎・脊髄〉
感染症，炎症性疾患

藪崎　哲史　　苫小牧市立病院放射線科

佐藤　　修　　京都府立医科大学附属北部医療センター放射線科 講師

徳田　文太　　京都府立医科大学放射線診断治療学

金山　大成　　京都府立医科大学放射線診断治療学 助教

神島　　保　　北海道大学大学院保健科学研究院 医用生体理工学分野 教授

腫瘍・腫瘍類似疾患

原田太以佑　　北海道大学大学院医学研究院 放射線科学分野画像診断学教室 助教

神島　　保　　北海道大学大学院保健科学研究院 医用生体理工学分野 教授

外傷

大木　　望　　長崎大学大学院医歯薬学総合研究科 放射線診断治療学分野 助教

上谷　雅孝　　医療法人稲仁会 三原台病院放射線科

服部　真也　　千葉大学医学部附属病院画像診断センター 特任助教

橘川　　薫　　千葉大学医学部附属病院画像診断センター 特任教授

藪崎　哲史　　苫小牧市立病院放射線科

濱田　晃嘉　　東京大学大学院医学系研究科 放射線医学講座

山本　麻子　　帝京大学医学部放射線科学講座 准教授

脊椎変性疾患

池辺　洋平　　北海道大学大学院医学研究院 死因究明教育センター 特任助教

福田　有子　　国立病院機構 四国こどもとおとなの医療センター中央診断・検査センター 部長

その他の脊髄病変

安座間喜明　　琉球大学大学院医学研究科 放射線診断治療学講座 診療講師

與儀　　彰　　琉球大学大学院医学研究科 放射線診断治療学講座 准教授

西江　昭弘　　琉球大学大学院医学研究科 放射線診断治療学講座 教授

黒川　　遼　　東京大学大学院医学系研究科 生体物理学専攻放射線医学講座 助教

序

　本書は「即戦力が身につく画像診断」シリーズの第5弾として，骨軟部領域の画像診断に関して実臨床に直結する一冊となるよう企画された．これまでの本シリーズのコンセプトを継承し，18の疾患カテゴリーに分類された155疾患について解説している．すなわち，この155疾患について，年齢や病歴などの臨床像，画像所見，最終診断と経過を述べ，続いてQ&A形式の問題，画像診断のポイント，各疾患の解説，鑑別診断を記載して，最後にQ&Aの解答を示すことで各疾患の重要事項を効果的に整理できる形式でまとめている．また，読者の習熟度に応じて学習することができるように，症例を難易度によって「入門編(専門医試験を想定したレベル)」，「実力編(診断専門医試験を想定したレベル)」，「挑戦編(診断専門医の実力を伸ばすレベル)」に分類し，幅広いレベルの方が活用しやすい形式で収載している．

　骨軟部領域は各関節/部位に共通する疾患もあるが，それぞれの関節/部位独自の疾患も多い．また，骨軟部腫瘍の種類は数多く，その他のカテゴリーに入る疾患もまれなものまで含むと無数に存在する．155疾患はこれまでのシリーズでも最多の収載疾患数となるが，できる限りコンパクトな内容になるように，企画当初に候補となった多くの疾患を最大限絞り込み，ミニマムな疾患を残した結果である．まだまだ骨軟部領域には知っておきたい多数の疾患が存在するが，実戦形式の本書を上手く活用することで，骨軟部画像診断のエッセンスは十分理解していただけると考えている．専門医資格の取得を目指すレジデントや骨軟部領域を専門としない読者が効率よく学習するには打ってつけの一冊になったと思う．骨軟部画像診断医を目指す方には，そのステップアップに繋がれば幸甚である．

　骨軟部領域の画像診断は単純X線検査で始まることが多いが，骨軟部組織のコントラスト分解能に優れるMRIが画像診断の中心的役割を果たすようになり，特に画像診断医にはMRIによる質的診断や広がり診断が求められることが多くなってきている．このような背景から，実臨床における外傷や骨腫瘍などは単純X線写真のみで診断できる場合も多いものの，本書では画像診断医が関わることの多いMRI画像が最も多く掲載されている．一方で，骨軟部領域の画像診断ではファーストステップとなる単純X線所見についてもできるだけ取り上げて解説しているので，専門医資格の取得を目指すレジデントの読者には，骨軟部画像診断に必要不可欠な総合的知識を身につけていただきたい．

　最後に，日常業務でご繁忙中にもかかわらず，本書の企画主旨に応えてご執筆いただいた全国の骨軟部放射線診断医の皆様と，2年前の企画時から手厚くサポートしていただいたメディカル・サイエンス・インターナショナルの正路氏に心より感謝いたします．

2025年3月

編　者

目次—— 症例別（レベル別）

実力編(レベル 2：L2) …………………………………………………277

挑戦編（レベル 3：L3）

目次—— 疾患カテゴリー別

血液・骨髄疾患

骨折

レベル1（L1）

入門編

症例 L1 1

11歳男児．左上腕骨外側に径4cm程の弾性硬の病変あり．可動性不良で圧痛や可動域制限はない．

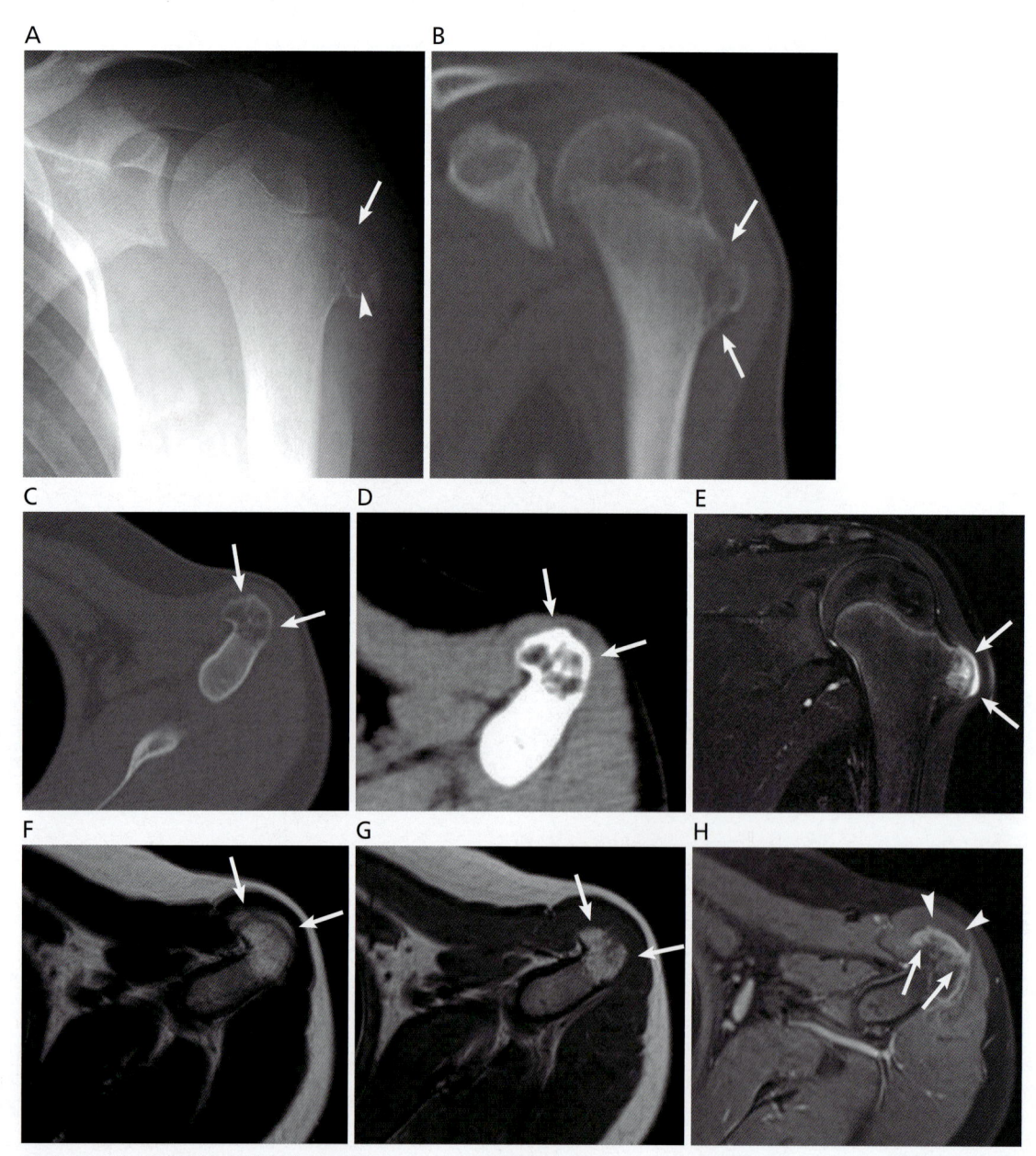

図1　A：左上腕単純X線写真正面像，CT　B：冠状断像（骨条件），C：横断像（骨条件），D：横断像（軟部条件），MRI　E：脂肪抑制T2強調冠状断像，F：T2強調横断像，G：T1強調横断像，H：造影後脂肪抑制T1強調横断像

単純X線所見	左上腕骨近位骨幹端外側に骨性の隆起を認める(**図1A**, →). 骨髄腔が連続しており, 内部に骨梁を認める(**図1A**, ➤).

CT所見 　左上腕骨近位骨幹端に骨性の隆起を認める(**図1B**, →). 骨髄腔, 骨皮質が連続し, 先端部はカリフラワー状に膨隆している(**図1C**, →). 突出部表面に低吸収域を認める(**図1D**, →).

MRI所見 　左上腕骨近位骨幹端の外側に, 骨性の隆起を認め, 骨髄腔, 骨皮質は連続している. 突出部表面にT1強調像で低信号, T2強調像で高信号の構造を認め(**図1E~G**, →), 厚さは最大で3mm程度である. 造影後脂肪抑制T1強調像(**図1H**)ではT2強調高信号域の直下に淡い増強効果を認める(→)が, T2高信号域には明らかな増強効果は認めない(➤).

診断 　骨軟骨腫　osteochondroma

経過 　成長期が終わるまで経過観察となった.

問題　**Q1.** 骨軟骨腫の好発部位はどこか？
　　　　Q2. 鑑別疾患は何か？
　　　　Q3. 悪性転化を疑う所見は何か？

画像診断のポイント

単純X線写真
● 骨軟骨腫は関節の近傍より関節から離れる方向への骨性の隆起として認められ, 母床と骨髄腔, 骨皮質が連続し, 有茎性, 広基性の形態を呈する.

CT
● 病変部の骨髄腔, 骨皮質との連続性や, 近隣の骨との位置関係, 全身の病変の評価に役立つ.
● 軟骨帽は低吸収域として描出される.

MRI
● 軟骨帽は骨性隆起の先端部にみられ, T2強調像で高信号域として描出される. 軟骨部が厚い場合は悪性転化を考慮する.
● 骨折があれば骨髄浮腫が脂肪抑制T2強調像/STIR像で高信号域として描出される.
● 突出部周囲に機械的刺激による炎症や滑液包形成を伴うことがある.

骨軟骨腫

　骨軟骨腫は最も頻度の高い良性腫瘍であり, 骨突出部の表面に軟骨帽(cartilaginous cap)を伴うのが特徴とされる. 軟骨性腫瘍であるが, 実際の病変は海綿骨から連続性に突出した骨の隆起であり, 陳旧化したものは軟骨帽が消失していることが多い. 単発性と多発性があり, 単発性骨軟骨腫は若年の長管骨骨幹端に好発し, 肩甲骨や腸骨などの扁平骨にも生じる. まれに茎の部で骨折すると疼痛を生じることがあり, 腫瘍に伴う二次的な滑液包の形成により疼痛や出血・血腫が生じることがある[1,2]. 多発例は全骨軟骨腫の約12%

にみられ，遺伝性多発性外骨腫(hereditary multiple exostosis)のことが多く，常染色体優性で家族内発生がみられ，*EXT1* と *EXT2* という 2 つの遺伝子がそれぞれ 8q24 と 11p11-p12 に位置し，多発性骨軟骨腫症の原因として知られている[3]．他の骨格異常を伴うことが多く，約 10％に二次的悪性化がみられる．

病変の成長増大は若年期にほぼ限られ，growth spurt の時期に急激に大きくなることがあるが，骨端線の閉鎖とともに増大は停止する．成長期を過ぎてから腫瘤が大きくなる場合は悪性化の可能性を考慮する．悪性転化は，通常，軟骨帽内で起こり，軟骨帽が成人で 2 cm，小児で 3 cm を超えると悪性化を考慮する[1,4]．病変本体から分離した軟骨組織が周囲軟部組織内に存在するときは浸潤と考え，悪性の所見と考える．

鑑別診断

骨軟骨腫の悪性転化のほかに，表在型の骨軟骨病変が鑑別疾患となるが，骨本体と病変部に連続した骨皮質，骨髄腔を認めるか否かが重要な鑑別のポイントとなる．

1）軟骨肉腫 chondrosarcoma

成長期が終わっても軟骨帽が消失せず残存し，軟骨帽が 2 cm を超えると骨軟骨腫の悪性転化(軟骨肉腫)を考慮する(症例 L1-65，p. 253 参照)．

2）骨膜性軟骨腫/軟骨肉腫 periosteal chondroma/chondrosarcoma

骨表面に接し，軟骨性の腫瘤を形成する．骨膜性結合組織やその直下に発生し，骨皮質の陥凹や硬化像，内部の石灰化像を認めるが，骨皮質の膨隆や骨髄腔の連続はみられない．

3）傍骨性/骨膜性骨肉腫 parosteal/periosteal osteosarcoma

表在性の骨肉腫で骨表面の骨化性腫瘤であるが，腫瘍との骨髄腔はみられない．傍骨性骨肉腫は骨膜の outer fibrous layer から発生し，骨膜反応はみられない．骨膜性骨肉腫は inner cambium layer から発生し，骨膜下に病変が広がる．

解答 **A1.** 長管骨に好発し，多くは膝関節周囲に発生する．

A2. 骨軟骨腫の悪性転化や骨表面に生じる骨性/軟骨性腫瘤が鑑別にあがり，骨膜性軟骨腫/軟骨肉腫や傍骨性/骨膜性骨肉腫が鑑別にあがる．

A3. 成長期以降の腫瘤の増大，不規則な石灰化や内部の溶骨性変化，隣接する骨の侵食や骨破壊像であるが，最も信頼性の高い所見は軟骨帽の厚さが成人で 2 cm，小児で 3 cm を超えると悪性転化の可能性が高い．

文献

1) Murphey MD, Choi JJ, Kransdorf MJ, et al : Imaging of osteochondroma : variants and complications with radiologic-pathologic correlation. Radiographics 2000 ; 20 : 1407-1434.
2) Motamedi K, Seeger LL : Benign bone tumors. Radiol Clin North Am 2011 ; 49 : 1115-1134.
3) Wuyts W, Van Hul W, De Boulle K, et al : Mutations in the EXT1 and EXT2 genes in hereditary multiple exostoses. Am J Hum Genet 1998 ; 62 : 346-354.
4) Tepelenis K, Papathanakos G, Kitsouli A, et al : Osteochondromas : an updated review of epidemiology, pathogenesis, clinical presentation, radiological features and treatment options. In Vivo 2021 ; 35 : 681-691.

症例 L1 2

70歳台女性．外傷歴なし．5〜6年前から前額部に小突出が出現し，増大傾向にあった．疼痛はない．1cm程度の隆起病変があり，皮膚との可動性は良好．骨様の硬さで，骨との可動性は不良．

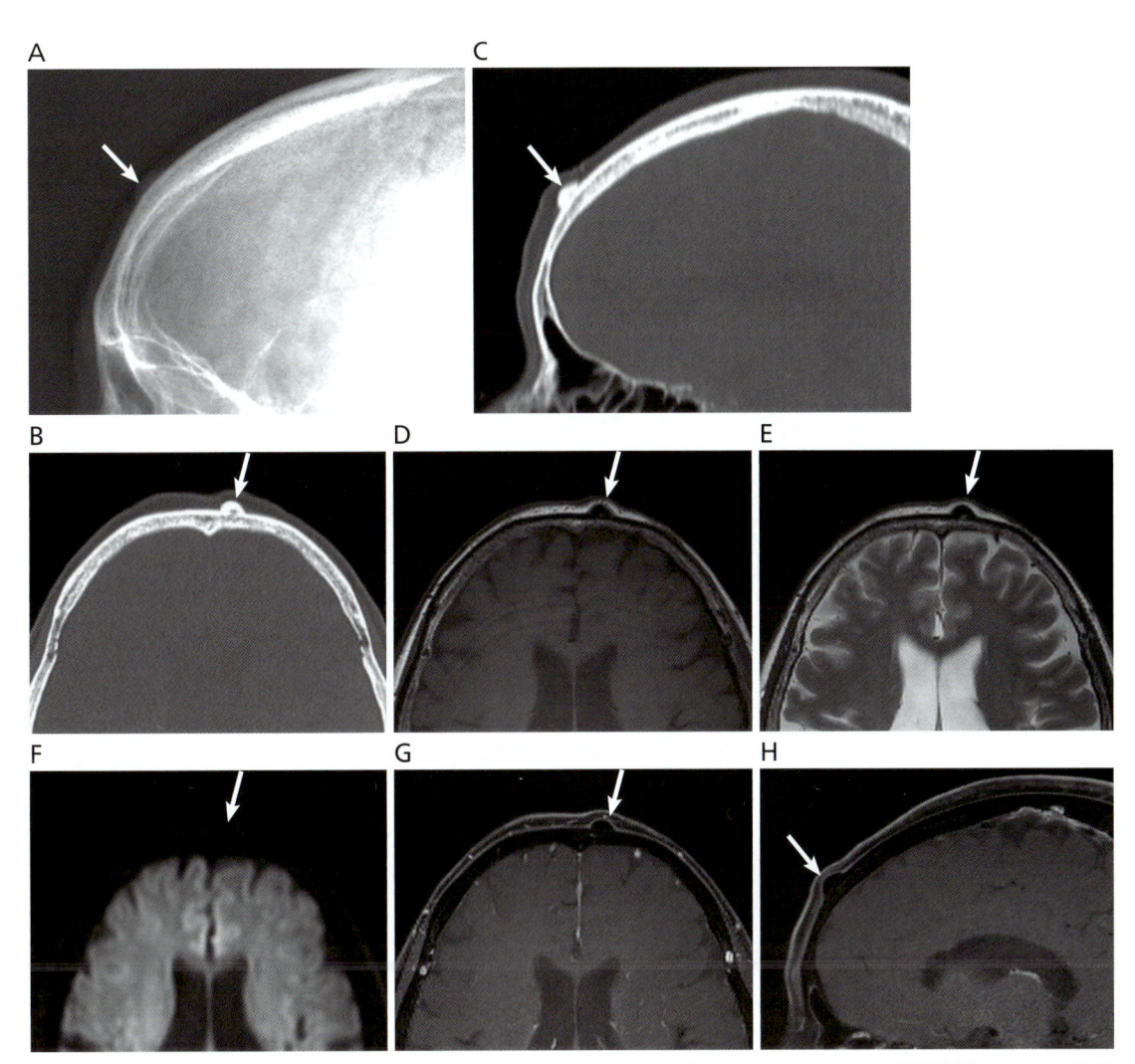

図1 A：頭部単純X線写真側面像，CT B：横断像，C：矢状断像，MRI D：T1強調横断像，E：T2強調横断像，F：拡散強調像，G：造影後脂肪抑制T1強調横断像，H：造影後脂肪抑制T1強調矢状断像

単純X線所見 前頭部に半円形の透過性の低下を認める（図1A，→）．

CT所見 前頭骨傍正中左側に緻密骨と同程度の濃度を示す半円形の構造を認める（図1B, C，→）．

MRI所見 T1強調像，T2強調像ともに骨と同等の著明な低信号を呈する（図1D, E，→）．拡散強調

像(図 1 F)では異常信号は認めず(→)，内部に造影効果は認めない(図 1 G, H，→)．

診断　骨腫 osteoma

経過　手術治療はせず，経過観察となった．

問題 Q1. 骨腫の好発部位はどこか？
Q2. 骨腫が多発する症候群は何か？

画像診断のポイント

単純 X 線写真
● 単純 X 線写真では境界明瞭で均一な硬化性病変としてみられ，骨表面から突出する成熟した骨組織として認められる．

CT
● CT では骨皮質から連続する高吸収域としてみられ，骨軟骨腫と異なり，骨髄腔との連続は認めない[1]．

MRI
● MRI ではいずれのシーケンスでも低信号を呈する．

骨腫

　骨表面や骨内に生じる結節状の骨硬化層で，組織学的には成熟した層板骨の骨梁よりなる compact type のものが大部分だが，骨軟骨腫様の medullary bone の突出(cancellous type)もみられる．多くは膜性骨化の部位，特に頭蓋骨や顎骨に生じるが，長管骨にも生じることがある[1]．外骨膜性の周辺性骨腫，内骨膜から生じる中心性骨腫があり，通常は周辺性骨腫を骨腫，中心性骨腫を内骨症/骨島という．Havers 管の有無にかかわらず骨皮質に発生し，海綿骨とは連続しない．サイズはさまざまで，直径は 1〜6 cm の範囲である[2]．
　単発性のことが多いが，多発することもある．多発する場合は Gardner 症候群を疑う必要がある．顎骨では上顎よりも下顎に多い．緩徐な発育を示し，通常は無症状だが，増大例では顔貌の変化や骨膨隆などが生じる．

鑑別診断

1）**骨軟骨腫 osteochondroma**
　　骨腫と異なり，骨髄腔が連続すること，表面に軟骨帽を有することが鑑別点となる(症例 L1-1，p. 2 参照)．

2）**bizarre parosteal osteochondromatous proliferation：BPOP（傍骨性骨軟骨異形成増生）**
　　骨軟骨性の傍骨性増殖性病変で，手指足趾に好発する．下床の骨との連続性や骨髄腔との連続はない(症例 L3-1，p. 514 参照)．

3）**メロレオストーシス melorheostosis**
　　椎節(sclerotome)の分布に一致した骨硬化性疾患で，全身のいずれの部位にも生じる．骨膜性，内骨膜性に骨形成をきたし，骨皮質の肥厚や骨髄腔内を占拠する．蠟が流れたよ

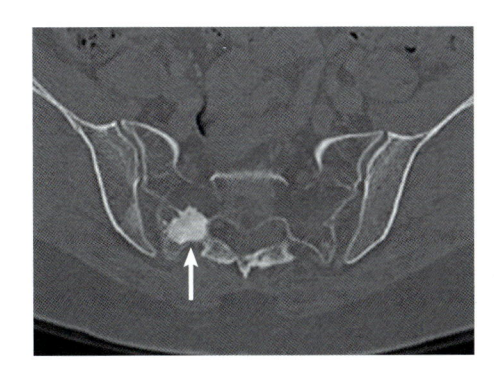

図2　50歳台女性　骨島
仙骨 CT 横断像　右仙骨翼に境界明瞭な骨硬
化を認める（→）．骨皮質に接し，辺縁には骨
梁と思われる spicula 様の構造を認める．

うな形状であり，流蠟骨症ともよばれる（症例 L2-59，p. 494 参照）．

4）傍骨性骨肉腫　parosteal osteosarcoma

骨形成と比較的おとなしい線維性増生を基本とする表在性の骨肉腫で，通常型骨肉腫よ
りも高い年齢層に好発する．大腿骨遠位，脛骨近位に多く発生し，比較的緩徐に進行する．
骨皮質の表面に広く接するように分葉状に成長するが，腫瘍と骨皮質の間には放射線透過
性のある部分が一層介在することが多く，骨膜反応による骨膜性の骨形成を生じることは
ない．

5）骨化性筋炎　myositis ossificans

筋肉や軟部組織の外傷，血腫が原因で生じる異所性骨化の一種で，辺縁にリング状の骨
化を生じる zone phenomenon が特徴である．隣接骨の骨皮質と病変の間には透亮像があ
り，骨との連続性は認めない（症例 L1-61，p. 235 参照）．

解答　A1.　副鼻腔や頭蓋冠に多い．
**　　　A2.**　Gardner 症候群．Gardner 症候群は，家族性大腸腺腫症の重症型で，結腸および直腸の多
発性腺腫に加え，骨腫や多発性の皮膚および軟部組織腫瘍などの腸管外病変を伴うことを
特徴とする．

▶ N O T E

内骨症/骨島　enostosis/bone island

骨腫は骨膜や内骨膜に接しているのに対し，骨島は骨髄腔内に生じる海綿骨内の骨梁（緻
密骨）の一部に生じた小さな緻密骨の塊である[3]．CT では辺縁に spicula 様の構造を認め，
周囲の骨梁と連続している（図2）．通常は 1 cm 以下のことが多いが，5 cm を超えるもの
まで大きさはさまざまである．

文献

1）　Greenspan A : Benign bone-forming lesions : osteoma, osteoid osteoma, and osteoblastoma : clin-
　　ical, imaging, pathologic, and differential considerations. Skeletal Radiol 1993 ; 22 : 485-500.
2）　Sadry F, Hessler C, Garcia J : The potential aggressiveness of sinus osteomas : a report of two cases.
　　Skeletal Radiol 1988 ; 17 : 427-430.
3）　Cerase A, Priolo F : Skeletal benign bone-forming lesions. Eur J Radiol 1998 ; 27 : S91-97.

症例　L1　3

50歳台男性．3年ほど前から歩行時の右股関節の疼痛，違和感が出現した．

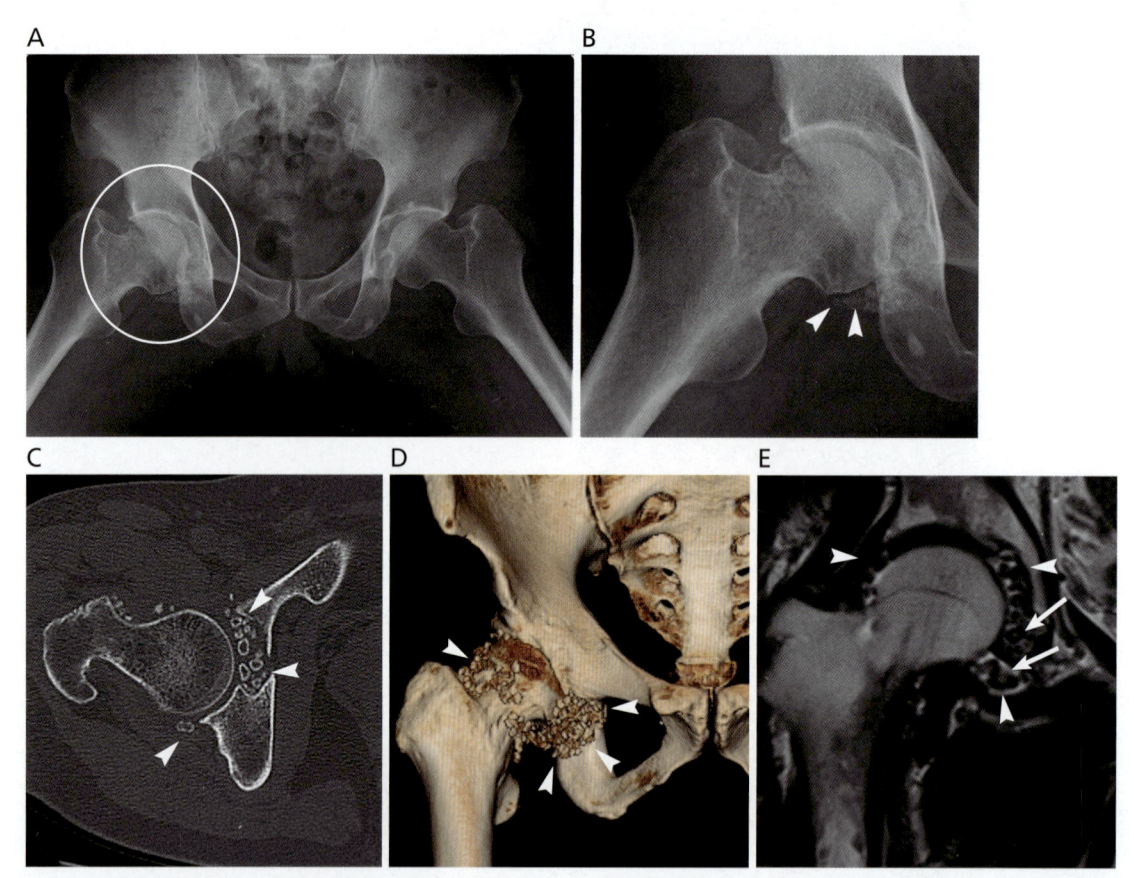

図1　A：骨盤部単純X線写真正面像（最大外転位），B：右股関節拡大像，C：CT横断像（骨条件），D：3D-CT，E：右股関節MRI, T2強調冠状断像

単純X線所見	右股関節周囲に石灰化を伴う多数の小結節を認める（**図1A**，円内）．結節の一部は中心部に透亮像を伴っている（**図1B**，➤）．

CT所見	右股関節周囲にはリング状石灰化を伴う小結節が多数みられる（**図1C, D**，➤）．

MRI所見	右股関節には関節液が貯留し，T2強調像（**図1E**）では関節内に低信号結節が集簇して認められる（➤）．結節内部はやや高信号を呈し，骨髄脂肪を反映している（→）．

診断	滑膜性軟骨腫症　synovial chondromatosis

経過	手術が行われ，滑膜性軟骨腫症と診断された．その後の経過は良好である．

問題 **Q1.** 滑膜性軟骨腫症の好発部位はどこか？
Q2. 鑑別となる疾患は何か？
Q3. 滑膜軟骨肉腫との鑑別点は何か？

画像診断のポイント

● 単純 X 線写真では関節内に石灰化，骨化を伴う多発結節を認める．
● CT では結節の中心に低吸収域（骨髄脂肪）を伴っており，骨化した結節と考えられる．
● MRI では T2 強調像で結節の辺縁は石灰化を示唆する低信号域として描出されている．結節中央部は骨髄脂肪（fatty marrow）を反映し，T2 強調像で高信号を示している．以上より滑膜性軟骨腫症と診断した．

滑膜性軟骨腫症

　滑膜性軟骨腫症は関節，腱鞘，または滑液包の滑膜下組織に硝子様軟骨結節を認める良性病変である[1]．原因不明の一次性と変形性関節症や骨壊死，骨軟骨骨折や離断性骨軟骨炎などに続発した二次性に分けられる．30〜60 歳の荷重関節に発生し，男女比は 4 対 1 で男性に多い疾患である．膝関節が最も頻度が高く（70％），次いで股関節（20％），肩，肘，足，手に多いとされる[2]．病変は滑膜から遊離して，軟骨または骨化を伴う関節内遊離体を形成する．これらが集簇して多結節状の腫瘤を形成し，滑膜に付着，増大するものもある．また，増大した化生軟骨結節により，骨侵食像を認めることもある．

　骨化の程度により画像所見が異なる．石灰化を伴わない軟骨病変は単純写真では正常もしくは関節周囲の軟部陰影や関節裂隙の開大，骨侵食像などの非特異的な所見を示す．MRI では硝子軟骨の高い水分含有量を反映し，T1 強調像で筋肉よりも低信号で，T2 強調像で高信号を呈し，造影 T1 強調像では辺縁から増強される．これらは軟骨性腫瘍の特徴を有しており，鑑別に有用である．80％以上は石灰化や骨化を伴い，単純写真や CT では関節内に石灰化・骨化を伴う多発結節を認める．MRI では硝子軟骨の石灰化を反映してすべてのシーケンスで低信号の結節として描出される．一部の症例では辺縁は石灰化を反映した T1・T2 強調像で低信号を呈し，中心部には骨髄脂肪を反映した T1・T2 強調像で中等度〜高信号域を伴う[1,3,4]．一次性と比較すると二次性では石灰化・骨化の程度が少なく，大きさはさまざまである．

鑑別診断

1) びまん型腱滑膜巨細胞腫 tenosynovial giant cell tumor：TSGCT

　滑膜の線維組織球性腫瘍であり，ヘモジデリン沈着を伴った滑膜の絨毛状ないし多結節状の増殖を特徴とする疾患群である．軟骨結節が小さい場合は MRI 所見では鑑別が難しいことがあり，CT や単純写真での石灰化の有無を確認することや T2*強調像でヘモジデリン沈着による信号低下がないことなどで鑑別する（症例 L1-31，p. 114 参照）．

2) 滑膜軟骨肉腫 synovial chondrosarcoma

　ごくまれに滑膜軟骨肉腫への悪性転化を伴うことがある．滑膜性軟骨腫症と滑膜軟骨肉腫は画像上類似した所見を呈し，鑑別が難しい場合があるが，骨髄浸潤を伴う広範な骨破壊や多発性の再発，病変の急速増大を見た場合は悪性の可能性を視野に入れる必要がある．詳しくは **NOTE** に示す．

3）痛風結節 gouty tophus

　関節内に石灰化を伴う軟部腫瘤を形成する疾患として鑑別にあがる．痛風結節は T1 強調像で筋肉と同等の低信号，T2 強調像で中〜低信号が混在した信号を呈し，低信号域は尿酸ナトリウム 1 水和物（MSU）結晶沈着やカルシウム沈着，線維組織増生が関与していると考えられている．石灰化の程度によっては鑑別が難しい場合があるが，特徴的な隣接骨の骨侵食"overhanging edge"や石灰化の形態によって鑑別できることが多い．

N O T E

滑膜性軟骨腫症の悪性転化

　原発性滑膜性軟骨腫症から滑膜軟骨肉腫への悪性転化はまれで，発生率は 1〜5％とされている[1]．また，軟骨肉腫の 0.6％は原発性滑膜性軟骨腫症と関連しているという報告がある[5]．Biazzo らは滑膜性軟骨腫症の悪性転化までの平均期間は 11.2 年で，*de novo* 肉腫と診断された症例は滑膜軟骨肉腫と診断された症例の 19％とまれであると報告している[6]．原発性滑膜性軟骨腫症は局所的に悪性度が高いとされ，再発しやすい傾向にあるが，転移の可能性はない．一方で，滑膜軟骨肉腫の場合は転移の発生率が最大 29％と報告されている[7,8]．

解答　**A1.**　膝関節が最も多い．

A2.　T2 強調像で低信号を呈する疾患としてびまん型腱滑膜巨細胞腫が鑑別となる．そのほか，痛風などの結晶性関節炎や滑膜軟骨肉腫などが鑑別にあがる．

A3.　画像上の鑑別は難しいが，骨髄浸潤を伴う広範な骨破壊や多発性の再発，病変の急速増大を見た場合は悪性転化の可能性を考慮することが重要である．

文献

1）Murphey MD, Vidal JA, Fanburg-Smith JC, et al : Imaging of synovial chondromatosis with radiologic-pathologic correlation. Radiographics 2007 ; 27 : 1465-1488.

2）Davis RI, Hamilton A, Biggart JD : Primary synovial chondromatosis : a clinicopathologic review and assessment of malignant potential. Hum Pathol 1998 ; 29 : 683-688.

3）McKenzie G, Raby N, Ritchie D : A pictorial review of primary synovial osteochondromatosis. Eur Radiol 2008 ; 18 : 2662-2669.

4）Kramer J, Recht M, Deely DM, et al : MR appearance of idiopathic synovial osteochondromatosis. J Comput Assist Tomogr 1993 ; 17 : 772-776.

5）Evans S, Boffano M, Chaudhry S, et al : Synovial chondrosarcoma arising in synovial chondromatosis. Sarcom 2014 : 647939.

6）Biazzo A, Confalonieri N : Synovial chondrosarcoma. Ann Transl Med 2016 ; 4 : 280.

7）Campanacci DA, Matera D, Franchi A, et al : Synovial chondrosarcoma of the hip : report of two cases and literature review. Chir Organi Mov 2008 ; 92 : 139-144.

8）Zamora EE, Mansor A, Vanel D, et al : Synovial chondrosarcoma : a report of two cases and literature review. Eur J Radiol 2009 ; 72 : 38-43.

症例 L1 4

50歳台男性．4〜5年前から右鎖骨部の皮下腫瘤を自覚していたが，徐々に増大傾向であり来院した．

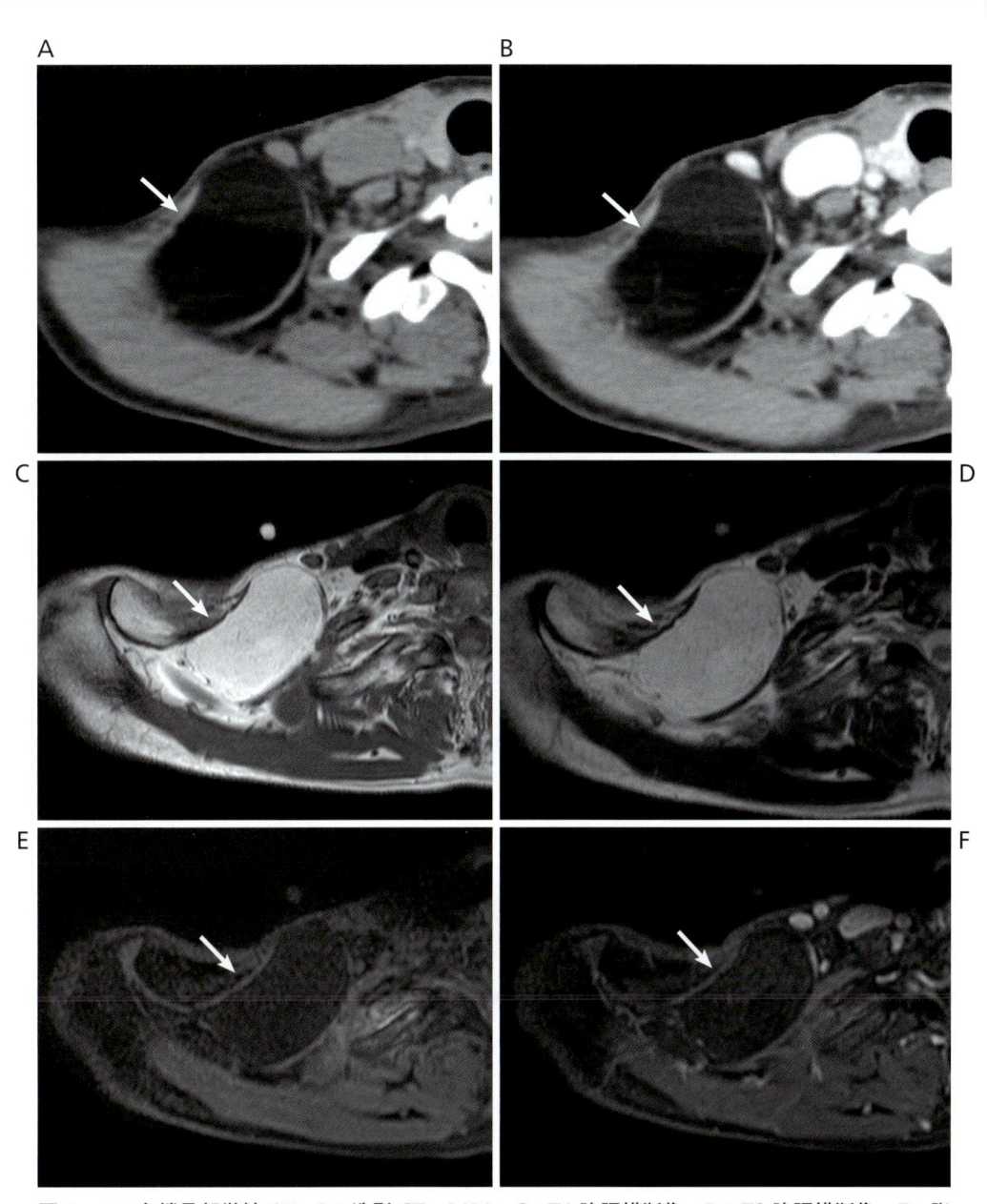

図1　A：右鎖骨部単純CT，B：造影CT，MRI　C：T1強調横断像，D：T2強調横断像，E：脂肪抑制T1強調横断像，F：造影後脂肪抑制T1強調横断像

CT 所見　右前頸部皮下に境界明瞭な腫瘤性病変を認める．同腫瘤性病変は皮下脂肪と等吸収を呈し，内部には明らかな結節様構造は認めない（**図 1 A**，→）．同腫瘤性病変に明らかな造影効果は認めない（**図 1 B**，→）．

MRI 所見　右前頸部皮下の腫瘤は T1 強調像，T2 強調像（**図 1 C, D**）で高信号を呈し（→），脂肪抑制T1 強調像（**図 1 E**）で低信号を呈しており（→），脂肪成分が主体の病変と考えられる．造影後脂肪抑制 T1 強調像（**図 1 F**）で同腫瘤に明らかな増強効果は認めない（→）．

診断　脂肪腫 lipoma

経過　手術が施行され，薄い被膜に覆われた黄色調の腫瘤が摘出された．組織学的には成熟脂肪細胞の増殖を認め，悪性所見は認められず，脂肪腫と診断された．以後，再発は認めていない．

問題　**Q1.** 脂肪腫の画像所見に関して，内部性状を中心に述べよ．
Q2. 鑑別すべき疾患をあげよ．
Q3. 異型脂肪腫様腫瘍/高分化型脂肪肉腫との鑑別のポイントは何か？

画像診断のポイント

- CT で腫瘤は，皮下脂肪と同等の低吸収を示す．境界明瞭で，浸潤傾向に乏しく，内部には結節様構造や複数の厚い隔壁様構造は認めない．
- MRI では，境界明瞭な皮下腫瘤として描出され，T1 強調像，T2 強調像で高信号を呈し，脂肪抑制で高信号は抑制されている．
- 内部には，CT と同様，結節様構造や複数の厚い隔壁様構造は認めない．造影後脂肪抑制 T1 強調像で明らかな増強効果は認めない．
- 画像所見と年齢より，脂肪腫が最も疑われる．

脂肪腫

　脂肪腫は，成熟した脂肪細胞からなる良性腫瘍で，成人で最も多い間葉系腫瘍である．50〜70 歳台の男性に多く，体幹部ならびに四肢近位の皮下に好発するが，筋肉内・筋間・腱鞘内ならびに体幹部深部にも発生し，体幹部深部発生の場合，消化管・気管などの周囲臓器に浸潤することもある[1]．

　脂肪腫以外に，神経内脂肪腫症，脂肪芽腫・脂肪芽腫症，筋脂肪腫，軟骨脂肪腫，紡錘細胞/多形性脂肪腫，異型紡錘細胞/多形性脂肪性腫瘍ならびに褐色脂肪腫が，良性の脂肪性腫瘍に分類される[2]（**表**）．

　単純 X 線写真では，小さい脂肪腫は検出困難だが，大きな脂肪腫は腫瘤に一致した X 線透過域として描出される[3,4]．CT では，CT 値が−120〜−65 HU を呈し，周囲脂肪組織と同程度の低吸収を示す腫瘤として認められる[3,4]．MRI では T1 強調像，T2 強調像ともに高信号を呈し，脂肪抑制画像にて高信号が抑制される[3,4]．均一な脂肪成分を呈する症例は少なく，腫瘤内部に薄い線維性隔壁様構造（2 mm 以下）を伴うことが多く，結節状の隔壁様構造を伴う症例も報告されている[3,4]．線維性隔壁・被膜様構造は造影効果を認めるこ

表　脂肪性腫瘍（WHO 分類 第 5 版，2020）

良性
脂肪腫，NOS 脂肪腫症 神経内脂肪腫症 脂肪芽腫・脂肪芽腫症 血管脂肪腫，NOS 筋脂肪腫 軟骨脂肪腫 紡錘細胞/多形性脂肪腫 異型紡錘細胞/多形性脂肪性腫瘍 褐色脂肪腫
中間悪性（局所浸潤性）
異型脂肪腫様腫瘍
悪性脂肪性腫瘍
高分化型脂肪肉腫：脂肪腫様型・硬化型・炎症型 脱分化型脂肪肉腫 粘液型脂肪肉腫 多形型脂肪肉腫 粘液多形性脂肪肉腫

（文献 1）より改変）

とが多いが，腫瘤のそれ以外の構造に明らかな造影効果は認めない[5]．軟骨性または骨性の石灰化（約 10％）や脂肪壊死（辺縁に rim 様構造を伴う脂肪性結節，内部には雲状の軟部陰影，蛇状の索状構造を呈する）を伴うこともある[3, 4]．

鑑別診断

1）異型脂肪腫様腫瘍/高分化型脂肪肉腫 atypical lipomatous tumor：ALT/well-differentiated liposarcoma：WDLPS

　　ALT/WDLPS は，脂肪細胞の増殖を主体とし，核異型を伴う脂肪細胞と間質細胞の両方から構成される局所侵襲性のある間葉系腫瘍である．40〜50 歳台の四肢に好発する．強い造影効果を示す厚い（2 mm を超える）隔壁・最大径が 10 cm 以上・脂肪成分の割合が 75％未満・球状または結節状の非脂肪成分ならびに隔壁に造影効果を認めた場合は，脂肪腫よりも ALT/WDLPS を疑う[5, 6]（症例 L1-5，p. 15 参照）．

2）紡錘細胞/多形性脂肪腫 spindle cell/pleomorphic lipoma

　　紡錘細胞/多形性脂肪腫は，主に後頸部，背中上部，肩の皮下組織，特に中高年男性に好発し，脂肪成分（腫瘍全体の 25〜75％）と非脂肪成分からなり，非脂肪成分は T1 強調像で筋肉と等信号，脂肪抑制 T2 強調像で高信号を呈し，強い造影効果を呈する[7]．

3）血管脂肪腫 angiolipoma

　　血管脂肪腫は血管壁の薄い小血管と成熟脂肪細胞が混在する皮下腫瘍であり，20〜30 歳台の男性の上肢・体幹に好発する．通常，病変は 2 cm 未満で増大速度は緩徐である．脂肪成分と T1 強調像で低信号・脂肪抑制 T2 強調像で高信号を呈し，造影効果を有する血管成分が混在し，静脈石を伴うことがある[3]．

解答 **A1.** 腫瘤の大部分は成熟脂肪を示す内部性状であるが，均一な脂肪成分を呈する症例は少なく，腫瘤内部には薄い線維性隔壁様構造（2 mm 以下）を伴うことが多い．線維性隔壁・被膜様構造は造影効果を認めるが，腫瘤のそれ以外の構造に明らかな造影効果は認めない．軟骨性または骨性の石灰化や脂肪壊死を伴うこともある．

A2. 紡錘細胞/多形性脂肪腫，異型脂肪腫様腫瘍/高分化型脂肪肉腫などの脂肪性腫瘍全般が鑑別にあがるが，異型脂肪腫様腫瘍/高分化型脂肪肉腫との鑑別が重要である．

A3. ① 2 mm を超える厚い隔壁・隔壁の強い造影効果，② 最大径が 10 cm 以上，③ 脂肪成分の割合が 75% 未満，④ 球状または結節状の非脂肪成分・隔壁の造影効果を認めた場合は，脂肪腫よりも異型脂肪腫様腫瘍/高分化型脂肪肉腫を疑う．

N O T E

異型紡錘細胞/多形性脂肪性腫瘍 atypical spindle cell/pleomorphic lipomatous tumor

　異型紡錘細胞/多形性脂肪性腫瘍は，男女比 3：2，年齢中央値 54 歳，手足に好発，表在部位と深部部位にほぼ均等に分布し，後腹膜発生はまれとされている．高分化脂肪肉腫と異なり，*MDM2* 遺伝子の増幅は認められない．異型紡錘細胞/多形性脂肪性腫瘍は，WHO 分類 第 5 版（2020 年）で新たに分類されており，粘液型脂肪肉腫または筋肉内粘液腫様の画像所見を呈した症例が報告されているが，まとまった画像所見の報告はなく，今後の知見の蓄積が待たれる[8]．

文献

1) Fritchie KJ, Goldblum JR, Mertens F : Liposarcoma. WHO Classification of Tumours Editorial Board : Soft tissue and bone tumours, 5th ed. Lyon : IARC ; 2020 : 13-15.

2) Sbaraglia M, Bellan E, Dei Tos AP : The 2020 WHO classification of soft tissue tumours : news and perspectives. Pathologica 2021 ; 113 : 70-84.

3) Murphey MD, Carroll JF, Flemming DJ, et al : From the archives of the AFIP : benign musculoskeletal lipomatous lesions. Radiographics 2004 ; 24 : 1433-1466.

4) Burt AM, Huang BK : Imaging review of lipomatous musculoskeletal lesions. SICOT J 2017 ; 3 : 34.

5) Ohguri T, Aoki T, Hisaoka M, et al : Differential diagnosis of benign peripheral lipoma from well-differentiated liposarcoma on MR imaging : Is comparison of margins and internal characteristics useful? AJR Am J Roentgenol 2003 ; 180 : 1689-1694.

6) Kransdorf MJ, Bancroft LW, Peterson JJ, et al : Imaging of fatty tumors : distinction of lipoma and well-differentiated liposarcoma. Radiology 2002 ; 224 : 99-104.

7) Ohshima Y, Nishio J, Nakayama S, et al : Spindle cell lipoma and pleomorphic lipoma : an update and review. Cancer Diagn Progn 2023 ; 3 : 282-290.

8) Ichikawa J, Kawasaki T, Imada H, et al : Case report : atypical spindle cell/pleomorphic lipomatous tumor masquerading as a myxoid liposarcoma or intramuscular myxoma. Front Oncol 2022 ; 12 : 1033114.

30歳台男性．半年前から誘因なく，右下腿の腫脹を自覚した．経過観察していたが，その後も腫脹は軽減しなかったため来院した．

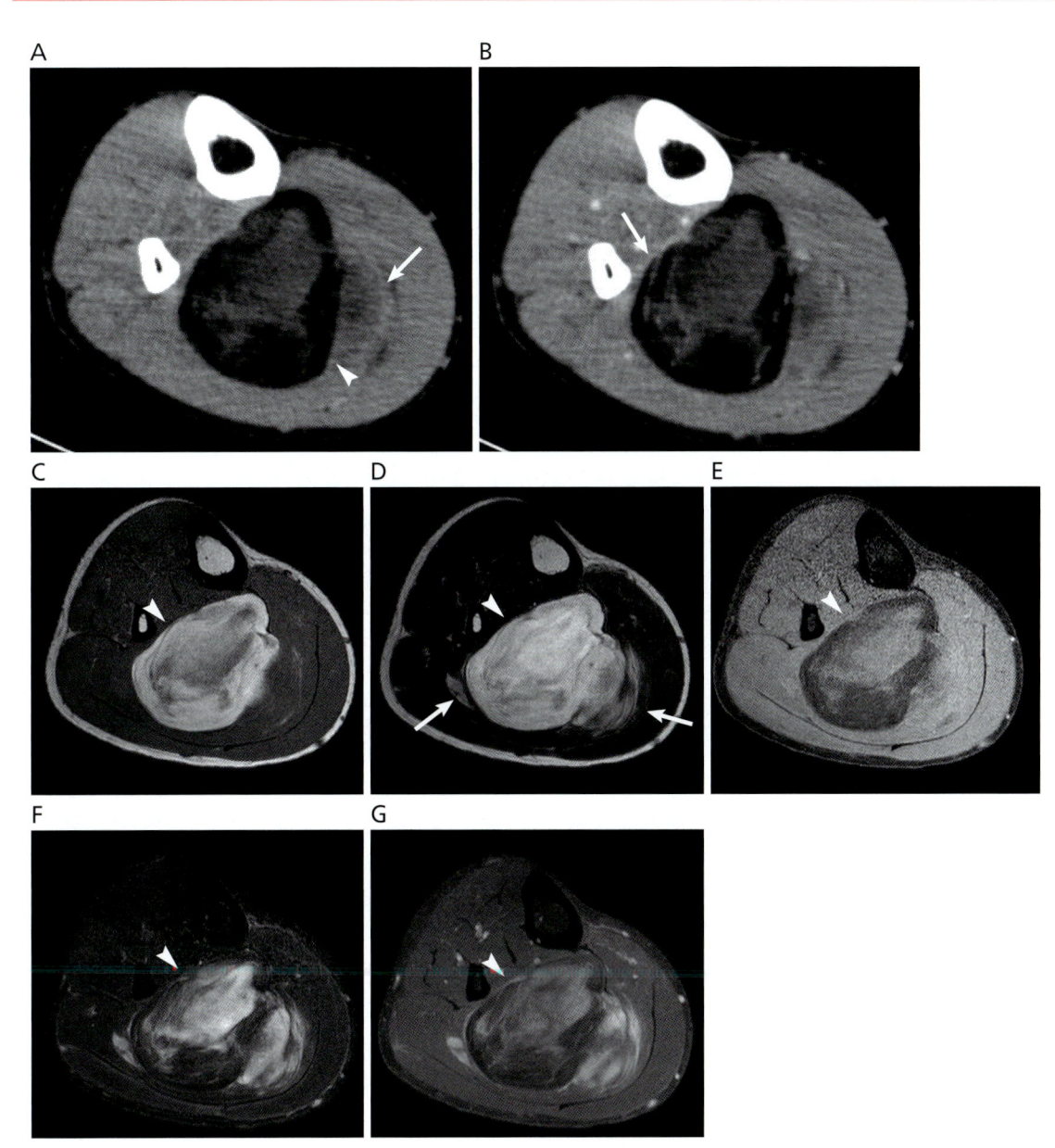

図1 A：右下腿単純CT，B：造影CT，MRI　C：T1強調横断像，D：T2強調横断像，E：脂肪抑制T1強調横断像，F：脂肪抑制T2強調横断像，G：造影後脂肪抑制T1強調横断像

CT 所見　右下腿中央の右ヒラメ筋内に筋肉と比較し低吸収と等吸収が混在する腫瘤を認め（**図1A，►**），腫瘤内側は境界不明瞭である（**図1A，→**）．同腫瘤内部にはわずかな造影効果を一部認める（**図1B，→**）．

MRI所見 右ヒラメ筋内の腫瘤はT1強調像，T2強調像（**図1C, D**）で高信号を主体とし，内部に一部T1強調像で低信号，T2強調像で等〜高信号を呈する非脂肪成分を認める（➤）．同腫瘤は，周囲筋肉との境界は不明瞭である（**図1D，→**）．脂肪抑制T1強調像・T2強調像（**図1E, F**）では脂肪成分の信号は抑制されているが，非脂肪成分は脂肪抑制T1強調像で等信号，T2強調像で等〜高信号を呈し（➤），造影効果を認める（**図1G，➤**）

診断 異型脂肪腫様腫瘍 atypical lipomatous tumor：ALT

経過 手術が施行され，腫瘤はヒラメ筋に被覆したまま一塊として摘出された．骨格筋内の腫瘤は境界不明瞭で，分葉状の形態を呈し，線維性隔壁，粘液状間質を伴っていた．大小不同の異型脂肪細胞，脂肪芽細胞が増殖しており，異型脂肪腫様腫瘍と診断された．以後，再発は認めていない．

問題 **Q1.** 異型脂肪腫様腫瘍（ALT）と高分化型脂肪肉腫（WDLPS）との関係を述べよ．
Q2. 鑑別すべき疾患をあげよ．
Q3. 脱分化型脂肪肉腫（DDLPS）との鑑別のポイントは何か？

画像診断のポイント

- CTでは，左ヒラメ筋肉内腫瘤は，ヒラメ筋内に筋肉と比較し低吸収と等吸収が混在する境界明瞭な腫瘤を認める．同低吸収域は皮下脂肪と等吸収であり，脂肪性腫瘍が疑われ，等吸収域に一部わずかな造影効果を認める．
- MRIでは，T1強調像，T2強調像で高信号を呈する脂肪成分と，T1強調像で低信号，T2強調像で等〜高信号を呈する非脂肪成分を認める．非脂肪成分は造影効果を認めるが，出血・壊死は認めない．腫瘤の周囲との境界は不明瞭である．
- 脂肪腫・脱分化型脂肪肉腫が鑑別にあがるが，非脂肪成分に造影効果を認め，造影後脂肪抑制T1強調像で非脂肪成分が筋肉よりも高信号を示す点からは脂肪腫は考えづらい．腫瘤は境界不明瞭であるが，周囲に浮腫性変化を認めず，出血・壊死を認めない点からは，異型脂肪腫様腫瘍/高分化型脂肪肉腫＞脱分化型脂肪肉腫が疑われる．

異型脂肪腫様腫瘍

　異型脂肪腫様腫瘍（ALT）は，脂肪細胞の増殖を主体とし，核異型を伴う脂肪細胞と間質細胞の両方から構成される局所侵襲性のある間葉系腫瘍である．

　ALTは，高分化型脂肪肉腫（well-differentiated liposarcoma：WDLPS）と形態学的・遺伝学的に同一の病変で，ともにMDM2・CDK4の増幅を認め，脂肪腫とALT/WDLPSを鑑別するのに重要なマーカーである[1]．40〜50歳台に多く，大腿などの四肢近位や肩・背部などの体幹に多く発生するが，後腹膜・縦隔にも発生する[1]．外科的切除によって根治可能である．四肢発生の病変はALT，そうでない縦隔や後腹膜などに生じた病変はWDLPSとよばれる[1]．

　単純X線写真では，腫瘤に一致する脂肪の吸収値を反映したX線透過域として描出され，軟骨性または骨性の石灰化を認めることもある[2]．CTでは，周囲脂肪組織と等吸収を示すが，脂肪成分以外の不整な厚みをもつ被膜や隔壁様構造を認める．MRIは脂肪腫と同

様，T1 強調像，T2 強調像ともに腫瘍の主体は皮下脂肪と同程度の信号を呈するが，脂肪腫との鑑別点としては，最大径が 10 cm 以上・複数の厚い隔壁（＞2 mm）・非脂肪性結節・脂肪成分の割合が腫瘍全体の 75％未満の病変を認めた場合[3]，強い造影効果（造影後脂肪抑制 T1 強調像で筋よりも高信号）を有する隔壁を認めた場合[4]は，脂肪腫より ALT/WDLPS を疑う．

鑑別診断

1) **脂肪腫 lipoma**

成熟した脂肪細胞からなる良性腫瘍で，成人で最も多い間葉系腫瘍であり，50〜70 歳台の男性に多く，体幹部ならびに四肢近位の皮下に好発する．隔壁様構造は薄く（2 mm 以下），線維性隔壁・被膜様構造に造影増強効果を認めることはあるが，腫瘍のそれ以外の構造に明らかな造影効果は認めない（症例 L1-4，p. 11 参照）．

2) **脱分化型脂肪肉腫 dedifferentiated liposarcoma：DDLPS**

原発性または再発性 ALT/WDLPS の進行に続発する高悪性度肉腫である．WDLPS と同様に，DDLPS の 90％は，MDM2，HMGA2，および *CDK4* 癌遺伝子（染色体領域 12q13-15）の増幅と過剰発現を示し，ALT/WDLPS と同じ疾患のスペクトルである．DDLPS は一般に 70 歳台に痛みのない増大する腫瘍として出現し，後腹膜ならびに四肢の WDLPS の脱分化リスクは 17％，6％である．

DDLPS は円形または分葉状の腫瘍を呈し，高分化型脂肪肉腫内外に脱分化型成分と考えられる非脂肪腫性腫瘍（T1 強調像で低〜等信号，T2 強調像で等〜高信号）を伴う．通常の脱分化成分は，組織学的に高悪性度線維肉腫または未分化多形肉腫に類似するため[5]，非脂肪性腫瘍が肉腫様変化を呈しているかどうかが ALT/WDLPS との鑑別に有用である．一方，DDLPS は，非脂肪性腫瘍として描出される場合も多く，その場合は未分化多形肉腫などの他の悪性軟部肉腫との鑑別が困難である[2]．DDLPS は，ALT/WDLPS よりも，境界不明瞭な断端，腫瘍周囲浮腫，tail sign，非脂肪性腫瘍・非脂肪成分内壊死を認めることが多い[6]．

解答 A1. ALT は，WDLPS と形態学的・遺伝学的に同一の病変で，ともに MDM2・CDK4 の増幅を認め，外科的切除によって根治可能である．四肢発生の病変は ALT，縦隔や後腹膜などに生じた病変は WDLPS とよばれる．

A2. 脂肪腫，脱分化型脂肪肉腫があげられる．脂肪腫は薄い隔壁様構造（2 mm 以下），線維性隔壁・被膜様構造に造影増強効果を認めるが，腫瘍のそれ以外の非脂肪成分に明らかな造影効果は認めない．厚い隔壁・隔壁の造影効果，最大径が 10 cm 以上，脂肪成分の割合が 75％未満，球状または結節状の非脂肪成分の強い造影効果を認めた場合は，脂肪腫よりも ALT/WDLPS を疑う．

A3. DDLPS の非脂肪腫性領域は，強い造影効果を伴う球状または結節状領域のことが多く，しばしば出血・壊死を伴う点や，ALT/WDLPS と比較し，境界不明瞭な断端，腫瘍周囲浮腫，tail sign を認めることが多い点である．

N O T E

褐色脂肪腫 hibernoma

　脂肪性腫瘍の1%（良性脂肪性腫瘍の2％未満）とまれな腫瘍で，成人（平均年齢38歳）に発生してやや男性に多い．大腿・体幹部・上肢・頭頸部に生じるが，腹腔内・後腹膜発生は少ない．CTで境界明瞭な腫瘤で，内部性状は筋肉よりもやや不均一な低吸収を呈するが，混在する成熟脂肪細胞の量により吸収値は異なる．MRIの信号も成熟脂肪細胞と褐色脂肪細胞の割合により異なり，褐色脂肪細胞成分はT1強調像でやや低信号，T2強調像で高信号，強い造影増強効果を呈し，腫瘍内にflow voidを認める．FDG-PETでは高度集積を認める．

文献

1) Fritchie KJ, Goldblum JR, Mertens F : Liposarcoma. WHO Classification of Tumours Editorial Board : Soft tissue and bone tumours, 5th ed. Lyon : IARC ; 2020 : 13-15.

2) Gupta P, Potti TA, Wuertzer SD, et al : Spectrum of fat-containing soft-tissue masses at MR imaging : the common, the uncommon, the characteristic, and the sometimes confusing. Radiographics 2016 ; 36 : 753-766.

3) Kransdorf MJ, Bancroft LW, Peterson JJ, et al : Imaging of fatty tumors : distinction of lipoma and well-differentiated liposarcoma. Radiology 2002 ; 224 : 99-104.

4) Ohguri T, Aoki T, Hisaoka M, et al : Differential diagnosis of benign peripheral lipoma from well-differentiated liposarcoma on MR imaging : Is comparison of margins and internal characteristics useful? AJR Am J Roentgenol 2003 ; 180 : 1689-1694.

5) Rizer M, Singer AD, Edgar M, et al : The histological variants of liposarcoma : predictive MRI findings with prognostic implications, management, follow-up, and differential diagnosis. Skeletal Radiol 2016 ; 45 : 1193-1204.

6) Kawaguchi M, Kato H, Kobayashi K, et al : MRI findings to differentiate musculoskeletal dedifferentiated liposarcoma from atypical lipomatous tumor. Radiol Med 2022 ; 127 : 1383-1389.

症例 **L1** **6**

70歳台男性. 左下腿遠位内側に腫瘤を自覚し, 同部位に圧痛を認めた.

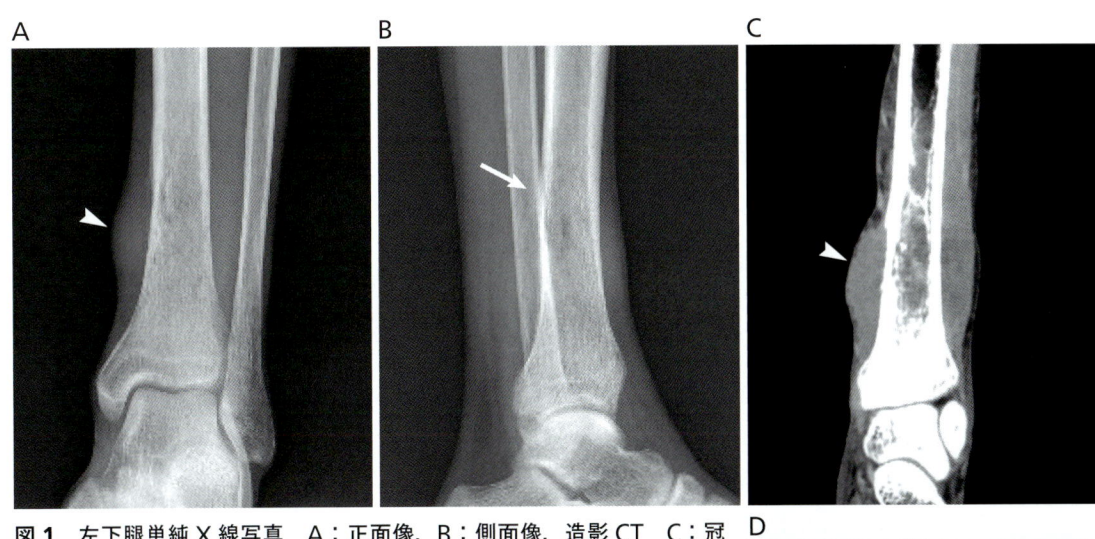

図1 左下腿単純X線写真 A:正面像, B:側面像, 造影CT C:冠状断像(軟部条件), D:横断像(骨条件), MRI E:T1強調冠状断像, F:T1強調横断像, G:T2強調横断像, H:拡散強調横断像, I:ADC map横断像

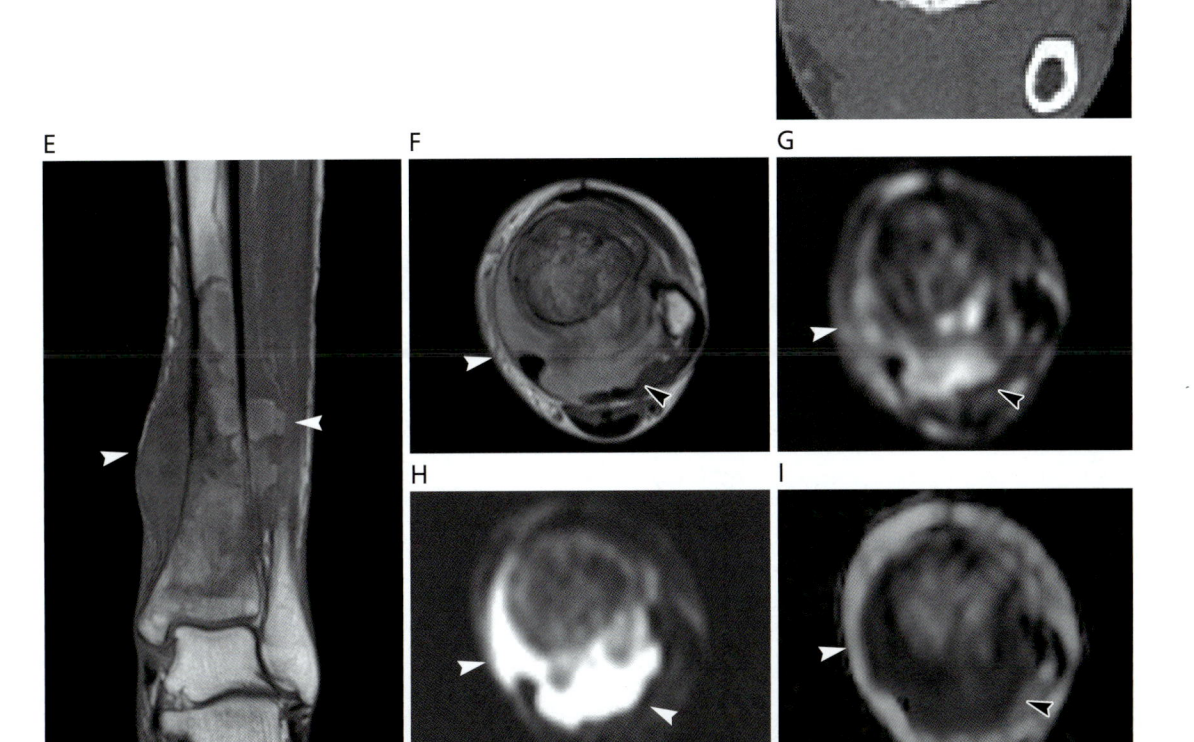

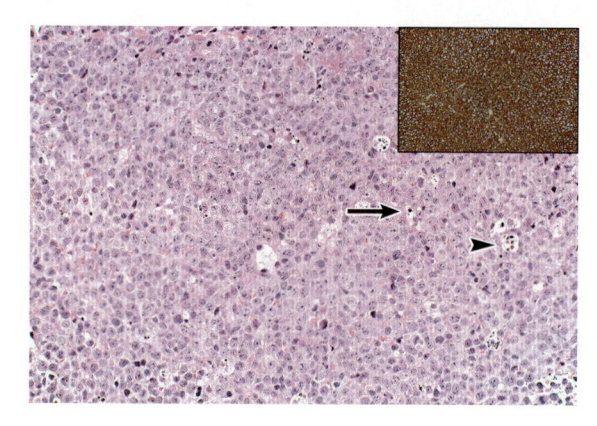

図2 病理標本（HE 染色，対物 20 倍）
小体の明瞭な大型類円形細胞の非結節性増殖像がみられる．アポトーシスに陥った細胞（→）や，核塵を貪食する組織球（➤）も散見される．免疫組織化学的（inset）に腫瘍細胞は CD20 陽性である．（写真右上：CD20 免疫染色）

| 単純 X 線所見 | 左脛骨遠位内側骨皮質に浸潤性あるいは虫食い状の骨破壊像を認め，軟部腫瘤を伴い（**図1 A**，➤），骨皮質に一部侵食像がみられる（**図1 B**，→）． |

単純 X 線所見
左脛骨遠位内側骨皮質に浸潤性あるいは虫食い状の骨破壊像を認め，軟部腫瘤を伴い（**図1 A**，➤），骨皮質に一部侵食像がみられる（**図1 B**，→）．

CT 所見
左脛骨遠位部骨幹端を全周性に取り巻く軟部腫瘤を認め（**図1 C**，➤），骨内も不均一な吸収値を示す．骨条件（**図1 D**）では脛骨の骨皮質に肥厚や侵食性変化を伴う（→）．体幹部では，肺やリンパ節に多発する腫瘤性病変を認める（非提示）．また，PET/CT（非提示）では，左脛骨遠位部の腫瘤に高い集積を認め，左下肢には結節状の多発集積を伴う．

MRI 所見
T1 強調冠状断像（**図1 E**）で左脛骨遠位部骨幹端を全周性に取り巻き（➤），骨髄内は不均一な低信号を呈している．横断像では，腫瘍は T1 強調像（**図1 F**）で筋肉よりわずかに高信号，T2 強調像（**図1 G**）にて高信号，拡散強調像（**図1 H**）にて高信号，ADC 値（**図1 I**）は 0.8 程度と低下しており，大きさのわりに内部は均一である（➤）．また，腫瘍に接する脛骨皮質骨の菲薄化，溶骨性変化を認め，腫瘍による浸潤を疑う．

診断
悪性リンパ腫 malignant lymphoma
　下腿軟部腫瘍に対して針生検が施行された．病理所見を示す（**図2**）．

経過
化学療法を開始し，経過観察の CT にて左脛骨の腫瘍や全身臓器の腫瘍は縮小したが，左脛骨に軽度の疼痛が残存している．

問題　Q1. 悪性リンパ腫の画像的な特徴は何か？
**　　　Q2.** 鑑別診断をあげよ．

画像診断のポイント
● 腫瘍は大きさのわりに内部は均一である．
● MRI 拡散強調像で強い拡散低下がみられる．

悪性リンパ腫

　悪性リンパ腫のうち，骨に病巣があり，発症後 6 か月以内に新たに骨外病変を認めないものを"骨原発"として取り扱う．ただし，所属リンパ節に病変を認めてもよい．骨原発の

21

悪性リンパ腫の好発部位は大腿骨、骨盤骨が多く、40歳以上に好発し、男性にやや多い[1~4]。

悪性リンパ腫の画像所見としては浸透性骨破壊像が特徴的で、これは Ewing 肉腫や横紋筋肉腫、神経芽腫などの他の小円形細胞腫瘍(small round cell tumor)にも共通する所見である。骨の輪郭が比較的保たれているにもかかわらず、軟部組織に進展して骨外腫瘤を形成することも多い。

骨原発悪性リンパ腫の画像所見として、単純 X 線写真にて浸潤性あるいは虫食い状の骨破壊像を示し、時に骨硬化像を認める[5,6]。MRI では、骨外に軟部腫瘤を認める。骨膜反応は 60%の症例でみられ、層状の形態を示し、onion-peel appearance とよばれる。このサインは骨肉腫でもみられ、鑑別が難しいことがある。

鑑別診断

高齢者で長管骨の侵襲性病変で、全身病変があるものとして骨肉腫や転移性腫瘍、軟骨肉腫があがる。

1) 骨肉腫 osteosarcoma

虫食い状骨破壊像や骨膜反応を認めるが、10歳台に多く発症する(症例 L1-64、p. 248 参照)。

2) 転移性骨腫瘍 metastatic bone tumor

軟部腫瘤を形成し、悪性リンパ腫との鑑別が難しいことがある(症例 L1-71、p. 273 参照)。

3) 軟骨肉腫 chondrosarcoma

骨外腫瘤を形成することがあるが、T2 強調像にて軟骨基質を示す著明な高信号領域が特徴的である(症例 L1-65、p. 253 参照)。

解答

A1. 浸透性骨破壊像が特徴的で、骨の輪郭が比較的保たれているにもかかわらず、軟部組織に進展して骨外腫瘤を形成する。ただ、骨髄内は拡散強調像でそれほどの高信号は呈しておらず細胞密度はそれほど高くなく、骨外発育が主体である。

A2. Ewing 肉腫などの小円形細胞腫瘍(small round cell tumor)のほか、骨肉腫、転移性骨腫瘍、軟骨肉腫もあがりうる。

文献

1) Coley BL, Higinbotham NL, Groesbeck HP : Primary reticulum-cell sarcoma of bone : summary of 37 cases. Radiology 1950 ; 55 : 641-658.
2) Pear BL : Skeletal manifestations of the lymphoma and leukemia. Semin Roentgenol 1974 ; 9 : 229-240.
3) Demircay E, Hornicek FJ Jr, Mankin HJ, Degroot H 3rd : Malignant lymphoma of bone : a review of 119 patients. Clin Orthop Relat Res 2013 ; 471 : 2684-2690.
4) 中島浩教、柴藤洋二、浦川　浩、他 : 骨原発悪性リンパ腫の検討. 臨床整形外科 2006 ; 41 : 49-52.
5) Krishnan A, Shirkhoda A, Tehranzadeh J, et al : Primary bone lymphoma : radiographic-MR imaging correlation. Radiographics 2003 ; 23 : 1371-1383.
6) 石田　剛 : 骨腫瘍の病理. 文光堂, 2012 : 355-364.

14 歳男性．2 日前に転倒して右手をついた後，手首の痛みが出現した．舟状骨骨折が疑われたが，単純 X 線写真で異常所見がみられず，MRI で精査を行った．

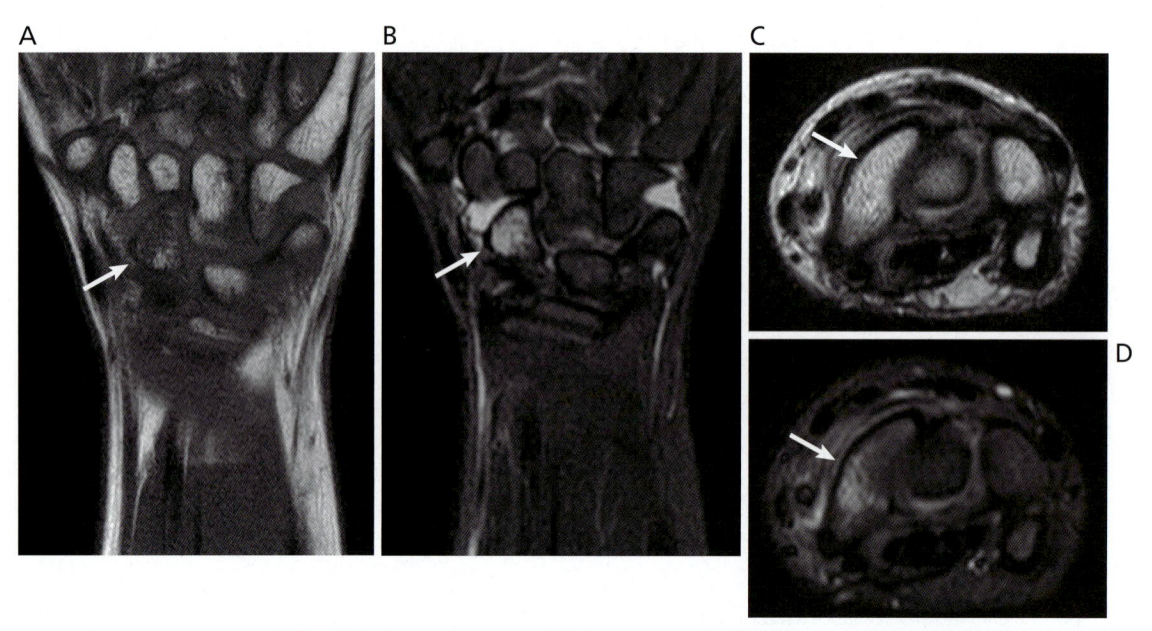

A　B　C　D

図 1　右手 MRI　A：T1 強調冠状断像，B：STIR 冠状断像，C：T2 強調横断像，D：STIR 横断像

MRI 所見　右舟状骨遠位に骨髄浮腫を示す境界不明瞭な T1 強調像低信号・T2 強調像等信号・STIR 像高信号域を認める（図 1 A〜D，→）．T2 強調像（図 1 C）で骨折線を示す線状の異常信号は認めない．

診断　舟状骨骨挫傷　bone bruise of the scaphoid

経過　シーネ固定を行い，安静と鎮痛薬による保存的治療が行われ，約 1 か月で痛みは軽快した．経過観察の単純 X 線写真でも骨折は認められなかった．

問題　Q1.　骨挫傷と骨折の違いは何か？
　　　　Q2.　手根骨の骨髄浮腫の鑑別疾患をあげよ．
　　　　Q3.　軟骨下骨に骨挫傷を認めたときの注意点は何か？

**画像診断の
ポイント**

- 舟状骨に限局性の骨髄浮腫を認める．非特異的な所見であるが，外傷の既往があることから骨挫傷が最も考えられる．
- 骨折線を示す線状異常信号や変形を認めないことが骨折との違いであるが，転位のない骨折との区別が難しいこともある．単純X線写真による経過観察で骨折線が明瞭となることもある．
- 2方向以上の撮像で，骨折の有無を確認することは重要である．

骨挫傷[1~3]

　骨挫傷はMRIでのみ発見される骨損傷で，単純写真やCTあるいは関節鏡などで異常を認めない潜在性骨損傷（occult bone lesion）である．骨の打撲または関節における骨同士の衝突によって起こり，MRIでは骨髄の限局性浮腫性変化として認められる．組織学的検討はほとんど行われていないが，海綿骨におけるmicrofractureが起こり，骨髄に浮腫や出血を生じたものと推測されている．骨挫傷はT1強調像で低信号，T2強調像で等〜高信号を示し，骨表面近傍（骨皮質直下または軟骨下骨）に認められることが特徴である．脂肪抑制T2強調像やSTIR像では骨髄浮腫が高信号として明瞭に認められる．骨折との違いは骨折線や変形を認めないことであり，必ず2方向以上の撮像断面で骨折線・変形の有無を確認する必要がある（図2, 3）．急性期の骨折で骨折線が明瞭でないこともあるが，このような骨折の多くは変位のない骨折であり，骨挫傷と同じように経過観察でよく，経過観察で骨折線が明瞭になることが多い．

　骨挫傷の多くは自然軽快するが，時に関節軟骨の合併損傷を伴うことがある[1,2]．特に軟骨下骨に発生したものでは関節軟骨の損傷の有無を注意深く読影する必要がある．骨挫傷は圧迫力によって発生することから，その部位は外傷機序を反映している[3]．たとえば，膝

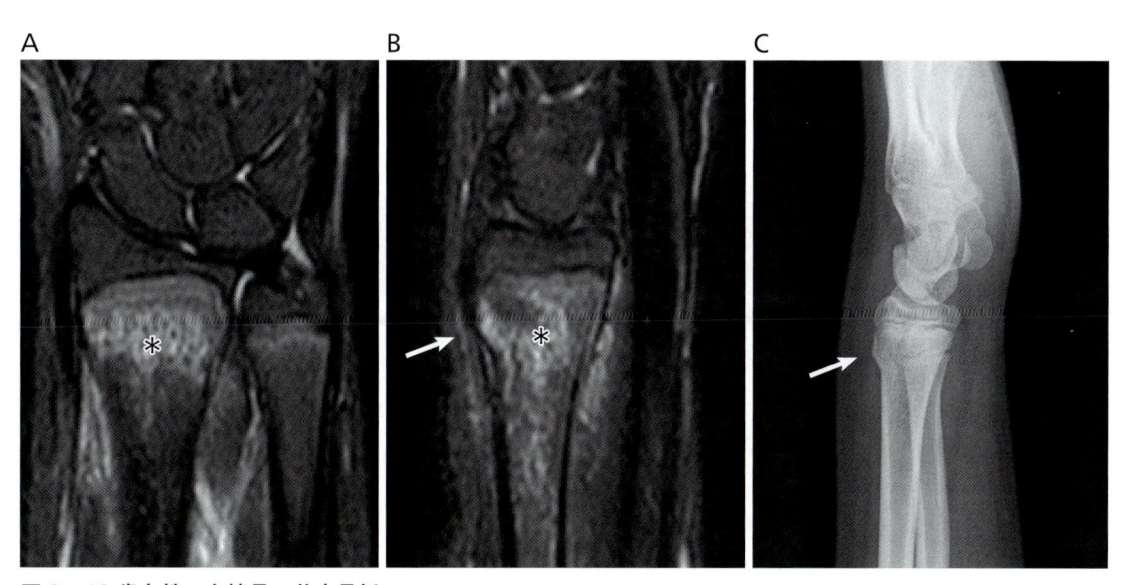

図2　13歳女性　右橈骨の若木骨折
右手MRI　A：STIR冠状断像，B：STIR矢状断像，C：左手単純X線写真側面像　橈骨遠位骨幹端に骨髄浮腫が認められるが（A, B，＊），矢状断（B）で背側の骨皮質に変形を認める（→）．この変形は単純写真（C）でも明らかで（→），骨挫傷ではなく，若木骨折と診断すべきである．

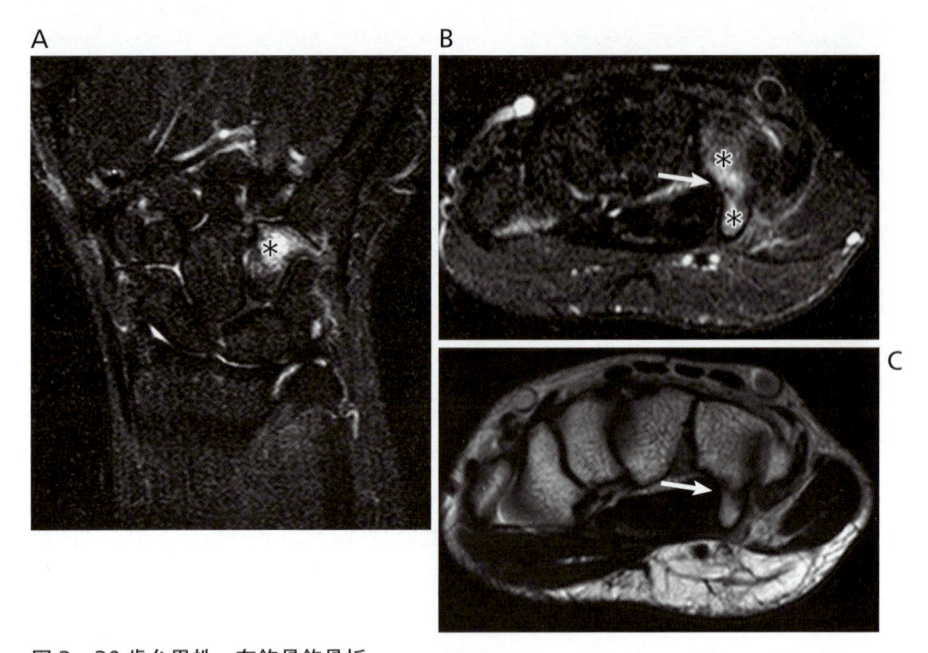

図 3　30 歳台男性　有鉤骨鉤骨折
右手 MRI　A：STIR 冠状断像，B：STIR 横断像，C：T2 強調横断像　STIR 冠状断像
（A）で有鉤骨に骨髄浮腫を認めるが（＊），骨折線は認めない．横断像（B, C）では有鉤骨
鉤基部に骨折を示す線状低信号があり（→），特に T2 強調像（C）で明らかである．

蓋骨の外側脱臼では大腿骨外顆外側部の骨挫傷と膝蓋骨内側関節面の骨軟骨骨折がよくみ
られる．これは脱臼した膝蓋骨が本来の位置にもどる際に，大腿骨外顆辺縁と膝蓋骨内側
関節面が衝突して生じるものである（**図 4**）．逆にこれらの骨挫傷がある場合には膝蓋骨の
外側脱臼があったと推測できる．膝の前十字靱帯や後十字靱帯（症例 L1-40, p. 151 参照），
肘や足関節の側副靱帯損傷を示唆することもある．骨挫傷がみられた場合は合併損傷に十
分注意が必要である．

鑑別診断

1）骨折

　　骨折線の有無および変形・転位の有無が重要で，必ず 2 方向以上の撮像断面で確認する．
ただし，急性期では骨折線が明瞭でないこともあり，厳密な区別が難しいこともある．

2）疲労骨折　fatigue fracture

　　早期の疲労骨折では骨髄浮腫だけが目立つことがあり，鑑別が必要となる．病歴が重要
である（症例 L1-35, p. 131 参照）．

3）関節炎や変形性関節症に伴う骨髄浮腫

　　いずれも骨髄浮腫が軟骨下骨に認められる．病歴が重要であるが，画像上は，関節軟骨
の菲薄化，関節裂隙狭小化，軟骨下骨の骨硬化や骨棘，関節液貯留・滑膜肥厚などの所見
を伴い，関節面の両側に変化を認めることが多い．

4）骨腫瘍

　　特に類骨骨腫は腫瘍（nidus）が小さく，骨髄浮腫が目立つ場合は，骨挫傷と紛らわしいこ
とがある（症例 L1-29, p. 106 参照）．

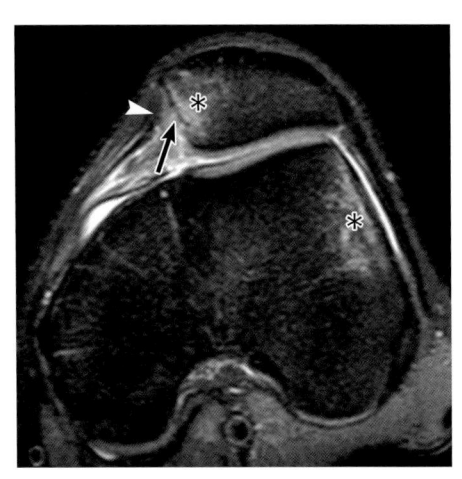

図4　20歳台女性　膝蓋骨外側脱臼に伴う
骨挫傷および膝蓋骨の骨軟骨損傷・内側膝蓋
大腿靱帯損傷
左膝関節 MRI　STIR 横断像　膝蓋骨内側と
大腿骨外顆外側面に骨挫傷を示す骨髄浮腫を
認める(＊)．膝蓋骨内側面の関節軟骨欠損と
軟骨下骨の変形があり，骨軟骨損傷をきたし
ている(→)．内側膝蓋大腿靱帯の膝蓋骨付着
部損傷も認められる(➤)．

解答　A1. 骨折線の有無．圧迫力による骨折線は骨梁圧縮に伴い T1・T2 強調像ともに低信号を示す．
これに対して張力や剪断力による骨折線は骨折線の離開により，T1 強調像で低信号・T2
強調像で高信号を示すことが多い．

A2. 骨挫傷のほか，骨折(特に転位のない骨折)，疲労骨折，関節炎や変形性関節症，骨腫瘍(特
に類骨骨腫)，骨髄炎．

A3. 軟骨下骨折や軟骨損傷，靱帯損傷の合併．

文献

1)　Mink JH, Deutsch AL : Occult cartilage and bone injuries of the knee : detection, classification, and
assessment with MR imaging. Radiology 1989 ; 170 : 823-829.

2)　Boks SS, Vroegindeweij D, Koes BW, et al : Follow-up of occult bone lesions detected at MR imag-
ing : systematic review. Radiology 2006 ; 238 : 853-862.

3)　Sanders TG, Medynski MA, Feller JF, et al : Bone contusion patterns of the knee at MR imaging :
footprint of the mechanism of injury. Radiographics 2000 ; 20 : S135-S151.

症例 L1 8

50歳台男性．数か月前から挙上時の疼痛を自覚している．疼痛に伴う挙上制限があり，インピンジメントサイン陽性，筋力は正常であった．

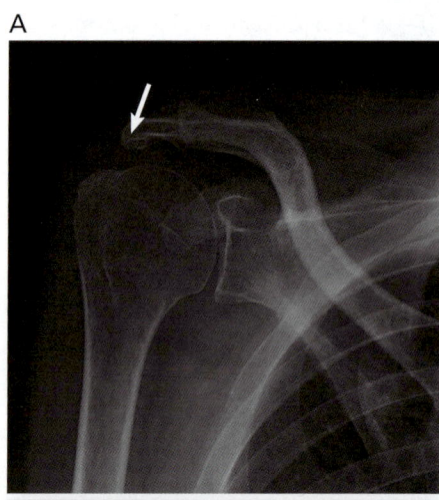

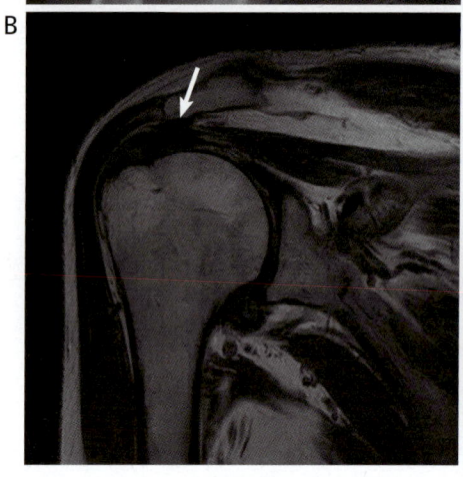

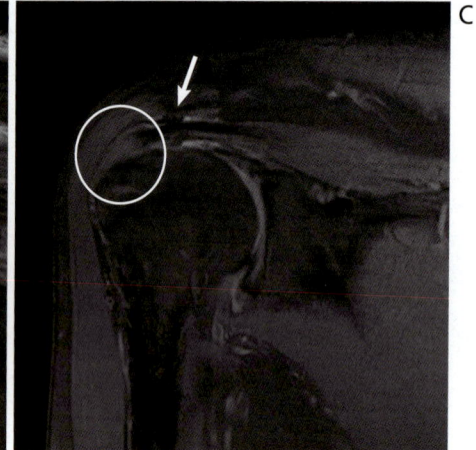

図1　A：右肩関節単純X線写真正面像，MRI　B：T2強調斜冠状断像　C：脂肪抑制T2強調斜冠状断像 （帝京大学医学部放射線講座　山本麻子先生のご厚意による）

単純X線所見　肩峰下面の下向きの骨棘様変化がある（**図1A**，→）．上腕骨頭の異常はなく，腱板の石灰沈着は認めない．

MRI所見　肩峰下面の変形と烏口肩峰靱帯の肥厚がある（**図1B, C**，→）．棘上筋腱に脂肪抑制T2強調像（**図1C**）で高信号が認められ（円内），腱板腱症を伴っている．腱板断裂には至っていない．

診断　肩峰下インピンジメント症候群 subacromial impingement syndrome, 腱板腱症 rotator cuff tendinopathy

経過	疼痛コントロール，理学療法にて保存的治療が施行され，症状は軽減傾向である．

問題 **Q1.** 肩峰下インピンジメント症候群の機序について述べよ．
Q2. 肩峰下インピンジメント症候群の画像診断の役割は何か？
Q3. 肩峰下インピンジメントと腱板断裂との関係は？

**画像診断の
ポイント**

● 肩峰下面の変形性変化(骨棘)，烏口肩峰靱帯の肥厚がみられる．
● 肩鎖関節の過形成は肩峰下インピンジメントとの関連は低いとされる．
● 腱板損傷．
● 肩峰下滑液包液貯留．

インピンジメント症候群(肩峰下)・腱板断裂

インピンジメント(impingement)とは衝突，挟み込みを意味する言葉である．肩関節のインピンジメントは，肩甲上腕関節内で生じる関節内インピンジメントと，滑液包側で起きる関節外インピンジメント(肩峰下インピンジメント，烏口下インピンジメント)に分類される．

肩峰下インピンジメントはNeerが1972年に提唱した概念である[1]．肩関節挙上時に，上腕骨頭大結節の棘上筋と棘下筋腱停止部および肩峰下滑液包が，烏口肩峰アーチ(烏口突起-烏口肩峰靱帯-肩峰)を通過する際に衝突することで，疼痛を伴う状態である．腱板停止部が烏口肩峰アーチ下を通過する挙上60〜120°で疼痛が生じることが多い．肩峰下インピンジメントが生じる原因として，腱板断裂や石灰沈着，大結節骨折後の変形性変化や，肩峰下面の骨棘形成など機械的要因と，肩甲骨や胸郭の可動性低下，腱板機能の低下，上腕骨頭の関節窩に対する求心性の低下など機能的要因が存在する．スポーツやジムでの筋力トレーニング愛好者，肉体労働者などで発症頻度が高い．

機械的要因を伴わない肩峰下インピンジメント症候群の治療は保存的治療が原則であり，疼痛管理と運動療法による機能改善が重要である[2]．腱板断裂を伴った肩峰下インピンジメント症候群に対しては，腱板修復時に肩峰下除圧術(骨棘切除)が行われることが多い．

腱板損傷としては，腱板腱症(あるいは腱板炎)と，腱板断裂に分類される．腱板腱症は腱の腫脹と変性をきたした状態であり，MRIの脂肪抑制T2強調像で腱の腫脹と高信号化により診断される(**図1C**)[3]．腱板断裂は滑液包側と関節包側に交通をきたした全層断裂(**図2A**)，交通を伴わない部分断裂に分類される．さらに部分断裂は，滑液包側部分断裂，関節側部分断裂，腱内断裂(滑液包，関節包ともに交通を持たない断裂)に分類される(**図2B〜D**)．

腱板断裂の発生機序については，肩峰下インピンジメントによる機械的刺激により滑液包側から断裂するという外因説と，加齢による腱板の変性により関節側から断裂するという内因説がある．現在は，腱の変性を基盤として，外傷やインピンジメントなど機械的なストレスが関与して，腱板断裂を発生させると考えられている．

慢性期の腱板断裂症例では，筋の萎縮や脂肪変性をきたす(**図4C**)．筋の萎縮や脂肪変性の評価は脂肪抑制T2強調像では難しく，T2強調あるいはT1強調斜矢状断像の中枢側

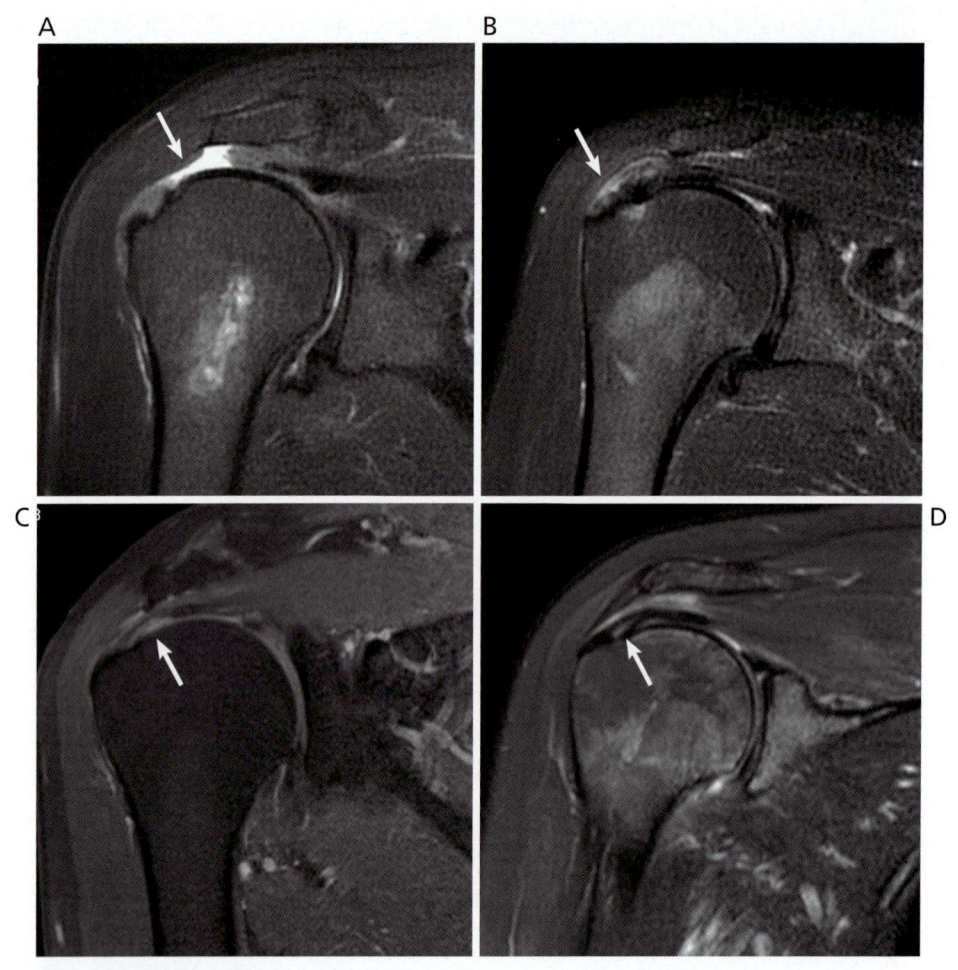

図2　腱板断裂の分類
MRI, 脂肪抑制 T2 強調斜冠状断像　**A：60 歳台男性　全層断裂**　棘上筋腱の関節側−滑液
包側に達する全層断裂が認められる(→).　**B：60 歳台男性　滑液包側部分断裂**　棘上筋腱
の滑液包側に高信号があり(→), 関節側には達していない. 腱の滑液包側はぼそぼそした
状態で, 肩峰下滑液包に少量液貯留がある.　**C：50 歳台男性　関節側部分断裂**　棘上筋腱
の関節側に高信号があり(→), 滑液包側には達していない.　**D:60 歳台男性　腱内断裂**　棘
上筋腱内に高信号があり(→), 滑液包側, 関節側ともに高信号は達していない.

の断面で評価する. 筋萎縮が強いと, 腱板再建術の際に, 腱の断端を引き出すのが難しく
なる. また, 筋腹の脂肪変性が強い場合, 腱板再建術後の機能的予後が不良となる. 棘上
筋萎縮の評価として Thomazeau 分類, 脂肪変性の評価として Goutallier 分類が知られて
いる.

鑑別診断

　肩峰下インピンジメントの鑑別診断には以下があげられる.

1）凍結肩　frozen shoulder

　凍結肩は関節包の拘縮をきたす病態であり, 通常は全方向性の可動域制限を伴う. 肩峰
下インピンジメントでは, 挙上時に疼痛をきたし, 可動域制限はあっても軽度で, 全方向
ではなく特定方向に存在することが多い. 臨床所見からある程度鑑別は可能である. MRI

では腱板疎部の線維化や腋窩嚢の肥厚（＋高信号化）を確認する（症例 L2-6，p. 297 参照）.

2）肩鎖関節炎　acromioclavicular arthritis

肩鎖関節は鎖骨外側端と肩峰からなる関節であり，肩鎖関節炎では肩鎖関節部の腫脹や圧痛を伴う．内転時や挙上時に疼痛が増強し，疼痛による可動域制限を伴うことがある．単純 X 線写真で肩鎖関節の変形や亜脱臼，MRI で関節面での骨髄浮腫や関節液貯留を確認する.

解答

A1. 肩挙上時に，上腕骨頭大結節，棘上筋腱および棘下筋腱の停止部，肩峰下滑液包が，上方の烏口肩峰アーチ（烏口突起–烏口肩峰靱帯–肩峰）に衝突することで疼痛を生じる病態である.

A2. 肩峰下インピンジメント症候群は，問診，理学的所見に基づく臨床診断である．画像診断では，肩峰下面の骨棘や烏口肩峰靱帯の肥厚，肩峰下滑液包炎の合併のほか，腱板断裂や腱板石灰沈着などの機械的要因の有無を確認する.

A3. 腱板腱症，滑液包側部分断裂–全層断裂との関連がある.

N O T E 1

烏口下インピンジメント　subcoracoid impingement

烏口突起と上腕骨頭小結節との間で，肩甲下筋腱に生じるインピンジメントである．症状は肩前方の疼痛であり，水平屈曲，内旋位で最大となる．肩峰下インピンジメントと比較するとまれな病態である．烏口突起–上腕骨頭小結節間の距離が 6 mm 未満であることは，烏口下インピンジメントのリスクと報告されている[4]．MRI では烏口突起–上腕骨頭小結節間の狭小化，烏口突起の骨棘形成，肩甲下筋腱の変性や損傷が認められる（**図 3**）．疼痛管理と理学療法による保存療法の適応だが，進行症例では烏口突起形成術が施行されることがある.

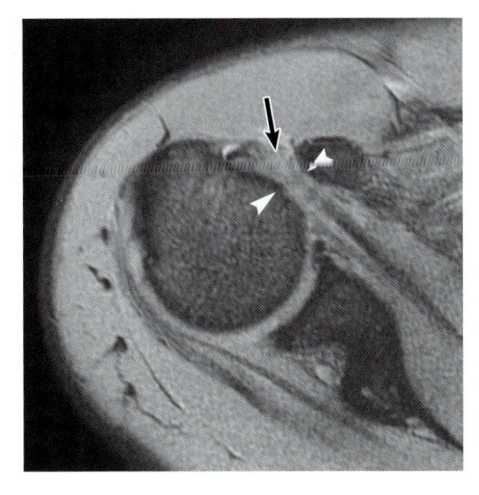

図 3　50 歳台男性　烏口下インピンジメント
MRI, T2*強調横断像　烏口突起と上腕骨頭小結節間の距離が狭小化（►）しており，肩甲下筋腱の信号上昇（→）が認められる.

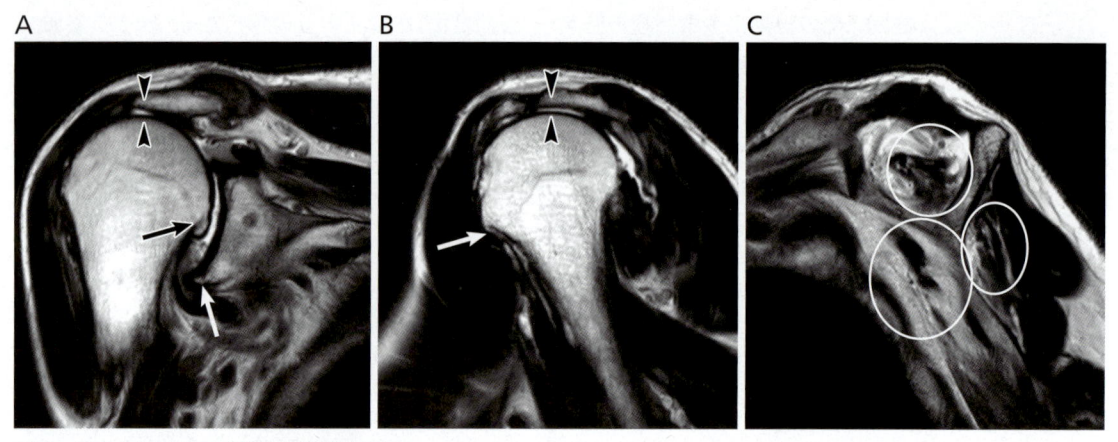

図4 70歳台男性　腱板断裂性関節症

右肩関節 MRI　A：T2 強調斜冠状断像，B：T2 強調斜矢状断像，C：T2 強調斜矢状断像（関節窩より中枢側の断面）　棘上筋腱，棘下筋腱，肩甲下筋腱の広範囲全層断裂があり，上腕骨頭は関節窩に対して上方に偏位し，肩峰下面と関節面を形成している（A, B, ➤）．肩甲上腕関節の辺縁部で骨棘形成がある（A, B, →）．棘上筋，棘下筋，肩甲下筋とも強い筋萎縮，脂肪変性が認められる（C, 楕円内）．

NOTE 2

腱板断裂性関節症　cuff tear arthropathy：CTA

　慢性期の広範囲腱板断裂により，上腕骨頭の求心性が崩れ，骨頭の上方偏位をきたして，肩峰下面と上腕骨頭が関節面を形成するようになる．肩甲上腕関節に二次性に変形性変化をきたした病態を，腱板断裂性関節症という（**図4**）．まずは保存療法が選択されるが，疼痛がコントロールできない場合や，可動域制限により日常動作に支障をきたす症例では，人工肩関節置換術（リバース型が選択されることが多い）が施行される．

文献

1) Neer CS II : Anterior acromioplasty for the chronic impingement syndrome in the shoulder. J Bone Joint Surg 1972 ; 54-A : 41-50.
2) 大西和友：肩インピンジメント症候群を考える．実践編　解剖学的異常を認めない肩峰下インピンジメントの診断と治療．臨床スポーツ医学 2019 ; 36 : 144-150.
3) Tuite MJ : Magnetic resonance imaging of rotator cuff disease and external impingement. Magn Reson Imaging Clin N Am 2012 ; 20 : 187-200.
4) McKernan MJ, Schickendantz MS, Frangiamore SJ : Diagnosis and management of subcoracoid impingement. J Am Acad Orthop Surg 2021 ; 29 : 100-107.

症例 L1 9

13歳男性．右利き．4年前からハンドボール部の選手として活動していた．1年前から右肘の疼痛を自覚し，徐々に増悪したため受診した．

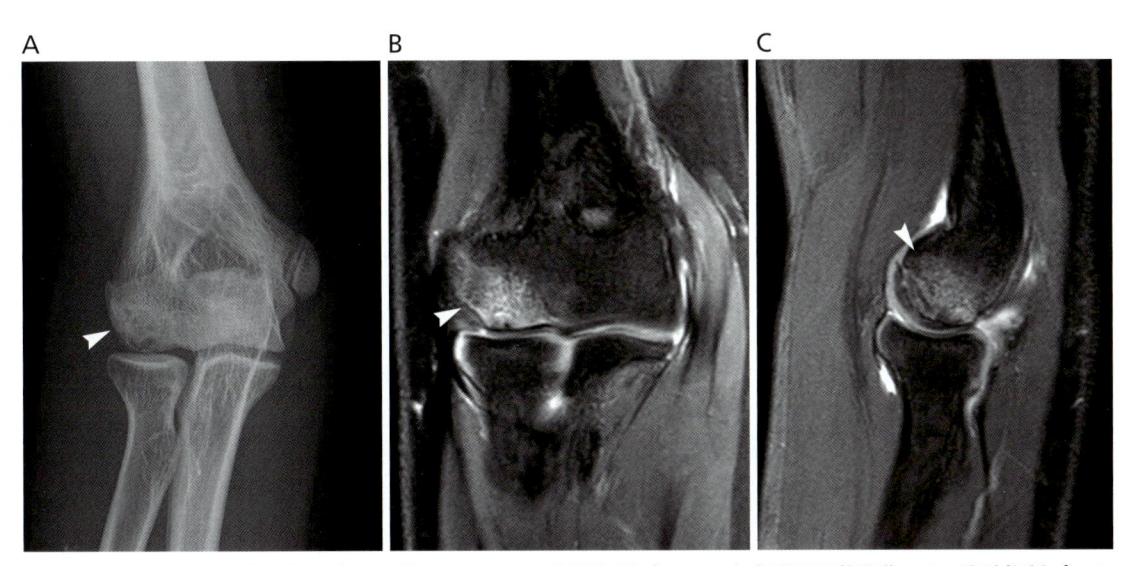

A | B | C

図1　A：右肘関節単純X線写真正面像，MRI　B：脂肪抑制プロトン密度強調冠状断像，C：脂肪抑制プロトン密度強調矢状断像

単純X線所見　上腕骨小頭に小嚢胞集簇状の骨透亮像が認められ，小頭全体の辺縁も不整にみられる（図1A，➤）．遊離体は認めない．

MRI所見　上腕骨小頭の骨髄に境界不明瞭な高信号域を認め（図1B，C，➤），同部の軟骨構造の丸みが失われ直線化している．骨髄浮腫と関節軟骨菲薄化を反映した所見である．軟骨下骨には線状高信号域がみられ，関節軟骨の亀裂を介して関節内から骨内へ関節液が侵入していると考えられる．

診断　離断性骨軟骨炎（分離期後期）osteochondritis dissecans

経過　初診時より投球制限が課された．画像検査により分離期後期の不安定病変と考えられたため，骨軟骨柱移植術が行われた．術後4週間の外固定，約半年間のリハビリを経て，選手として復帰できるまで回復した．

問題　Q1. 離断性骨軟骨炎の評価に適した撮像法は何か？
Q2. 離断性骨軟骨炎の発症機序を述べよ．
Q3. 離断性骨軟骨炎の進行度はどのように分けられるか？

- 単純 X 写真では上腕骨小頭のわずかな骨透亮像や骨硬化像を見逃さないよう注意する.
- 腕橈関節内に遊離した骨片を評価するには CT が有用である.
- MRI は早期診断に鋭敏であり, 脂肪抑制プロトン密度強調像や脂肪抑制 T2 強調像で上腕骨小頭の骨髄浮腫が高信号として描出される. 特に矢状断像は上腕骨小頭の軟骨下骨と関節軟骨の位置関係を観察しやすく, 診断に有用なことが多い.
- 病変と正常骨髄の間に T2 強調像で高信号域を認めた場合は, 関節液の侵入や肉芽形成をきたして骨軟骨片は不安定となり, 離断した状態と考えられる.

離断性骨軟骨炎

　肘関節の離断性骨軟骨炎は, 10〜15 歳前後の若年者に生じる肘関節障害であり, 主に投球過多により発症することから外側型野球肘としても知られている. 初期には痛みがなく自覚されないことも多いが, 適切な治療介入なく進行すると肘痛や locking などの症状が出現し, 不可逆性の障害を残すこともあるため, 早期発見と早期治療が重要な疾患である.

　離断性骨軟骨炎の病態は厳密には明らかになっていないが, 投球時に肘関節にかかる外反力により, 上腕骨小頭と橈骨頭が衝突するような力が繰り返し加わることで軟骨下骨に血流障害が生じる持続外傷説が最も有力とされている.

　離断性骨軟骨炎の進行度は透亮期, 分離期前期, 分離期後期, 遊離期の 4 つに分けられる(**図 2**). 初期像である透亮期では, 上腕骨小頭の軟骨下骨を中心に単純写真で透亮像, MRI で骨髄浮腫を認める. この状態で投球を止めず軟骨下骨にダメージが蓄積すると, 病巣は周囲骨より剥がれやすい状態となる. この脆弱化した軟骨下骨片が母床と連続性を保っている状態を"分離期前期", 骨片が母床からズレて関節軟骨に亀裂を生じ, 関節液が骨片と母床の間に侵入した状態を"分離期後期", 骨片が関節腔内に遊離した状態を"遊離

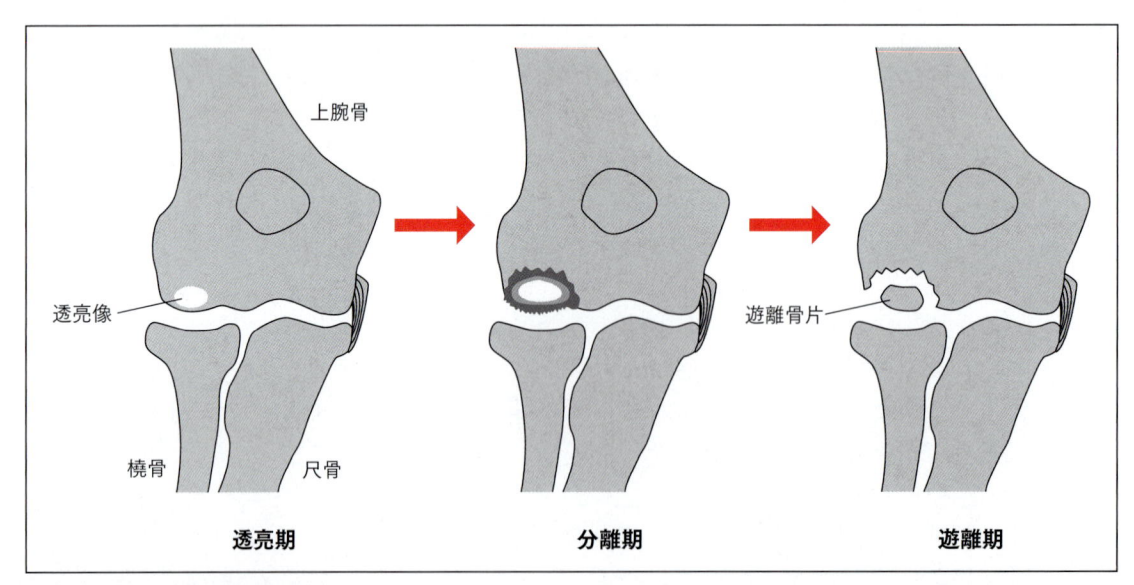

図 2　離断性骨軟骨炎の進行期
離断性骨軟骨炎の初期像である透亮期には, 単純写真で上腕骨小頭の軟骨下骨に透亮像がみられる. 進行すると分離期となり, 病巣の骨構造が母床より離断してズレを生じる. さらに進行すると遊離期となり, 母床から完全に離れて関節腔内に遊離する.

A

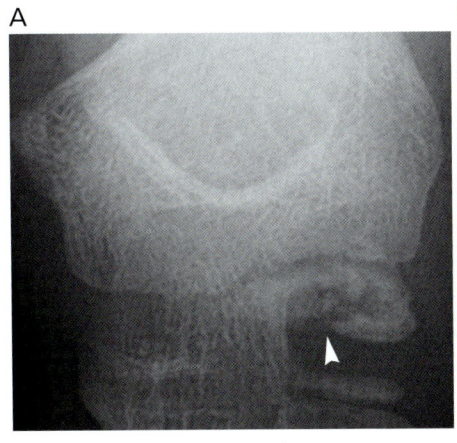

B

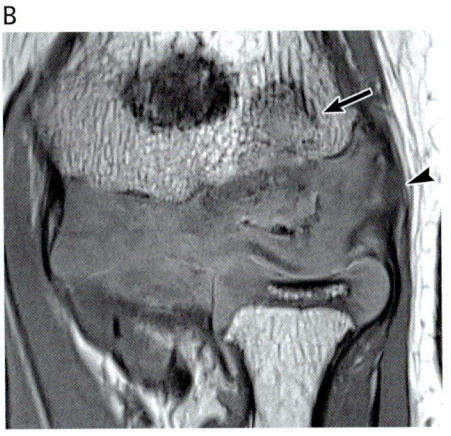

図3　8歳男児　Panner病
A：左肘関節単純X線写真正面像，B：MRI，プロトン密度強調冠状断像　単純写真（A）では上腕骨小頭骨端核下縁には亀裂がみられ（➤），骨端核中心部まで透亮像が連続している．プロトン密度強調像（B）では，上腕骨小頭骨端核は全体的な信号低下により周囲軟骨との境界が不明瞭となっており，その内部には不均一な低信号域を認める（➤）．上腕骨小頭の軟骨下骨には骨髄浮腫を認める（→）．（水戸医療センター整形外科 小川　健先生のご厚意による）

期”とよぶ．分離期後期以降は不安定病変として一般的に手術適応となりうる．

鑑別診断

Panner病

　Panner病は小児の上腕骨小頭の骨端核に分節化や骨硬化をきたす疾患で，スポーツや外傷などを契機に発症することがある．離断性骨軟骨炎と比較して好発年齢が6〜10歳と低年齢であり，また通常は予後良好で，遊離体の形成はなく変形を残さずに治癒することが多い[3]．単純写真では上腕骨小頭の骨硬化像や透亮像など多彩な所見を示す．MRIでは上腕骨小頭の骨端核に硬化性変化を反映した不均一な線状の異常信号や，周囲の骨髄浮腫がみられることがある（図3）．

解答	**A1.**	脂肪抑制プロトン密度強調矢状断像など，骨や軟骨，関節液のコントラストが明瞭に描出されるもの．
	A2.	過度な投球動作により肘関節に外反力が繰り返し加わることで，上腕骨小頭と橈骨頭が衝突するような外力がかかり，軟骨下骨に血流障害が生じることが病因と考えられている．
	A3.	透亮期，分離期前期，分離期後期，遊離期．

文献

1) 門間太輔：治療編Ⅱ 手・肘の特徴的な疾患 肘離断性骨軟骨炎．岩崎倫政・編：手・肘の外科 診断と治療のすべて．メジカルビュー社，2021：289-294.
2) 山口哲治，上谷雅孝：5. 肘関節 上腕骨小頭の離断性骨軟骨炎．上谷雅孝・編：骨軟部疾患の画像診断 第2版．秀潤社/Gakken，2010：206-207.
3) Claessen FM, Louwerens JKG, Doornberg JN, et al：Panner's disease：literature review and treatment recommendations. J Child Orthop 2015；9：9-17.

症例 **L1** **10**

40歳台男性．主訴は転倒後の左手関節橈側部痛．

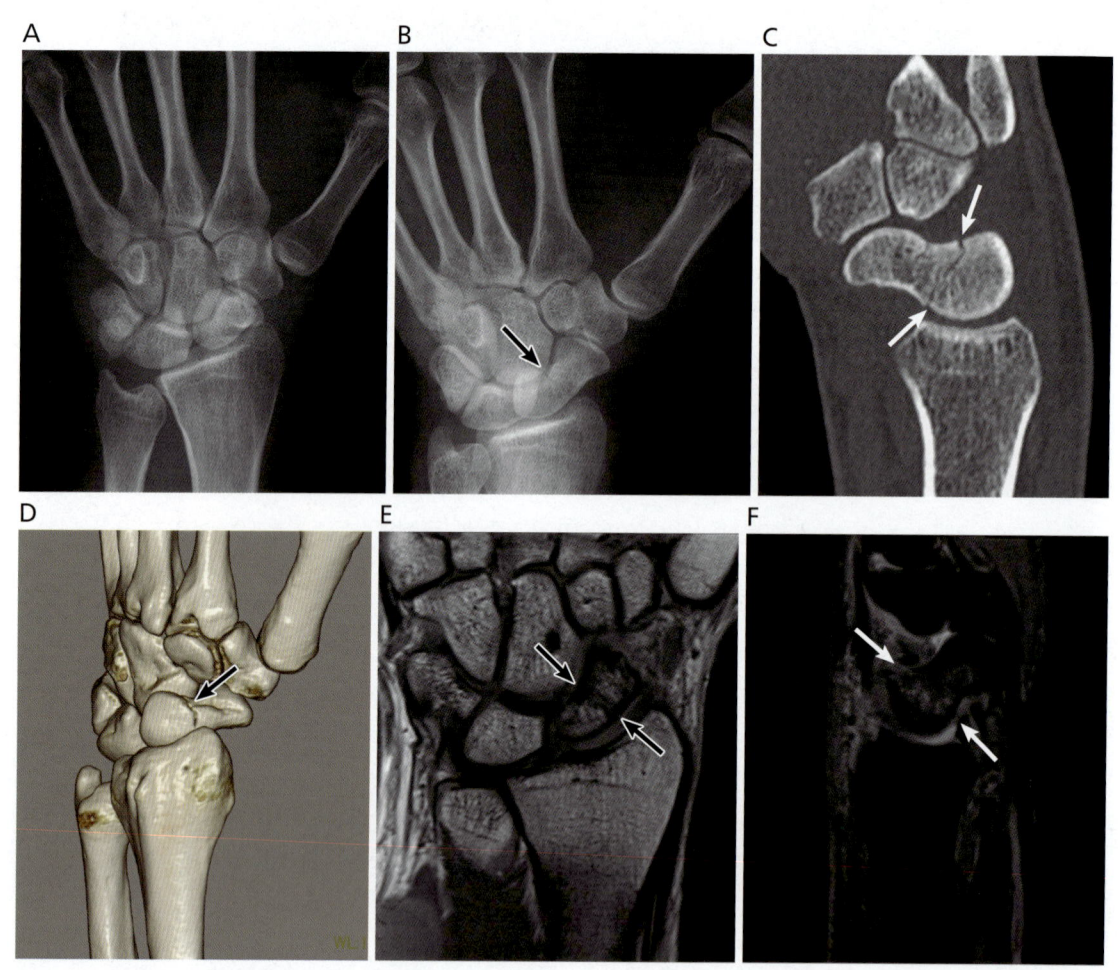

図1 左手関節単純X線写真 A：正面像，B：斜位像，CT（骨条件） C：矢状断像，D：VR像，MRI E：プロトン密度強調冠状断像，F：脂肪抑制プロトン密度強調矢状断像

単純X線所見 正面像（**図1A**）では骨折線は不明瞭であるが，斜位像（**図1B**）で舟状骨腰部の骨折線が明らかとなる（→）．

CT所見 舟状骨腰部に線状低吸収の骨折線が認められる（**図1C，D**，→）．転位はない．

MRI所見 プロトン密度強調像（**図1E**）で舟状骨腰部に線状低信号の骨折線が認められる（→）．脂肪抑制プロトン密度強調像（**図1F**）では周囲に高信号があり（→），骨髄浮腫の所見である．

診断 舟状骨骨折 scaphoid fracture

| 経過 | ギプス固定により骨癒合し，軽快した． |

問題　**Q1.** 舟状骨骨折が最も起こりやすい解剖学的な部位はどこか？

　　　　Q2. 舟状骨骨折後に骨壊死が起こりやすい部位はどこか？

　　　　Q3. 舟状骨骨折後の偽関節化に続発して起こる変形性関節症について述べよ．

画像診断のポイント

単純 X 線写真[1]

● 斜位像を含めた複数の方向から撮影する．正面像，斜位像，側面像に加えて尺屈位正面像などの舟状骨撮影を行うと，骨折線の視認性が高まる．骨折線と転位の有無を確認する．

● 単純 X 線写真のみでの診断はしばしば困難で，初療時の感度は 70％程度とされている．フォローアップ時に骨折線や骨硬化性変化が明瞭となっていることがあり，感度は 91％程度である．

● 舟状月状骨靱帯損傷を伴った場合には，舟状骨と月状骨間の 3～4 mm 以上の開大（Terry-Thomas 徴候）が認められる場合がある．

CT[1]

● 感度は 89～90％，特異度は 85～100％とされ，診断能は高い．

● thin slice データから斜矢状断像（舟状骨長軸方向）に再構成することで，骨折部位，転位の程度など，舟状骨の骨形態の評価が容易になる．

● 骨癒合の進行の程度を評価するのに最も優れている．

MRI[1]

● 感度はおよそ 97.7％，特異度は 99.8％とされ，診断能は非常に高い．

● 骨折線が T1 強調像などにおいて線状低信号に描出され，周囲の骨髄浮腫が脂肪抑制プロトン密度強調像，脂肪抑制 T2 強調像，STIR 像などの fluid-sensitive シーケンスで高信号に描出される．

● 舟状骨近位骨片の血流の評価に造影 MRI が用いられることがある．遅延相での感度は 92％，特異度は 100％，dynamic study での感度は 83％，特異度は 92％で，dynamic study や time intensity curve により陽性的中率は向上しなかったと報告されている[2]．

舟状骨骨折

　舟状骨骨折は，橈骨遠位端骨折に次いで多い上肢の骨折である．手根骨骨折のなかで最も多く，約 60％を占める．転倒して手をついた際（FOOSH：fall on outstretched hand）など，手関節の背屈および橈骨偏位時に舟状骨に強い力が加わることで発生する．疲労骨折は体操や砲丸投げ，テニス選手などで報告があるが非常にまれである．

　急性期においてしばしば単純写真で骨折線が不明瞭であり，骨折でありながらも腫脹や皮下出血がほとんど生じないため捻挫として看過され，疼痛が消失した後に偽関節に陥ることがある．そのため，画像診断で骨折を早期に正確に診断することが臨床的に非常に重要である．

　1 mm 未満の転位では保存療法で 90％が治癒するとされる．保存治療での全体の治癒率は 77～100％であるが，転位なしまたは軽度の場合でも手術療法は短期的に機能的なアウ

トカムが優れ，遷延治癒を減らしたという報告もあり，早期の機能回復が必要な患者でしばしば選択される[3]．

主な合併症は偽関節や humpback deformity などの変形治癒，骨壊死であり，不安定性や二次的な変形性，近位部骨折では 30〜40％が癒合不全となる．また，近位部は最も骨壊死が起こりやすい．1980 年に Gelberman らは，舟状骨の血流の大半は背側隆起から入る橈骨動脈の枝からの供給を受け，近位部の 70〜80％に逆行性に血流を供給し，遠位部の 20〜30％は掌側枝から血流が供給されていると報告し，逆行性血流のために近位部は骨壊死や偽関節のリスクが高いとした[4]．しかしその後の解剖研究により，近位部や掌側を含めて複数の栄養血管が発達して吻合を形成し，広範にわたる血流供給があることが示され，偽関節化や骨壊死の原因が血流供給不全にあるという説は疑問視されている[5]．

鑑別診断

1）橈骨遠位端骨折

転倒し手をついた際に発生するいわゆる FOOSH injury であり，受傷機転が舟状骨骨折とほぼ同じため臨床上鑑別が必要である．転位のない症例においては，単純写真側面像で橈骨遠位端掌側の方形回内筋の腫脹に伴う脂肪組織の偏位（pronator quadratus fat pad sign）が時に有用な所見である．

2）大菱形骨結節骨折

転倒打撲後の手掌橈側部痛を主訴として，臨床的に舟状骨骨折に似ることがある．しばしば橈骨遠位端骨折や第一中手骨基部骨折に合併する．単純写真のルーチン撮影では描出困難である．単純写真の手根管撮影で骨折線が描出されることがあるものの診断は困難で，CT あるいは MRI が有用である．

3）Preiser 病[6]　Preiser's disease

特発性舟状骨壊死である．舟状骨偽関節に続発した骨壊死は含まれない．原因として血行障害や反復性機械的ストレスなどが推察されているが，原因は不明である．初期には舟状骨近位部に骨壊死巣と骨硬化性変化が，進行期には近位部に圧潰が出現し，最終的に舟状骨全体の骨壊死に至る．舟状骨偽関節とは対照的に，病的骨折は骨壊死領域内に限局していることが画像および病理所見上の特徴である．

解答　A1. 舟状骨骨折が最も起こりやすい解剖学的な部位は舟状骨腰部 1/3 の骨折で，舟状骨骨折全体の 65〜80％を占める．続いて遠位部 1/3 で 10〜25％，近位部 1/3 で 5〜10％の頻度である．

A2. 舟状骨骨折後に骨壊死が起こりやすい部位は近位部である．全舟状骨骨折の 15〜30％に骨壊死が起こる．骨壊死が起こると，単純写真および CT では骨硬化性変化や圧潰を，MRI では T1 強調像や fluid-sensitive シーケンスで低信号を呈し，造影増強効果が認められなくなる．

A3. 関節症が進行した状態は SNAC（scaphoid non-union advanced collapse）wrist とよばれる．手根骨遠位列と近位列を橋渡ししていた舟状骨が偽関節部で動くことで手関節の運動バランスが破綻し，月状骨が背屈転位していわゆる DISI（dorsal intercalated segment instability）変形を生じることがある．手関節不安定症の状態が長く続くと，橈骨茎状突起-舟状骨関節面に限局した関節症性変化（Stage Ⅰ）から橈骨舟状骨関節全体にわたる関節

症性変化(Stage II)，舟状骨−有頭骨関節面および有頭骨−月状骨関節面に至る関節症性変化(Stage III)へと進行しうる．

文献

1) Clementson M, Bjorkman A, Thomsen NOB : Acute scaphoid fractures : guidelines for diagnosis and treatment. EFORT Open Rev 2020 ; 5 : 96-103.
2) Larribe M, Gay A, Freire V, et al : Usefulness of dynamic contrast-enhanced MRI in the evaluation of the viability of acute scaphoid fracture. Skeletal Radiol 2014 ; 43 : 1697-1703.
3) Shen L, Tang J, Luo C, et al : Comparison of operative and non-operative treatment of acute undisplaced or minimally-displaced scaphoid fractures : a meta-analysis of randomized controlled trials. PLoS One 2015 ; 10 : e0125247.
4) Gelberman RH, Menon J : The vascularity of the scaphoid bone. J Hand Surg Am 1980 ; 5 : 508-513.
5) Oehmke MJ, Podranski T, Klaus R, et al : The blood supply of the scaphoid bone. J Hand Surg Eur Vol 2009 ; 34 : 351-357.
6) Schmitt R, Frohner S, van Schoonhoven J, et al : Idiopathic osteonecrosis of the scaphoid(Preiser's disease): MRI gives new insights into etiology and pathology. Eur J Radiol 2011 ; 77 : 228-234.

症例 L1 11

50歳台男性．3か月継続する左股関節痛を主訴に受診した．

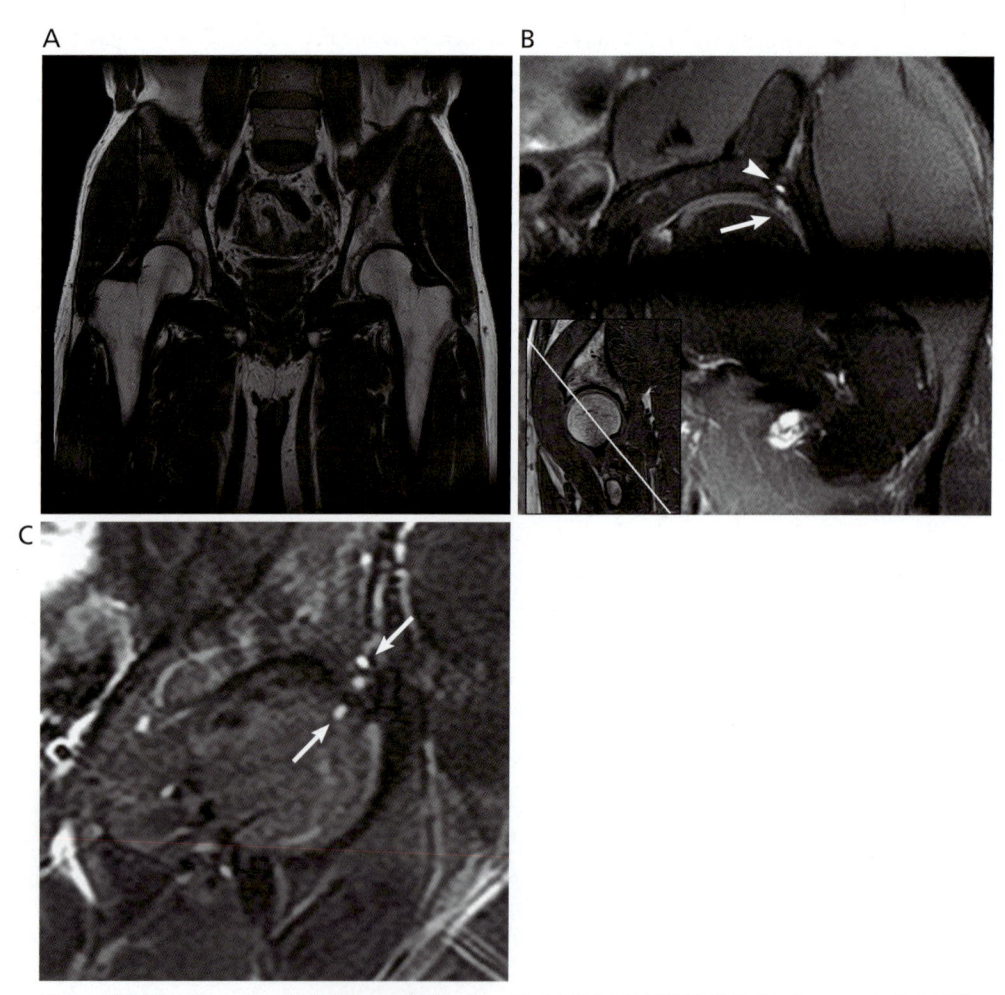

図1　股関節 MRI　A：T1 強調冠状断像，B：（左股関節）放射状脂肪抑制プロトン密度強調像，C：（左股関節）脂肪抑制 T2 強調冠状断像

MRI 所見　T1 強調冠状断像（**図1 A**）では両側股関節のアライメントは保たれている．左股関節の放射状脂肪抑制プロトン密度強調像（**図1 B**）では関節唇の前方から上方にかけて腫大および信号上昇（→）が認められており，傍関節唇嚢胞（➤）も指摘できる．脂肪抑制 T2 強調冠状断像（**図1 C**）で大腿骨頭および臼蓋の軟骨下骨に軽微な信号上昇が認められる（→）．

診断　関節唇断裂　acetabular labral tear

経過　手術希望なく，保存的加療で経過観察の方針となった．2か月後の外来で症状の軽減が確認されている．

問題　Q1. 関節唇断裂の好発部位はどこか？

Q2. 関節唇断裂を合併する病態をあげよ．

画像診断のポイント

● 関節唇の評価においては（脂肪抑制）プロトン密度強調像やT2*強調像が有用で複数断面での撮像が推奨されるほか，radial scan（放射状撮像）もよく用いられる．

● 損傷部位は不整な高信号を示すが，正常変異や無症候性でも高信号を示すことがあり，臨床所見との対比が必要である．

関節唇断裂

　股関節の関節唇は寛骨臼蓋の辺縁を覆う環状の線維軟骨であり，下部は寛骨臼横靱帯に連結している．臼蓋を深くすることで関節の適合性を向上させ，股関節の安定性や摩擦低減などに寄与している[1]．関節唇断裂が生じると，股関節の安定性低下をきたし，骨軟骨損傷ひいては変形性股関節症へと進展する．

　関節唇断裂は外傷や臼蓋形成不全，大腿骨臼蓋インピンジメント，変性などさまざまな関節症を母地に発生することが知られており，一般的には前上方に多いとされるが，北米では前上方，アジアでは後方が多いとの報告もある．臨床的には，特に活動時の股関節痛，クリック音，ロッキング，関節の不安定性などの症状を伴い，場合によっては治療のために手術が必要となる．診断のゴールドスタンダードは関節鏡検査であるが侵襲が大きいことから，手術適応の検討や術式検討のために画像診断が重要となる[1]．

　画像診断としてはMRIが一般的に用いられる．MRIでは両側股関節が同時に評価できる点や骨軟骨および周囲軟部組織の評価ができる点で有用であり，関節唇の評価においては特に放射状MRIや3Dシーケンスを用いた放射状断面再構成像が推奨されている[2]．MR関節造影は通常のMRIよりも関節唇の形態や病変をより正確に描出することができるが，侵襲があり，また本邦では保険未収載であり，実施できる施設は限られている．そのほか，正診率はMRIにやや劣るが，超音波検査でも関節唇断裂を評価することができる[3]．

　MRIにおける関節唇断裂の分類には，Czerny分類[4]が一般的に用いられる．Czerny分類では，異常信号が関節唇内部のみにあるときをStage 1，辺縁に達する部分断裂があるときをStage 2，基部に完全断裂があるときをStage 3とし，さらに関節唇の肥厚に伴って関節包との間隙が残存するかどうかでAあるいはBに分類した．Higashihiraらはさらに関節唇の変性による骨化を示唆する異常信号が認められるときをStage 4と分類するmodified Czerny分類を提唱した[5]．ただし，関節唇損傷のバリエーションは多く，部位によっても断裂形態が異なることはしばしば経験され，画像診断の現場では普及していない．

　一方で，関節唇の異常信号は正常変異としてもみられ，あるいは無症候性の関節唇断裂の報告もあるため，関節唇断裂の診断には臨床所見との対比が必要である[6]．

鑑別診断

　MRIでの関節唇の異常信号は正常変異，無症候性にもみられる．診断には臨床所見を考慮する必要もある．また，関節唇断裂は多様な関節症に合併して生じるため，関節唇以外の所見にも目を通すことが肝要である．

解答 **A1.** 前上部および後方が好発部位である．
A2. 外傷や臼蓋形成不全，大腿骨臼蓋インピンジメント，変性などさまざまな関節症に合併しうる．

文献

1) Liu Y, Lu W, Ouyang K, et al : The imaging evaluation of acetabular labral lesions. J Orthop Traumato 2021 ; 22 : 34.
2) Su T, Chen GX, Yang L : Diagnosis and treatment of labral tear. Chin Med（Engl）2019 ; 132 : 211-219.
3) Gao G, Fu Q, Cui L, et al : The diagnostic value of ultrasound in anterosuperior acetabular labral tear. Arthroscopy 2019 ; 35 : 2591-2597.
4) Czerny C : Lesions of the acetabular labrum : accuracy of MR imaging and MR arthrography in detection and staging. Radiology 1996 ; 200 : 225-230.
5) Higashihira, Kobayashi N, Oishi T, et al : Comparison between 3-dimensional multiple-echo recombined gradient echo magnetic resonance imaging and arthroscopic findings for the evaluation of acetabular labrum tear. Arthroscopy 2019 ; 35 : 2857-2865.
6) Lee AJ, Armour P, Thind D, et al : The prevalence of acetabular labral tears and associated pathology in a young asymptomatic population. Bone Joint J 2015 ; 97-B : 623-627.

症例 L1 12

18歳男性．主訴は右膝痛．跳び箱から着地後に疼痛が出現した．

A　　　　　　　　　　　　B

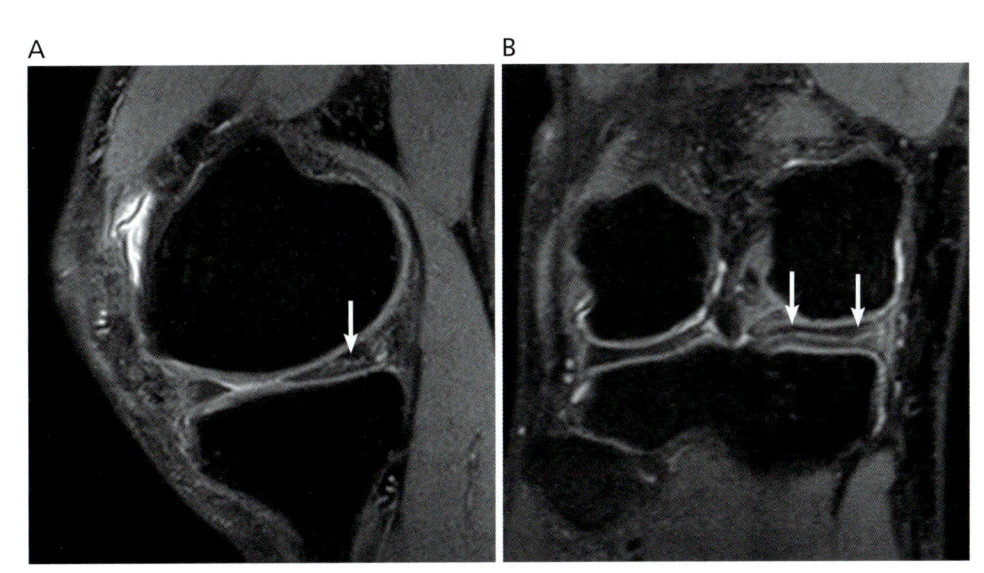

図1　右膝関節 MRI，脂肪抑制プロトン密度強調像（3D SPACE）　A：矢状断像，B：冠状断像

MRI所見　内側半月板後角に高信号を認める（**図1A**，→）．半月板関節面に水平な高信号がみられる（**図1B**，→）．

診断　内側半月板断裂　medial meniscal tear of the knee joint

経過　右膝関節鏡下内側半月板切除術が施行された．

問題 Q1. 内側半月板と外側半月板の形態的な違いは何か？
Q2. 外傷による半月板断裂と変性による半月板断裂の違いを述べよ．
Q3. バケツ柄状断裂の成因と代表的な所見は何か？

**画像診断の
ポイント[1,2]**

単純X線写真・CT
● 半月板断裂自体の評価はできない．骨折などの合併損傷や，変形性膝関節症の評価が可能である．

MRI
● 半月板断裂の診断には脂肪抑制ありもしくはなしのT2強調像やプロトン密度強調像が有用である．
● 半月板表面に達する線状高信号や半月板の形態的異常により半月板断裂を診断する．この場合，半月板表面に達する高信号は連続する2枚以上のスライスで同定する必要がある．

半月板断裂

半月板の正常構造[1]

　膝関節において，半月板は半月状の形態をした線維軟骨の構造物であり，大腿骨と脛骨の内・外側顆関節面を覆い，膝関節の安定性に関与する．内側・外側半月板はいずれもC字型の形状だが，外側半月板の方が円型に近い形をしている．前方から前角，中部，後角といわれ，内側半月板は前角が後角よりも大きく，外側半月板では前角と後角の大きさはほぼ等しい．

　半月板の外周側10～30%は血流に富んだred zoneとよばれるのに対し，残りの内周側（自由縁側）は血流に乏しいwhite zoneとよばれ，内周側に生じる損傷は治癒しにくいとされる．内側半月板は外側半月板に比して可動性に乏しく，断裂が起こりやすい．

半月板断裂の原因[1, 3]

　外傷：内側半月板は外周，外側半月板は内周の損傷が多い．

　加齢性変化：中高年に多く，内側半月板後角に好発する．

　円板状半月板（discoid meniscus）による断裂：円板状半月板はC字型の中心部が残った先天性の形成異常・正常変異である，発生率は0.8～3%との報告があり，ほとんどが外側半月板にみられる．円板状の形態をした完全型円板状半月板と不完全型円板状半月板に分類される．完全型は円板状，パンケーキ状の形態を示すものをいうが，不完全型は，完全な円板状ではないが，正常よりも半月板が広く大きい形態をしている．いずれの円板状半月板も，正常に比して関節面に接する半月板の面積が広くなり，ストレスが増加し，変性および変性による断裂が起きやすくなる．

半月板断裂の分類[1]

　半月板断裂は大きく**水平断裂**（horizontal tear）と**垂直断裂**（vertical tear）に分類される．水平断裂は関節面に水平な断裂で，変形性膝関節症に伴う例が多く，内側半月板後角に好発する．垂直断裂のうち，**縦断裂**（longitudinal tear）は外傷に伴う例が多く，若年者に好発する．**放射状断裂**（radial tear）は半月板の長軸に垂直に生じ，上から見ると放射状の断裂を認める（**図2**）．

　水平断裂と垂直断裂が混在したものを**複合断裂**（complex tear）という．また，断裂表面から見ると断裂片がクチバシのようにみえる**弁状断裂**（flap tear, parrot-beak tear）がある．

　特殊な半月板断裂にバケツ柄状断裂（bucket-handle tear）とroot断裂がある．

　バケツ柄状断裂[1]：縦断裂がほぼ全周性に生じ，断裂片が顆間部に翻転する（**図3**）．外傷によるものが多く，強い膝関節痛やロッキングといった臨床症状を生じ，しばしば外科的治療を要する．バケツ柄状断裂は内側半月板に多く生じ，この場合，顆間部に翻転した断裂片の一部が矢状断像にて後十字靱帯前方に位置してみえ，あたかも後十字靱帯が2本あるようにみえることから，double PCL signとよばれる．

　root断裂[4]：半月板の脛骨付着部での断裂である．可動性に乏しい内側半月板後根での断裂が最も多い（**図4**）．慢性的な変性，急性外傷のどちらでも起こりうるが，内側半月板後根での断裂は変性によるものが多く，外傷では外側半月板のroot断裂が多い．半月板根部は脛骨と大腿骨の垂直方向の荷重を円周方向に変換する機能をもつため，未治療のroot断裂は早期の変形性関節症（osteoarthritis：OA）を発生/進行させる原因といわれる．このため，早期に修復術を行うのがよいとされる．

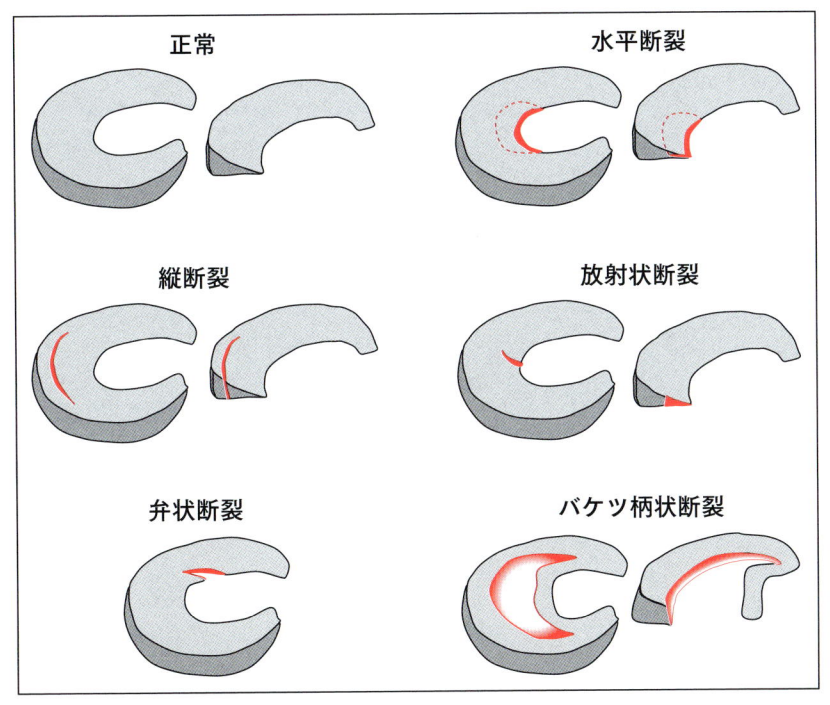

図2　半月板断裂の分類

正常　水平断裂　縦断裂　放射状断裂　弁状断裂　バケツ柄状断裂

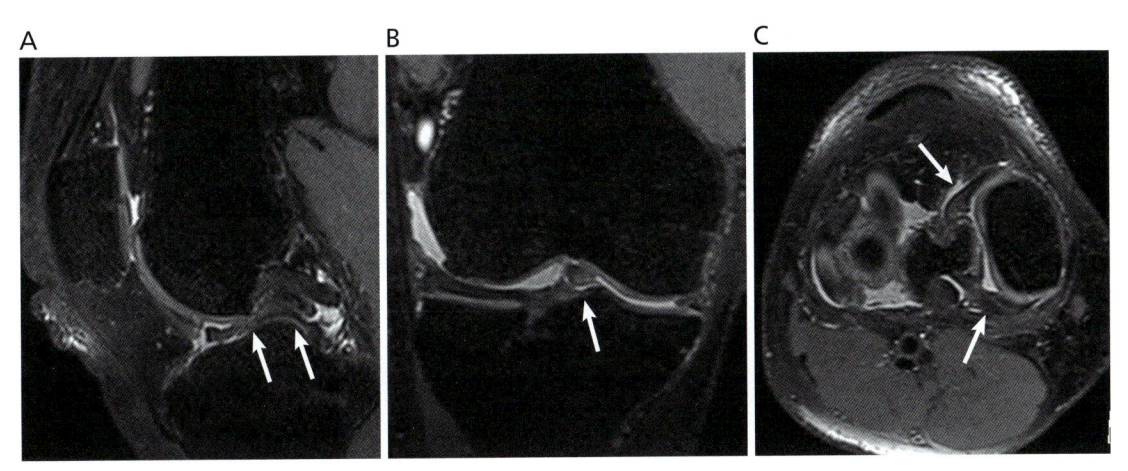

図3　40歳台男性　内側半月板バケツ柄状断裂
左膝関節MRI，脂肪抑制プロトン密度強調像（3D SPACE）　A：矢状断像，B：冠状断像，C：横断像　内側半月板の断裂があり，断裂片が顆間部の後十字靱帯下方に翻転している（A〜C，→）.

解答　A1. 半月板は脛骨内・外側顆関節面を覆うC字型の構造物である．内側半月板は前角が後角よりも大きいが，外側半月板は円型に近い形をしており，前角と後角の大きさはほぼ等しい.

A2. 外傷による半月板断裂は，内側半月板の外周，外側半月板の内周（自由縁側）に起きやすい．変性による半月板断裂は，中高年に多く，内側半月板後角に好発する.

A3. 半月板のほぼ全周性に至る縦断裂により，断裂片が顆間部に翻転する．内側半月板に多く，矢状断像での代表的な所見にdouble PCL signがある．強い膝関節痛やロッキングといった臨床症状を生じ，外科的治療を要することが多い.

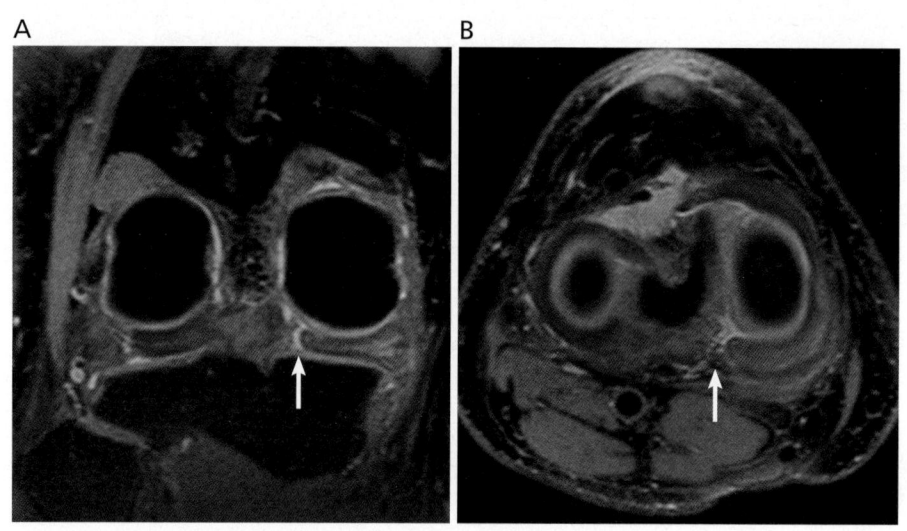

図4　50 歳台男性　root 断裂（内側半月板後根断裂）
右膝関節 MRI，脂肪抑制 T2 強調像（3D SPACE）　A：冠状断像，B：横断像　内側半月板後根に縦断裂を認める（→）．

文献

1）　Trunz LM, Morrison WB : MRI of the knee meniscus. Magn Reson Imaging Clin N Am 2022 ; 30 : 307-324.
2）　De Smet AA, Tuite MJ : Use of the 'two-slice-touch' role for the MRI diagnosis of meniscal tears. AJR Am J Roentgenol 2006 ; 187 : 911-914.
3）　Mohankumar R, White LM, Naraghi A : Pitfalls and pearls in MRI of the knee. AJR 2014 ; 203 : 516-530.
4）　Guimarães JB, Chemin RN, Araujo F, et al : Meniscal root tears : an update focused on preoperative and postoperative MRI findings. AJR 2022 : 219 : 269-278.

症例 L1 13

20 歳台女性（サッカー選手）．受診 1 日前，試合中ボールを蹴りに行った際に底屈位の
状態で足首を捻り，内反強制された．

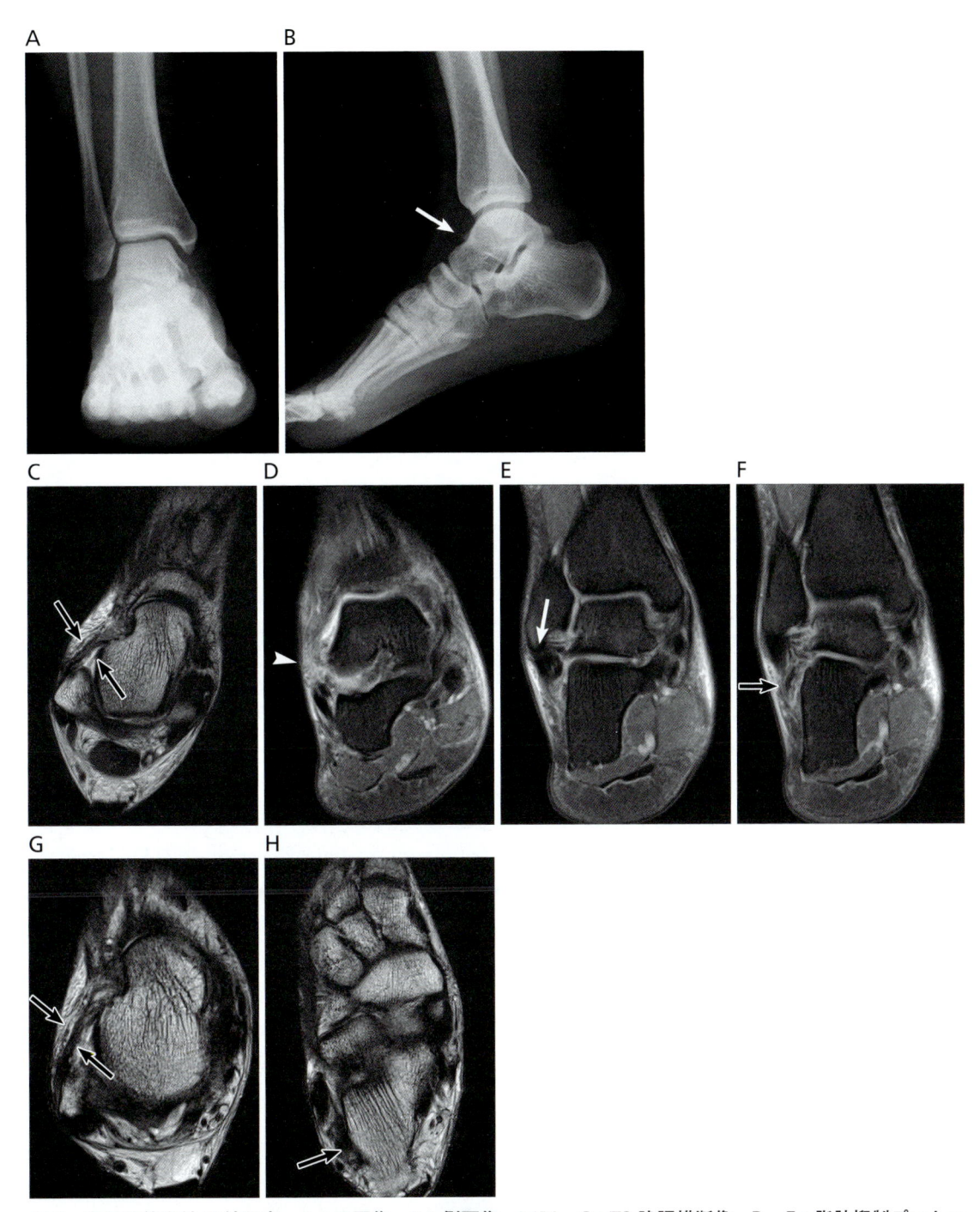

図 1 右足関節単純 X 線写真　A：正面像，B：側面像，MRI　C：T2 強調横断像，D〜F：脂肪抑制プロトン
密度強調冠状断像，MRI（1 か月後）　G, H：T2 強調横断像

単純 X 線所見	正面像（図 1 A）では明らかな軟部組織腫脹や骨折を認めない．側面像（図 1 B）において距骨滑車の腹側辺縁に骨棘形成を認める（→）.

| MRI 所見 | T2 強調横断像（図 1 C）では前距腓靱帯（ATFL）は撓んでおり，信号上昇を示している（→）. 脂肪抑制プロトン密度強調冠状断像（図 1 D）では ATFL 周囲に高信号域が広がっている（►）．踵腓靱帯（CFL）の腓骨付着部は同定されるが（図 1 E，→），踵骨付着部付近で連続性が途絶している（図 1 F，→）. |

| 診断 | **前距腓靱帯損傷，踵腓靱帯断裂 anterior talofibular ligament（ATFL）injury, calcaneo-fibular ligament（CFL）tear** |

| 経過 | 受傷 2 日後から高圧酸素療法を開始した．足関節の不安定性が残る場合は手術適応と考えられたが保存療法，アスレティックリハビリテーションから開始した．1 か月後の MRI（図 1 G, H）では ATFL，CFL の修復が進み（→），のちに競技復帰を果たした. |

問題
Q1. 足関節の不安定性を評価する際に行う単純 X 線撮影法は何か？
Q2. 陳旧性の足関節靱帯損傷例では前距腓靱帯はどのような所見を呈するか？
Q3. 足関節外側側副靱帯損傷に伴う外果の裂離骨折と鑑別を要する副骨は何か？

画像診断のポイント

単純 X 線写真
- 単純 X 線写真では骨折・骨片の有無を確認する．特に ATFL 損傷では 10% 以上で腓骨外果の裂離骨折を合併したと報告されている[1].
- ただし標準的撮影法（正面像，側面像）では外果裂離骨折の約 1/3 程度しか描出できなかったとの報告もある．ATFL view[1]（足部内側を 15° 挙上し，足関節を 45° 底屈する）や半軸位撮影（足関節中間位で下腿をカセッテより 55° 傾ける）が検出能を上げるために有用とされる.

MRI
- MRI では靱帯損傷の同定，合併する骨挫傷の検出が可能である．足関節外側側副靱帯のうち前距腓靱帯（ATFL），後距腓靱帯（posterior talofibular ligament：PTFL）は横断像，踵腓靱帯（CFL）は冠状断像が靱帯の走行を確認しやすい．CFL は起始部損傷が多いが，PTFL と短腓骨筋腱が近接しているため，横断像での観察が難しい.
- 連続性の評価が難しい CFL の評価においては，靱帯の走行に合わせた斜冠状断像が診断に有用とする報告もある[2,3].
- 正常な靱帯は厚さが均等な直線構造で，内部は均一な低信号を示す.
- 急性期では靱帯の口径不同や途絶があり，T2 強調像や脂肪抑制 T2 強調像，STIR 像などで靱帯線維の信号上昇を認める．靱帯周囲には血腫や浮腫性変化が認められる.
- 陳旧性損傷例では線維化により靱帯全体が肥厚する場合と，癒合せずに靱帯が消失（同定できない）している場合が混在する．一見して異常がなくても靱帯が撓んでいたり，口径不同が残存していることで過去の損傷を疑うこともできる.

足関節捻挫・靭帯損傷

足関節捻挫(ankle sprain)はスポーツ競技中に最も多い傷害のひとつであり，全競技障害の約35%を占める[4]．足関節捻挫に伴う外傷は外側側副靭帯損傷，三角靭帯損傷，距骨の骨軟骨損傷，骨折，足関節インピンジメント症候群，足根洞症候群など多彩だが，足関節捻挫の8割以上が内反強制による受傷であるため多く遭遇するのは外側側副靭帯損傷である．外側側副靭帯はATFL，PTFL，CFLから構成される(時に前・後脛腓靭帯を含める)．このうちATFL損傷が最も多く，ついで前脛腓靭帯，CFLの損傷が多い．CFLの単独損傷はまれで大半がATFL損傷に合併する．PTFLは足関節靭帯損傷の10%程度と少ない．

ATFLは靭帯の本数について解剖学的破格(1〜3本)がある．ATFLの2本の破格についてMilnerら[5]は50%(3本の破格は12%)，Yangら[6]は80%(3本の破格は9%)，Ylldlzら[7]は24%と報告しており，頻度には幅があるがかなり多くの例で複数の靭帯束を有する．3T MRIではこれらの破格は同定可能であったとされており，靭帯損傷の評価を行う際にも注意が必要である．

足関節捻挫の10〜20%の患者が疼痛，腫脹，不安定感，足関節捻挫の再発などの持続的症状へと移行する．初回の足関節捻挫の重症度が慢性足関節不安定症への予測因子として報告されており，急性期の足関節捻挫においてMRIで靭帯損傷を正確に同定することは重要である．一方で慢性ATFL損傷・CFL損傷の診断においては超音波検査が最も有用(感度，特異度いずれも90%以上)で，MRIが最も高い診断能を提供できるわけではない．慢性期のMRIにおいては距骨の骨軟骨病変，インピンジメント症候群など慢性足関節不安定症の関節内病変を検出することに強みがある．

鑑別診断

受傷機転や画像所見から診断に迷うことは少ないと思われる．ただしMRIの特異度は80%程度であり[8]，無症状患者でもMRIで前距腓靭帯の信号異常を有していることがある点は注意が必要である．ストレス検査や症状を踏まえた診断が求められる．

解答　A1. 内反ストレス撮影や前方引き出しストレス撮影を行う．内反ストレス撮影で距骨傾斜角が8〜10°増大，前方引き出しストレス撮影で4 mm以上の前方可動性がある場合は足関節の不安定性が示唆され，外側側副靭帯損傷(ATFL損傷)を疑う．

A2. 損傷部位が癒合できた場合は正常より全体的に肥厚した靭帯が描出される(T2強調像では正常と同様に低信号を示す)．一方で完全断裂後に癒合が得られない場合はATFL自体が消失し，同定できなくなる．

A3. os subfibulareとの鑑別を要する．

文献

1) Haraguchi N, Kato F, Hayashi H, et al : New radiographic projections for avulsion fractures of the lateral malleolus. J Bone Joint Surg 1998 ; 80 : 684-688.
2) Park HJ, Lee SY, Choi YJ, et al : 3D isotropic T2-weighted fast spin echo(VISTA) versus 2D T2-weighted fast spin echo in evaluation of the calcaneofibular ligament in the oblique coronal plane. Clin Radiol 2017 ; 72 : 176.e1-176.e7.
3) Park, HJ, Lee SY, Park NH, et al : Usefulness of the oblique coronal plane in ankle MRI of the cal-

caneofibular ligament. Clin Radiol 2015 ; 70 : 416-423.

4) Fong DT-P, Hong Y, Chan L-K, et al : A systematic review on ankle injury and ankle sprain in sports. Sports Med 2007 ; 37 : 73-94.

5) Milner CE, Soames RW : Anatomical variations of the anterior talofibular ligament of the human ankle joint. J Anat 1977 ; 191 : 457-458.

6) Yang H, Su M, Chen Z, et al : Anatomic measurement and variability analysis of the anterior talo-fibular ligament and calcaneofibular ligament of the ankle. Orthop J Sports Mede 2021 ; 9(11) : 23259671211047269.

7) Ylldlz, S, Yalclln B : The anterior talofibular and calcaneofibular ligaments : an anatomic study. Surg Radiol Anat 2013 ; 35 : 511-516.

8) Barin M, Zagaria D, Licandro D, et al : Magnetic resonance accuracy in the diagnosis of anterior talo-fibular ligament acute injury : a systematic review and meta-analysis. Diagnostics(Basel) 2021 ; 11 : 1782.

20歳台男性．スポーツ競技中に足を踏ん張った直後に大腿後面に疼痛が出現し，競技が続行できなくなった．

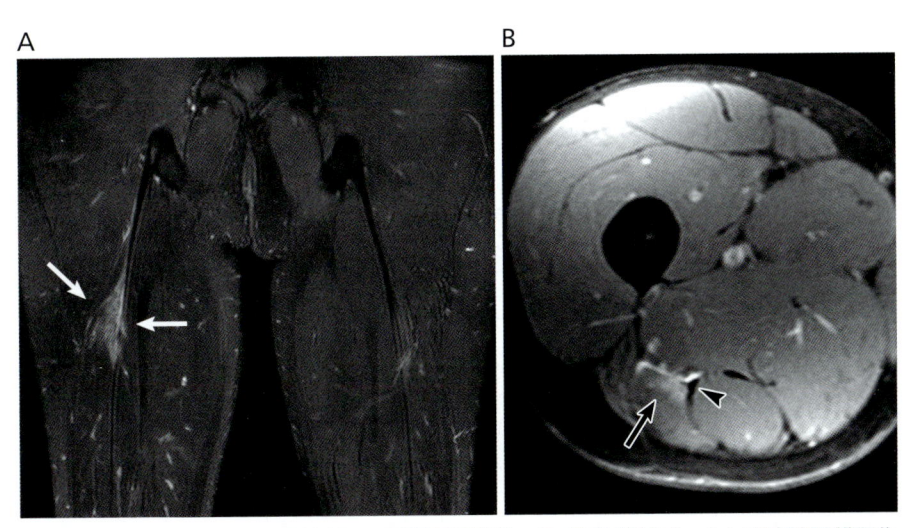

図1 大腿部MRI　A：脂肪抑制T2強調冠状断像，B：脂肪抑制プロトン密度強調横断像

MRI所見 大腿中央やや近位レベルの右大腿二頭筋と半腱様筋との共同腱周囲に異常高信号がみられる（図1A, B，→）．共同腱内に異常高信号は認めない図1B，➤）．

診断 大腿部筋損傷　muscle injury of the thigh（ハムストリング筋腱移行部肉離れ）

経過 競技から離脱し，リハビリなどの保存的治療を行い，3週間程度で競技に復帰した．

L1 14-2

20歳台男性．スポーツ競技中に足を踏ん張った直後に大腿後面に疼痛が出現し，競技が続行できなくなった．

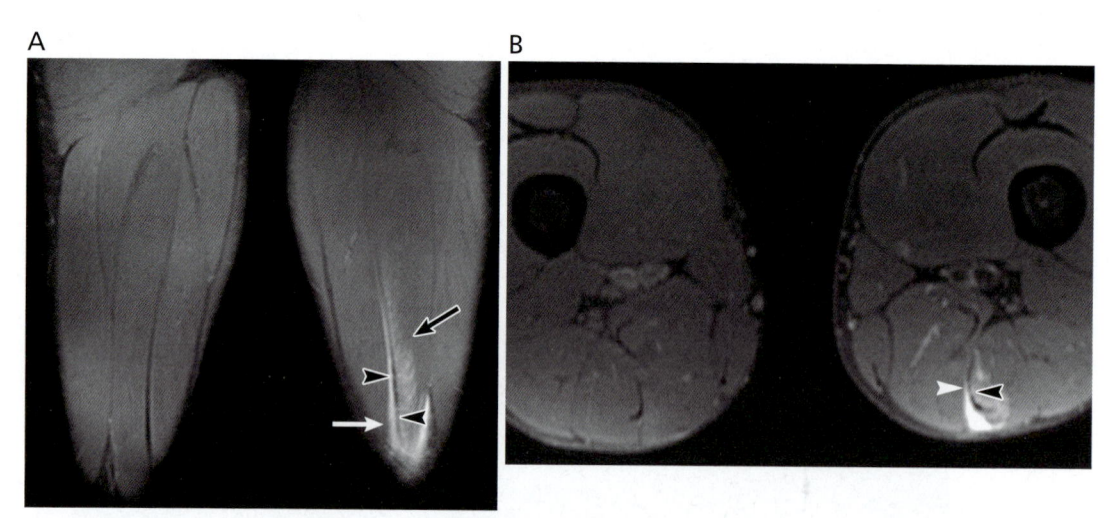

図2　大腿部 MRI　A：脂肪抑制プロトン密度強調冠状断像，B：脂肪抑制プロトン密度強調横断像

MRI 所見　大腿遠位レベルの左半腱様筋腱周囲に異常高信号がみられる（図2A，→）．部分的な腱の辺縁不整や狭小化がみられる（図2A, B，➤）．横断像（図2B）では損傷レベルの腱には正常腱と思われる低信号域が残存している．

診断　大腿部筋損傷　muscle injury of the thigh（ハムストリング筋腱移行部肉離れ）

経過　競技から離脱し，リハビリなどの保存的治療を行い，12週間程度で競技に復帰した．

L1 14–3

30歳台男性．スポーツ競技中に足を踏ん張った直後に大腿後面に疼痛が出現し，競技が続行できなくなった．

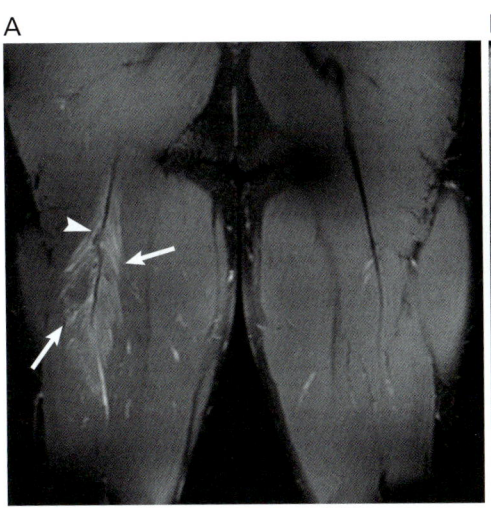

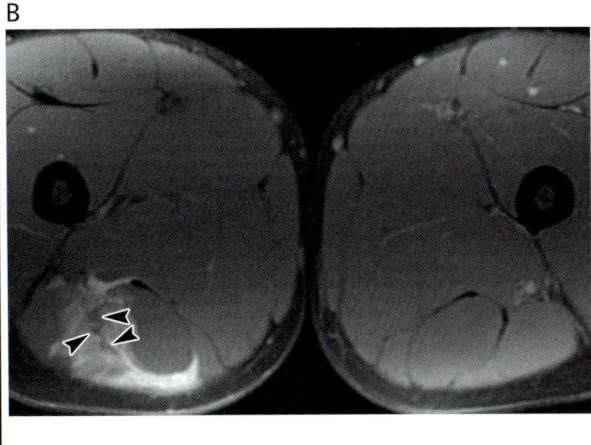

図3　大腿部MRI　A：脂肪抑制プロトン密度強調冠状断像，B：脂肪抑制プロトン密度強調横断像

MRI所見　大腿中央やや近位レベルの右大腿二頭筋と半腱様筋との共同腱周囲に異常高信号がみられる（図3A，→）．腱内の高信号や辺縁不整が顕著である（図3A，B，➤）．横断像（図3B）では正常腱に相当する低信号域は消失し，腱の全層に及ぶ異常が示唆される．

診断　大腿部筋損傷　muscle injury of the thigh（ハムストリング筋腱移行部肉離れ）

経過　競技から離脱し，リハビリなどの保存的治療を行い，12週間程度で競技に復帰した．

問題　Q1. 肉離れはどのような機序で生じるか？
Q2. 症例L1-14-1～3はJISS分類ではどのType，どのGradeに相当するか？
Q3. 肉離れのBAMIC分類とはどのような分類か？

画像診断のポイント
- MRIで筋肉内の異常信号を検出するには脂肪抑制を併用した水強調画像が有用であり，脂肪抑制T2強調像やSTIR像で異常高信号を呈する．
- T2強調像やSTIR像で正常の腱は筋肉と同様の低信号を呈するため，筋肉と腱のコントラストが弱く，腱の形態や異常信号の評価には脂肪抑制プロトン密度強調像が有用．
- 長軸方向の損傷範囲評価や腱付着部の評価には冠状断が有用であるが，Grade分類に必要な腱損傷の評価に横断（水平断）像は必須であり，脂肪抑制プロトン密度強調横断像で評価する．対側肢の正常腱と比較すると腱損傷の診断が容易となる．

肉離れ

肉離れ（muscle strain）は筋損傷（muscle injury）のひとつであり，急性（acute）の間接的（indirect）な筋腱移行部の損傷を指す[1]．肉離れは，筋肉の打撲で生じる筋挫傷（muscle contusion）や運動後の筋肉痛でみられる遅発性筋肉痛（delayed-onset muscle soreness：DOMS）とは区別される[1]．通常の筋収縮では収縮とともに筋の長さは短縮するが，収縮した状態で筋が伸ばされる伸張性収縮の負荷が強いと肉離れをきたす．筋収縮の状態では筋腱移行部の結合力は筋線維間の結合力より弱く，肉離れは筋腱移行部で生じやすい[2]．

画像検査として超音波検査も行われるが，MRI が主に行われる．MRI では損傷部の出血や浮腫などによる水信号により脂肪抑制 T2 強調像や STIR 像が損傷範囲を鋭敏に描出できる．受傷機転や症状から受診時にはすでに肉離れの診断はなされており，MRI の役割は損傷筋の同定と損傷型（Type）および損傷度（Grade）の分類であり，MRI による損傷型および損傷度診断は治療法の選択や競技復帰時期予測（return to play：RTP）の重要な要素となる．

本邦では奥脇分類を基本とした JISS（国立科学スポーツセンター）分類が主に用いられる[2]．JISS 分類では損傷型を I 型（筋線維部損傷型），II 型（腱膜部損傷型），III 型（付着部損傷型）に分け，各損傷型において損傷度を 1 度（軽度損傷），2 度（部分断裂），3 度（完全断裂）に分ける．特にハムストリングでは筋腱移行部を中心に異常信号を呈する II 型の頻度が高く，MRI 横断像による腱短軸像で腱に異常所見を認めない場合を 1 度，部分的に腱の異常を認める場合を 2 度，腱全層に異常がみられ，正常の低信号構造が消失した場合を 3 度と一般的に判断する．JISS 分類以外に BAMIC（British Athletics Muscle Injury Classification）分類があり，JISS 分類は腱損傷の評価が中心の分類である一方，BAMIC 分類は損傷部位を a：筋表面，b：筋腱移行部や筋深部，c：腱部に分け，さらに筋内異常信号の短軸断面内における損傷部断面積の割合や近位遠位方向の異常信号範囲，筋線維断裂の距離などの計測結果に基づいて損傷度を分類している[3]．

鑑別診断

運動後変化や DOMS による筋肉内信号異常が鑑別にあがる．症状や受傷機転などにより臨床的に鑑別されるが，画像診断時に臨床情報が少ない場合，JISS 分類 1 型や 2 型 1 度の肉離れとの区別が難しい．

解答 A1. スポーツ競技などの運動時に収縮した状態で筋が伸ばされる伸張性収縮の負荷が強いと肉離れをきたす．

A2. 症例 L1-14-1 は JISS 分類 Type 2 Grade 1，症例 L1-14-2 は JISS 分類 Type 2 Grade 2，症例 L1-14-3 は JISS 分類 Type 2 Grade 3．

A3. BAMIC 分類は損傷部位，筋内異常信号の短軸断面内での損傷部断面積の割合や近位遠位方向の異常信号範囲，筋線維断裂部の距離などの計測結果により損傷度を分類している．

文献

1) Flores DV, Mejía Gómez C, Estrada-Castrillón M, et al : MR imaging of muscle trauma : anatomy, biomechanics, pathophysiology, and imaging appearance. Radiographics 2018 ; 38 : 124-148.
2) 奥脇　透，中嶋耕平，半谷美夏，他：大腿二頭筋肉ばなれの MRI 分類．日本臨床スポーツ医学会誌 2019 ; 27 : 250-257.
3) Pollock N, James SL, Lee JC, et al : British athletics muscle injury classification : a new grading system. Br J Sports Med 2014 ; 48 : 1347-1351.

症例 L1 15

70 歳台女性．腰痛で来院．

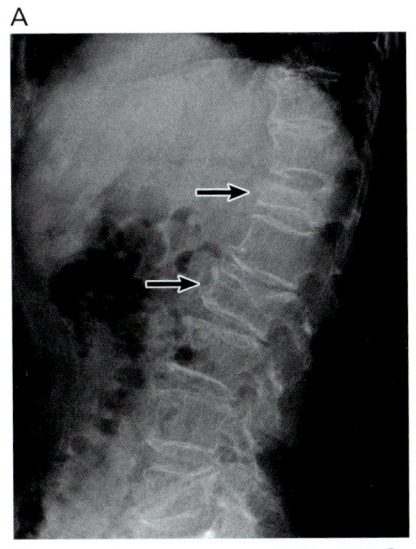

図1　A：単純 X 線写真側面像，B：CT 矢状断像，MRI　C：T1 強調矢状断像，D：STIR 矢状断像

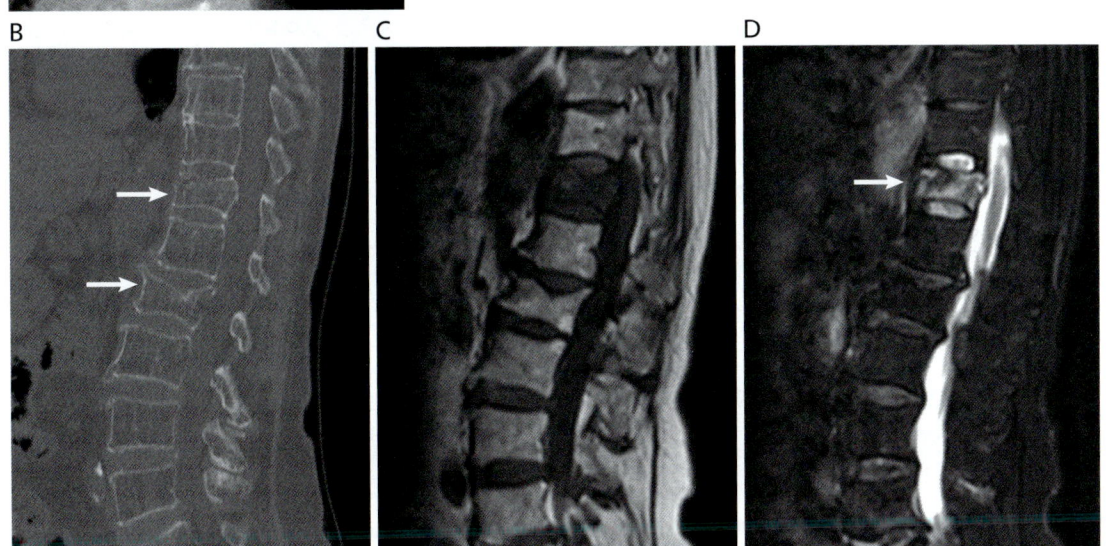

単純 X 線所見　側面像（**図1 A**）にて Th12 椎体と L2 椎体に骨折がみられる（→）．椎体の骨皮質は薄く，骨の透過性は亢進している．

CT 所見　矢状断像（**図1 B**）にて Th12 椎体と L2 椎体に骨折がみられる（→）．椎体骨梁が粗であり，頭尾方向の骨梁が目立っている．

MRI 所見　T1 強調矢状断像（**図1 C**）では，骨折した Th12 椎体は低信号を示しているが，L2 椎体は正常椎体と同等で正常の骨髄信号を示す．STIR 矢状断像（**図1 D**）では Th12 椎体に骨髄浮

腫による高信号域が広がり，疼痛の原因と考えられる新鮮骨折である（→）．L2 椎体は正常の骨髄信号であり陳旧性骨折である．

<table>
<tr><td>診断</td></tr>
</table>

診断 原発性骨粗鬆症による脆弱性骨折 insufficiency fracture caused by primary osteoporosis

経過 疼痛が強く，経皮的椎体形成術を施行．

問題 **Q1.** 骨密度の測定をせずに原発性骨粗鬆症と診断することができる骨折は何か？
Q2. dual-energy X-ray absorptiometry（DXA）により原発性骨粗鬆症と診断される骨密度の基準は何か？
Q3. DXA にて骨密度を測定するために必要な測定部位はどこか？

画像診断のポイント

単純 X 線写真
- 皮質骨の菲薄化と骨梁の減少がみられる．
- 椎体の骨梁は水平方向の骨梁から吸収され，頭尾方向に走る骨梁が目立つ．
- 大腿骨頸部では引張骨梁と圧迫骨梁が強調される．
- 椎体の脆弱性骨折は隣接椎体より椎体高が 20％以上減少（椎体面積としては 10％以上）しているものをいう[1]．

CT
- 側弯や強い退行性変化により単純X線写真では評価のしづらい椎体骨折の評価に優れる．
- 肋骨や骨盤骨など単純写真で重なりの多い部位の骨折の判断に優れる．

MRI
- 急性期の骨折では骨髄浮腫がみられ，新鮮骨折か否かの判断が可能．
- 非転位性骨折は CT でも不明瞭な場合があるが，MRI では骨髄浮腫により容易に指摘できる．
- 脆弱性骨折では骨髄異常信号域内に脂肪信号の残存，骨折線を示唆する線状低信号，骨折部に一致したガス像や液体信号，化学シフトイメージング（chemical shift image）において opposed phase で信号低下することなどが病的骨折との鑑別に用いられる[2]．

骨粗鬆症

　骨粗鬆症とは骨強度の低下により，骨折の危険性が増大する疾患である．骨強度は骨密度と骨質という 2 つの要因からなり，それぞれ骨強度の 70％と 30％を説明する因子とされる．骨密度は思春期にかけて高まり最大骨量を迎え，その後加齢や閉経とともに骨吸収優位の骨リモデリングとなり低下していく．骨粗鬆症は閉経後女性や高齢男性に生じる原発性骨粗鬆症と，内分泌疾患や薬剤などに起因する続発性骨粗鬆症が存在する．

　骨粗鬆症自体は無症状であるが，一旦骨折を生じてしまうと ADL（日常生活動作）と QOL を低下させるだけでなく，他部位の脆弱性骨折が続発しやすい．そのため，骨粗鬆症を治療・予防する意義は未然に骨折を予防することにある[3]．ここでいう脆弱性骨折とは大きな外力なしに立位からの転倒で生じる骨折である．脆弱性骨折の好発部位としては椎

体のほか，大腿骨近位部，肋骨，骨盤，上腕骨近位部，橈骨遠位端，下腿などがある．

鑑別診断

1）骨転移による病的骨折

悪性腫瘍の骨転移は高齢者に多く鑑別を要する．骨転移に合併した椎体の病的骨折の特徴として，MRI における異常信号が椎体全体もしくは後方要素に至る，椎体後面の凸型膨隆，化学シフトイメージングにおいて opposed phase で信号低下に乏しい腫瘍成分の存在などがあげられる[3]．骨外腫瘤形成があれば確定的である（症例 L1-62，p. 240 参照）．

2）多発性骨髄腫 multiple myeloma

悪性骨腫瘍のなかで骨転移の次に多い．多発する打抜き像（punched-out lesion）が有名だが，骨密度低下によりびまん性の骨濃度低下をきたす場合もある．病的骨折の合併も多く，多発性骨髄腫に合併した椎体骨折は全体が扁平化する "vertebra plana" とよばれる変形が特徴的である．

解答[3] **A1.** 椎体または大腿骨近位部の脆弱性骨折が存在する場合は骨密度に関係なく，原発性骨粗鬆症と診断することができる．これは胸腰椎と大腿骨近位部の骨折がその後の骨折リスクを最もよく反映する骨折だからである．

A2. 脆弱性骨折のない人では，young adult mean（YAM）値が 70％以下，T スコアであれば−2.5 以下で原発性骨粗鬆症と診断される．

A3. 腰椎もしくは大腿骨近位部を測定し，低い方の値を採用する．これらの測定が困難な場合は橈骨骨幹部（1/3 遠位部）を測定に用いる．

N O T E

骨質とは何か？

骨質は骨の素材としての材質特性と構造特性である微細構造のことを指す．骨質の低下は骨密度が正常でも脆弱性骨折を生じてしまう原因である．骨質は高血糖などの生活習慣病により低下することが知られており，骨粗鬆症を 3 つのタイプに分けて骨折リスクを考える方法が提唱されている．つまり，低骨密度型骨粗鬆症，骨質低下型骨粗鬆症，低骨密度＋骨質低下型骨粗鬆症の 3 つである．閉経後の女性を対象とした報告から，個々のタイプの骨折リスクが，骨密度が YAM 値 80％以上の症例と比べ，低骨密度型で 3.6 倍，骨質低下型で 1.5 倍，低骨密度＋骨質低下型で 7.2 倍に上昇することがわかった[4]．

文献

1) Genant HK, Wu CY, van Kuijk C, et al : Vertebral fracture assessment using a semiquantitative technique. J Bone Miner Res 1993 ; 8 : 1137-1148.
2) Mauch JT, Carr CM, Cloft H, et al : Review of the imaging features of benign osteoporotic and malignant vertebral compression fractures. AJNR Am J Neuroradiol 2018 ; 39 : 1584-1592.
3) 骨粗鬆症の予防と治療ガイドライン作成委員会・編：骨粗鬆症の予防と治療ガイドライン 2015 年版．ライフサイエンス出版，2015．
4) Shiraki M, Urano T, Kuroda T, et al : The synergistic effect of bone mineral density and methylenetetrahydrofolate reductase（MTHFR）polymorphism（C677T）on fractures. J Bone Miner Metab 2008 ; 26 : 595-602.

症例 L1 16

80 歳台男性．長年にわたる両膝痛があり，関節内穿刺排液を繰り返している．

A

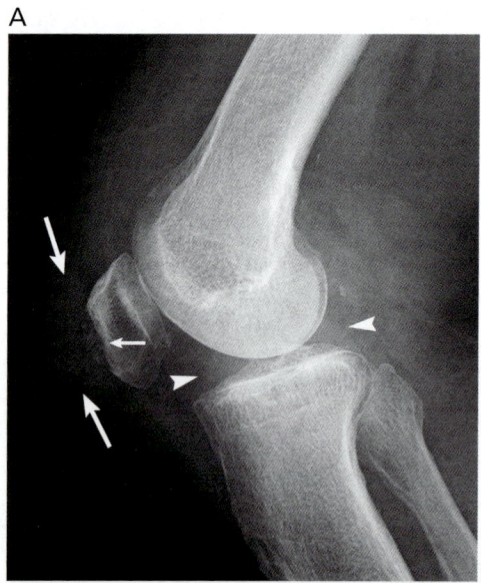

図1　A：右膝関節単純 X 線写真側面像，
B：T2 強調横断像，C：T1 強調矢状断像

B

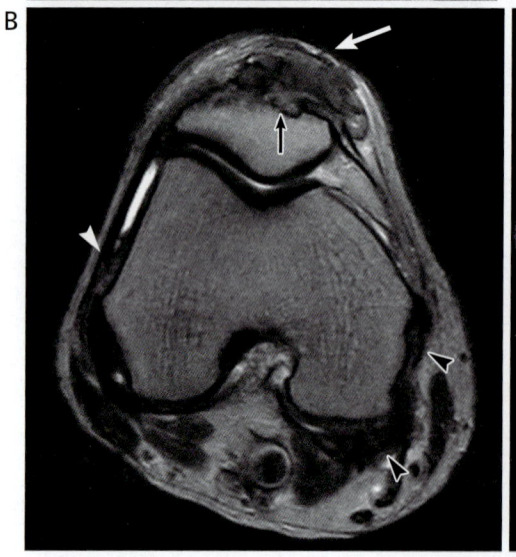

C

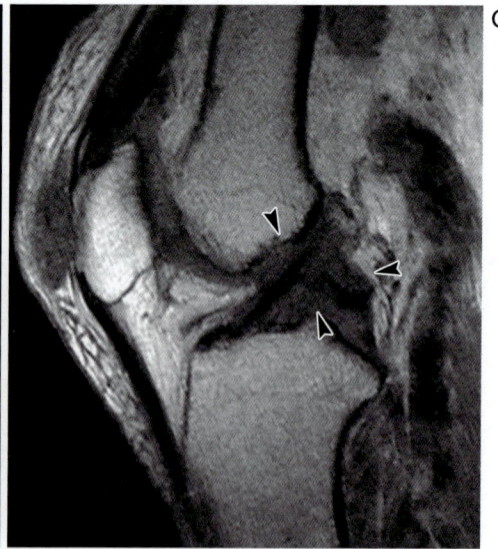

単純 X 線所見
膝蓋骨の前方に軟部腫瘤陰影(**図1A**，大矢印)を認め，膝蓋骨の表面には火炎様の石灰化陰影(小矢印)がみられる．また，関節内陰影も増強している(➤)．

MRI 所見
T2 強調横断像(**図1B**)で膝蓋骨前方の腫瘤は低〜中等度の信号強度を示し(大矢印)，膝蓋骨表面に侵食している(小矢印)．そのほか，大腿骨の周囲にも低信号の沈着物が認められる(➤)．T1 強調矢状断像(**図1C**)では前・後十字靱帯の周囲に低信号域を認める(➤)．

| 診断 | 慢性結節性痛風 chronic tophaceous gout |

経過　症状の悪化は服薬の中断が原因と判明し，直ちに服薬を再開，症状はやや改善した．その後，血液検査の結果，高度の腎機能低下が認められたため，泌尿器科クリニックへ紹介，整形外科より転医となった．

問題
Q1. 急性痛風性関節炎(痛風発作)の好発部位を述べよ．
Q2. 慢性結節性痛風(痛風結節)の単純X線所見を述べよ．
Q3. 痛風の診断が不確実な場合に推奨される検査法は何か？

画像診断のポイント

単純X線写真
- 痛風の急性期(痛風発作)は関節周囲の腫脹のみ，慢性期になると関節近傍に高濃度の結節あるいは腫瘤陰影(痛風結節)として描出される．石灰化は5％程度にみられる．
- 痛風結節が増大し，関節辺縁に進展すると打ち抜き様の骨侵食をきたし，侵食部の辺縁にoverhanging edgeとよばれる特徴的な骨新生を伴う．
- 関節裂隙は晩期まで保たれ，関節内病変の進行とともに関節破壊を呈する．

CT
- CTは単純X線写真よりも高頻度に痛風結節の石灰化を検出できる．
- dual-energy CT(DECT)の物質識別手法により尿酸ナトリウム結晶を明確に描出でき，診断のみならず治療効果判定にも有用である[1]．

MRI
- 痛風結節はT1強調像で筋肉と同程度の低信号，T2強調像で不均一な低～中等度信号を示す．アミロイド関節症でも類似した所見を呈するが，臨床背景，好発部位の違いにより鑑別は可能である．
- 造影剤による痛風結節の増強効果はさまざまであり，均一もしくは辺縁優位の造影パターンを示す．

超音波検査[2]
- double contour sign(DC：関節軟骨の低エコー層を覆う尿酸ナトリウム結晶の薄い高エコー層)は約半数の患者でみられ，よく知られた所見であるが，検者間の一致率にやや劣る．
- tophi(痛風結節)とerosions(骨侵食：骨皮質の不連続)は特に第1中足趾節関節で高頻度に認められ，信頼度の高い所見である．
- aggregates(点状，結節状高輝度の集合像)は30～50％の患者で認められるが，DC同様，検者間の一致率に劣る．
- カラー/パワードプラモードで肥厚した滑膜内に血流増多を認める．

痛風

　痛風は，高尿酸血症(血清尿酸値が7.0 mg/dL以上)が持続することで尿酸ナトリウム(monosodium urate：MSU)結晶が関節内と関節周囲に沈着する疾患である．露出の機会が多く，外気に晒されやすい部位(耳介周囲，四肢末梢の関節)や血流の乏しい腱，靱帯に

沈着しやすい．無症候性高尿酸血症から急性痛風性関節炎(痛風発作)を繰り返し，慢性結節性痛風へと移行する．痛風発作は通常，単関節性であり，多くが第1中足趾節(metatarsophalangeal：MTP)関節に発症する．典型的な症状を呈する場合を除き，急性痛風性関節炎が疑われる場合には関節液を採取して偏光顕微鏡による MSU 結晶の分析(針状，負の複屈折性)を行うことが推奨される．

　発作時は，炎症性サイトカインであるインターロイキン6(IL-6)の尿酸排泄促進作用が一因となり，血清尿酸値が正常化することに注意が必要である．急性期の治療は抗炎症薬〔非ステロイド性抗炎症薬(NSAID)あるいはコルヒチン〕の投与を行う．また，アロプリノールやプロベネシドなど尿酸の生合成抑制もしくは排泄促進薬を投与することで血清尿酸値を持続的に低下させ，発作の頻度を減少することができる．

鑑別診断

1）ピロリン酸カルシウム(CPPD)/塩基性リン酸カルシウム(BCP)/シュウ酸カルシウム結晶沈着症(痛風以外の結晶沈着症)

　CPPD(calcium pyrophosphate dihydrate)結晶沈着症は一般的に多関節性で関節内に沈着し，関節軟骨(硝子軟骨)や線維軟骨に沿った点状，線状の淡い石灰化を呈する．偏光顕微鏡検査では結晶が長射方形，正の複屈折性を示す．CPPD 結晶沈着症でも関節周囲に痛風結節によく似た軟部腫瘤(結節性偽痛風)を形成することがあるが，患者の臨床背景より鑑別は可能である．

　BCP(basic calcium phosphate)結晶沈着症は多くが単関節性で関節周囲の腱，靱帯，滑液包に無構造で均一な石灰化を呈する(症例 L2-14，p. 325 参照)．

　シュウ酸カルシウム結晶沈着症はきわめてまれで，血液透析または腹膜透析を受ける高窒素血症の患者に多い．関節周囲のほか血管壁や皮膚に沈着することもある．結晶は正または不明確な複屈折性を示す両錐形構造を呈する．単純 X 線上は CPPD や BCP 結晶沈着と鑑別困難である．

2）関節リウマチ rheumatoid arthritis：RA

　痛風と異なり，RA は対称性，多関節性の病変分布となる傾向がある．単純写真では，痛風でみられる骨侵食は RA に類似するが，RA では overhanging edge のような骨新生はみられない．また，RA では関節周囲に骨塩減少(osteopenia)を伴うのが一般的で，痛風では認められない所見である(症例 L1-43，p. 163 参照)．

3）急性・慢性感染性関節炎

　画像のみでの正確な鑑別は困難であり，臨床背景の確認，滑液の採取，分析が必要である．

4）腫瘍状石灰化症 tumoral carcinosis

　特発性で大関節周囲の軟部組織に腫瘍状の石灰化をきたす疾患である．殿部，肘関節，肩関節，足部，手関節に好発する．単純写真では，石灰化の形態は無構造，多分葉状(cloud-like)を呈する．隣接する骨を侵食，破壊することはない．なお，長期透析患者でも類似の石灰化症をきたすことがある．

5）軟骨・骨形成性軟部腫瘍

　関節の近傍に腫瘍を認めた場合に軟骨・骨基質を形成する軟部腫瘍と鑑別を要する可能性がある．石灰化の程度や骨侵食の形状，MRI の信号強度により鑑別は容易と思われる．

万一，診断に苦慮する場合は安易な生検は避け，外科的切除を含めた対応が必要である．

解答 **A1.** 急性痛風性関節炎(痛風発作)は第1中足趾節関節に好発する．そのほかには足背，足，膝，手，肘関節が侵されやすい．

A2. 単純X線写真では関節の近傍に高濃度腫瘤として描出される．石灰化は伴わないことが多い．病変が進行すると関節辺縁にカニの爪状の骨新生(overhanging edge)を伴う境界明瞭な骨侵食を呈する．

A3. 欧州リウマチ学会(EULAR)は，痛風の診断が不確実で結晶の同定が困難な場合，尿酸ナトリウム結晶沈着の検索に優れる超音波検査と dual-energy CT(DECT)を推奨している[3]．

文献

1) Dalbeth N, Nicolaou S, Baumgartner S, et al : Presence of monosodium urate crystal deposition by dual-energy CT in patients with gout treated with allopurinol. Ann Rheum Dis 2018 ; 77 : 364-370.

2) Terslev L, Gutierrez M, Christensen R, et al : Assessing elementary lesions in gout by ultrasound : results of an OMERACT patient-based agreement and reliability exercise. J Rheumatol 2015 ; 11 : 2149-2154.

3) Richette P, Doherty M, Pascual E, et al : 2018 updated European League Against Rheumatism evidence-based recommendations for the diagnosis of gout. Ann Rheum Dis 2020 ; 79 : 31-38.

症例 **L1 17**

5 歳女児．右膝の痛みを主訴に近医を受診し，単純 X 線写真が施行された．理学的所見で同部に軽度の腫脹があり，MRI などの精査目的に紹介された．

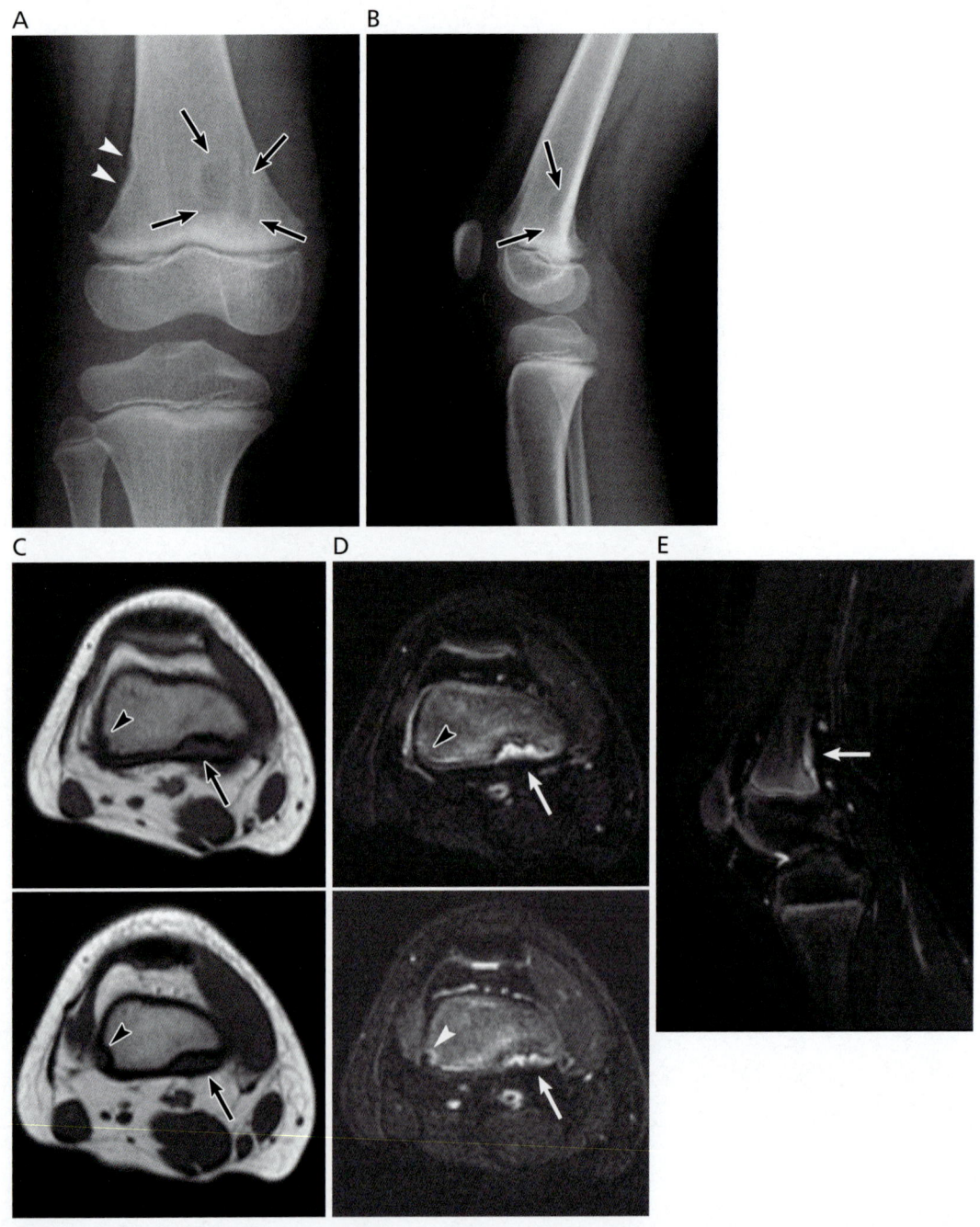

図1 右膝関節単純 X 線写真　A：正面像，B：側面像，MRI　C：T1 強調横断像，D：脂肪抑制 T2 強調横断像，E：脂肪抑制 T2 強調矢状断像

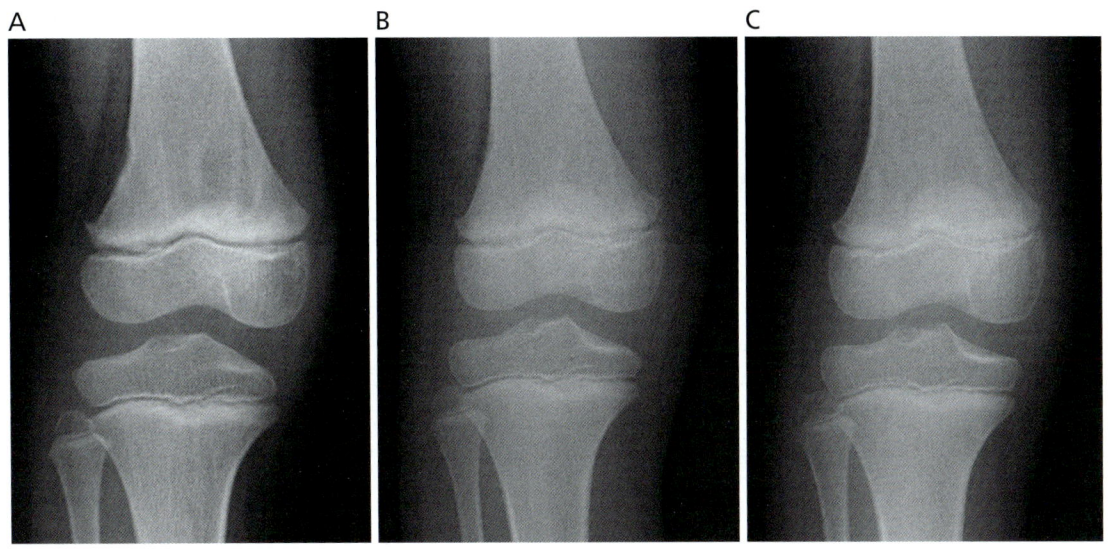

A　B　C

図2　図1と同一症例
A：右膝関節単純X線写真正面像，B：1年後，C：2年後　経過とともに遠位骨幹端の外側および内側の透亮像は徐々に不明瞭となっている．

<table>
<tr><td>

**単純X線
所見**

</td><td>

右大腿骨遠位骨幹端内側後面に，一部に辺縁硬化像を伴う透亮像が認められる（**図1A, B**，→）．右大腿骨遠位骨幹端外側に境界明瞭な，辺縁硬化像を伴う骨透亮像が認められる（**図1A**，➤）．

</td></tr>
</table>

MRI所見　右大腿骨遠位骨幹端内側後縁の皮質内にT1強調像（**図1C**）で低信号，脂肪抑制T2強調像（**図1D, E**）で高信号を示す扁平な異常信号域が認められる（→）．右大腿骨遠位骨幹端外側に，皮質からわずかに隆起を示す小さな異常信号域が認められる．T1強調像で低信号，脂肪抑制T2強調像で辺縁に淡い高信号を伴う低信号を示す（**図1C, D**，➤）．どちらも周囲結合組織の腫脹や異常信号を認めず，骨外の腫瘤形成も認められない．

診断　右大腿骨遠位骨幹端内側の大腿骨皮質不整 femoral cortical irregularity，外側の線維性骨皮質欠損 fibrous cortical defect

経過　痛みや腫脹は自然に改善し，単純X線写真の経過で遠位骨幹端の外側および内側の透亮像は徐々に不明瞭となり，新たな異常を認めない（**図2**）．

問題　Q1. 小児期の発達過程で認められることの多い大腿骨皮質不整が生じる部位はどこか？
Q2. その成因と経過について述べよ．
Q3. 鑑別となる疾患は何か？

**画像診断の
ポイント[1~3]**
● 単純X線写真正面像では，大腿骨遠位骨幹端内側に類円形の透亮像として認められる．
● 側面像では，遠位骨幹端後縁の局在であることがわかる．
● 単純写真側面像で大腿骨遠位骨幹端後縁の陥凹や不整像がややわかりにくいが，MRIで

は局在を明瞭に確認できる.

● 提示症例は T1 強調像で低信号，T2 強調像で高信号を示すが，T2 強調像で低信号や不均一な低〜高信号を示すこともある.

大腿骨遠位骨幹端の皮質不整[1〜3]

　大腿骨遠位骨幹端の内側後面に生じる皮質不整像で，発達過程で生じる正常変異である．この部位に付着する大内転筋あるいは腓腹筋内側頭の牽引により，骨皮質の陥凹や不整像が生じると考えられている.

　男児を優位に思春期前後に好発し，両側性に認めることが多いが，左右差を示すこともある．痛みや軽微な外傷を契機に偶発的に発見されることが多く，単純写真で腫瘤様骨透亮像を示すため腫瘍性病変と間違われやすいが，内側後面の皮質不整像という特徴的な部位に画像所見を認める場合は,比較的診断は容易である．成長とともに自然消退するため，医療介入の必要はなく，いわゆる"don't touch lesion"のひとつである.

　腫瘍性病変との鑑別のために MRI が行われることが少なくない．横断像や矢状断像は局在の評価に有用で，T1 強調像で低信号，T2 強調像で低〜高信号(時に不均一)を示す．造影 MRI で造影増強を示すが，必須な検査ではなく，不必要な造影剤使用は避けるべきである.

鑑別診断

　小児の大腿骨骨幹端に好発する腫瘍性病変として，線維性骨皮質欠損(fibrous cortical defect：以下 FCD)と非骨化性線維腫(non-ossifying fibroma：以下 NOF)がある．小児期の長管骨に好発する腫瘍類似疾患で，両者は組織学的に同一であるため同じ疾患単位として扱われる．便宜上，2 cm 未満の小さなものを FCD，より大きく骨髄腔にも突出する病変を NOF とする．まれに NOF が病的骨折を起こすことがある．幼児期後期から学童期の大腿骨や頸骨の骨幹端に生じ，偶発的発見が多い．成長板近くの骨幹端に発生し，成熟とともに骨幹側に移動し，思春期〜青年期にかけて自然消退する．そのため，特異的な画像所見を示す場合は，追加の画像診断や生検は必要ない.

　単純写真で，FCD は境界明瞭な骨皮質病変として認められ，硬化縁を伴う嚢腫状透亮像を示し，皮質は薄く膨らんでいる場合がある．NOF は FCD に類似するが，より大きく分葉状や多房状を示す場合がある．MRI では，T1 強調像で低信号，T2 強調像で低信号〜高信号とさまざまで，造影 MRI で造影増強を示す例が多いが，病変の発達段階によって異なる．大腿骨皮質不整と画像所見や病理所見は類似するが，いずれも自然退縮を示すいわゆる"don't touch lesion"であり，過度な医療介入は避けなければならない.

解答	
A1.	大腿骨遠位骨幹端の内側後面に生じる.
A2.	この部位に付着する内転筋や腓腹筋内側頭の牽引によると考えられている．発達過程における正常変異で，成長に伴い自然消退する.
A3.	小児期の大腿骨遠位骨幹端を好発部位とする線維性骨皮質欠損や非骨化性線維腫は，画像所見も病理学的所見も類似する．鑑別点は部位であるが,いずれも自然消退の経過を示す,いわゆる"don't touch lesion"である.

NOTE

骨の正常発達

　小児期の骨の発達には，さまざまな正常変異があり，部位や時期(年齢)，画像所見は多岐にわたる．骨膜反応や，骨端・骨幹端の不整像，といった所見が，発達過程の正常変異として認められ，時に腫瘍や炎症との鑑別を要することがある．また，骨端の正常な出現時期も部位により異なり，形や大きさについても幅がある．そのため，同様の画像所見であっても年齢や患者背景が異なれば「真の異常(病気)」を示すことがあり，正常か異常かの判断には，「異常所見」の正確な部位や画像所見，年齢や発見契機，患者背景などを含めた評価が必要である．

　正常変異が左右非対称であったり，出現時期が全く同じでないことはしばしば経験する．適切な診断には年代による正常像(正常変異を含む)についての経験と知識が必要とされる．正常変異の画像所見については，Keats TE, et al "An atlas of normal roentgen variants that may simulate disease, 9th ed." や Freyschmidt J, et al "Borderlands of normal and early pathological findings in skeletal radiography, 5th ed."に，正常か異常か悩む場合の参考書籍として非常に豊富な情報が記載されており，是非参考にされたい．

文献

1)　Kan JH, Laor T : Embryology, anatomy, and normal findings. In Coley BD(ed)：Caffey's pediatric diagnostic imaging. Philadelphia : Elsevier, 2019 : 1219-1236.
2)　小山雅司：知っていると役立つ小児画像診断における正常と異常の境界：骨・骨髄—放射線科医が知っておくべきこと．画像診断 2019 ; 39 : 1591-1603.
3)　Bufkin WJ : The avulsive cortical irregularity. AJR Am J Roentgenol 1971 ; 112 : 487-492.

症例 L1 **18**

4歳女児．右足首の痛みと腫脹，発熱を主訴に来院．

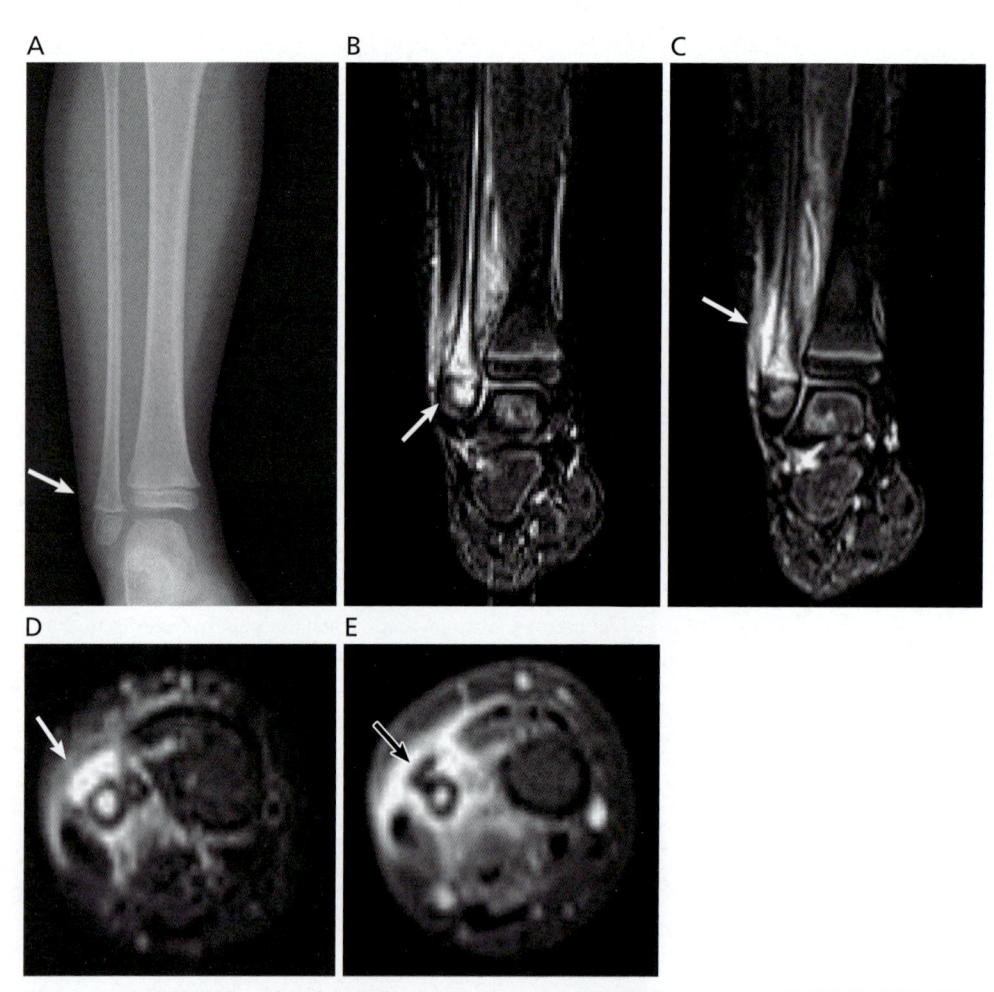

図1 A：右下腿単純X線写真正面像，MRI　B：STIR冠状断像，C：STIR冠状断像（別断面），D：STIR横断像，E：造影後脂肪抑制T1強調横断像　（国立成育医療研究センター放射線診療部宮坂実木子先生，野坂俊介先生のご厚意による．図2,4も同じ）

単純X線所見　右外果外側の軟部組織に軽度腫脹を認める（**図1A**，→）．明らかな骨折，骨破壊性変化，骨膜反応を認めない，

MRI所見　腓骨遠位骨幹端から骨端部にかけて骨髄浮腫もしくは炎症を示唆する高信号域を認める（**図1B**，→）．骨幹端の前外側には骨膜を持ち上げるように限局したSTIR像高信号があり（**図1C,D**，→），中心部は造影不良であることから（**図1E**，→），骨膜下膿瘍を示唆する．

| 診断 | 急性化膿性骨髄炎　acute pyogenic osteomyelitis |

| 経過 | 前医から抗菌薬を処方されていたため，血液培養は陰性であった．抗菌薬治療で軽快した． |

問題　Q1. 骨髄炎の感染経路を述べよ．

Q2. 年齢による骨幹端および骨端の血管分布・血行動態の違いとそれによる感染パターンの違いを述べよ．

Q3. 骨髄炎の合併症は何か？

画像診断のポイント

単純 X 線写真

● 骨折や骨腫瘍などの他疾患を除外するため，最初に行われる画像検査である．

● 単純 X 線写真では 30〜50％の骨ミネラルが破壊されないと異常が検出できないため，発症から 2 週間程度は骨の異常所見が指摘できない[1]．よって，単純写真が正常でも急性骨髄炎は否定できないことに注意する（図 2）．

● 骨濃度低下，骨破壊像，骨膜反応を認める．

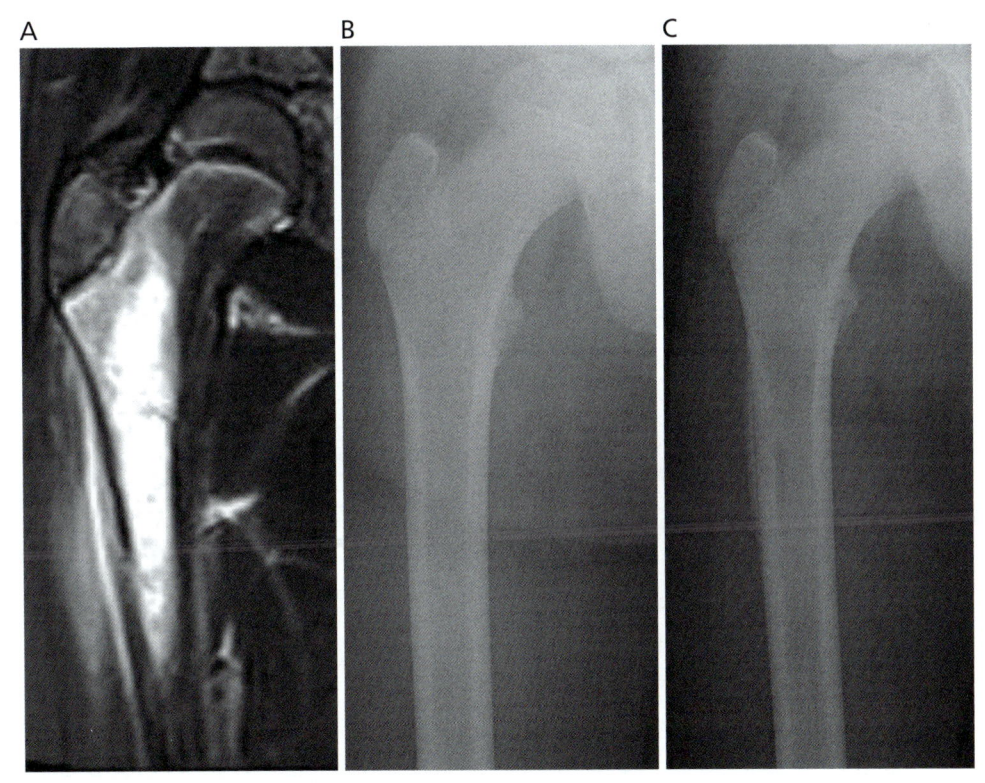

図 2　10 歳女児　急性化膿性骨髄炎
A：右大腿骨 MRI, STIR 冠状断像，B：単純 X 線写真正面像（MRI と同時期），C：単純 X 線写真正面像（B より 3 週間後）　右大腿骨近位骨幹部から転子間部にかけて高信号を認める（A），同時期の単純写真（B）では明らかな異常を指摘できないが，3 週間後の単純写真（C）では，近位骨幹部髄内の溶骨性変化と多層性の骨膜反応を認める．

> **MRI**
> - 骨髄炎の早期診断には MRI が最も有用である.
> - 髄内の炎症や浮腫性変化は,T1 強調像で低信号,脂肪抑制 T2 強調像で高信号を示す.
> - 骨髄や周囲軟部組織の炎症や浮腫の範囲,骨膜下膿瘍の評価ができる.
>
> **(^{99m}Tc-MDP)骨シンチグラフィ**
> - 特異度は低いが,感度は MRI と同程度に高く[1],骨髄炎の部位や範囲を検出できるため,早期診断に有用である.三相撮影(早期相,血液プール相,遅延相)が有用であり,骨髄炎と蜂窩織炎との鑑別に用いられることがある.

急性化膿性骨髄炎

化膿性骨髄炎は骨と骨髄の感染症である.起炎菌は細菌性が多く,あらゆる年齢層で黄色ブドウ球菌が最多である.なかでも,MRSA(methicillin-resistant *Staphylococcus aureus*)は難治性であり,近年問題となっている.

感染経路には,血行性,隣接感染巣からの波及,直接性,術後の4つがある.小児では血行性が多く,長管骨に好発する.一方,成人では血行性以外の経路が多く,血行性の場合は長管骨よりも脊椎への感染が多い.また,長管骨の骨幹端および骨端では年齢によって骨髄内の血管分布が異なるため,感染の広がり方が年齢によって異なる.小児では骨幹端が好発部位であるが,乳児では transphyseal vessel により病原菌は容易に骨端や関節内に到達する(図3B).

小児では,病原菌は骨幹端に到達して増殖し,うっ血や浮腫,膿瘍形成といった炎症反応を引き起こす.進行すると骨髄内圧が上昇し,炎症は周囲,特に水平方向(皮質側)へ進展する.骨皮質に達するとハバース管(Haversian canal)やフォルクマン管(Volkmann's canal)を介してさらに進展し,骨膜を持ち上げるとともに骨膜下膿瘍を形成する.小児は骨膜が骨皮質に緩く付着しているため骨膜下膿瘍がみられやすく,成人では骨膜下膿瘍はまれである.骨皮質が断裂すると,周囲軟部組織にも炎症が波及する.皮膚に到達する場合は,sinus tract とよばれる.

鑑別診断

1)原発性骨腫瘍 primary bone tumor

原発性骨腫瘍に関してはまず,それぞれに特徴的な画像所見(特に単純写真)を知ることが重要である.小児で浸透性や虫食い状骨破壊と激しい骨膜反応を認める場合には,Ewing 肉腫などの悪性骨腫瘍との鑑別を要する.類骨骨腫は著明な骨膜反応を認め,骨髄炎と鑑別を要するが,腫瘍の中心部には強く造影される円形・類円形の nidus を認める.

2)Langerhans 細胞組織球症 Langerhans cell histiocytosis:LCH

LCH は樹状単核球の異常増殖により多臓器に異常をきたす疾患で,乳幼児期に多く,骨病変は最も頻度が高い.頭蓋骨や肋骨などの扁平骨に好発するが,長管骨にも認められる.半数は骨幹部に認められ,骨端にみられることはまれである[2].骨破壊と時期により多彩な骨膜反応を伴うことから,急性骨髄炎との鑑別が難しいことがある(症例 L2-51,p. 469 参照).

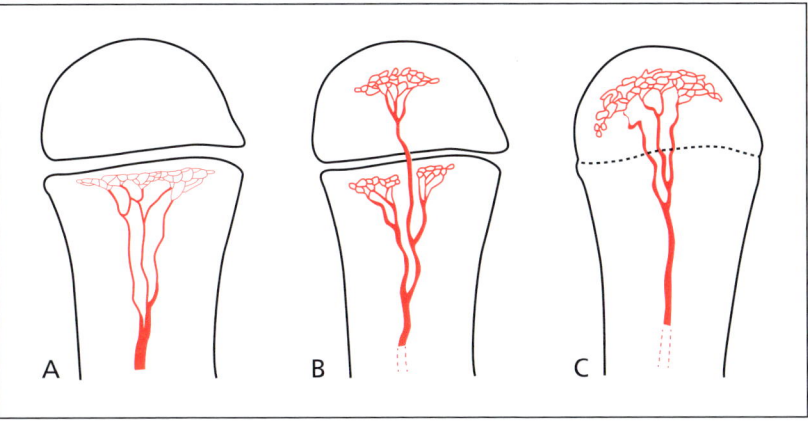

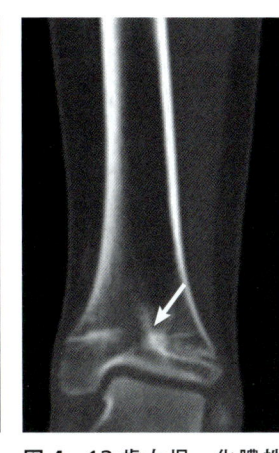

図3 年齢による骨幹端および骨端の血管分布・血行動態の違いと感染パターン（文献3）をもとに作成）

図4 12歳女児 化膿性骨髄炎治療後 左足関節単純CT冠状断像 成長板の早期閉鎖（骨性架橋）を認める（→）.

解答 A1. 以下の4通りがある.

① 血行性：離れた感染巣から血流にのって骨・骨髄に至る.

② 隣接感染巣からの波及：皮膚，副鼻腔，歯の感染症は重要な骨関節外の感染源である.

③ 直接的：外傷や咬傷などにより，直接感染源が骨・骨髄へ達する.

④ 術後：経路は ①〜③ のいずれもありうる.

A2. 図3を参照.

A：18か月以上〜骨端閉鎖まで：骨幹端は血流が多く，かつ血管（metaphyseal vessel）はループ状で流速が遅いことから病原体が留まりやすいため，骨幹端に骨髄炎が好発する．この年齢では成長板がバリアとなり，炎症が骨端に波及することを防いでいる.

B：18か月未満：この年齢では，成長板を貫いて骨幹端と骨端をつなぐ血管（transphyseal vessel）が存在するため，骨幹端の炎症が骨端や関節腔内に容易に波及する.

C：骨端閉鎖以降：成長板が閉鎖し，血管は骨端まで連続するため，炎症は骨端に好発する.

A3. 小児期に炎症が成長板や関節に波及し，適切な治療が行われない場合には，関節破壊および早期の骨端閉鎖による成長障害をきたしうる（**図4**）．また，持続的に排膿がみられるような慢性例では，20〜30年後に扁平上皮癌が発生することがある[3].

文献

1) Pineda C, Espinosa R, Pena A : Radiographic imaging in osteomyelitis : the role of plain radiography, computed tomography, ultrasonography, magnetic resonance imaging, and scintigraphy. Semin Plast Surg 2009 ; 23 : 80-89.

2) Stull MA, Kransdorf MJ, Devaney KO : Langerhans cell histiocytosis of bone. Radiographics 1992 ; 12 : 801-823.

3) Resnick D, Kransdorf MJ : Osteomyelitis, septic arthritis and soft tissue infection : mechanism and situations. In Bone and joint imaging 3rd ed. Philadelphia : Elsevier Saunders, 2005 : 713-726.

症例 L1 19

11 歳女児．主訴は発熱，右下肢痛，跛行．

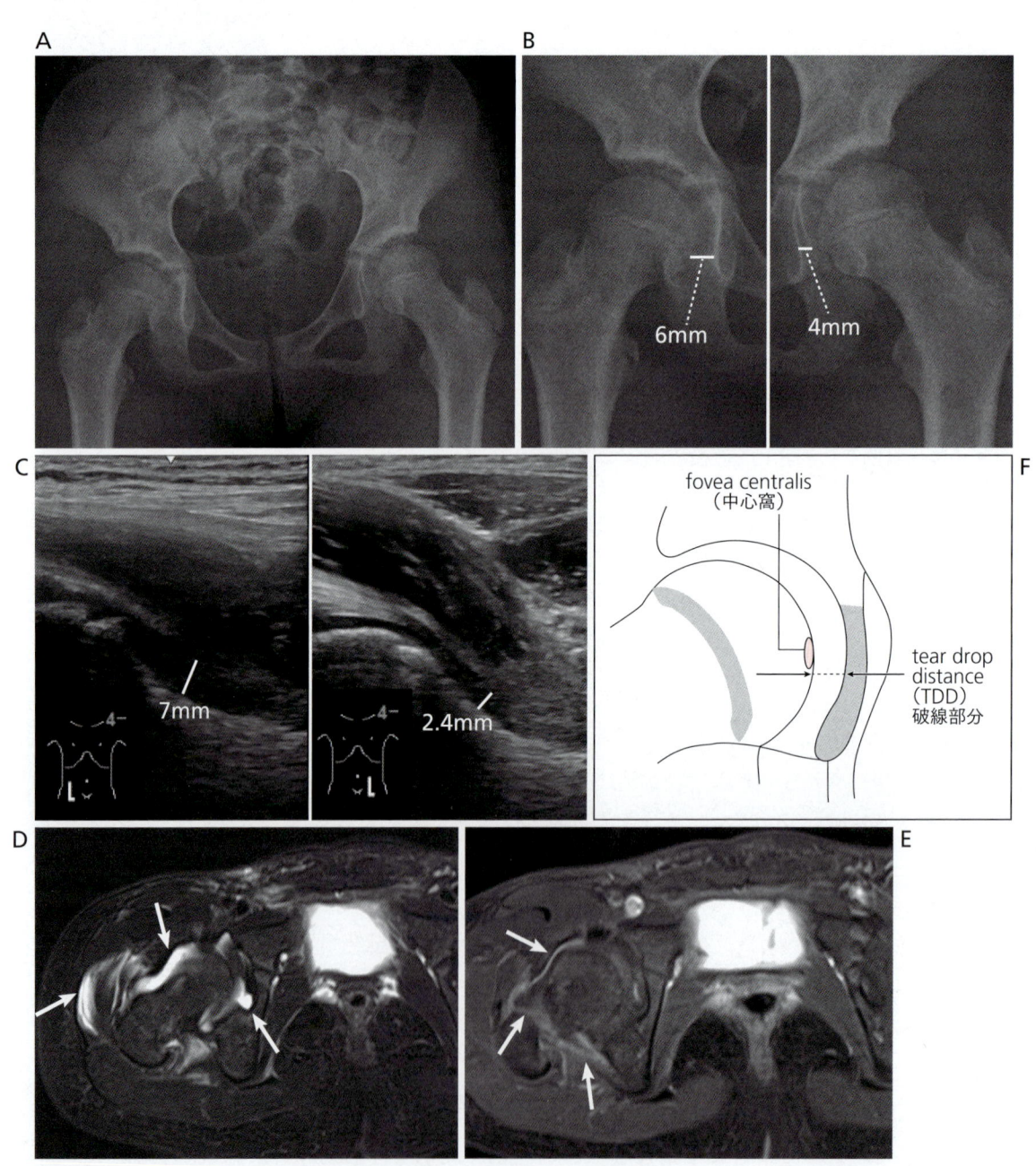

図1 A：股関節単純 X 線写真正面像，B：A の拡大像，C：超音波像，MRI　D：STIR 横断像，E：造影後脂肪抑制 T1 強調横断像，F：tear drop distance 測定部位

| 単純 X 線所見 | 正面像（**図 1 A**）では涙痕下端と大腿骨頭内縁との距離（tear drop distance：TDD）が右側 6 mm，左側 4 mm と 2 mm の差を認める（**図 1 B**）．大腿骨頭や寛骨臼の形状は保たれている． |

| 超音波所見 | 大腿骨頸部の皮質骨陥凹部上縁から関節包の上縁までの最短距離（ultrasonographic joint space：UJS）が右 7 mm，左 2.4 mm と 1 mm 以上の差を伴い右側で開大を認める（**図 1 C**）． |

| MRI 所見 | MRI では STIR 像（**図 1 D**）で右関節包内および周囲組織の高信号を認め（→），造影後の脂肪抑制 T1 強調像（**図 1 E**）で関節包と周囲組織の増強効果を認める（→）． |

| 診断 | 化膿性股関節炎 septic arthritis of the hip |

| 経過 | 画像上は化膿性股関節炎の確定は困難だったが，関節液貯留と周囲軟部組織への炎症波及が強く示唆された．このため直ちに関節腔穿刺を施行し膿性関節液を確認後，切開排膿ドレナージ手術が行われた．入院時の血液培養からは methicillin-sensitive *Staphylococcus aureus*（MSSA）が検出された．外転位で安静を保ち抗菌薬投与が行われた． |

問題
Q1. 小児の化膿性関節炎の好発部位はどこか？
Q2. 化膿性関節炎の好発年齢層とその理由を説明せよ．
Q3. 化膿性関節炎の画像的特徴を述べよ．

画像診断のポイント

単純 X 線写真[1]
● 関節炎に伴った関節包内の液体貯留を描出可能である．
● 骨髄炎に至った場合，骨透亮像などの変化や骨膜反応が認められることがある．
● 特に股関節では TDD を計測し（**図 1 B, F**），2 mm 以上の健患側差，もしくは片側で 11 mm 以上の開大を認めた場合は病的開大であると判断する．

超音波検査[2]
● 深部関節の関節液の特定と定量化に有用である．
● 股関節炎が生じると水腫や滑膜の肥厚が関節内に生じ関節包が隆起するが，この状況を定量的に診断する計測値として UJS が有用である（**図 1 C**）．1 mm 以上の健患側差を認めた症例は水腫陽性と判断する．

MRI[3]
● 関節液貯留の早期発見に非常に感度が高い．
● 隣接する骨や軟部組織の炎症性変化，軟骨破壊の程度も描出できる．

化膿性関節炎[4, 5]

　典型的には急性発症し，発熱・関節痛・腫脹・可動域制限などの症状を認める．

　小児，特に 5 歳未満の児に多く，上気道感染や敗血症など一次感染巣から血行性に細菌が移動し，骨幹端が関節内に位置する股関節・膝関節・肘関節など，骨幹端に発症した骨髄炎から関節腔内に細菌が侵入して発症することが多い．成人では免疫能の低下した高齢

者や関節リウマチ患者に合併することが多い．

　特に小児の化膿性関節炎は膿性関節液の増加に続発する骨髄炎，関節脱臼や無腐性壊死，骨端線離開を生じうるため，診断の遅れにより成長障害や関節変形，強直など重篤な後遺症を残しうる緊急性の高い疾患である．後遺症予防のため，適切な抗菌薬投与と外科的ドレナージを可能な限り早期に実施することが重要とされている．

鑑別診断[6]

1）細菌以外による感染性関節炎

　ウイルス性関節炎は発疹や耳下腺炎など特徴的な所見を呈することがあり，自然に治まる多発性関節炎であることが多い．結核菌や真菌による関節炎は免疫不全や集中治療室の入院患者にみられることがある．

2）非感染性関節炎

　反応性関節炎として，上気道（インフルエンザ菌，髄膜炎菌，A群連鎖球菌など），胃腸（赤痢菌，サルモネラ菌，カンピロバクター），または泌尿生殖器（クラミジア・トラコマティス）の感染後数日から数週間後に発症し，関節液から病原体は検出されない．

3）関節近傍のその他の感染症

　骨髄炎や深部軟部組織の蜂窩織炎，内閉鎖筋または腸腰筋の膿瘍なども発熱，筋骨格系の疼痛，関節腫脹を認める．感染性心内膜炎も鑑別にあがる．

4）関節痛を惹起する疾患

　鎌状赤血球症では血管閉塞性に伴う骨壊死，Perthes病では無腐性壊死を生じ，ともに主に股関節痛をきたす．MRI，T2強調像で骨髄炎に類似する高信号を認める．大腿骨頭すべり症や外傷による骨折も関節痛をきたすが，単純写真で診断が可能である．骨腫瘍や白血病，リンパ腫なども関節痛をきたす可能性がある．

解答[7] A1. 化膿性関節炎はどの滑膜関節でも発症する可能性があるが，乳児以降は単一関節に発症することが多く，最も頻度が高いのは股関節と膝関節，次いで肩関節である．また新生児では複数関節に発症することがあるが，これは免疫系が未熟で血流を介して感染が広がるためである．

A2. 化膿性関節炎は幼児や小児，および65歳以上の高齢者に多くみられる．幼児や小児では免疫系が未熟で感染症に対する防御能力が完全ではないため感染が生じやすい．一方，高齢者では免疫機能の低下，慢性疾患の存在，および関節の退行性変化によって感染のリスクが増大する．これらの年齢層では外部からの微小な傷が原因で細菌が侵入しやすくなる．

A3. 単純X線撮影は関節腔内の液体増加を評価するのに有用である．骨破壊や脱灰，関節面の不整は病状進行後のみに認められる．超音波検査は非侵襲的で迅速に施行でき，関節内の液体貯留や滑膜の肥厚や血流増加を評価できる．CTでは骨破壊や変形といった詳細な形態学的評価に有用であるが，X線被曝を伴う．MRIは滑膜の炎症や関節周囲の軟部組織の炎症を詳細に描出し，早期の骨髄炎の確認が可能である．また，関節液の性状を評価し感染の有無をより確実に判断することができる．

N O T E

化膿性関節炎の合併症と予後因子[8, 9]

化膿性関節炎が適切に治療されない場合，重篤な合併症を引き起こす可能性がある．

- ・短期的な合併症：敗血症，深部静脈血栓症，敗血症性肺塞栓症．
- ・長期的な合併症：骨の壊死や変形による関節の緩み，脱臼・亜脱臼，関節可動域制限，病的骨折や早期の変形性関節症，大腿骨頭肥大．

合併症の発生率は近年4〜5％程度と低下しており，認知度の高まりや管理の改善が反映されていると思われる．しかし適切な管理を行った場合でも，化膿性股関節炎患者の最大40％，化膿性膝関節炎患者の最大10％に重大な合併症が生じるとされている．

長期合併症と関連する因子としては以下が報告されている．

- ・治療前の症状持続期間が4〜7日である（治療の遅れ）．
- ・股関節または肩関節炎と同時に認められる骨髄炎．
- ・発症が1歳未満，特に1か月未満．
- ・黄色ブドウ球菌または腸内細菌の関与．

文献

1) Eyring EJ, Bjorson DR, Peterson CA : Early diagnositic and prognostic signs in Legg–Calvé–Perthes disease. Am J Roentgenol Radium Ther Nucl Med 1965 ; 93 : 382–387.

2) 小島岳史，柏木輝行，花堂祥治，他：小児股関節水腫診断における超音波検査とX線検査（tear drop distance）の有用性の比較．日整会誌 2014 ; 88 : S117.

3) Ozoran H, Srinvasan R : Astrocytes and slpha–synuclein : friend or foe? J Parkinsons Dis 2023 ; 13 : 1289–1301.

4) Okubo Y, Nochioka K, Marcia T : Nationwide survey of pediatric septic arthritis in the United States. J Orthop 2017 ; 14 : 342–346.

5) Perlman MH, Patzakis P, Holtom P : The incidence of joint involvement with adjacent osteomyelitis in pediatric patients. J Pediatr Orthop 2000 ; 20 : 40–43.

6) Cabral DA, Tucker LB : Malignancies in children who initially present with rheumatic complaints. J Pediatr 1999 ; 134 : 53–57.

7) Krogstad P : Septic arthritis. In Cherry JD, Harrison G, Kaplan SL, et al(eds): Feigin and Cherry's textbook of pediatric infectious diseases, 8th ed, Philadelphia : Elsevier, 2018 : 529.

8) Nade S : Septic arthritis. Best Pract Res Clin Rheumatol 2003 ; 17 : 183–200.

9) Morrey BF, Bianco AJ, Rhodes KH : Septic arthritis in children. Orthop Clin North Am 1975 ; 6 : 923–934.

症例 L1 20

40歳台男性．再生不良性貧血の既往がある．職場で足を怪我した後に下肢の腫脹，発熱を自覚．

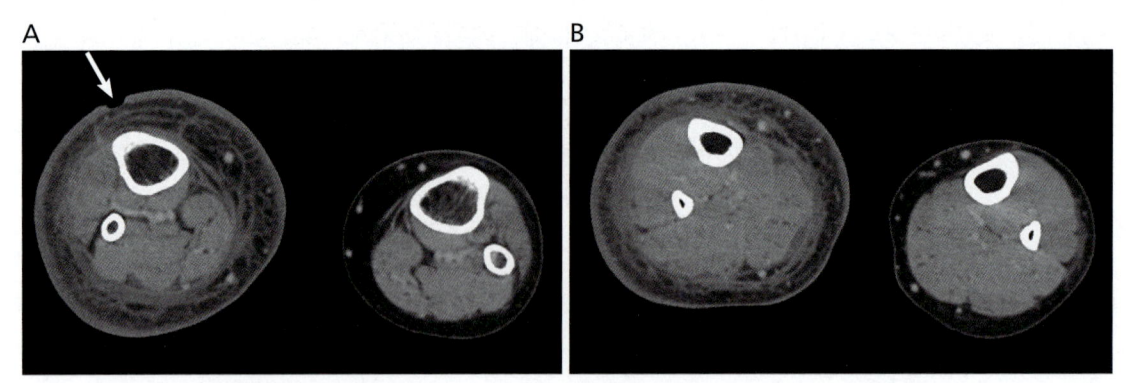

図1 下腿造影CT横断像　A：近位骨幹端レベル，B：骨幹部レベル

CT所見　右下腿の皮下には全周性に網目状の濃度上昇が認められる．筋間の脂肪組織は保たれているように観察される．膿瘍形成を示唆する被包化される液体貯留腔はみられず，空気貯留も認めない．皮膚の肥厚も全周性に観察されるが，近位骨幹端レベルの前面では皮膚の欠損がみられ（**図1A，→**），外傷部位に相当する．

診断　蜂窩織炎 cellulitis

経過　培養にてA群β溶血性レンサ球菌が同定され，抗菌薬加療にて改善した．

問題　Q1. 蜂窩織炎の好発部位はどこか？
　　　Q2. 画像から鑑別になる疾患は何か？
　　　Q3. リンパ浮腫との鑑別点を述べよ．

画像診断のポイント

- 蜂窩織炎は真皮から皮下脂肪組織の急性化膿性炎症と定義される．そのため，CTでは皮下脂肪組織の網目状，縞状の濃度上昇，MRIではT1強調像での低信号・T2強調像での高信号として観察される．
- 脂肪組織内の炎症のため，T2強調像での評価は脂肪抑制法の追加やSTIR像での評価が有用となる．造影後T1強調像では増強効果を認める．
- 皮膚の肥厚を伴うこともあり，外傷など原因となる病態があればその所見も認められうる．
- 蜂窩織炎の画像所見は皮下の浮腫でもみられる所見であり，その鑑別が問題となる（鑑別診断を参照）．局所の発赤や腫脹，疼痛などの炎症を疑う臨床症状を確認することが重要となる[1,2]．また，CTや非造影MRIでは炎症巣と周囲の浮腫との境界の区別は困難で

あるが，造影 MRI では炎症巣のみ増強がみられるとされる[3]．

● 隣接する感染巣から皮下組織への炎症波及の結果として蜂窩織炎を生じることも多いことから，責任病変の検索が必要なこともある．

● 深部への炎症波及では骨髄炎の合併も生じるため，骨条件を含む CT や MRI での評価が必要となる．膿瘍形成が疑われる場合は造影剤の使用や拡散強調像の追加が有用である．

蜂窩織炎

真皮から皮下脂肪組織にかけての急性化膿性炎症で，全身のどの部位にも生じうる．経皮的感染が多いため，外傷や，アトピー性皮膚炎・白癬などのバリア機能の破綻などが背景にあることが多い．静脈循環不全やリンパ浮腫も蜂窩織炎の原因となる．そのため，顔面（図 2）や四肢，特に下肢に好発する．また，筋や骨などの他の感染巣からの炎症波及の結果，蜂窩織炎を生じることがある．

鑑別診断

1）**浮腫をきたす疾患**

特に四肢で鑑別が問題になる．蜂窩織炎は片側性が多く，心不全や腎不全など，全身の浮腫をきたす疾患とは鑑別が可能となる．上肢・下肢のリンパ浮腫や静脈血栓など片側性の場合，鑑別が困難である（図 3）．臨床的な感染徴候の確認が重要となる．

2）**壊死性筋膜炎　necrotizing fasciitis**

急性に進行する筋膜を主座とする感染症で，皮下組織と筋膜の壊死を特徴とする．会陰部や性器・肛門周囲に生じるものは Fournier 壊疽とよばれる．起炎菌は好気性菌と嫌気性菌の混合感染が多い．"人喰いバクテリア"と称される A 群レンサ球菌による感染が有名である[4]．致死率が高く，早期の切開ドレナージ，デブリドマンなどの外科的手術を要するため，鑑別が非常に重要になる．画像では蜂窩織炎よりも深部の筋膜を主体に液体貯留を

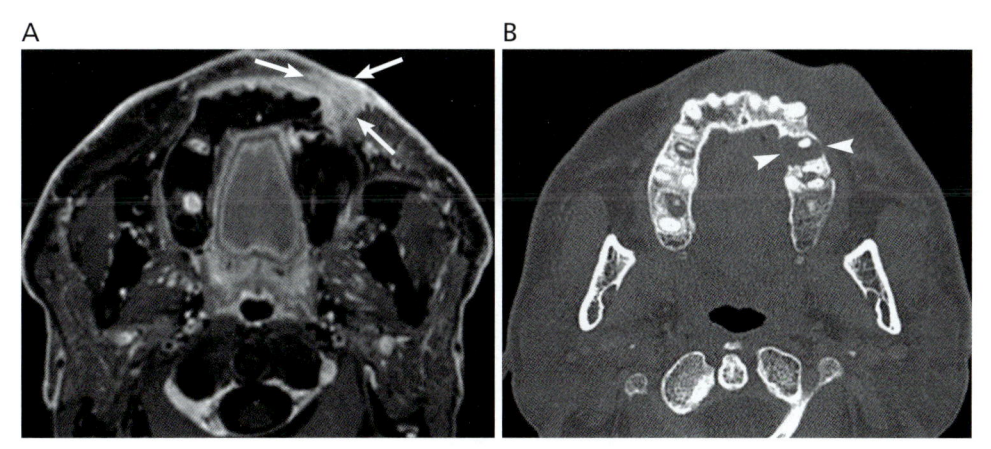

図 2　30 歳台男性　左上顎第 5 歯の歯性感染からの蜂窩織炎
A：上顎骨レベルの MRI，造影後脂肪抑制 T1 強調像，B：同レベルの造影 CT（骨条件）　左上口唇から深部に造影される軟部構造が連続している（A，→）．左上顎第 5 歯の根尖部周囲に溶骨性変化が認められ（B，▶），根尖周囲炎が示唆される．起炎菌としては黄色ブドウ球菌や A 群 β 溶血性レンサ球菌が多い．症状としては局所の発赤や腫脹，熱感，疼痛を認める．

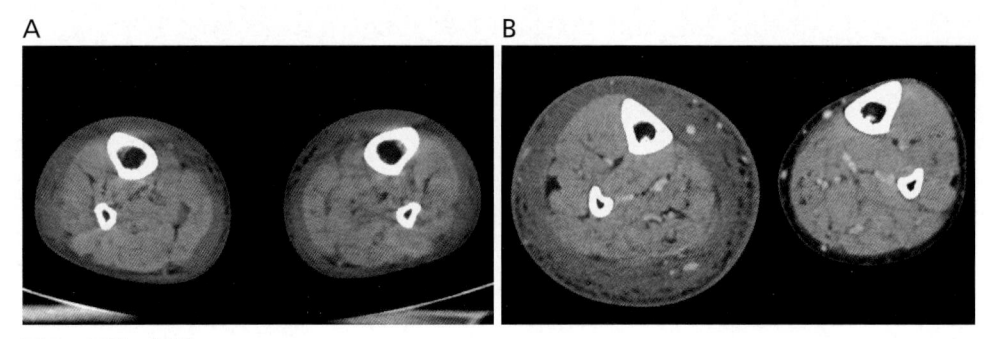

図3 下肢の浮腫
A：60歳台男性　右心不全による下肢浮腫，B：60歳台男性　前立腺癌術後の右下肢リンパ浮腫
下腿部造影CT　いずれの画像においても皮下に網目状の濃度上昇と皮膚の肥厚がある．図1の症例と局所の所見から画像的な鑑別は困難であるが，両側性では全身性の病態が考えやすく蜂窩織炎の可能性は下がる．

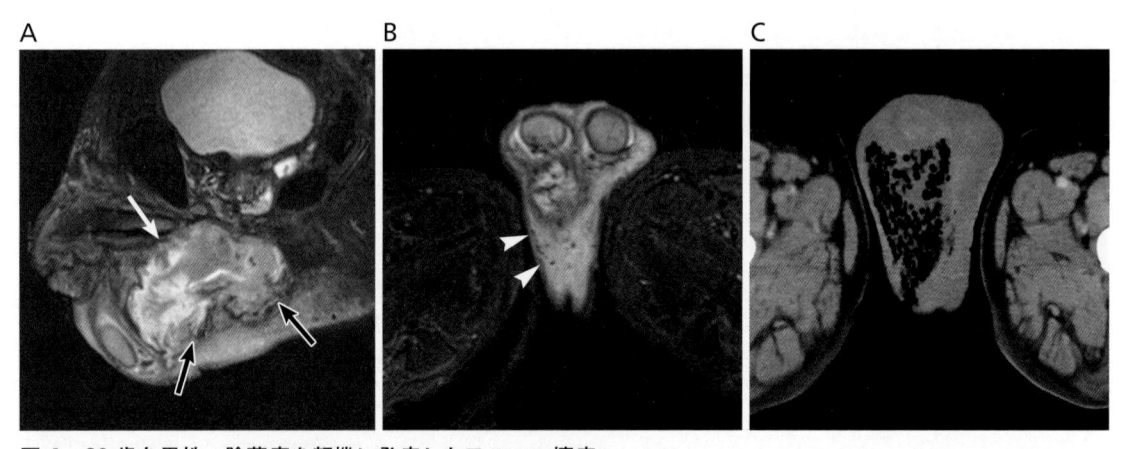

図4 60歳台男性　陰茎癌を契機に発症したフルニエ壊疽
MRI　A：会陰部STIR矢状断像，B：陰嚢レベルのSTIR横断像，C：陰嚢レベルの造影CT横断像（MRIから2日後）　陰嚢基部から皮下にかけて広範な液体貯留腔を認める（A，→）．内部が拡散低下を呈しており（非提示），膿瘍形成と考える．周囲皮下にSTIR高信号が広がっている．閉鎖筋に沿ってもSTIR高信号は進展し，上記の膿瘍も閉鎖筋内に及んでいた（非提示）．陰嚢レベルでは皮下に微小な気泡と思われる無信号がみられる（B，►）．2日後のCT（C）では無数の気泡が出現しており，進行の速さが示唆される．

認める．軟部組織の異常ガス像がみられることがあり，特徴的である．ただし，異常ガス像がなくても否定はできないことに留意は必要である．MRIでは軽微な空気の検出は難しいため，単純X線写真やCT，超音波検査での評価が有用である（図4）．

3）非感染性脂肪織炎

　　非感染性の脂肪組織の炎症の原因は非常に多彩であり，膠原病や血管炎などの自己免疫性疾患によるものや外傷性や放射線治療後などの修飾が加わったものも含まれる[5]．そのため臨床的背景の確認が重要である．また，全身性エリテマトーデス（SLE）による脂肪織炎では好発部位として上下肢の近位側や顔面部，背部があり，同時に複数箇所認められることもあること[6]，膵炎による脂肪織炎では活動性のある際に脂肪織炎が出現することなど，分布や広がり，他臓器所見も参考となる．

解答 **A1.** 顔面や四肢など露出しているところが多く，特に下肢で多い．

A2. 鑑別診断に記載されているように皮下の浮腫や壊死性筋膜炎，脂肪織炎があげられる．特に臨床的に重要なのは壊死性筋膜炎の可能性を念頭に置くことである．

A3. 画像的鑑別は感染の原因を示唆する所見や膿瘍形成などの付随所見がないと難しい．熱感や疼痛など，臨床症状の確認が重要となる．

文献

1) Raff AB, Kroshinsky D : Cellulitis : a review. JAMA 2016 ; 316 : 325-337.

2) 木下俊輔：壊死性筋膜炎．青木　純，青木隆敏，上谷雅孝，他・編：骨軟部画像診断スタンダード．メディカル・サイエンス・インターナショナル，2014 : 84-85．

3) Pal D, Roy SG, Singh R, et al : Imaging features of soft-tissue infections. Skeletal Radiol 2024 ; 53 : 2211-2226.

4) 玉川光春：壊死性筋膜炎．高橋雅士，藤本　肇・編：新骨軟部画像診断の勘ドコロ．メジカルビュー社，2015 ; 278-279．

5) Gupta P, Saikia UN, Arora S, et al : Panniculitis : a dermatopathologist's perspective and approach to diagnosis. Indian J Dermatopathol Diagn Dermatol 2016 ; 3 : 29-41.

6) Lauren KR, Camila V-R, Kelly L, et al : Clinical characteristics of lupus erythematosus panniculitis/profundus : a retrospective review of 61 patients. JAMA Dermatol 2020 ; 156 : 1264-1266.

症例 L1 21

30歳台男性．1か月前より右股関節痛を自覚していた．運動時の軽度の痛みが徐々に増悪し，右下肢の荷重が困難となった．

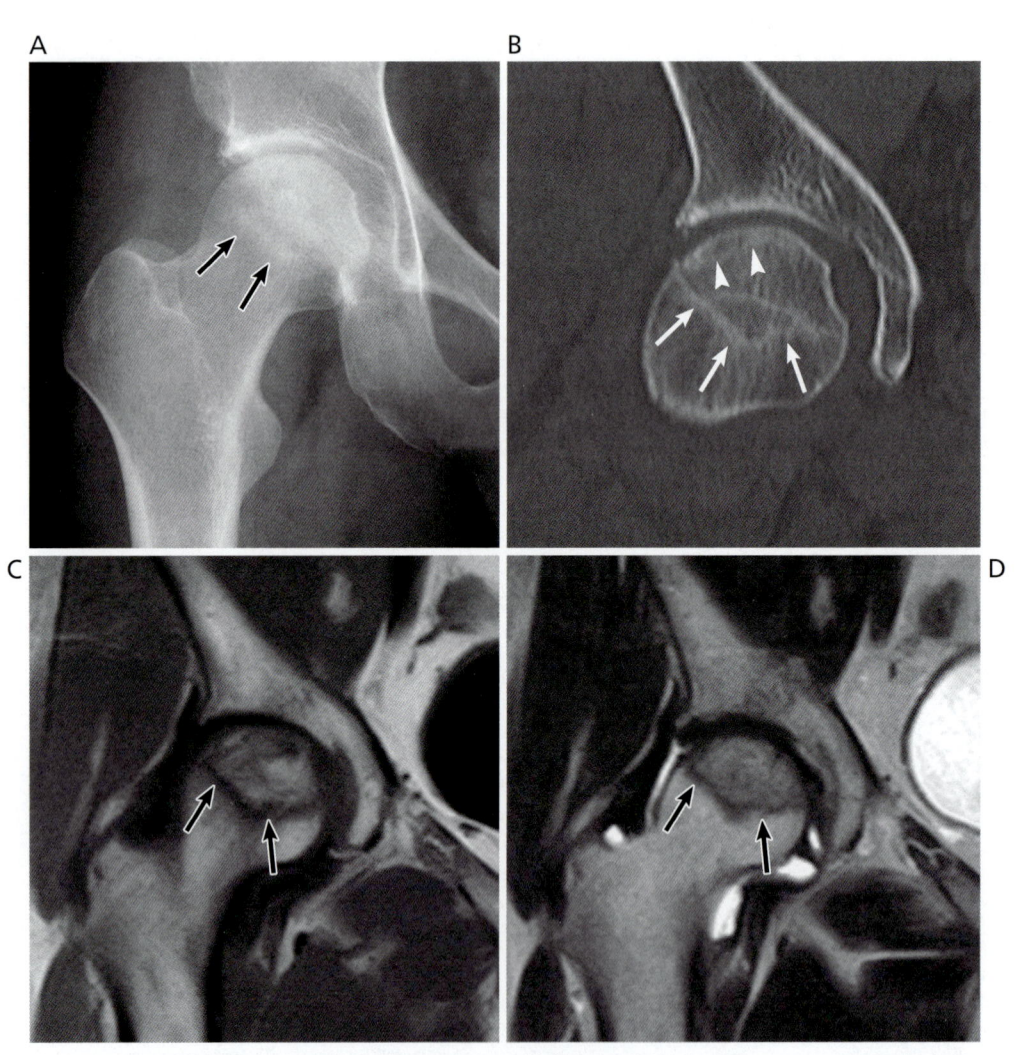

図1 A：右股関節単純X線写真正面像，B：CT冠状断像（骨条件），MRI　C：T1強調冠状断像，D：T2強調冠状断像

| 単純X線所見 | 右股関節正面像（**図1A**）では，右大腿骨頭中心付近に帯状の硬化域が認められる（→）．近位の単純写真では，骨頭内の硬化像が先行して出現した（非提示）． |

| CT所見 | 右股関節CT冠状断像（**図1B**）では関節面と連続して帯状の硬化が認められる．帯状の硬化帯の頂点は骨頭の中心側を向いている（→）．骨頭荷重面直下には関節面に並走する骨折と辺縁の硬化が認められた（➤）． |

MRI所見 右股関節T1強調像（**図1C**）ではCTで認められた右大腿骨頭内の硬化帯に一致する低信号帯が認められた（→）．これよりも遠位の大腿骨頸部に不均一な低信号域がみられ，骨髄浮腫の所見と考えられる．軟骨下にも帯状の低信号域が認められ，骨折を反映するものと考えられた．T2強調像（**図1D**）でもCTでの硬化性変化に一致する分布の低信号帯が認められた（→）．

診断 特発性大腿骨頭壊死 idiopathic osteonecrosis of femoral head

経過 右股関節発症後3か月，MRI検査施行．当初，大腿骨近位骨切り術を施行しフォローされたが症状の悪化傾向がみられ，最終的に人工関節置換術を施行した．

問題 Q1. 骨壊死の早期診断に有力なモダリティは何か？
Q2. MRIでみられる骨壊死の特徴的な画像所見は何か？
Q3. 骨折や脱臼により栄養血管が途絶して起こる骨壊死の好発部位はどこか？

画像診断のポイント

● T1強調像での大腿骨頭内の帯状の低信号域は骨頭壊死や軟骨下脆弱性骨折にみられる．
● 軟骨下脆弱性骨折の低信号帯は関節面に並走し，途切れることがあることが特徴といわれる．
● 骨頭中心側を頂点とするT1強調像で低信号帯の走行は大腿骨頭壊死を考える形態である．本症例は，軟骨下脆弱性骨折と併存している．

骨壊死

　本稿では骨壊死（bone necrosis）を虚血による壊死性変化として扱う．虚血による骨壊死性変化は，長管骨で骨端にみられる場合には「骨壊死」と，骨幹端・骨幹に認められる場合には"骨梗塞（bone infarction）"とよぶ．背景の意味合いが異なる無腐性壊死（aseptic necrosis）や無血管性壊死（avascular necrosis）という呼称もある．

　大腿骨頭，上腕骨頭，舟状骨，月状骨，距骨は好発部位である．発生機序は血管閉塞や血管圧排，血管断裂，静脈閉塞があげられる．栄養血管が途絶して起こる機序の骨壊死の好発部位は股関節脱臼や大腿骨頸部骨折による大腿骨頭壊死，舟状骨骨折後の舟状骨近位部の骨壊死，距骨骨折後の距骨近位部骨壊死があげられる．

　MRI，T1強調像では早期に正常骨髄と壊死の境界域に壊死部を取り囲むような形態の低信号帯が出現し，T1強調像のみでスクリーニングと壊死範囲の判定が可能とされている[1]．壊死の境界部分は，病変が軟骨下である場合，骨の深部側に凸の楔状分布となるのが典型的である．T2強調像で壊死境界部分に低信号・高信号の並列したchemical shift artifact様の二重の縁取り（外側の硬化帯と内側の肉芽帯を反映）がみえることがありdouble line signと称し特徴的といわれる[2]．骨壊死は時間経過に伴って病像が完成しその評価には通常MRIが用いられる．

　明確な要因のある大腿骨頭壊死は二次性大腿骨頭壊死と称し，特発性大腿骨頭壊死（idiopathic osteonecrosis：ION）と区別するが，MRI所見は同様である．単純X線写真で初期には変化がないが，進行して壊死部に軟骨下骨折が生じるとcrescent signとよばれる

線状の透亮像が出現する[3].

骨端症(osteochondrosis)といわれる病変について，その病態が外傷に続発する壊死であるものがある．中足骨頭に生じる Freiberg 病，小児の上腕骨小頭に生じる Panner 病はこれにあたる．

鑑別診断

1）変形性関節症　osteoarthritis

関節軟骨直下の機械的ストレスによっても壊死は生じうる．逆に壊死の結果としても長期的には二次性変形性関節症をきたす．

2）軟骨下脆弱性骨折　subchondral insufficiency fracture

典型的には MRI における T1 強調像で軟骨下の帯状の低信号を認める疾患として知られる．この低信号域の形態の特徴の差異が診断に有用とされる．軟骨下脆弱性骨折の二次的所見としての骨壊死も知られている．骨壊死との鑑別は臨床所見・画像所見いずれにおいても注意を要する（症例 L1-54，p. 207 参照）．

3）骨端異形成症

軟骨内骨化の異常と考えられている本疾患では，骨化障害が軽微な場合に初発症状として股関節痛を発生することがあり，特発性大腿骨頭壊死の鑑別診断となる．MRI では T2 強調像における病変内の島状の高信号域が存在することや軟骨の肥厚が特徴である．

4）骨内脂肪腫　intraosseous lipoma

壊死領域内は典型的には脂肪信号を示すが，骨内脂肪腫との鑑別が問題となることもある[4]（症例 L2-1，p. 278 参照）．

5）骨端に骨髄浮腫を呈する病変　bone marrow edema，bone marrow lesion

骨挫傷，一過性大腿骨頭萎縮症など骨髄浮腫をきたす疾患が鑑別になる．

解答　A1.　MRI，ないし骨シンチグラフィ.

A2.　T1 強調像で壊死部を取り囲む低信号域・軟骨下であれば深部側に凸となるのが典型像.

A3.　股関節脱臼や大腿骨頸部骨折による大腿骨頭壊死，舟状骨骨折後の舟状骨近位部の骨壊死，距骨骨折後の距骨近位部骨壊死.

文献

1）Khanna AJ, Yoon TR, Mont MA, et al : Femoral head osteonecrosis : detection and grading by using a rapid MR imaging protocol. Radiology 2000 ; 217 : 188-192.

2）Murphey MD, Foreman KL, Klassen-Fischer MK, et al : From the radiologic pathology archives imaging of osteonecrosis : radiologic-pathologic correlation. Radiographics 2014 ; 34 : 1003-1028.

3）江原　茂：骨壊死とその関連疾患．上谷雅孝，青木隆敏，神島　保，他・編：関節の MRI 第 3 版．メディカル・サイエンス・インターナショナル，2020 : 249-263.

4）江原　茂：骨・軟部腫瘍とその類似疾患．新版骨関節の X 線診断．金原出版，2019 : 125-233.

6歳男児．右大腿部痛と跛行が出現，痛みが強く歩きたがらないため近医を受診したが，単純X線写真で異常なく経過観察となった．その後も症状を繰り返し精査となった．

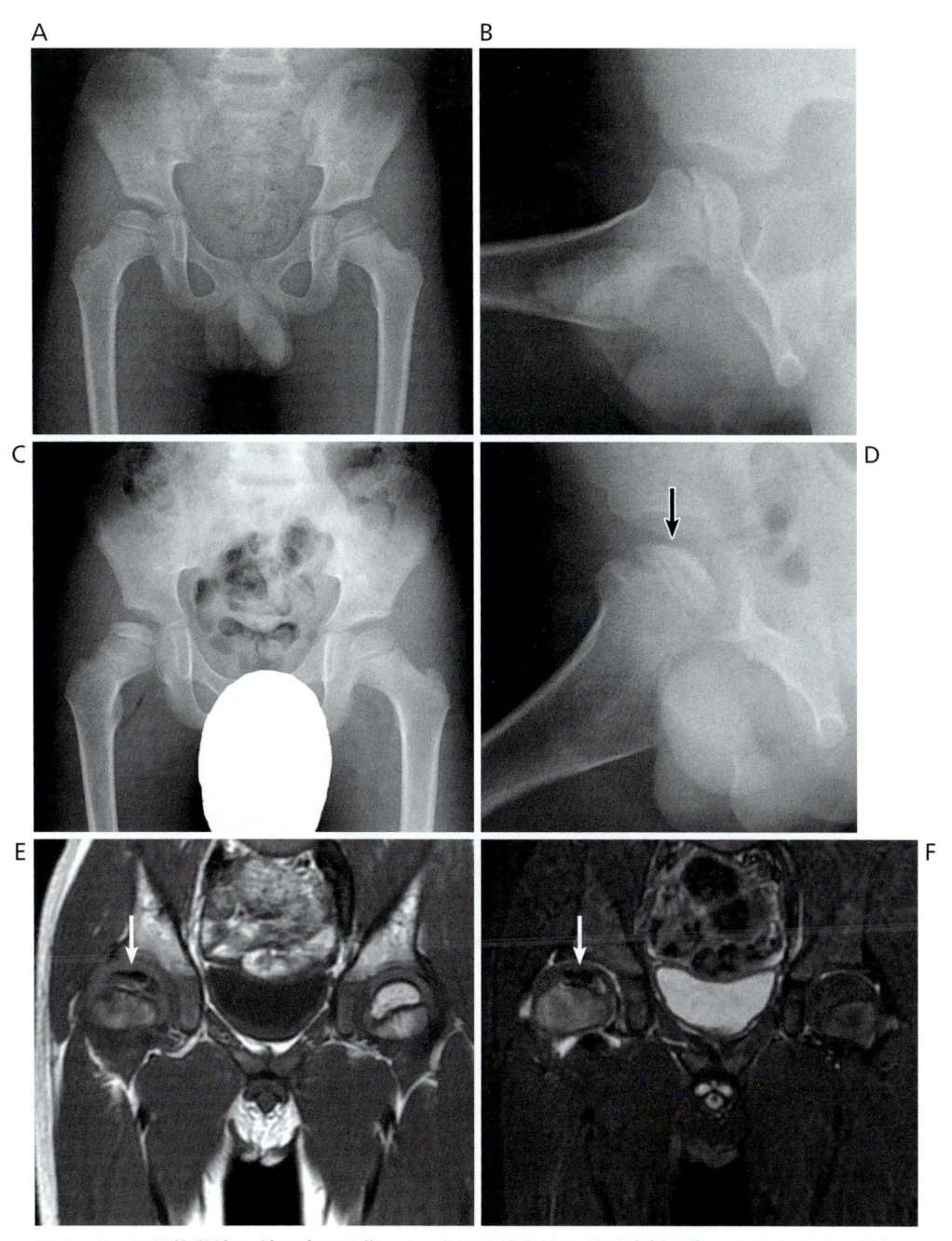

図1 A：股関節単純X線写真正面像，B：右股関節単純X線写真側面像，A, Bから6か月後の股関節単純X線写真 C：正面像，D：右股関節側面像，A, Bから7か月後の股関節MRI E：T1強調冠状断像，F：STIR冠状断像

単純 X 線 所見	正面像・側面像（**図 1 A, B**）で右大腿骨骨端部の高さが減少し，わずかに硬化している．6 か月後，骨端部の扁平化，硬化が明らかとなり（**図 1 C**），側面像では骨皮質の不整を認め，軟骨下骨折が疑われる（**図 1 D，→**）．
MRI 所見	右大腿骨骨端部は分節化し，T1 強調像，STIR 像とも低信号域がみられ，壊死部と考えられる（**図 E, F，→**）．
診断	Perthes 病　Legg-Calvé-Perthes disease
経過	Perthes 病と診断され装具による治療が行われたが，骨端部の圧壊，分節化が進行したため骨盤骨切り術，大腿骨内反骨切り術が行われた．

問題　**Q1.** Perthes 病早期の単純 X 線診断のポイントは何か？
　　　　Q2. Perthes 病の MRI 所見について述べよ．
　　　　Q3. Perthes 病の鑑別診断について述べよ．

L1 22-2

13 歳男性．野球の練習中に急に右膝に疼痛があった．外傷歴はない．

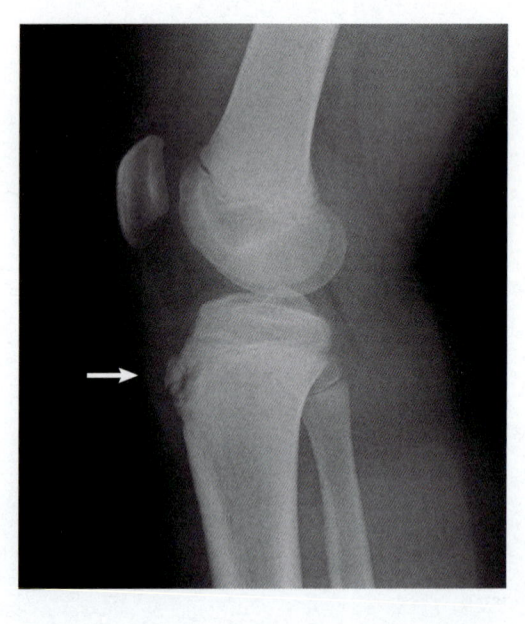

図 2　右膝関節単純 X 線写真側面像

単純 X 線 所見	右脛骨粗面に硬化，骨片を認め，前方の軟部組織が腫脹している（**図 2，→**）．
経過	安静を中心とした保存療法にて症状は回復した．

| 診断 | Osgood–Schlatter 病 |

問題 Q4. Osgood–Schlatter 病の発生機序を述べよ.

画像診断のポイント

Perthes 病[1~3]

単純 X 線写真

● 発症初期には骨端部に異常を認めない.滑膜炎を反映して内側関節裂隙の拡大を認める(滑膜期).

● 骨端部の硬化や前外側部(荷重部)の扁平化,圧壊を認めるようになり,壊死を反映している.側面像でのみ異常がみられることがあるため,必ず 2 方向で観察する.crescent sign は骨端軟骨下骨にみられる線状透亮像で,軟骨下骨折を示す(硬化期~壊死期).骨幹端には囊腫様変化を認める.

● 壊死骨の吸収とともに修復が起こり骨端部は分節化する.修復組織は新生骨に置き換わり,骨端部の修復が進むようになる(分節期~修復期).

● 治療方針決定のためには modified lateral pillar 分類(Herring 分類)がよく用いられ,骨端部の圧壊の程度を示す(**表 1**).Group B/C,Group C は予後が悪い.壊死領域を評価する Catterall 分類(**表 2**)では,Group 3, 4 は予後不良とされている.

MRI[4]

● 単純 X 線写真より早期に異常所見がみられる.骨端部に壊死部を示す T1 強調像にて低信号,T2 強調像もしくは STIR 像にて低信号~高信号のさまざまな信号強度を呈する領域を認める.T1 強調矢状断像もしくは冠状断像で骨端部前上部軟骨下に曲線状の低信号域がみられることがあり,軟骨下骨折を示す.

● 骨端壊死部は造影 MRI を含むすべてのシーケンスで低信号域として認められ,通常骨端部軟骨下にみられる.

● 骨端核の骨化や成長の遅延,骨端部および寛骨臼関節軟骨の肥厚,寛骨臼関節唇の肥大,関節液貯留,滑膜肥厚を認めることがある.

● 血流が再開し,新生骨が形成される修復期には骨壊死・骨吸収が混在し,さまざまな骨端部の異常を呈する.関節面の平坦化,骨端部の分節化,外側亜脱臼などがみられる.

● 近位成長板の変形(W もしくは M 字型,カップ状),成長板の骨性癒合,骨幹端の囊胞形成を認めることがある.

Osgood–Schlatter 病[5]

単純 X 線写真

● 脛骨粗面の前方の皮膚や皮下組織の浮腫を反映し,軟部組織腫脹がみられる.膝蓋腱の輪郭が不明瞭となることがある.

● 脛骨粗面の骨端部の剝離や断片化,遊離骨片を認める.

MRI

● 診断に必ずしも必要ではないが,脛骨粗面およびその周囲軟部組織に STIR 像にて高信号域を認める.

● 進行すると膝蓋腱の脛骨粗面付着部での肥厚がみられるようになる.

● 膝蓋下滑液包の腫脹を認めることがある.

表1 modified lateral pillar 分類（Herring 分類）

骨端部外側 1/3〜1/4(lateral pillar)の高さを非症状側と比較	
Group A	同等（100％）
Group B	圧壊があるが 50％以上
Group B/C	50％以上でも lateral pillar の幅が小さい，もしくは分節化している
Group C	lateral pillar が 50％未満で圧壊が高度，もしくは骨頭全体の圧壊

表2 Catterall 分類

骨端部の骨壊死の範囲について	
Group 1	骨頭の前方部に限局する
Group 2	前方半分以下
Group 3	半分以上
Group 4	全体に及ぶ

Perthes 病，Osgood-Schlatter 病

Perthes 病[1, 2]

骨端線閉鎖前の小児に好発する大腿骨頭骨端部の阻血性壊死である．大腿骨頭への血流が内側大腿回旋動脈の外側骨端枝のみによって供給される 4〜7 歳に多い．男児で頻度が高い．疼痛，跛行で発症するが，股関節でなく大腿や膝の痛みを訴えることが多い．成人と異なり壊死に陥った骨端は自己修復する．年齢が低い方が骨の修復力が高く，骨端線閉鎖までの期間も余裕があるため，予後は良好である．成人期における二次性変形性股関節症を予防するため，早期に診断し適切な治療を行うことが重要である．

治療は骨頭の球形を保つように修復を促すことが目標となる．免荷による圧壊進行の防止，containment 療法（外転装具により大腿骨頭を寛骨臼内に完納して骨頭を球形に回復させる），手術療法では大腿骨内反骨切り術，骨盤骨切り術などが行われる．

Osgood-Schlatter 病[5, 6]

膝蓋腱停止部である脛骨粗面に繰り返し牽引力がかかり，同部の軟骨や骨の裂離損傷をきたした状態で，スポーツ障害として知られている．男児は 12〜15 歳，女児は 8〜12 歳が好発年齢で，成長途中の脆弱な骨端核に起こりやすい．症状は脛骨粗面の圧痛，腫脹である．診断は病歴と圧痛点，単純 X 線写真にて脛骨粗面の不整，分節化，遊離骨片などの所見を確認する．保存的治療が原則で，大腿四頭筋を使用する運動を制限する．症状の変化を見ながら運動を再開させる．剥離した骨片が二次的に脛骨粗面に取り込まれ，結果として脛骨粗面の肥大をもたらす場合がある（**図 3**）．

鑑別診断

Perthes 病

1）単純性股関節炎

急激な股関節痛，跛行をきたす．2〜10 歳に好発する．ウイルス感染，外傷，アレルギーなどが関連するといわれているが原因は不明である．安静により軽快する．単純写真では

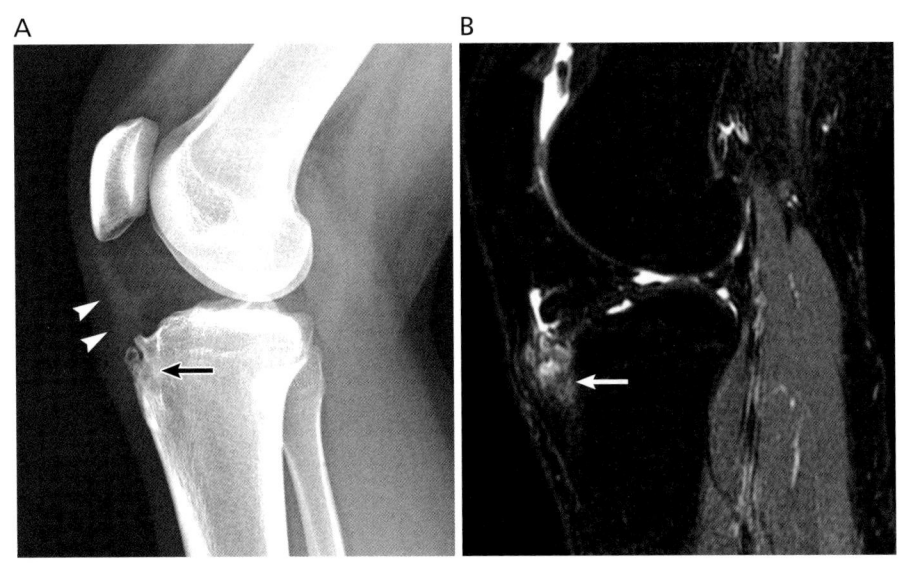

図3　17歳女性　Osgood-Schlatter 病

小学生からバスケットをやっている．11歳時両側膝前面痛を認めた．今回足を踏み込んだ
際，膝の痛みの増悪と脱力があり，来院．理学所見で膝蓋腱付着部に圧痛と腫脹あり．**A：
右膝関節単純 X 線写真側面像，B：MRI, STIR 矢状断像**　単純写真（A）で脛骨粗面が肥大
し（→）．膝蓋腱が肥厚している（➤）．MRI（B）では脛骨粗面に骨髄浮腫がみられる（→）．

骨端部に所見を認めない，もしくは内側関節裂隙の開大（関節液貯留）を認めることがある．
MRI では骨端部の異常を認めない[7]（症例 L1-39，p. 146 参照）．

2）Meyer dysplasia

　　大腿骨頭骨端核の骨化が遅延した状態であり，単純写真で骨端核が小さく不整にみえる
が，骨硬化や関節液貯留はみられない．MRI で骨端核に異常信号域を認めない．成長とと
もに正常な骨端核となる[8]．

3）化膿性股関節炎

　　股関節内の細菌感染である．臨床症状，血液検査，経過などで鑑別可能なことが多い．

Osgood-Schlatter 病[6]

4）Sinding-Larsen-Johansson 病

　　Osgood-Schlatter 病と同様の機序で膝蓋骨下端の膝蓋腱付着部に裂離をきたす．病変発
生部位（圧痛点）で鑑別する．脛骨近位骨端線損傷，脛骨疲労骨折などは単純写真にて鑑別
する．

解答　**A1.**　病初期の単純写真では骨端部に異常が指摘できず，患側の関節裂隙が内側で拡大している
　　　　　ことがある．その後，骨端部の硬化，荷重部の扁平化，圧壊がみられる．圧壊は前上部に
　　　　　みられるため，必ず側面像を含めて観察する．

　　　A2.　MRI は単純写真より早期に骨端部の異常がみられる．骨端部に T1 強調像にて低信号，T2
　　　　　強調像や STIR 像にてさまざまな異常信号域を認める．壊死に陥った部分は骨端部中央に多
　　　　　くみられ，いずれの撮像法でも低信号を示す．骨端部および寛骨臼関節軟骨の肥厚，寛骨
　　　　　臼関節唇の肥大などが観察される．

　　　A3.　臨床所見として炎症所見の有無を確認し，化膿性関節炎を除外する．炎症所見がない場合，

単純写真にて大腿骨近位骨端核の高さの左右差，骨硬化の有無を見る．経過観察で骨端核の所見の変化を観察するとともに，MRI にて骨端核の骨折や壊死など骨髄信号異常の有無を調べる．

A4. 脛骨粗面に付着する膝蓋腱の繰り返す牽引力により，成長途中の骨端部に剝離損傷が起こり発症する．

N O T E

Sever 病 Sever's disease[9]

　踵骨骨端症ともよばれる．10 歳前後に発症し，踵骨結節部の痛みを訴える．発赤や腫脹はみられないことが多い．単純写真で踵骨骨端核の分節化，骨硬化，骨端線の不整などを認めるが，これらの所見は無症状でもみられることがあり，臨床症状が重要となる．保存療法で予後は良好である．

文献

1) 小泉　渉：A 下肢にみられる疾患，3 ペルテス病．亀ヶ谷真琴・編，西須　孝・編集協力：こどもの整形外科疾患の診かた 第 2 版．医学書院，2019：25-32.
2) 金　郁喆：Perthes 病の診断・治療・予後．整形外科 2012；63：473-481.
3) 中村幸之，和田晃房：Perthes 病の画像診断．整形災害外科 2022；65：1275-1280.
4) Dillman JR, Hernandez RJ：MRI of Legg-Calve-Perthes disease. AJR Am J Roentgenol 2009；193：1394-1407.
5) Resnick D, Kransdorf MJ：Osteochondorosis. In Resnick D, Kransdorf MJ(ed): Bone and joint imaging 3rd ed. Philadelphia：Elsevier, 2005：1089-1107.
6) 赤木龍一郎：D スポーツ障害，34 オスグッド・シュラッター病．亀ヶ谷真琴・編，西須　孝・編集協力：こどもの整形外科疾患の診かた 第 2 版．医学書院，2019：218-223.
7) 萩原茂生：A 下肢にみられる疾患，5 単純性股関節炎．亀ヶ谷真琴・編，西　須孝・編集協力，こどもの整形外科疾患の診かた 第 2 版．医学書院，2019：40-43.
8) Meyer J：Dysplasia epiphysealis capitis femoris：a clinical radiological syndrome and its relationship to Legg-Calvé-Perthes disease. Acta Orthopaedica Scandinavica 1964；34：183-197.
9) 垣花昌隆：4. 小児疾患，5) 骨端症．日本足の外科学会・監修，大場　覚，熊井　司，高尾昌人・編：足の外科テキスト．南江堂，2002：285-288.

症例 L1 23

30 歳台男性．突発性難聴の精査のために CT を撮像．

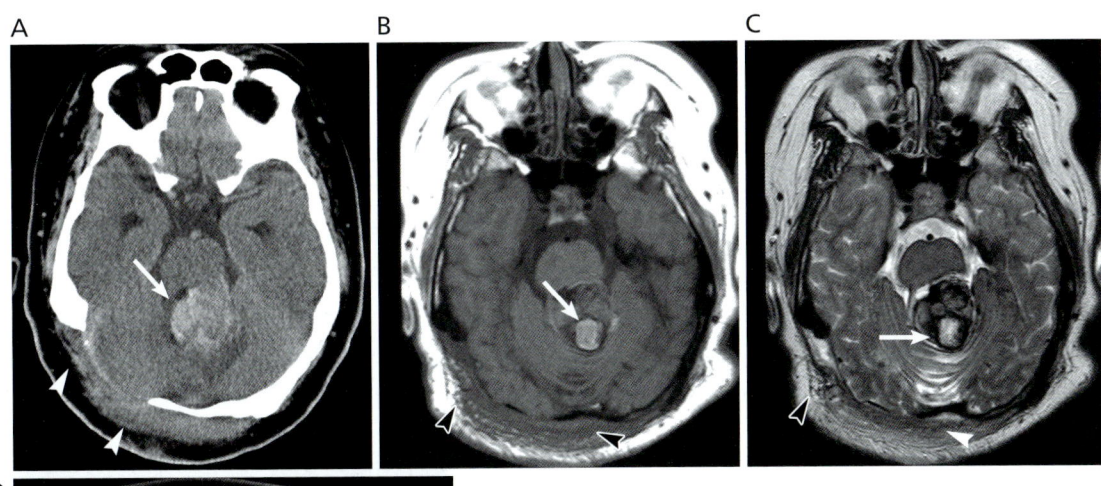

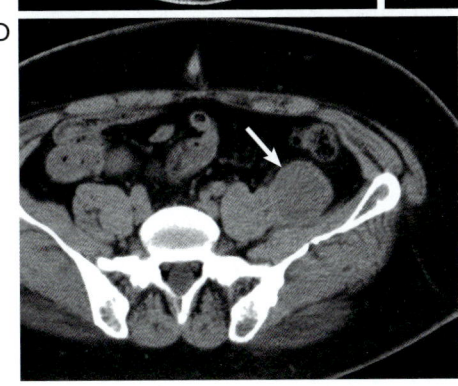

図 1　A：頭部単純 CT，MRI　B：T1 強調像，C：T2 強調像，
D：骨盤部単純 CT

CT 所見　頭部 CT（**図 1 A**）では，小脳虫部には高吸収域を呈する腫瘤を認める（→）．右後頭部においては骨欠損を認め，皮下の軟部組織内には境界不明瞭な腫瘤が広がっている（➤）．左腸腰筋の外側に境界明瞭な低吸収域の腫瘤が認められる（**図 1 D**）．

MRI 所見　MRI，T1 強調像（**図 1 B**）で認められた小脳中部の病変には高信号域を認め（→），出血を反映した所見と考えられる．右後頭部皮下には脳実質とほぼ等信号を呈する軟部組織が認められる（➤）．T2 強調像（**図 1 C**）では，小脳虫部の病変の周囲にはヘモジデリンの沈着によると思われる著明な低信号域が認められ（→），海綿状血管奇形が示唆される．右後頭部の境界不明瞭な軟部組織は中等度の信号を呈する（➤）．

診断　小脳虫部の海綿状血管奇形 cavernous malformation，神経線維腫症 1 型による後頭骨の骨欠損および神経線維腫 neurofibromatosis type 1（NF1）and neurofibroma

経過　本人には皮膚の異常はなかったが，神経線維腫症 1 型の家族歴があることが判明．さらに全身を精査したところ，後腹膜に神経線維腫と考えられる複数の腫瘍が見つかった（**図 1 D**）．

問題 **Q1.** 骨に認められる異常所見は何か？
Q2. 頭蓋骨の外に認められる異常所見は何か？
Q3. 骨外病変の将来的に懸念される合併症は何か？

**画像診断の
ポイント**

● 本例における後頭骨の欠損は神経線維腫に特異的に認められるものである．
● 軟組組織の増生は神経線維腫によるものであり，骨欠損と併せて神経線維腫症が示唆される．

神経線維腫症

　神経線維腫症 1 型(NF1)はカフェ・オ・レ斑とよばれる皮膚の色素斑と皮膚，軟部組織や全身のさまざまな組織における神経線維腫の形成を特徴とし，常染色体顕性の形式をとる遺伝性疾患である．約 3000 人に 1 人の頻度と推定され，最も頻度の高い母斑症である．2 型(NF2)は髄膜腫，両側性の聴神経腫瘍(神経鞘腫)，上衣腫の発生を特徴とする別の疾患であり，約 4 万人に 1 人の発生頻度と推定される．

　神経線維腫症 1 型では，前述のように軟部組織においては全身の皮膚の表面に隆起する神経線維腫の形成がよく知られ，遭遇する頻度の高い病態である．軟部の神経に沿った結節の形成は結節性蔓状神経線維腫として知られる[1](**図 2**)．本例における後腹膜の腫瘤も結節性蔓状神経線維腫と考えられる．

　本例に認められた右後頭部の軟部組織はびまん性蔓状神経線維腫として知られるものである．神経線維腫症においては神経線維腫の悪性化に注意する必要があるが(**図 3**)，特にびまん性蔓状神経線維腫は悪性化の頻度が高いとされる．また，後頭骨の欠損は神経線維

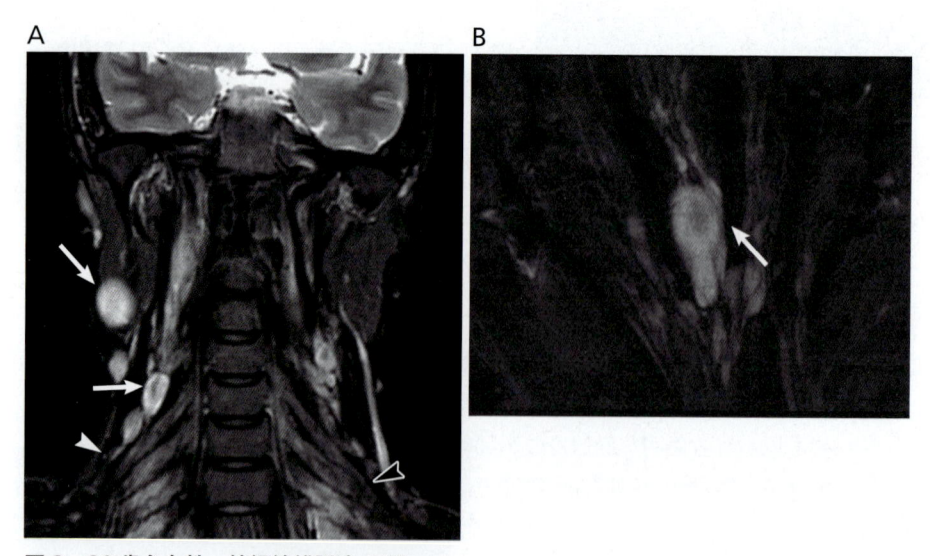

図 2　20 歳台女性　神経線維腫症 1 型
A：頸部 MRI，脂肪抑制 T2 強調冠状断像，B：手の脂肪抑制 T2 強調冠状断像　右側優位に著明な高信号を呈する複数の結節が認められ(**A**，→)，一部の病変は中心部が信号低下を呈する．結節性蔓状神経線維腫を反映した所見と考えられる．また両側頸部の神経はびまん性に腫大を呈している(**A**，➤)．手の脂肪抑制 T2 強調像(**B**)では，手の末梢神経の腫大と神経に沿った複数の結節を認め(→)，神経線維腫が示唆される．

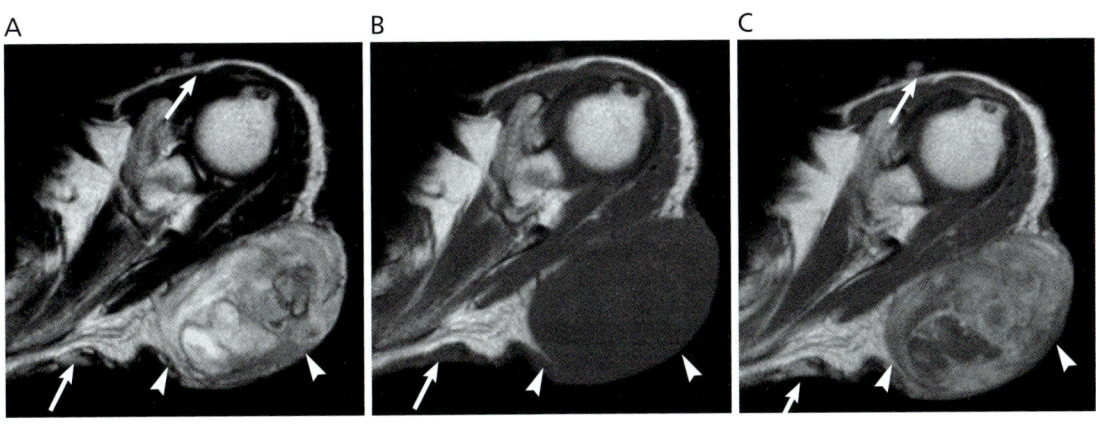

図3 50歳台男性 神経線維腫症1型

左肩部 MRI A：T2 強調横断像，B：T1 強調横断像，C：造影 T1 強調横断像 左肩の背側の軟部組織内に T2 強調像で不均一な信号，T1 強調像で低信号，造影 T1 強調像で不均一な増強効果を呈する腫瘤の形成が認められ（A〜C，➤），神経線維腫の悪性化による悪性神経鞘腫瘍が示唆される．肩周囲の皮膚には神経線維腫による多数の隆起性病変が散見する（→）．

腫症に特異的にみられる所見であるが，蝶形骨大翼にも骨欠損を生じ，眼球の著明な突出を生じることがある．他の骨病変としては長管骨の皮質の菲薄化，骨折に伴う偽関節化，脊椎側弯症，椎体の変形が知られる．

本例においては小脳の海綿状血管奇形が頭部 CT を撮像する契機であったが，海綿状血管奇形と神経線維腫症の明確な関連は知られておらず，本例は偶発的な合併と考えられる．

鑑別診断

神経線維腫は単体で存在している場合にはその他の軟部腫瘍との鑑別が問題となる．本例（図1）における後腹膜の結節性神経線維腫の病変は神経に沿って存在しているので，神経鞘腫との画像のみでの鑑別は困難であるが，後頭骨の欠損，その他の神経線維腫の存在から神経線維腫と診断されうる．びまん性神経線維腫は，画像上は軟部組織内に境界不明瞭に広がりうる病変（筋膜炎，感染症，リンパ腫や転移性病変など）が鑑別に考慮されるが，病変が経時的変化に乏しい点から臨床的に鑑別が問題となることは少ない．

解答 A1. 頭蓋骨の部分欠損．

A2. 骨外の軟部組織の増生．

A3. 悪性末梢神経鞘腫瘍の発生．

文献

1) Wang MX, Dillman JR, Guccione J, et al : Neurofibromatosis from head to toe : what the radiologist needs to know. Radiographics 2022 ; 42 : 1123-1144.

2) 山口哲治，川上康弘，上谷雅孝：多臓器疾患の知識：専門医に役立つ鑑別診断 腰仙椎と頭部に異常所見を認める若年男性の例—神経線維腫症．臨床画像 2005 ; 21 : 694-705.

80歳台女性．約1か月前からの腰痛があり前医受診．39.0℃の発熱あり，採血では CRP 15.60 mg/dL，WBC 18,310/mL と上昇を認めた．

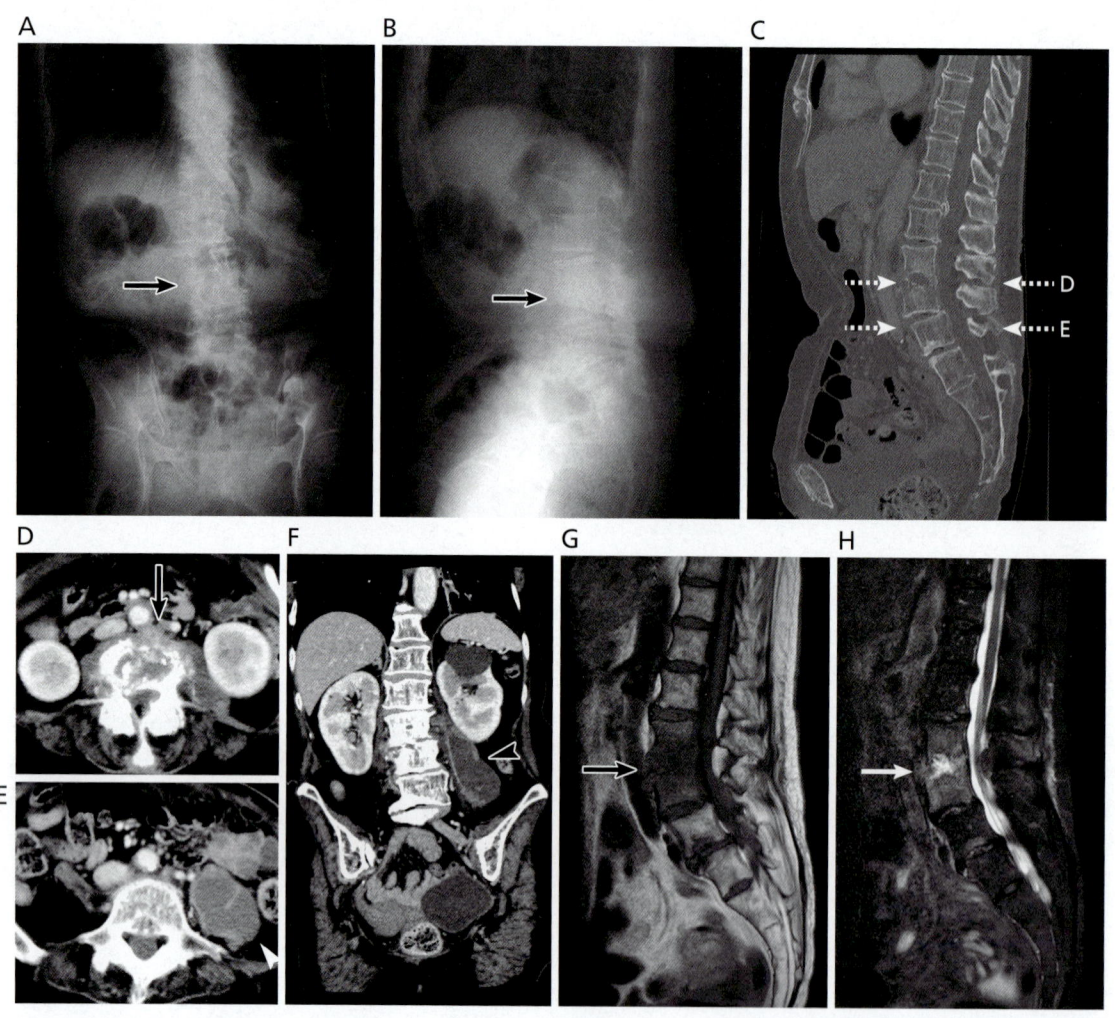

図1　腰椎単純X線写真　A：正面像，B：側面像，腹部造影CT　C：矢状断像（骨条件），D：横断像（軟部条件，L3/4 レベル），E：横断像（軟部条件，L5 レベル），F：冠状断像（軟部条件），MRI　G：T1 強調矢状断像，H：脂肪抑制T2 強調矢状断像

単純X線所見　正面像（図1A）と側面像（図1B）でL3/4椎間板腔の狭小化を認める（→）．

CT所見　矢状断像（図1C）でL3/4椎間板を挟んだ上下の終板の不整な溶骨像を認める．L3/4レベルの横断（軸位断）像（図1D）では椎体の骨破壊や椎体周囲の軟部組織の濃度上昇を認める（→）．L5レベルの横断像（図1E）や椎体レベルの冠状断像（図1F）では左大腰筋内に被包化された液貯留域があり（►），大腰筋膿瘍と考えられる．膿瘍はL3/4椎間板腔と連続しているようにみえる．

| MRI 所見 | T1 強調矢状断像（**図 1 G**）では L3, L4 椎体が全体に低信号を呈する（→）．脂肪抑制 T2 強調矢状断像（**図 1 H**）では L3, L4 椎体が全体に高信号であり（→），椎間板腔は著明な高信号を呈する． |

| 診断 | **化膿性脊椎炎，腸腰筋膿瘍** pyogenic spondylitis, psoas abscess |

| 経過 | 抗菌薬の点滴と大腰筋膿瘍のドレナージを行い，約 1 か月後に他院へ転院となった．治療への反応は良好で，転院時には膿瘍は縮小し，炎症反応はほとんど正常に近くなっていた． |

問題　Q1. 化膿性脊椎炎に付随する骨以外の画像所見について述べよ．
**　　　Q2.** 化膿性脊椎炎と結核性脊椎炎の鑑別点となる画像所見は何か？

**画像診断の
ポイント**

単純 X 線写真
● 初期像を単純 X 線写真で捉えることは難しい．
● 椎間板腔の狭小化や椎体の破壊がみられるが，この所見は化膿性脊椎炎に特徴的なものではなく，また背景に変性変化や圧迫骨折のある高齢者などでは特に診断が難しい．

CT
● 皮質骨の形態の評価や椎間板腔のガスの評価は，MRI より優れる．終板の不整は化膿性脊椎炎でしばしばみられる所見である．
● 単純写真と異なり，周囲の軟部組織の評価も可能であり，椎体周囲の脂肪組織の濃度上昇や，腸腰筋膿瘍についても評価可能である．

MRI
● MRI は化膿性脊椎炎の評価に最も優れたモダリティであり，感度，特異度，正診率はいずれも高い[1]．脊柱管内（硬膜外膿瘍）や椎体周囲の評価にも優れる．
● 病変部は T1 強調像で低信号，脂肪抑制 T2 強調像や STIR 像で高信号，造影後に増強される．炎症を起こしている椎間板は正常よりも T2 強調像で高信号を呈する．
● 拡散強調像も診断に有用といわれており，可能であれば撮像すべきである[2]．

化膿性脊椎炎

　化膿性脊椎炎は椎体に生じる感染症であり，発熱や疼痛が発見の契機となる症状である．発生部位は腰椎が最多で，約半数を占める．しばしば周囲に炎症が波及し，腸腰筋膿瘍を合併する．多くの場合は血行性の感染に起因し，椎体前部の終板軟骨下層から発生し椎間板を介して接する椎体に進展する．

　黄色ブドウ球菌が起炎菌としては最多である．そのほか連鎖球菌や大腸菌，エンテロバクター，クレブシエラなどさまざまな細菌が起炎菌となりうる[3]．なお，結核菌が原因の場合は結核性脊椎炎として区別される．

鑑別診断

1）Modic 1 型変性

　Modic 1 型変性は椎間板を挟んで上下の椎体が T1 強調像で低信号，脂肪抑制 T2 強調像

や STIR 像で高信号となり，画像所見が類似する[3]．拡散強調像では，Modic 1 型変性では正常部と異常な骨髄の間に帯状の高信号を認め（claw sign），特徴的な所見とされる[4]（症例 L2-26，p. 371 参照）．

2）結核性脊椎炎 tuberculous spondylitis

病変の分布の違いが鑑別のポイントとなるといわれており，感染巣の進展様式の違いにより説明可能である．つまり，化膿性脊椎炎は前軟骨下層に生じた感染巣が椎間板を介して接する椎体に進展するため，上下 2 椎体が侵されやすい．対して結核性脊椎炎は椎体前部に生じた感染巣が前縦靱帯を介して上下の椎体に進展するため，3 椎体以上の病変や時に skip lesion がみられ，椎間板は比較的保たれる．また，結核性脊椎炎は化膿性脊椎炎と比較して，椎間板の信号変化が比較的乏しい，後方要素が侵されやすい，より大きな膿瘍を形成しやすい，とされている．ただし，例外は存在する（症例 L2-22，p. 353 参照）．

このほか Schmorl（シュモール）結節（症例 L1-70，p. 270），痛風（症例 L1-16，p. 56），偽痛風，血清反応陰性脊椎関節症など多岐にわたる．椎体周囲の浮腫は急性期の骨折も鑑別となる．

解答　A1. 椎体に生じた感染が椎体周囲に波及すると，椎体周囲の脂肪濃度の上昇を認める．この所見は急性期の骨折や結晶沈着症が鑑別となる．また，椎体周囲に膿瘍を形成することがあり，大腰筋膿瘍と脊椎硬膜外膿瘍が代表的である．

A2. 化膿性脊椎炎は，典型的には連続する上下 2 椎体が侵される．結核性脊椎炎は 3 椎体以上の病変や，時に skip lesion がみられる．また，結核性脊椎炎は化膿性脊椎炎と比較して，椎間板の信号変化が比較的乏しい，後方要素が侵されやすい，より大きな膿瘍を形成しやすい，といった傾向がある．

文献

1） Cheung WY, Luk KDK : Pyogenic spondylitis. Int Orthop 2012 ; 36 : 397-404.
2） 柳下　章：第 6 章 脊椎の感染症，1．化膿性脊椎炎．柳下　章・編：エキスパートのための脊椎脊髄疾患の MRI 第 3 版．三輪書店，2015 : 416-425．
3） Salaffi F, Ceccarelli L, Carotti M, et al : Differentiation between infectious spondylodiscitis versus inflammatory or degenerative spinal changes : how can magnetic resonance imaging help the clinician? Radiol Med 2021 ; 126 : 843-859.
4） Patel KB, Poplawsk MM, Pawha PS, et al : Diffusion-weighted MRI "claw sign" improves differentiation of infectious from degenerative modic type 1 signal changes of the spine. AJNR Am J Neuroradiol 2014 ; 35 : 1647-1652.

症例 L1 25

60 歳台女性．特に症状はない．

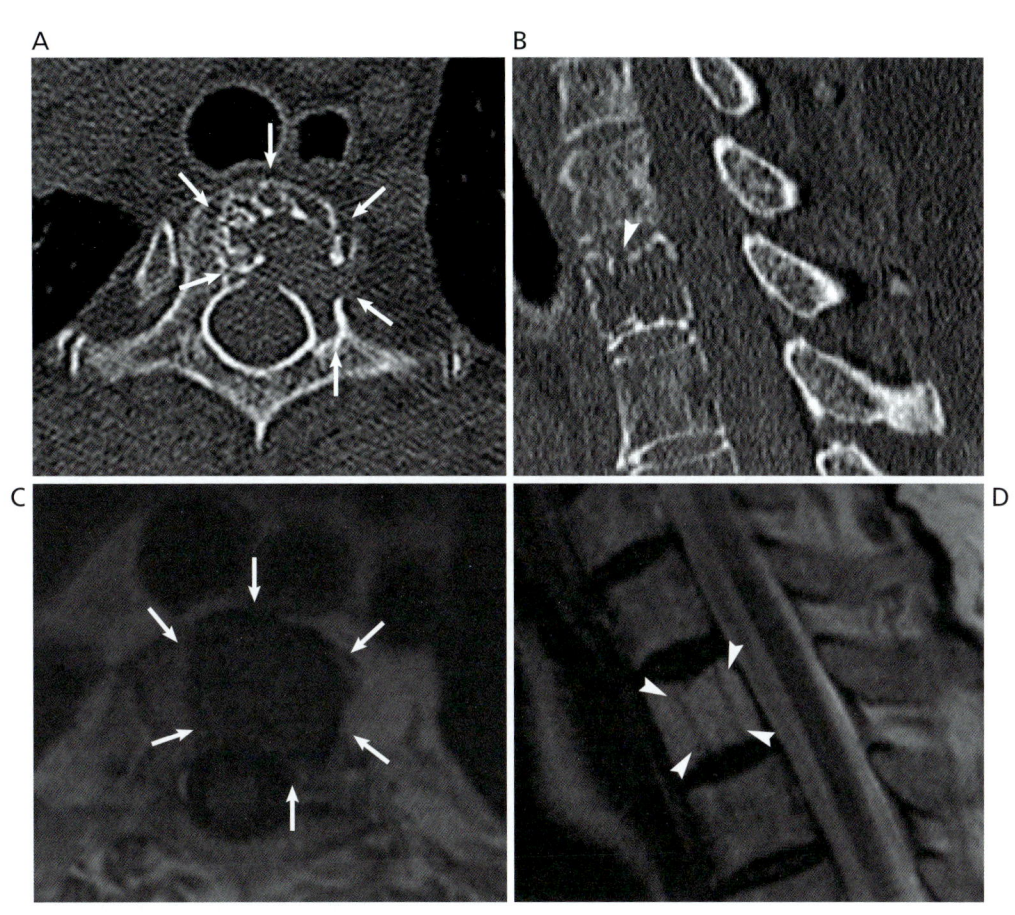

図1 単純 CT（骨条件）　A：横断像，B：矢状断像，MRI　C：T1 強調横断像，D：T2 強調矢状断像

CT 所見　単純 CT 骨条件（**図1A**）にて，Th2 椎体から左椎弓根に境界明瞭な骨透亮像を認め（→），内部に肥厚した骨梁を反映した骨硬化像が点状に分布（polka-dot appearance），左側では骨皮質の途絶もみられる．単純 CT 骨条件矢状断像（**図1B**）では椎体上終板側に軽度の陥凹と骨皮質の途絶を認める（➤）．

MRI 所見　Th2 椎体から左椎弓根の病変部は T1 強調像（**図1C**）で骨格筋と等信号を呈する境界明瞭な腫瘤として認め（→），病変と正常骨髄の高信号域との境界は明瞭である．T2 強調矢状断像（**図1D**）では腫瘤は高信号を示し，内部に肥厚した骨梁（➤）が椎体長軸方向に低信号域として認められる（couduroy appearance）．

診断　脊椎血管腫　vertebral hemangioma

経過 特に症状もなく，再診も未定である．

問題 **Q1.** 骨血管腫の好発部位はどこか？
Q2. 骨血管腫のサブタイプを 3 つ以上あげよ．
Q3. びまん性骨血管腫と広範な溶骨性変化を特徴とする症候群は何か？

画像診断のポイント

● 脊椎血管腫では CT 冠状断像や矢状断像にて，体軸方向に肥厚した骨梁構造とともに部分的に脂肪濃度の混在を認める（couduroy appearance）．横断像では肥厚した骨梁が点状に認められ，水玉模様を示す（polka-dot appearance）．

● 頭蓋冠血管腫では単純 X 線写真や CT にて類円形の溶骨性病変の内部に放射状（sun-burst pattern）ないし車輪状（spoke-wheel pattern）の反応性骨形成を認めうる．

● MRI では腫瘍内部の脂肪成分の過多を反映して，T1 強調像では低〜高とさまざまな信号を示し，T1 強調像で低信号を示す腫瘍については，その他の腫瘍との鑑別が必要になる．また，病的圧迫骨折（**図 2**），骨外進展，出血をきたした場合には，慎重に診断する必要がある．骨血管腫はガドリニウム造影後脂肪抑制 T1 強調像では他部位に発生する海綿状血管腫や毛細血管血管腫と同様の緩徐な増強効果を示す．

骨血管腫

　骨血管腫（intraosseous hemangioma）は非常に頻度の高い良性腫瘍で，脊椎の椎体骨，顔面骨，頭蓋骨，長管骨骨幹端から骨幹に好発し，しばしば多発する（**表**）．成人剖検例では約 10％の頻度で認められる[1]．海綿状血管腫，毛細血管血管腫，静脈性血管腫，血管腫症のサブタイプが知られる[2]．骨内に限局するため通常は無症状で，特に治療を要することは少ない．ごくまれに病的圧迫骨折，骨外進展，出血をきたし，局所の痛みや椎体神経根の

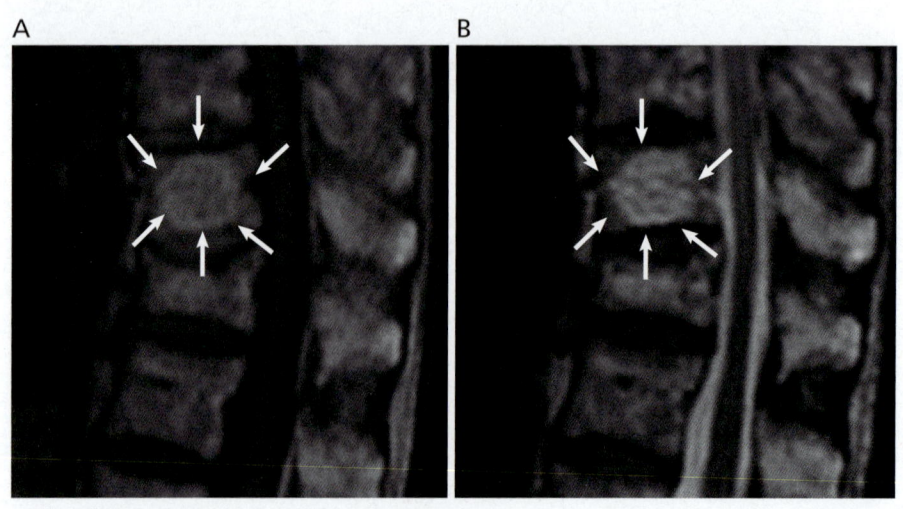

図 2　60 歳台女性　Th11 圧迫骨折の経過観察
MRI　**A**：T1 強調矢状断像，**B**：T2 強調矢状断像　Th10 椎体の病変部は T1 強調像（**A**）および T2 強調像（**B**）で椎体内骨髄内脂肪信号と同様の高信号を呈する境界明瞭な腫瘤として認め（→），肥厚した骨梁を反映した骨硬化像が点状に分布（polka-dot appearance）している．病変と正常骨髄との境界は明瞭である．

表　臨床症状と画像所見のみから診断すべき骨病変（WHO 分類第 4 版 2012）

基質	診断名	好発年齢	性別	好発部位	骨内の局在	
軟骨	骨軟骨腫	10〜30 歳台	男性優位	四肢長管骨の特に膝周囲，骨盤，肩甲骨	骨幹端	表面
軟骨	内軟骨腫	20〜50 歳台	性差なし	四肢長管骨，手，足	骨幹端-骨端	中心性
骨	骨島	全年齢	性差なし	すべての骨，特に関節周囲，骨盤，大腿骨近位，肋骨	骨幹端-骨端	骨髄内
骨	骨腫	全年齢	性差なし	顔面骨，顎骨の膜性骨化部，肋骨，骨盤，四肢長管骨	骨表面	骨皮質
線維	非骨化性線維腫	20 歳以下	男性優位	四肢長管骨の特に膝周囲	骨幹端	偏在性
線維	線維性異形成	20〜30 歳台	男性優位	四肢長管骨の特に膝周囲，頭蓋骨，顔面骨，肋骨	骨幹	中心性
血管	骨血管腫	40〜60 歳台	男性優位	脊椎，頭蓋冠，踵骨，四肢長管骨	骨幹端	中心性
他	骨嚢胞	10〜20 歳台	男性優位	四肢長管骨，大腿骨，踵骨	骨幹端	中心性

（文献 2）より改変）

圧迫症状，脊髄圧迫症状を生じることがある．

　腫瘍が増大する症例や出血が持続する症例には塞栓術を目的に IVR による塞栓術が行われることもあるが[3]，この際は造影 CT や血管造影にて腫瘍や出血部と前根髄質動脈との関連を明らかにする必要がある．椎体形成術の有用性も報告されている．単純写真や CT における多発骨透亮像を特徴とする Gorham-Stout 症候群はびまん性血管腫症で知られるまれな遺伝性疾患である[2]．

鑑別診断

　骨血管腫の腫瘍内部の血液腔，骨梁肥厚や脂肪成分の程度は腫瘍によりさまざまで，典型的には MRI の T1 強調像および T2 強調像でともに骨髄脂肪成分を反映した高信号を呈する．脂肪成分の乏しい血管腫では T1 強調像で低信号，T2 強調像で高信号，ガドリニウム造影後脂肪抑制 T1 強調像で緩徐な増強効果を示し，特に病的圧迫骨折や骨外進展を伴う場合，転移性腫瘍（症例 L1-71，p. 273 参照），悪性リンパ腫（症例 L1-6，p. 19），形質細胞腫などとの鑑別が問題となりうる．

解答　**A1.**　脊椎，顔面骨，頭蓋冠，長管骨骨幹端-骨幹．
　　　A2.　海綿状血管血管腫，毛細血管血管腫，静脈性血管腫，血管腫症．
　　　A3.　Gorham-Stout 症候群．

文献

1)　Resnick D, Kyriakos M, Greenway GD : Tumors and tumor-like diseases. In Resnick D and Kransdorf MJ（ed）: Bone and Joint Imaging 3rd ed. Phyiladelphia : Elsevier Saunders, 2004 : 1109-1264.

2)　Hameed M, Bloem JL, Righi A : Haemangioma of bone. WHO Classification of Tumours Editorial Board : WHO classification of tumours : soft tissue & bone tumours, 5th edition. Lyon : IARC, 2020 : 426-427.

3)　Srinivasan G, Moses V, Padmanabhan A, et al : Utility of spinal angiography and arterial embolization in patients undergoing CT guided alcohol injection of aggressive vertebral hemangiomas. Neuroradiology 2021 ; 63 : 1935-1945.

L1 26

40 歳台男性．飲酒後に階段から転落して受傷した．神経学的所見なし．

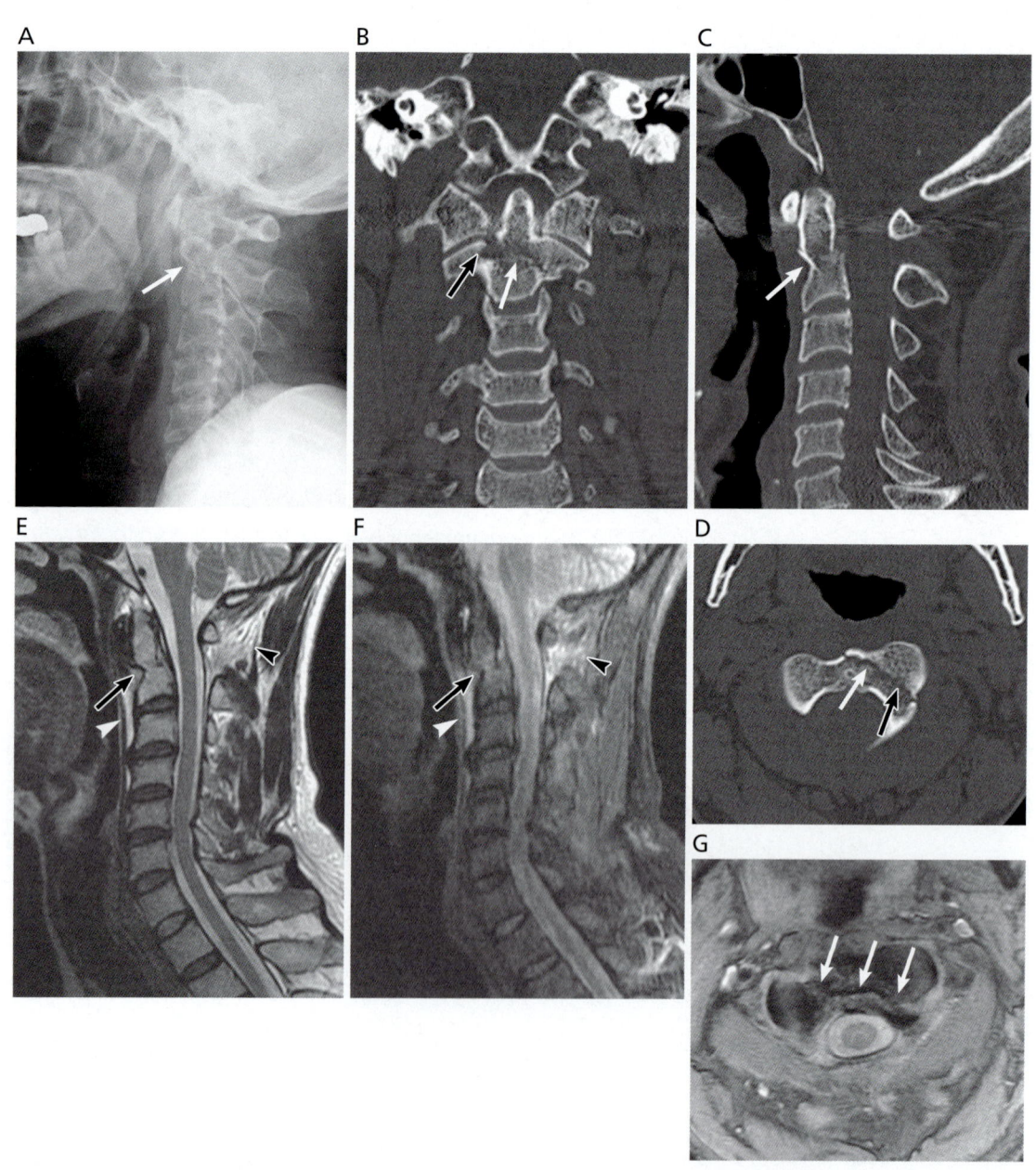

図1 A：単純 X 線写真側面像，CT（骨条件） B：冠状断像，C：矢状断像，D：横断像，MRI E：T2 強調矢状断像，F：STIR 矢状断像，G：T2＊強調横断像

単純 X 線所見 歯突起基部前縁に陥凹があり，骨折が疑われる（図 1 A，→）．

CT 所見 歯突起基部右側から椎体左側にかけて斜走する骨折を認め（図 1 B〜D，→），歯突起は椎

体に比べ前方に軽度偏位している.

MRI 所見　歯突起基部右側から椎体左背側にかけて斜走する骨折を認め（図 1 E〜G，→），歯突起は椎体に比べ前方に軽度偏位している．C1〜3 椎体前方に血腫を示す高信号域を認める（図 1 E, F，白矢頭）．C1 後弓と C2 棘突起間はやや開大し高信号を呈しており，棘間靱帯など軟部組織の損傷が疑われる（図 1 E, F，黒矢頭）．

診断　歯突起骨折　odontoid/dens fracture

経過　ハローベストを装着し保存的加療が行われた.

問題　Q1. 歯突起骨折の分類を述べよ.
Q2. 治療法について述べよ.
Q3. 軸椎の骨化過程を述べよ.

**画像診断の
ポイント**[1, 2)]

単純 X 線写真・CT
● 単純 X 線写真はしばしば骨折の認識が難しい.
● 軸椎椎体や環椎前弓に対する歯突起の前方または後方偏位.
● CT，特に再構成冠状断像・矢状断像が骨折の描出，転位の評価に有用.
● 血腫や浮腫，軟部組織や靱帯損傷による椎前間隙軟部腫脹.

MRI
● 骨折は線状異常信号や骨髄浮腫として描出される．骨髄浮腫は脂肪抑制 T2 強調像または STIR 像で高信号を示すが，骨粗鬆症の強い高齢者では骨髄浮腫が乏しい場合があり，注意が必要[2)].
● 脊髄の圧迫や損傷の有無，椎体前方や後頸部の筋軟部組織損傷の評価に有用.

歯突起骨折

　軸椎歯突起の骨折．頸椎骨折の 17〜20％，軸椎骨折の半数以上で歯突起骨折が含まれる[3)]．症状は頸部痛や頭痛，頸部硬直など非特異的である[4)].

鑑別診断

1）歯突起骨　os odontoideum
　本来，歯突起のある軸椎体部の頭側に認められる骨構造（図 2）．成因は癒合不全などの先天性や外傷性と考えられているが，明確ではない．歯突起骨の辺縁に骨皮質があり平滑で，分離部周囲に骨髄浮腫がない点が，歯突起骨折との鑑別点である．また，歯突起骨では環椎前弓が肥大している場合が多い[4, 5)]．無症状の場合や，不安定性・環軸椎亜脱臼による神経症状をきたす場合があり，後者では固定術が行われる.

2）os terminale/persistent ossiculum terminale
　歯突起先端の二次骨化中心が分離したままの状態．歯突起先端の骨折と紛らわしく，骨皮質に囲まれ辺縁平滑，歯突起の高さが保たれている，歯突起との接する部分が V 字状を

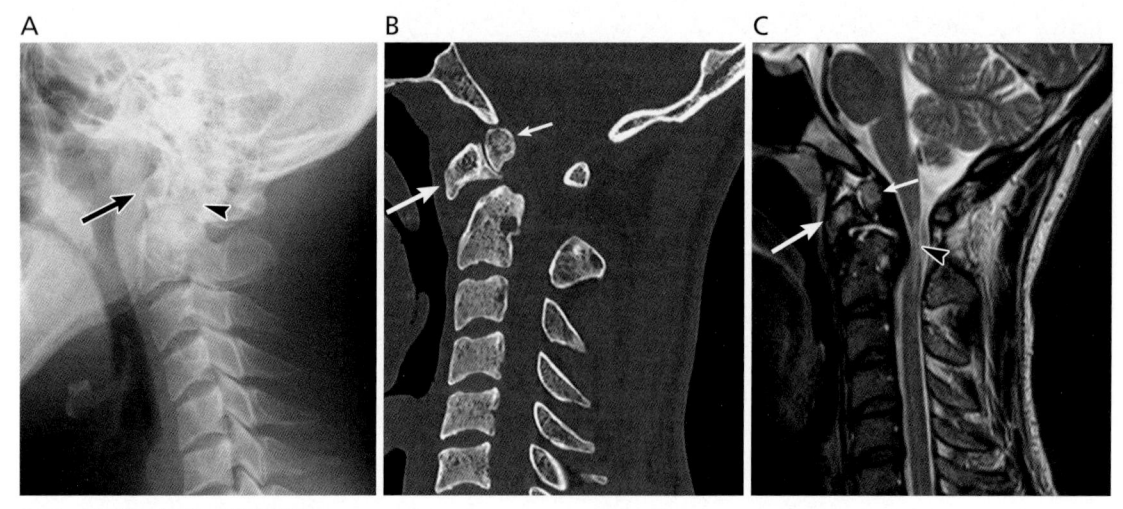

図 2　30 歳台男性　歯突起骨
A：単純 X 線写真側面像，B：CT 矢状断像（骨条件），C：MRI, T2 強調矢状断像　単純写真（A）では歯突起の分離が疑われるが（➤），歯突起骨の同定は難しい．環椎前弓の肥大がある（A〜C, 大矢印）．CT, MRI で歯突起骨がわかりやすい（B, C, 小矢印）．さらに MRI では歯突起レベルの脊柱管狭窄と脊髄異常信号（myelomalacia）が認められる（C, ➤）．

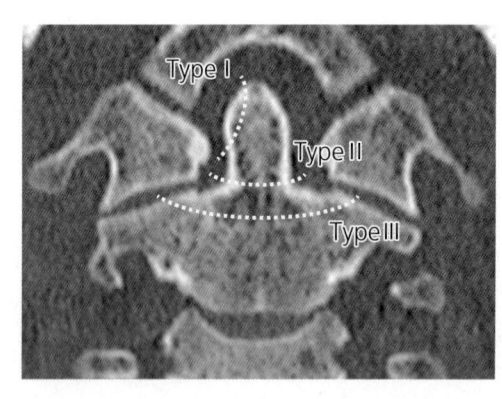

図 3　Anderson-D'Alonzo 分類
CT 冠状断像（骨条件）　説明は，解答 A1 を参照．

呈することが鑑別点である[4, 5]．

解答　A1. 歯突起骨折の分類には，以下の Anderson-D'Alonzo 分類[6]が用いられる（図 3）．
　　　　Type I：歯突起尖部（翼状靱帯付着部）の裂離骨折，Type II：歯突起基部，Type III：歯突起から体部に及ぶ骨折．
A2. 歯突起骨折の治療法は以下のとおり[5]．
　　　　Type II：最も頻度が高い．保存療法では非癒合となる頻度が高く，固定術が行われる．非癒合となる危険因子は，受傷時 50 歳以上，骨折の転位が 6 mm 以上，粉砕骨折である．
　　　　Type III：骨片の転位を伴う場合が多いが，保存療法のみでも非癒合となる頻度は高くない．ハローベストで保存療法が行われる．
A3. 軸椎は，4 つの一次骨化中心（歯突起，2 つの椎弓，椎体）からなる．椎体と歯突起の癒合は 3〜6 歳，椎弓は 2〜3 歳で正中後方部分，3〜6 歳で椎体と癒合する[7]．歯突起先端の

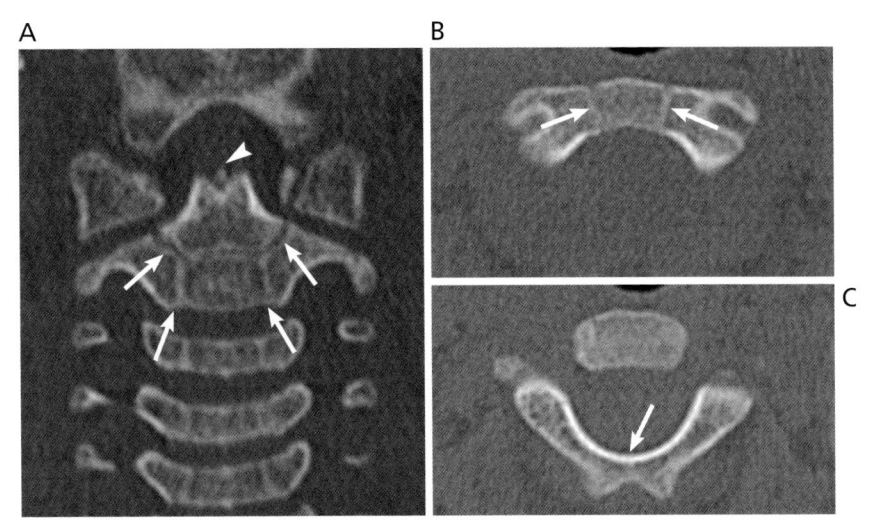

図4　3歳女児　正常軸椎
CT（骨条件）　A：冠状断像，B, C：横断像　4つの一次骨化中心（歯突起，2つの椎弓，椎体）の軟骨結合部が認められる（→）．椎弓の後方部分はほぼ癒合している（**C,** →）．また，歯突起先端に二次骨化中心が出現している（➤）．

二次骨化中心は 3〜4 歳前後に出現することが多く（**図4**），12 歳前後で歯突起に癒合する[8]．

文献

1) Brant-Zawadzki M : Odontoid C2 Fracture. Ross JS（ed）: Diagnostic imaging : spine. Salt Lake City : Amirsys, 2005 : II-1-20-13.
2) 上谷雅孝：4 章 脊椎・脊髄外傷 歯突起骨折．上谷雅孝，神島　保，藤本　肇，他・編：エッセンシャル脊椎・脊髄の画像診断．メディカル・サイエンス・インターナショナル，2022：118-119．
3) Greene KA, Dickman CA, Marciano FF, et al : Acute axis fractures : analysis of management and outcome in 340 consecutive cases. Spine（Phila Pa 1976）1997 ; 22 : 1843-1852.
4) Izzo R, Popolizio T, Balzano RF, et al : Imaging of cranio-cervical junction traumas. Eur J Radiol 2020 ; 127 : 108960.
5) O'Brien WT Sr, Shen P, Lee P : The dens : normal development, developmental variants and anomalies, and traumatic injuries. J Clin Imaging Sci 2015 ; 5 : 38.
6) Anderson LD, D'Alonzo RT : Fractures of the odontoid process of the axis. J Bone Joint Surg Am 1974 ; 56 : 1663-1674.
7) Adib O, Berthier E, Loisel D, et al : Pediatric cervical spine in emergency : radiographic features of normal anatomy, variants and pitfalls. Skeletal Radiol 2016 ; 45 : 1607-1617.
8) Smoker WR, Khanna G : Imaging the craniocervical junction. Childs Nerv Syst 2008 ; 24 : 1123-1145.

症例 L1 27

60 歳台男性．転倒し，足腰に力が入らなくなり歩行困難となった．L3–4 レベルの疼痛あり，運動麻痺や痺れなし．

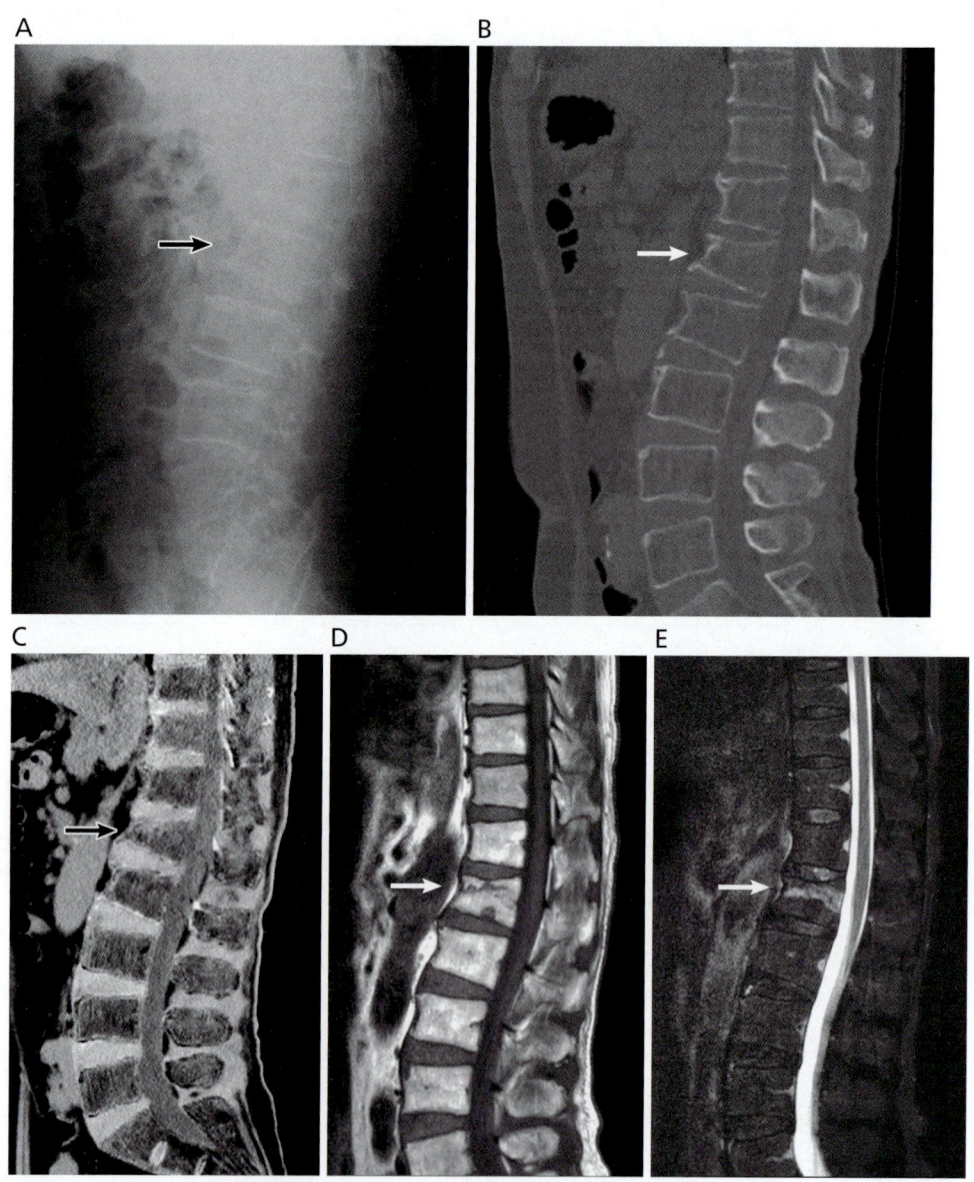

図 1　A：腰椎単純 X 線写真側面像，B：CT 矢状断像（骨条件），C：CT 矢状断像（カルシウム抑制画像），MRI　D：T1 強調矢状断像，E：脂肪抑制 T2 強調矢状断像

単純 X 線所見	側面像（図 1 A）では L1 椎体の前方に減高を認める（→）．
CT 所見	骨条件の矢状断像（図 1 B）では L1 椎体に軽度の楔状の変形があり（→），椎体前面の骨皮質には不整が疑われる．また，上方の終板に沿って椎体の濃度がやや高くなっている．dual

energy CT（DECT）での撮像を行っていたためカルシウム抑制画像を作成しており（**図 1
C**），L1 椎体の上方が高吸収を呈している（→）.

| **MRI 所見** | T1 強調像（**図 1 D**）で L1 椎体に終板と平行な帯状の低信号域を認め（→），脂肪抑制 T2 強
調像（**図 1 E**）で同部は高信号で骨髄浮腫の所見であり（→），比較的新しい骨折を疑う. |

| **診断** | 腰椎圧迫骨折 compression fracture of the lumbar spine |

| **経過** | 入院し，コルセット装着下に立位・歩行訓練を開始した．約 2 週間後に他院に転院し，リ
ハビリ継続となった. |

問題 Q1. Denis の three column theory をもとに圧迫骨折について述べよ.
Q2. 圧迫骨折と破裂骨折の違いについて述べよ.

**画像診断の
ポイント**

単純 X 線写真
- 圧迫骨折の典型的な画像所見は椎体前方成分の減高だが，初期にはわかりにくいことも
あり，また新旧の区別は難しい.
- 陳旧性圧迫骨折を複数有する高齢者などでは単純 X 線写真のみでの診断には限界があ
る.

CT
- CT では単純写真よりも微細な構造変化や椎体の濃度変化，椎体周囲の軟部組織の評価
が可能である.
- 椎体の変形，骨皮質の不整や骨折線，椎体のわずかな濃度上昇，椎体周囲の軟部組織の
浮腫を丁寧に診断する．2〜3 mm 以下の厚さで，2〜3 方向から観察する．骨条件だけ
ではなく軟部条件も確認し，骨周囲の変化についても確認する.
- DECT のカルシウム抑制画像では，急性期の骨折では高吸収を認め，MRI の脂肪抑制
T2 強調像や STIR 像での高信号に類似する．これは一般的には骨髄浮腫を反映した所見
とされているが，厳密には浮腫のみの所見ではなく，出血や梗塞，線維化，血管増生，
リンパ球浸潤などの影響もあるとされている．また，さまざまな感染症や炎症性疾患，
腫瘍性病変に起因する可能性があり，病理組織像は複合的なものである[1].

MRI
- MRI では急性期の骨折に伴う骨髄浮腫所見が検出可能で，また組織間コントラストにも
優れるため，急性期の圧迫骨折の診断に有用である.
- T1 強調像で低信号，脂肪抑制 T2 強調像や STIR 像で高信号を呈する.
- 骨折部周囲の軟部組織に浮腫が生じている場合，脂肪抑制 T2 強調像や STIR 像で高信号
を呈する.

圧迫骨折

圧迫骨折は脊椎椎体に垂直方向の圧が加わることで生じる骨折で，脊椎の前方に生じる
骨折であり，特に上方の終板が侵されやすい．骨粗鬆症がリスク因子である.

Denis の three column theory とは脊椎を前・中・後の3つの構成要素に分けて疾患の分類や不安定性の診断を行うという理論であり，圧迫骨折は前柱（前縦靱帯，椎体前方部，線維輪前方部）の骨折で，後方は保たれ，安定型の骨折である．多くの場合は保存的加療が選択される．同じ椎体の骨折である破裂骨折は，圧迫骨折と異なり前柱だけでなく中央柱に及ぶ骨折で，不安定型であり，手術加療が考慮される[2]．

鑑別診断

1）脊椎破裂骨折

破裂骨折は前柱から中央柱に及ぶ骨折であり，脊柱管の狭窄をしばしば伴う．

2）悪性腫瘍による病的骨折

悪性腫瘍，特に溶骨性の転移性腫瘍ではしばしば病的骨折をきたす（症例 L1-62，p. 240参照）．時として鑑別は難しいが，病的骨折では椎体背面が後方に凸となりやすく，後方要素への進展がしばしばみられ，周囲に軟部腫瘤の形成がみられることがある．拡散強調像での異常高信号や，造影後の異常増強像も特徴である．圧迫骨折は椎体後面が保たれ，MRIでの異常信号は水平方向の帯状で，しばしば fluid sign（椎体内の液体貯留）や puzzle sign（骨破壊のない辺縁の保たれた複数の骨片がパズル状にみえる），バキューム現象を認める[3]．

解答 **A1.** Denis の three column theory とは脊椎を前・中・後の3つの構成要素に分けて疾患の分類や不安定性の診断を行うという理論であり，圧迫骨折は垂直方向の圧により前柱に生じる骨折である．

A2. 前出の Denis の three column theory において，圧迫骨折は前柱のみの骨折であるのに対し，破裂骨折は中央柱にも及ぶ骨折である．

N O T E

dual energy CT（DECT）による骨折の診断

dual energy CT（DECT）は管電圧の異なる2つの線源や2層式の検出器を使用して撮像する CT であり，仮想単色 X 線画像や仮想単純 CT，ヨードマップなどが作成可能である[4]．カルシウム抑制画像も dual energy CT で作成可能な画像のひとつであり，MRI の脂肪抑制 T2 強調像や STIR 像に類似した骨髄浮腫の描出が可能であり，骨折の画像診断に有用である[5]．骨折線などが不明瞭な症例や，陳旧性骨折の多発している症例では特に有用であり，MRI よりも短い撮像時間で検査を行えるという利点もある．

胸腰椎に多発骨折のある外傷症例の CT 矢状断像の骨条件（**図2A**）を提示する．CT では骨折の新旧の評価は難しいが，カルシウム抑制画像（**図2B**）では L1 椎体のみが高吸収で（→），骨折に伴う変化を反映した所見と考えられる．後日施行された MRI の脂肪抑制 T2 強調像（**図2C**）では L1 椎体に高信号を認め（→），カルシウム抑制画像と類似した画像である．本症例のように CT での形態変化に乏しい症例であっても，カルシウム抑制画像を作成することで急性期の圧迫骨折を確診度高く診断することが可能となる．

入門編

L1

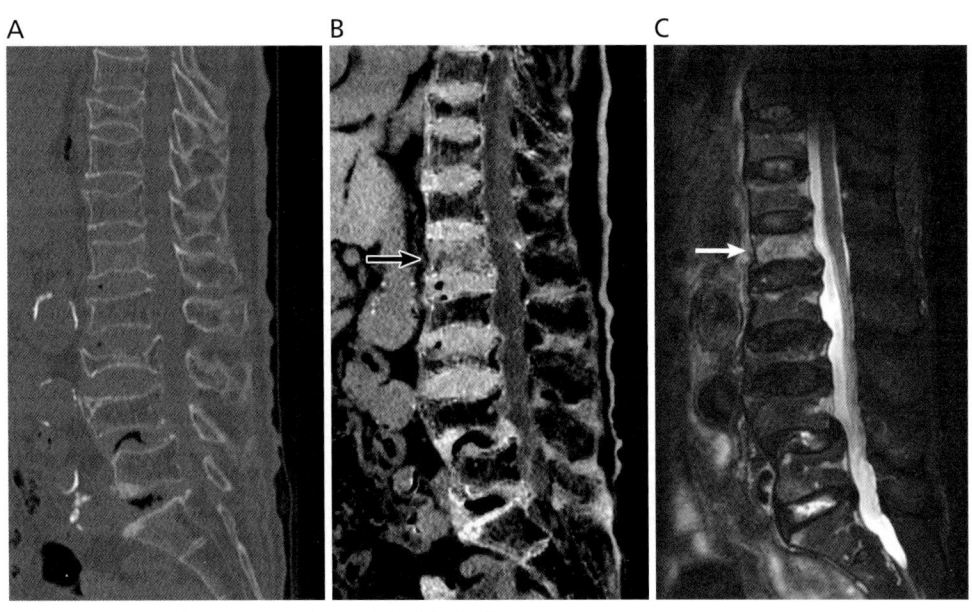

図2　80歳台女性　胸腰椎の多発骨折（外傷症例）
説明は，NOTE 参照.

文献

1) Gosangi B, Mandell JC, Weaver M, et al : Bone marrow edema at dual-energy CT : a game changer in the emergency department. Radiographics 2020 ; 40 : 859-874.

2) Denis F : The three column spine and its significance in the classification of acute thoracolumbar spinal injuries. Spine 1983 ; 8 : 817-831.

3) Mauch JT, Carr CM, Cloft H, et al : Review of the imaging features of benign osteoporotic and malignant vertebral compression fractures. AJNR Am J Neuroradiol 2018 : 39 : 1584-1592.

4) Tatsugami F, Higaki T, Nakamura Y, et al : Dual-energy CT : minimal essentials for radiologists. Jpn J Radiol 2022 ; 40 : 547-559.

5) Yang P, Wu G, Chang X : Diagnostic accuracy of dual-energy computed tomography in bone marrow edema with vertebral compression fractures : a meta-analysis. Eur J Radiol 2018 ; 99 : 124-129.

症例 L1 28-1

70 歳台女性．両下肢の痺れ．

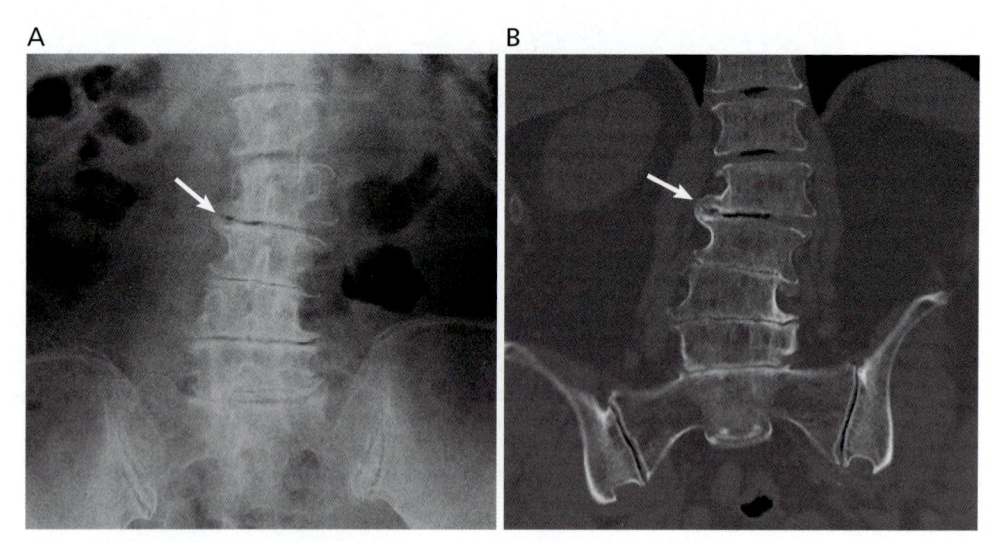

図1 A：腰仙椎単純X線写真正面像，B：CT冠状断像

単純X線・CT所見　腰椎は左側に凸に軽度側弯している．各椎体に隅角から水平に伸びる骨棘を認め，一部は弧状の形態である（**図1A, B，　→**）．椎間腔は全体に狭小化し，内部にガス像も認められ，椎体終板の不整や骨硬化もみられる．

診断　変形性脊椎症　degenerative spondylosis

経過　保存的加療を行う方針となり，対症療法にて治療を行っている．

L1 28-2

80歳台男性．腰痛．

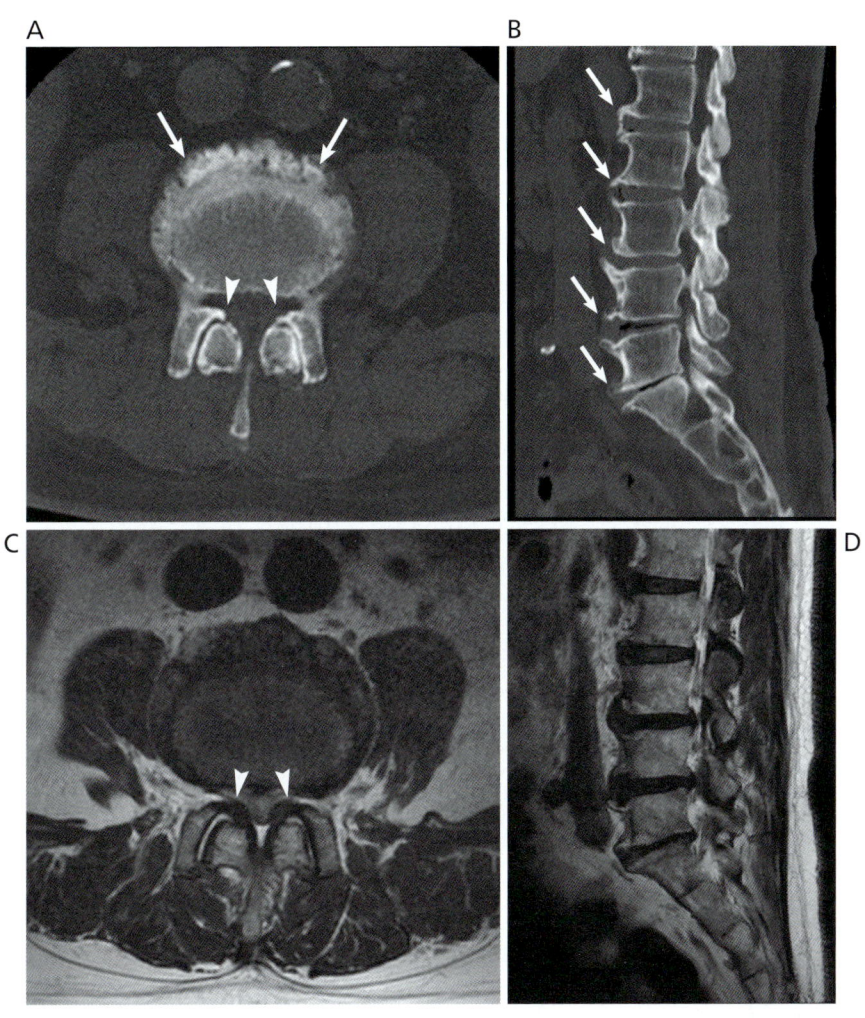

図2 CT（骨条件） A：横断像（L4/5），B：矢状断像，MRI C：T2強調横断像（L4/5），D：T2強調矢状断像

CT・MRI所見　CT（図2A, B）で椎体隅角から水平に伸びる骨棘を認め（→），MRI（図2C, D）で骨棘は骨髄を反映した信号を示している．椎体後縁の骨棘は硬膜嚢を圧迫している．椎間腔は下位腰椎を主体に減高し，T2強調像での信号低下を認める．CTでは椎間腔内のガス像も認める．椎間板は全体に膨隆し，両側椎間関節は骨性増殖を示し，黄色靱帯肥厚も認める（図2A, C, ➤）．

診断　変形性脊椎症 degenerative spondylosis

経過　保存的加療を行う方針となり，対症療法にて治療を行っている．

問題　**Q1.**　変形性脊椎症で脊椎に生じる変化は何か？

　　　　Q2.　椎間板に生じる変化は何か？

　　　　Q3.　頸椎に特有の変化は何か？

**画像診断の
ポイント**

単純 X 線写真・CT

● 椎体のアライメントの変化（直線化，側弯や後弯，変性すべり）．

● 椎体隅角から水平に伸びる牽引性骨棘形成（traction osteophytes），隣接する椎体に弧状に伸びる骨棘（claw osteophytes），椎体終板の不整，骨硬化．

● 椎間腔の狭小化，椎間板内のガス像（vacuum phenomenon），まれに石灰化/骨化．

● 椎間関節の骨性増殖，関節裂隙の狭小化や開大，軟骨下嚢胞，黄色靭帯肥厚．

● 頸椎では，鉤椎関節〔Luschka（ルシュカ）関節〕の骨性増殖．

MRI

単純 X 線写真，CT の所見に加え，

● T2 強調像での椎間板の信号低下，膨隆（bulging）．

● 椎体終板周囲骨髄の変性による信号変化．詳細は Modic 分類の項（症例 L2-26，p. 371）を参照．

● 椎間板や黄色靭帯などの非骨性構造は CT より明瞭に確認できる．

変形性脊椎症[1]

　変形性脊椎症は加齢や力学的負荷に起因する疾患で，椎体や椎間板，椎間関節，黄色靭帯など複数の構造に複合的に変性をきたす．頸椎，腰椎に好発し，進行することで脊柱管狭窄をきたしうる．高齢者では程度の差はあれど高頻度に変形性脊椎症の所見を認めるが，無症状のことも多く，病的意義は臨床的に判断するべきである．

　① 狭義の変形性脊椎症，② 椎間板の変性，③ 椎間関節の変形性関節症の 3 つの要素からなり，これらが複合的に生じる．頸椎ではさらに ④ 鉤椎関節（Luschka 関節）の変性が加わる．

　① 狭義の変形性脊椎症は，"線維輪（椎間板の髄核を取り囲む構造）と椎体輪状骨端（椎体上/下面の辺縁部）の加齢による退行性変化"と定義され，椎体腹側・外側辺縁の骨棘形成を示す．広義にはこれに ②③ が加わる．

　② 椎間板の変性は椎間骨軟骨症（intervertebral osteochondrosis）と呼称され，椎間板を主体とした変化を示す（詳細は **NOTE** に記載）．

　③ 椎間関節の変形性関節症は，文字通り上関節突起と下関節突起からなる滑膜性関節である椎間関節の変形変化である．関節面の骨性増殖や関節裂隙の狭小化，黄色靭帯の肥厚などをきたす．後方要素の不安定性の原因になり，前方の椎間板の不安定性にも間接的に関与するとされる．

　④ 頸椎では，第 4〜7 頸椎の後上外側面には鉤椎関節（Luschka 関節）があり，この変性の要素も加わる．鉤椎関節は椎間孔の腹側壁に位置しており，変性により椎間孔狭窄をきたす．

鑑別診断

1) **びまん性特発性骨増殖症　diffuse idiopathic skeletal hyperostosis：DISH**

　　前縦靱帯の広範な骨化を特徴とする疾患で，変形性脊椎症とは異なる疾患として区別される．診断基準として，①連続する4椎体以上の椎体前外側の過剰骨形成，②椎間板高が比較的保たれるなどintervertebral osteochondrosisによる変化が乏しい，③椎間関節や仙腸関節の骨性強直などの変化が乏しい，ことがあげられている．変形性脊椎症との鑑別にはこの診断基準の①②を留意すればよい．

2) **破壊性脊椎関節症（透析脊椎関節症）destructive spondyloarthropathy[2)]**

　　長期透析患者は透析アミロイドーシスをきたす．破壊性脊椎関節症は透析アミロイドーシスによる脊椎病変であり，特に頸椎に多く，椎体や椎間関節の骨破壊，椎間板や脊椎周囲靱帯へのアミロイド沈着を反映したT1強調像，T2強調像での低信号を示す．椎体骨棘形成が乏しい点が特徴で，透析歴や上記の特徴的な所見とあわせ，変形性脊椎症との鑑別に有用である．このほかに，環軸椎関節周囲にアミロイドが沈着することで，歯突起周囲の偽腫瘍形成（アミロイドーマ），歯突起の骨破壊や環軸椎亜脱臼を合併しうる．

解答　A1. 脊椎には，椎体隅角から水平に伸びる骨棘や椎体終板の変化がみられる．椎間関節には骨棘や関節裂隙狭小化などの変化がみられる．

A2. 椎間板には，椎間腔の狭小化がみられる．単純写真やCTではガス像，MRIでは椎間板の信号変化（T2強調像での信号低下）や膨隆がみられる．

A3. 鉤椎関節（Luschka関節）の骨性増殖は頸椎に特有の所見で，椎間孔狭窄をきたしうる．

NOTE

椎間骨軟骨症　intervertebral osteochondrosis[1)]

　　椎間骨軟骨症は椎間板を主体とした退行性変化である．椎間板髄核，椎体軟骨終板を侵す変化で，狭義の変形性脊椎症と区別される．

　　髄核は水とプロテオグルカンを多量に含むが，退行性変化によりこれらが減少することで椎間板の弾性が低下する．これにより椎間板のクッションとしての機能が低下して，椎間腔の減高や椎間板の膨隆をきたす．椎間板の成分変化を反映して，T2強調像で椎間板の信号低下，椎間板内部のガスや石灰化を認める．終板周囲の骨髄にも血管に富む線維組織，脂肪髄化，骨硬化などの変化が生じ，この変化はModic分類により3つに分類される．これに関しては，症例L2-26（p. 371）を参照．

文献

1) 稲岡　努・編：とにかく基礎から固める脊椎の画像診断．メジカルビュー社，2024：53-60．
2) 小池玄文，大木　望，上谷雅孝：透析患者の画像診断．臨床画像 2020；36：1091-1101．

症例 **L1** **29**

20 歳台男性．1 年前から誘因なく右大腿部の痛みを生じ，近医受診したが異常なしとされた．非ステロイド性抗炎症薬投与が有効であった．

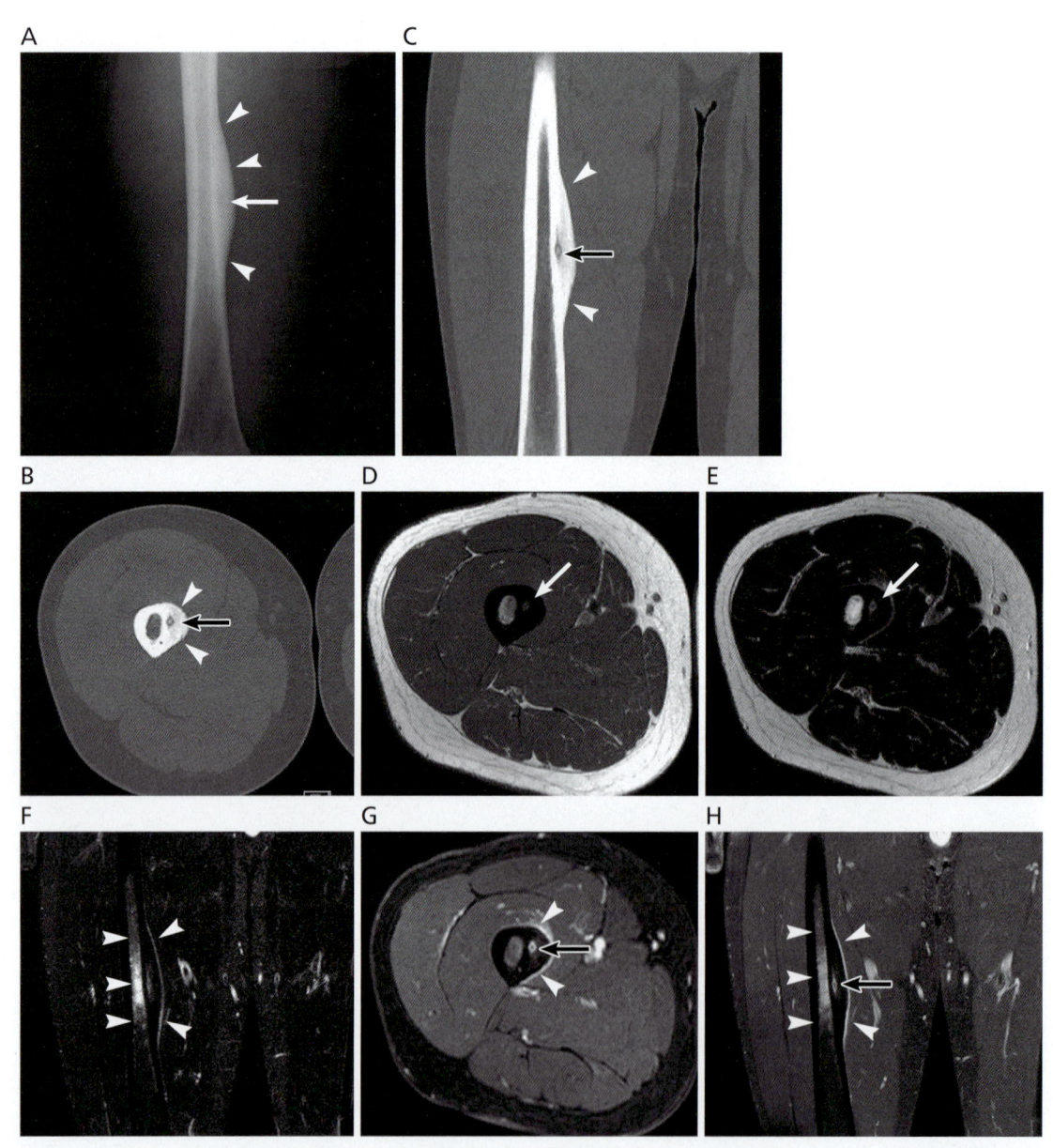

図 1 A：右大腿単純 X 線写真正面像，CT（骨条件）　B：横断像，C：冠状断像，MRI　D：T1 強調横断像，E：T2 強調横断像，F：脂肪抑制 T2 強調冠状断像，G：造影後脂肪抑制 T1 強調横断像，H：造影後脂肪抑制 T1 強調冠状断像

単純 X 線所見　右大腿骨骨幹部内側に骨皮質の著明な肥厚を認める（**図 1 A**，►）．中心部に淡い骨透亮像を認める（→）．

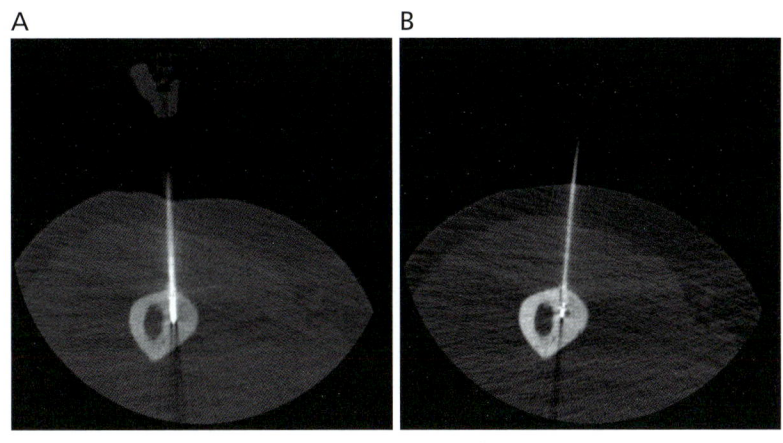

図2　図1と同一症例
右大腿CT　A：骨生検，B：ラジオ波焼灼術　骨生検針でnidusまでの骨孔を作成し(**A**)，cool-tip型RF針を用いて，90℃，5分間の焼灼を施行した(**B**).

CT所見	右大腿骨骨幹部内側に骨皮質の肥厚，骨硬化を認める(**図1 B, C**，➤)．内部に中心の石灰化を伴う溶骨性変化を認める(→)．

MRI所見	大腿骨骨幹部内側の骨皮質に骨肥厚を認め，内部にT1強調像で低信号，T2強調像で高信号を呈する領域を認める(**図1 D, E**，→)．脂肪抑制T2強調像(**図1 F**)では骨表面や骨髄腔内に高信号域を認める(➤)．造影後脂肪抑制T1強調像(**図1 G, H**)では，肥厚した骨皮質の内部に増強効果を認め(→)，骨皮質表面や骨髄腔にも広範囲に増強効果を認める(➤)．

診断	**類骨骨腫　osteoid osteoma**

経過	CTガイド下ラジオ波焼灼術が施行され，疼痛は消失した(**図2**)．

問題　**Q1.** 類骨骨腫の好発年齢，好発部位を述べよ．
　　　Q2. 類骨骨腫の自然経過を述べよ．
　　　Q3. 類骨骨腫の治療方法は何か？

画像診断のポイント

単純X線写真
● 腫瘍本体のnidus(ナイダス)に相当する骨透亮像を認め，その周囲に著明な骨硬化，骨膜反応を伴うが，nidusが不明瞭なことがあり，その場合はCTが有用となる．

CT
● nidus周囲には著明な骨硬化，骨皮質の骨肥厚を認め，nidusは境界明瞭な溶骨性変化として認められる．nidusの内部に石灰化を伴うことがある．関節内の病変では骨硬化を伴うが，骨膜反応や骨皮質の肥厚が目立たないことが多い．

MRI
● nidusはT1強調像で低信号，T2強調像で中〜高信号を呈する．周囲の骨肥厚・骨硬化

は低信号を呈するが，周囲の骨髄や軟部組織に浮腫や炎症波及を伴い，脂肪抑制 T2 強調像や SITR 像で高信号を呈する．

● nidus の内部は豊富な血流を反映して，ダイナミック造影で早期から増強効果を認め，急増漸減型のパターンを呈することが多い．関節内類骨骨腫では滑膜炎，関節液貯留を認め，関節炎様の所見を呈する．

類骨骨腫

　若年者に多く，長管骨の骨幹・骨幹端の骨皮質に好発し，大腿骨転子部や転子間部，脛骨などに多いが，10％程度は脊椎に発生し，後方要素に多い．手足の骨や関節内，骨端部にも生じることがある[1,2]．非ステロイド性抗炎症薬(NSAIDs)に反応する夜間痛が特徴的で，腫瘍細胞からプロスタグランジン E_2 が産生されるとの報告がある．

　nidus が病変の本体であり，nidus を認めることが本疾患の根拠となる．nidus の周囲には広範囲に著明な骨硬化を認め，骨膜反応も伴う．類骨骨腫と骨芽細胞腫との鑑別は主に大きさで行い，径が 1〜2 cm の間で両者を分け，1 cm 以下を類骨骨腫，2 cm 以上を骨芽細胞腫とするのが一般的である．1 cm から 2 cm のサイズの病変がしばしば問題となり，1.5 cm をカットオフ値とする意見もある[3]．類骨骨腫は 2 cm 以上のものはないとされているが，1.5 cm 以下の骨芽細胞腫の報告もあるため，サイズのみではなく，部位や周囲の硬化性変化，臨床症状や経過などを考慮する必要がある[4]．脊椎では骨芽細胞腫の方が多いとされている(図3)．

　経過中，石灰化/骨化が進行し，6〜7 年で自然消退することがあるが，症状が強い場合は手術適応となる．近年は保険収載となったこともあり，CT ガイド下ラジオ波焼灼術が行われることが多い[5]．

鑑別診断

1）疲労骨折 fatigue fracture

　骨皮質の肥厚と疼痛がある場合には疲労骨折が鑑別にあがるが，nidus のような類円形の骨吸収ではなく，骨折線が線状の骨吸収としてみられることがあり，骨折線に沿って骨

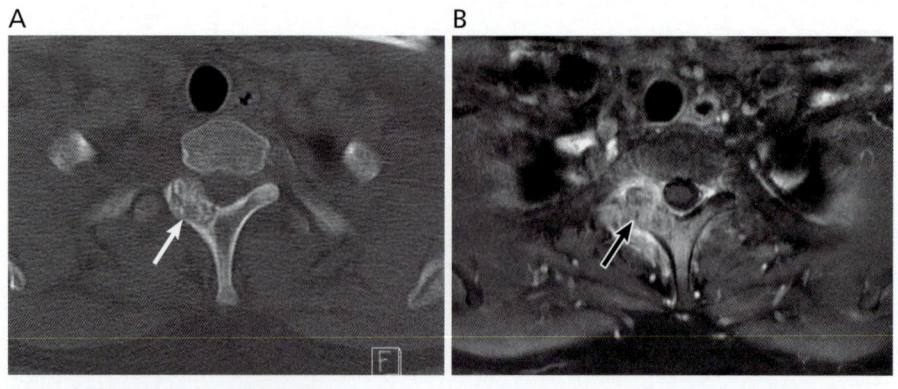

図3　20 歳台男性　骨芽細胞腫
A：胸椎 CT 横断像(骨条件)，B：MRI，造影後脂肪抑制 T1 強調横断像　胸椎 T1 右椎弓に，内部に石灰化を伴う溶骨性病変を認める．辺縁に硬化縁を認め，長径は 21 mm で，増大傾向がある(A，→)．周囲の骨硬化，骨皮質の肥厚は目立たない．造影後脂肪抑制 T1 強調横断像(B)で，病変内に増強効果を認め，周囲にも炎症を反映した増強効果を認める(→)．

硬化，骨肥厚を伴う．MRI では類骨骨腫と同様に周囲に骨髄浮腫を伴う（症例 L1-35，p. 131 参照）．

2）Brodie 膿瘍　Brodie abscess

　　骨幹端に好発し，類骨骨腫と同様に溶骨性変化をきたし，周囲に骨髄浮腫を伴うが，溶骨性病変は nidus よりも大きいことが多く，骨端線部に連続する蛇行した透亮像を示すことがある．

解答

A1. 若年者に多く，中高年ではまれである．長管骨の骨皮質に多く発生するが，脊椎後方要素や手の短管骨・手根骨にも発生する．

A2. 6～7 年の経過で自然消退することが多い．

A3. NSAIDs による疼痛コントロールが可能であれば，保存的に治療するが，疼痛が強い場合は手術による nidus の摘出を行う．近年は，CT ガイドによるラジオ波焼灼術が侵襲の少ない治療として施行される．

NOTE 1

骨芽細胞腫　osteoblastoma

　　類骨骨腫に比較し，頻度は低く，30 歳以下の男性に多い．脊柱，仙骨などの中心骨格発生が多く，脊椎後方成分に多い．類骨骨腫のような周囲の反応性変化は比較的少ない．病理学的にはほぼ同一とされているが，臨床経過が異なる．大きさは 2 cm 以上であるが（図3），1.5 cm 以上とする意見もある[3]．骨芽細胞腫が骨肉腫へ転化したとされる症例は，はじめから骨肉腫であった可能性がある．

NOTE 2

CT ガイド下ラジオ波焼灼術

　　類骨骨腫に対するラジオ波焼灼術は 2022 年から保険適応となり，CT ガイド下で施行されることが多い．CT で nidus を容易に確認することができ，骨生検針もしくは鋼線で骨孔を作成し，ラジオ波の電極を nidus に挿入し，90℃で 5 分間の焼灼を数回行う[5]（図2）．

文献

1) Greenspan A : Benign bone-forming lesions : osteoma, osteoid osteoma, and osteoblastoma : clinical, imaging, pathologic, and differential considerations. Skeletal Radiol 1993 ; 22 : 485-500.
2) Cerase A, Priolo F : Skeletal benign bone-forming lesions. Eur J Radiol 1998 ; 27 : S91-97.
3) McLeod RA, Dahlin DC, Beabout JW : The spectrum of osteoblastoma. AJR Am J Roentgenol 1976 ; 126 : 321-325.
4) Yalcinkaya U, Doganavsargil B, Sezak M, et al : Clinical and morphological characteristics of osteoid osteoma and osteoblastoma : a retrospective single-center analysis of 204 patients. Ann Diagn Pathol 2014 ; 18 : 319-325.
5) Dalili D, Dalili DE, Isaac A, et al : Treatment of osteoid osteoma. Semin Intervent Radiol 2023 ; 40 : 100-105.

症例 **L1** **30**

16 歳男性．右大腿遠位に疼痛が出現し，安静時痛もあるため受診．

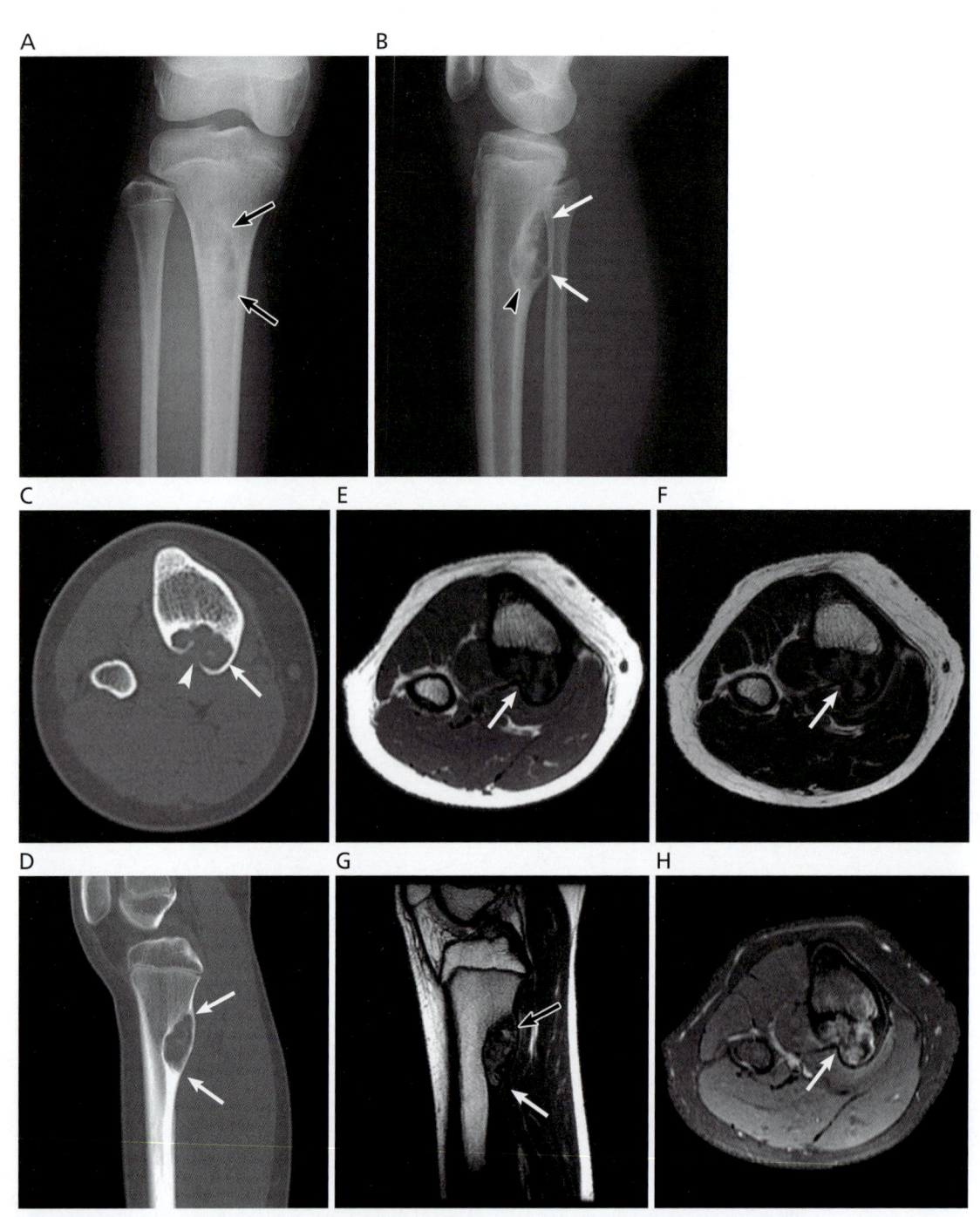

図 1　右下腿単純 X 線写真　A：正面像，B：側面像，CT（骨条件）　C：横断像，D：冠状断像，MRI　E：T1 強調横断像，F：T2 強調横断像，G：T2 強調矢状断像，H：造影後脂肪抑制 T1 強調横断像

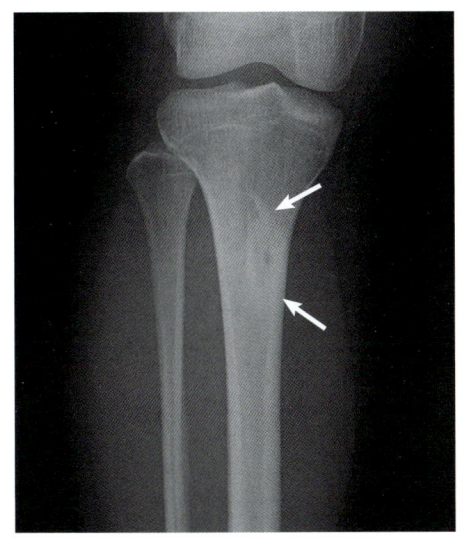

図2 図1と同一症例
右下腿単純X線写真正面像 3年の経過で，脛骨近位骨幹の病変は骨硬化が進行し，一部が不明瞭となっている（→）．

単純X線 所見	右脛骨近位骨幹部背側に境界明瞭な骨透亮像を認める（図1 A, B，→）．辺縁に硬化縁を認め，骨皮質に連続している（図1 B，►）．

CT所見	右脛骨近位骨幹部骨皮質に境界明瞭な溶骨性病変を認める（図1 C, D，→）．骨皮質から連続し，骨皮質の膨隆を認め，一部に骨皮質の欠損を認める（図1 C，►）．

MRI所見	右脛骨近位骨幹部内側の骨皮質内に T1 強調像，T2 強調像で低信号の腫瘤を認める（図1 E～G，→）．造影後脂肪抑制 T1 強調像（図1 H）で内部に淡い増強効果を伴っている（→）．

診断	**非骨化性線維腫 non-ossifying fibroma：NOF**

経過	経過観察となり，3年後に骨化が進行（図2）．

問題 Q1. 好発年齢を述べよ．
Q2. 好発部位はどこか？
Q3. 自然経過について述べよ．

画像診断の ポイント	**単純X線写真** ● 偏心性で地図状の骨透亮像を呈し，骨皮質から連続し，辺縁は分葉状で境界明瞭な硬化縁を伴う． **CT** ● 骨皮質に限局した境界明瞭な溶骨性病変で，分葉状の辺縁を呈し，骨髄腔側に突出する

ことが多く，大きなものでは骨皮質が菲薄化し，骨皮質の一部が欠損しているような像を呈することがある．

● 内部は線維性組織を反映して筋肉と同程度の濃度を呈する．

MRI

● 線維化を反映して，T1 強調像で低信号，T2 強調像で低〜高信号を呈し，造影 MRI では内部に増強効果を伴う．

● 内部に出血や嚢胞変性をきたすことがあり，さまざまな信号パターンを呈する．

非骨化性線維腫

　非骨化性線維腫(NOF)は若年者に多くみられ，症状に乏しく，偶発的に発見されることが多い．組織学的には線維芽細胞の増殖と破骨細胞型巨細胞の混在を特徴とする[1]．長管骨の骨幹端部に発生し，大腿骨遠位や脛骨・腓骨の近位・遠位に生じることが多い．偏心性で骨皮質に限局する病変であり，成長に伴い骨幹端から離れる方向に相対的に移動して，骨化が進行し，縮小，自然消退する[2]．単純 X 線写真正面像・側面像でそれぞれ病変が50％を越える場合，病的骨折をきたすことがある[3]．靱帯や健の付着部に生じる線維性骨皮質欠損(fibrous cortical defect)や良性線維性組織球腫(benign fibrous histiocytoma)は同様の組織像を呈する．

　多発することが知られており，Jaffe-Campanacci 症候群(多発性 NOF，カフェオレ斑，精神遅滞，性腺機能低下症または停留精巣，眼異常または心血管奇形)や神経線維腫症 1 型の患者で報告されている[1]．

　生検や手術の必要はなく，いわゆる"Don't touch lesion"であり，不必要な侵襲は避けなければならない．

鑑別診断

1）**線維性骨異形成 fibrous dysplasia**

　中心性病変であり，境界明瞭な骨透亮像を示す．やや厚い硬化縁を伴い，時にすりガラス状の淡い硬化像を呈する(症例 L1-59，p. 226 参照)．

2）**軟骨粘液線維腫 chondromyxoid fibroma**

　偏心性の病変で，単純写真では硬化縁を伴う境界明瞭な骨透亮像を呈する．T2 強調像では軟骨基質，粘液基質を反映し，高信号となる．

3）**骨転移 bone metastasis**

　骨転移はあらゆる骨に生じうるが，骨皮質に限局して生じることがまれにある．単純写真で境界不明瞭な骨透亮像，CT で境界不明瞭な溶骨性変化としてみられることが多い．

解答　**A1.**　若年者に多く，成人ではまれである．

　　　　A2.　長管骨の骨幹端から骨幹の骨皮質に生じる．

　　　　A3.　成長に伴い骨端線から離れていき，時間経過とともに骨化が進行する．数年をかけて徐々に吸収され，自然消退する[2]．

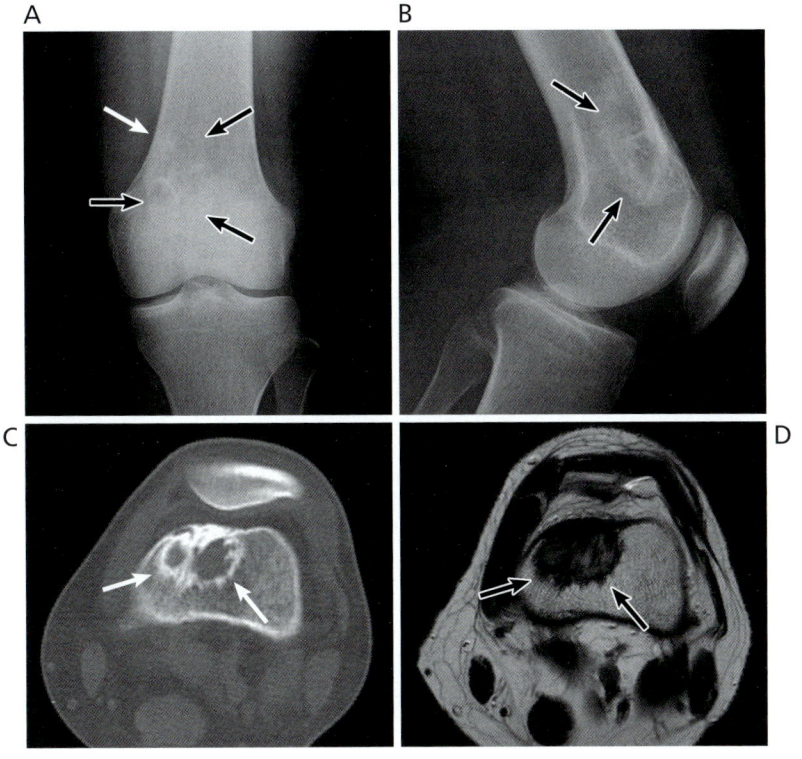

図 3　20 歳台女性　類腱線維腫

左膝関節単純 X 線写真　A：正面像，B：側面像，C：CT 横断像（骨条件），
D：MRI, T2 強調横断像　大腿骨遠位骨幹端に辺縁骨硬化を伴う骨透亮像を
認め（A, B，→），CT（**C**）では辺縁に厚く不整な骨硬化を伴う偏心性の病変で
あり（→），線維性組織を反映し，MRI, T2 強調像（**D**）で内部は低信号を呈す
る（→）．

N O T E

類腱線維腫　desmoplastic fibroma

　骨内に生じるデスモイドで，線維性成分を反映して T1 強調像，T2 強調像ともに低信号
を呈する（**図 3**）．境界は明瞭なことが多く，硬化縁を伴うが，しばしば厚く不整なことも
ある．溶骨性変化が多く，溶骨性変化と硬化性変化が混在することもある．偏心性である
ことが多く，しばしば骨皮質の破綻を伴う[4]．

文献

1) Mankin HJ, Trahan CA, Fondren G, et al : Non-ossifying fibroma, fibrous cortical defect and Jaffe-Campanacci syndrome : a biologic and clinical review. Chir Organi Mov 2009 ; 93 : 1-7.

2) Ritschl P, Karnel F, Hajek P : Fibrous metaphyseal defects : determination of their origin and natural history using a radiomorphological study. Skeletal Radiol 1988 ; 17 : 8-15.

3) Arata MA, Peterson HA, Dahlin DC : Pathological fractures through non-ossifying fibromas : review of the Mayo Clinic experience. J Bone Joint Surg Am 1981 ; 63 : 980-988.

4) Frick MA, Sundaram M, Unni KK, et al : Imaging findings in desmoplastic fibroma of bone : distinctive T2 characteristics. AJR Am J Roentgenol 2005 ; 184 : 1762-1767.

症例 L1 31

9歳男児．約1年前から左足関節の腫脹を認める．

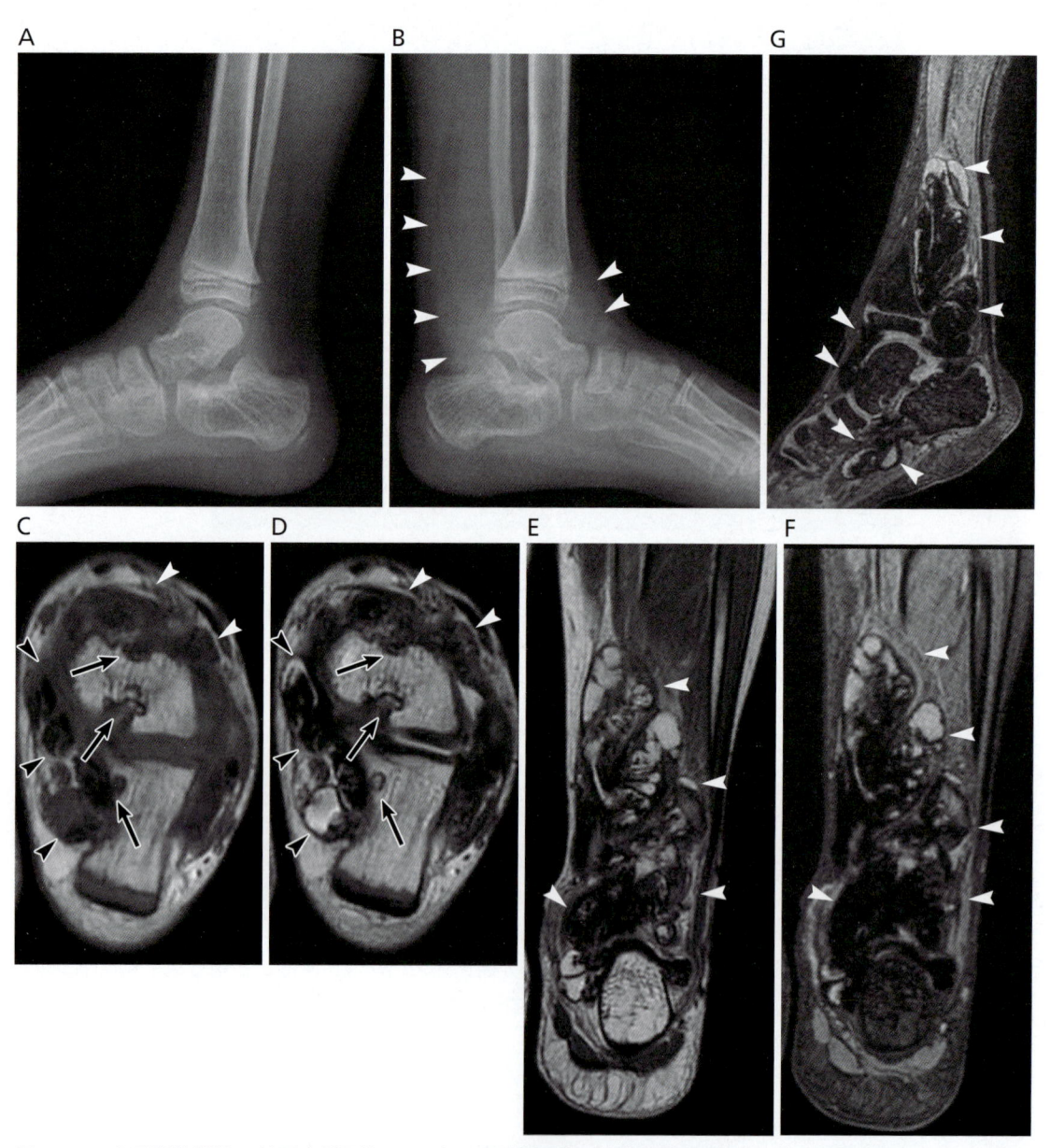

図1 A：右足関節単純X線写真側面像，B：左足関節側面像，左足関節MRI C：T1強調横断像，D：T2強調横断像，E：T2強調冠状断像，F：T2*強調冠状断像，G：T2*強調矢状断像

単純X線所見 左足関節は対側と比較し，背側を主体に軟部組織の腫脹が目立つ（**図1B**，➤）．石灰化は認めない．

MRI所見 横断像では足関節を取り囲むように T1 強調像（**図1C**）で中等度，T2 強調像（**図1D**）で低

信号の軟部病変（➤）を認め，距骨や踵骨には骨侵食（→）がみられる．冠状断像では脛骨遠位部背側に T2 強調像（**図 1 E**）で全体的に低信号を呈する軟部腫瘤を認め（➤），これらの病変は T2*強調像の冠状断像や矢状断像（**図 1 F, G**）で低信号が強調され（➤），ヘモジデリン沈着を反映した所見である．

診断　　びまん型腱滑膜巨細胞腫 diffuse-type tenosynovial giant cell tumor

経過　　手術が行われ，びまん型腱滑膜巨細胞腫と診断された．

問題　**Q1.** びまん型腱滑膜巨細胞腫の好発部位はどこか？
　　　　Q2. 鑑別となる疾患は何か？
　　　　Q3. びまん型腱滑膜巨細胞腫の治療法および予後について述べよ．

画像診断のポイント

- 単純 X 線写真では足関節周囲軟部組織の腫脹を認める．明らかな石灰化は認めない．
- MRI では足関節を取り囲むように軟部病変を認め，背側では腫瘤状の病変が認められる．病変は T2 強調像で全体的に低信号を示し，T2*強調像では低信号域がより低い信号を呈している．ヘモジデリン（hemosiderin）沈着による磁化率アーチファクトを反映した所見である．
- 以上の画像所見より，びまん型の腱滑膜巨細胞腫が最も考えられる．

びまん型腱滑膜巨細胞腫

　腱滑膜巨細胞腫は関節の滑膜内層，滑液包，腱鞘に由来するまれな軟部腫瘍であり，限局型とびまん型の 2 つのサブタイプで構成される[1]．女性に多く，主に比較的若い患者群（典型的には 30〜50 歳）に発症するが，どの年齢でも発症する可能性がある[2,3]．2020 年の WHO 軟部組織・骨腫瘍分類 第 5 版で統一用語として使用され，かつての色素性絨毛結節性滑膜炎（pigmented villonodular synovitis）という用語は推奨されなくなった．

　この 2 つのサブタイプ間には明確な組織学的な区別はなく，典型的な部位や病変の境界，発生部位（滑膜関節もしくは腱鞘滑膜）と臨床像で区別される[4]．びまん型は主に関節腔内に発生し，片側性，単関節性で膝（70%），股関節（15%），足関節，肩関節，肘関節などの大関節に好発する[2,5]．罹患した関節では滑膜が過増殖および出血を起こし，隣接する骨，軟骨，および腱の構造に歪みと損傷をもたらす[2]．

　単純写真や CT では関節周囲軟部組織の腫脹がみられ，嚢胞状の骨侵食を伴う場合もある．増殖した滑膜組織による骨侵食像は関節腔が比較的狭い関節で目立ち，辺縁には硬化性変化を伴う．MRI では関節内あるいは関節周囲に単結節もしくは多結節状の異常信号域を認め，T2 強調像で不均一な低信号を呈することを特徴とする．ヘモジデリン沈着による磁化率アーチファクトを反映して T2*強調像で病変の低信号が強調される．造影では不均一な増強効果を呈する[6]．

鑑別診断

1）滑膜血管腫 synovial hemangioma

　滑膜で覆われたまれな血管腫で，小児もしく青年期の比較的若年者にみられる．大多数は膝関節，特に前方部に好発する．関節内出血をきたし，ヘモジデリンを含む滑膜肥厚を呈することもあるため，時に鑑別が問題になる．若年者，特に膝関節では，関節内もしくは関節近傍の血管腫病変がないか留意することが重要である（症例 L3-2，p. 517 参照）．

2）血友病性関節症 hemophilic arthropathy

　血友病は潜性劣性遺伝であり，患者のほとんどが男性であるが，まれに女性患者も存在するとされている．早期には関節水腫，関節血症がみられ，続いて滑膜肥厚・充血，ヘモジデリン沈着などの関節内・関節周囲の変化が認められる．繰り返す関節外出血の結果，筋肉や骨内に徐々に増大する巨大な嚢胞性腫瘤が形成されることがあり，血友病性偽腫瘍という．関節腔内および周囲の靱帯・腱に付着したヘモジデリン沈着を反映し $T2^*$ 強調像での低信号域を伴うため鑑別が問題となり，既往歴の聴取と併せて診断することが重要である．

解答 **A1.** 膝関節が最も多く，股関節，足関節などの大関節に好発する．

A2. T2 強調像や $T2^*$ 強調像で低信号滑膜を呈する疾患として，滑膜血管腫や血友病性関節症との鑑別が問題となる．鑑別には関節内出血を惹起する血管腫の除外や病歴の確認が重要である．そのほか，T2 強調像で低信号を示す腫瘤状の滑膜を示す疾患として，アミロイド関節症などの沈着症も鑑別にあがる．

A3. 限局型と比較し再発率が高く，約半数で再発するとされている[7,8]．治療は外科的切除が基本となる．悪性化はまれであり，*de novo* で生じることもあれば，再発として認識される場合もある．大関節に発生し，骨髄浸潤が顕著な場合には悪性の可能性を念頭におく必要がある[9]．

文献

1) Spierenburg G, Ballesteros CS, Stoel BC, et al : MRI of diffuse-type tenosynovial giant cell tumour in the knee : a guide for diagnosis and treatment response assessment. Insights Imaging 2023 ; 14 : 22.

2) Mastboom MJL, Verspoor FGM, Verschoor AJ, et al : Higher incidence rates than previously known in tenosynovial giant cell tumors. Acta Orthop 2017 ; 88 : 688-694.

3) Ehrenstein V, Andersen SL, Qazi I, et al : Tenosynovial giant cell tumor : incidence, prevalence, patient characteristics, and recurrence. A registry-based cohort study in Denmark. J Rheumatol 2017 ; 44 : 1476-1483.

4) Sciot R, Rosai J, Dal Cin P, et al : Analysis of 35 cases of localized and diffuse tenosynovial giant cell tumor : a report from the chromosomes and morphology (CHAMP) study group. Mod Pathol 1999 ; 12 : 576-579.

5) Chien JC, Wei YP, Chen CY, et al : Long-term functional outcomes of diffuse pigmented villonodular synovitis of knee : the role of adjuvant radiotherapy. Medicine (Baltimore) 2021 ; 100 : e23794.

6) Lin J, Jacobson JA, Jamadar DA, et al : Pigmented villonodular synovitis and related lesions : the spectrum of imaging findings. AJR Am J Roentgenol 1999 ; 172 : 191-197.

7) Choi WS, Lee SK, Kim JY, et al : Diffuse-type tenosynovial giant cell tumor : what are the important findings on the initial and follow-up MRI? Cancers (Basel) 2024 ; 16 : 402.

8) Somerhausen NS, Fletcher CD : Diffuse-type giant cell tumor : clinicopathologic and immunohistochemical analysis of 50 cases with extraarticular disease. Am J Surg Pathol 2000 ; 24 : 479-492.

9) Li CF, Wang JW, Huang WW, et al : Malignant diffuse-type tenosynovial giant cell tumors : a series of 7 cases comparing with 24 benign lesions with review of the literature. Am J Surg Pathol 2008 ; 32 : 587-599.

L1 **32**

30歳台男性．1か月前に胸背部腫瘤を自覚し，急速な増大は認めていない．

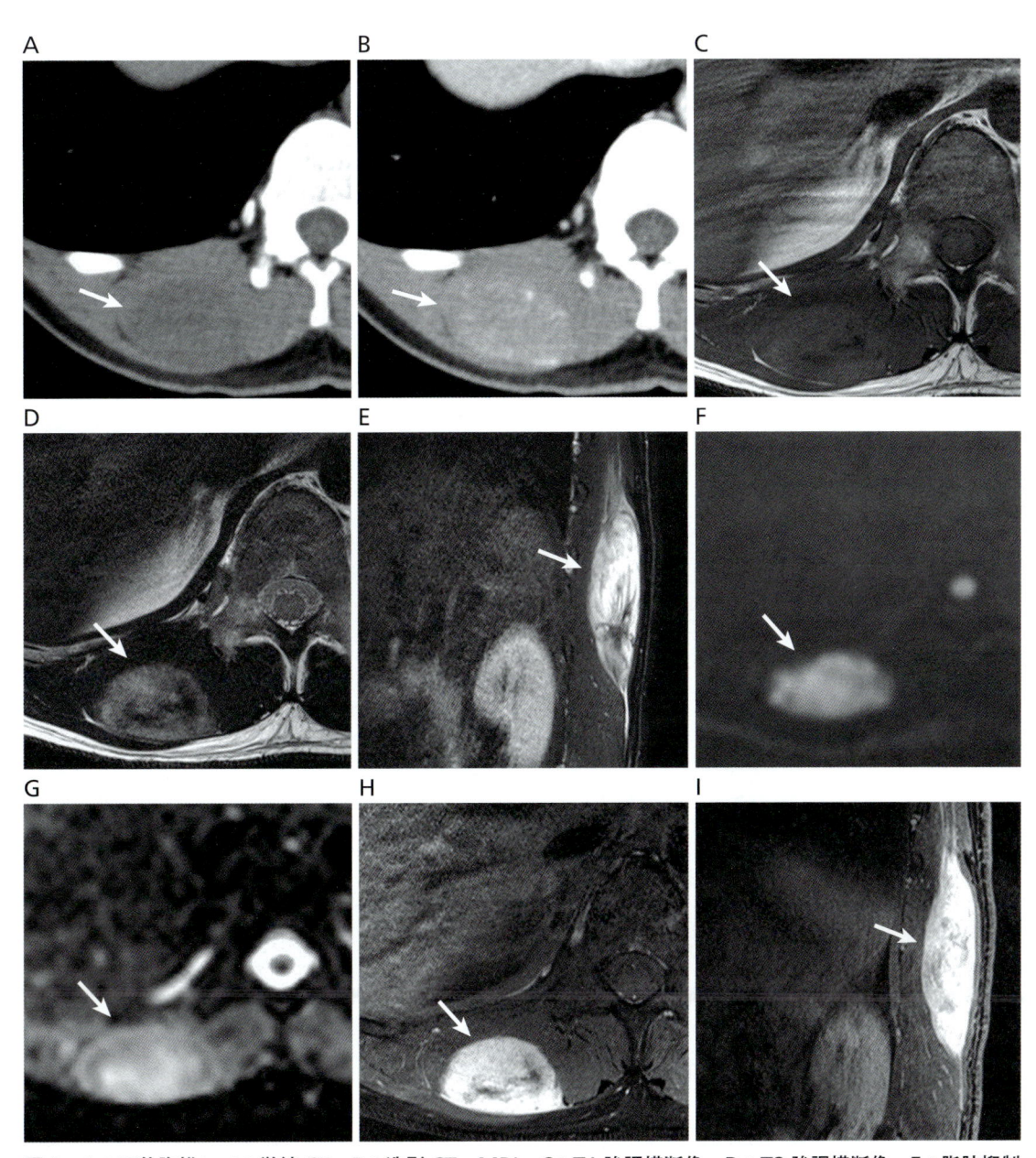

図1 A：下位胸椎レベル単純CT，B：造影CT，MRI　C：T1強調横断像，D：T2強調横断像，E：脂肪抑制T2強調矢状断像，F：拡散強調横断像，G：ADC map，H：造影後脂肪抑制T1強調横断像，I：造影後脂肪抑制T1強調矢状断像

CT所見 下位胸椎レベル右脊柱起立筋内に筋肉と比較し軽度低吸収を呈する腫瘤性病変を認める（**図1A**，→）．同腫瘤性病変は軽度の不均一な造影効果を呈する（**図1B**，→）．

MRI所見 下位胸椎レベル右脊柱起立筋内に筋肉と比較しT1強調像で等信号，T2強調像で等信号〜軽度高信号を呈する腫瘤性病変を認める（**図1C, D**，→）．同腫瘤性病変は，脂肪抑制T2強調像（**図1E**）では高信号を主体とし，内部に一部低信号を伴い（→），頭側では一部境界不明瞭である．拡散強調像で高信号を呈するが，ADC mapでの明らかな低下は認めず（**図1F, G**，→），造影後脂肪抑制T1強調像（**図1H, I**）で比較的均一な増強効果を呈するが（→），T2強調像で等信号を呈する領域は増強効果に乏しく，線維成分が疑われる．

診断 デスモイド型線維腫症 desmoid-type fibromatosis

経過 生検が施行された．生検では，線維芽細胞様の紡錘形細胞が束状を示して不規則に増殖し，膠原線維を伴っていた．腫瘍細胞に多形性はなく，壊死を認めなかった．以上より，デスモイド型線維腫症と診断され，トラニラストおよびCOX-2阻害薬を投与されたが縮小を得られず，切除された．術後2年で再発を認め，再手術が施行された．以後，再発は認めていない．

問題 **Q1.** 表在性線維腫と深在性線維腫のサイズと増大速度に関して述べよ．
Q2. 鑑別すべき疾患をあげよ．
Q3. 悪性軟部肉腫との鑑別のポイントは何か？

画像診断のポイント
- CTでは，右脊柱起立筋内に筋肉と比較し軽度低吸収を呈する腫瘤性病変を認め，軽度の不均一な造影効果を呈する．
- MRIで腫瘍は，筋肉と比較しT1強調像で等信号，T2強調像で等信号〜軽度高信号を呈する．脂肪抑制T2強調像では高信号を主体とし，内部に一部等信号を伴い，頭側では一部境界不明瞭である．
- 拡散制限に乏しく，造影効果を呈するが，T2強調像で等信号を呈する領域は造影効果に乏しく，線維成分が疑われる．
- 高悪性軟部肉腫，増殖性筋膜炎ならびに筋炎，結節性筋膜炎が鑑別にあがる．高悪性軟部肉腫との鑑別に関して，出血，壊死はなく，拡散制限に乏しい点からは，肉腫は否定的であり，急速な増大を認めていない点からは，増殖性筋膜炎ならびに筋炎，結節性筋膜炎よりもデスモイド型線維腫症が疑われる．

線維腫症

線維腫症は線維芽細胞/筋線維芽細胞性腫瘍に分類され，頸部線維腫症（fibromatosis colli）・若年性硝子化線維腫症・封入体線維腫症は良性，手掌/足底線維腫症・脂肪線維腫症・デスモイド型線維腫症は中間悪性（局所浸潤性）に分類される（**表**）[1, 2]．一般的に手掌/足底線維腫症などの表在に発生する線維腫症は小さく増大速度が遅く，デスモイド型線維腫症などの深部に発生する線維腫症は大きく増大速度が早い．

表 線維芽細胞/筋線維芽細胞性腫瘍（WHO 分類 第 5 版，2020）

良性	中間悪性（局所浸潤性）
結節性筋膜炎 増殖性筋膜炎・増殖性筋炎 骨化性筋炎・指部の線維-骨性偽性腫瘍 虚血性筋膜炎 弾性線維腫 乳児線維性過誤腫 頸部線維腫症 若年性硝子化線維腫症 封入体線維腫症 腱鞘線維腫 類腱性線維芽細胞腫 筋線維芽細胞腫 乳腺型筋線維芽細胞腫 石灰化腱膜線維腫 EWSR1-SMAD3 陽性線維芽細胞性腫瘍 血管筋線維芽細胞腫 富細胞性血管線維腫 血管線維腫 項部線維腫 末端型線維粘液腫 Gardner 線維腫	良性孤立性線維性腫瘍 手掌/足底線維腫症 デスモイド型線維腫症 脂肪線維腫症 巨細胞線維芽細胞腫
	中間悪性（低頻度転移性）
	隆起性皮膚線維肉腫，NOS 孤立性線維性腫瘍，NOS 炎症性筋線維芽細胞性腫瘍 筋線維芽細胞肉腫 表在性 CD34 陽性線維芽細胞性腫瘍 炎症性筋線維芽細胞肉腫 乳児型線維肉腫
	悪性
	悪性孤立性線維性腫瘍 線維肉腫，NOS 粘液線維肉腫 低悪性度線維粘液性肉腫 硬化性類上皮線維肉腫

（文献 1）より改変）

　頸部線維腫症は乳児の胸鎖乳突筋で起こる良性の線維性増殖を呈する self-limited disease（自然軽快する疾患）で，胸鎖乳突筋遠位 1/3 に好発，筋の紡錘状腫大を呈し，腫瘤消退後に筋性斜頸を認めることがある．若年性硝子化線維腫症は，真皮・皮下組織・歯肉などに硝子化した線維性成分の沈着を認めるまれな線維腫症で，幼児期に発症する．封入体線維腫症は，好酸球性の細胞内封入体を伴う筋線維芽細胞性腫瘍で，良性であるが，局所再発の可能性を有する[1]．

　手掌/足底線維腫症は手掌・足底に生じる浸潤性の線維芽細胞増殖性疾患である．手掌線維腫症は，成人男性の白人に多く，年齢とともに発症率は高くなるが，足底線維腫症は，若年者に多く，ほぼ半数が 30 歳未満であり，小児では女児に多い．脂肪線維腫症は，成熟脂肪・紡錘体細胞の短束・脂肪芽細胞様細胞が混在するまれな腫瘍で，男児の手足に好発，半数は 1 歳までに診断され，20%が先天性で，再発しやすい[1]．

　デスモイド型線維腫症は，非転移性ではあるが，浸潤性の増殖と局所再発の可能性を有する深部筋線維芽細胞性腫瘍であり，四肢（30〜40%），後腹膜または腹腔（15%），腹壁（20%），胸壁（10〜15%）に発生する．40 歳前後の女性に好発する[1]．

　単純 X 線写真では通常，非特異的な軟部濃度の腫瘤として描出される[3]．CT では筋肉と比較し等〜軽度高吸収を呈するが，非特異的な所見である．深部発生の線維腫症は周囲組織との境界が不明瞭なことが多い[3,4]．

　MRI では，膠原線維などの線維成分・細胞成分ならびに粘液状基質の割合によりさまざまな信号を呈する．線維成分は T1 強調像・T2 強調像で筋肉と等信号で造影効果に乏しく，細胞成分は T1 強調像で低〜等信号，T2 強調像で等〜高信号，中等度の造影効果を呈し，粘液状基質は T1 強調像で低信号，T2 強調像で高信号，不均一な造影効果を呈する[5]．デスモイド型線維腫症は，筋膜に沿った線状の造影効果・線維成分を反映した band 状の T2

強調像での等信号域を認めるが，特異的な所見ではない[5]．デスモイド型線維腫症は，腫瘍壊死はまれで[5]，拡散強調像のADC（apparent diffusion coefficient）値は悪性軟部肉腫と比較し高く[6]，デスモイド型線維腫症と悪性軟部肉腫の鑑別に有用である．

鑑別診断

1）線維肉腫，NOS fibrosarcoma, NOS

線維肉腫，NOS（not otherwise specified）は，2020年のWHO分類 第5版において，以前の成人線維肉腫に代わって悪性の線維芽細胞/筋線維芽細胞性腫瘍に分類された．平均年齢は50歳で四肢，頭頸部，体幹の深部軟組織の腱と筋膜から発生する．CTでは，等吸収を呈する浸潤性の腫瘤として描出される．MRIでは，T1強調像で低～等信号，T2強調像では不均一な低～高信号とさまざまな信号を呈する．腫瘍周囲には浮腫性変化を認める．造影T1強調像で，辺縁優位の不均一な増強効果を呈する[7]．

2）粘液線維肉腫 myxofibrosarcoma

粘液線維肉腫は，粘液状基質，多形性，および特徴的な曲線状の血管パターンを伴う悪性の線維芽細胞/筋線維芽細胞性腫瘍に分類される．60～80歳台の男性の四肢に好発する．病変の約50％は筋膜・筋肉内に発生するが，半分は真皮および皮下組織に発生する．CTでは低吸収を呈し，MRIでは，T1強調像で低～等信号，T2強調像で粘液状基質を反映して高信号を呈し，造影T1強調像で粘液状基質以外の充実成分は結節状，粘液状基質からなる領域は辺縁優位の増強効果を呈する[7]．

3）増殖性筋膜炎および筋炎 proliferative fasciitis and myositis

増殖性筋膜炎および筋炎は，筋膜または筋肉に発生する良性病変で，中年・高齢者の四肢，特に前腕に好発する．CTでは筋肉と等吸収を呈し，境界不明瞭で，さまざまな造影効果を呈する．MRIでは，T1強調像で筋肉と比較し低～等信号，T2強調像で高信号を呈する．造影パターンはさまざまで，病変内部に散見される筋束が特徴的な画像所見である[7]．

解答 A1. 表在に発生する線維腫症（手掌/足底線維腫症など）は小さく増大速度が遅いが，深部に発生する線維腫症（デスモイド型線維腫症など）は大きく増大速度が早い．

A2. 線維肉腫・粘液線維肉腫などの悪性軟部肉腫，増殖性筋膜炎および筋炎，結節性筋膜炎があげられる．悪性軟部肉腫との鑑別点はA3で述べる．増殖性筋膜炎および筋炎，結節性筋膜炎は短期間で急速増大・縮小の経過を辿る点が鑑別の一助となる．

A3. デスモイド型線維腫症・悪性軟部肉腫はともに境界不明瞭で浸潤傾向を認めるが，悪性軟部肉腫は腫瘍内出血・腫瘍内壊死を呈する傾向がある点，拡散強調像で悪性軟部肉腫のADC値はデスモイド型線維腫症より低い点も鑑別に有用である．

> ## NOTE
>
> ### 結節性筋膜炎 nodular fasciitis
>
> 　結節性筋膜炎は，皮下組織に発生する間葉系腫瘍で，均一な線維芽細胞/筋線維芽細胞で構成される．上肢・体幹ならびに頭頸部の筋膜表面に発症する．急速に増大し，自然退縮する経過を辿るが，まれに再発することもある．T1 強調像で筋肉と比較的均一な等信号，T2 強調像で不均一な高信号を呈する境界明瞭な腫瘤を呈し，約 40％は T2 強調像で辺縁低信号・内部高信号，造影 T1 強調像で中心部の増強効果に乏しい辺縁優位の増強効果を呈する inverted target sign を認めると報告されている[8]．

文献

1) Laskin VB : Inclusion body fibromatosis. WHO Classification of Tumours Editorial Board : Soft tissue and bone tumours, 5th ed. Lyon : IARC, 2020 : 65-66.
2) Sbaraglia M, Bellan E, Dei Tos AP : The 2020 WHO classification of soft tissue tumours : news and perspectives. Pathologica 2021 ; 113 : 70-84.
3) Robbin MR, Murphey MD, Temple HT, et al : Imaging of musculoskeletal fibromatosis. Radiographics 2001 ; 21 : 585-600.
4) Shi Z, Zhao X-M, Jiu-Ming Jiang J-M, et al : Clinical and imaging features of desmoid tumors of the extremities. World J Clin Cases 2021 ; 9 : 8710-8717.
5) Braschi-Amirfarzan M, Keraliya AR, Krajewski KM, et al : Role of imaging in management of desmoid-type fibromatosis : a primer for radiologists. Radiographics 2016 ; 36 : 767-782.
6) Oka K, Yakushiji T, Sato H, et al : Usefulness of diffusion-weighted imaging for differentiating between desmoid tumors and malignant soft tissue tumors. J Magn Reson Imaging 2011 ; 33 : 189-193.
7) Haseli S, Mansoori B, Christensen D, et al : Fibroblastic and myofibroblastic soft-tissue tumors : imaging spectrum and radiologic-pathologic correlation. Radiographics 2023 ; 43 : e230005.
8) Coyle J, White LM, Dickson B, et al : MRI characteristics of nodular fasciitis of the musculoskeletal system. Skeletal Radiol 2013 ; 42 : 975-982.

症例 L1 33-1

60歳台女性．左手掌をぶつけた後から疼痛が持続し，改善を認めなかった．

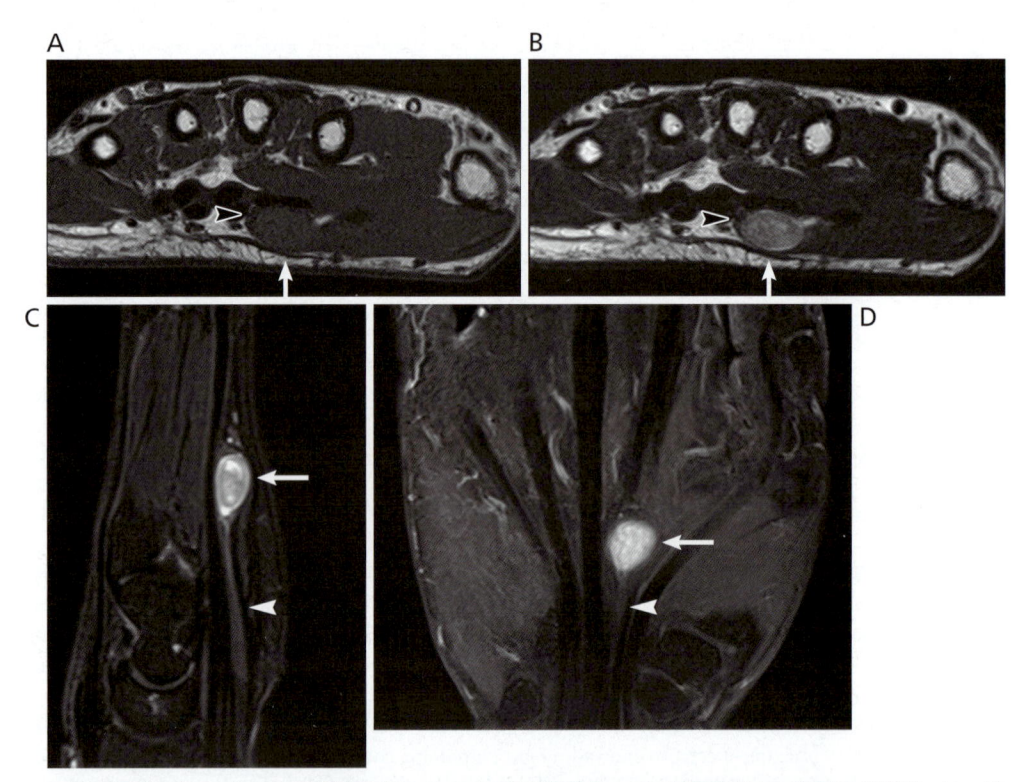

図1　左手MRI　A：T1強調横断像，B：T2強調横断像，C：脂肪抑制T2強調矢状断像，D：造影後脂肪抑制T1強調冠状断像

MRI所見 左掌側第2指屈筋腱と長掌筋腱との間に境界明瞭な腫瘤あり（→）．T1強調像（図1A）では周囲の筋と同程度の信号，T2強調像（図1B）では軽度不均一な高信号を示す．脂肪抑制T2強調像（図1C）では辺縁が高信号で，中心部が軽度不均一な低信号を示す（いわゆるtarget sign）．造影後脂肪抑制T1強調像（図1D）では，良好な増強効果あり（→）．近位側では正中神経との連続を認め，腫瘤のレベルでは正中神経は尺側に認める（図1C, D，➤）．

診断 神経鞘腫　schwannoma

経過 腫瘍摘出術が施行された．紡錘形の腫瘍細胞が束状に増殖しており，核の柵状配列（palisading）を認めた．泡沫状組織球，粘液腫状間質や膠原線維間質を伴っており，神経鞘腫と考えられた．手術後に左手掌の疼痛は消失した．

L1 33-2

50歳台女性．Recklinghausen病の診断で，子供の頃より複数回の皮膚腫瘍の切除を受けている．今回，左上腕部の腫瘍の増大を認めた．

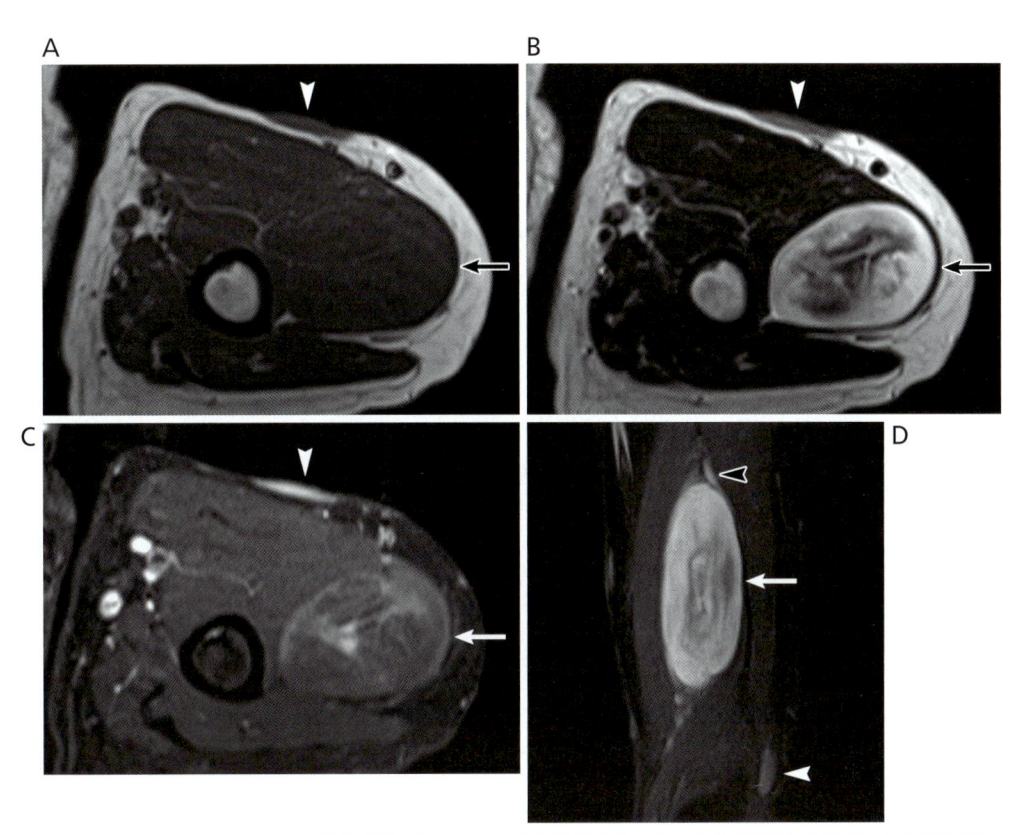

図2 左上腕 MRI　A：T1強調横断像，B：T2強調横断像，C：造影後脂肪抑制 T1 強調横断像，D：脂肪抑制 T2 強調矢状断像

MRI所見　左上腕外側の上腕筋と上腕三頭筋外側頭間に境界明瞭な腫瘍あり（→）．T1強調像（図2 A）では周囲の筋と同程度の信号，T2強調像（図2 B）と脂肪抑制 T2 強調像（図2 D）では辺縁高信号・中心に境界不明瞭な低信号域を認める（いわゆる target sign）．造影後脂肪抑制 T1 強調像（図2 C）では内部に軽度の増強効果あり．脂肪抑制 T2 強調像（図2 D）では腫瘍の背側に橈骨神経が接している（黒矢頭）．そのほか皮下に複数の扁平な結節を認める（白矢頭）．

診断　神経線維腫 neurofibroma

経過　腫瘍摘出術が施行された．手術の際，腫瘍と橈骨神経をできるだけ温存して剝離を試みたが，腫瘍に多数の神経が巻き込まれており，剝離が難しい橈骨神経の枝は腫瘍につけたまま両側を離断した．病理学的には先端の尖った細長い波状核のある小型細胞が膠原線維や粘液状基質を背景に疎に増殖していた．核分裂像や有意な核異型は認められず neurofibroma と考えられた．術後に知覚異常と一部運動障害を認めたが，経過で軽減した．

**画像診断の
ポイント**

- 神経鞘腫の場合，神経に連なり，線維性被膜を有するが，神経線維腫では通常，被膜形成は認めない．
- 神経鞘腫では，サイズが増大すると囊胞変性や出血など二次性変化を伴いやすい（ancient schwannoma）
- 神経鞘腫，神経線維腫いずれも T2 強調像で辺縁が粘液状基質を反映した高信号，中心部が低信号のいわゆる target sign をしばしば認める．

神経鞘腫，神経線維腫

神経鞘腫

　全身のあらゆる部位から発生し，遭遇機会も比較的多く，被膜を有する末梢神経鞘由来の代表的腫瘍．若年成人〜中年成人での発症が多い．通常は無症状であるが，時に Tinel 兆候様の放散痛を伴うことがある．神経から偏心性に発育し，線維性被膜を有する．組織学的には，腫瘍細胞からなる Antoni A 領域と粘液状基質からなる Antoni B 領域からなる[1, 2]．

神経線維腫

　孤立性と多発性とに分けられ，多発性の場合，神経線維腫症 1 型（neurofibromatosis type 1：NF1）を伴うことが大部分である．多くは，皮膚や皮下などの小さな神経から発生し，神経を中心に紡錘形に発育する．通常は被膜を有さない．神経鞘腫と比較して，囊胞変性や出血などの二次性変化は少ない．

　腫瘍と神経との関係から，神経鞘腫と神経線維腫が鑑別できるという報告もあるが，神経の同定や関係（神経鞘と神経のいずれからの発生か）の判断が困難なことも多く，実際には区別は難しいことも多い．

鑑別診断

　神経鞘腫，神経線維腫は互いに鑑別にあがる．

1）血管腫　hemangioma

　臨床的に遭遇する機会が多い良性軟部腫瘍である．特にサイズが小さい場合は非特異的な信号の腫瘤として鑑別が難しいことがあるが，神経との連続性や静脈石の有無などを詳細に評価することで，診断に近づくことが可能である（症例 L1-52，p. 199 参照）．

2）傍神経節腫　paraganglioma

　自律神経に沿って全身に広く分布する傍神経節のクロム親和細胞から発生する腫瘍で，頭頸部や傍大動脈領域に好発する．MRI では，T2 強調像で高信号を示し，内部に flow void が混在する．造影後の増強効果は強く，ダイナミック造影では豊富な血流が確認でき，鑑別点となる（図 3）．

3）Morton 神経腫　Morton's neuroma

　中足骨間の足底趾神経を侵す腫瘍類似疾患で，神経の変性と神経周囲の線維性肥厚をきたした病態を反映している．女性に多く，中足骨頭レベルの第 3〜4 中足骨間に好発する

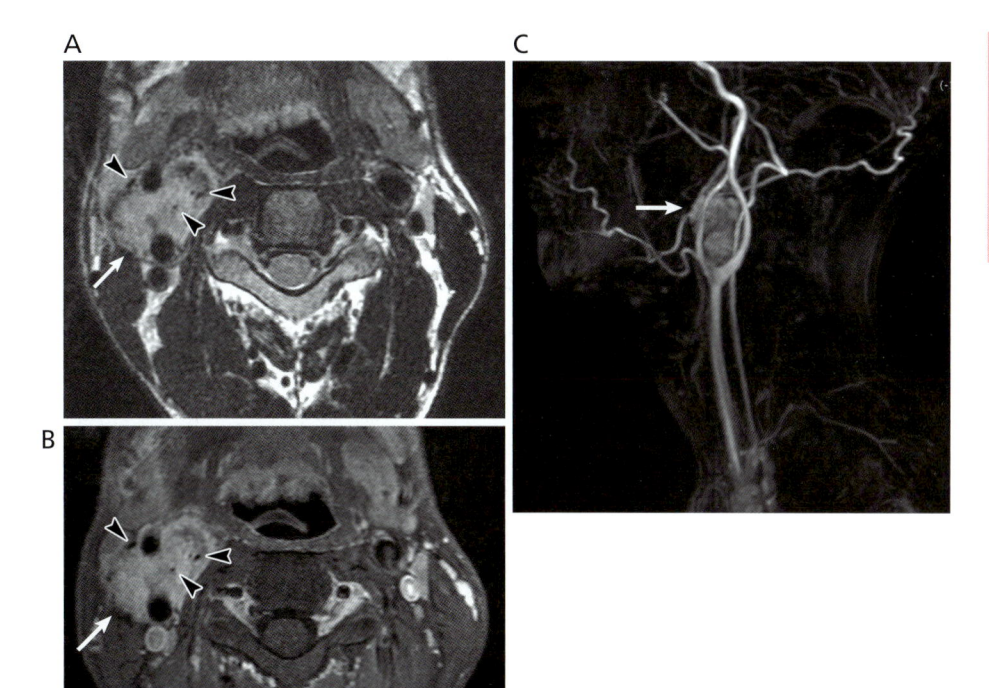

図3　20歳台男性　傍神経節腫
頸部 MRI　A：T2 強調横断像，B：造影後脂肪抑制 T1 強調横断像，C：3D MRDSA　右頸動脈分岐部に T2 強調像で境界明瞭で軽度不均一な高信号，均一な増強効果を示す腫瘤あり（**A, B**，→）．内部には flow void を認める（➤）．MRDSA（**C**）では早期より強い増強効果を認める（→）．

ため，部位から鑑別が可能である．MRI では，T1 強調像で低信号，T2 強調像では等〜低信号を示す腫瘤として認める（**図4**，症例 L2-61，p. 501 参照）．

解答　A1.　時に Tinel 兆候様の放散痛を伴う．

**　　A2.**　神経線維腫症 1 型（Recklinghausen 病）．

**　　A3.**　神経鞘腫は被膜を伴い，サイズが増大すると嚢胞変性や出血など二次性変化を伴いやすい．

N O T E

悪性末梢神経鞘腫瘍 malignant peripheral nerve sheath tumor：MPNST

　末梢神経から発生した，もしくは末梢神経への分化を示す悪性軟部肉腫である．全軟部肉腫の 5〜10％を占めるまれな悪性腫瘍であるが，神経線維腫症 1 型に合併（50％）するものが多い．神経線維腫症 1 型患者で急速に腫瘍サイズが増大した場合，MPNST の可能性を考慮する必要がある．MRI では，T1 強調像で低〜等信号，T2 強調像で低〜高信号を示し，非特異的であるが，出血や壊死を反映して，不均一な信号を呈することが多い（**図5**）．ただし，良性の神経原性腫瘍でも出血や壊死をしばしばきたすことがあることは知っておく必要がある．そのほか，サイズが大きいこと，境界が不明瞭であることや腫瘍の周囲に浮腫を認めることは，MPNST を疑わせる所見といわれている[3]．

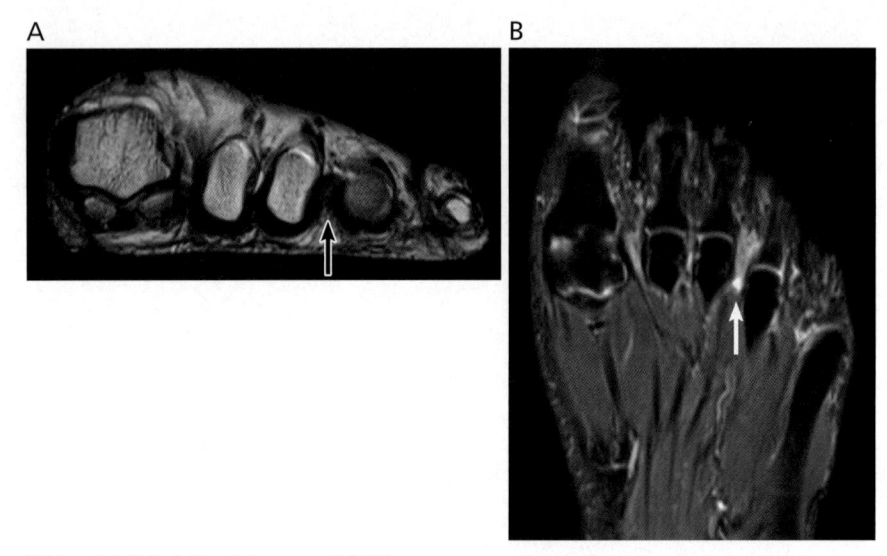

図4 50歳台女性　Morton 神経腫
左足 MRI　A：T2 強調冠状断像，B STIR 横断像　中足骨頭レベルの第 3，4 中足骨間
に T2 強調像（**A**）で低信号，STIR 画像（**B**）で高信号を示す結節性病変を認める（→）．

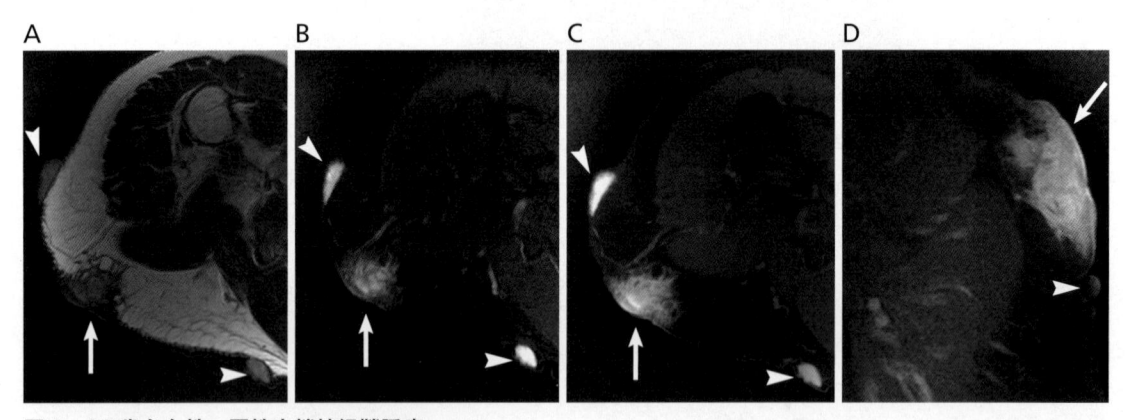

図5 80歳台女性　悪性末梢神経鞘腫瘍
神経線維腫症 1 型の既往あり．右上腕部の腫瘤に急速な増大傾向を認めた．**右肩 MRI　A：T2 強調横断像，B：STIR 横断像，C：造影後脂肪抑制 T1 強調横断像，D：造影後脂肪抑制 T1 強調矢状断像**　右肩の皮下脂肪組識内に境界不明瞭な腫瘤あり（→）．T2 強調像（**A**）では周囲の筋より軽度高信号，STIR 画像（**B**）では高信号を示す．造影後脂肪抑制 T1 強調像（**C，D**）では境界は不明瞭だが比較的均一で強い増強効果あり．そのほか，腫瘤の周囲を含めて皮膚に神経線維腫を示唆する多数の結節を認める（➤）．右上腕軟部腫瘍に対して，腫瘍摘出術が行われた．病理像では腫瘍の中心部にクロマチンに富んだ核と弱好酸性の細胞質を有する紡錘形細胞の密な索状配列を認めた．また，アポトーシスと核分裂像が散見されたが，壊死はみられないことから，low grade MPNST と診断された．その後，経過観察中であるが，再発は認めていない．

文献

1) Suh JS, Abenoza P, Galloway HR, et al : Peripheral (extracranial) nerve tumors : correlation of MR imaging and histologic findings. Radiology 1992 ; 183 : 341-346.
2) Stull MA, Moser RP Jr, Kransdorf MJ, et al : Magnetic resonance appearance of peripheral nerve sheath tumors. Skeletal Radiol 1991 ; 20 : 9-14.
3) Li CS, Huang GS, Wu HD, et al : Differentiation of soft tissue benign and malignant peripheral nerve sheath tumors with magnetic resonance imaging. Clin Imaging 2008 ; 32 : 121-127.

症例 **L1** **34**

60歳台女性．主訴：貧血，圧迫骨折，右下腿の疼痛．

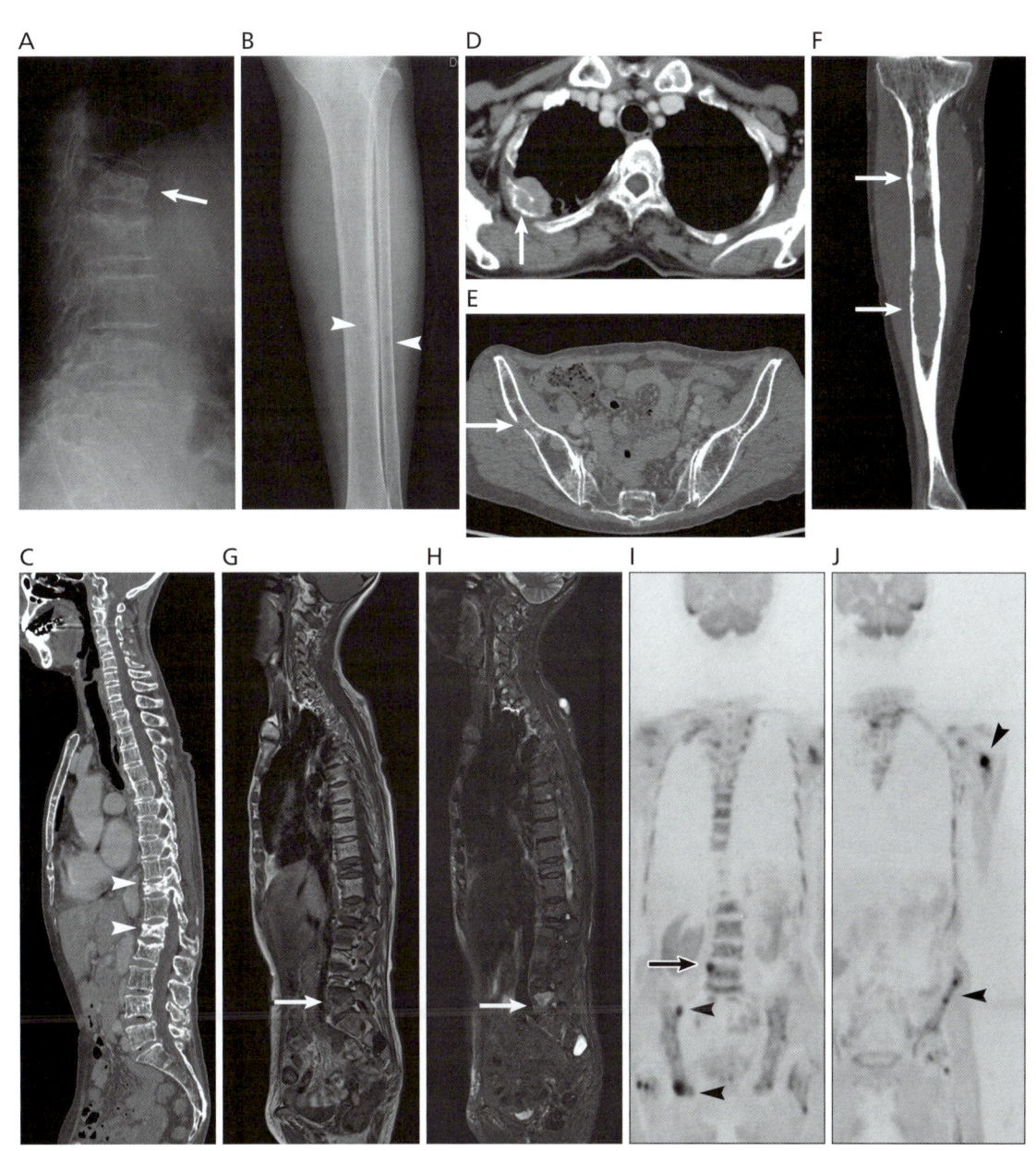

図1 A：腰椎単純X線写真側面像，B：右下腿単純X線写真側面像，CT　C：全脊椎矢状断像，D：胸郭レベル横断像（造影），E：骨盤部横断像，F：右下腿冠状断像，MRI　G：全脊椎T1強調矢状断像，H：同STIR像，I, J：軀幹部拡散強調冠状断像（DWIBS）

単純X線所見　腰椎側面像（**図1A**）では第1腰椎に圧迫骨折を認める（→）．右下腿側面像（**図1B**）では脛骨，腓骨に硬化縁に乏しい透亮像を認める（➤）．

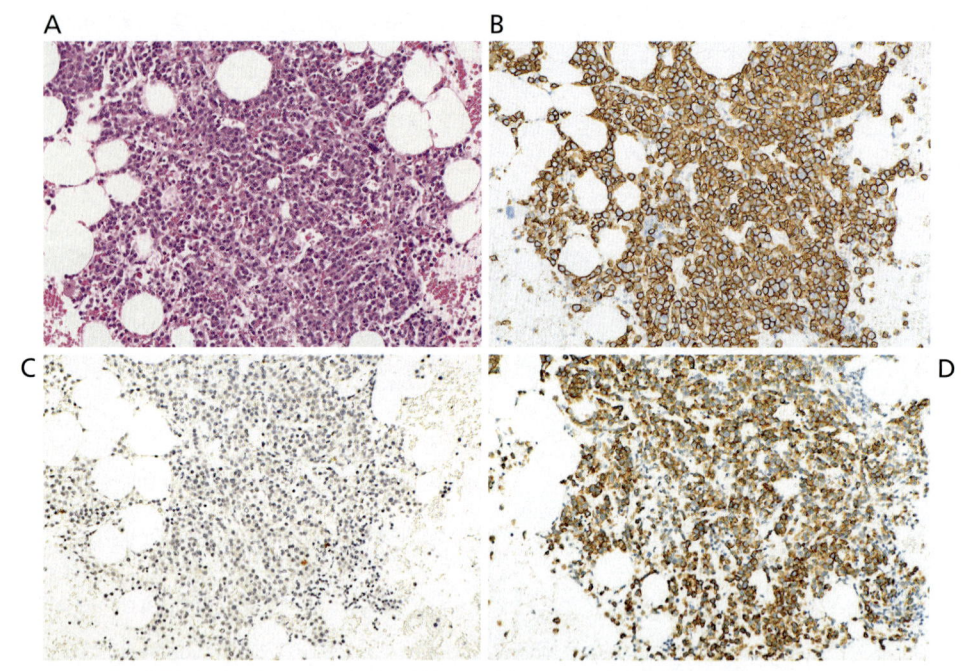

図2 病理標本(J 骨髄クロット標本, 対物 20 倍) A：HE 染色, B：CD138, C：κ, D：λ
A〜D：cellularity 60％の正−過形成髄で, 形態の単一な類円形細胞が細胞の大部分を占めており, 造血細胞は減少している. 浸潤細胞は CD138 陽性で, ISH では λ ≫ κ である.

CT 所見 全脊椎矢状断像(**図1C**)では多発圧迫骨折がみられる(➤). 胸郭レベルの造影 CT(**図1D**)では第3肋骨の骨破壊, 腫瘤形成がみられる(→). 骨盤部 CT(**図1E**)では右腸骨に骨髄の濃度上昇, 一部に皮質の断裂がみられる(→). 右下腿 CT(**図1F**)では右脛骨骨髄の濃度上昇(→), 一部に皮質の断裂がみられる.

MRI 所見 多発圧迫骨折のほか, 第5腰椎椎体右側に全脊椎 T1 強調矢状断像(**図1G**)で低信号, 同 STIR 像((**図1H**)で高信号に描出される腫瘤あり(→). 軀幹部拡散強調冠状断像(**図1I, J**)では, 矢状断で描出されている L5(→)のほか, 骨盤骨内, 左上腕骨などに拡散強調高信号域が多発している(➤).

診断 **多発性骨髄腫 multiple myeloma**
　　多発性骨髄腫を疑い, 骨髄生検を施行(**図2**).

経過 化学療法を行うも, 多発性骨髄腫病変は増大し, 治療開始から1年半後に亡くなった.

問題 Q1. 多発性骨髄腫では, 椎体と椎弓根のどちらに病変を認めやすいか？
Q2. 本症例の下腿単純 X 線写真側面像(**図1B**)で右下腿に認めた病変は, 一般に何というか？
Q3. 多発性骨髄腫で全身や全脊椎 MRI を使用する利点を述べよ.

画像診断の ポイント

単純 X 線写真[1]

● 単純 X 線写真では骨密度のびまん性低下しか認めないこともある.

● 高頻度に骨粗鬆症をきたし,圧迫骨折を認めることが多い.

● 典型的な単純 X 線所見としては,多発性の打ち抜き像(punched-out lesion)や地図状の骨破壊像などがある.

CT[1]

● 骨梁の微小な骨破壊像や,骨皮質の侵食や断裂などの,骨溶解像を示す.本症例も脊椎 CT で椎体に骨硬化縁を伴わない多発性骨溶骨性変化を認めた.

● 胸部 CT の肺腫瘤については生検でも肋骨原発なのか肺原発なのかは診断がつかなかった.肺腫瘤近くのリンパ路に沿った多発結節や,骨髄内軟部影に関しては多発性骨髄腫と考える.

MRI[1, 2]

● 骨髄内の多発性で結節状の病巣として認められ,しばしば集簇してびまん性の不均等な異常信号を呈する.

● 骨髄病変は T1 強調像で低信号,T2 強調像で高信号を認める.

● DWIBS(diffusion-weighted whole body imaging with background body signal suppression)では全身多発性の結節を簡便に指摘できる.

多発性骨髄腫[1, 3]

形質細胞の腫瘍性増殖に基づく単クローン性ガンマグロブリン血症(M 蛋白)を特徴とする疾患のこと.ほとんどの症例で血清または尿中の M 蛋白や広範な骨破壊性病変を認める.造血髄が残る脊椎,骨盤骨,胸骨,肋骨などの体幹骨および大腿骨や上腕骨近位部の骨髄内に異型形質細胞の増殖を認める.症状としては腰背部痛,全身倦怠感や骨折などが多く,健康診断で血球異常を指摘されて受診する例もみられる.一か所のみに限局した病変を認めた場合は(孤立性)形質細胞腫とよばれ,多くは多発性骨髄腫に移行する.

鑑別診断[2, 4]

1) POEMS 症候群(Crow-Fukase 症候群)

POEMS 症候群(Polyneuropathy, Organomegaly, Endocrinopathy, M Protein, and Skin Changes Syndrome)とは,多発性神経炎,臓器腫大,内分泌異常,M 蛋白,皮膚症状の頭文字を表している.診断には多発神経炎およびモノクローナル形質細胞増殖疾患の存在を必須項目としている.

2) 悪性リンパ腫 malignant lymphoma

骨原発の悪性リンパ腫はまれで,他領域のリンパ腫に続発して骨髄浸潤や限局性の骨病変を認めることがほとんどである.骨病変は一般に悪性度の高いリンパ腫でみられる.軀幹骨,特に脊椎と骨盤骨に好発する.悪性リンパ腫では,脊椎にびまん性の骨髄浸潤を生じても椎体の圧潰をきたさない一方,多発性骨髄腫ではびまん性の溶骨性変化により椎体の圧排をきたす(症例 L1-6,p. 19 参照).

3) 骨粗鬆症 osteoporosis

脊椎の圧迫骨折を認めた症例で,骨粗鬆症か多発性骨髄腫かの鑑別はしばしば困難であ

る．多発性骨髄腫の脊椎圧迫骨折では椎体後壁の骨破壊，脊椎後方成分や他の椎体にも異常信号を認めるが，圧潰した椎体後部に脂肪がみられれば骨粗鬆症を疑う（症例 L1-15，p. 53 参照）．

4）白血病，骨髄異形成症候群 leukemia，myelodysplastic syndrome

躯幹骨の骨髄内にびまん性の非特異的な異常信号を認め，大腿骨では近位骨幹部に左右対称性の異常がみられ，骨髄の細胞密度の増加に伴って異常信号域の拡大を示す．結節性の病変を認めることは少ない（症例 L2-4，p. 289 参照）．

解答 **A1.** 椎体である．赤色髄の乏しい椎弓根に多発性骨髄腫の病変は認めないことが多い．一方，血行性の骨転移は椎弓根に骨病変を認めやすい．

A2. punched-out lesion．辺縁の硬化像に乏しい，比較的サイズの揃った打ち抜き像のことを punched-out lesion という．多発性骨髄腫の特徴的所見だが，特異的ではない．そのほかにも虫食い像 soap-bubble 所見（骨皮質の内側が圧排されて薄くなる）を呈することもある．多発性骨髄腫の骨病変は転移性骨腫瘍に比べ，大きさが比較的揃っていることが多い．

A3. 単純写真や CT では指摘できない病変が検出できる可能性があり，治療を開始することができる．以前は，単純写真や CT で指摘されず，いわゆる"くすぶり型"や"無症候型"とされていたタイプの多発性骨髄腫は治療開始が遅れてしまっていた．しかし近年，全身や全脊椎 MRI で病変が指摘できれば積極的に治療を始めることが推奨されている[6]．本邦では whole body MRI（WB-MRI）の保険適応は前立腺癌のみだが，今後適応が広がることが予想される．

文献

1) 田中　修：多発性骨髄腫，形質細胞腫．青木　純，青木隆敏，上谷雅孝，他・編：骨軟部画像診断スタンダード．メディカル・サイエンス・インターナショナル，2014：286-288.

2) 田中　修：多発性骨髄腫，白血病，骨髄異形成症候群，悪性リンパ腫など造血器病変の MRI 所見を教えてください．画像診断 2015；35（臨増）：S170(11).

3) 岡野　晃，島崎千尋：多発性骨髄腫の診断基準．内科 2011；108：199-204.

4) 矢野真吾：骨髄腫類縁疾患の診断と治療の進歩．日内会誌 2019；108：1926-1933.

5) 篠崎健史：血液・造血器疾患と骨関節病変—単純 X 線写真から多くを読みとるクセをつける．medicina 2004；41：332-339.

6) Dimopoulos MA, Hillengass J, Usmani S, et al：Role of magnetic resonance imaging in the management of patients with multiple myeloma：a consensus statement. J Clin Oncol 2015；33：657-664.

症例 **L1** **35**

15 歳男性．陸上競技選手．左大腿痛が約 10 日前から出現し，特に運動時に増強する．

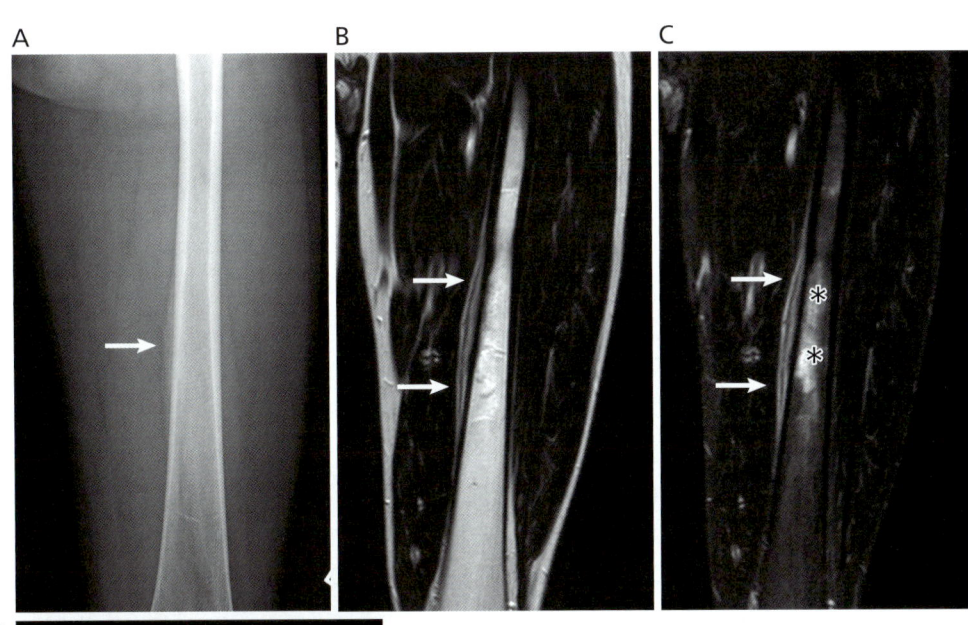

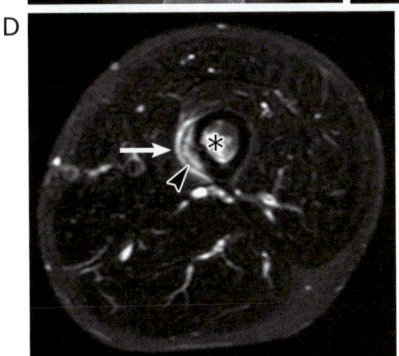

図1 A：左大腿骨単純X線写真正面像，MRI B：T2 強調冠状断像，C：STIR 冠状断像，D：STIR 横断像

単純 X 線所見　左大腿骨単純 X 線写真（**図1A**）で大腿骨骨幹部内側に境界明瞭で平滑な骨膜反応を認めるが（→），これ以外に骨変化は指摘できない．

MRI 所見　T2 強調および STIR 冠状断像（**図1B，C**）では，骨膜反応は高信号の中に線状高信号を含む領域として認められ（→），このレベルの骨髄に浮腫性変化を示す境界不明瞭な STIR 像高信号域を認める（（**図1C**，＊）．STIR 横断像（**図1D**）では骨膜反応（→）と骨髄浮腫（＊）に加え，骨皮質内に線状高信号域が認められ（➤），骨折が示唆される．

診断　大腿骨疲労骨折 fatigue fracture of the femur

| 経過 | スポーツを中止し，安静と鎮痛薬による保存的治療が行われ，約 3 か月で症状は軽快した． |

問題 **Q1.** 単純 X 線像における鑑別診断を 3 つあげよ．
Q2. 大腿骨の骨髄浮腫の鑑別診断を 3 つあげよ．
Q3. 本症例において疲労骨折を示す最も特徴的な MRI 所見は何か？

画像診断のポイント

- 初期の疲労骨折は単純 X 線所見に乏しいことが多く，痛みと運動との関係などからまず疲労骨折を疑うことが重要である．
- MRI で最もよく認められる所見は骨髄浮腫と骨膜反応であるが，いずれも非特異的である．皮質骨に認められる骨折線は疲労骨折を示す特徴的所見であり，注意深い読影が必要である．

疲労骨折[1~3]

疲労骨折は正常な強度の骨にスポーツなどによる異常な外力が反復して加わり起こる骨折である．これに対して，脆弱性骨折は骨粗鬆症などに伴い強度の低下した骨に加わる生理的な外力が原因で発生する骨折であり，両者はあわせてストレス骨折とよばれる．疲労骨折は活動性の高い小児，若年者に多くみられ，運動歴が診断に重要である．ただし，小児では明らかな運動歴が明確でないこともあり，骨髄炎や腫瘍性病変との区別に注意する必要がある．

疲労骨折の初期では単純写真で異常を認めず，経過観察において明らかになることが多い．したがって，病歴と理学所見からこの疾患を疑うことが診断に最も重要となる．X 線所見は皮質骨と海綿骨で異なり，これらの所見が混在するが，海綿骨の多い部位(管状骨の骨幹端，踵骨や足舟状骨など)，骨皮質が多い部位(管状骨の骨幹)では，いずれかの所見が主体となる．

皮質骨

・皮質骨辺縁のわずかな不明瞭化(早期)．

・皮質骨内部の線状の透亮像．

・骨膜反応や皮質骨の肥厚．

海綿骨

・境界不明瞭な硬化性変化(早期)．

・線状または帯状の硬化像．

管状骨皮質の骨折線は横走することが多いが，まれに縦走することがある[4]．縦走骨折では病変範囲，骨膜反応が長軸方向に長いため，画像所見が腫瘍性病変と紛らわしいことがある．

MRI は疲労骨折の早期診断に有用であり，最もよく認められる所見は骨髄浮腫である．骨髄浮腫は T1 強調像で低信号，脂肪抑制 T2 強調像または STIR 像で高信号を示す境界不明瞭な異常信号域として認められるが，非特異的であり，他の骨随浮腫をきたしうる病態の否定が必要である．疲労骨折を示す特徴的な所見は骨折線であり，これも皮質骨と海綿骨では異なるパターンを示す．皮質骨の骨折線は皮質骨内の線状高信号として認められる．骨折線というよりも境界不明瞭な骨吸収像のことも多く，"gray cortex"ともよばれる．海

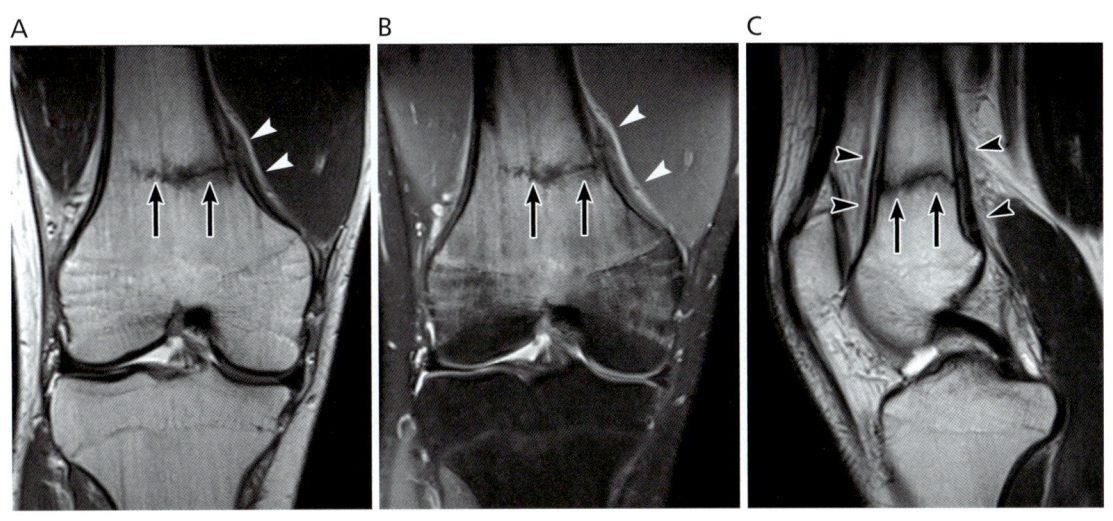

図2　17歳男性　右大腿骨骨幹端の疲労骨折
右膝関節 MRI　A：T2 強調冠状断像，B：STIR 冠状断像，C：T2 強調矢状断像　T2 強調像（A, C）および STIR 像（B）で大腿骨骨幹端内側に帯状低信号があり，骨折に伴う骨梁圧縮や仮骨を示す所見である（→）．この周囲に STIR 像で高信号を示す骨髄浮腫を認める．骨幹端内側面・前面・後面の骨膜反応も認められる（▶）．

綿骨における骨折線は骨髄浮腫内を走行する線状～帯状の低信号として認められ，骨梁圧縮や仮骨を反映していると考えられる（**図2**）．骨膜反応は T2 強調像や STIR 像で高信号を示すが，骨膜性骨化の進行によって低信号の混在を認めることもある．

　CT では骨変化をより正確に捉えることが可能であり，骨折線の描出や治癒評価に優れている．特に腰椎の疲労骨折（腰椎分離症）では骨折線の評価に有用性が高い．骨折治癒，スポーツ復帰の可否の判定に用いられることが多い．しかし，X 線被曝もあり，その適応は慎重に考慮する必要がある．最近は MRI で CT 類似画像（CT like imaging）が得られるようになり，骨折線の評価に使われている．骨シンチグラフィは描出感度が高いが，特異度が低く，X 線被曝の観点からも積極的な適応は少ない．

鑑別診断

1）骨挫傷・転位のない外傷性骨折

　骨挫傷は打撲や関節面の衝突により発生する骨髄浮腫で，明らかな骨折に至っていない病態である．早期の疲労骨折では骨折線が明確でないこともあり，MRI 上の鑑別診断として考慮する必要がある（症例 L1-7，p. 22 参照）．外傷歴が診断に最も重要である．転位のない骨折も骨折線が明確でないことがあり，骨挫傷と同様に扱われる．

2）骨髄炎 osteomyelitis

　骨膜反応や骨髄浮腫は疲労骨折と類似した所見をきたしうるが，溶骨性・骨硬化性変化，膿瘍などにより，不均一な異常信号を呈することが多い．

3）赤色髄過形成・赤色髄の不均一な分布

　赤色髄は黄色髄に対して造血細胞を多く含み，相対的に脂肪抑制 T2 強調像や STIR 像で高信号を示す．疲労骨折でみられる骨髄浮腫は限局性であるのに対して，赤色髄は比較的広範あるいは多発性のことが多く，地図状や斑状，またはびまん性の分布を示す．

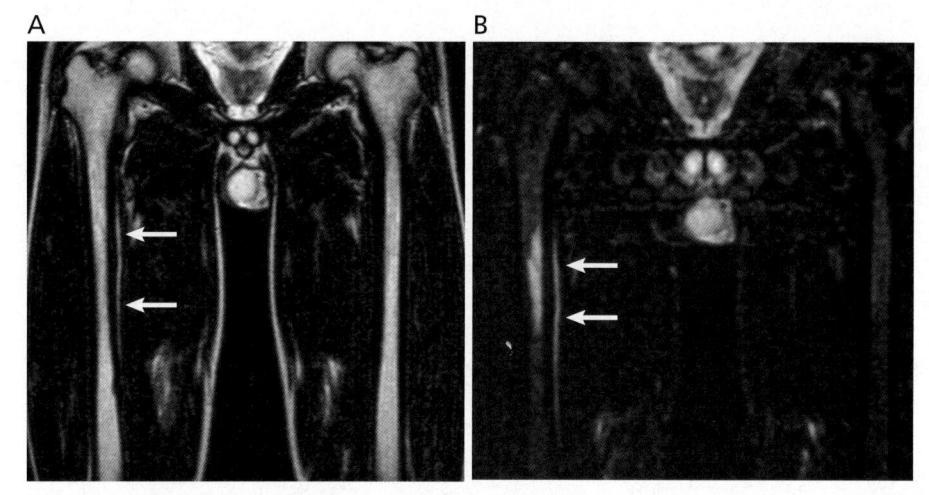

図 3　19 歳男性　thigh splints
両大腿 MRI　A：T2 強調冠状断像，B：STIR 冠状断像　右大腿骨近位骨幹部内側の骨皮質に沿って T2 強調像・STIR 像で線状高信号域がみられ(→)，このレベルに一致する骨髄浮腫を伴っている．内転筋群付着部における炎症や軽度損傷を示す所見である．疲労骨折と異なり，骨折線は認めない．

4) **shin splints(medial tibial stress syndrome), thigh splints(adductor insertion avulsion syndrome)[4]**

　　いずれもスポーツ選手に多く，shin splints は脛骨内側から後面，thigh splints(**図 3**)は大腿骨内側面の筋付着部に認められるストレス変化と考えられている．脂肪抑制 T2 強調像または STIR 像で骨皮質にそって線状の高信号がみられ，しばしば骨髄浮腫を伴う．骨折線がないことがストレス骨折との鑑別になるが，厳密な区別は困難なこともある．

解答　A1.　連続性の境界明瞭な骨膜反応をきたす骨幹部の病変として，疲労骨折のほかに，外傷性骨折，骨髄炎．
A2.　疲労骨折のほか，骨挫傷，thigh splints，骨髄炎．
A3.　横断像で認められる骨皮質の線状高信号(骨折線)．

文献

1)　Marshall RA, Mandell JC, Weaver MJ, et al : Imaging features and management of stress, atypical, and pathologic fractures. Radiographics 2018 ; 38 : 2173-2192.
2)　Wright AA, Hegedus EJ, Lenchik L, et al : Diagnostic accuracy of various imaging modalities for suspected lower extremity stress fractures : a systematic review with evidence-based recommendations for clinical practice. Am J Sports Med 2016 ; 44 : 255-263.
3)　Craig JG, Widman D, van Holsbeeck M : Longitudinal stress fracture : patterns of edema and the importance of the nutrient foramen. Skeletal Radiol 2003 ; 32 : 22-27.
4)　Anderson MW, Kaplan PA, Dussault RG : Adductor insertion avulsion syndrome(thigh splints)：spectrum of MR imaging features. AJR Am J Roentgenol 2001 ; 177 : 673-675.

症例 L1 36

30歳台男性．1か月前から肩痛が出現し，改善しないとのことで受診．

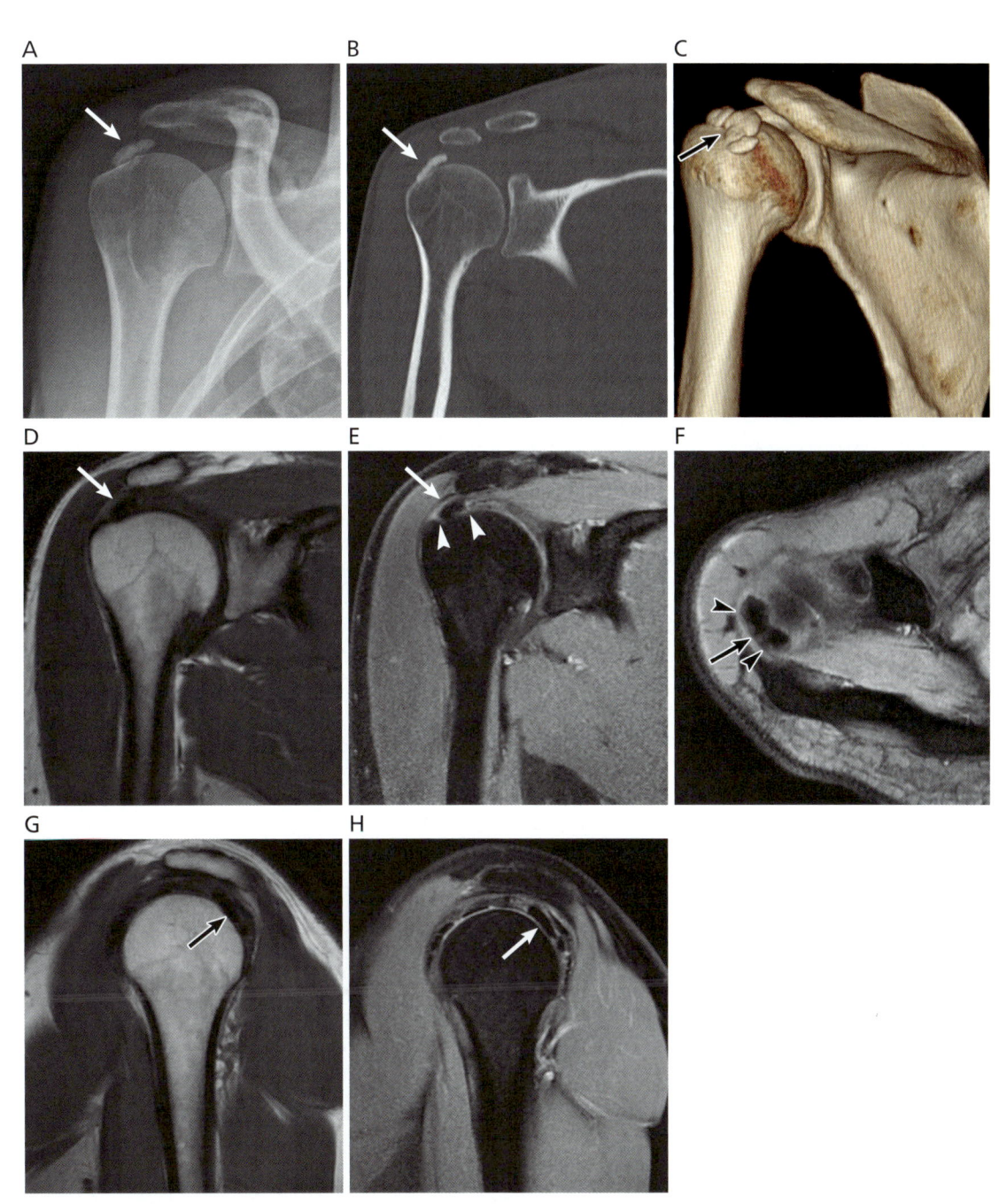

図1 A：肩関節単純X線写真正面像，CT　B：冠状断像（骨条件），C：volume rendering像，MRI　D：プロトン密度強調斜冠状断像，E：脂肪抑制プロトン密度強調斜冠状断像，F：T2*強調横断像，G：プロトン密度強調斜矢状断像，H：脂肪抑制プロトン密度強調斜矢状断像

単純 X 線所見	正面像（図 1 A）で上腕骨頭の直上に線状の高吸収域がみられ，石灰化と考えられる（→）．
CT 所見	上腕骨大結節において，上方腱板に沿うように高吸収域がみられ，粗大な石灰化と考えられる（図 1 B, C, →）．
MRI 所見	上腕骨大結節停止部後方よりにいずれのシーケンスにおいても低信号を呈する結節構造が描出されており（図 1 D〜H, →），単純 X 線写真や CT でみられるものと同様の石灰化と考えられる．周囲の軟部組織には浮腫性変化と考えられる脂肪抑制プロトン密度強調像やT2*強調像での高信号がわずかに描出されている（図 1 E, F, ➤）．腱板の連続性は保たれており腱板断裂はみられない．

診断	**棘下筋腱主体の石灰沈着性腱板炎 calcific tendinitis of infraspinatus tendon**
経過	肩関節内への局所麻酔薬の注射や消炎鎮痛薬の内服など，保存的加療を行っている．

問題
Q1. 石灰沈着性腱板炎でみられる石灰化の成分は何か？
Q2. 石灰沈着性腱板炎の疫学について述べよ．
Q3. 石灰沈着性腱板炎の MRI 読影において重要な点は何か？

画像診断のポイント

単純 X 線写真
- 肩痛患者でまず行われることの多い画像検査であるが，上腕骨頭周囲の石灰化の有無の確認に使われる．
- 石灰化がある場合には位置や形状を評価されるが，正面像（A–P 像）と肩関節を 70〜90°外転し，腋窩から 45°の角度で撮影する axillary view（腋窩撮影）の 2 つが基本となる．近年は超音波検査で診断されることも多い．

CT
- 石灰化の 3 次元的位置関係が一目瞭然となる．単純 X 線写真で石灰化がはっきりしないときに CT でそれらが明らかになることはよく経験される．

MRI
- 石灰化がいずれのシーケンスでも低信号を呈し，腱板停止部に位置することが多い．
- 石灰化の周囲の軟部組織には浮腫性変化を反映して，T2 延長がみられることが多く，fluid-sensitive MR シーケンスにおいてわかりやすい．
- 慢性期になると石灰沈着性腱板炎と腱板断裂の合併例が MRI で描出されることがある．腱板断裂の有無を確認することは MRI 撮像における大きな情報であり，重要であるため，必ずチェックしたい．

石灰沈着性腱板炎[1〜3]

　石灰性腱炎ともよばれる病態であるが，腱板に 1 つあるいは複数の石灰化が沈着する病態であり，肩痛を生じる代表的疾患のひとつである．腱細胞内のカルシウムハイドロキシアパタイト（リン酸カルシウム塩）に由来し，それらの変性したものや反応性に析出したも

のがみられる．

　腱板停止部に位置することが多く，棘上筋腱，棘下筋腱に多くみられ，肩甲下筋腱や小円筋腱にみられる頻度は低い．肩痛患者の2.7〜20％の頻度と報告に幅があるが，まれなものではない．10〜20％の患者では両側にみられるとされる．好発年齢は30〜50歳で，高齢者にはほとんどみられない．右側に多く，多くの患者は立ち仕事ではなく，座位で仕事を行っている労働者や主婦という報告が多くある．女性の方がやや頻度が高い．急性期，亜急性期，慢性期と3つの病期があり，急性疼痛がこの疾患の発症であることが多い．ただし，石灰化が画像で描出されても20％の患者は無症候性であることにも注意が必要である．石灰化は時に，筋内や骨内，滑液包内に移動することもあり，腱内に位置しないからといって石灰沈着性腱板炎を否定できるものではないことは知っておきたい．

　石灰沈着性腱板炎は自然治癒することがしばしばみられる．一般的に発症時は消炎鎮痛薬や肩峰下のステロイド注射，理学療法などで改善することが多いが，症状が8週間経過しても改善しない場合は，亜急性期から慢性期への移行を考えて，体外衝撃波や超音波ガイド下吸引などが考慮され，さらに改善しない場合には手術による石灰除去をされることもある．

鑑別診断[1〜3]

　特徴的な画像所見を呈するため，鑑別すべき疾患は多くはない．強いて言えば，骨軟部腫瘍における石灰化は鑑別にはあがるが，腫瘤の有無の判断であり，難しくないと思われる．臨床的な鑑別では化膿性関節炎（症例L1-19, p. 68 参照），リウマチ性多発筋痛症，腱板断裂（症例L1-8, p. 26），凍結肩（症例L2-6, p. 297）などがあげられるが，MRIでの画像所見が異なるため，MRIによるこれらの鑑別は容易なことが多い．

解答 **A1.** カルシウムハイドロキシアパタイト（リン酸カルシウム塩）である．

A2. 30〜50歳台の女性に好発し，棘上筋腱，棘下筋腱の腱板停止部にみられることが多い．肩痛患者の2.7〜20％の頻度と報告に幅があるが，まれではなく日常診療でよく出会う疾患である．

A3. 石灰化の有無については単純X線撮影や超音波検査で診断されていることも多くあり，腱板断裂を含め，合併病態や，他の疾患の除外をすることが重要である．

文献

1) Merolla G, Singh S, Paladini P, Porcelline G : Calcific tendinitis of the rotator cuff : state of the art in diagnosis and treatment. J Orthop Traumatol 2016 ; 17 : 7-14.
2) Angileri HS, Gohal C, Comeau-Gauthier M, et al : Chronic calcific tendonitis of the rotator cuff : a systematic review and meta-analysis of randomized controlled trials comparing operative and nonoperative interventions. J Shoulder Elbow Surg 2023 ; 32 : 1746-1760.
3) Albano D, Coppola A, Gitto S, et al : Imaging of calcific tendinopathy around the shoulder : usual and unusual presentations and common pitfalls. Radiol Med 2021 ; 126 : 608-619.

40歳台女性．人混みでバランスを崩して後ろに転倒し，右手をついた．その後から右肘の疼痛が治まらず，救急外来を受診した．

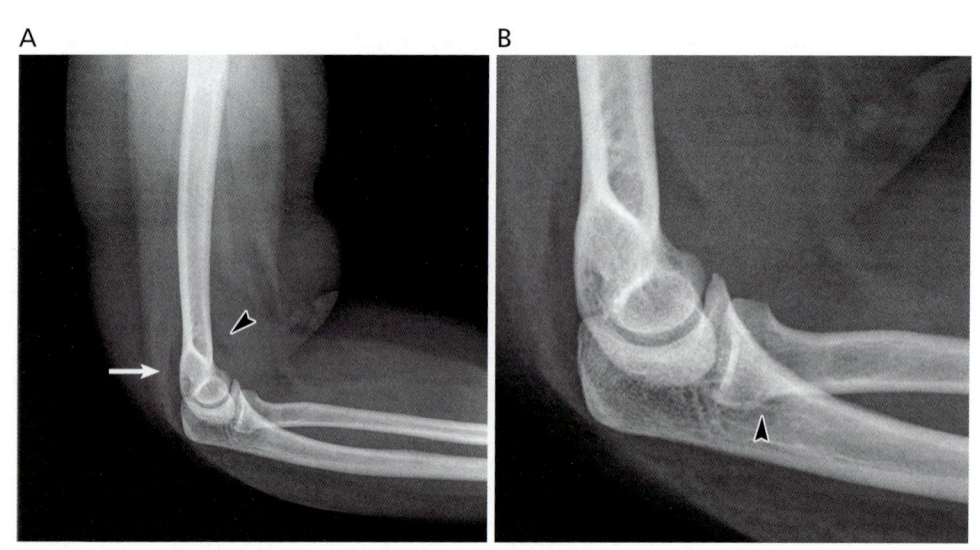

図1　右肘関節単純X線写真　A：側面像，B：Aの拡大図

単純X線所見　側面像（図1A）で肘関節後方の脂肪濃度陰影（posterior fat pad, →）の描出，肘関節前方の脂肪濃度陰影（anterior fat pad, ➤）の挙上を認め，関節液貯留が示唆される．橈骨頭には小さな骨折線を認める（図1B, ➤）．

診断　橈骨頭骨折 radial head fracture

経過　その後，整形外科で撮像されたCTでも橈骨頭骨折を認めた（図2A）．ギブス固定による保存療法が4週間ほど行われ（図2B），その後の経過は良好であった．

問題　Q1. 肘関節のfat pad signと橈骨頭骨折の関係を述べよ．
Q2. 橈骨頭骨折における手術療法の適応基準は何か？
Q3. 橈骨頭・頸部骨折に尺骨鉤状突起骨折と肘関節脱臼を伴う病態を特に何とよぶか？

画像診断のポイント
- 単純X線写真では骨皮質のわずかな不整，関節面の屈曲，骨片の落ち込みなどがみられることもあるが，転位を伴わず直接的な骨折の評価が難しい例も多く，後述するfat pad signなど間接所見による評価が有用なこともある．
- 肘関節の前後には脂肪組織（fat pad）があり，健常例の単純X線側面像（90°屈曲位）では前方のanterior fat padは涙滴状の透亮域としてみられるが，後方のposterior fat padは肘頭窩に入り込んでおり描出されない．関節内骨折などにより関節液貯留があると，fat

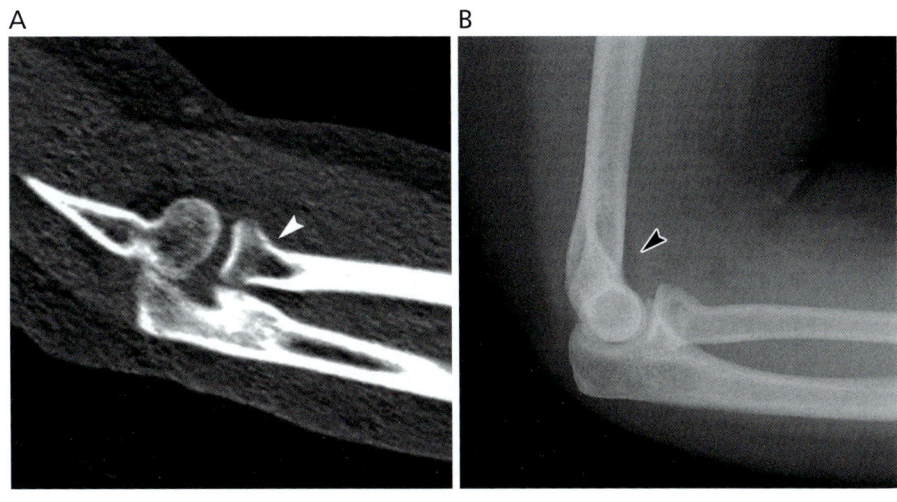

図2　40歳台女性　橈骨頭骨折（図1と同一症例）
A：右肘関節 CT 矢状断像，B：単純 X 線写真側面像（保存療法後）　CT（A）では，右橈骨頭に頭尾方向 1 cm 程度の骨折線を認める（➤）．骨片の遊離はなく，偏位も認めない．4週間の保存加療後（B），anterior fat pad に挙上は認めず（➤），posterior fat pad は描出されていない．

pad は上方にヨットの帆を揚げたように挙上され，posterior fat pad を認識できるようになる[1]．

● 急性外傷例において posterior fat pad の描出や anterior fat pad の挙上は関節内骨折の診断に有用である．特に小児では感度が高く，posterior fat pad 陰性は関節内骨折の否定に役立つ．

● 小児では anterior fat pad の 16°以上の挙上を cut off として anterior fat pad sign 陽性としたとき，関節内骨折に対する感度 100%，特異度 87% とした報告もある[2]．

橈骨頭骨折

　橈骨頭骨折は成人の肘の骨折で最も頻度が高く，転倒あるいは落下した際に肘関節を伸ばした状態で手をつき，橈骨頭に外力が加わることで生じる圧迫骨折である．臨床的には橈骨頭の圧痛や前腕の回内外の可動域制限がみられやすい．

　橈骨頭骨折の重症度分類として Mason 修正分類が知られており，以下の4つに分類される．

　Type Ⅰ：転位のない骨折．
　Type Ⅱ：転位のある部分骨折．
　Type Ⅲ：橈骨頭全体が頸部から離れた骨折．
　Type Ⅳ：肘関節脱臼を伴う骨折．

　Type Ⅰは原則的に保存療法，Type Ⅱ以上は手術療法が適応となる．Type Ⅳのような，尺骨鉤状突起骨折と肘関節脱臼を伴う橈骨頭・頸部骨折は特に"terrible triad injury"とよばれ，難治性の病態として有名である（**図3**）．

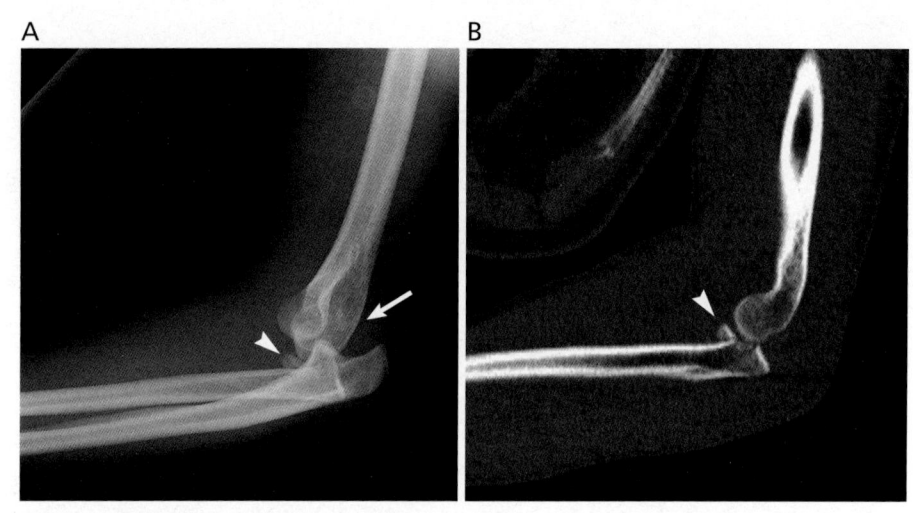

図3　20歳台男性　terrible triad injury
A：左肘関節単純X線写真側面像，B：CT矢状断像　単純写真（A）では肘関節は脱臼し，上腕骨は前方へ偏位している（→）．上腕骨小頭前方に骨片を認める（➤）．鉤状突起先端は不整である．CT（B）では橈骨頭に完全骨折を認め，前方に転位した骨片を認める（➤）．

解答　A1. posterior fat pad の描出や anterior fat pad の挙上は関節液貯留で生じるため，急性外傷において橈骨頭骨折を疑う所見として有用である．

A2. Mason 修正分類 Type II 以上の転位のある骨折で手術療法が適応となる．

A3. terrible triad injury.

文献

1) Murphy WA, Siegel MJ : Elbow fat pads with new signs and extended differential diagnosis. Radiology 1977 ; 124 : 659-665.

2) Poppelaars MA, Eygendaal D, van Bergen CJA, et al : Diagnosis and treatment of children with a radiological fat pad sign without visible elbow fracture vary widely : an international online survey and development of an objective definition. Children 2022 ; 9 : 950.

3) 今谷潤也：治療編I　外傷　橈骨頭・頸部骨折．岩崎倫政・編：手・肘の外科　診断と治療のすべて．メジカルビュー社，2021：154-163.

4) 山口哲治，上谷雅孝：5. 肘関節　橈骨頭骨折．上谷雅孝・編：骨軟部疾患の画像診断 第2版．秀潤社/Gakken，2010：204-205.

症例 **L1** **38**

40歳台男性．主訴は右手関節の疼痛．重いものを持ち上げたときに突然，激痛が発症し，その後腫脹と回内外時の疼痛が続いている．

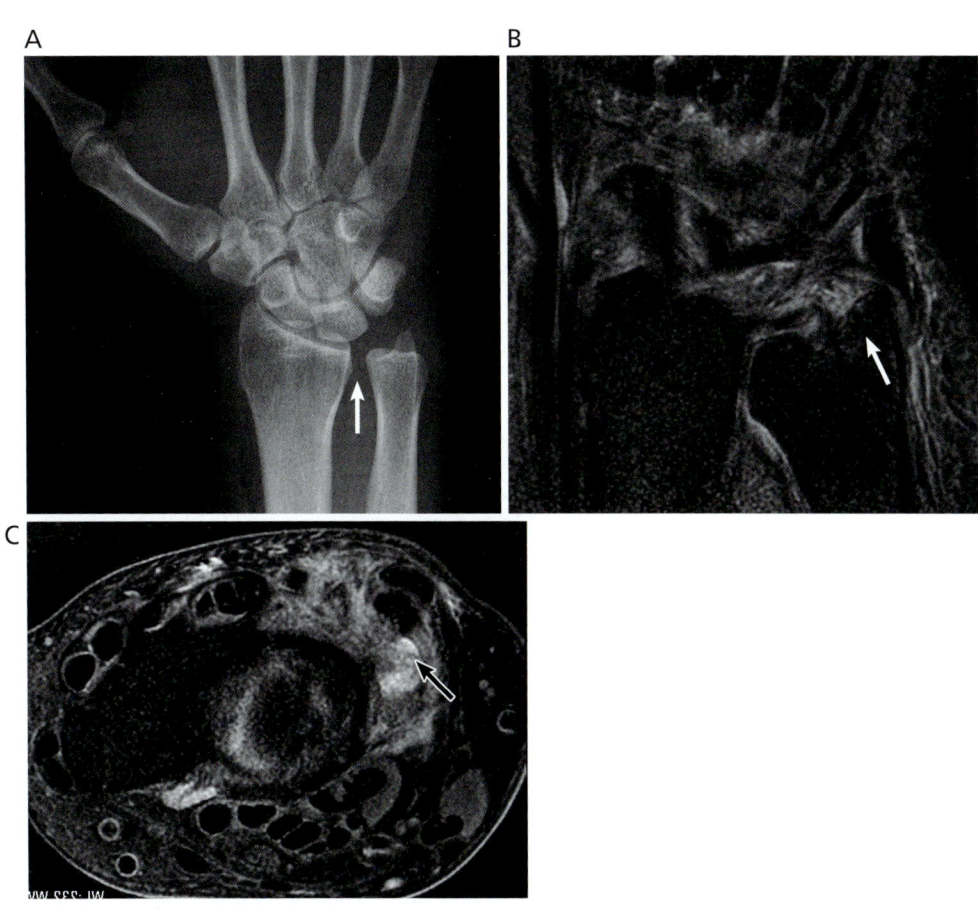

図1 A：右手関節単純X線写真正面像，MRI B：脂肪抑制プロトン密度強調冠状断像，C：脂肪抑制プロトン密度強調横断像

単純X線所見　遠位橈尺関節が軽度離開している（**図1A**，→）．手関節尺側の軟部組織に腫脹と濃度上昇が認められる．

CT所見　遠位橈尺関節は離開しているが，脱臼は認められない（非提示）．手関節尺側の軟部組織に腫脹と濃度上昇が認められ，関節液は増加している．

MRI所見　三角線維軟骨複合体（TFCC）の尺骨付着部に腫脹と信号上昇が認められ，連続性は一部不明瞭となっている（**図1B**，→）．横断像（**図1C**）でも橈尺靱帯の連続性は不明瞭となっており，周囲に腫脹と信号上昇が認められる（→）．

診断　三角線維軟骨複合体損傷（尺骨付着部損傷）triangular fibrocartilage complex：TFCC injury

| 経過 | 保存治療が行われた. |

問題
Q1. TFCC の正常解剖を述べよ.
Q2. TFCC の損傷分類について述べよ.
Q3. TFCC の外傷性損傷部位のうち，手関節の不安定性の原因となりやすいのはどこか？

画像診断のポイント

単純 X 線写真

● 単純 X 線写真では TFCC の観察はできないが，以下に述べる橈尺関節亜脱臼や ulnar variance などの副所見が確認できる場合があり，手関節尺側部痛を訴える患者の初期診断において簡便な検査手段となる.

● TFCC の尺骨小窩付着部は遠位橈尺関節の安定性に寄与しているため，同部位の損傷によって尺骨頭は橈骨の尺骨切痕から手背側に亜脱臼しやすくなり，回内外のストレスが加わるとさらに悪化する.

● ulnar variance は橈骨遠位端と尺骨頭の相対的な位置関係を示しており，尺骨が橈骨より長い場合を positive ulnar variance，同等の場合を neutral variance という．positive ulnar variance の原因として，尺骨突き上げ症候群と TFCC の尺骨小窩付着部断裂のいずれも考えられるため，鑑別のためには MRI などの追加検査が望ましい.

CT

● CT では月状骨，三角骨，尺骨頭の嚢胞性変化や骨硬化性変化など，関節症性変化を観察することはできるが，TFCC は評価できない.

● TFCC 損傷の診断において，関節造影 CT は関節造影 MRI とほぼ同等の感度，特異度を有し，非造影 MRI より精度が高いと示すメタアナリシスがある[1].

MRI

● 低侵襲性である利点，潜在骨折などの骨髄病変やその他の軟部組織の損傷を同時に観察できるという利点から非造影 MRI が広く用いられており，特に 3.0T 機を用いた高分解能 MRI が TFCC 損傷の評価に好ましいとされる[2].

● TFCC 損傷の有無を診断する際には，三角線維軟骨（TFC）や遠位橈尺靱帯，掌側線維などの各解剖構造について，正常像を踏まえて信号や連続性を評価する必要がある.

● TFCC の尺骨付着部の観察において，等方性分解能 2D シーケンスは高分解能 2D シーケンスより優れており，特に任意多断面再構成（multiplanar reconstruction：MPR）を用いることで視認性が大幅に向上する[3].

● 重要なピットフォールとしては，橈尺靱帯の尺骨付着部は正常でも fluid-sensitive シーケンスにおいて軽度高信号を呈すること，そして関節円板の損傷は無症候者でも偶発的にみられることがあり[4]，特に 50 歳以上では健常者にも高頻度に認められる点があげられる[5].

● 手関節の回内・回外に伴って TFCC の尺骨付着の位置は移動し，線維の走行や全体の位置関係・形態が変化するため，観察する際は肢位に注意しながら連続性を評価する必要がある.

三角線維軟骨複合体(TFCC)損傷

　三角線維軟骨複合体(TFCC)は，手関節尺側の橈骨・尺骨・手根骨に囲まれた三角形の部分にある線維軟骨と靱帯の複合体である．この構造は，手関節の回内・回外運動に重要な構造であり，遠位橈尺関節の安定化・可動性に寄与し，手関節尺側の圧力の分散・吸収・伝達を担う．TFCC は，転倒して手を地面につけた際などの外傷や，加齢により損傷され，手関節回内外運動時の疼痛や遠位橈尺関節の不安定性の原因となる．

鑑別診断

1）尺側手根伸筋腱炎・腱損傷

　尺側手根伸筋腱の腱鞘床は TFCC 構成要素の一部であるが，回内・回外時の手関節尺側部痛という症状が TFCC 損傷と類似しているため，臨床的に鑑別疾患となりうる．尺側手根伸筋腱は尺骨に固着せずに手関節の回内回外運動に伴って大きく移動し，腱炎，腱鞘炎のほか，脱臼や断裂も起こしうる．MRI 上は，手関節レベルでの尺側手根伸筋腱および周囲の信号上昇，周囲の液貯留が認められる．

2）三角骨骨折 triquetrum fracture

　転倒して手をついた後の手関節尺側部痛という症状が TFCC 損傷と類似しているため，臨床的に鑑別疾患となりうる．単純写真の側面像で，手根骨近位列の背側に小骨片が認められる所見が典型的である．

解答　A1. 円板状の三角線維軟骨(triangular fibrocartilage：TFC または関節円板 articular disc)を中心に，掌側橈尺靱帯(volar radioulnar ligament)，背側橈尺靱帯(dorsal radioulnar ligament)，メニスカス類似体(meniscus homologue)，尺側側副靱帯(ulnar collateral ligament：UCL)，そして尺骨手根靱帯〔ulnocarpal ligament(尺骨三角骨靱帯 ulnotriquetral ligament および尺骨月状骨靱帯 ulnolunate ligament)〕，掌・背側の関節包(遠位橈尺関節ならびに尺骨手根骨間関節)といった複数の構造からなる複合体(complex)として Palmer により定義された[6](図 2 A～D)．MRI の冠状断像では正常の関節円板は蝶ネクタイ状の低信号構造として，橈尺靱帯は尺骨小窩から茎状突起にかけてやや高信号を呈する扇状の構造として描出される．尺骨三角骨靱帯および尺骨月状骨靱帯は，冠状断像の掌側断面や，矢状断像で観察される．

A2. TFCC の損傷について Palmer の分類が広く受け入れられている[7]．大きく外傷性(Class 1)と変性(Class 2)に分けられ，Class 1 はさらに詳細な損傷部位によって A～D に，Class 2 は変性の程度と広がりにより A～E に分類される(表)．Class 1 では 1 A が最も多く，1Bがついで多い．

A3. Palmer 分類 1B に相当する尺骨付着部，特に尺骨小窩付着部の損傷によって，遠位橈尺関節の不安定性を引き起こす可能性が最も高いとされている．

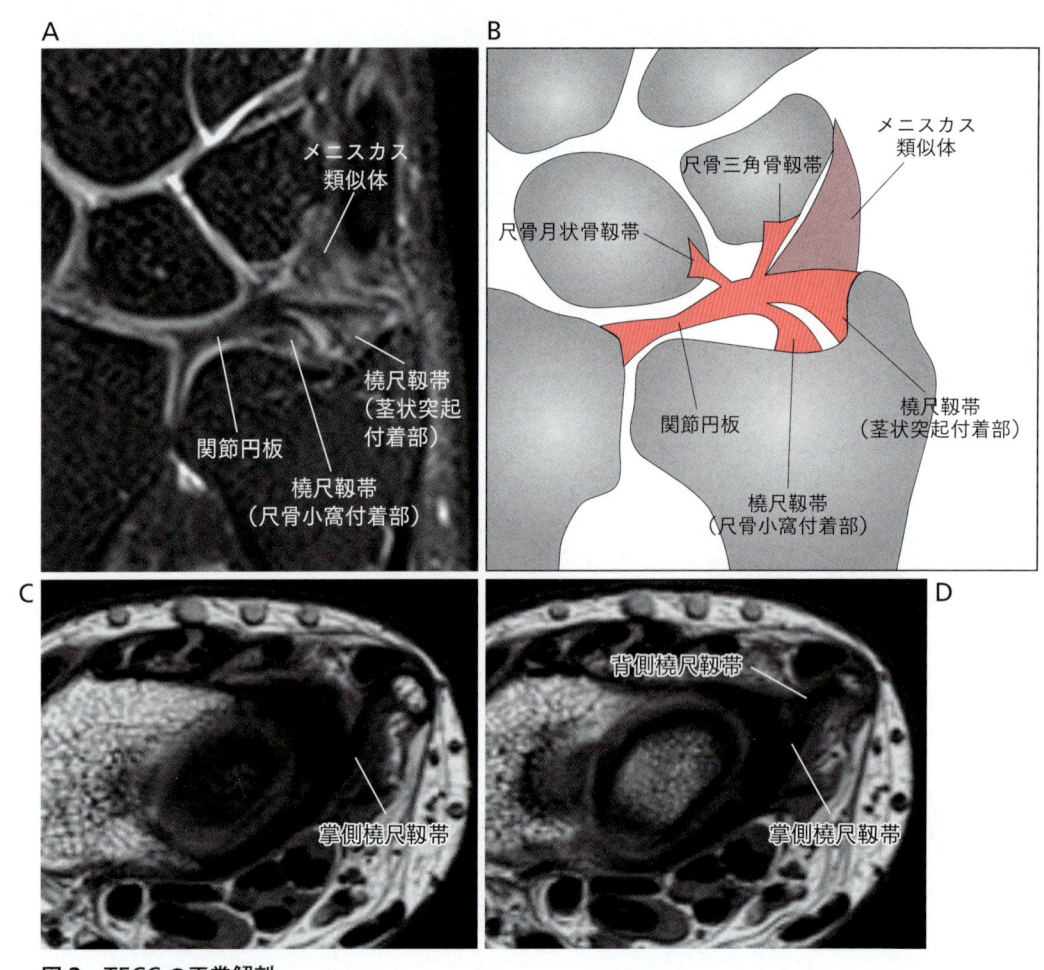

図2 TFCC の正常解剖
A：T2*強調冠状断像，B：TFCC のシェーマ，C, D：T2*強調横断像，説明は，解答 A1 参照.

表 TFCC 損傷の Palmer 分類

Class 1：外傷による損傷
1A：中央部（関節円板）の穿孔
1B：尺骨付着部の剝離
1C：遠位付着部の剝離
1D：橈骨付着部の剝離

Class 2：変性による損傷
2A：TFCC 変性
2B：TFCC 変性と，月状骨や尺骨の軟骨軟化
2C：TFCC 穿孔と，月状骨や尺骨の軟骨軟化
2D：TFCC 穿孔と，月状骨や尺骨の軟骨軟化と，月状三角骨靱帯穿孔
2E：TFCC 穿孔と，月状骨や尺骨の軟骨軟化と，月状三角骨靱帯穿孔と，尺骨手根関節症

（文献 7）より改変）

> ### NOTE
>
> ### 橈尺靱帯の尺骨茎状突起付着部
>
> 　遠位橈尺関節の安定化機構を理解するにあたり，特に，TFCC の中で橈骨から尺骨にかけて連続する線維性構造である橈尺靱帯が重要である．橈尺靱帯の尺骨遠位端に対する付着は，① 尺骨小窩から茎状突起基部と，② 茎状突起の斜面から頂部，に二分して考えることができる（**図2 A, B**）．① の尺骨小窩から茎状突起基部の付着に関しては，橈尺靱帯の深層や三角靱帯とよばれる骨皮質に対してほぼ垂直方向をとる．② の尺骨茎状突起の斜面から頂部への付着に関しては，尺骨小窩背側から茎状突起にかけてある骨隆起・骨肥厚部に橈尺靱帯が付着して張力を伝達していると考えられているが，橈尺靱帯線維はその隆起の近位側から遠位側にかけて，背側方向から掌側方向へと線維方向を変化させながら付着している[8]（**図2 C, D**）．つまり，橈尺靱帯の線維方向は茎状突起に対して近位から遠位にかけて連続的に変化しており，近位と遠位の線維では交叉の関係となっている．橈尺靱帯が交叉関係の線維方向をなすことで，回旋可動域と転がりに対する制動性という，相反する関節機能に合目的な安定化メカニズムを達成していると考察される．

文献

1) Treiser MD, Crawford K, Iorio M : TFCC injuries : meta-analysis and comparison of diagnostic imaging modalities. J Wrist Surg 2018 ; 7 : 267-272.

2) Chang AL, Yu HJ, von Borstel D, et al : Advanced imaging techniques of the wrist. AJR Am J Roentgenol 2017 ; 209 : 497-510.

3) Banjar M, Nor FEM, Singh P, et al : Comparison of visibility of ulnar sided triangular fibrocartilage complex (TFCC) ligaments between isotropic three-dimensional and two-dimensional high-resolution FSE MR images. Eur J Radiol 2021 ; 134 : 109418.

4) Portnoff B, Casey JC, Thirumavalavan J, et al : Prevalence of asymptomatic TFCC tears on MRI : a systematic review. Hand Surg Rehabil 2024 ; 43 : 101684.

5) Nozaki T, Rafijah G, Yang L, et al : High-resolution 3T MRI of traumatic and degenerative triangular fibrocartilage complex (TFCC) abnormalities using Palmer and Outerbridge classifications. Clin Radiol 2017 ; 72 : 904.e1-e10.

6) Palmer AK, Werner FW : The triangular fibrocartilage complex of the wrist : anatomy and function. J Hand Surg Am 1981 ; 6 : 153-162.

7) Palmer AK : Triangular fibrocartilage complex lesions : a classification. J Hand Surg Am 1989 ; 14 : 594-606.

8) Horiuchi S, Nimura A, Tsutsumi M, et al : Anatomical relationship between the morphology of the styloid process of the ulna and the attachment of the radioulnar ligaments. J Anat 2020 ; 237 : 1032-1039.

症例 L1 39

7歳男児．主訴は右股関節痛と跛行，1週間前に感冒様症状あり．発熱 36.8℃，血液検査所見 CRP 1.8 mg/dL，白血球数 13,000/μL.

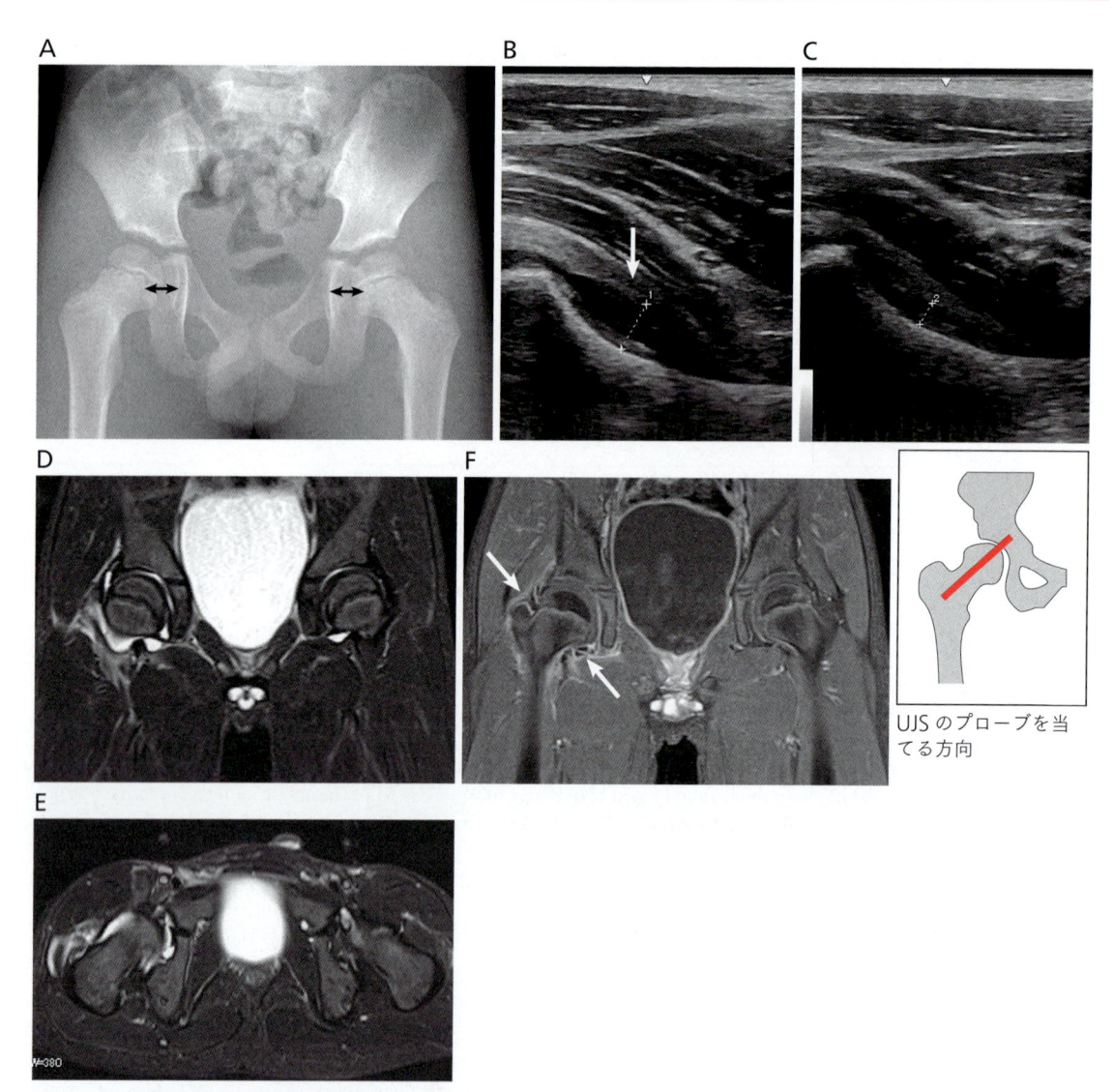

図1 A：股関節単純 X 線写真正面像，超音波検査 B：右股関節，C：左股関節，MRI D：STIR 冠状断像，E：STIR 横断像，F：造影後脂肪抑制 T1 強調冠状断像

| 単純 X 線所見 | 股関節単純 X 線写真正面像（**図1 A**）で，大腿骨頭，臼蓋に不整は認めない．tear drop distance（両矢印）の左右差は指摘できない． |

| 超音波所見 | 股関節内の液体貯留の有無の評価のために股関節超音波検査を施行（**図1 B, C**）．ultrasonic joint space（UJS）に 2 mm 以上の左右差があり，右股関節内に液体貯留を認める（**図1 B**，→）．内部は無エコーである． |

| MRI所見 | 股関節 MRI, STIR 冠状断像, 横断(軸位断)像(**図1 D, E**)では, 右股関節内に液体貯留を認める. 周囲軟部組織にも高信号域を認める. ただし, 大腿骨頭や臼蓋の骨に異常信号は認めず, 骨破壊は指摘できない. 造影後脂肪抑制 T1 強調冠状断像(**図1 F**)で, 滑膜の増強効果を認める(→). |

| 診断 | 単純性股関節炎 transient synovitis of the hip(coxitis simplex) |

| 経過 | 来院時発熱はなく, 血液検査所見で, 炎症反応は軽度であり, 単純性股関節炎として, 抗菌薬を投与せず, 保存加療となった. その後, 自然軽快を認めた. |

問題
- **Q1.** ultrasonic joint space(UJS)とは何か?
- **Q2.** 化膿性股関節炎との鑑別に有用な予後因子について述べよ.
- **Q3.** 単純性股関節炎の鑑別診断を述べよ.

画像診断のポイント

単純X線写真
- 内側関節裂隙(tear drop distance)の患側の拡大を認める. 関節液貯留の所見を反映しており, 健側と比較して 2 mm 以上の開大を認めた場合に左右差をもって異常と判断する[1,2].

超音波検査
- 超音波検査で, 患側の UJS の液体貯留を認める.
- 大腿骨頭から頸部の前面の液体貯留について観察する(ultrasonic joint space:UJS). 左右差を比較し, 液体貯留の有無, 性状, 滑膜の肥厚, 血流増加について観察する. UJS の 2 mm 以上の左右差で, 異常と判断する[1,2].

MRI
- MRI で, 患側内の関節内液体貯留と造影 MRI での滑膜の肥厚, 周囲軟部組織の炎症性変化を認める. 骨髄には異常信号を認めない.
- 関節液貯留, 周囲軟部組織の炎症性変化, 骨髄の変化について評価する. STIR, 脂肪抑制 T2 強調像が有用である. 単純性股関節炎の MRI 所見は非特異的な関節炎の所見であり, 関節内液体貯留, 滑膜の肥厚と造影効果, 関節周囲の軟部組織の炎症性変化である.
- 造影 MRI で滑膜の肥厚, 増強効果について評価する.
- 画像所見のみで, 単純性股関節炎と化膿性股関節炎の鑑別は厳密には困難であるが, 化膿性股関節炎のほうが, 軟部組織の炎症性変化の程度はより強く, 骨髄浮腫などを合併するなどの所見がみられる. また, 拡散強調像で膿瘍部分が高信号となり, 膿瘍形成について評価可能である[2,3].

CT
- 骨破壊, 溶骨, 骨硬化, 骨折, 腫瘍の評価に用いる[1,2].

単純性股関節炎

単純性股関節炎は, 小児期において, 急性股関節痛を生じる疾患のうちで比較的高頻度にみられる疾患である. 上気道感染, 胃腸炎などの先行後に発症することが多く, ウイル

148

表　Caird の化膿性股関節炎の予後因子

1. 発熱　38.5℃以上
2. 白血球数　12,000/μL 以上
3. 血沈　40 mm/hr 以上
4. 荷重負荷
5. CRP　20 mg/L 以上

（文献 1，2）より改変）

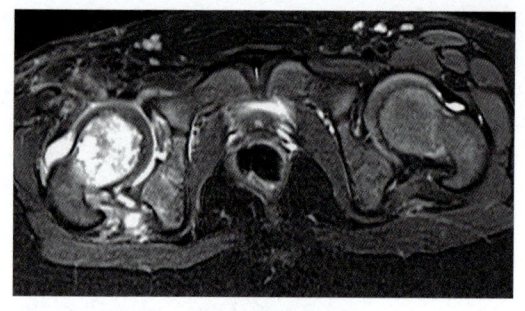

図2　2 歳女児　化膿性股関節炎
右股関節痛，38℃台の発熱で来院，血液検査所見で炎症反応の上昇，関節穿刺所見で，黄色ブドウ球菌が検出され，化膿性股関節炎の診断となる．**MRI, STIR 横断像**　来院 2 日後の MRI で，右股関節内に関節液貯留，周囲軟部組織の高信号，右大腿骨頭から頸部にかけて骨髄信号の高信号化を認める．

ス感染との関連性が示唆されている．主症状は，股関節痛，股関節の可動域制限である．好発年齢は，3〜10 歳（平均 6 歳）で，男児に多く，女児の 2〜3 倍の頻度とされる．予後は良好で，後遺症を残すことなく，1 週間ほどで自然軽快する[1]．

　最終診断は，臨床経過，臨床所見によるが，化膿性股関節炎との鑑別に苦慮することがあり，画像診断が必要となる．診断過程において，Caird による化膿性股関節炎の予後因子が参考になる（**表**）[1,2]．予後因子すべてが陽性であった場合は，化膿性股関節炎を強く疑い，関節穿刺による診断が必要である．血液検査所見からは炎症反応の程度が乏しい．

鑑別診断

　化膿性股関節炎，Perthes（ペルテス）病，大腿骨頭すべり症（症例 L2-54，p. 477 参照），若年性特発性関節炎，外傷，悪性腫瘍（白血病や神経芽腫の転移など）などがあがるが，早期に鑑別すべきは化膿性股関節炎である[1,2]．

1）化膿性股関節炎 septic arthritis of the hip

　細菌感染による関節炎であり，黄色ブドウ球菌が原因菌として最多である．小児では，膿性関節液の増加に続発して，関節脱臼，軟骨や骨端線などに障害を起こし，診断の遅れから成長障害，変形，関節拘縮などの合併症につながるため早期診断が大切である[4]．症状は，発熱，局所の発赤，腫脹，熱感，疼痛などである．血液検査では，白血球数増加，好中球数増加と左方移動，CRP 上昇，血沈亢進を認める．先述した Caird による化膿性股関節炎の予後因子が参考になる[1]．最終診断は，関節液穿刺による膿の証明である．

　画像診断から単純性股関節炎と化膿性股関節炎との鑑別は厳密には困難だが，骨髄や股関節周囲の軟部組織の情報を得ることができる MRI は，最も有用な検査である[1〜4]（**図2**）．膿瘍は，拡散強調像で高信号に描出され，存在診断に役立つ．化膿性股関節炎は，単純性股関節炎に比して，股関節周囲の軟部組織の蜂窩織炎性変化，骨髄浮腫などを含めた信号変化，造影効果を示す傾向がある[3]．

2）腫瘍性疾患に伴う股関節痛

　腫瘍性疾患が，股関節痛や歩行障害をきっかけに発見される場合がある．最も頻度が高

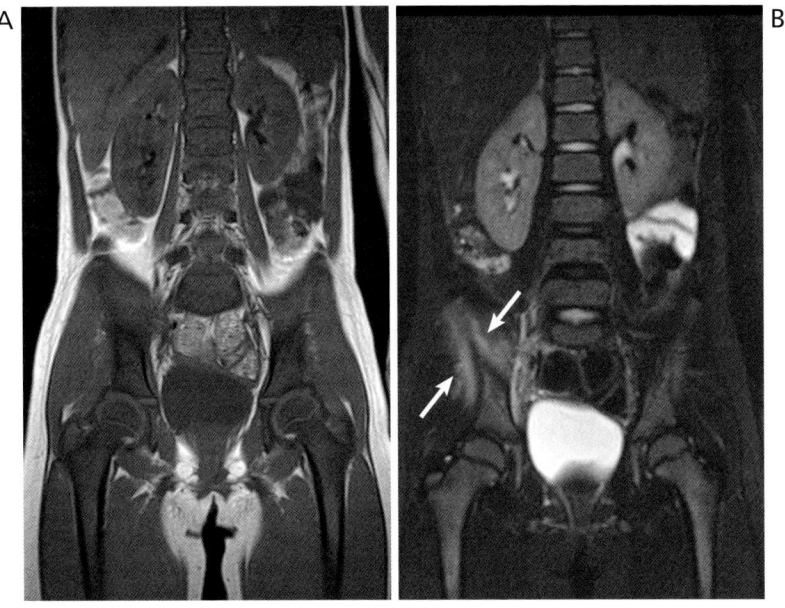

図3　7歳女児　股関節痛がきっかけとなった白血病
右股関節痛，歩行障害，血液検査上，白血球数，CRP の上昇あり．**A：T1 強調冠状断像，B：STIR 冠状断像**　T1 強調冠状断像(A)で椎体，腸骨，大腿骨と全体的に骨髄は低信号となっている．年齢を考慮すると脂肪髄化がみられない．STIR 冠状断像(B)で右腸骨周囲軟部組織に高信号病変を認める(→)．骨髄生検の結果，白血病であった．

いのは，神経芽腫であり，骨・骨髄転移からくる股関節痛などを主訴とした症例は，神経芽腫全体の 22％に及ぶと報告がある．そのほか，白血病(**図3**)，Langerhans(ランゲルハンス)細胞組織球症などがあがる．単純写真からの骨膜反応や骨髄の変化，MRI で，股関節以外の骨髄の変化にも注目することが大切である[2]．

解答　**A1.**　ultrasonic joint space(UJS)は，股関節内の液体貯留を超音波検査で評価する方法である．大腿骨頸部の軸に合わせて，前面よりプローブを当て，観察する．大腿骨頸部の腹側に貯留した液体貯留の有無，左右差を確認するほか，滑膜の肥厚や血流増加についても評価可能である．UJS が健側と比較して 2 mm 以上の左右差を認めた場合に異常とする．

A2.　Caird の予後因子が化膿性股関節炎の診断に用いられる．表に記す 1〜5 までの予後因子すべてが当てはまると，90％以上の確率で化膿性股関節炎と診断される．

A3.　単純性股関節炎と鑑別すべき疾患は多岐にわたる．化膿性股関節炎，化膿性骨髄炎，Perthes 病，大腿骨頭すべり症，若年性特発性関節炎，外傷，悪性腫瘍(白血病や神経芽腫の転移，骨髄浸潤，原発性骨軟部腫瘍)に伴う股関節痛などがあがるが，このうち，早期治療が必要な化膿性股関節炎，化膿性骨髄炎を早期診断するために臨床所見，血液学的所見，関節穿刺に加え，比較的低侵襲の MRI は鑑別診断を進めていくうえで有用である．

NOTE

成長，発達に伴う骨髄変化

　小児では，成長に伴い正常な骨髄組成も変化する．生後，全身の骨髄は赤色髄(造血髄)であるが，その後，四肢末梢から体幹部へと徐々に脂肪髄化(黄色髄化)する．骨髄変化の評価については，T1 強調像が適している．生直後は，椎間板と同程度の均一な低信号で，徐々に高信号となり，1 歳頃には椎間板より高信号を示す[5]．骨髄信号については，年齢を考慮しながら判断することが必要である．

文献

1) 日下部浩：単純性股関節炎．日本小児整形外科学会・監修，日本小児整形外科学会教育研究委員会・編：小児整形外科テキスト 改訂第 2 版．メジカルビュー社，2019：340-343.

2) Barolon A, Gómez MPA, Cirillo M, et al : Imaging of the limping child. Eur J Radiol 2018 ; 109 : 155-170.

3) Yang WJ, Im SA, Lim G-Y, et al : MR imaging of transient synovitis : differentiation from septic arthritis. Pediatr Radiol 2006 ; 36 : 1154-1158.

4) 高村和幸：化膿性関節炎，細菌性骨髄炎．日本小児整形外科学会・監修，日本小児整形外科学会教育研究委員会・編集：小児整形外科テキスト 改訂第 2 版．メジカルビュー社，2019：332-339.

5) Foster K, Chapman S, Johnson K : MRI of the marrow in the paediatric skeleton. Clin Radiol 2004 ; 58 : 651-673.

23 歳男性．主訴は右膝くずれ．スキー中に転倒して右膝内反となり受傷．

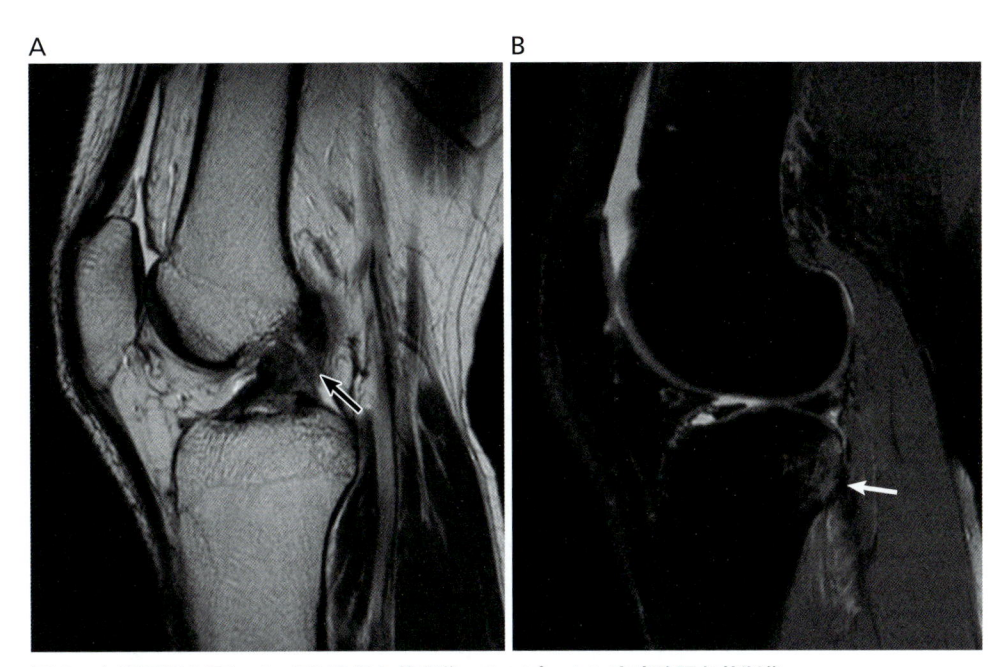

A　B

図1　右膝関節 MRI　A：T2 強調矢状断像，B：プロトン密度強調矢状断像

MRI 所見　前十字靱帯の腫大と信号上昇があり，大腿骨付着部近傍で靱帯の連続性が途切れている（図1 A，→）．脛骨外側顆後部の関節面に骨髄浮腫があり（図1 B，→），骨挫傷が疑われる．

診断　**膝前十字靱帯断裂　anterior cruciate ligament（ACL）tear of the knee**

経過　前十字靱帯再建術が施行された．

問題　Q1. 前十字靱帯断裂の好発部位はどこか？
　　　Q2. 前十字靱帯断裂に合併する骨挫傷の好発部位はどこか？
　　　Q3. 後十字靱帯断裂に合併する骨挫傷の好発部位はどこか？

**画像診断の
ポイント[1)]**

前十字靱帯（ACL）断裂

● MRI が有用で，脂肪抑制ありまたはなしの T2 強調像にて靱帯の連続性の有無に注目する．できる限り多方向から観察し，なかでも冠状断像と矢状断像を合わせて読影することが推奨されている．

● 前十字靱帯腫大や信号上昇のみの所見はムコイド変性などと混同することがあり，注意が必要である．

- 半月板や他の靭帯，骨，軟骨などの合併損傷の診断においても MRI は有用である．半月板損傷は前十字靭帯断裂の 40〜80％に合併する．特に内側半月板後角の辺縁部または関節包接続部（meniscocapsular junction）に及ぶ垂直断裂は ramp lesion とよばれ ACL 断裂の約 24％にみられる．

- ramp lesion は MRI や通常の関節鏡検査では見逃されやすく，前十字靭帯断裂のみを修復しても ramp lesion が残存する場合には膝関節の前後方向への不安定性が改善しないため，正確に診断することが必要とされる．

- 骨挫傷は大腿骨外側顆下面や脛骨外側顆後部に最も多く，脛骨内側顆後部にも時折認める．これらは pivot injury による外傷機転を反映している．また，骨挫傷は軟骨下骨の骨折，関節面の圧壊，軟骨損傷を伴うことがあり，読影に注意が必要である．

- 脛骨外側顆の裂離骨折である Segond 骨折は骨片が小さく，見逃しやすいが，前十字靭帯断裂を高率に合併することが知られている．

後十字靭帯（PCL）断裂

- MRI, T2 強調像にて，後十字靭帯の部分的/全体的な腫大や信号上昇を示す（図2）．

- 多くは靭帯の連続性が保たれた部分断裂であるが，靭帯の連続性が絶たれている場合は完全断裂と判定する．

- 後十字靭帯断裂と同様の外傷機転で後十字靭帯脛骨付着部における裂離骨折が起こりうることも知っておく必要がある．

内側側副靭帯（MCL）断裂

- MRI では脂肪抑制 T2 強調像や STIR 像が有用で，靭帯の信号上昇や腫大，ゆるみ異常がみられる（図3）．前十字靭帯断裂や半月板損傷などの合併損傷も多い．

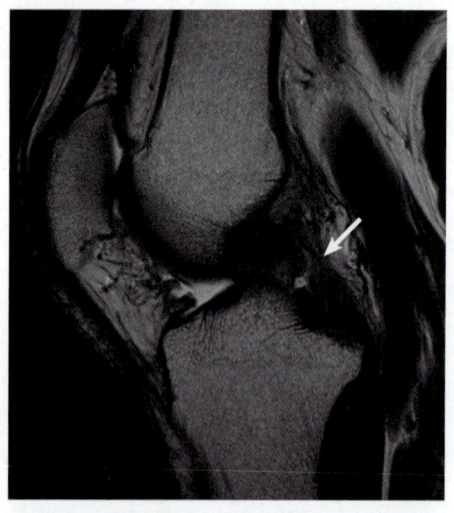

図2　50歳台男性　後十字靭帯（PCL）断裂
膝関節 MRI, T2 強調矢状断像　後十字靭帯の腫大と信号上昇があり（→），中央部分で断裂を認める．

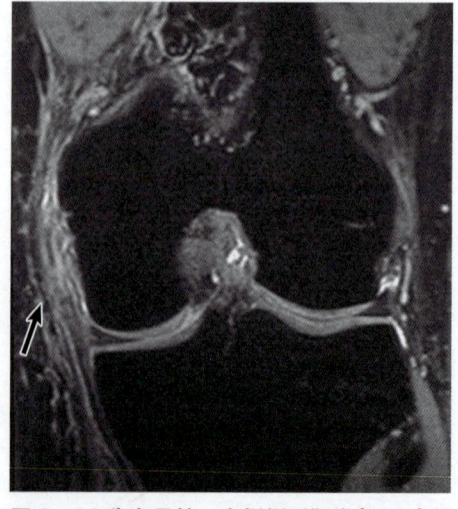

図3　20歳台男性　内側側副靭帯（MCL）断裂
左膝関節 MRI, 脂肪抑制プロトン密度強調冠状断像　内側側副靭帯の大腿骨付着側に腫大と信号上昇を認める（→）．

表　受傷メカニズム別の損傷靱帯と骨挫傷

受傷機転	メカニズム	損傷靱帯	骨挫傷
pivot injury	屈曲位での外旋による外反ストレス	ACL 断裂	大腿骨外側顆下面 脛骨外側顆(内側顆)後部
dashboard injury	屈曲位で脛骨に生じる後方への強い外力	PCL 断裂	近位脛骨前部 時に膝蓋骨後部
hyperextension injury	過進展 垂直方向の荷重	ACL 断裂，PCL 断裂 半月板損傷	近位大腿骨前部 近位脛骨前部
clipping injury	屈曲位での外反ストレス	MCL 断裂	大腿骨外側顆・内側顆 脛骨外側顆

靱帯損傷(膝関節)

前十字靱帯(ACL)断裂

　前十字靱帯(anterior cruciate ligament：ACL)は大腿骨外側顆内面と脛骨顆間隆起前部に付着し，前後方向の動きを制御する．

　前十字靱帯断裂は，打撲や高度の過伸展といった直接的な膝関節への外力のほか，着地や動作転換など，膝関節に直接的には関与しない外力によっても生じる．非直接的な外力によって生じる場合は，屈曲運動と外旋運動が同時に起こる pivot injury が典型的な受傷メカニズムとされる．前十字靱帯を大腿骨付着部側 1/3，脛骨付着部側 1/3，その中間部の中央 1/3 に分けると，断裂は中間部に最も多く発生し，大腿骨付着部側が次ぐ．脛骨付着部側での断裂は，頻度は少ないものの，ACL 再建術の適応であり，断裂の部位を正確に読影することが望ましい．

後十字靱帯(PCL)断裂

　後十字靱帯(posterior cruciate ligament：PCL)は大腿骨顆間窩前部と脛骨顆間隆起後部に付着し，膝関節において最も太く強固な靱帯とされる．

　膝を屈曲した状態での転倒または自動車事故(dashboard injury)において，脛骨前面に衝撃が加わって起こることが多い．その多くは部分断裂だが，交通事故などの高エネルギー外傷では完全断裂も起こりうる．

内側側副靱帯(MCL)断裂

　内側側副靱帯(medial collateral ligament：MCL)は大腿骨外側顆と脛骨外側顆間を支持する多数の靱帯の複合体であり，膝関節屈曲位での外反強制による断裂が典型的とされる．急性外傷では最も高頻度に損傷する靱帯であるが，軽症例では画像精査が施行されないことも多い．

　受傷メカニズム別に，損傷する靱帯と合併する骨挫傷についてまとめたものを**表**に示す．

解答　**A1.**　前十字靱帯断裂は中央部に最も多い．
　　　　A2.　大腿骨外側顆下面や脛骨外側顆後部に多い．
　　　　A3.　近位脛骨前部の骨挫傷に多い(dashboard injury)．

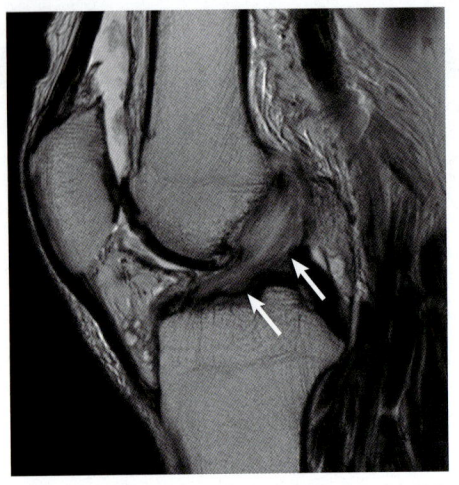

図4　60歳台男性　前十字靱帯のムコイド変性

膝関節 MRI, T2 強調矢状断像　前十字靱帯腫大と信号上昇を認める(→). 内部に線維構造と思われる線状の低信号が走行してみえる.

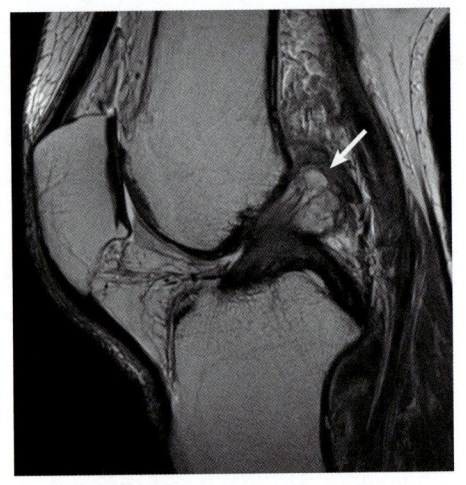

図5　50歳台男性　前十字靱帯ガングリオン

膝関節 MRI, T2 強調矢状断像　前十字靱帯頭側に前十字靱帯と連続する多房性の囊胞性変化を認める(→).

N O T E

前十字靱帯のムコイド変性とガングリオン[2~4]

　ムコイド変性は膝関節痛や可動域制限といった非特異的な臨床症状を呈し，変形性膝関節症や半月板断裂，靱帯損傷などが疑われて画像精査された際に，偶然発見されることが多い. 前十字靱帯での発生率は1%程度とまれで，後十字靱帯ではさらに頻度が低いとされる. MRIでは靱帯の棍棒状腫大を認め，T2強調像にて高信号の粘液変性の中に靱帯の走行に沿って線維と思われる線状の低〜中等度信号がみられるのが特徴的で，celery stalk sign といわれている(図4).

　ガングリオンは良性の囊胞性病変である. 通常はT2強調像で高信号を呈するが，大小や隔壁の有無など多彩である(図5). 膝関節ではムコイド変性との関連も報告されている.

文献

1) Fritz B, Fritz J : MR imaging of acute knee injuries : systematic evaluation and reporting. Radiol Clin North Am 2023 ; 61 : 261-280.
2) Fernandes JL, Viana SL, Mendonca JL : Mucoid degeneration of the anterior cruciate ligament : magnetic resonance imaging findings of an underdiagnosed entity. Acta Radiol 2008 ; 49 : 75-79.
3) McMonagle JS, Helms CA, Garrett WE Jr, et al : Tram-track appearance of the posterior cruciate ligament(PCL): correlations with mucoid degeneration, ligamentous stability, and differentiation from PCL tears. AJR Am J Roentgenol 2013 ; 201 : 394-399.
4) Bergin D, Morrison WB, Carrino JA : Anterior cruciate ligament ganglia and mucoid degeneration : coexistence and clinical correlation. AJR 2004 ; 182 : 1283-1287.

症例　L1　41

80歳台男性．右足関節背屈時に増強するアキレス腱部の痛みがある．

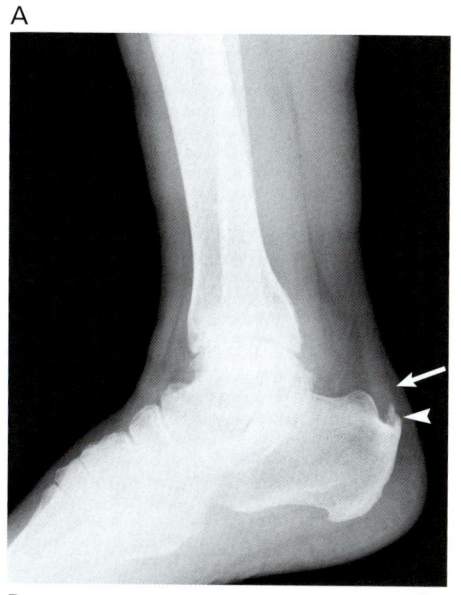

図1　A：足関節単純X線写真側面像，MRI　B：STIR矢状断像，C：T2強調矢状断像，D：T2強調横断像

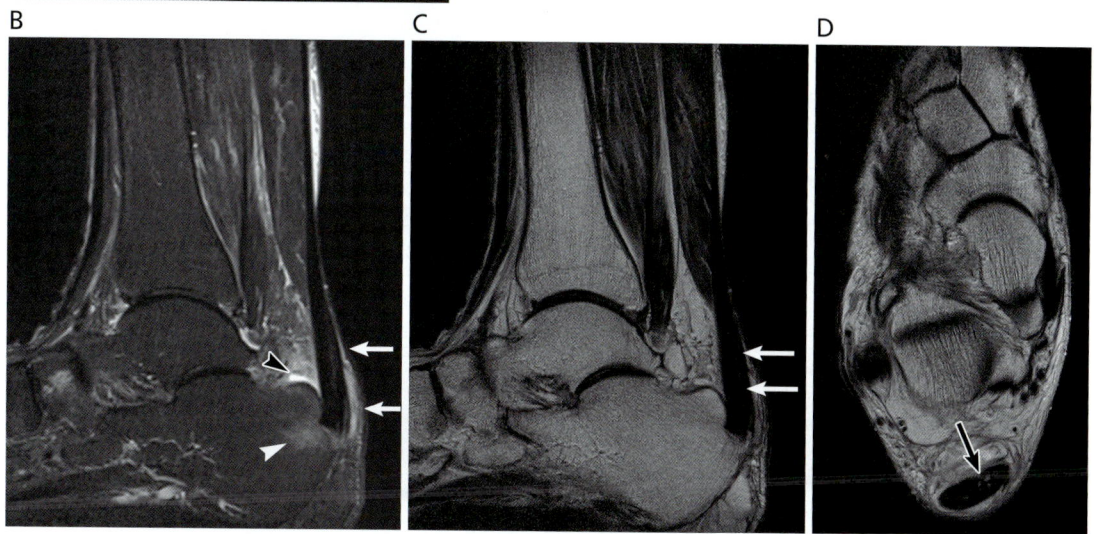

単純X線所見　アキレス腱の踵骨付着部には腫大が疑われ（**図1A**，→），踵骨後縁には骨棘形成がある（➤）．アキレス腱内部の石灰化は認めない．踵骨後上隆起の骨棘形成は指摘できない．踵骨に骨びらんを認めない．

MRI所見　STIR矢状断像（**図1B**）ではアキレス腱の踵骨付着部に腫大と腱内部の信号上昇がある（**図1B**，→）．踵骨側に骨髄浮腫を伴う（**図1B**，白矢頭）．アキレス腱腹側の脂肪組織（Kager's fat pad）や皮下脂肪組織に炎症を疑う信号上昇がある．踵骨後滑液包に少量の液体貯留を認める（**図1B**，黒矢頭）．T2強調矢状断像・横断像（**図1C，D**）でもアキレス腱内部に淡い

高信号域を認める（→）.

| 診断 | **アキレス腱付着部症　Achilles tendon enthesopathy** |

| 経過 | 下腿三頭筋のストレッチを含めた理学療法と鎮痛薬で保存加療の方針となった. |

問題　**Q1.** 踵骨後上隆起の骨棘形成/変形を何とよぶか？
　　　　Q2. アキレス腱表層を包む膜構造は何か？
　　　　Q3. アキレス腱炎（Achilles tendinitis），アキレス腱断裂（Achilles tendon rupture）の好発部位はどこか？

画像診断のポイント

超音波検査
- アキレス腱の評価において外来診療における第一選択となる．腱の肥厚，変性，石灰化，内部の異常血流，踵骨後滑液包の液体貯留を評価する．骨棘の形態評価は単純X線写真やCTに劣るが，骨びらんの検出は単純写真よりも感度が高い．
- 健常なアキレス腱は線状高エコー像の層状配列である fibrillar pattern を示すが，変性や損傷・断裂が生じると腱の腫大とともに内部が低エコー化する（**図2A**）.
- ドプラ法では変性，炎症が存在する腱周囲や腱内部の血流信号を認める（**図2B**）.

単純X線写真
- アキレス腱の肥厚を確認できるが，主に ① 腱実質部の石灰化，骨化，② 踵骨のアキレス腱付着部および踵骨後上隆起の骨棘形成を確認する．

MRI
- 腱の変性/断裂，踵骨の骨髄浮腫，踵骨後滑液包の評価に優れている．筋腱障害，三角骨障害，足関節後方インピンジメント症候群との鑑別にも有用である．
- アキレス腱付着部症においてはアキレス腱の踵骨付着部の腫大，腱内部の信号上昇，腱周囲の炎症性変化がみられ，踵骨に骨髄浮腫を伴うこともある．

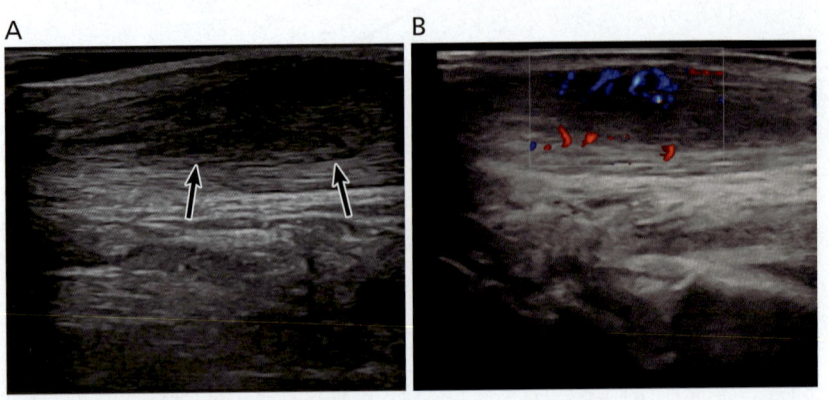

図2　20歳台男性　アキレス腱損傷・断裂
アキレス腱部超音波像　A：長軸像，B：カラードプラ長軸像　腱の腫大がみられ，内部が低エコー化している（A，→）．カラードプラ（B）では変性，炎症が存在する腱周囲や腱内部の血流信号を認める．

アキレス腱炎・周囲炎・断裂

アキレス腱は腓腹筋とヒラメ筋の合同腱であり，その大部分がⅠ型コラーゲンにより構成される．アキレス腱の障害はアキレス腱付着部症，アキレス腱炎(腱症)，アキレス腱周囲炎に大別され，それぞれ障害の主座が異なる．アキレス腱付着部は弾力性に富む腱組織と硬い骨組織の移行部であり，筋腱による牽引負荷が集中する．アキレス腱付着部は線維軟骨を介した4層構造(骨-石灰化線維軟骨-非石灰化線維軟骨-腱)を有する．付着部のすぐ近位には踵骨後上隆起がある．この領域は wrap-around region とよばれ骨を滑車として腱を曲げる役割を果たし，腱付着部の牽引負荷を軽減する[1]．wrap-around region では腱と骨が衝突することによる圧迫ストレスが生じるため，両者の表面には線維軟骨仮生を認める．腱付着部や wrap-around region は軟骨化生により強度はあるものの，ともに血管には乏しいため損傷修復能が低い．修復が遅れた腱内部ではコラーゲン線維束の配列は不整で，時に石灰化も生じる．新生血管も認められるが腱修復には寄与せず微小損傷が蓄積するとアキレス腱付着部症を生じる．wrap-around region に生じた機械的ストレスにより踵骨後上隆起には変形や骨棘形成を生じることがある(Haglund's deformity)．

アキレス腱炎(腱症)は腱実質部の変性/炎症である．内的要因(高齢，女性，肥満，糖尿病，関節リウマチの既往，ステロイドの使用，抗菌薬使用など)と外的要因(スポーツ，職業，不適合な靴などによる繰り返しの機械的負荷)が存在し[2]，微細な損傷の修復課程において腱が変性する．

鑑別診断

1) 踵骨脆弱性骨折 calcaneus insufficiency fracture

受傷後2〜4週で単純写真でも骨硬化像が顕在化してくることで鑑別可能である．MRIでは単純写真で指摘できない骨折線を認めることがある．アキレス腱に変性，炎症を示唆する所見がない点も鑑別点となる．

2) 腱黄色腫 tendinous xanthoma

腱に発生する黄色腫は両側性に発症する傾向がある．家族性高コレステロール血症の3主徴(高LDL-C血症，早発性冠動脈疾患，腱・皮膚黄色腫)や家族歴について確認を行う．画像所見では腱炎，腱症で認められるようなアキレス腱の紡錘状腫大ではなく，一様な腱の肥厚を呈するとされる．MRIではT2強調像での信号上昇が認められるものの，断裂の際に認められる液体貯留様の信号上昇より弱い高信号を示す．

解答 A1. Haglund's deformity(ハグルンド変形)．

A2. パラテノン．アキレス腱に腱鞘は存在せず，パラテノンが腱表層を包む．アキレス腱はパラテノン，コラーゲン線維，コラーゲン線維束を包む endotenon/interfascicular matrix (IFM)の3つから構成される[3]．パラテノンとIFMは互いに連結し，多くの血管様構造が存在する．腱内の恒常性を維持する循環機能において重要であるとともに，腱幹細胞・前駆細胞が豊富に存在するため，腱の修復・治癒に関与する可能性についても示唆されている．パラテノンはMRIの脂肪抑制T2強調像やSTIR像などで薄い高信号域として認められるが(図3)，炎症などがない場合は基本的に同定できない．アキレス腱周囲炎はパラテノンを主座とする炎症である．

A3. アキレス腱踵骨付着部から2〜6cm上方に好発する．どの年齢においても最も血管が乏し

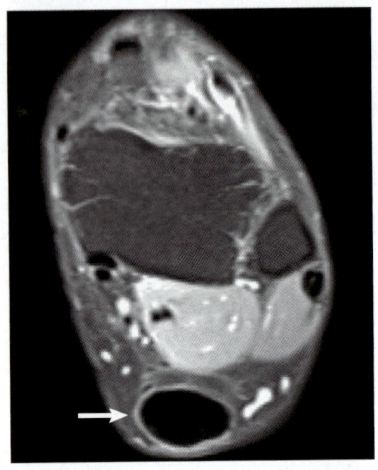

図3　50 歳台女性　パラテノン
足関節 MRI　脂肪抑制プロトン密度
強調横断像　パラテノンが薄い高信
号域として認められる（→）.

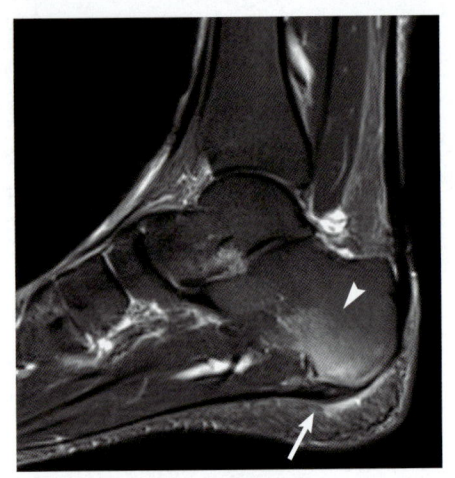

図4　40 歳台男性　足底腱膜炎
足関節 MRI　脂肪抑制プロトン密度強調矢
状断像　足底腱膜内および足底腱膜周囲の
高信号域がみられ（→），踵骨の骨髄浮腫を
認める（►）.

い領域であり，微細損傷が変性へと進み最終的にアキレス腱炎（腱症）や断裂へと繋がると
考えられている.

NOTE

足底腱膜炎　plantar fasciitis

　踵部痛を生じる最も頻度の高い慢性疾患で，生涯を通じて一般人口の約 10% に発症する
とされ，特に 45〜65 歳の中高年者やランナーなどのアスリートにも発症する[4]. アキレス
腱炎と同様にリスクには内的要因（扁平足，凹足，高度肥満，脚長差，下腿三頭筋の緊張亢
進・萎縮，踵部脂肪体の萎縮および足底腱膜の拘縮），外的要因（スポーツ，低クッション
性の靴，不適合な靴）がある[5,6]. MRI では足底腱膜の肥厚があり，STIR 像や脂肪抑制 T2
強調像で足底腱膜内および足底腱膜周囲の高信号域，踵骨の骨髄浮腫を認める（**図4**）.

文献

1) Benjamin M, McGonagle D : The enthesis organ concept and its relevance to the spondyloarthropathies. Adv Exp Med and Biol 2009 ; 649 : 57-70.
2) O'Neill S, Watson PJ, Barry S, et al : A delphi study of risk factors for achilles tendinopathy : opinions of world tendon experts. Int Sports Phys Ther 2004 ; 11 : 684-697.
3) Zhang J, Li F, Williamson KM, et al : Characterization of the structure, vascularity, and stem/progenitor cell populations in porcine Achilles tendon (PAT). Cell Tissue Res 2021 ; 384 : 367-387.
4) Riddl DL, Schappert M : Volume of ambulatory care visits and patterns of care for patients diagnosed with plantar fasciitis : a national study of medical doctors. Foot Ankle Int 2004 ; 25 : 303-310.
5) Riddle DL, Pulisic M, Pidcoe P, Johnson RE : Risk factors for plantar fasciitis : a matched case-control study. J Bone Joint Surg Am 2003 ; 85 : 872-877.
6) Beeson P : Plantar fasciopathy : revisiting the risk factors. Foot Ankle Surg 2014 ; 20 : 160-165.

症例 **L1** **42**

5歳女児．足の痛みと発熱を主訴に近医受診．単純X線写真で明らかな異常はなく，解熱するも足の痛みは続き，血液検査でCRP上昇を認め，精査・加療目的に紹介された．

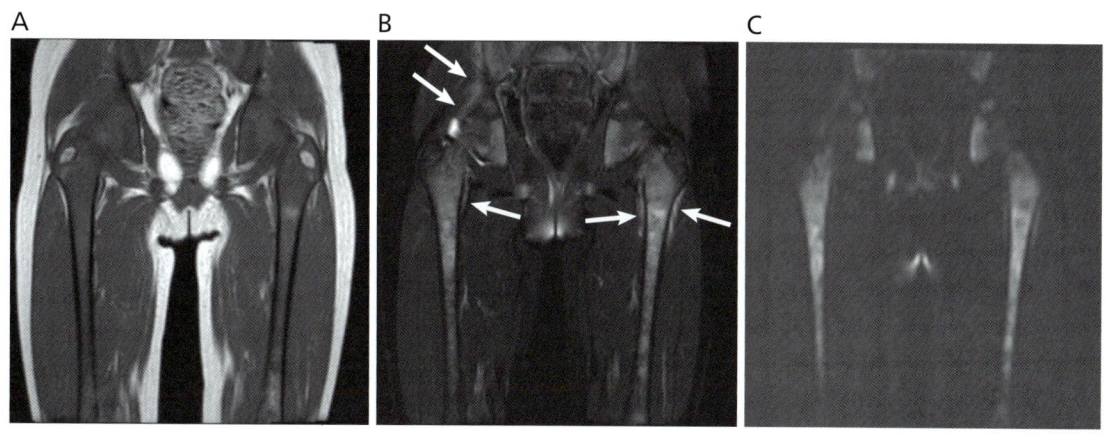

図1 股関節から大腿部MRI　A：T1強調冠状断像，B：脂肪抑制T2強調冠状断像，C：拡散強調冠状断像

MRI所見　両側大腿骨頸部から骨幹，骨盤骨は，T1強調像（**図1A**）で大部分が低信号を示し，脂肪抑制T2強調像（**図1B**）や拡散強調像（**図1C**）で全体が不均一な高信号を呈する．右腸骨や左大腿骨近位周囲にはT2強調像で高信号を示す軟部組織腫脹を認める（**図1B**，→）．

診断　神経芽腫の骨髄転移　bone marrow metastasis of neuroblastoma

経過　MRI所見から白血病や悪性リンパ腫，神経芽腫などの悪性腫瘍の骨髄転移を疑い，骨髄検査，腫瘍マーカー検査，胸腹部造影CTを含む全身検索が進められた．骨髄に腫瘍細胞浸潤があり，NSE，VMA/HVA上昇を認めた．^{123}I-MIBGシンチグラフィで全身の骨に多数の異常集積が認められた（**図2**）．

問題　**Q1.** 骨髄のMR信号はどのような構成要素を反映するか述べよ．
　　　　Q2. MRIで骨髄を評価する際に有用な撮像法は何か？
　　　　Q3. 小児期にびまん性の骨髄信号異常を呈しうる悪性疾患をあげよ．

画像診断のポイント[1~4]
- 小児の発達過程における骨髄転換の進行は，MRIでの骨髄信号の変化として反映される（解答A1を参照）．
- MRIがさまざまな疾患の拾い上げに有用であることは言うまでもないが，骨髄はあらゆる部位のMR像に含まれるため予期せぬ骨髄疾患を診断するきっかけとなる場合がある．
- その一方で，生理的な骨髄転換の過程を「異常」と判断してしまうことも起こりうるため，成長とともに変容する骨髄について理解することは，治療介入の遅れや過剰な医療介入

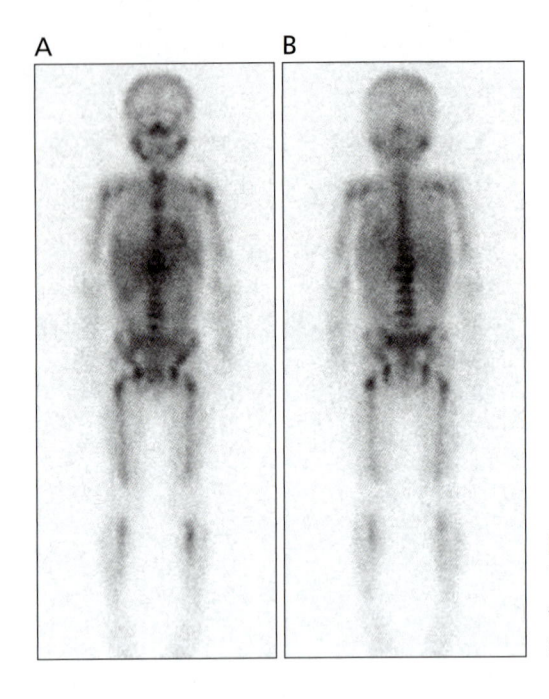

図2　図1と同一症例
^{123}I-MIBG シンチグラフィ（24 時間後全身像）　A：前面像，B：後面像　全身の骨に多数の異常集積が認められる．

を防ぐために必要である．
● 代表的な部位として，大腿骨と脊椎の T1 強調像での信号変化について述べる．
　大腿骨：大腿骨の骨髄転換は早ければ生後 3 か月で骨幹に起こり，およそ生後 12 か月までに高信号化が起こる．1～5 歳で骨幹はほぼ均一な高信号を示し（**図3**），6～15 歳で骨幹端に至る．ただし骨幹端（特に近位）には年長児以降でも赤色髄が残るため不均一な低信号を示す場合がある．
　脊椎：椎体の骨髄は，1 歳までは椎間板と等信号～低信号で，次第にそれより高くなる．椎体中央から上下終板に向かって広がる．5 歳以降は高信号とされるが，変化はさまざまである．椎体静脈叢周囲に局所的な高信号を示すこともある．幼児期までは椎体の血流が豊富で，毛細血管の透過性が高いため造影増強が認められるが，学童期以降は減弱する．

小児の発達過程における正常骨髄の変化

　骨髄は体内で最も大きい臓器のひとつで，骨皮質に囲まれ骨梁に支えられた髄腔の約 85％を占める．小児期は，造血機能が旺盛で多量のヘモグロビンを含むため赤色を示す赤色髄と，造血細胞が減少し脂肪細胞の増加により黄色化した黄色髄の構成がダイナミックに変化する．この赤色髄から黄色髄への生理的変化は骨髄転換（marrow conversion）とよばれ，幼少期から成人初期にかけて起こり，最終的に約 25 歳で達成される．成人期の赤色骨髄は，体幹骨格（頭蓋骨，椎骨，肋骨，胸骨，骨盤）と四肢骨格の近位部（大腿骨，上腕骨）に限定される．

　正常な骨髄転換の進行にはパターンがあり，黄色髄は出生前に末梢指骨に現れ，徐々に中枢に進行する．長管骨は，骨端から始まり（乳幼児期），骨幹から遠位骨幹端，最終的に近位骨幹端（思春期以降）へと進む．体幹部での進行は緩やかで，成人期まで継続する．

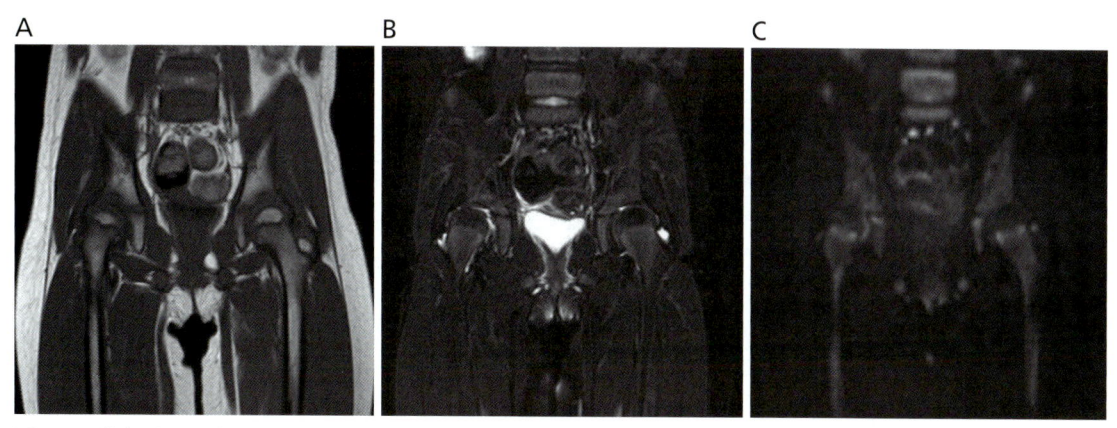

図3　4歳女児　正常骨髄
右先天性股関節脱臼治療後，臼蓋形成不全遺残の評価目的に施行された MRI．**A：T1 強調冠状断像，B：STIR 冠状断像，C：拡散強調冠状断像**　提示症例（図 1）と近い年齢の大腿骨や骨盤骨の正常骨髄 MRI として提示する．正常な骨髄は，T1 強調像でほぼ均一な高信号を示し，脂肪抑制 T2 強調像や拡散強調像での異常信号は認められない．図 1 と図 3 を比較すると，T1 強調像での違いがわかりやすい．

鑑別診断

　MRI は骨髄信号強度の変化に鋭敏で，T1 強調像は黄色髄と疾患の区別に有用である．T1 強調像でびまん性の骨髄信号低下は，さまざまな病態で起こりうる．① 全身のストレス（慢性貧血，チアノーゼ性先天性心疾患，喫煙，高地など）で起こる赤色髄過形成，② 腫瘍性置換（白血病，リンパ腫，悪性疾患の骨髄転移），③ 治療後変化（放射線治療，化学療法，骨髄移植など）に大別され，①，③は患者背景や既往歴の把握が重要である．全身のストレスによる赤色髄過形成は，黄色髄から赤色髄への骨髄の再転換により骨髄分布を造血骨髄にシフトさせ，骨髄転換と逆の順序で起こる．

　②の腫瘍性置換は，小児では白血病，リンパ腫，神経芽腫や横紋筋肉腫からの血行性転移などで起こりうる．T1 強調像で赤色髄は筋肉よりもやや高信号を示すのに対して，腫瘍は筋肉よりも低信号を示すことが鑑別の一助とされるが，必ずしも容易ではない．骨髄転換が早期に起こる骨端の信号変化は注意すべき所見で（**図 4**），骨破壊やそれに伴う骨外軟部腫瘤形成や骨外に広がる異常信号の有無も注意深く評価する着目点である（**図 1**）．これら腫瘍性疾患の発見が，関節や骨の痛みを理由に施行された MRI がきっかけとなる場合もあり，関節や局所の信号異常の有無だけに着目するのではなく，骨髄の信号にも注意を向けた読影が望まれる．

解答　A1.　脂肪，水，骨梁が骨髄領域の MR 信号に寄与する．自由水に乏しい骨梁の信号寄与は小さいため，髄腔を占める骨髄細胞の性状が反映される．赤色髄は脂肪 40％，水分 40％，蛋白 20％，黄色髄は脂肪 80％，水分 15％を含み，MRI の信号強度は両者の割合に依存する．脂肪成分に富む黄色髄の増加により，T1 強調像での信号強度が上昇し，皮下脂肪の信号強度に近づく．赤色髄も脂肪成分を含むが，T1 強調像で皮下脂肪より明らかに低信号で，筋肉や椎間板と同程度かそれ以上の信号強度を示す．STIR 像や脂肪抑制 T2 強調像で，赤色髄は黄色髄より高信号で筋肉よりも高信号を示す．赤色髄と黄色髄は空間的，時間的

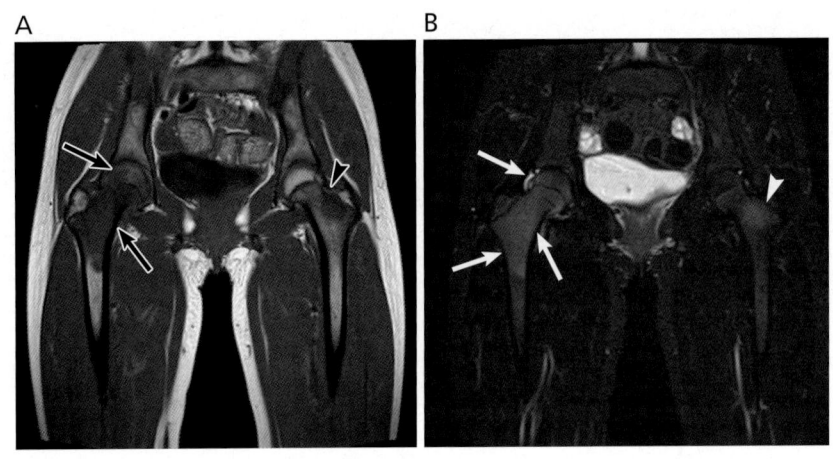

図4　13歳女性　急性リンパ球性白血病
右股関節痛と発熱を契機に診断された．MRI　A：T1強調冠状断像，B：STIR冠
状断像　T1強調像（A）で右大腿骨頸部に広範な低信号域が認められ，骨頭の信号も
部分的に低下している（→）．これらはSTIR像（B）で淡い高信号を示す（→）．左大腿
骨近位骨幹端にも同様の信号異常が認められる（➤）．血液検査で芽球を認めなかっ
たが，骨髄検査により急性リンパ球性白血病と診断された．

に共存し，その割合が変化し，骨髄領域のMRI所見に反映される．

A2. 骨髄の黄色髄化を信号上昇として検出できるT1強調像は，骨髄の評価に最も有用な撮像
法である．多くの疾患はT1強調像で低信号を示すため，T1強調像での異常が発見契機に
なる場合も少なくない．脂肪抑制T2強調像あるいはSTIR像の有用性も高く，これら撮像
法の組み合わせが骨髄病変の評価に用いられる．

　赤色髄の多い乳児や幼児では正常な骨髄の信号がT1強調像で低く，正常か病的かの判
断が難しい場合が少なくない．一般に，病変は赤色髄よりも脂肪が少ないため，化学シフ
ト画像が鑑別に役立つ場合がある．赤色髄の細胞密度が高い新生児や乳児では正常な骨髄
が拡散強調像で高信号を示す傾向にあり注意を要する．

　さまざまな疾患（炎症，腫瘍，感染症など）だけでなく，赤色髄は造影剤での造影増強を
示し，正常骨髄の造影増強の程度は赤色髄の割合に依存するため，有用性は低い．そのた
め，造影剤の使用は検査目的やその内容を考慮し必要性について検討する．

A3. 白血病，悪性リンパ腫，悪性腫瘍の骨髄転移．神経芽腫や横紋筋肉腫では，白血病類似の
びまん性骨髄信号異常を示す場合がある．

文献

1) Orth RC, Guillerman RP : Normal bone marrow ; skeletal manifestations of systemic disease. In Coley BD(ed): Caffey's pediatric diagnostic imaging. Philadelphia : Elsevier, 2019 : 1414-1417.
2) Chan BY, Gill KG, Rebsamen SL, et al : MR imaging of pediatric bone marrow. Radiograpgics 2016 ; 36 : 1911-1930.
3) Fayad LM, Jacobs MA, Wang X, et al : Musculoskeletal tumors : How to use anatomic, functional, and metabolic MR techniques. Radiology 2012 ; 265 : 340-356.
4) 小山雅司：知っていると役立つ小児画像診断における正常と異常の境界：骨・骨髄—放射線科医が知っておくべきこと．画像診断 2019 ; 39 : 1591-1603.

症例 **L1** **43-1**

40 歳台女性．2 年前から両手関節痛がある．CRP 弱陽性，RF 陰性，抗 CCP 抗体弱陽性，診察上，関節炎所見は乏しい．

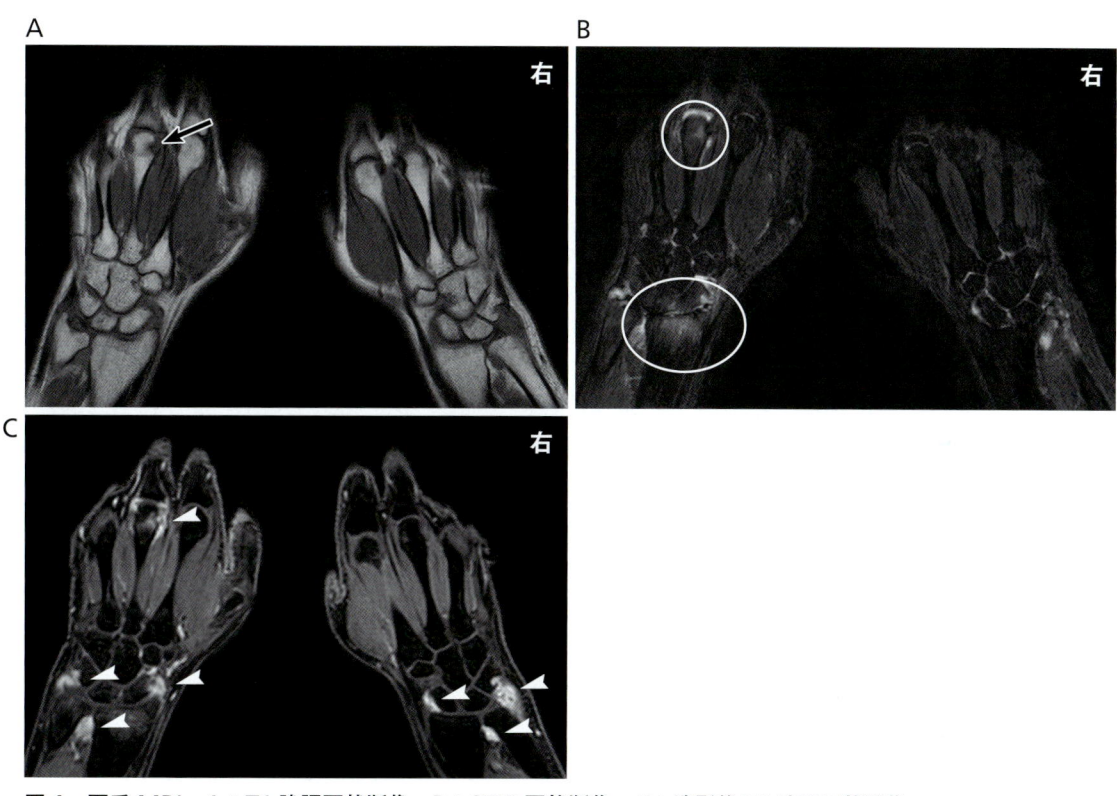

図 1　両手 MRI　A：T1 強調冠状断像，B：STIR 冠状断像，C：造影後 T1 強調冠状断像

MRI 所見　中指中手骨頭橈側に骨びらんを示唆する限局性の低信号がみられる（図 1 A，→）．前述の骨びらんの部位に近接して，境界不明な高信号が認められており，骨髄浮腫の所見である（図 1 B，円内）．同様の変化は，左側橈骨遠位端にも認められる（楕円内）．両側橈骨手根関節・遠位橈尺関節および左側中指 MP 関節に滑膜炎を示唆する異常造影効果がある（図 1 C，➤）．びらん性関節炎の所見である．

診断　関節リウマチ rheumatoid arthritis

経過　メトトレキサート（MTX）による治療が開始された．

問題　**Q1.**　関節リウマチを特徴づける最も重要な病理学的特徴は何か？
　　　　Q2.　MRI 所見として，骨髄浮腫をきたしうる疾患を 5 つあげよ．

L1 43-2

70歳台男性．１年以上前より左手関節の腫脹が徐々に悪化し，手関節の可動域制限が出現．

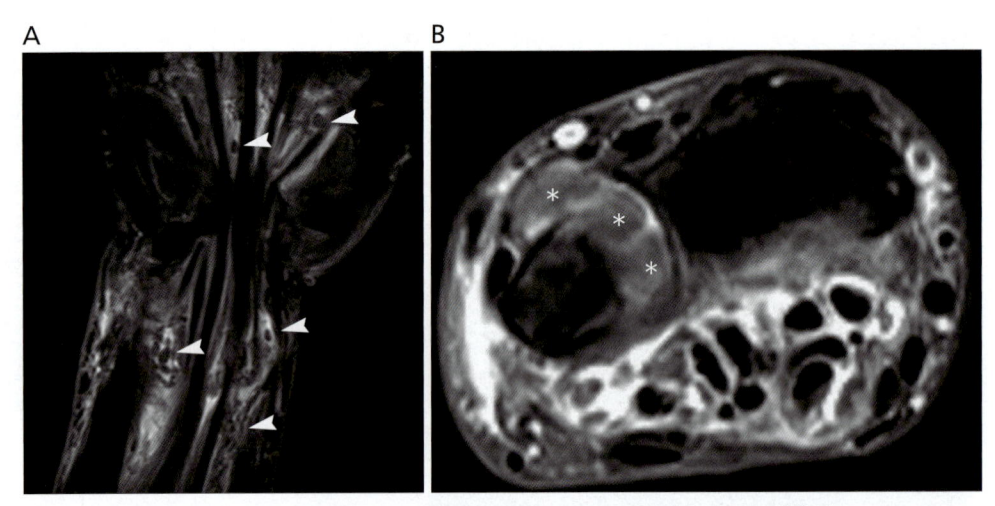

A B

図2　左手関節 MRI　A：脂肪抑制 T2 強調冠状断像，B：脂肪抑制 T2 強調横断像

MRI 所見　前腕遠位部を中心として，屈筋腱に沿った液貯留と腱鞘滑膜増殖が顕著であり，米粒体の形成もある（図２A，➤）．図１Aで観察された屈筋腱周囲の腱鞘滑膜炎に加え，遠位橈尺関節に脂肪抑制 T2 強調像で軟部組織増生があり，滑膜増殖の所見と考えられる（図２B，＊）．以上の所見より関節リウマチのほか，結核など感染症の鑑別も必要である．

診断　非結核性抗酸菌症　nontuberculous mycobacterial disease（NTM disease）

経過　滑膜切除術が施行され，非結核性抗酸菌症と診断された．その後も再発を繰り返した．

画像診断のポイント

- 関節リウマチを他の炎症性関節炎と区別する病理学的特徴はパンヌス形成である．パンヌスには高度の血管新生があり，軟骨の細胞外液質を破壊する．これを chondrolysis といい，関節裂隙狭小化の原因となる．パンヌスは腫瘍様の増殖を示し，関節辺縁の滑膜付着部から関節表面を覆うように這い伸びて骨を侵食する[1]．
- 骨侵食（erosion）は局所の骨吸収と骨形成のバランスが崩れた状態である．骨侵食はX線が発見される前に記載された関節リウマチの特徴的病理所見であり，現在でも関節リウマチの診断と治療効果判定における中心的な所見である[2]．
- 破骨細胞による骨破壊（骨侵食）は，関節面の辺縁（marginal erosion）とまれに関節面の中央部に生じるものである．marginal erosion が最初に生じる部位は bare area という関節構造で説明されることが多い．
- bare area とは，解剖学的には関節軟骨の辺縁にあり，軟骨に覆われていない一定の広がりのある面を指す．しかし，関節への骨侵食は bare area にランダムに起きるのではな

く，特定の部位(hot spot)に生じる[2].

単純 X 線写真

骨侵食

● 早期の骨侵食では，bare area に相当する部位の cortical white line が不明瞭で不連続になる．やがて骨侵食が明瞭化する．

関節裂隙狭小化

● 超早期ではむしろ開大するが，後方視的に認識できる所見であり，早期診断には使用できない．

骨粗鬆症

● 骨全体あるいは関節周囲に生じる．

MRI

骨侵食

● MRI における骨侵食は，線維化や鉄沈着の程度により T1 強調像で低〜中等度の信号を示す．パンヌスにより生じた骨侵食は，MRI で骨皮質の断裂，骨髄内の低信号域として描出される．

● MRI は単純写真と比較して，より早期かつ多くの骨侵食を診断できる．骨侵食は，異なる 2 断面で確認することにより診断の確信度が高まる．

骨髄浮腫

● 骨髄浮腫はMRIでしか描出できない所見である．骨髄浮腫は脂肪抑制T2強調像やSTIR像で，関節下骨髄の境界不明瞭な高信号域として認められ，T1 強調像では均一な低信号域として描出される．骨髄浮腫は滑膜炎により生じる場合と，滑膜炎なしに生じる場合があり，関節破壊を予見する重要な指標である[2].

滑膜炎

● 滑膜炎はガドリニウム造影剤により強く増強される．組織学的には，滑膜炎の血管新生や絨毛状増殖とよく相関する．また，MRI で両手の手指関節に対称性の造影増強効果があれば，関節リウマチと診断する有力な根拠となる[2].

関節リウマチ

　関節リウマチ(RA)は主に手足の小関節を侵す，慢性の対称性多関節炎である．RA は世界中の人種にみられ，全人口に占める頻度は 0.5〜1％である．国内のレセプト情報・特定健診等情報データベースを用いた検討では，日本における RA 患者は約 80 万人であると推定された[3]．RA 患者の男女比は 1：4 程度と女性に多い．RA は高齢になると男女比は 1：2〜3 程度と男性比が高くなる．RA は小児から高齢者まで幅広く発症するが，30〜50 歳台の発症が最も多い．日本の高齢化に伴う RA 患者の高齢化も進んでおり，65 歳以上の高齢 RA 患者が，60.8％を占めると推定された[3]．

　RA の自然史は複雑かつ多様であり，それぞれの段階に特有の生物学的特徴が存在するものの，それらが必ずしも明確に認識されるわけではない．RA に関連する主要な遺伝因子は，喫煙や感染症といった環境要因と相互作用し，抗シトルリン化蛋白抗体(ACPA)やリウマトイド因子(RF)といった自己抗体を産生する．これらの自己抗体は，臨床症状が現れる数年前から検出されることが知られている．RA の進行は，遺伝的変異と環境因子との相互作用により開始され，これが一連の免疫反応を引き起こす．病理学的には，滑膜由

来の炎症組織である，炎症性肉芽組織(パンヌス pannus)が結成され，関節が破壊される．このパンヌスによる骨破壊(骨侵食 erosion)が RA の中心的な特徴であり，疾患の重症度や機能予後の悪化と関連している[4]．早期の強力な治療により RA は寛解することが証明されており，これを維持することが治療目標となっている．

鑑別診断

1）乾癬性関節炎 psoriatic arthritis：PsA

RA と PsA はどちらも生物学的製剤の適応になりうるが，作用点の違いから両者の鑑別は薬剤選択の際に重要である．PsA でも骨侵食を生じるが，RA の骨侵食と比較して小さく，周囲に骨形成を伴う．また，指尖部の骨侵食を生じる点も異なっている．関節周囲の骨粗鬆症はまれで，病初期から骨硬化や靱帯骨棘形成など骨増殖性変化を生じることが RA と異なる特徴である．MRI では classic enthesis や functional enthesis の炎症性変化が RA との鑑別になりうる．

2）感染症[5]

手の慢性感染症はまれではあるが，特に免疫不全の患者では，鑑別診断として考慮すべきである．手の慢性感染症は，ウイルス，細菌，抗酸菌，真菌，寄生虫，その他の病原体によって引き起こされるが，非結核性抗酸菌(NTM)が主な原因である(**図2**)．

抗酸菌は滑膜への親和性が高く，骨や関節よりも腱鞘に感染することが多い．関節の結核感染にみられる古典的な Phemister 三徴は，関節周囲の骨粗鬆症，関節周囲の骨びらん，関節裂隙の緩徐な狭小化である．慢性感染症は，潰瘍，瘻孔，膿瘍，結節，または腫瘤として現れることがある．しかしながらこれらの変化が RA 病変に類似したり，RA に感染が合併することもあり，滑膜炎の診断に際して，感染症を鑑別診断の一部として常に考慮すべきである．確定診断のためには，生検標本の培養を行うことが推奨される．

解答　A1. パンヌス形成．

A2. 骨髄浮腫をきたす疾患は多岐にわたるが，鑑別診断を"VITAMIN"のゴロで，以下のように整理できる．

　　　V(Vascular)：無腐性壊死(AVN)，骨梗塞．

　　　I(Infectious)：骨髄炎(細菌，結核)．

　　　T(Trauma)：骨折(疲労，骨挫傷)，靱帯損傷．

　　　A(Autoimmune)：関節リウマチ，乾癬性関節炎，強直性脊椎炎．

　　　M(Metabolic/Mechanical)：骨粗鬆症，ビタミン D 欠乏，骨軟化症，ストレス反応．

　　　I(Idiopathic/Iatrogenic)：特発性浮腫，放射線治療後，手術後．

　　　N(Neoplastic)：骨髄腫，転移性腫瘍，白血病，リンパ腫．

N O T E

滑膜–腱付着部複合体 synovio–entheseal complex とディープ・ケブネル現象 deep Koebner phenomenon

　乾癬性関節炎において滑膜炎が頻繁に認められる理由はかつては明確に説明されていなかった．McGonagle らは，線維軟骨性の付着部は単なる局所的な腱・靱帯の挿入部ではなく，関節包や滑液包など隣接する滑膜とともに機能的な器官を形成していることを報告した．この付着部の器官は滑膜–付着部複合体（synovio–entheseal complex）とよばれる．この概念は，乾癬性関節炎において付着部炎が隣接する関節包の滑膜炎，腱鞘炎，さらには関節周囲の炎症へと波及するメカニズムを説明するのに役立つ[6]．

　ケブネル現象（Koebner phenomenon）とは，皮膚や組織の外傷部位に新たな病変が発生する現象であり，特に乾癬（psoriasis）などの皮膚疾患でよく知られている．Tinazzi らによると，進行した乾癬性関節炎において，病変部のプーリー（pulley）は関節リウマチ，乾癬，健康な対照群と比較して肥厚しており，特に指炎の既往がある被験者で顕著であった[7]．これらの所見は，乾癬性関節炎に関連する腱鞘炎や指炎にプーリーが関与していることを示唆し，指炎や高い物理的ストレスが加わる部位における"ディープ・ケブネル現象"の概念を支持するものである．

文献

1） 石田　剛：非腫瘍性疾患病理アトラス 骨関節．文光堂，2024．

2） 杉本英治，神島　保・編：関節リウマチの画像診断 診断の基本から鑑別診断まで．メディカル・サイエンス・インターナショナル，2017．

3） Nakajima A, Sakai R, Inoue E, Harigai M : Prevalence of patients with rheumatoid arthritis and age–stratified trends in clinical characteristics and treatment, based on the National Database of Health Insurance Claims and Specific Health Checkups of Japan. Int J Rheum Dis 2020 ; 23 : 1676–1684.

4） Schett G, Gravallese E : Bone erosion in rheumatoid arthritis : mechanisms, diagnosis and treatment. Nat Rev Rheumatol 2012 ; 8 : 656–664.

5） Patel DB, Emmanuel NB, Stevanovic MV, et al : Hand infections : anatomy, types and spread of infection, imaging findings, and treatment options. Radiographics 2014 ; 34 : 1968–1986.

6） McGonagle D, Lories RJ, Tan AL, Benjamin M : The concept of a"synovio–entheseal complex"and its implications for understanding joint inflammation and damage in psoriatic arthritis and beyond. Arthritis Rheum 2007 ; 56 : 2482–2491.

7） Tinazzi I, McGonagle D, Aydin SZ, et al : 'Deep Koebner' phenomenon of the flexor tendon–associated accessory pulleys as a novel factor in tenosynovitis and dactylitis in psoriatic arthritis. Ann Rheum Dis 2018 ; 77 : 922–925.

60歳台女性．3か月前より脛骨内側の脆弱性骨折で経過観察中．疼痛は軽減傾向であった．

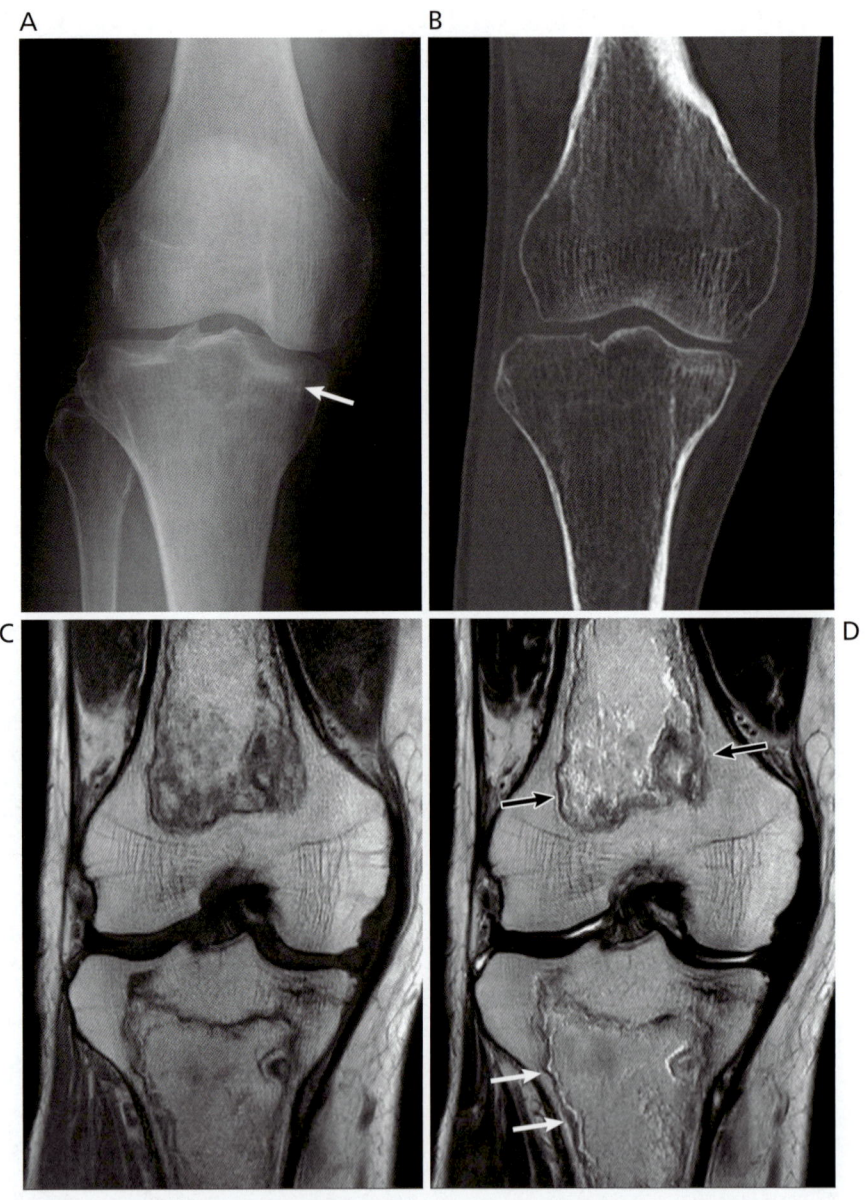

図1　A：右膝関節単純X線写真正面像，B：CT冠状断像（骨条件），MRI　C：T1強調冠状断像，D：T2強調冠状断像

<table>
<tr><td>単純X線
写真</td><td>右膝関節正面像（図1A）では，脛骨近位内側顆高原直下に硬化像が認められる（→）．大腿骨と脛骨において海綿骨の濃度がやや不均一な印象があるが明確ではない．</td></tr>
</table>

CT 所見　右膝関節 CT（**図 1 B**）では単純 X 線写真でみられた脛骨内側顆の硬化のほかに，大腿骨の遠位・脛骨の近位骨幹端にそれぞれ淡い線状の硬化がみられる．

MRI 所見　右膝関節 T1 強調冠状断像（**図 1 C**）では大腿骨遠位骨幹部・脛骨近位骨幹端に不整な帯状の低信号域が骨髄の中心側を取り囲むように広く分布している．T2 強調冠状断像（**図 1 D**）では T1 強調像でみられた骨髄内の帯状の低信号域は低信号・高信号の二重の縁取りのようにみえる（→）．骨髄の中心部側は脂肪髄を含んでいる．

診断　骨梗塞　bone infarction

経過　膝関節周囲の疼痛はその後なかったが，股関節に疼痛が出現した．精査の結果，大腿骨頭壊死の合併が診断された．

問題　Q1. 骨梗塞の典型的症状は何か？
　　　Q2. 骨梗塞の好発部位はどこか？
　　　Q3. 慢性期の骨梗塞に特徴的な MRI 所見は何か？

画像診断のポイント

● 骨幹部骨髄を大きく取り囲む，不整な帯状の T1 強調像で低信号帯を認め，T2 強調像ではこの部分は高信号・低信号の二重の線にみえる部分を含んでいる．
● 大腿骨遠位骨幹・脛骨近位骨幹いずれも同様の信号変化を示している．
● MRI における特徴的な病変辺縁の性状から骨梗塞と診断できる．病変の分布も好発部位に一致する．両側対称性にみられる場合は特徴のひとつとして鑑別の根拠となりうる．

骨梗塞

　骨梗塞は骨の虚血により骨・骨髄組織に壊死を生じた状態をいう．病因にかかわらず骨端に生じた場合には"壊死（osteonecrosis）"と表現し，骨幹から骨幹端に生じる場合"骨梗塞"とよばれている．構造の破壊や痛みを伴う場合もあるが，無症状で発見されることが多い．大腿骨遠位端や脛骨・腓骨近位端といった膝関節周囲は好発部位である[1]．

　骨梗塞では壊死中心・虚血領域・正常な周囲の骨髄へ移行する境界に相当する部分の慢性期変化が画像診断上特徴的といわれ，この境界部分は単純写真で不規則に蛇行した線状の硬化"serpiginous border"として認識される．MRI は単純写真よりも早期から特異的な観察に優れる．T2 強調像でみられる double line sign が特徴的といわれる．これは，壊死部分と正常部分の境界部分に高信号，低信号による二重の縁取りのようにみえることを指し，囲まれた壊死部分には脂肪髄に相当する信号がみえる[1]．chemical shift artifact ともみられるような変化で，しばしば左右対称性に発生，あるいは多発する．境界部分が慢性期の硬化した状態にあれば低信号の縁取りとして認識される．完成された骨梗塞はこの境界部分の低信号の形態や分布が診断的根拠となる．骨シンチグラフィが行われた場合，血流の途絶した領域は集積が欠損し，辺縁で急性期の間には集積が増加する．骨梗塞により生じた骨の脆弱性に起因する軟骨下脆弱性骨折などの骨折を合併する場合がある．

鑑別診断

1）骨髄壊死 bone marrow necrosis

　骨髄組織や間質の壊死をきたしたまれな状態をいう．病変内の骨梁構造が保たれており，病理組織学的に骨壊死・骨梗塞と区別されている．白血病や急性リンパ球性白血病などの血液悪性腫瘍や骨髄増殖性疾患に頻度が高い[2]．腫瘍増殖による腫瘍塞栓や血管の圧排による循環不全，酸素需要増加による虚血，壊死誘発因子などがその病態といわれている．脊椎の骨髄壊死の MRI 所見では壊死領域の辺縁の T2 強調像で帯状低信号域が報告されているが[3]，骨壊死で認められる double line sign と類似する．背景疾患の急性期には背景の骨髄が過形成であることが多く参考になる．

2）骨髄炎 osteomyelitis

　初期の骨髄炎・骨梗塞いずれも MRI で非特異的な骨髄浮腫を呈しうる疾患として鑑別にあがる．骨髄浮腫は MRI で観察される所見で，T2 強調像で高信号，T1 強調像で低信号を示し，脂肪抑制 T2 強調像や STIR 像の使用で検出が向上する．患者の臨床情報や既往などの情報がとりわけ重要となる．

3）骨悪性腫瘍 malignant bone tumor

　骨壊死の過程では悪性腫瘍との鑑別が困難な場合がある[4]．骨梗塞病変内に膨張性の囊胞を形成することもまれならずある．機序としての関連は明らかでないものの骨壊死に合併する悪性腫瘍はしばしば報告されている．

解答　**A1.** 無症状．
　　　A2. 大腿骨遠位端や脛骨近位端といった膝関節周囲．
　　　A3. 骨梗塞と正常骨髄の境界にみられる不整な境界とその分布．

文献

1）　Lafforgue P, Trijau S : Bone infarcts : unsuspected gray areas? Joint Bone Spine 2016 ; 83 : 495-499.
2）　大木　望，上谷雅孝：骨幹部の骨梗塞，骨髄壊死．臨床放射線 2023 ; 68 : 773-779.
3）　Tang YM, Jeavons S, Stuckey S, et al : MRI features of bone marrow necrosis. AJR Am J Roentgenol 2007 ; 188 : 509-514.
4）　Munk PL, Helms CA, Holt RG : Immature bone infarcts : finding on plain radiographs and MR Scans. AJR 1989 ; 152 : 547-549.

症例 L1 45-1

50 歳台女性．徐々に増悪する右手関節痛を主訴に来院．

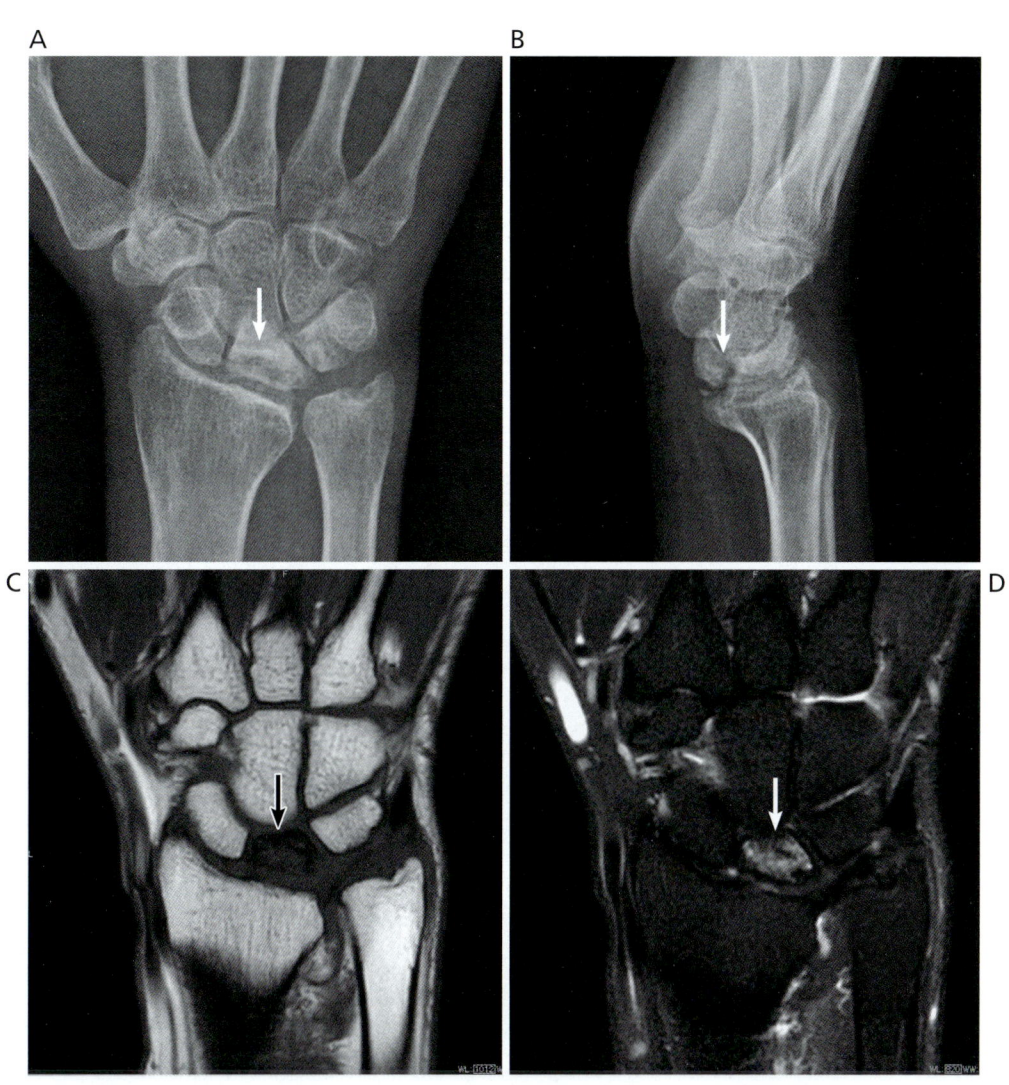

図 1　右手関節単純 X 線写真　A：正面像，B：側面像，MRI　C：T1 強調冠状断像，D：STIR 冠状断像

単純 X 線所見	正面像（図 1 A）で月状骨の高さが減少し，硬化と透亮像が混在している（→）．側面像（図 1 B）では月状骨に骨折を認め，分節化している（→）．

MRI 所見	月状骨全体が T1 強調像にて低信号，STIR 像にて不均一な高信号を呈する（図 1 C, D, →）．

診断	Kienböck 病　Kienböck's disease

| 経過 | 非ステロイド性抗炎症薬で保存加療を行っている．経過により血管柄付き骨移植や骨切り術などの手術が検討されている． |

問題　**Q1.**　Kienböck 病の単純 X 線所見を述べよ．
　　　Q2.　Kienböck 病の MRI 所見を述べよ．

L1 45-2

20 歳台女性．陸上競技を行っている．4 年ほど前より左第 2 中足骨付近の疼痛があり，装具や中足趾節関節への注射などの治療を受けていたが，症状が持続するため来院．

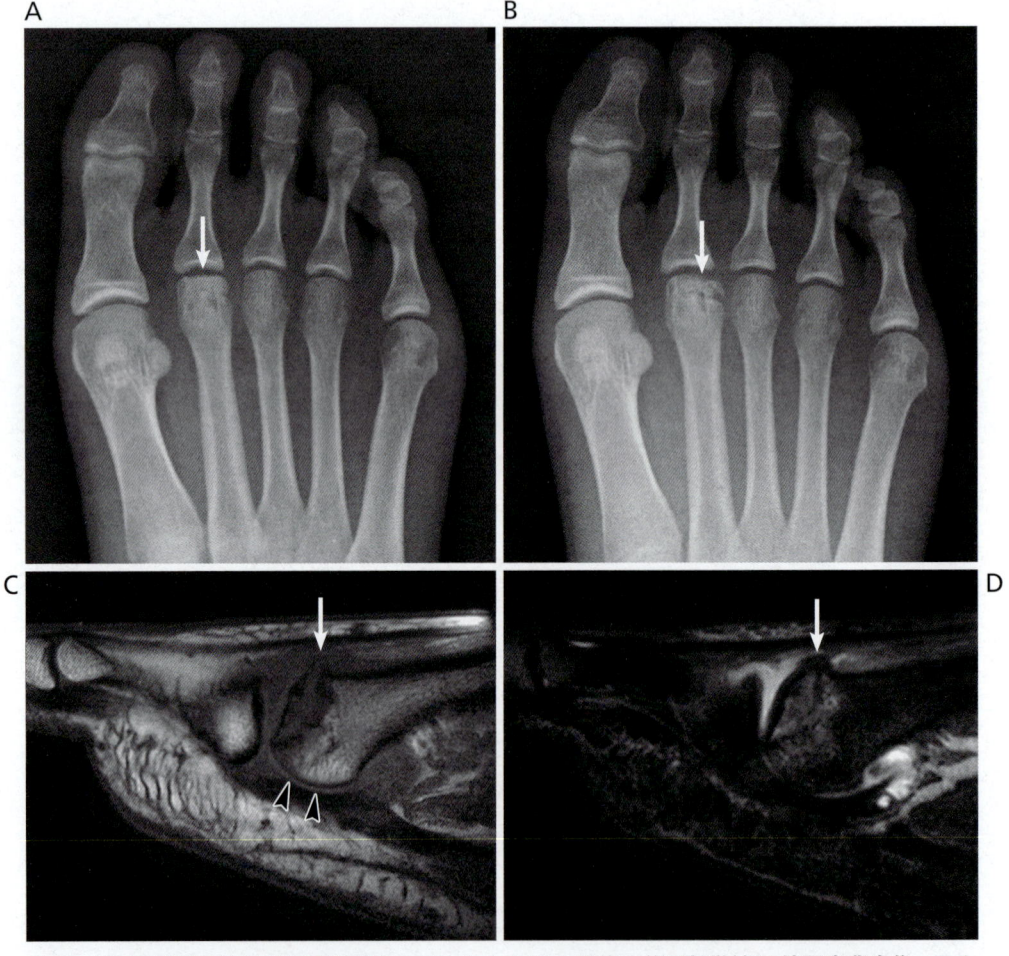

図 2　A：前足部単純 X 線写真背底像，B：A から 7 か月後の前足部単純 X 線写真背底像，B と同時期の MRI　C：T1 強調矢状断像，D：STIR 矢状断像

単純X線所見

背底像(図2A)で第2中足骨頭が扁平化し，骨硬化と骨破壊が混在している(→)．7か月後(図2B)には第2中足骨頭の圧壊の進行，分節化を認める(→)．

MRI所見

第2中足骨頭背側の関節面に陥凹を認め，軟骨下骨にT1強調像(図2C)にて淡い低信号，STIR像(図2D)にて淡い高信号域を認める．その周囲に，STIR像にて境界不明瞭な高信号域がみられる．骨頭背側の病変辺縁に骨棘を認める(図2C, D, →)．骨頭底側の関節面には変形を認めない(図2C, ➤)

診断

Freiberg病 Freiberg disease

経過

症状の持続，画像所見の悪化を認めたため，Smillie分類のStage IIIとして中足骨背側楔状骨切り術，自家骨移植術が施行された．

問題 Q3. Freiberg病の好発部位はどこか？

画像診断のポイント

Kienböck病[1]

単純X線写真

● 最初にみられる所見は月状骨硬化である．その後，月状骨が圧壊し高さが減少する．

● 舟状月状骨間離開，舟状骨掌屈(DISI変形，**NOTE**参照)など手根骨のアライメント異常を認めるようになる．

● さらに進行すると月状骨周囲の変形性関節症をきたす．

MRI

● 単純X線写真より早期に異常を検出可能である．

● 単純X線所見とMRI所見を組み合わせたLichtman分類では，病期をI～IV期に分類している(**表1**)[1]．

Freiberg病

単純X線写真[2]

● 初期には所見を認めない．進行とともに関節裂隙の拡大，中足骨頭の圧壊を認める．

● SmillieはFreiberg病をStage I～Vに分類している(**表2**)[2]．

MRI[3]

● 単純写真より早期に異常を検出可能である．

● 病変の広がり評価に有用である．初期のStageでは中足骨頭の骨髄浮腫が認められ，進行すると骨頭の圧壊，関節内遊離体，骨棘形成を認め，変形性関節症の所見を呈する．

● 特に急性期の軟骨下骨折は単純写真における指摘は困難で，MRIが有用と考えられる．

● 中足骨頭底側の関節軟骨が残存している範囲の評価は，中足骨頭回転骨切り術を治療選択肢として検討する際に重要である．

表 1 Kienböck 病の Lichtman 分類

Stage	単純 X 線/MRI 所見
Stage I	単純 X 線写真では異常なし，MRI では T1 強調像にて月状骨全体もしくは橈側近位部に低信号域を認める
Stage II	単純 X 線写真にて月状骨硬化を認めるようになる．MRI では T1 強調像にて低信号，STIR 像にて高信号域として認められる
Stage III	
IIIA	月状骨の圧壊（高さの減少）
IIIB	近位手根列のアライメント異常（舟状骨掌屈）
IIIC	月状骨の冠状断方向の骨折を見る
Stage IV	月状骨および周囲手根骨の変形性関節症

（文献 1）より改変）

表 2 Freiberg 病の Smillie 分類

Stage	単純 X 線所見
Stage I	骨端の亀裂状骨折
Stage II	骨折部中央の沈み込みによる関節面の変形
Stage III	骨折部の陥没が進行するが底側の関節面は正常に残されている状態
Stage IV	病変部の骨片の分離および遊離
Stage V	中足骨頭の扁平化と変形性関節症

（文献 2）より改変）

Kienböck，Freiberg 病

Kienböck 病[1, 4]

　手根骨の近位手根列にある月状骨の骨壊死で，原因ははっきりしていない．しばしば外傷の既往がある．ulnar-negative variance が発症リスクとされているが，明らかな関連性はなかったとする報告もある．20〜40 歳台の成人に好発し，小児ではまれである．手をよく使う労働に従事している人，利き手側に多く発症する．通常，片側性である．症状は手関節の腫脹，自発痛および運動時痛，握力低下，可動域制限などで，徐々に進行する．手関節中央背側に圧痛を認める．

　治療としては安静，固定装具，非ステロイド性抗炎症薬などがあり，手術療法としては橈骨短縮術，尺骨延長術，進行例では関節固定術や月状骨摘出術などが行われる．

Freiberg 病[3, 5]

　Freiberg infraction ともよばれる中足骨頭軟骨下骨の圧壊，骨壊死，関節軟骨の亀裂をきたす疾患である．進行すると骨頭の陥没により変形性関節症に移行する．思春期（10 歳台）の女性に好発し骨端症とされている．病態として繰り返す微小外傷や荷重時の中足趾節関節の背屈強制で，基節骨基部と中足骨頭背側部が衝突し軟骨下骨に過剰な負荷がかかる．これにより中足骨頭の虚血を引き起こし，圧壊をきたすと推察されている．最も長い第 2 中足骨に好発し，次いで第 3, 4 中足骨頭に発生する．大部分は片側性であるが，両側発症例もある．症状は罹患趾の進行性の疼痛で，裸足やハイヒールでの歩行，特に踏み返し動作の際に増悪する．身体所見では罹患関節の著明な圧痛，関節の腫脹を認める．

　治療としては安静，足底挿板，非ステロイド性抗炎症薬などがあり，手術療法としては中足骨骨切り術，遊離体摘出術，滑膜切除術，骨軟骨移植術などが行われる．

鑑別診断

Kienböck 病

1）尺骨突き上げ症候群 ulnar impaction syndrome

　尺骨頭と三角線維軟骨複合体，尺側手根骨の慢性的衝突による変性疾患である．三角線維軟骨複合体の関節円板の変性断裂，月状骨，三角骨，尺骨遠位端の軟骨損傷，軟骨下骨の変形性変化をきたす．ulnar-positive variance を助長する動き（グリップ位，回内位）で増悪する．手関節尺側部痛，回内外制限などを訴える．画像診断では単純写真で月状骨尺側・三角骨橈側の硬化性変化，囊胞形成，MRI では月状骨・三角骨の関節軟骨損傷，骨髄浮腫，囊胞形成，三角線維軟骨複合体の関節円板穿孔などを認める．MRI で月状骨の骨髄浮腫が尺側よりであることは鑑別のポイントになる[6]（症例 L2-8，p. 304 参照）．

2）関節リウマチ rheumatoid arthritis

　手関節は関節リウマチにおいて症状を訴えることが多い．緩徐進行性の慢性炎症性疾患で，手関節の痛みや腫脹をきたす．両側性の異常が多いこと，手関節以外の多関節に症状をきたすこと，検査所見として炎症反応や抗 CCP 抗体が高値となること，画像診断で滑膜炎がみられることなどで鑑別が可能である（症例 L1-43，p. 163 参照）．

3）月状骨骨折 lunate fracture

　手根骨骨折のなかで，月状骨骨折はまれである．月状骨の手背側もしくは掌側の小さな骨折が多い．手背側の骨折は手関節側面像で三角骨骨折と間違えやすい[7]．

Freiberg 病

関節リウマチ

　中足趾節関節は関節リウマチにおいて罹患頻度が高い関節で，臨床的に鑑別が必要となる場合がある．多発関節炎となることが多い．

解答　**A1.** 最も初期に認められる変化は月状骨の硬化である．その後，月状骨圧壊により骨に変形をきたす．月状骨の分節化，手根骨アライメント異常（舟状骨掌屈）をきたし，変形性手関節症へ移行する．

　A2. MRI では月状骨の骨髄信号の変化が単純写真で異常がみられるより早期に認められ，骨髄浮腫の信号パターンが月状骨橈側もしくは月状骨全体に認められる．矢状断像では冠状断方向の骨折が認められる．進行例では月状骨周囲の軟骨損傷など，変形性手関節症の所見を見る．

　A3. 第 2 中足骨頭に最も多い．第 3，第 4 中足骨がこれに続く．

N O T E

DISI（dorsal intercalated segment instability）

　手根骨不安定症の一型で，舟状骨と月状骨の連結が破綻することで舟状骨の掌屈，月状骨の背屈をきたす．舟状月状骨靱帯の断裂，舟状骨骨折偽関節でみられる．Kienböck 病では月状骨圧壊により有頭骨の近位への移動が起こり，舟状月状骨間が離開する．

文献

1) Lichtman DM, Pientka WF 2nd, Bain GI : Kienböck disease : moving forward. J Hand Surg Am 2016 ; 41 : 630-638.
2) Smillie IS : Treatment of Freiberg's infraction. Proc R Soc Med 1967 ; 60 : 29-31.
3) Wax A, Leland R : Freiberg disease and avascular necrosis of the metatarsal heads. Foot Ankle Clin 2019 ; 24 : 69-82.
4) van Leeuwen WF, Tarabochia MA, Schuurman AH, et al : Risk factors of lunate collapse in Kienböck disease. J Hand Surg Am 2017 ; 42 : 883-888.
5) 小川真人：4 小児疾患，6) Freiberg 病．日本足の外科学会・監修，大場　覚，熊井　司，高尾昌人・編：足の外科テキスト．南江堂，2002：289-292．
6) Cerezal L, del Piñal F, Abascal F, et al : Imaging findings in ulnar-sided wrist impaction syndromes. Radiographics 2002 ; 22 : 105-121.
7) Rogers LF : The wrist. In Rogers LF : Radiology of skeletal trauma 3rd ed. Churchill Livingstone, 2002 : 779-783.

症例 **L1** **46**

16歳女性．主訴は右殿部痛で，非ステロイド性抗炎症薬では鎮痛効果不十分．

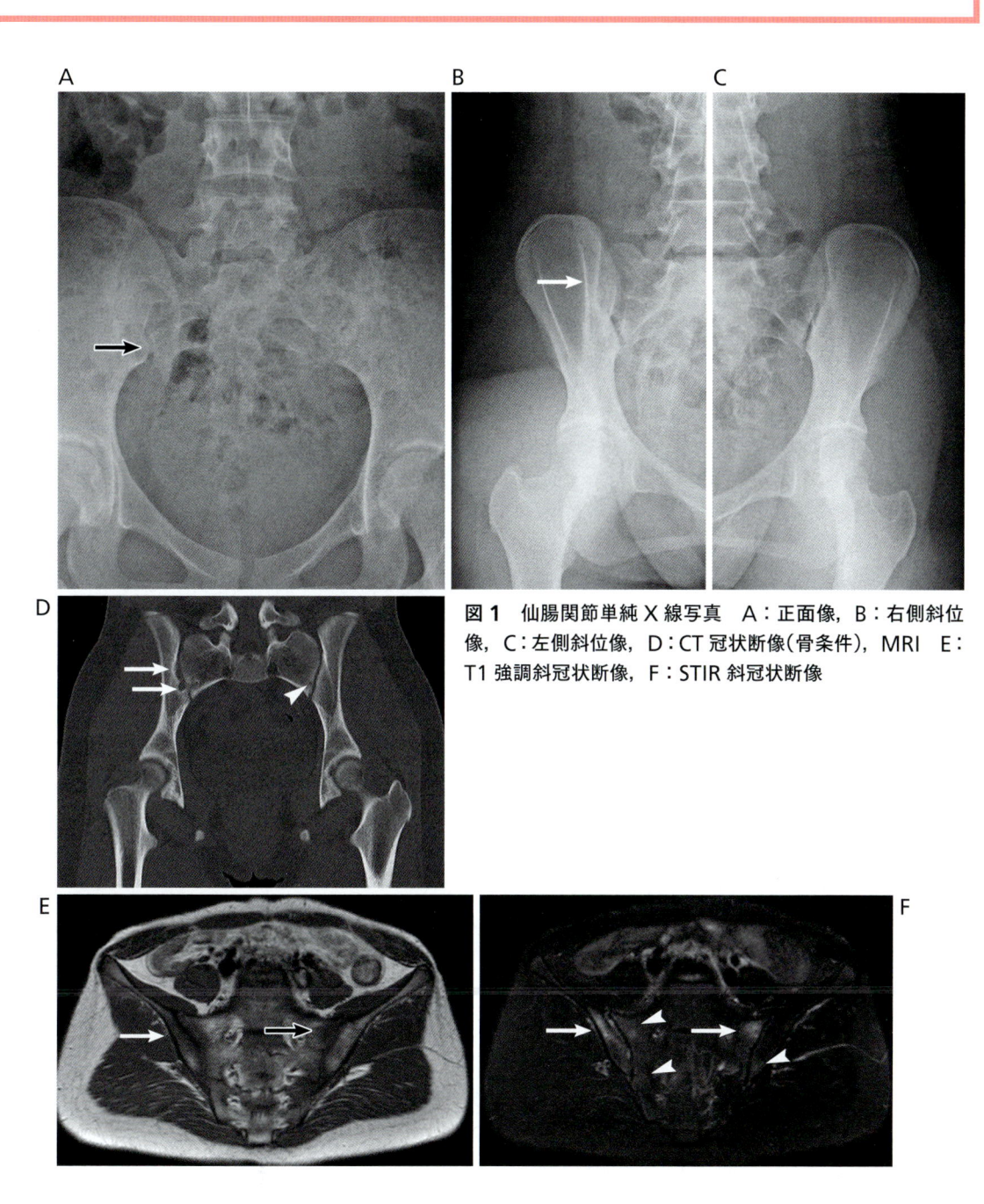

図1 仙腸関節単純X線写真　A：正面像，B：右側斜位像，C：左側斜位像，D：CT冠状断像（骨条件），MRI　E：T1強調斜冠状断像，F：STIR斜冠状断像

単純X線 所見	正面像（**図1A**）では右側下部（→）を除いて仙腸関節の不明瞭化があり，斜位像（**図1B**）でも右側仙腸関節上部の不明瞭化がみられる（→）．斜位像（**図1C**）で関節強直は否定できる．

CT所見	右側仙腸関節に骨硬化性変化を伴った骨びらんがあり，関節裂隙は開大してみえる（**図1**

D, →）．左側仙腸関節に近接して仙骨に小さな骨びらんが疑われる（➤）．

MRI 所見　仙骨や腸骨に境界不明瞭な異常信号が多発している．T1 強調像で低信号（**図 1 E**，→），STIR 像で高信号（**図 1 F**，→）であり骨髄浮腫の所見である．STIR 像では淡い信号変化を示す病変も指摘可能である（**図 1 F**，➤）．

診断　強直性脊椎炎　ankylosing spondylitis：AS

経過　生物学的製剤による治療が開始され，骨髄浮腫性変化は消失したが，軽度の疼痛が残存している．

問題　**Q1.**　仙腸関節の正常解剖を述べよ．
　　　　Q2.　仙腸関節炎の MR 撮像法を述べよ．
　　　　Q3.　仙腸関節炎の MRI 評価の要点は何か？

画像診断のポイント

単純 X 線写真[1]
- 仙腸関節炎の X 線所見としては，関節裂隙の狭小化，関節面の骨びらんによる不明瞭化があり，骨びらんが進行すると関節裂隙が逆に拡大したようにみえることがある．
- 病期がさらに進行すると，炎症に対する修復機転により仙腸関節の硬化像，関節裂隙の狭小化が生じ，最終的には骨性強直をきたす．
- 改訂 New York 基準における Grade 分類がよく知られているが，早期症例では診断が難しいこと，また読影の再現性や信頼度が低いことから，X 線所見による診断には限界がある．

CT[1]
- 単純 X 線写真において，仙腸関節に曖昧な所見があった場合に正確な評価に役立つ場合がある．
- 関節部の骨びらん，軟骨下骨硬化，骨性強直などの慢性的な構造的変化は，CT でより明確に視覚化される．
- 仙腸関節の正常変異を評価するのに役立つ．

MRI[1]
- MRI は早期仙腸関節炎の描出に有用で，軟骨下骨の骨髄浮腫，滑膜炎，付着部炎，関節包炎，関節面のびらん，関節近傍の骨硬化，脂肪変性，骨性癒合がみられる．
- このうち，骨髄浮腫は軟骨下骨の境界不明瞭な異常信号（T1 強調像で低信号，STIR/脂肪抑制 T2 強調像で高信号）として認められ，特に STIR/脂肪抑制 T2 強調像の感度が高い．この所見は活動性炎症を示す所見として特に重要で，骨髄の炎症すなわち骨炎（osteitis）を反映していると考えられている．
- 骨びらんは軟骨下骨の欠損像として認められ，骨髄浮腫を伴うことが多い．慢性例では骨髄の脂肪髄化や骨性強直による骨化（脂肪髄）を反映して，軟骨下骨や関節腔が T1 強調像で高信号を示す．

強直性脊椎炎[2]

1984 年に設定された改訂 New York 基準では，臨床症状と X 線所見の組み合わせで強直性脊椎炎が分類されていたが，その後，MRI の進歩に伴い，早期の強直性脊椎炎あるいは X 線基準を満たさない体軸性脊椎関節炎(non-radiographic axial spondyloarthritis)を含む多彩な疾患が疾患概念に含まれるようになってきた．

この概念の変化に対応して設定されたのが 2009 年の Assessment of SpondyloArthritis International Society(ASAS)による体軸性脊椎関節炎の分類基準であり，3 か月以上腰痛が持続する 45 歳に満たない者を対象に，脊椎関節炎(spondyloarthritis：SpA)の特徴として脊椎以外の関節炎，付着部炎，指炎などの症状やぶどう膜炎，炎症性腸疾患などの関節外症状，HLA-B27 陽性，家族歴などが含まれ，単純写真のほかに MRI の所見も加えられた．単純写真または MRI の画像所見と SpA の特徴のうち 1 つを認めた場合，または HLA-B27 陽性と HLA 以外の SpA の特徴のうち 2 つを認めた場合に axial SpA と分類できる．

鑑別診断[3]

仙腸関節における軸性脊椎関節炎

1）変性や機械的ストレス

変性による骨髄浮腫は典型的には腹側に位置し，比較的大きくなることはあるが骨びらんや強直に至ることはない．腸骨硬化性骨炎では著明な骨硬化を生じることがある．変性変化では脂肪化生や関節包骨化に至ることがある．

2）感染症

高度の炎症性変化，修復機転(backfill や強直)を伴わない急速な骨破壊，組織の境界を跨いで進展する炎症性軟部組織増生や膿瘍形成，炎症マーカーの上昇(massive inflammation)などが特徴的な所見である．

3）悪性腫瘍

骨髄浮腫に類似した MR 像を取りうる．典型的には T1 強調像で筋と同等の低信号を示し，関節とは無関係に局在する．骨外組織への進展があり，骨びらんや修復機転(backfill や強直)を伴わない．

4）骨折

転落，外傷や負荷のかかるスポーツで起こり，広範囲の骨髄浮腫を呈することが多い．脆弱性骨折の場合，関節面に沿った骨折の進展や神経孔との連続する骨折線がみられる．仙骨に片側性あるいは両側性に所見があっても腸骨は保たれることが多い．骨びらんや修復機転(backfill や強直)を伴う骨髄浮腫を呈することはまれである．

解答[1] **A1.** 仙腸関節は滑膜関節であるが，関節の背側には靱帯結合(ligamentous portion：靱帯部)が存在し，仙腸関節の腹側 1/2〜2/3 が真の滑膜関節(synovial portion：滑膜部)である．仙骨面の軟骨の厚さは 3〜5 mm で，腸骨面の軟骨はこれより約 1 mm 厚い．

A2. 仙腸関節炎の評価における MRI，少なくとも 2 方向の撮像面，つまり仙腸関節に垂直および平行な斜横断像と斜冠状断像，そして少なくとも 2 つの撮像法，すなわち T1 強調像，STIR(short time inversion recovery)または脂肪抑制 T2 強調像を撮像する．

A3. T1 強調像は骨構造変化や骨髄脂肪変性を評価するのに有用である．一方，STIR または脂肪抑制 T2 強調像はいずれも骨髄の脂肪信号を抑制して炎症や浮腫を高信号として描出す

ることが可能であり，特に活動性の高い仙腸関節炎の評価に有用性が高い．造影 MRI は滑膜炎の評価に有用であるが，仙腸関節炎の評価に最も重要な骨髄浮腫の評価には必須ではない．

NOTE

強直性脊椎炎以外の脊椎関節炎[2]

脊椎関節炎(SpA)は，主に脊椎や仙腸関節といった体軸関節や末梢の関節に炎症をきたす疾患の一群であるが，それ以外にも特徴的な症状や共通点を有する．SpA には強直性脊椎炎(ankylosing spondylitis：AS)，X 線基準を満たさない体軸性脊椎関節炎(non-radiographic axial SpA：nr-axSpA)，乾癬性関節炎(psoriatic arthritis：PsA)，反応性関節炎(reactive arthritis：ReA)，ぶどう膜炎関連脊椎関節炎(uveitis associated spondyloarthritis)，炎症性腸疾患関連脊椎関節炎(inflammatory bowel disease associated spondyloarthritis)またはそれらのどれにも分類されない分類不能あるいは未分化脊椎関節炎(undifferentiated spondyloarthritis：uSpA)などが含まれる．

これら SpA の主な病態は腱や靱帯の付着部炎であり，ぶどう膜炎や乾癬，炎症性腸疾患などの関節外症状を併発することがあり，また，HLA-B27 との関連性が示された疾患である．一方，掌蹠膿疱症性骨関節炎(pustulotic arthro-osteitis：AO)やそれを含む SAPHO 症候群は，脊椎や仙腸関節の強直をきたすことから類似した病態が疑われるものの，HLA-B27 との関連がなく，SpA には含まれていない．Behçet 病も仙腸関節炎を含む多関節炎を呈し，リウマトイド因子陰性であるが，遺伝学的観点から SpA には含まれていない．

文献

1) 上谷雅孝：脊椎関節炎の MRI 所見と鑑別のポイント．日本脊椎関節炎学会誌[第 2 期] 2022；IX(2)：73-81．
2) Robinson PC, van der Linden S, Khan MA, Taylor WJ：Axial spondyloarthritis：concept, construct, classification and implications for therapy. Nat Rev Rheumatol 2021；17：109-118.
3) Ozoran H, Srinivasan R：Astrocytes and slpha-synuclein：friend or foe? J Parkinsons Dis 2023；13：1289-1301.

症例 **L1** **47**

70歳台女性．肩こり．神経学的所見なし，既往歴なし．

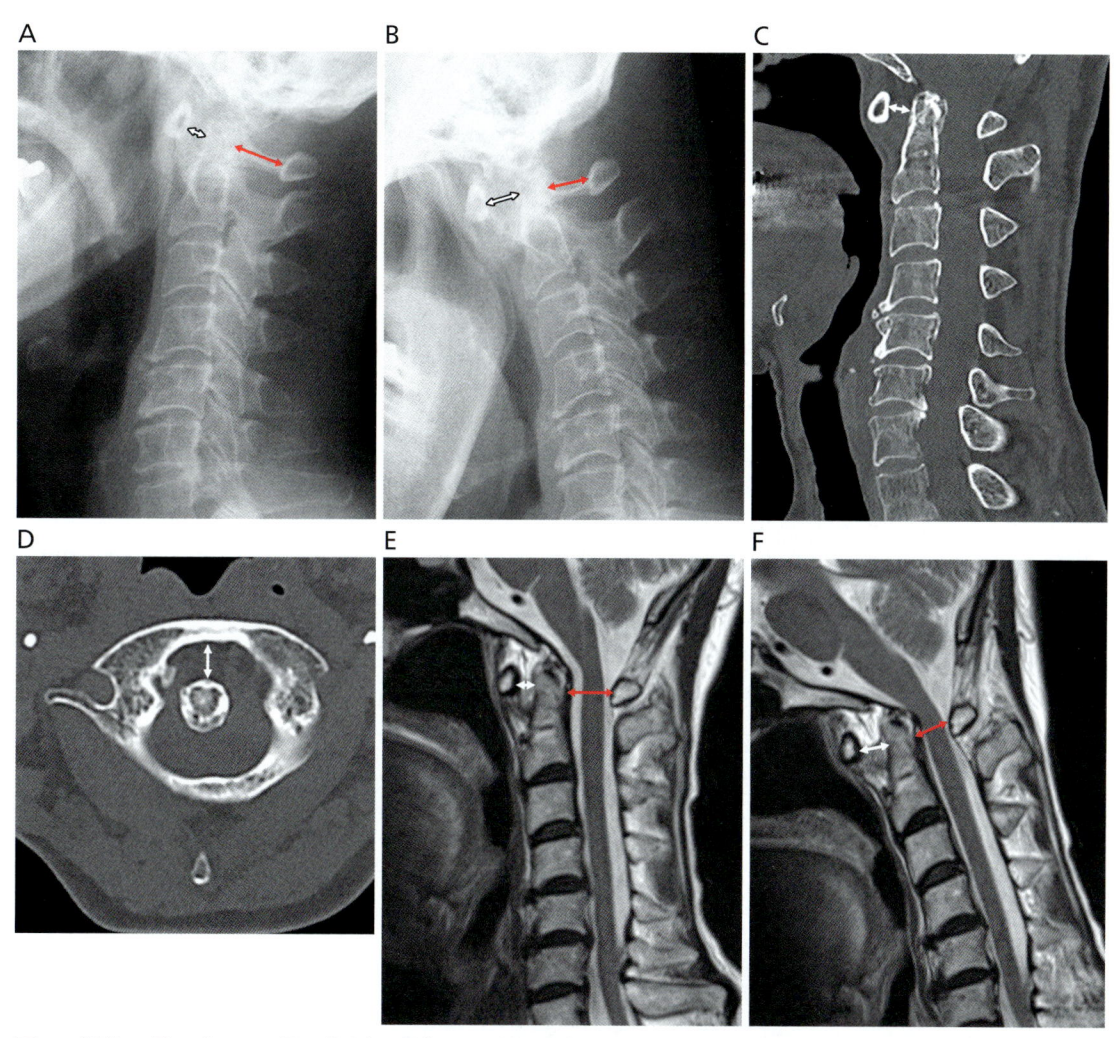

図1 単純X線写真　A：側面像（中間位），B：側面像（前屈位），CT（骨条件）　C：矢状断像，D：横断像（C1レベル），MRI　E：T2強調矢状断像（中間位），F：T2強調矢状断像（前屈位）

単純X線所見　前方環椎歯突起間距離（anterior atlanto-dental interval：AADI）は，中間位で約5mm（図1A，白←→），前屈位で約10mm（図1B，白←→）に開大している．後方環椎歯突起間距離（posterior atlanto-dental interval：PADI）は中間位で約18mm（図1A，赤←→），前屈位で約14mm（図1B，赤←→）に狭小化している．

CT所見　中間位での撮像でAADIは約7mmと拡大しており，脊柱管狭窄をきたしている（図1C，D，白←→）．歯突起の頭蓋底への軽度偏位も認められる．歯突起や環椎前弓のerosionはない（図1C，D）．

MRI 所見	中間位(**図 1 E**)より前屈位(**図 1 F**)で AADI は拡大(白←→)，PADI は狭小化しており(赤←→)，C1 レベルでの脊柱管狭窄が増強している(**図 1 F**)．脊髄の圧迫は軽度で異常信号は認めない．

診断	環軸椎亜脱臼 atlanto-axial subluxation

経過	神経学的所見がなく，対処療法のみが行われた．

問題
Q1. 前後方向の環軸椎亜脱臼の評価方法を述べよ．
Q2. 環軸椎亜脱臼をきたす病態を述べよ．
Q3. 歯突起周囲の腫瘤性病変の鑑別疾患を述べよ．

画像診断のポイント

単純 X 線写真・CT

● 環椎と軸椎・歯突起の位置関係の把握，特に CT の再構成画像や 3D 画像が有用である．

● 頸椎単純 X 線写真側面像や CT 再構成矢状断像の正中スライスで，環椎と歯突起との距離を計測する．環軸椎亜脱臼では前方環椎歯突起間距離(anterior atlanto-dental interval：AADI)が拡大する．

● 単純写真では，頸椎正面像，中間位の側面像，開口位に加えて，屈曲・伸展位の側面像を撮影し，AADI の変化/拡大の有無を確認することが重要[1]．

● CT は中間位で撮像される場合が多く，亜脱臼の程度が過小評価されることがある．

● 開口位や CT 冠状断再構成像で，歯突起と環椎外側塊との関節裂隙に左右差が認められる[2]．ただし，撮像時の頭部の位置・頸部の角度などで容易に変化するため注意が必要．

● 外傷の場合は骨折など合併損傷の確認．

MRI

● 脊柱管狭窄，脊髄の圧迫および異常信号の有無や程度の評価．亜脱臼や脊髄圧迫が過小評価されることがあるが，ルーチン検査では，前屈位撮影は安全性を考慮して回避すべきである．

● 関節リウマチでは歯突起周囲のパンヌス(pannus)の有無，これによる脊髄圧迫の有無，歯突起の erosion や骨髄浮腫などの評価にも有用．

● 外傷では，血腫の有無，靱帯や筋軟部組織の損傷の評価．

環軸椎亜脱臼

　環椎と軸椎の解剖学的構造の異常で，水平方向(前後・左右)，垂直方向，回旋などさまざまな方向への偏位が含まれる[2]．頸部痛のみで神経学的症状のない症例から，死に至る場合まで症状の幅は広い．主な症状は頸部痛，運動制限，麻痺や痺れ，錐体路徴候である[1]．

　環軸椎亜脱臼は，解答 A2 であげるようなさまざまな病態・疾患で認められるが，本症例のように特に基礎疾患がない場合でも起こりうる．

鑑別診断

　小児における環椎外側塊の外側偏位，rotational malalignment：環椎骨折(症例 L2-24,

p. 362)の鑑別疾患を参照.

入門編

L1

解答　A1. 前後方向の環軸椎亜脱臼の評価方法には，以下の 2 つがある.

① **前方環椎歯突起間距離** anterior atlanto-dental interval：AADI

環椎前弓と軸椎歯突起との距離（**図 1 A**，白←→）.

AADI の正常範囲：小児（1〜15 歳）は 5 mm 以下[3]，成人 3 mm 以下[4,5].

環軸椎亜脱臼の診断：小児では 5 mm 以上，成人 3 mm 以上[1].

中間位よりも最大屈曲位または伸展位の方が AADI は大きくなるため[6]，できるかぎり屈曲・伸展位での評価を加える. 成人では，AADI＞5 mm で不安定性が示唆され，AADI＞8 mm が手術適応と考えられている[6].

② **後方環椎歯突起間距離** posterior atlanto-dental interval：PADI

歯突起と環椎後弓との距離（**図 1 A**，赤←→）.

PADI の正常範囲：19〜27 mm[6].

PADI は環椎〜軸椎レベルの脊柱管径を反映しているため，神経学的なリスクを直接反映する指標である. PADI＜14 mm で麻痺の出現，手術成績不良との相関があるといわれている[1,6]. また，AADI に比べ PADI はサイズが大きいため計測がしやすく，計測者間一致率も高い[7].

A2. 環軸椎亜脱臼をきたす病態には以下のものがある[1,8].

外傷性：環椎横靱帯・翼状靱帯の損傷，環椎・歯突起の骨折.

先天性.

遺伝性：Down 症候群，骨軟骨異形成症，ムコ多糖症など.

環椎・軸椎の形態異常：環椎・歯突起の低形成，os odontoideum，persistent ossiculum terminale など.

炎症性：関節リウマチ，結晶沈着症，透析関連脊椎症/アミロイド沈着，感染・膿瘍など.

A3. 歯突起周囲の腫瘤性病変の鑑別疾患は，以下のとおり[8].

歯突起周囲の偽腫瘍 periodontoid pseudotumor：軸椎歯突起の後方を主体に生じる腫瘤性病変で，脊髄圧迫による頸部痛や脊髄症，進行すると麻痺をきたす. 環軸関節の不安定性に関連して環椎横靱帯に加わる軽微な外傷，炎症や変性による損傷と修復を繰り返すことで生じる線維軟骨化生といわれている. そのため，環軸椎固定術後に腫瘤が縮小することがある. MRI では，線維化や炎症の程度により T1 強調像で脳実質と同程度の低信号，T2 強調像で低〜高信号を示す（**図 2**）.

関節リウマチにおける滑膜増生・パンヌス：関節リウマチでは歯突起周囲にしばしば滑膜増生・滑膜炎を生じ，腫瘤を形成する. 歯突起などへの骨内進展や erosion を伴う病変をパンヌスという. 炎症の活動性により MRI でさまざまな信号パターンを呈する. 炎症活動性が高い場合は T2 強調像にて高信号・良好な造影効果を呈するが，線維成分が主体となると T2 強調像にて低信号で造影効果も弱い場合が多い.

結晶沈着症：ピロリン酸カルシウム（calcium pyrophosphate dehydrate：CPPD）や痛風の結晶沈着による炎症性変化や石灰化，腫瘤形成（偽痛風結節，痛風結節）が認められる. 石灰化が鑑別のポイントであり，診断には CT が有用である. CPPD では点状・線状の石灰化が認められ，痛風は dual energy CT で弁別可能である.

長期透析によるアミロイド沈着：アミロイド沈着を反映して，T1 強調像，T2 強調像で低

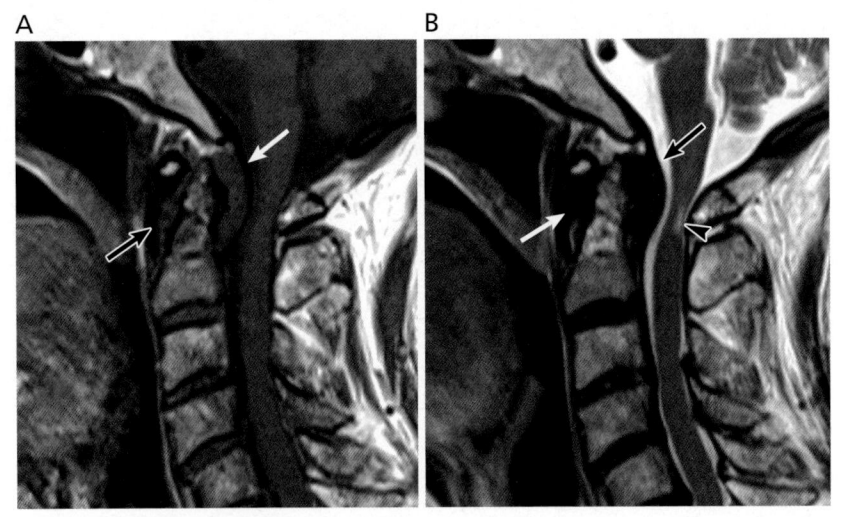

図2 70歳台男性 歯突起周囲の偽腫瘍
MRI A：T1強調矢状断像，B：T2強調矢状断像 歯突起後方主体に腫瘤性病変があり（→），T1強調像（**A**）で脊髄と同程度の低信号，T2強調像（**B**）で低信号を呈する．環椎レベルで脊柱管狭窄をきたしており，脊髄の圧迫と変性を示す異常信号を認める（B，➤）．

信号を呈することが多い．歯突起の erosion や囊胞性変化を伴う．長期の血液透析歴の有無が重要．

びまん型腱滑膜巨細胞腫（色素性絨毛結節性滑膜炎）：まれに脊椎領域に発生し，歯突起周囲の腫瘤性病変として認められることがある．典型的には，ヘモジデリン沈着を反映してMRIの磁化率強調像で低信号を示すことが特徴である．

滑膜囊腫：環軸椎関節や環椎横靱帯の変性により発生すると考えられており，高齢者でしばしば認められる．また，環軸椎関節の不安定性にも関与するとの報告もある．MRIでは均一な液体貯留を含む囊胞が認められる．

文献

1) Yang SY, Boniello AJ, Poorman CE, et al : A review of the diagnosis and treatment of atlantoaxial dislocations. Global Spine J 2014 ; 4 : 197-210.

2) Morimoto LR, Kase DT, Esmanhotto PG, et al : Imaging assessment of nontraumatic pathologic conditions at the craniovertebral junction : a comprehensive review. Radiographics 2024 ; 44 : e230137.

3) Akturk Y, Ozbal Gunes S : Measurements in cervical vertebrae CT of pediatric cases : normal values. Jpn J Radiol 2018 ; 36 : 500-510.

4) Omercikoglu S, Altunbas E, Akoglu H, et al : Normal values of cervical vertebral measurements according to age and sex in CT. Am J Emerg Med 2017 ; 35 : 383-390.

5) Rojas CA, Bertozzi JC, Martinez CR, et al : Reassessment of the craniocervical junction : normal values on CT. AJNR Am J Neuroradiol 2007 ; 28 : 1819-1823.

6) Siempis T, Tsakiris C, Anastasia Z, et al : Radiological assessment and surgical management of cervical spine involvement in patients with rheumatoid arthritis. Rheumatol Int 2023 ; 43 : 195-208.

7) Yoon K, Cha SW, Ryu JA, et al : Anterior atlantodental and posterior atlantodental intervals on plain radiography, multidetector CT, and MRI. J Korean Soc Radiol 2015 ; 72 : 57-64.

8) Shi J, Ermann J, Weissman BN, et al : Thinking beyond pannus : a review of retro-odontoid pseudotumor due to rheumatoid and non-rheumatoid etiologies. Skeletal Radiol 2019 ; 48 : 1511-1523.

症例 **L1** **48**

50 歳台男性．仕事中に 3 メートルの高さから転落し受傷．頭部に 3 cm の裂創があり，CT では外傷性くも膜下出血を認めるが，意識は清明．右胸部の痛みあり．

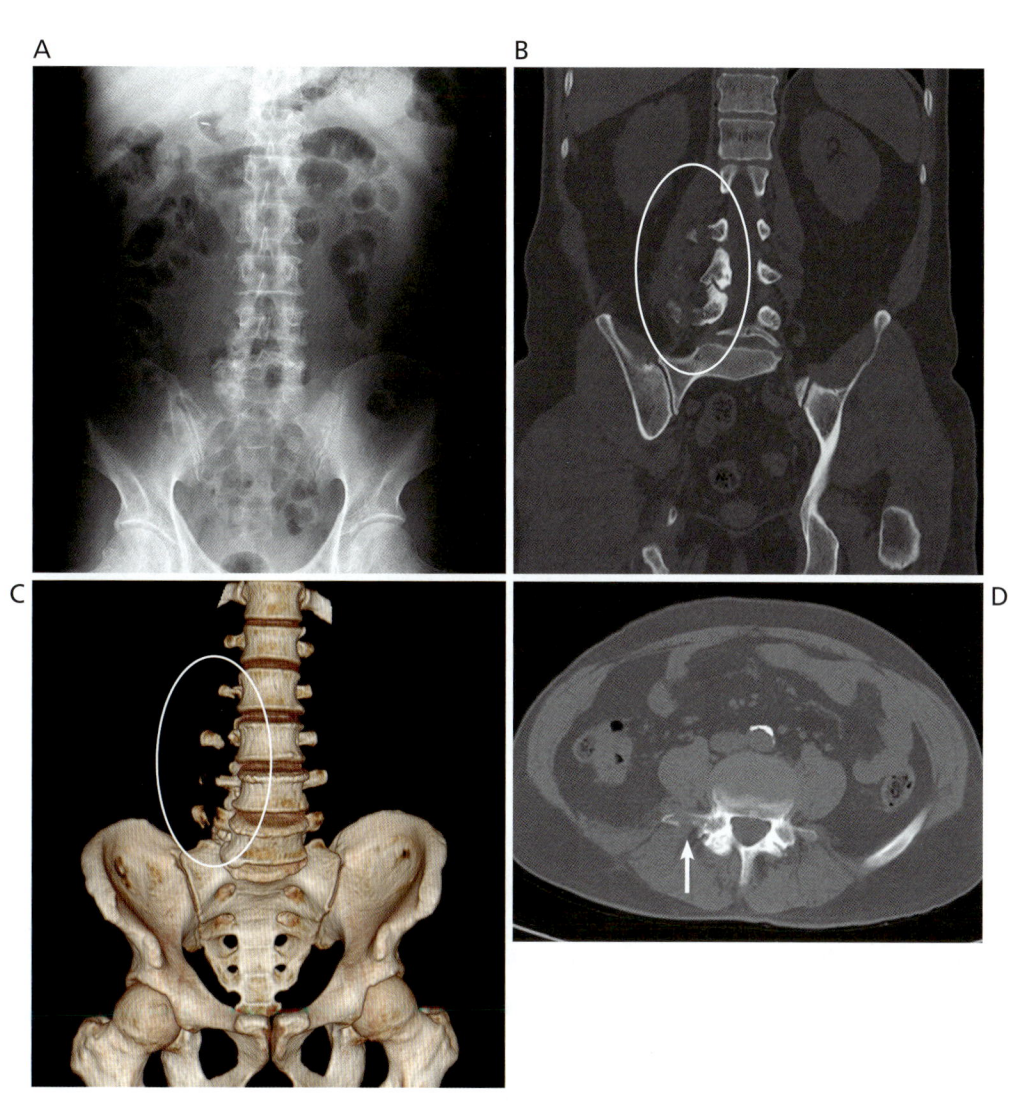

図 1 A：腰椎単純 X 線写真正面像，B：CT 冠状断像（骨条件），C：CT 腰椎～骨盤 VR 像，D：CT 横断像（骨条件，L5 レベル）

単純 X 線所見 　正面像の腰椎単純 X 線写真（**図 1 A**）で骨折の指摘は難しい．

CT 所見 　骨条件の冠状断像（**図 1 B**）では L3 から L5 の右横突起骨折がみられ（楕円内），VR 像（**図 1 C**）では L2 の右横突起骨折も認める（楕円内）．L5 レベルの横断（軸位断）像（**図 1 D**）で L5 右横突起骨折の骨折線の辺縁に硬化像はなく（→），新規骨折と診断できる．

| 診断 | 腰椎横突起骨折 transverse process fractures of the lumbar spine |

| 経過 | 頭部外傷による高次脳機能障害があり，リハビリを実施．横突起骨折は保存的加療のみで軽快した． |

| 問題 | **Q1.** 腰椎横突起（肋骨突起）は，発生学的に胸椎のどの部分に相当するか述べよ． |
| | **Q2.** 腰椎第5横突起（肋骨突起）骨折は骨盤の不安定性に関与するか？ |

画像診断のポイント

単純X線写真
- 正面像で骨折線の有無を確認する．ただし受傷直後の単純X線写真では61％の骨折が見逃されたとの報告があり，感度は低い．

CT
- CTでは単純写真よりも感度高く骨折を検出できるため，ゴールドスタンダードといえる．横突起骨折のみの診断目的にCTを撮像するということはあまり考えられないが，他部位の骨折や血腫がないかも観察する．
- 腰椎の骨折では横突起骨折を伴うものの方が伴わないものよりも腹部臓器損傷の頻度が高いとされており[1]，腹部臓器損傷の有無についてもしっかり確認すべきである．

MRI
- 診断には冠状断像が有用であり，T1強調像で骨折線，STIR像や脂肪抑制T2強調像で骨折部周囲の骨髄浮腫や軟部組織の浮腫がみられる．

横突起骨折

横突起骨折は主に転落外傷や自動車事故などの外傷により生じる．複数個所の骨折や臓器損傷を合併することもあり，その際は必要に応じて他部位の治療が行われるが，単独での横突起骨折は基本的に保存的加療が選択される．

L4横突起骨折は腹部臓器損傷のリスクといわれており[2]，腹部の所見について確認する必要がある．L5横突起は腸腰靱帯が付着しており，骨盤の安定性に寄与すると考えられている．Nasefらのメタアナリシスでは，L5横突起骨折は高エネルギー外傷を示唆するが，骨盤不安定性との関連はないとしている[3]．

なお，「横突起」は慣用的に頸椎から腰椎まで以下のように用いられている．

頸椎：椎体の左右にある幅広の構造で内部を椎骨動脈が走行する．

胸椎：外側にあり肋骨と関節接合する．

腰椎：外側に伸びる大きな突起であり，L1～L4レベルでは大腰筋が起始し，L4, L5レベルでは腸腰靱帯が付着する．

発生学的には，頸椎の横突起の前半部と腰椎の横突起はいずれも胸椎レベルでの肋骨に対応するものであり[4,5]，腰椎レベルでは「肋骨突起」の方が発生を踏まえると正確な呼称と考えられる．なお，胸椎の横突起に相当するのは腰椎では副突起である[3]．

鑑別診断

骨折と他の疾患の鑑別が問題となるような場面はあまり経験しないが，骨折の新旧が問

題となる可能性はある．腰椎横突起にはしばしば陳旧性骨折がみられ，急性期の骨折との鑑別点は他部位での新旧の鑑別と同じく，骨折部の硬化縁を伴うことである．

解答　A1. 腰椎横突起は発生学的には胸椎の肋骨に相当する．
　　　A2. 腰椎第 5 横突起(肋骨突起)骨折は骨盤の不安定性に関与しないとされている．

文献

1) Miller CD, Blyth P, Civil ID : Lumbar transverse process fractures : a sentinel marker of abdominal organ injuries. Injury 2000 ; 31 : 773-776.
2) Nagasawa DT, Bui TT, Lagman C, et al : Isolated transverse process fractures : a systematic analysis. World Neurosurg 2017 ; 100 : 336-341.
3) Nasef H, Elhessy A, Abushaban F, Alhammoud A : Pelvic fracture instability-associated L5 transverse process fracture, fact or myth? : a systematic review and meta-analysis. Eur J Orthop Surg Traumatol 2018 ; 28 : 885-891.
4) O'Rahilly R, Müller F, Meyer DB : The human vertebral column at the end of the embryonic period proper. 2. The occipitocervical region. J Anat 1983 ; 136 : 181-195.
5) O'Rahilly R, Müller F, Meyer DB : The human vertebral column at the end of the embryonic period proper. 3. The thoracicolumbar region. J Anat 1990 ; 168 : 81-93.

30歳台男性．両下肢痛．

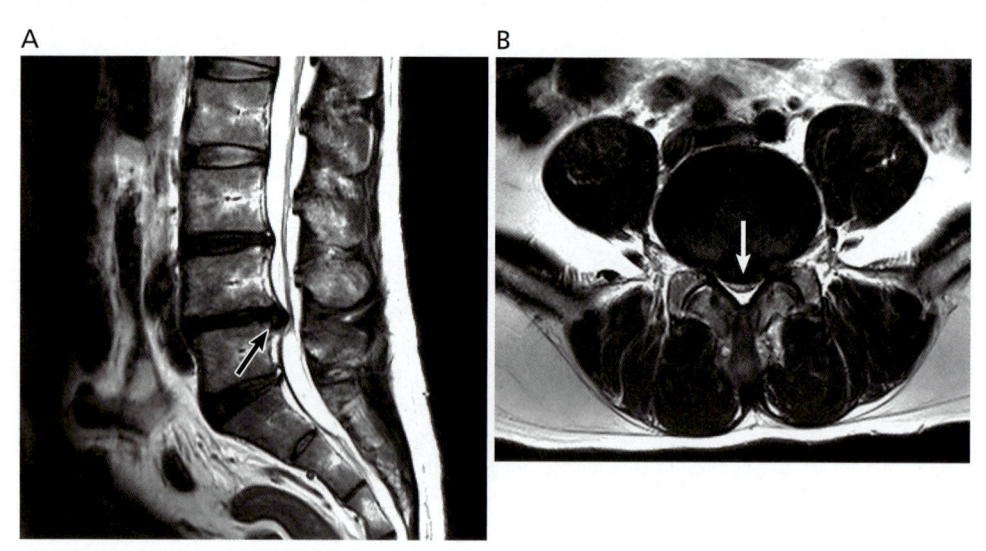

図1　腰仙椎MRI　A：T2強調矢状断像，B：T2強調横断像

MRI所見　L3/4〜L5/S1で椎間板の信号低下があり，L4/5を主体に椎間腔の狭小化も認められ，変性変化を考える．L4/5椎間板は後正中に脱出している（図1A, B，→）．同レベルで硬膜嚢，馬尾を圧迫し，中等度〜高度の脊柱管狭窄をきたしている．

診断　腰椎椎間板ヘルニア（後正中型）lumbar disc herniation

経過　椎間板内酵素注入療法を行い，症状は軽減した．

L1 49-2

10歳台女性．右下肢の痺れ．

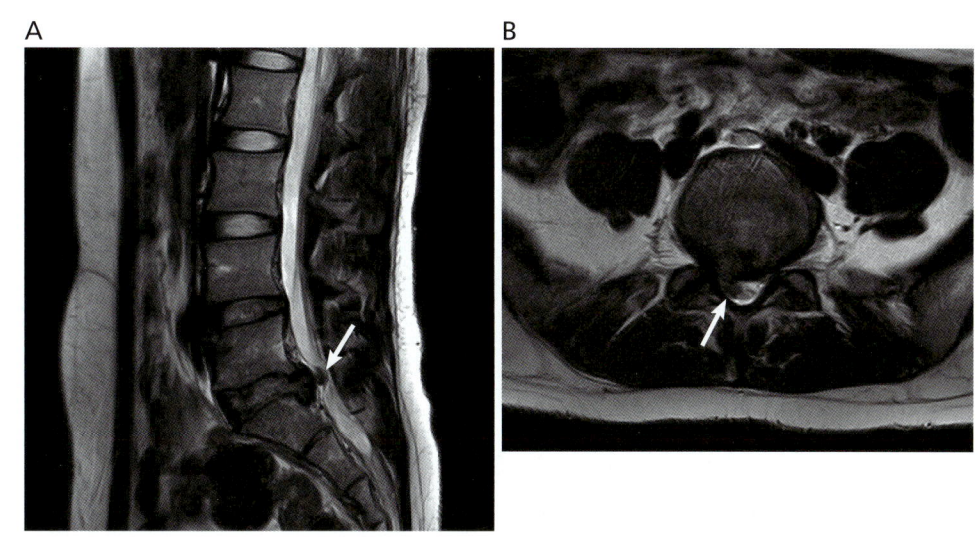

図2　腰仙椎 MRI　A：T2 強調矢状断像，B：T2 強調横断像

MRI所見　L4/5，L5/S1 で椎間板の信号は低下しており，変性変化を考える．L5/S1 では椎間板は後方に脱出し，右外側陥凹に遊離した椎間板を認める（図2 A, B，→）．

診断　腰椎椎間板ヘルニア（遊離型）lumbar disc herniation

経過　他院で手術が施行され，症状は改善した．

L1 49-3

80歳台男性. 腰痛, 両下肢の痺れ.

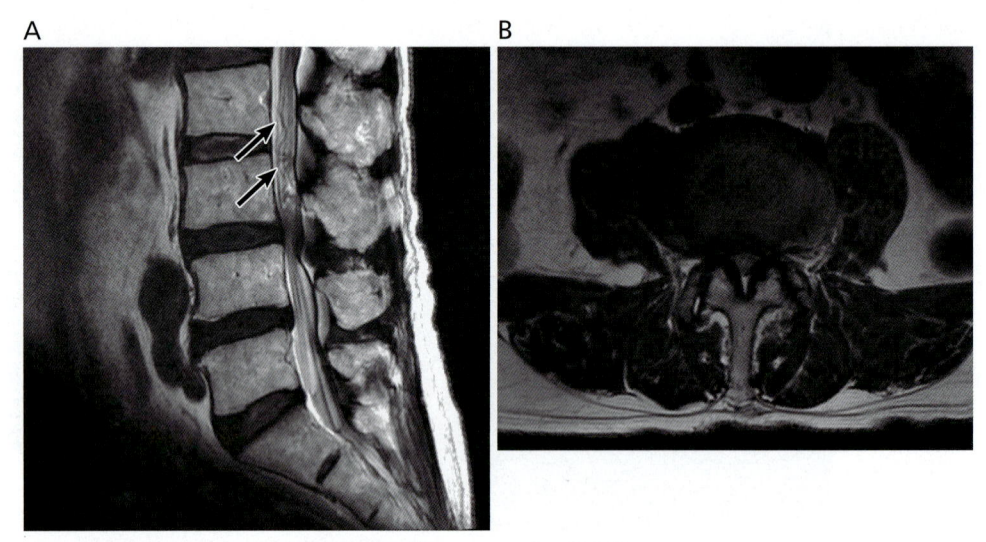

図3 腰仙椎 MRI A：T2 強調矢状断像, B：T2 強調横断像

MRI所見 下位腰椎主体に椎間板の信号が低下しており, 椎間板の膨隆(bulging)を認める. L3/4 で椎間関節の骨性増殖, 黄色靱帯の肥厚もあり, 同レベルで中等度〜高度の脊柱管狭窄をきたしている. この頭側で馬尾は弛緩しており, 脊柱管狭窄に伴う変化である(**図3 A, →**).

診断 変形性腰椎症, L3/4 脊柱管狭窄 degenerative spondylosis, spinal stenosis

経過 保存的加療を行う方針となり, 対症療法にて治療を行っている.

問題 Q1. 椎間板ヘルニアの脱出様式による分類を述べよ(3つ).
Q2. 椎間板ヘルニアの局在による分類を述べよ(4つ).
Q3. 脊柱管狭窄症に伴う脊髄や馬尾の変化を述べよ.

画像診断の ポイント

椎間板ヘルニア
MRI
● 椎間板ヘルニアは椎間板の"局所的"な逸脱であり, 1/4 周囲以下の椎間板の限局的な拡大と定義される. この点で椎間板膨隆(bulging)と区別する.
● 椎間板ヘルニアの形態, 局在に注目する(**図4**).
● ヘルニアの形態は, ① 突出(protrusion), ② 脱出(extrusion), ③ 遊離(sequestration)に大別される. ① は髄核が線維輪内に留まった状態, ② は髄核が線維輪を越えた状態, ③ は髄核が逸脱した状態である.

- "突出"と"脱出"は厳密に区別が難しい場合があるが，一断面だけでもヘルニアの最大径が基部より大きければ"脱出"とする.
- ヘルニアの局在は，① 後正中型(正中型)，② 傍正中型(後外側型)，③ 椎間孔型，④ 椎間孔外型に分類される．② が最も高頻度とされる.
- 特殊型として椎体内ヘルニア〔Schmorl(シュモール)結節〕があり，上下の椎体内に椎間板が突出する．基本的には無症状だが，急性期には周囲に骨髄浮腫を伴い，疼痛の原因となることがある(症例L1-70，p. 270 参照).

脊柱管狭窄症

MRI

- 変形性脊椎症や椎間板ヘルニア，後縦靱帯骨化症，脊椎すべり症，外傷などの種々の原因により脊柱管が狭窄し，脊髄や神経根が圧迫され神経症状をきたす病態である.
- 脊柱管狭窄は，中心管が全体に狭小化した状態の中心性狭窄，外側陥凹・椎間孔が狭小化した状態の外側型狭窄に大別される.
- 中心性狭窄の画像上の決まった基準はなく，観察者によって狭窄の程度の解釈が異なることもしばしば経験する．代表的な評価法として，① 硬膜嚢の広さに着目し，正常部と比較して2/3以上保たれている場合を軽度，1/3～2/3までを中等度，1/3以下となっている場合を高度と表現する手法[2]，② 馬尾の圧迫状態に注目し，馬尾がすべて1本ずつ集簇してみえる程度の狭窄を軽度，一部が集簇している状態を中等度，すべて集簇した状態を高度と表現する手法[3]が報告されている．筆者はこの2つの手法を頭に置き，時に複合的に判断している.
- 脊髄への圧迫が高度である場合，髄内には可逆性の浮腫性変化，非可逆性の脊髄軟化症(myelomalacia)や嚢胞壊死がみられ，いずれもT2強調像で高信号を示す．脊髄軟化症や嚢胞壊死は圧迫解除後にも萎縮が残存する.
- 馬尾への圧迫が高度である場合，圧迫部の頭側の馬尾の蛇行がみられることがあり，馬尾弛緩と称される.

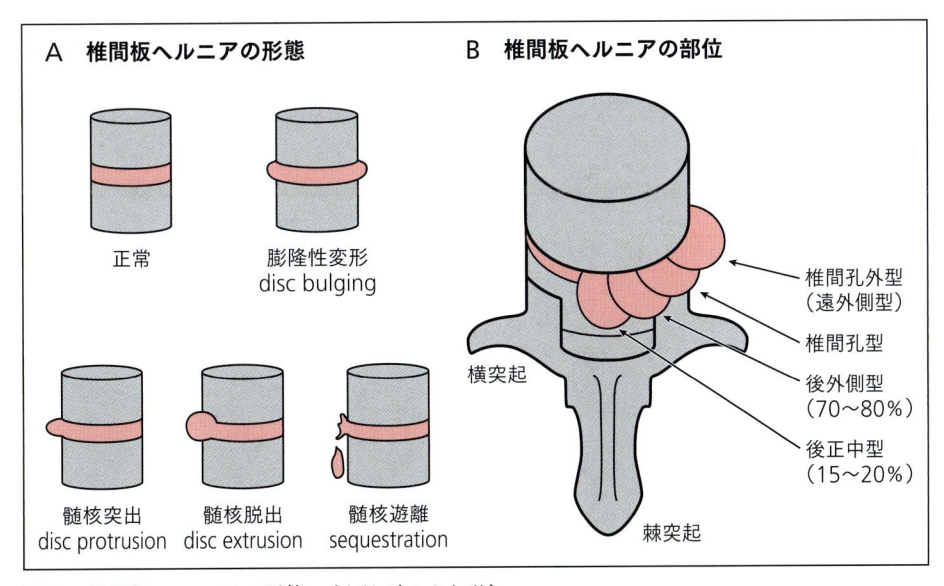

図4　椎間板ヘルニアの形態　(文献1)より転載)

椎間板ヘルニア，脊柱管狭窄症

椎間板ヘルニア

加齢による変性や外力により椎間板の髄核が線維輪を破り，髄核が限局的に突出した状態である．若年者も含めた成人に生じ，腰椎では L4/5，L5/S1，頸椎では C5/6，C6/7 に高頻度で生じ，胸椎には少ない．椎間板膨隆(bulging)は変性により線維輪が弛緩することで椎間板が全周性に広がった状態であり，椎間板ヘルニアとは異なる．症状の原因は神経圧迫のみでなく，局所の炎症も加味されるため，画像と臨床所見が乖離することもしばしば経験する．

脊柱管狭窄症

脊柱管が狭小化することで脊髄や馬尾，神経根が圧迫され，神経症状をきたす．狭窄の原因として，先天性では developmental canal stenosis や軟骨無形成症など，後天性では本項で解説している椎間板ヘルニアに加えて，変形性脊椎症，脊椎すべり症，硬膜外脂肪増生，医原性，外傷性などがあげられる．

中心性狭窄は脊髄症や馬尾障害，外側型狭窄は神経根症をきたすことが多い．狭窄部に応じた症状をきたすため，MRI をはじめとした画像診断は重要であるが，画像所見と神経学的所見が乖離することもしばしば経験する．神経学的所見を含めた臨床症状を加味したうえで障害部位を判断するべきである．

鑑別診断

脊髄腫瘍 spinal tumor

脱出型や遊離型の椎間板ヘルニアは時に脊髄腫瘍との鑑別が問題となる．椎間板ヘルニアはリング状の造影効果を示すことがあり，この点でも脊髄腫瘍と誤認しうる．3D 画像を用いて椎間板との連続性を詳細に確認することや，中心部の造影効果の有無を評価することが鑑別に重要である．

解答 A1. ① 突出(protrusion)，② 脱出(extrusion)，③ 遊離(sequestration)．

A2. ② 後正中型(正中型)，② 傍正中型(後外側型)，③ 椎間孔型，④ 椎間孔外型．

A3. 圧迫が高度である場合，脊髄では可逆性の浮腫性変化，非可逆性の脊髄軟化症(myeloma-lacia)や囊胞壊死を認める．馬尾では頭側馬尾の蛇行(馬尾弛緩)がみられる．

文献

1) 稲岡 努：腰椎椎間板ヘルニア．上谷雅孝，神島 保，藤本 肇，森川 実・編：エッセンシャル脊椎・脊髄の画像診断．メディカル・サイエンス・インターナショナル，2022：172-175．

2) Lurie JD, Tosteson AN, Tosteson TD, et al：Reliability of readings of magnetic resonance imaging features of lumbar spinal stenosis. Spine (Phila Pa 1976) 2008；33：1605-1610.

3) Lee GY, Lee JW, Choi HS, et al：A new grading system of lumbar central canal stenosis on MRI：an easy and reliable method. Skeletal Radiol 2011；40：1033-1039.

症例 L1 50

19歳女性. 机に左手をぶつけ, 疼痛を生じたため受診.

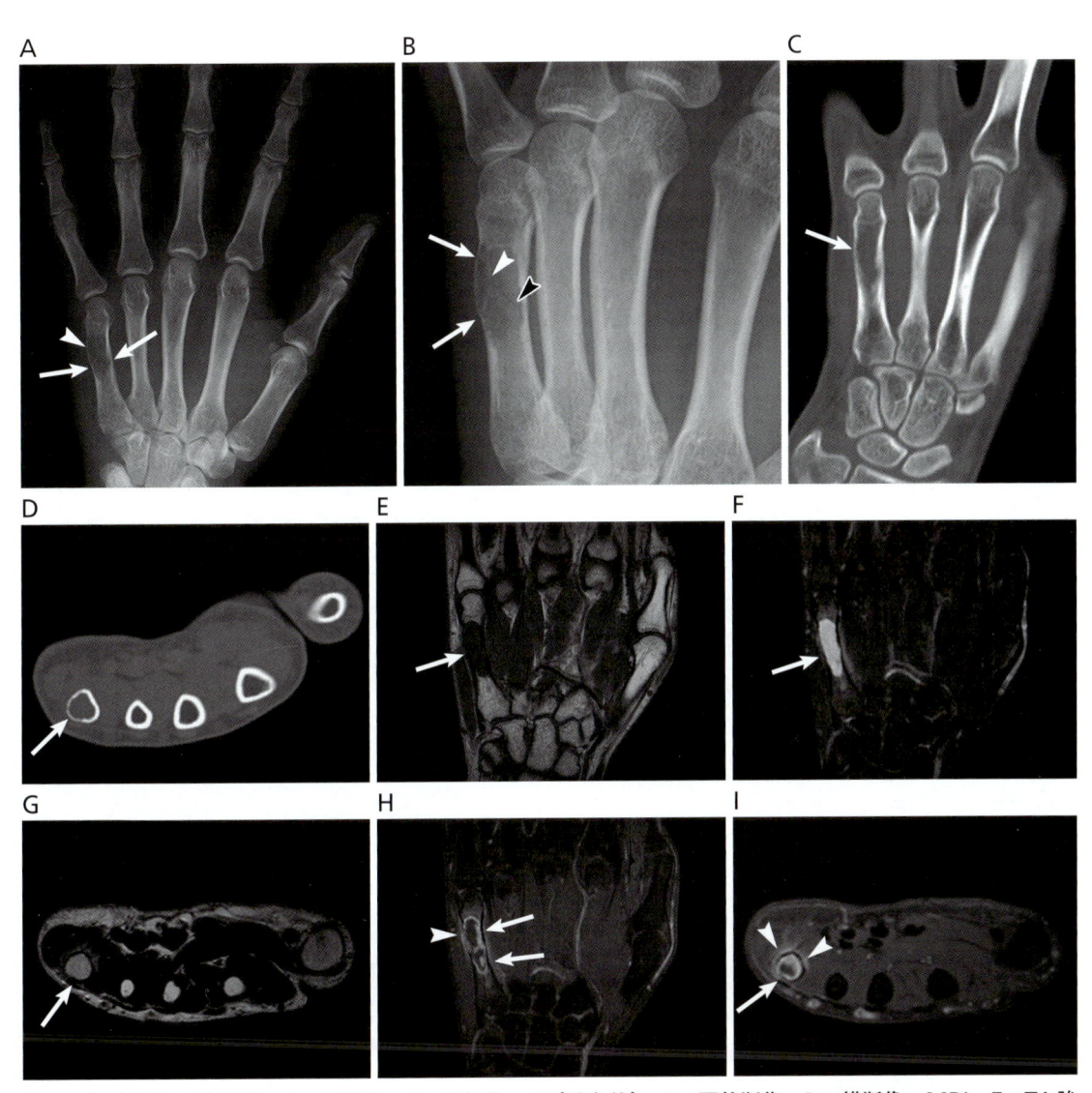

図1 左手単純X線写真 A：正面像, B：斜位像, CT（骨条件） C：冠状断像, D：横断像, MRI E：T1強調冠状断像, F：脂肪抑制T2強調冠状断像, G：T2強調横断像, H：造影後脂肪抑制T1強調冠状断像, I：造影後脂肪抑制T1強調横断像

単純X線所見 左第5中手骨に骨透亮像を認める. 境界明瞭で, 一部に硬化縁を伴っている. 骨皮質に膨隆を認め, 菲薄化, endosteal scalloping を伴っている（**図1A, B**, →）. 病的骨折と思われる線状の透亮像を認める（►）.

CT所見 左第5中手骨に骨皮質の膨隆, 菲薄化, endosteal scalloping を認め, 骨髄内は軟部濃度を呈している（**図1C, D**, →）.

MRI 所見 左第 5 中手骨に T1 強調像で低信号，T2 強調像で高信号を呈し（**図 1 E～G**，→），造影後脂肪抑制 T1 強調像（**図 1 H, I**）で辺縁を主体とした増強効果を認める（→）．骨表面に増強効果を伴っており，病的骨折に伴う骨膜反応と考える（➤）．

診断 内軟骨腫 enchondroma

経過 骨折が治癒した後に，腫瘍掻爬，人工骨充填を行った．

問題 Q1. 内軟骨腫の好発部位はどこか？
Q2. 軟骨肉腫との鑑別のポイントは何か？
Q3. 内軟骨腫が多発している際に考慮すべき疾患は何か？

画像診断のポイント

単純 X 線写真
- 境界明瞭な中心性の溶骨性病変で，長管骨以外では骨皮質の菲薄化や膨隆，内骨膜側の波状変形（endosteal scalloping）を伴うことが多い．
- 長管骨で骨皮質の 2/3 の菲薄化を伴う場合は，軟骨肉腫の可能性を考慮する[1,2]．
- 内部に軟骨基質の石灰化を反映し，点状，リング状，弧状の石灰化を伴うことがある．

CT
- 骨髄腔内に中心性の溶骨性病変として認められ，内部に軟骨基質を反映した点状，リング状，弧状の石灰化を伴うことがある．
- 骨皮質に接する場合には，内骨膜側の波状変形（endosteal scalloping）を伴うことが多い．
- 短管骨，扁平骨では骨皮質の菲薄化，膨隆をしばしば生じる．長管骨では骨皮質の 2/3 を越える菲薄化は悪性を示唆する所見となる[1,2]．

MRI
- 硝子軟骨成分を反映し，T1 強調像で低信号，T2 強調像で高信号を呈し，内部に石灰化を伴う場合は石灰化部分が低信号を呈する．
- 造影 MRI では辺縁を主体とした増強効果を呈し，内部にもさまざまな程度の増強効果を伴い，硝子軟骨小葉を囲む線維血管束を反映したリング状，弧状の増強効果を伴うことが特徴である[3]．

内軟骨腫

　手足の小さな骨，特に基節骨に多いが，母指・母趾や末節骨には少ない．手足の病変では病的骨折や切迫骨折による疼痛が現れることが多い．大腿骨などの長管骨に生じた病変は無症状で，偶然発見されることが多い．病的骨折がないのに疼痛や腫脹を伴う場合は軟骨肉腫の可能性が疑われる．約 30％が多発性とされ，多発性内軟骨腫のうち，Ollier 病は片側性に分布する傾向を示し，Maffucci 症候群は軟部の多発性血管腫を伴う．

　単発性病変の二次性の悪性転化は極めてまれであるが，多発性病変の場合は悪性転化が 30％程度あるとの報告がある．軟骨肉腫との鑑別が重要であるが，組織学的には粘液変性が目立つ際は軟骨肉腫の可能性が高くなるが，画像的には長管骨の骨皮質の 2/3 以上の菲薄化，病変が骨皮質を破り，軟部に浸潤している場合には軟骨肉腫を考慮する．手足の小

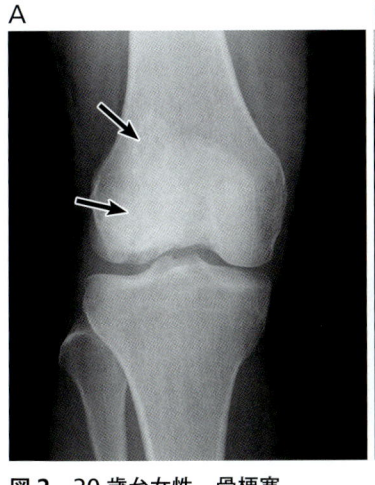
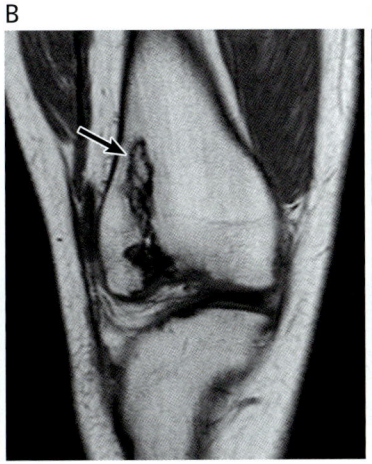
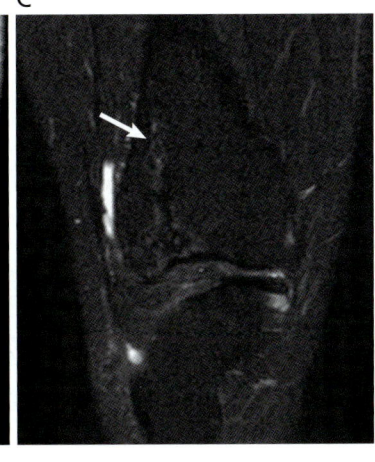

図2　20歳台女性　骨梗塞
A：右膝単純X線写真正面像，MRI　B：T1強調冠状断像，C：脂肪抑制T2強調冠状断像　大腿骨遠位骨幹端から骨端にかけて，不整な骨硬化像を認める(A，→)．T1強調像(B)では地図状の低信号域を認め，内部は高信号を呈し(→)，脂肪抑制T2強調像(C)で内部の高信号域は信号が低下しており，脂肪髄であることがわかる(→)．

さな骨の場合は骨皮質の菲薄化や膨隆，侵食像があっても骨皮質の連続性が追え，骨外への病変の増生がない場合は良性と考えてよい．

鑑別診断

1）軟骨肉腫　chondrosarcoma

軟骨肉腫の Grade 1〔四肢に発生したものは異型軟骨腫瘍(atypical cartilaginous tumor)とよばれる〕は，低悪性度の中心性の軟骨性腫瘍で，内軟骨腫との鑑別が難しいが，骨皮質の2/3を越える菲薄化や大きさが5cmを越えるものは軟骨肉腫の可能性がある(症例 L1-65，p. 253 参照)．

2）骨梗塞　bone infarction

石灰化のパターンが軟骨基質の石灰化に似るが，内部には軟骨基質はなく，骨髄脂肪を伴う[4](**図2**)(症例 L1-44，p. 168 参照)．

解答　A1. 手足の短管骨に多く発生する．
A2. 増大傾向や疼痛，長管骨での2/3を越える骨皮質の菲薄化は悪性を疑う所見である．短管骨では良性でも骨皮質の菲薄化や膨隆を生じるので注意が必要である．
A3. Ollier病(片側性に分布)，Maffucci症候群(軟部に血管腫が多発)．

文献

1) Douis H, Parry M, Vaiyapuri S, et al : What are the differentiating clinical and MRI-features of enchondromas from low-grade chondrosarcomas? Eur Radiol 2018 ; 28 : 398-409.

2) Murphey MD, Flemming DJ, Boyea SR, et al : Enchondroma versus chondrosarcoma in the appendicular skeleton : differentiating features. Radiographics 1998 ; 18 : 1213-1237(quiz 1244-5).

3) Aoki J, Sone S, Fujioka F, et al : MR of enchondroma and chondrosarcoma : rings and arcs of Gd-DTPA enhancement. J Comput Assist Tomogr 1991 ; 15 : 1011-1016.

4) Mulligan ME : How to diagnose enchondroma, bone infarct, and chondrosarcoma. Curr Probl Diagn Radiol 2019 ; 48 : 262-273.

症例 L1 51

20歳台男性．半年前より誘因なく右膝関節痛を自覚し，2か月前より歩行時痛が認められたため受診．

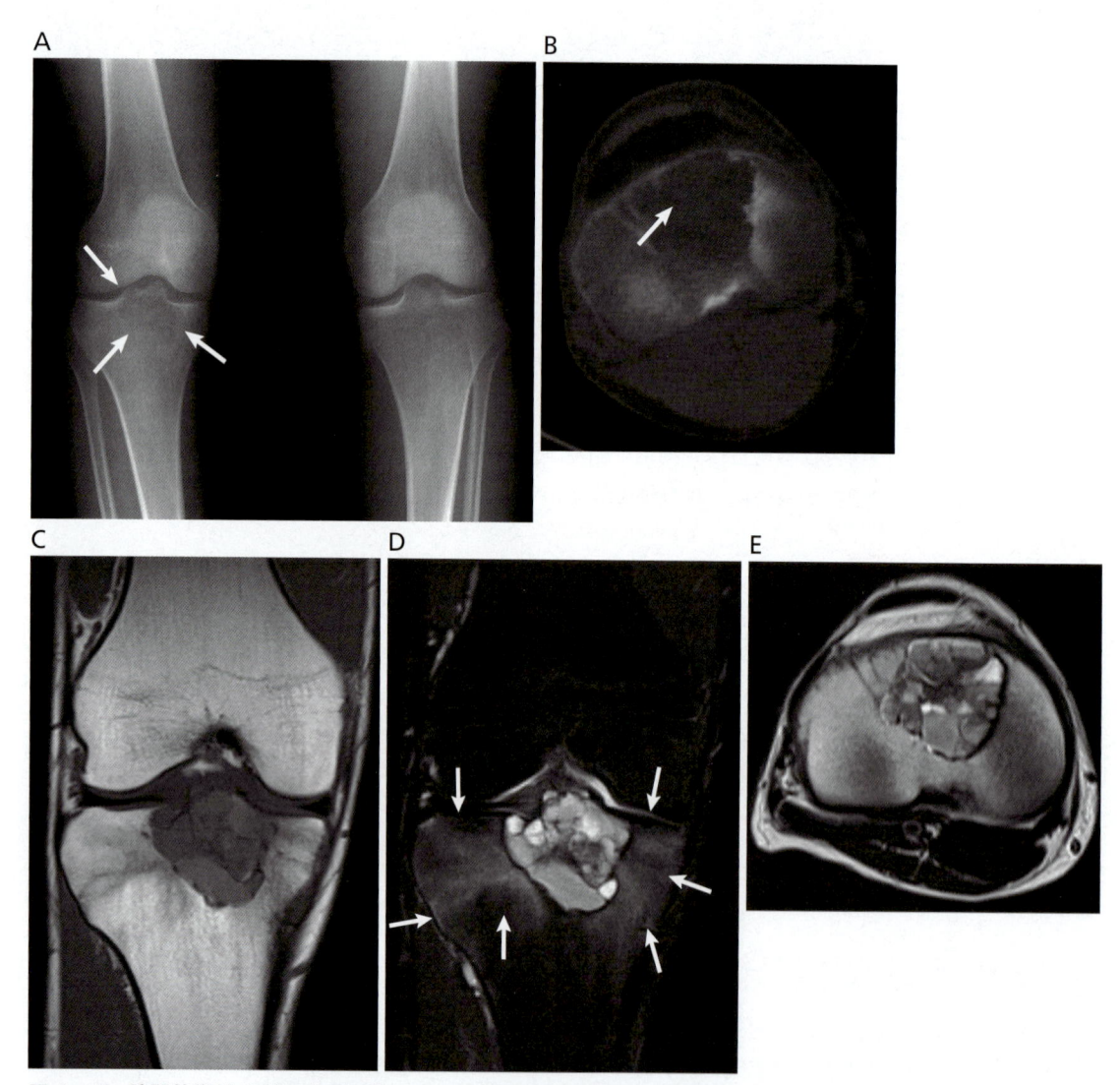

図1　A：膝関節単純X線写真正面像，B：CT横断像（骨条件），MRI　C：T1強調冠状断像，D：脂肪抑制T2強調冠状断像，E：T2強調横断像

単純X線所見　右脛骨近位骨端にやや不整形の透亮像を認める（**図1A**，→）．硬化縁ははっきりしない．

CT所見　脛骨骨端に分葉状の溶骨性病変を認める．内部に淡い石灰化が認められる（**図1B**，→）．硬化縁は一部で存在，一部で不明瞭．

MRI所見　脛骨近位骨端の病変は境界明瞭，内部に隔壁を有する多嚢胞性構造を呈し，一部で充実様

部分も認められる．T1 強調像(**図 1 C**)にて低信号〜一部やや高信号が混在，T2 強調像(**図 1 D, E**)で大小の嚢胞性構造を有し，液面形成を伴う．腫瘍周囲の骨髄に脂肪抑制 T2 強調像(**図 1 D**)にて高信号域を認め(→)，骨髄浮腫を示唆する．

診断 　軟骨芽細胞腫 chondroblastoma

経過 　腫瘍掻爬および人工骨充填術が施行された．その後，再発なく経過良好である．

問題 **Q1.** 軟骨芽細胞腫の好発部位はどこか？
Q2. MRI における画像所見を述べよ．
Q3. 鑑別となる疾患は何か？

画像診断のポイント

- 単純 X 線写真や CT では長管骨骨端の境界明瞭でしばしば硬化縁を伴う溶骨性病変として認められる[1]．
- 内部石灰化は 40〜60％でみられ[2]，隔壁構造や皮質びらん，膨隆性変化がみられる．
- MRI では T1 強調像で低信号，T2 強調像では低信号と高信号が混在する．石灰化があれば低信号を呈する．
- 嚢胞性変化や動脈瘤様骨嚢腫様変化をきたすことがあり，液面形成を呈することもある．腫瘍周囲の骨髄や軟部組織に反応性浮腫を伴うことが特徴で，時に関節液貯留を伴う．

軟骨芽細胞腫

　骨端に発生する軟骨芽細胞と多核巨細胞，軟骨基質からなる良性腫瘍である[1]．全骨腫瘍の 1％未満，10〜20 歳台に好発し，男性に多い．長管骨の骨端(大腿骨が多く次いで脛骨近位，上腕骨近位)に好発するが，距骨や踵骨，膝蓋骨，骨盤骨にも発生する．H3.3 遺伝子変異が知られており，免疫組織化学にて 96％以上で *H3F3B* の核への発現を認める．組織では成熟した硝子軟骨島を見ることはまれで，無構造な軟骨様基質を認める[3]．

鑑別診断

1) 骨巨細胞腫 giant cell tumor

　好発部位が骨端であり，組織学的にも多核巨細胞が混在し鑑別を要する．年齢はやや高く，T2 強調像にて低信号を呈する部分があれば鑑別に有用である．ともに動脈瘤様骨嚢腫様変化を呈する(症例 L1-58，p. 222 参照)．

2) 動脈瘤様骨嚢腫 aneurysmal bone cyst

　全体が動脈瘤様骨嚢腫様の変化をきたした場合，鑑別が難しい．骨端に生じた場合は常に軟骨芽細胞腫や巨細胞腫などの二次性変化の可能性があることを考慮する必要がある(症例 L2-44，p. 440 参照)．

3) 淡明細胞型軟骨肉腫 clear cell chondrosarcoma

　30〜50 歳台，やや男性に多い．軟骨肉腫の 2％程度を占める亜型であるが，骨端に生じ，組織も軟骨肉腫とはやや異なる．緩徐に進行する．画像的には境界明瞭な溶骨性病変で石灰化を時に有し，軟骨芽細胞腫と類似するために鑑別が難しい．

解答

A1. 長管骨の骨端に生じる．膝蓋骨や踵骨，距骨にも生じる．

A2. 腫瘍は T2 強調像で高信号〜低信号が混在した特徴的所見に乏しい信号を呈する．動脈瘤様骨嚢腫様変化をしばしば伴う．組織学的に内部に軟骨塊は認められず，MRI で軟骨成分を指摘することは難しい．腫瘍周囲に浮腫を伴う点が特徴的である．

A3. 骨巨細胞腫や動脈瘤様骨嚢腫があがり，好発年齢としては動脈瘤様骨嚢腫が近いため，全体が動脈瘤様骨嚢腫様変化を呈した場合は鑑別が難しい．悪性として淡明細胞型軟骨肉腫があがり，画像所見，緩徐な進行，局在などが類似する．

N O T E

長管骨骨端に発生する病変の鑑別

　長管骨骨端に発生する代表的な病変は，① 軟骨芽細胞腫，② 巨細胞腫，③ 骨内ガングリオン，④ 軟骨下嚢胞，⑤ 副甲状腺機能亢進症に伴う褐色腫であるが，30 歳以下では，① 軟骨芽細胞腫，② 巨細胞腫，および骨髄炎が鑑別となる．また，手根骨，足根骨，膝蓋骨は骨端部と同様に扱ってよく，これらの部位の溶骨性病変でも同様の鑑別疾患を考える[2]．

文献

1）　Amary F, Bloem JL, Cleven AHG, et al : Chondroblastoma. The WHO Classification of Tumours Editorial Board : WHO classification of tumours, 5th edition : soft tissue and bone tumours. Lyon : IARC Press, 2020 : 359-361.

2）　粟井和夫・監訳：骨関節画像診断入門 第 4 版．エルゼビア・ジャパン，2017：30-31.

3）　小田義直，髙尾正一郎，大塚隆信，他：軟骨芽細胞腫．大塚隆信，福田国彦，小田義直：骨・軟部腫瘍—臨床・画像・病理 改訂第 2 版．診断と治療社，2015：80-81.

16 歳男性．左前腕遠位部に腫脹を認めた．疼痛や増大傾向は認めなかったが, 腫脹は持続していた.

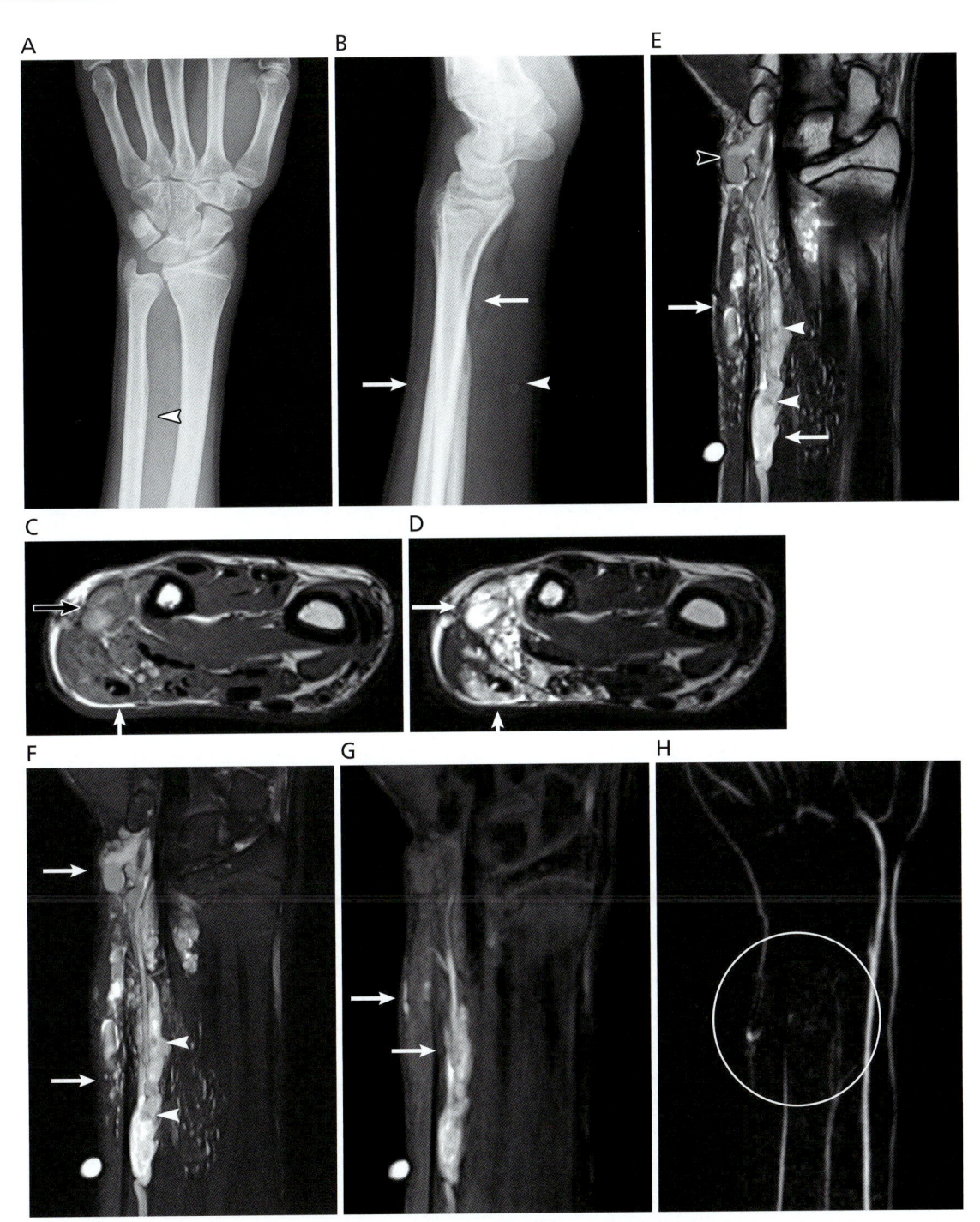

図1 左前腕単純 X 線写真 A：正面像，B：側面像，MRI C：T1 強調横断像，D：T2 強調横断像，E：T2 強調冠状断像，F：脂肪抑制 T2 強調冠状断像，G：造影後脂肪抑制 T1 強調冠状断像，H：3D MRDSA（MIP 像）

| 単純 X 線所見 | 左前腕軟部組織に複数の小石灰化あり（**図 1 B**，→），類円形の形態を示すもものも認める（**図 1 A, B**，➤）．骨には明らかな異常を認めない． |

| MRI 所見 | 前腕遠位〜手関節近位の尺側・掌側に分葉状腫瘤を認める（**図 1 C〜F**，→）．筋間・腱間〜皮下に認め，方形回内筋および尺側手根屈筋にも入り込んでいる．T1 強調像（**図 1 C**）では周囲の筋と同程度の信号から一部軽度高信号，T2 強調像（**図 1 D, E**）と脂肪抑制 T2 強調像（**図 1 F**）ではやや不均一だが高信号を示す．尺骨側を下にして前腕を下垂して撮像されたため，一部に液面形成と思われる部分と（**図 1 E**，黒矢頭），単純写真の小石灰化と一致すると思われる小さな低信号構造あり（**図 1 E, F**，白矢頭）．造影後脂肪抑制 T1 強調像（**図 1 G**）では病変の一部に増強効果あり（→）．3D MRDSA（MIP）像（**図 1 H**）では病変の一部に淡く小さな増強効果を認めるのみで（円内），拡張した動脈や静脈は指摘できない． |

| 診断 | **海綿状血管腫** cavernous hemangioma/**静脈奇形** venous malformation |

| 経過 | 画像上，典型的な血管腫（静脈奇形）と考えられた．1 年に 1 度 MRI による経過観察が行われているが，大きな変化は認めていない． |

L1 52-2

12 歳女児．1 歳時に左前腕の手術の既往があり，今回，1 週間前から左手関節痛が出現した．

| MRI 所見 | 前腕遠位〜手橈側・背側皮下に境界不明瞭な異常信号域あり（→）．T1 強調像（**図 2 A**）では低信号と高信号が混在し，T2 強調像（**図 2 B**）と脂肪抑制 T2 強調像，STIR 像（**図 2 C, D**）ではやや不均一だが高信号を示す．造影後脂肪抑制 T1 強調像（**図 2 E**）では明らかな増強効果は指摘できない． |

| 診断 | **リンパ管腫** lymphangioma/**リンパ管奇形** lymphatic malformation |

| 経過 | 1 歳時に手術されたリンパ管腫の残存として画像上矛盾しなかった．その後，経過観察中に左手関節痛は消失し，リンパ管腫との関連は不明であった． |

問題	**Q1.** 血管腫と静脈奇形の違いは何か？
	Q2. 血管腫でみられる小石灰化は何か？
	Q3. 画像上の血管腫とリンパ管腫の鑑別点は何か？

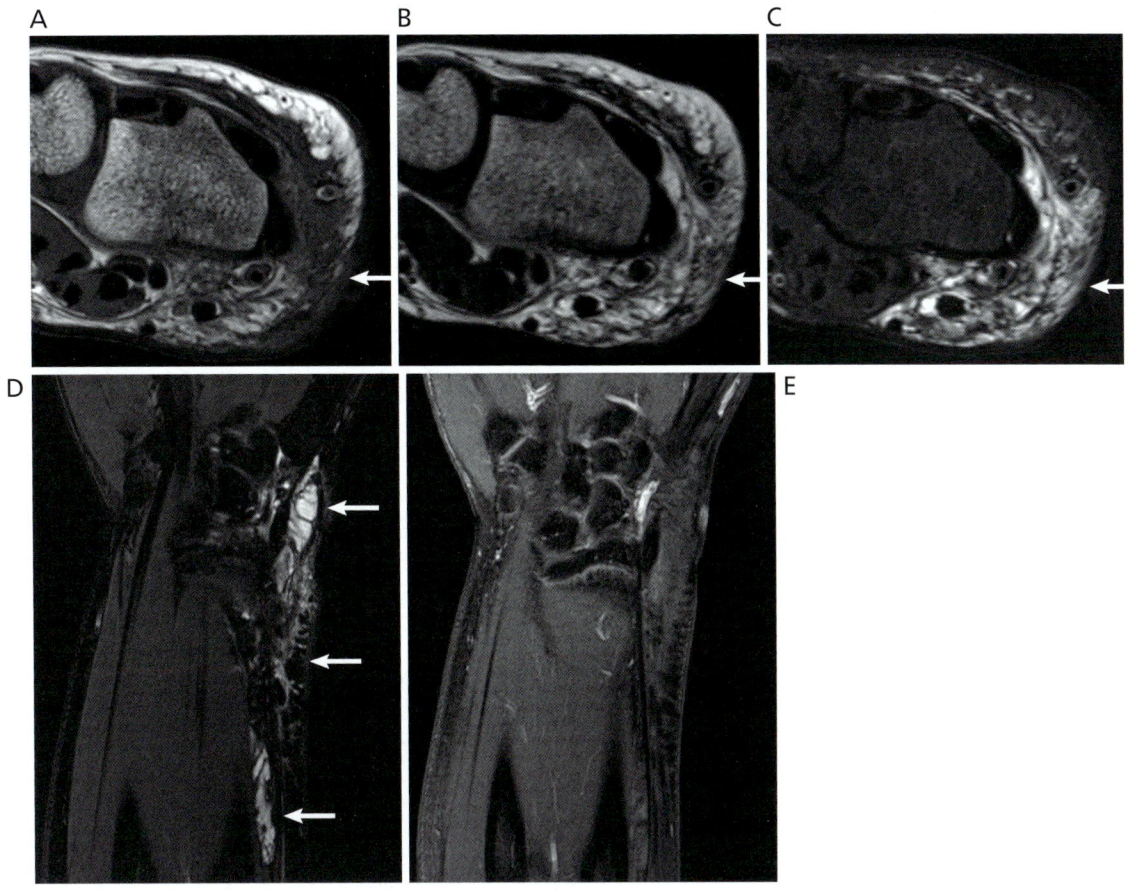

図2　左前腕 MRI　A：T1 強調横断像，B：T2 強調横断像，C：脂肪抑制 T2 強調横断像，D：STIR 冠状断像，E：造影後脂肪抑制 T1 強調冠状断像

画像診断のポイント

- 病変内の石灰化血栓を示す静脈石を認める場合がある．
- T2 強調像で高信号を示し，内部に隔壁構造を伴う．
- T1 強調像で脂肪を反映した高信号が混在することがある．
- 血管を反映した管状構造．
- 病変内の fluid-fluid level．

血管腫，リンパ管腫

血管腫/血管奇形

　従来からの WHO 分類では，血管性腫瘍と血管奇形をまとめて，「血管腫」といわれているが，ISSVA（the International Society for the Study of Vascular Anomalies）分類では，血管内皮細胞の腫瘍性増殖の有無により，「腫瘍」と「奇形」を明確に区別している．血管性腫瘍と血管奇形は，臨床的，病理学的な違いだけでなく，治療法が全く異なることからも，ISSVA 分類の方が主流となってきている．WHO 分類での海綿状血管腫は ISSVA 分類での静脈奇形に相当するため，「血管腫」のみとレポートに記載すると混乱が生じうるので，で

きるだけ明確に区別する必要がある．血管奇形では，動脈血流を伴う high flow type か，動脈血流を伴わない slow flow type かの鑑別が治療上重要である．high flow type の代表的な病変は動静脈奇形で，動静脈の異常短絡があり，MRI では，high flow の血管が flow void として認められる．また真の腫瘍性病変である乳児血管腫や先天性血管腫などは，ISSVA 分類では脈管性腫瘍の項目に分類されている．

リンパ管腫/リンパ管奇形

乳幼児や小児の頭頸部や腋窩に多いリンパ管性良性病変．胎生期の残存したリンパ嚢が拡張したものであるため，真の腫瘍ではなく，リンパ管奇形という名称が正確である．ISSVA 分類でも脈管奇形の項目に含まれている．MRI では，一般には多房性囊胞性の形態を示し，内部は均一な信号で，T1 強調像で低信号，T2 強調像で高信号を示す．また通常，造影効果は認めないが，被膜や隔壁に造影効果を認める場合や出血を伴い，液面形成を示す場合もあり，血管腫との鑑別が問題となる場合がある．

鑑別診断

血管腫，リンパ管腫は互いに鑑別にあがる．

1）グロームス腫瘍 glomus tumor

若年成人の指趾の爪下に好発する疼痛を伴う腫瘍．MRI では，T2 強調像で著明な高信号を示し，ダイナミック造影で早期から後期まで持続する強い増強効果を伴うのが特徴．発生部位や臨床症状，造影効果パターンいずれも血管腫と異なる（L2-29，p. 384 参照）．

2）軟骨腫 chondroma

骨内に発生する内軟骨腫はしばしば遭遇するが，軟部組織発生の軟骨腫(soft tissue chondroma)は非常にまれである．T1 強調像で比較的均一な中等度～低信号，T2 強調像では強い高信号を示す．石灰化をしばしばきたすが，軟骨成分を反映して点状～弓状，リング状のパターンを示すことが血管腫と異なる（**図3**）．

3）粘液状軟部腫瘍 myxoid soft tissue tumor

T2 強調像で著明な高信号を示すため，鑑別にあがる．粘液腫であれば，通常内部の信号は均一であり，粘液型脂肪肉腫や粘液線維肉腫などの肉腫であれば強く不均一に増強されることが，血管腫と異なる．また通常，石灰化を伴うことはない．

4）胞巣状軟部肉腫 alveolar soft part sarcoma

若年女性の大腿部に好発するまれな軟部肉腫．緩徐に増大するが，早期より遠隔転移をきたしやすい．MRI では，T1 強調像で軽度高信号，T2 強調像で不均一な高信号を示し，腫瘍内外に多数の flow void を認める．豊富な充実成分を伴うことから，血管腫と鑑別が可能である（**図4**）．

解答　A1. WHO 分類と ISSVA 分類の 2 つの分類があるため，同一の疾患が血管腫，血管奇形と異なった呼び名でよばれることがある．たとえば，WHO 分類での海綿状血管腫は ISSVA 分類での静脈奇形に相当する．

A2. 石灰化血栓を示す静脈石．

A3. リンパ管腫では通常，造影効果は認めず，血管腫との鑑別点となる．

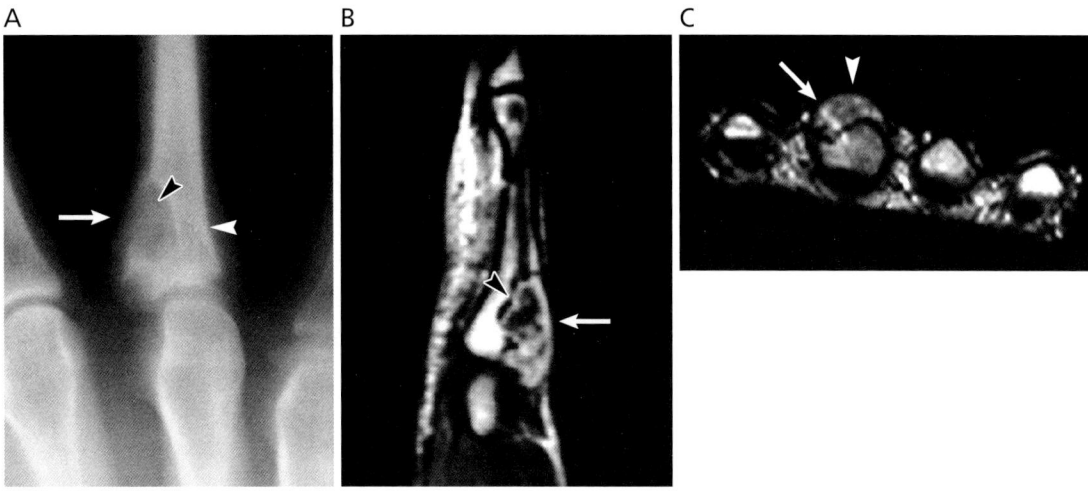

図3　骨膜性軟骨腫
A：右手単純X線写真，MRI　B：T2強調矢状断像，C：T2強調横断像　第3指基節骨基部の橈側に境界明瞭な透亮像を認め（A，→），内部に淡い点状・弓状の石灰化を伴う（➤）．基節骨の骨膜から骨外に腫瘤を形成しており，T2強調像（B，C）で全体が強い高信号を示すが（→），内部に石灰化と思われる低信号域を伴う（➤）．

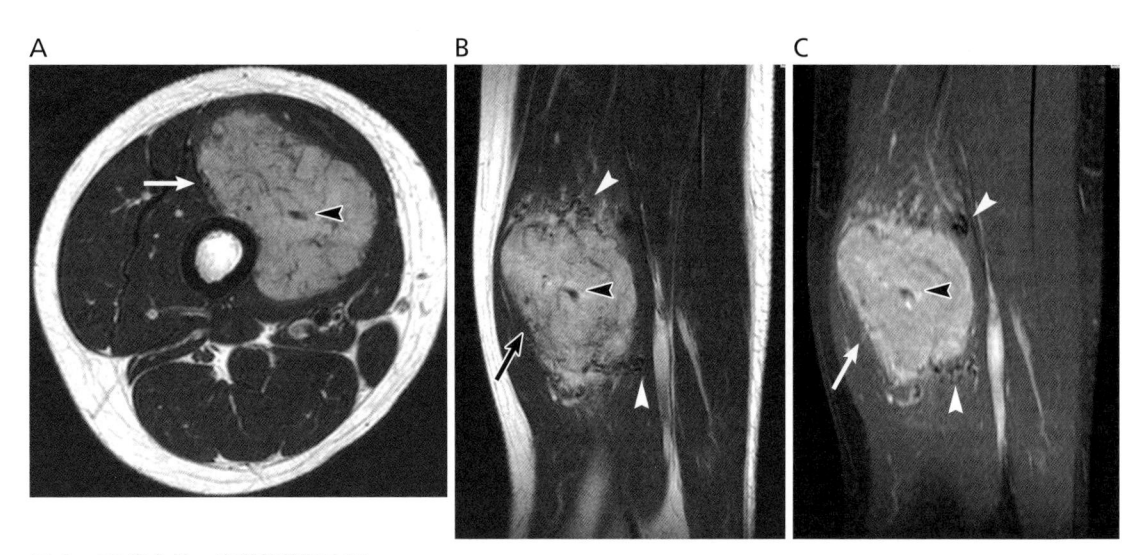

図4　18歳女性　胞巣状軟部肉腫
右大腿MRI　A：T2強調横断像，B：T2強調矢状断像，C：造影後脂肪抑制T1強調矢状断像　内側広筋内にT2強調像で軽度不均一な高信号，強い増強効果を示す境界不明瞭な腫瘤あり（A～C，→）．辺縁や内部にflow voidを認める（➤）．

文献

1) 「難治性血管腫・脈管奇形・血管奇形・リンパ管腫・リンパ管腫症および関連疾患の調査研究」班：血管腫・脈管奇形・血管奇形・リンパ管奇形・リンパ管腫症診療ガイドライン2022．https://issvaa. jp/wp/wpcontent/uploads/2024/02/456f4401fc4d6ae2872da1dd57563868.pdf

2) Nozaki T, Matsusako M, Mimura H, et al : Imaging of vascular tumors with an emphasis on ISSVA classification. Jpn J Radiol 2013 ; 31 : 775-785.

3) Suh JS, Hwang G, Hahn SB : Soft tissue hemangiomas : MR manifestations in 23 patients. Skeletal Radiol 1994 ; 23 : 621-625.

4) Flors L, Leiva-Salinas C, Maged IM, et al : MR imaging of soft-tissue vascular malformations : diagnosis, classification, and therapy follow-up. Radiographics 2011 ; 31 : 1321-1340.

症例 L1 53-1

60歳台女性．左母趾中足趾節（metatarsophalangeal：MTP）関節の腫脹を認め来院．MRIにて軟部腫瘤を指摘された．

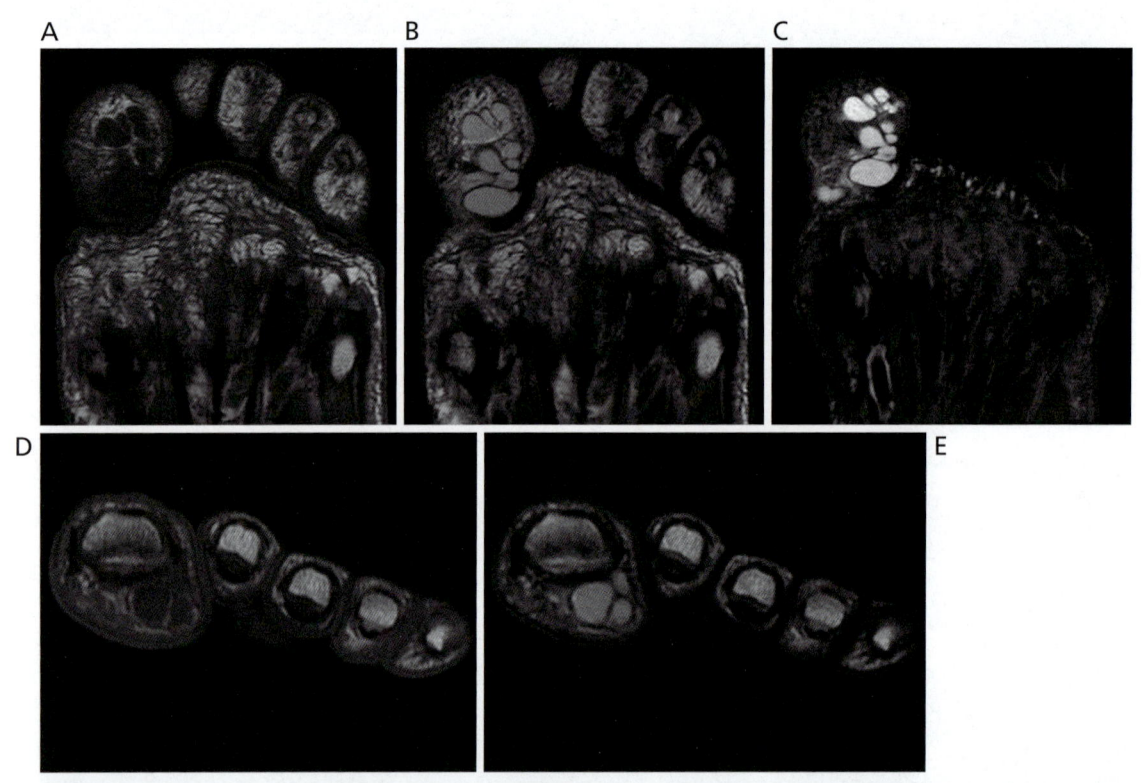

図1 左足MRI　A：T1強調横断像，B：T2強調横断像，C：脂肪抑制T2強調横断像，D：T1強調冠状断像（母趾末節骨レベル），E：T2強調冠状断像（母趾末節骨レベル）

MRI所見　左足母趾基節骨から末節骨近傍の軟部組織に屈筋腱に密に接する腫瘤を認める．腫瘤はT1強調像（**図1A, D**）で低信号，T2強調像（**図1B, E**）や脂肪抑制T2強調像（**図1C**）で均一な高信号を示し，低信号隔壁構造で分画されている．

診断　ガングリオン　ganglion

経過　ガングリオンとして穿刺吸引で経過を見ていたが，再発を繰り返すため，摘出術を施行した．病理所見でもガングリオンと診断された．その後，1年経過観察されたが，再発は認めていない．

L1 53-2

60歳台男性．右肩のしこりが徐々に大きくなってきたため受診した．弾性硬で，圧痛は認めない．

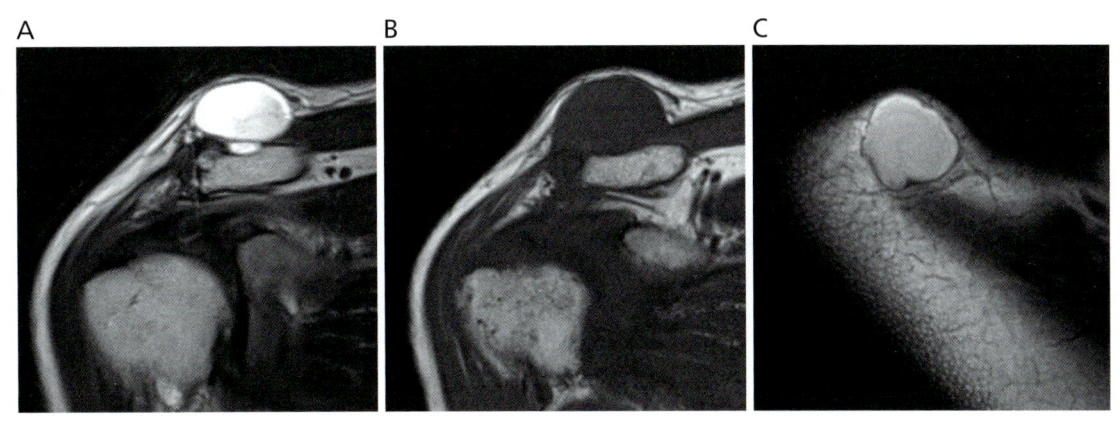

A | B | C

図2 右肩関節 MRI A：T2 強調冠状断像，B：T1 強調冠状断像，C：T2 強調横断像

MRI 所見　右肩鎖関節近傍の皮下に T1 強調像（**図2B**）で低信号，T2 強調像（**図2A, C**）で脂肪より高信号の 27 mm 大の腫瘤を認める．内部は均一で，辺縁には被膜様低信号がみられる．

診断　ガングリオン ganglion

経過　診察，画像所見からガングリオンが疑われ，穿刺吸引された．内容液はゼリー状でガングリオンに矛盾しない．その後，1年間経過観察されたが再増大なく，有事再診となっている．

問題 Q1. ガングリオンの好発部位はどこか？
**　　Q2.** ガングリオンの一般的な MRI 所見を述べよ．

画像診断のポイント[1)~3)]

● 単純 X 線写真では，軟部の腫瘤としてみられるが，特異的な所見は示さない．
● MRI では境界明瞭で辺縁平滑な腫瘤として描出される．単房性の場合は円形または楕円形の形態で，多房性の場合は複数の嚢胞性腫瘤が集簇した形態をとる．
● 関節周囲の関節包，靱帯，腱や腱鞘に接してみられることが多い．
● 通常，内容物は均一な液体で，T1 強調像にて均一な低信号，T2 強調像にて強い高信号を呈する．内部に出血や炎症性変化を伴うこともあり，その場合は T1 強調像にて信号値が高くなり，T2 強調像にて不均一な信号や液面形成を呈することもある．
● 造影にて線維性の嚢胞壁/隔壁はわずかに増強されるが，内腔に増強効果はみられない．

ガングリオン[1〜3]

　ガングリオンは関節周囲に発生する単房性あるいは多房性の囊胞性病変で，内部にゼリー状の粘稠な液体を含む．手関節背側，手指および足部に好発し，関節周囲の関節包，靱帯，腱や腱鞘に接して発生することが多いが，まれに筋内や骨内に発生することもある．原因は明確には定まっていないが，繰り返す軽微な外力による外傷，関節包，腱や腱鞘のムコイド変性などが原因と考えられている．内部にゼリー状の内容物がみられ，囊胞壁は線維性組織から構成され，被膜が滑膜細胞にて裏打ちされない点で滑膜囊胞と区別される．良性の腫瘍類似疾患であり，悪性化することはない．

鑑別診断

　滑液包炎（症例 L1-60，p. 230 参照）や傍関節唇囊胞など関節周囲または皮下に発生する良性の囊胞性病変が鑑別となることが多い．滑液包は滑膜で裏打ちされた小囊で，関節周囲や皮下に多数存在し，炎症や刺激によって囊胞が大きくなり滑液包炎となる．傍関節唇囊胞は，関節唇断裂部の周囲に発生する囊胞性病変である．これらの鑑別は，時に画像所見のみでは正確な鑑別は難しいこともあるが，いずれも良性病変であり，治療方針に影響を及ぼさない場合も多い．

　ほかに良性病変の鑑別として，皮下に発生する表皮囊腫（粉瘤），また囊胞変性の強い神経鞘腫などがあがる．粘液基質の豊富な粘液線維肉腫（症例 L2-46，p. 447 参照）や粘液型脂肪肉腫（症例 L2-45，p. 443）なども鑑別となり，これらの軟部腫瘍では造影による増強効果を伴うため，診断に迷う場合は造影まで行う必要がある．

解答　A1. ガングリオンは，手関節背側，手指や足部の足背などの，皮下，関節包，靱帯，腱や腱鞘に接して発生することが多い．

**　　　A2.** T2 強調像にて強い高信号，T1 強調像にて低信号を呈し，造影にて囊胞壁/隔壁はわずかに増強されるが，内腔に造影効果は認めない．単房性，または多房性囊胞の形態を示す．

文献

1) Bermejo A, Bustamante TDD, Martinez A, et al : MR imaging in the evaluation of cystic-appearing soft-tissue masses of the extremities. Radiographics 2013 ; 33 : 833-855.
2) 藤本　肇：Section 3 診断のチェックポイント，B．MRI 診断，6 囊胞性腫瘤．青木隆敏・編著：軟部腫瘍の MRI．南江堂，2016 : 189-196.
3) Recht MP, Applegate G, Kaplan P, et al : The MR appearance of cruciate ganglion cysts : a report of 16 cases. Skeletal Radiol 1994 ; 23 : 597-600.

症例 **L1** **54**

70歳台女性．腰痛があり，腰部脊柱管狭窄症の疑いでMRIが行われた．

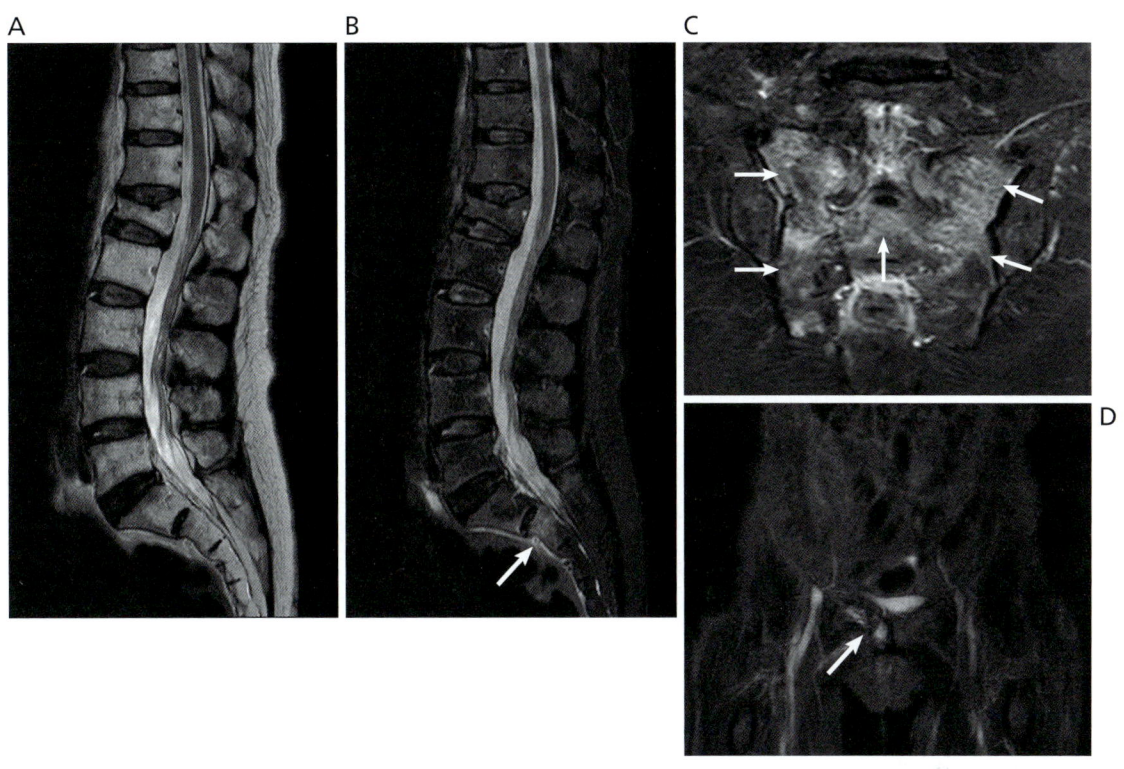

図1 腰椎および骨盤部MRI　A：T2強調矢状断像，B：STIR矢状断像，C：STIR斜冠状断像（仙骨面に平行），D：STIR冠状断像（恥骨レベルに平行）

MRI所見　矢状断像でL1椎体に陳旧性骨折を認める．椎間板には全体に変性があるが，明らかなヘルニアや脊柱管狭窄は認めない．T2強調矢状断像（**図1A**）では指摘が難しいが，STIR矢状断像（**図1B**）で仙骨S2レベルに高信号域があり，仙骨前面の骨皮質に軽度変形がある（→）．仙骨面に平行なSTIR斜冠状断像（**図1C**）で，仙骨両翼（右側に強い）およびS2椎体に分布する境界不明瞭で不均一な高信号域を認める（→）．骨盤のSTIR冠状断像（**図1D**）が追加され，右恥骨を縦走する線状低信号と周囲骨髄の高信号域を認めた（→）．

診断　仙骨脆弱性骨折　sacral insufficiency fracture

経過　安静と鎮痛薬による保存的治療が行われ，症状は軽快した．

問題　**Q1.** 脆弱性骨折における基礎疾患としてどのようなものがあるか？
　　　　Q2. 仙骨の脆弱性骨折の特徴的所見は何か？
　　　　Q3. 仙骨の脆弱性骨折に合併しやすい骨折は何か？

- 腰椎 MRI では仙骨の病変は見逃されやすく，矢状断像で仙骨（多くは S2-3 レベル）に認められる異常信号に注意が必要である．この異常信号は T1 強調像で低信号，STIR 像（または脂肪抑制 T2 強調像）で高信号を示し，骨折に伴う骨髄浮腫を反映している．
- 仙骨の脆弱性骨折のほとんどは両側または片側の仙骨翼を縦走する骨折を伴うので，右または左寄りの矢状断にも注意が必要で，病変の分布の確認には仙骨を含めた冠状断または横断像が有用である．
- 恥骨・坐骨の脆弱性骨折の合併も多く，これらを含めた撮像を追加することが望ましい．

脆弱性骨折[1, 2]

　脆弱性骨折は日常生活における通常の外力が，強度の低下した骨に反復して加わることにより生じる骨折である．これに対して転倒などの軽微な一度の外力によって起こる骨折は fragility fracture とよばれ，これも脆弱性骨折と和訳されている．実臨床では両者を厳密に区別することは難しいことも多い．

　脆弱性骨折の基礎疾患として，骨粗鬆症，骨軟化症，関節リウマチ，副甲状腺機能亢進症，放射線照射などがある．仙骨は脆弱性骨折の好発部位であり，典型的には両側仙腸関節近傍の仙骨翼を縦走するものと仙骨椎体（多くは S2-3 レベル）を横走するものが合併してみられ，特徴的な H 型の分布を示す（H sign，Honda sign）．恥骨や坐骨の脆弱性骨折が同時に認められることも多い．

　MRI における異常信号のパターンは骨折に伴う骨髄浮腫が主体で，T1 強調像で低信号，STIR 像（または脂肪抑制 T2 強調像）で高信号を示す．骨折線は T1，T2 強調像で線状・帯状の低信号として認められ，骨硬化性変化や骨梁圧縮を反映していると考えられる．時に骨折線は離開し，液体貯留や肉芽を反映した T2 強調像における高信号を認めることがある．

鑑別診断

1）骨腫瘍

　特に転移性骨腫瘍（症例 L1-71，p. 273 参照）・多発性骨髄腫との区別が重要であるが，これらの発生部位や異常信号の形態はさまざまである．豊富な細胞成分を示す信号パターンを示し，特に拡散強調像において高信号（ADC 値低下）を認める．溶骨性変化や骨外腫瘤の存在は骨腫瘍を示す所見のひとつであるが，恥骨の脆弱性骨折では偽関節形成に伴い溶骨性変化や骨外腫瘤（液体貯留や血腫）を形成することがあることを知っておく必要がある（図 2）[3]．

2）仙腸関節炎 sacroiliitis

　仙腸関節炎では炎症の骨髄への波及（骨炎）に伴い，仙骨の軟骨下骨に骨髄浮腫を認めることがある．骨髄浮腫は関節面直下の軟骨下骨に認められ，滑膜炎や関節面の骨びらんを伴うことが多い．これに対して，脆弱性骨折では骨髄浮腫が軟骨下骨に限局することはまれである．

3）疲労骨折 fatigue fracture

　若年者のアスリートで仙骨に疲労骨折をきたすことがある．ほとんどは片側性で，仙骨翼上面から S1/2 または S2/3 椎間孔に向かって斜走する骨折が線状低信号として認められ，周囲に骨髄浮腫を認める（症例 L1-35，p. 131 参照）．

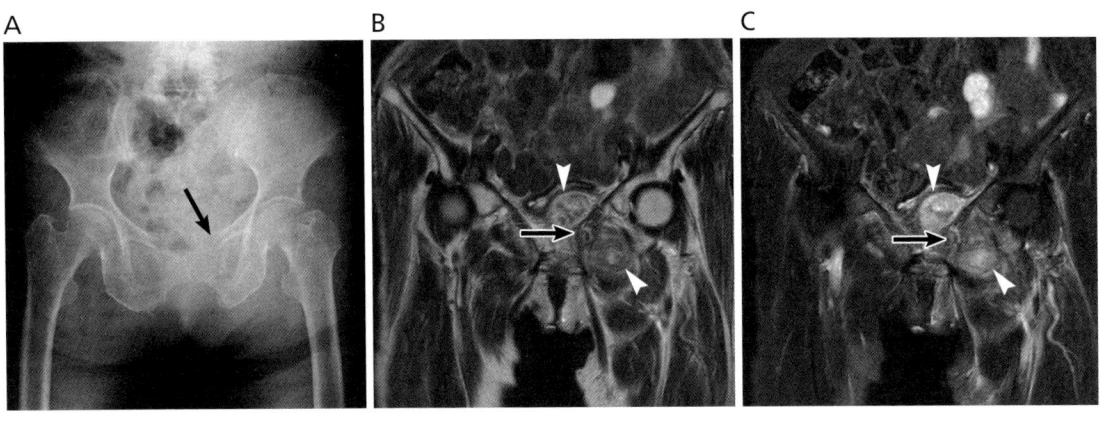

図2　80歳台女性　左恥骨の溶骨性変化と骨外腫瘤を伴う脆弱性骨折
A：骨盤単純X線写真正面像，MRI　B：T2強調冠状断像，C：STIR冠状断像　単純X線写真（**A**）で左恥骨の恥骨結合部近傍に溶骨性変化が認められ（→），腫瘍性病変との区別が問題となる．MRI（**B, C**）では恥骨の骨折は高信号として認められ（→），周囲におそらく血腫と思われる腫瘤を認める（▶）．仙骨にも脆弱性骨折を認めた（非提示）．

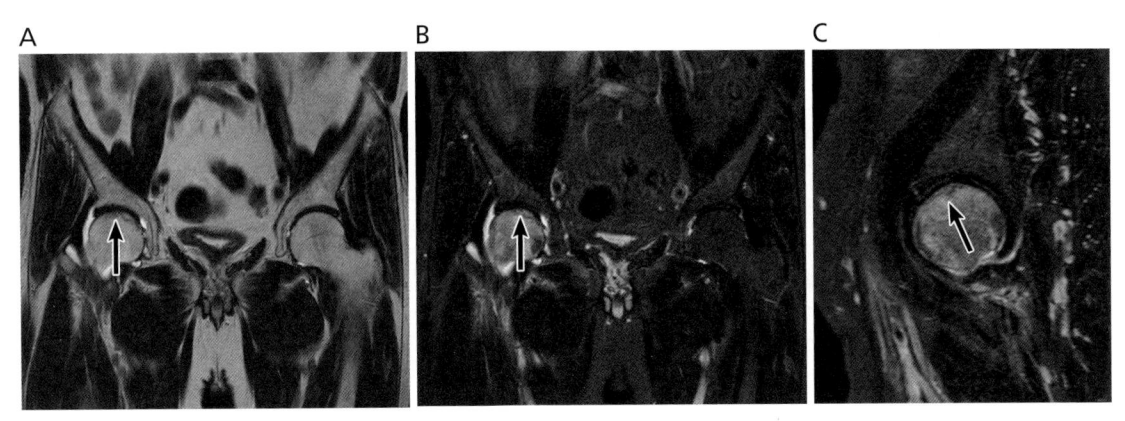

図3　70歳台男性　右大腿骨頭の軟骨下脆弱性骨折
股関節MRI　A：T2強調冠状断像，B：STIR冠状断像，C：脂肪抑制T2強調矢状断像　右大腿骨頭の軟骨下骨に骨折線を示す線状低信号があり（**A～C**，→），大腿骨頭～頸部に骨髄浮腫（STIRおよび脂肪抑制T2強調像高信号域）を伴っている．

解答	
A1.	骨粗鬆症，骨軟化症，関節リウマチ，副甲状腺機能亢進症，放射線照射など．
A2.	両側仙腸関節近傍の仙骨翼を縦走するものと仙骨椎体（通常はS2–3レベル）を横走するものが合併してみられ，特徴的なH型の分布を示す（H sign，Honda sign）．
A3.	恥骨や坐骨の脆弱性骨折．

NOTE

軟骨下脆弱性骨折[4]

　軟骨下脆弱性骨折は関節面への繰り返す荷重負荷または軽微外傷によって生じる骨折で，大腿骨頭および膝関節(特に大腿骨内顆)に好発する．自然軽快することもあるが，関節面の圧潰をきたし，急速破壊性股関節症や膝関節の特発性骨壊死と関連があることも注目されている．閉経後の骨粗鬆症によることが多いが，骨粗鬆症がほとんどなく，関節軟骨や半月板損傷による関節面へのストレス負荷が関連していると考えられる症例も多い．

　単純X線写真では大腿骨頭上部に淡い骨硬化像を認めるが，指摘困難なことも多い．進行例では骨頭圧潰がみられる．MRIではT1およびT2強調像で軟骨下骨に線状の低信号がみられ，その周囲に骨髄浮腫を認める(**図3**)．

文献

1) Peh WC, Khong PL, Tin Y, et al : Imaging of pelvic insufficiency fractures. Radiographics 1996 ; 16 : 335-348.
2) Cabarrus MC, Ambekar A, Lu Y, Link TM : MRI and CT of pelvic insufficiency fractures : morphology, location and associated clinical findings. AJR Am J Roentgenol 2008 ; 191 : 995-1001.
3) Hosono M, Kobayashi H, Fujimoto R, et al : MR appearance of parasymphseal insufficiency fractures of the os pubis. Skeletal Radiol 1997 ; 26 : 525-528.
4) Lee S, Saifuddin A : Magnetic resonance imaging of subchondral insufficiency fractures of the lower limb. Skeletal Radiol 2019 ; 48 : 1011-1021.

症例 L1 55

20 歳台男性．ラグビーにて肩関節を受傷して受診．

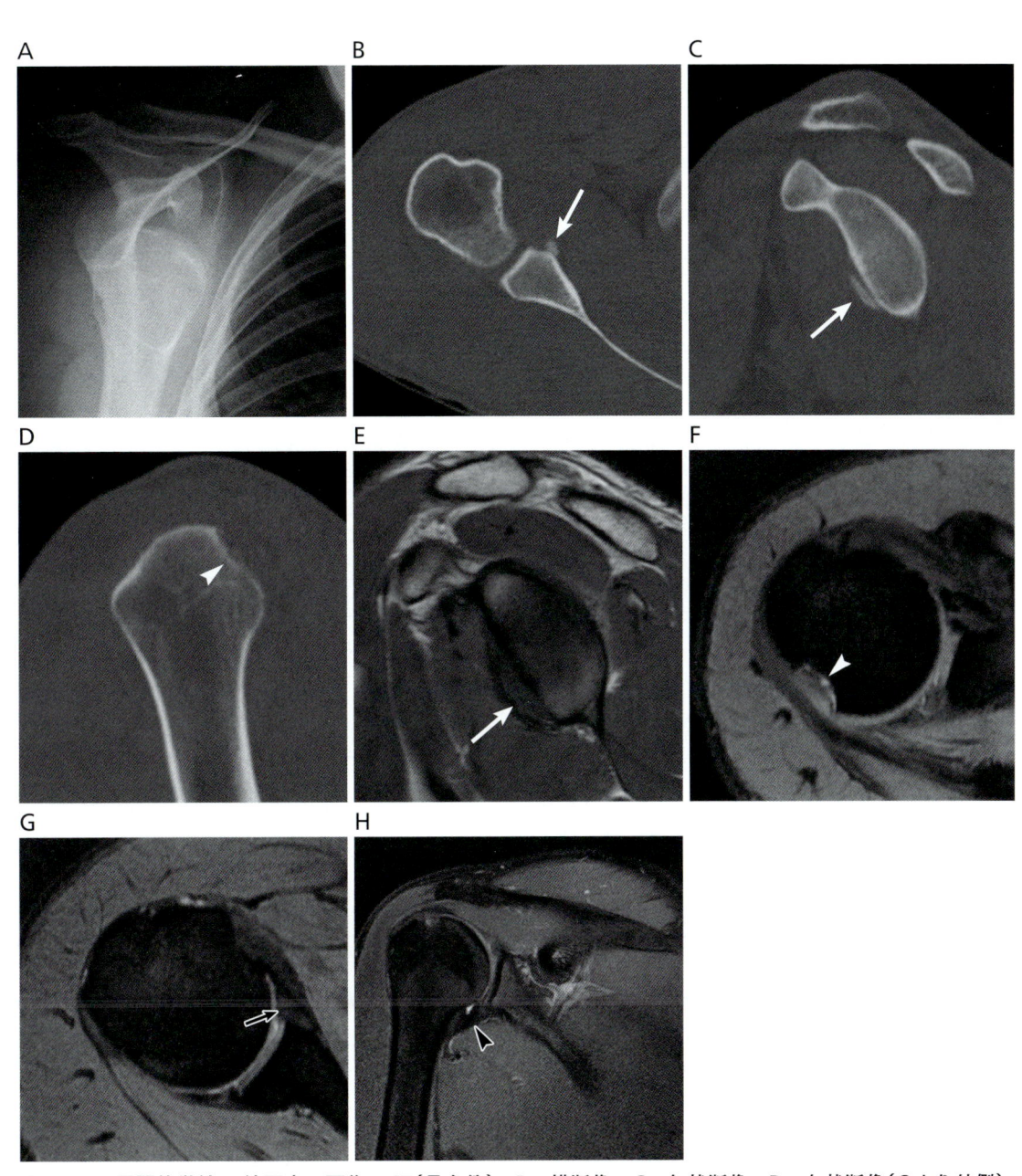

図1 A：肩関節単純 X 線写真正面像，CT（骨条件） B：横断像，C：矢状断像，D：矢状断像（C より外側），
MRI E：プロトン密度強調斜矢状断像，F：T2*横断像，G：T2*横断像（F よりも尾側），H：脂肪抑制プロト
ン密度強調斜冠状断像

| 単純 X 線所見 | 正面像で上腕骨が関節窩の前方に位置している（図1A）． |

| **CT 所見** | 肩関節前下縁に骨片の分離がみられており，骨性 Bankart lesion である（図 1 B, C，大矢印）．上腕骨頭の後上縁には陥凹があり，Hill-Sachs lesion である（図 1 D，白矢頭）． |

| **MRI 所見** | 関節窩前下縁が直線的になり，骨片の分離を考えるような低信号構造が描出されている．CT でみられる骨片に一致し，骨性 Bankart lesion と考えられる（図 1 E，大矢印）．前方肩関節唇は少し腫大があり内部の信号も高くなり，関節唇損傷を伴っている（図 1 G，小矢印）．上腕骨頭の後上方には陥凹があり，Hill-Sachs lesion である（図 1 F，白矢頭）．下部関節包の上腕骨付着部の連続性は保たれており，HAGL lesion はみられない（図 1 H，黒矢頭）．腱板断裂もみられない． |

| **診断** | 肩関節前方脱臼 anterior shoulder dislocation（骨性 Bankart lesion，前方肩関節唇損傷，Hill-Sachs lesion） |

| **経過** | その後も肩関節脱臼を繰り返し，手術加療が計画された． |

問題
Q1. 肩関節脱臼の疫学について述べよ．
Q2. 肩関節脱臼でみられる画像所見を述べよ．
Q3. 肩関節脱臼の MRI 読影において重要な点は何か？

画像診断のポイント

単純 X 線写真
- 肩関節正面像/Scapula Y view で上腕骨頭の位置，合併する骨性 Bankart lesion を含む関節窩の骨病変および肩関節周囲の骨折，上腕骨頭の Hill-Sachs lesion の有無を評価する．
- 肩関節後方脱臼ではトラフラインとよばれる上腕骨頭の陥没骨折によって生じた溝が上腕骨頭内側皮質の外側にみられることがある．

CT
- 骨病変の詳細把握に用いる．具体的には合併する骨性 Bankart lesion を含む関節窩の骨欠損，Hill-Sachs lesion の詳細評価，3D-VR 像を用いた骨欠損の定量化に用いる．
- 特に骨性 Bankart lesion の有無と関節窩骨欠損のサイズは治療方針に関係するため重要．

MRI
- 脱臼の方向によって関節唇損傷の位置は異なるが，通常の前方脱臼であれば前下方肩関節唇損傷（いわゆる soft tissue Bankart lesion）が多い．T2*強調横断（軸位断）像や脂肪抑制プロトン密度強調像が評価に適している．
- 下関節上腕靱帯が上腕骨付着部で剝離する humeral avulsion of glenohumeral ligament：HAGL lesion の有無は術式に影響するため，術前の有無評価が重要である．
- HAGL lesion は急性期において関節内に血腫が貯留している場合は評価しやすいが，慢性化した場合を含め関節液貯留が少ない場合には評価が難しくなり，必要に応じて MR 関節造影が考慮される．
- 関節窩の骨軟骨損傷を伴う関節唇損傷（glenolabral articular disruption：GLAD lesion）の有無の評価も忘れずに行う．

肩関節脱臼[1〜3]

肩関節脱臼の原因としては，ラグビー，アメリカンフットボールといったコリジョン・スポーツのほかに，転倒などによる外傷，てんかんがあげられる．典型的には肩関節の外旋・外転強制で生じる．そのほかには小児期から肩関節包靱帯が弛緩している loose shoulder がある．

臨床所見が重要であり，画像所見のみで治療方針は決まらない．しかし手術が考慮される場合には，CT/MRI の画像所見が術式を決定しうる．上述した画像所見であるが，施設によっては健側と患側を撮像し，骨欠損の大きさなどを比較検討することもある．MRI では MR 関節造影を施行し，関節唇損傷や HAGL lesion などの詳細評価を行うこともある．

初回脱臼後の治療は原則保存療法を行う．2 回目以降の脱臼では固定による組織修復はほぼ期待できず，繰り返す脱臼が関節内の骨欠損を増大させていく既知の事実からも，手術療法が推奨されることが多い．最も一般的に施行されている術式は，損傷した Bankart 病変をアンカーで修復する鏡視下 Bankart 修復術である．ラグビーなどのコリジョン・アスリートでは，関節外での制動効果を増加させるために，烏口突起先端を切離し関節窩前下方に移植させる烏口突起移行術（Bristow-Latarjet 法）を併用されることもある．

鑑別診断[1〜3]

肩関節脱臼は一般的には整復されてから画像検査されることが通常であるが，その画像から脱臼時に解剖構造がどのような位置関係になっていたかを推測することが重要である．前方脱臼が多いものの，後方脱臼を含め multi-directional instability を示唆する画像所見がみられることがあり，画像検査でのそれらの指摘は有用である．典型的な画像所見からは鑑別すべき疾患はほとんどないと思われるが，上述したように肩関節不安定症の病態が 1 方向のみなのかそうでないのかは画像所見を注意深く観察しながら考察すべきである．

解答 A1. 人体の全関節のなかで最も脱臼しやすいのが肩関節で，全外傷性脱臼の半分近くを占める．年間発生率は 10 万人あたり 20 人程度．前方脱臼は 95〜98％で，残りは後方脱臼である．前方脱臼は 10〜20 歳台の若年者と中高年の二峰性であり，前者はスポーツ，後者は転倒が原因となるものが多い．若年者ほど反復性肩関節脱臼に移行しやすい．

A2. Bankart lesion，Hill-Sachs lesion が基本的な画像所見である．Bankart lesion は骨性病変の有無について注意する．後方脱臼では reverse Bankart lesion，reverse Hill-Sachs lesion がみられ，多方向性不安定症では前方脱臼，後方脱臼の所見が混在することがある．

A3. 上述した画像所見の読影が重要であるが，特に術式が変わるような HAGL lesion の有無について言及したい．また，GLAD lesion がある場合にも言及するのがよい．

文献

1) Sugaya H, Moriishi J, Dohi M, et al : Glenoid rim morphology in recurrent anterior glenohumeral instability. J Bone Joint Surg Am 2003 ; 85 : 878-884.
2) Franklin CC, Weiss J : The natural history of pediatric and adolescent shoulder dislocation. J Pediatr Orthop 2019 ; 39 : S50-52.
3) Sandstrom CK, Kennedy SA, Gross JA : Acute shoulder trauma : what the surgeon wants to know. Radiographics 2015 ; 35 : 475-492.

症例 L1 56

5 か月女児．4 か月健診で左股関節の異常を指摘された．

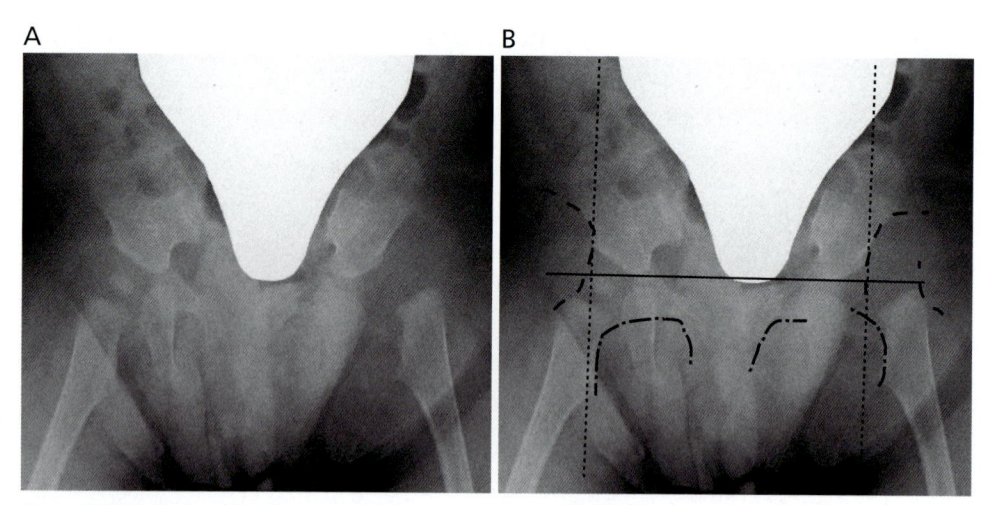

図 1　股関節単純 X 線写真　A：正面像，B：正面像（補助線あり）

単純 X 線所見

左股関節では，骨頭骨端核が右側（健側）より小さく，上外側へ偏位している．骨頭骨端核は，両側の Y 軟骨上縁（腸骨下端）を結ぶ Hilgenreiner 線（**図 1 B**，━━）より上方で，この線に対する垂線で臼蓋外側縁を通る Ombrédanne 線（‥‥‥）より外側に位置している．閉鎖孔の上縁と大腿骨頸部内側を結ぶ Shenton 線（━・━）や腸骨外側縁と大腿骨頸部外側を結ぶ Calvé 線（━ ━ ━）の連続性がない．

診断

発育性股関節形成不全　developmental dysplasia of the hip：DDH

経過

牽引とリーメンビューゲル（Riemenbügel：Rb）装具による保存的整復を開始した．整復困難であったため，オーバーヘッド牽引を用いた漸次的整復を行い，開排位ギプス固定施行後，可変式股開排装具を装着し，外来で経過観察されていたが，3 歳時に臼蓋形成不全の治療が必要と判断され，左骨盤骨切り術（Salter 骨盤骨切り術）が施行された．

問題　Q1. 発育性股関節形成不全の発生頻度は男児，女児どちらが多いか？
Q2. 本症の股関節脱臼では大腿骨頭がどの方向へ偏位するか述べよ．
Q3. 単純 X 線写真で股関節の脱臼や臼蓋形成不全を診断するのに用いる補助線，角度の名称をあげよ．

画像診断のポイント[1〜4]

単純 X 線写真

● 最も一般的に診断に用いられる方法である．股関節正面像を撮影するが，閉鎖孔がほぼ左右対称に撮影されているかなど，骨盤の左右への傾斜のない正確な正面像が必要．

● 患側では，骨頭骨端核は出現が遷延し，小さいことが多い．脱臼が残存すると股関節の形成不良をきたし，臼蓋は急峻で浅くなる．

● 骨頭骨端核出現前は，単純 X 線写真上の脱臼の有無は大腿骨骨幹部と臼蓋との位置で診断される．診断のため補助線(**図 2**)を使って評価する．骨頭骨端核の出現以降では，脱臼は骨頭骨端核の上外側偏位としてみられる．

● 骨頭骨端核は，正常であれば Hilgenreiner(ヒルゲンライナー)線〔Y 軟骨線：両側の Y 軟骨の上縁(腸骨下端)を結ぶ線〕より下方で，Ombrédanne(オンブレダンヌ)線(Perkins 線：臼蓋外側縁を通る Hilgenreiner 線に対する垂線)より内側に位置するが，脱臼があると Hilgenreiner 線より上方で，Ombrédanne 線より外側に位置する．

● 脱臼や亜脱臼では Shenton(シェントン)線(閉鎖孔の上縁と大腿骨頸部内側を結ぶ線)や Calvé(カルベ)線(腸骨外側縁と大腿骨頸部外側を結ぶ線)の連続性がなくなる．

● 腸骨下端から臼蓋外側縁を結ぶ直線と Hilgenreiner 線とのなす角が臼蓋角(acetabular index：α 角)で，乳児期では 30°〜35° 以上で DDH とする．

● CE 角(center-edge angle：骨頭中心と臼蓋外側縁を結ぶ線と Hilgenreiner 線の垂線がなす角，**図 3**)が臼蓋形成不全の診断に用いられる．臼蓋形成不全の診断基準は 20° 以下が広く用いられており，乳幼児期では 10° 以下で臼蓋形成不全と診断することが多い．

● Sharp 角(涙痕下縁と臼蓋外側縁を結ぶ線と両側涙痕下縁を結ぶ線がなす角，**図 3**)が 40°〜45° 以上の場合に，臼蓋形成不全と診断されるが，Y 軟骨閉鎖(11〜15 歳頃)前では，50° が臼蓋形成不全評価のカットオフ値としてしばしば用いられる．

MRI

● 骨頭，臼蓋の軟骨の状態を評価できる．MRI による軟骨性臼蓋の評価は将来の骨性臼蓋の発育を予測するのに有用との報告がある．

● 脱臼が継続すると関節内外に二次性変化が生じ，整復阻害因子となる．MRI では，整復阻害因子とされる関節唇の内反，寛骨臼底部の脂肪線維組織(pulvinar プルヴィナール)の増生，円靱帯の肥厚や延長，腸腰筋腱の変位に伴う関節包の圧迫・陥入，内転筋群などの周囲の筋肉の緊張・拘縮などが描出可能である(**図 4**)．

発育性股関節形成不全[1〜3]

　周産期および発育過程で発生する股関節脱臼・亜脱臼，および臼蓋形成不全を含めた幅広い疾患概念である．わが国での発生頻度は 1970 年頃までは全新生児の 1％ と比較的高率であったが，発育性股関節形成不全(DDH)に対する予防運動が開始され，1980 年代になると発生率が全国的に激減し，現在では約 0.3％ まで減少した．

　DDH の内的因子は関節弛緩性，骨盤形態(臼蓋形成不全)，大腿骨形態(大腿骨頸部過捻転)などで，脱臼しやすい素因は遺伝すると思われる．外的には股関節，膝関節の肢位が脱臼を誘発する大きな因子と考えられている．特に腸腰筋と大腿膝屈筋(ハムストリング)の緊張が脱臼を誘発するといわれている．この筋は股関節，膝関節が屈曲しているときはゆるむが，伸展すると緊張し，脱臼を誘発する．

　DDH(脱臼)のリスクファクターとして，① 女児(男児の約 5〜8 倍：股関節弛緩性があり，臼蓋も急峻なため)，② 妊娠後期の骨盤位(頭位分娩の約 3 倍の頻度：膝伸展でハムストリングが緊張するため)，③ 左側(右側の約 2.5 倍：子宮内で母体の背側に左股関節が位置して左股関節の動きが骨盤内で制限される第 1 胎向が，反対側の 2 倍程度多いため)，④

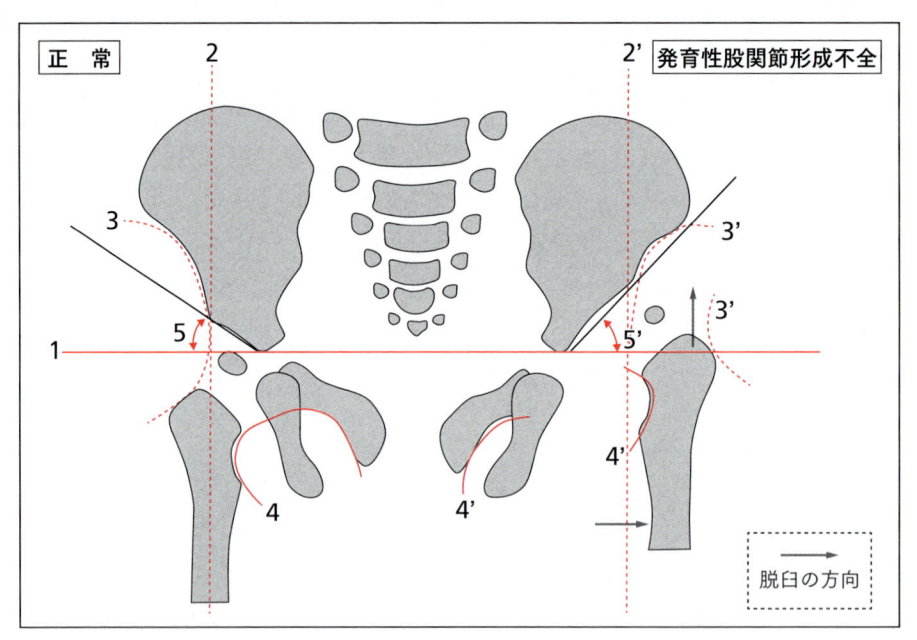

図2　単純X線写真における発育性股関節形成不全の診断のための補助線
1：Hilgenreiner 線，2：Ombrédanne 線，3：Calvé 線，4：Shenton 線，5：臼 蓋 角
（acetabular index：α角）．（文献3）より改変）

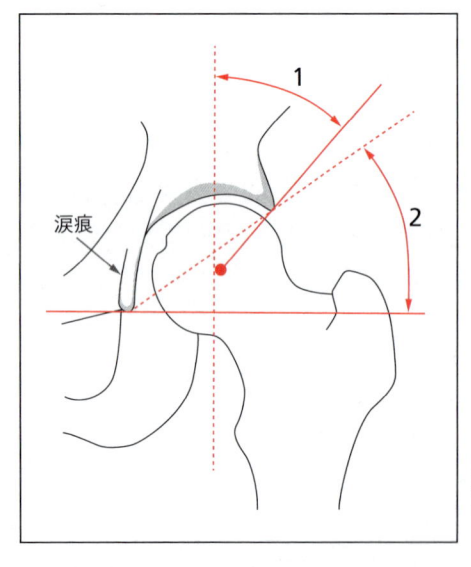

**図3　骨頭骨端核の出現以降における臼蓋
形成不全の指標**
1：CE 角，2：Sharp 角．（文献3）より改変）

DDH や変形性股関節症の家族歴（全脱臼の約25％に家族歴あり），⑤ 秋冬生まれ（春夏生
まれの約2倍：寒冷期では衣服が厚くなり出生後股関節運動が妨げられるため）がある．

　乳児期に一般的なスクリーニングとして開排制限の有無が用いられる．Allis 徴候は臥位
での膝屈曲位で膝の高さを見る方法であり，脱臼側の膝の高さが低いと陽性という．大腿
部の皺（皮膚溝）は脱臼股では脚短縮により皺の数が多くなる．クリックサインは脱臼状態
から整復されるとき，もしくは正常な状態から脱臼するときに寛骨臼縁を大腿骨頭が乗り
越えることで触知される．

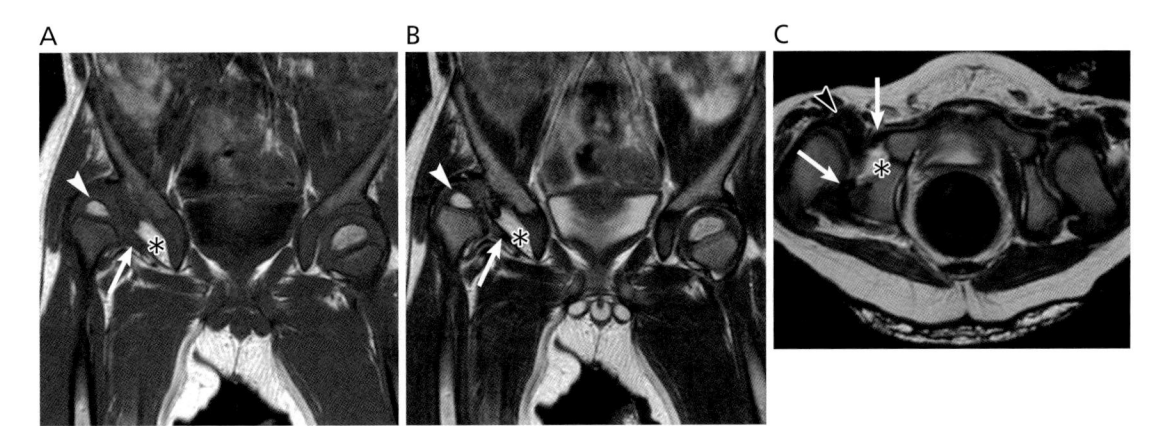

図4　3歳1か月男児　発育性股関節形成不全（股関節脱臼）
MRI　A：T1強調冠状断像，B：T2強調冠状断像，C：T2強調横断像　右股関節（患側）では，骨頭骨端核は左側（健側）より小さく上外側へ偏位している（A, B，➤）．関節唇の内反（C，→），寛骨臼底部の脂肪線維組織（pulvinar）の増生（A〜C，＊），円靱帯の延長（A, B，→）を認める．同側の内転筋が上方へ引き伸ばされており，腸腰筋の股関節側への陥入（C，➤）もみられる．

　　　股関節脱臼は奇形性や麻痺性のものでなければ，リーメンビューゲル（Riemenbügel：Rb）法による保存的整復を試みる．アブミ式の吊りバンド（Rb, Pavlik harness）を股関節が屈曲90°以上になるように装着する．この装具の最もよい適応は生後3〜6か月との報告が多い．この月齢ではDDH（脱臼）の整復率は約80％である．通常は1週間以内で整復が得られる．最も注意を要する合併症は，整復時に生ずる骨頭障害である．軽症例を含めると，整復例の5〜10％に生ずる．

解答　A1. 発生頻度は女児の方が多く，男児の約5〜8倍．女児の割合が90％程度を占めるとの報告もある．

A2. 大腿骨頭が上外側に偏位する．

A3. Hilgenreiner線，Ombrédanne線，臼蓋角（acetabular index：α角），Shenton線，Calvé線，CE角，Sharp角など．

文献
1) 久保俊一：V編　小児の股関節疾患．久保俊一・編著：股関節学．金芳堂，2014：468-492．
2) 服部　義：日常診療で役立つ小児整形外科の知識：III. 下肢の疾患　発育性股関節形成不全（DDH）．小児科診療 2015；78：477-482．
3) 山口哲治，川原康弘：第7章　股関節疾患：小児疾患．川原康弘・編著：股関節・骨盤の画像診断．メディカル・サイエンス・インターナショナル，2017：138-144．
4) Dillon JE, Connolly SA, Connolly JP, et al：MR imaging of congenital/developmental and acquired disorders of the pediatric hip and pelvis. Magn Reson Imaging Cin N Am 2005；13：783-797．

症例 L1 57

12 歳男児．陸上競技をしている．主訴は持続する腰痛．

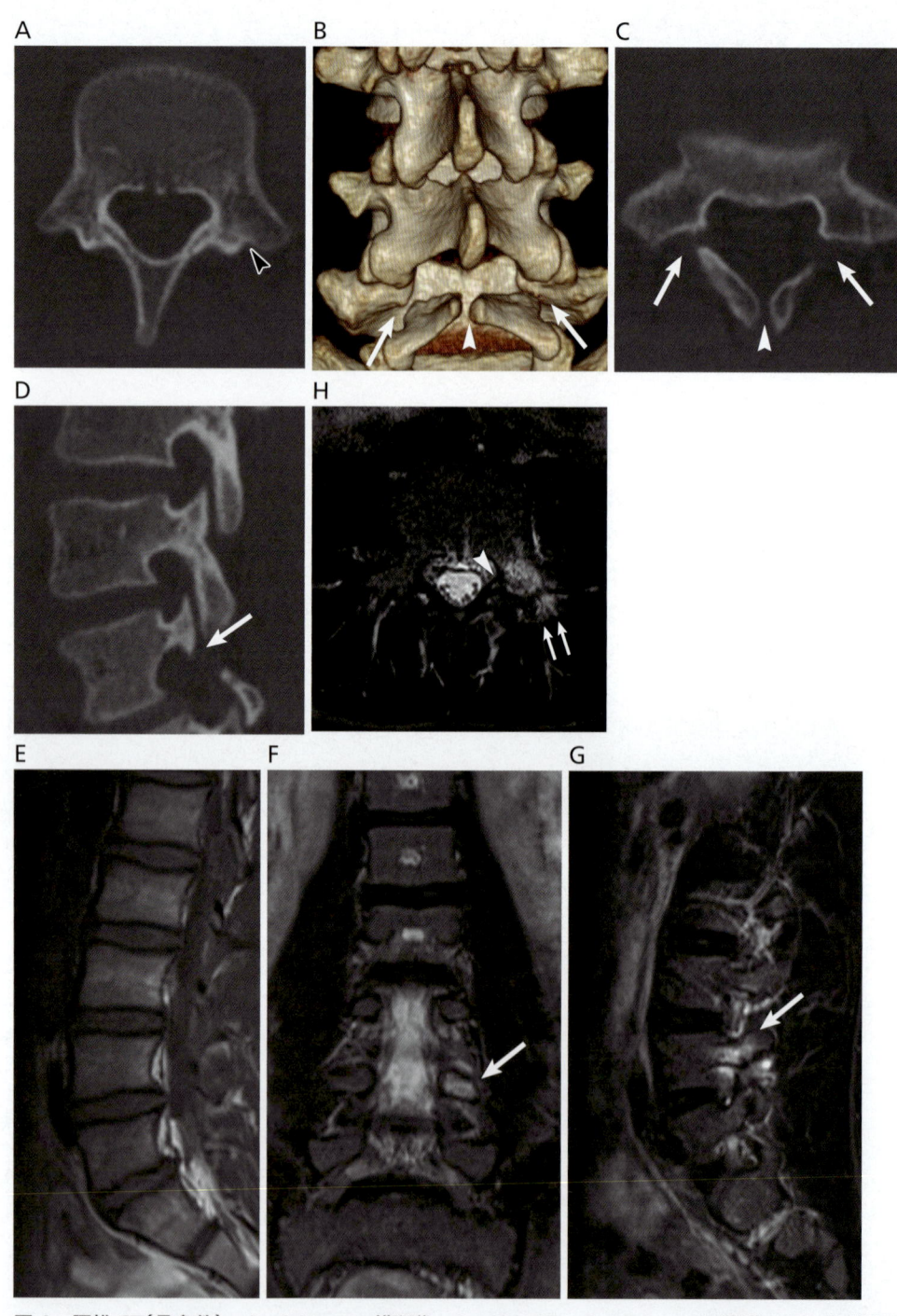

図 1 腰椎 CT（骨条件）　A：L4 レベル横断像，B：3D-CT，C：L5 レベル横断像，D：左椎間関節部矢状断像，MRI　E：T1 強調矢状断像，F：STIR 冠状断像，G：左椎間関節部 STIR 矢状断像，H：L4 レベル STIR 横断像

CT 所見

右側と比較して，L4 レベル左側関節突起部に淡い骨濃度上昇を認めるが（**図 1 A**, 黒矢頭），3D 像では骨折線を認めない（**図 1 B**）．L5 両側関節突起間部に骨折を認め（**図 1 B〜D**，大矢印），骨折間隙の離開と骨折端の硬化を伴う非治癒骨折である．L5 棘突起の癒合不全（閉鎖性二分脊椎）も認める（**図 1 B, C**，白矢頭）．

MRI 所見

T1 強調矢状断像（**図 1 E**）で，L5 椎体下縁は S1 に対し，軽度前方にすべっている．STIR 冠状断像，矢状断像（**図 1 F, G**）にて，左関節突起間部に高信号の骨髄浮腫様信号を認める（大矢印）．STIR 横断像（**図 1 H**）では，L4 関節突起間部の椎孔側から外側に向かう細い線状低信号が骨髄浮腫様信号の中央に認められ（白矢頭），骨折線と考える．L4 左関節突起間部周囲の軟部組織に，高信号の浮腫様信号が波及している（**図 1 H**，小矢印）．L4 右関節突起間部に骨髄浮腫様信号はなく，明らかな骨折や分離は認めない．

診断

L5 両側腰椎分離症 lumbar spondylosis，L5 前方すべり症 spondylolisthesis，L4 左椎間関節部疲労骨折 stress fracture of the pars interarticularis

経過

スポーツ活動を制限して L4 左側の疲労骨折は治癒するも，運動再開で腰痛が再燃し，L4 右関節突起間部に疲労骨折が出現した．

問題 Q1. 脊椎分離症の好発部位はどこか？
Q2. 脊椎分離症を併発しやすい先天的形態異常は何か？
Q3. 脊椎すべり症（spondylolisthesis）の定義と前方すべりと後方すべりの相違を述べよ．

画像診断の ポイント

単純 X 線写真

● 関節突起間部の骨折や欠損を認め，斜位で描出される“スコッチテリアの首輪”という所見を呈する．しかし早期の分離症は骨折線が不明瞭で，椎弓根の肥厚や骨硬化像を認めるのみで，わかりにくい．

● 脊椎すべり症の評価は単純 X 線写真の側面像で行うが，MRI でも応用可能である．すべりの距離，角度と骨の変形の有無で行う．

● すべりの程度は Meyerding 分類があり，これはすべりの距離として，下位椎体上面を 4 等分し，Grade Ⅰ：すべりの程度 25％未満，Grade Ⅱ 25〜50％，Grade Ⅲ 51〜75％，Grade Ⅳ 76〜100％，Grade Ⅴ＞100％：下方脱臼で脊椎下垂（spondyloptosis）とし，評価を行う[1]．

CT

● 分離症早期は関節突起間部下面から，不完全骨折をきたすため，分離症の時期により，淡い線状骨折線もしくは骨硬化性変化を認めるのみである．

● 進行すると完全骨折になり，骨折線も明瞭になる．横断像で分離部は横線状を呈し，経時的な摩耗で平滑になる．3D 像も，分離部の描出に有用である．

MRI

● 腰椎分離症は関節突起間部や周囲の疲労骨折であるため，椎弓根や椎弓板を含めた椎弓全体に注目する[2]．

- 腰痛精査の場合，椎間板の評価が中心となるが，小児の腰痛精査や分離症を疑う場合は，椎弓の骨髄浮腫様信号（T1 強調像で低信号，STIR 像や脂肪抑制 T2 強調像で高信号）の有無について，評価しなければならない．
- 分離症の早期症例では，疲労骨折を示唆する，椎弓の骨髄浮腫様信号から，評価可能である．

脊椎すべり症，脊椎分離症

脊椎分離症

　関節突起間部（pars interarticularis）やその周囲に生じる疲労骨折によると考えられている．これは ① 胎児および新生児に分離症を認めない，② 生下時より自力歩行をしない場合に分離症を認めない，③ 体幹運動の多いスポーツをしている場合や，体幹不随意運動を繰り返す脳性麻痺患者に多く認める，④ 疲労骨折と類似した X 線経過や，運動の休止といった保存療法で，骨癒合もしくは，癒合せず偽関節になる点があるからである[3]．

脊椎すべり症

　椎体の下位椎体に対する亜脱臼である．脊椎すべり症の原因は，脊椎分離症によるものと脊椎変性症によるものがある．これら疾患により，脊椎が不安定性になるため，上位椎体が下位椎体に対し，背腹方向に偏位して起こる．脊椎分離すべり症は 50 歳以下の男性に多くみられ，脊椎変性すべり症は中高年女性の L4 腰椎に多くみられる[4]．性周期に伴う腰椎支持靱帯の弛緩や，内分泌因子の関与が示唆されている．脊椎すべりの程度の評価方法は，上述の Meyerding 法で行う．脊椎変性すべり症のほとんどは Grade Ⅰ に相当する．

鑑別診断

　外傷による骨折：外傷の経過や骨折の部位で判断する．

解答 A1. 下位腰椎，L5 腰椎に特に多い．

A2. 潜在性二分脊椎（spina bifida occulta：SBO）．12 歳以下の分離症において，SBO 合併率が高い[5]．

A3. 脊椎すべり症は椎体の下位椎体に対する亜脱臼である．対象となる椎体の，下の椎体を基準にして記載する．前方に偏位したものを前方すべり症といい，腰・仙椎移行部に多くみられる．後方に偏位したものを後方すべり症といい，頸椎や腰椎の動きの大きい部位にみられる．

NOTE

発育期の脊椎分離症

　脊椎分離症では発育期にすべりを伴いやすく，発育の終了とともにすべらなくなる．分離症は将来的に，脊柱管狭窄症の原因になりうる．一方，成人でみられる分離症はほぼ偽関節の終末期で，単純写真で診断可能である．

　発育期の分離症は，早期発見やスポーツ活動の休止で，治癒可能なため，MRI 診断が重要である．超早期の分離症は，MRI 上，椎弓の背側部に高信号を認めることが多く，これは発育期において，力学的に弱い成長軟骨板に骨端損傷が起こり，前方にすべるためと考

えられている．成長軟骨がすべっているという観点から，大腿骨頭すべり症と同様の病態と理解されている[3]．骨癒合状態評価に CT が用いられていたが，近年，MRI で CT like image[6]が撮像可能となり，放射線被曝を要しない評価法として期待されている．

文献

1) Meyerding H : Spondylolisthesis. Surg Gynecol Obstet 1932 ; 53 : 371-377.
2) 酒井紀典，西良浩一：発生段階をとらえた laminolysis の 2 例．J Spine Res 2023 ; 14 : 978-983.
3) 西良浩一：腰椎分離症—spine surgeon が知っておくべき state of the art．脊髄外科 2011 ; 25 : 119-121.
4) 田中雅人，中原進之介：脊柱管狭窄に伴う脊椎変化—分離症，すべり症．整形外科 2002 ; 53 : 935-944.
5) 澤田久典，辰村正紀，須藤彰仁，他：腰椎分離症の罹患高位と潜在性二分脊椎の関連性．日本整形外科スポーツ医学会雑誌 2020 ; 40 : 359-363.
6) 濱野　裕，米山正己：MR 信号から考える MR bone imaging の基礎とアプローチ．臨床画像 2023 ; 39 : 434-440.

20 歳台女性．9 か月前ほど前より手関節痛を自覚していたが，日常生活には支障なく経過を見ていた．1 か月ほど前より手関節腫脹と痛みの増強を認めたために受診．

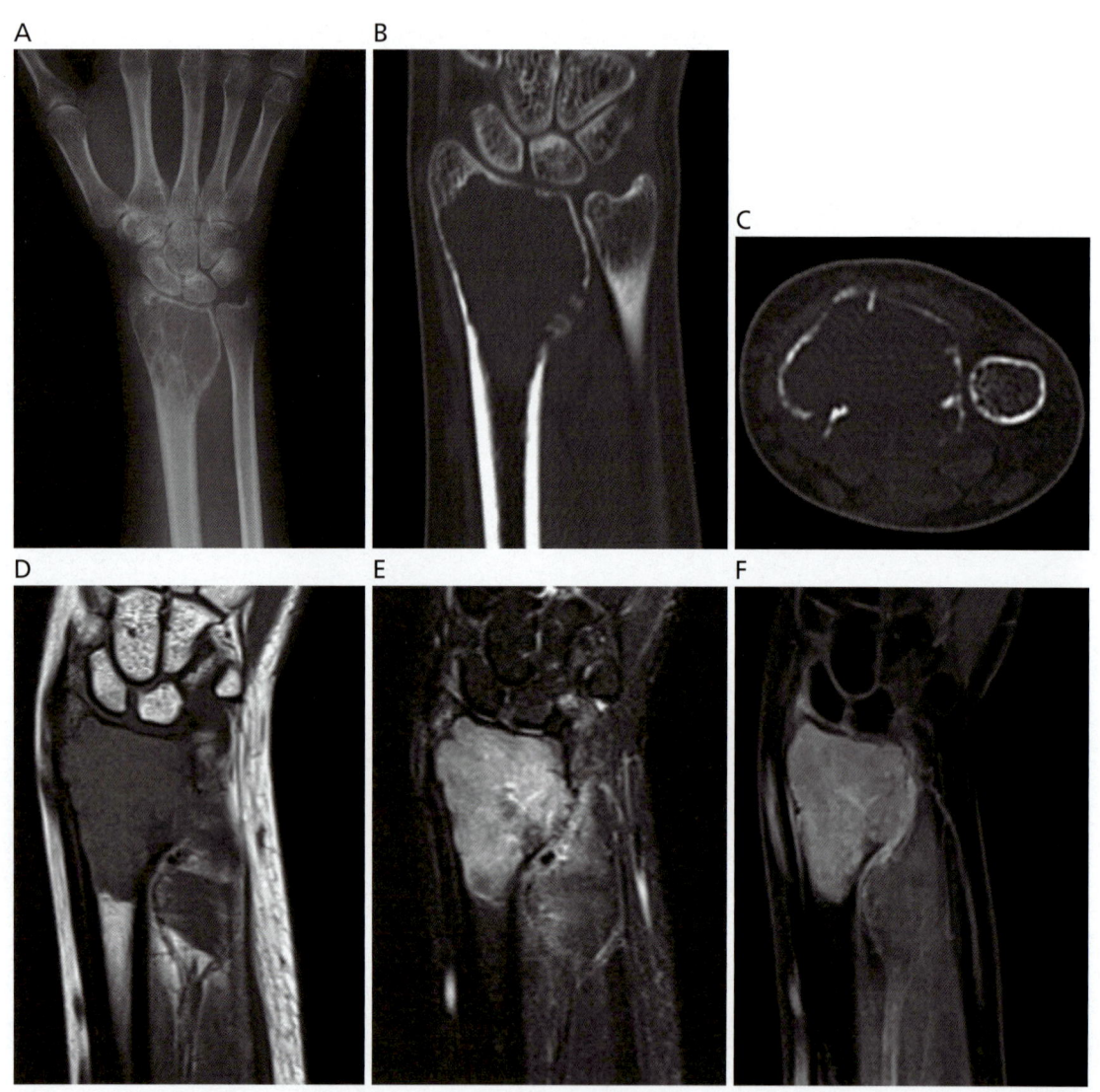

図1 A：右手関節単純 X 線写真正面像，CT　B：冠状断像（骨条件），C：横断像（骨条件），MRI　D：T1 強調冠状断像，E：T2 強調冠状断像，F：造影後脂肪抑制 T1 強調冠状断像

単純 X 線所見　右橈骨遠位骨幹端から骨端にかけて偏心性の透亮像を認める（図1 A）．硬化縁なし，内部に隔壁様構造を認める．

CT 所見　橈骨遠位骨幹端から骨端にかけて偏心性の骨吸収像あり，硬化縁を有さない．膨隆性で皮質の菲薄化と一部不明瞭化を認める（図1 B, C）．

| MRI 所見 | 橈骨遠位の腫瘤は分葉状，比較的均一な T1 強調像（**図 1 D**）で低信号，T2 強調像（**図 1 E**）で高信号を呈し，比較的均一な強い造影効果を有する（**図 1 F**）．膨隆性変化を呈し一部皮質が不明瞭であるが，軟部組織進展は認められない． |

| 診断 | 骨巨細胞腫　giant cell tumor of bone |

| 経過 | 腫瘍掻爬および人工骨移植術が施行された．再発なく経過観察中である． |

問題　**Q1.** 長管骨病変における単純 X 線写真での画像所見は何か？
　　　　Q2. MRI, T2 強調像で低信号が知られているが，その理由は何か？
　　　　Q3. 切除不能例に用いられる薬剤とその治療後の画像変化を述べよ．

画像診断のポイント

- 長管骨では，骨幹端から骨端に偏心性の溶骨性変化をきたし，病変が関節軟骨直下に及ぶ．移行帯は狭く境界は明瞭，硬化縁はみられない．
- 骨皮質の膨隆や菲薄化を伴うことが多く，まれに骨皮質を破壊して骨外に軟部腫瘤を形成する．石灰化は認められない．骨膜反応は認められない．
- 脊椎病変では境界明瞭な膨張性の溶骨性病変を呈し，前方要素を主体とし後方要素や周囲軟部組織に進展する[1]．
- MRI では T1 強調像で低信号，T2 強調像で高～低信号をする．
- T2 強調像低信号は腫瘍内の出血に起因するヘモジデリンを反映しており（**図 2**），しばしば腫瘍内に液面形成をきたす（動脈瘤様骨嚢腫様変化，**図 3**）．血流は豊富で造影にて充実部は濃染する．

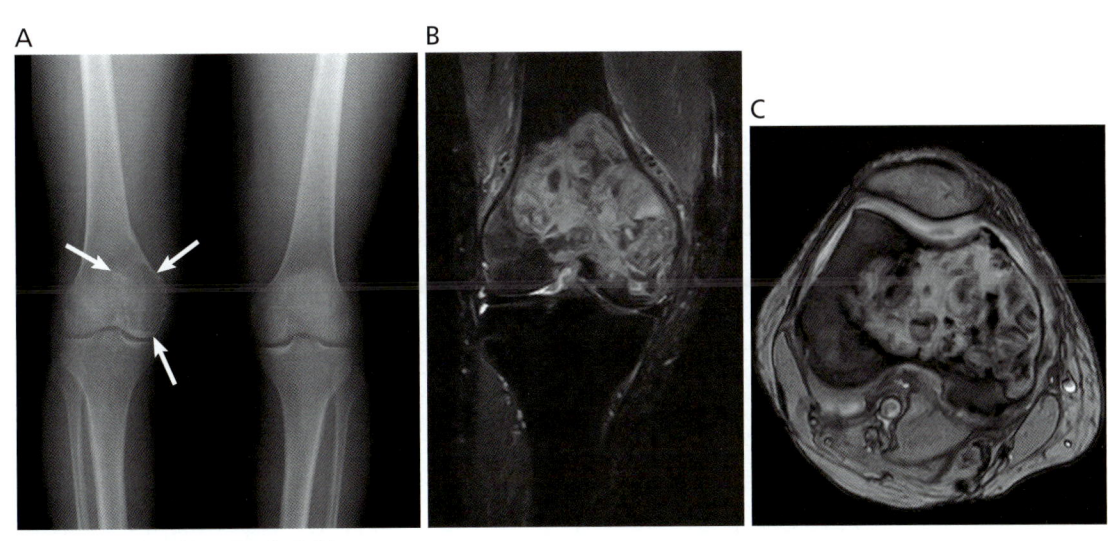

図 2　20 歳台男性　骨巨細胞腫
A：膝関節単純 X 線写真正面像，MRI　B：脂肪抑制 T2 強調冠状断像，C：T2*強調横断像　単純 X 線写真（A）にて，右大腿骨遠位骨幹端から骨端にかけて偏心性の骨透亮像あり（→），硬化縁を伴わない．脂肪抑制 T2 強調像（B）では不均一な高信号～低信号が混在，T2*強調像（C）でも低信号を呈しており，出血後変化や石灰化を疑う．

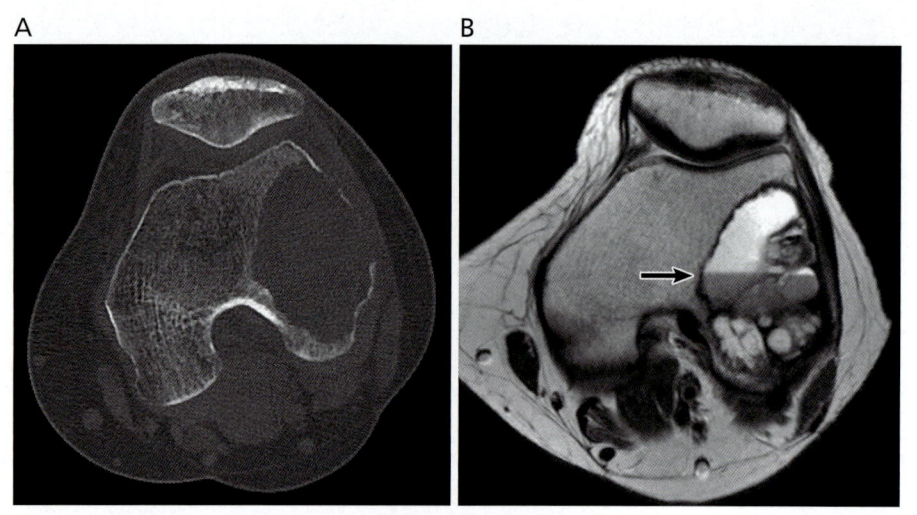

図3　30歳台女性　骨巨細胞腫：動脈瘤様骨嚢腫様変化
A：CT 横断像（骨条件），B：MRI, T2 強調横断像　CT（A）にて大腿骨遠位に溶骨性病変を認める．硬化縁を有さない．骨外にやや膨隆しており，皮質が一部で不明瞭となっている．MRI, T2 強調像（B）で内部に液面形成（→）を伴う腔を有しており，出血による動脈瘤様骨嚢腫様変化（ABC 様変化）をきたしている．ほかにも小嚢胞構造，充実性構造が認められる．

骨巨細胞腫

　破骨細胞様の多核巨細胞と単核の類円形細胞からなる局所浸潤性の腫瘍である[2]．原発性骨腫瘍の 5%，良性骨腫瘍の 20% を占め，20〜45 歳に多く，やや女性に多い．悪性骨巨細胞腫は 10% 未満でみられる．臨床的には痛みや腫脹，関節可動制限を呈する．長管骨では骨端骨幹端に発生し骨端へ進展し[3]，大腿骨遠位端や脛骨近位端，橈骨遠位端，上腕骨近位端でみられるが，仙骨や椎体，骨盤骨にも好発する．骨端線閉鎖前の小児では骨幹端病変を呈する．95% 以上の症例で H3-3A（*H3F3A*）遺伝子変異を有している．15〜50% で掻爬後 2 年以内に局所再発を，3〜7% で肺転移をきたす．切除不能例に対する治療としてデノスマブが用いられており，デノスマブ治療後は半数以上で腫瘍の辺縁優位に新たな骨形成を呈する．

鑑別診断

1) 軟骨芽細胞腫　chondroblastoma

　骨端に生じる腫瘍であり，動脈瘤様骨嚢腫様変化を呈する点も類似する．好発年齢は小児〜青年期で，骨巨細胞腫よりやや若年である．周囲に骨髄浮腫を伴うことが多い（症例 L1-51, p. 196 参照）．

2) 動脈瘤様骨嚢腫　aneurysmal bone cyst

　全体的に出血性変化を生じた場合，鑑別が難しい．年齢は動脈瘤様骨嚢腫でやや若い．組織免疫染色で H3.3A が陽性であれば骨巨細胞腫と診断できる（症例 L2-44, p. 440 参照）．

3) 骨肉腫　osteosarcoma

　好発部位が類似，骨肉腫のなかにも巨細胞型や血管拡張型など画像所見でも T2 強調像低信号や内部出血変性，液面形成を呈する亜型も存在しており，特に大きく皮質破壊を伴

う症例では鑑別が難しい（症例 L1-64，p. 248 参照）．

4）副甲状腺機能亢進症に伴う褐色腫　brown tumor

　　画像のみでは鑑別が難しいことが多く，臨床所見を合わせて総合的に判断することが求められる．

解答　**A1.**　長管骨の骨幹端から骨端に偏心性の硬化縁を伴わない溶骨性病変をきたす．

　　　　A2.　内部に出血変性をきたし，動脈瘤様骨嚢腫様変化をきたす．ヘモジデリンの沈着を反映して，T2 強調像や T2*強調像で低信号を呈する．

　　　　A3.　デノスマブ（抗 RANKL 抗体）で治療される．基本的には巨細胞腫内には腫瘍性類骨を認めないが，デノスマブ治療例では，腫瘍内に辺縁優位の硬化像がみられ，組織学的にも多核巨細胞の消失および類骨の形成を認める．

▶ N O T E

動脈瘤様骨嚢腫様変化をきたす腫瘍

　　動脈瘤様骨嚢腫様変化をきたす腫瘍には骨巨細胞腫や軟骨芽細胞腫，骨芽細胞腫，線維性骨異形成，非骨化性線維腫，悪性では骨肉腫（血管拡張型骨肉腫）などが知られている．画像所見や好発部位，年齢から鑑別が難しいことが多いが，原発性動脈瘤様骨嚢腫では *USP6* 遺伝子変異がみられ，他の腫瘍ではその腫瘍に特徴的な遺伝子変異を有すものがあり（骨巨細胞腫では *H3F3A*，軟骨芽細胞腫では *H3F3B*，線維性骨異形成では *GNAS* など），その検索は診断に有用である．

文献

1）　小田義直，青木隆敏，大塚隆信，他：骨巨細胞腫．骨・軟部腫瘍―臨床・画像・病理　改訂第 2 版．診断と治療社，2015：126-129.

2）　Flanagan AM, Larousserie F, O'Donnell PG, et al：Giant cell tumour of bone. The WHO Classification of Tumours Editorial Board：WHO classification of tumours, 5th edition：soft tissue and bone tumours. Lyon：IARC Press, 2020：440-446.

3）　日本医学放射線学会・編：画像診断ガイドライン 2021 年版．骨巨細胞腫．金原出版，2021：759-760.

症例 L1 59

19歳男性．誘因なく右足関節に疼痛が出現した．

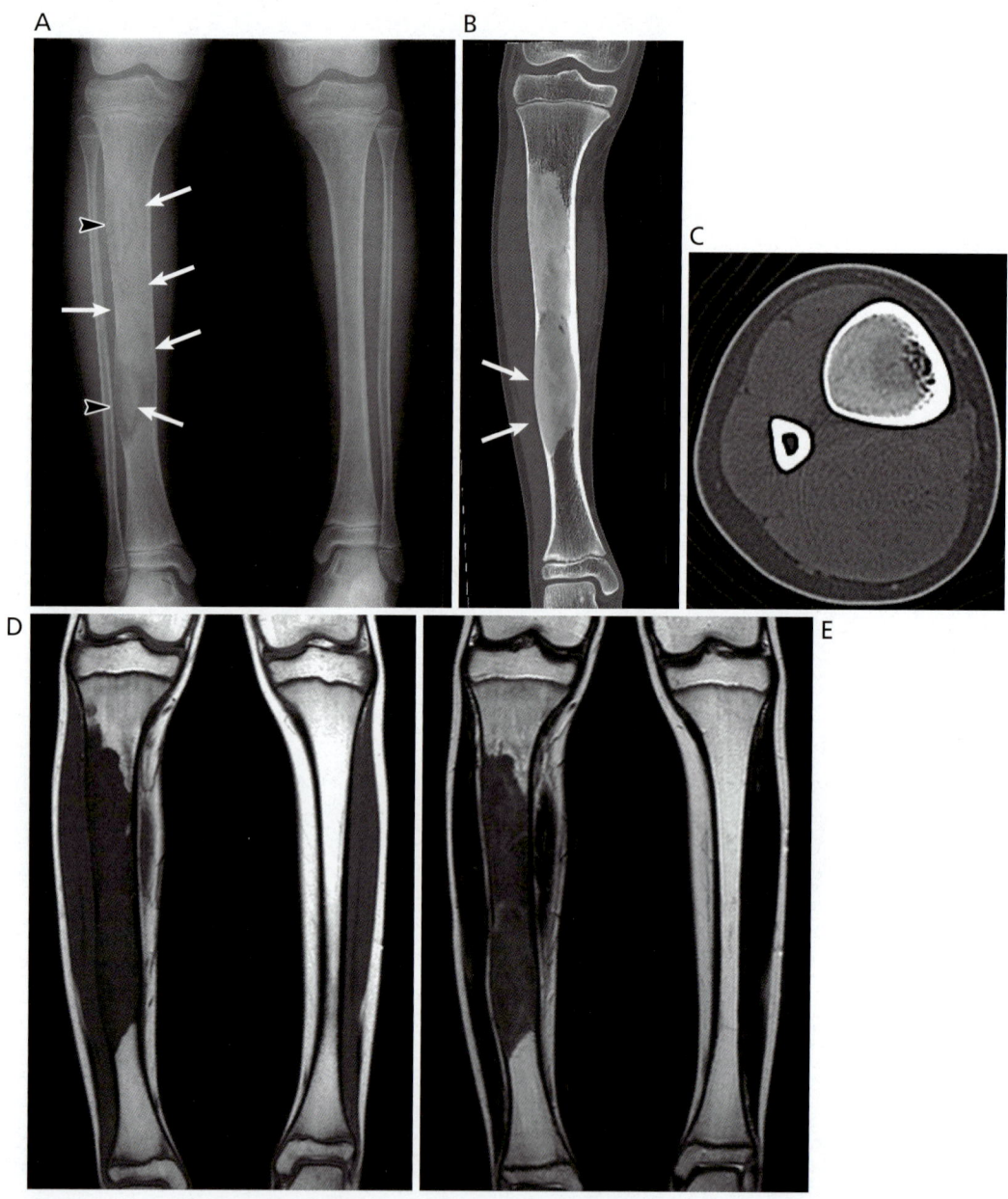

図1 A：下腿単純X線写真正面像，CT　B：冠状断像（骨条件），C：横断像（骨条件），MRI　D：T1強調冠状断像，E：T2強調冠状断像

| 単純X線所見 | 右脛骨骨幹に骨の横径拡大，膨隆およびすりガラス状の硬化性変化を認める（図1A，→）．一部溶骨性変化を呈する領域も認められる（図1A，➤）． |

| CT 所見 | 右脛骨骨幹に境界明瞭なすりガラス状の硬化像を認める（**図 1 B, C**）．一部では骨の膨隆が認められるが（**図 1 B，→**），皮質は保たれている． |

| MRI 所見 | 右脛骨骨幹のすりガラス病変は，T1 強調像（**図 1 D**），T2 強調像（**図 1 E**）ともに低信号を呈する． |

| 診断 | 線維性骨異形成　fibrous dysplasia |

| 経過 | 生検術および固定術が施行された．術後は荷重可能な状態で経過観察がされている． |

問題　Q1. 線維性骨異形成の好発部位はどこか？
**　　　Q2.** 単純 X 線写真や CT における代表的な画像所見は何か？
**　　　Q3.** 報告されている遺伝子異常は何か？

| 画像診断のポイント |
- 単純 X 線写真や CT では非侵襲性の地図状すりガラス影を呈する．溶骨性変化やすりガラス状硬化，石灰沈着などをきたし，大きな病変ではこれらが混在し，多彩な所見を呈する．骨髄内から膨張性に発育し，皮質骨は菲薄化する[1]．
- 大腿骨近位の病変では羊飼いの杖変形（Shepherd's crook deformity）を呈し，前腕や下腿では弯曲変形を呈する．軟部組織進展や骨膜反応は認められない．
- MRI では T1 強調像で低信号，T2 強調像では多彩な信号を呈する．嚢胞変性をきたした場合は T2 強調像で著明な高信号を呈し，出血合併の場合は T1 強調像で高信号を有する．造影効果も多彩である．
- Tc-99mMDP 骨シンチグラフィでは強い集積を認める．

線維性骨異形成

　線維性組織と未熟な線維骨よりなる骨髄内の良性病変である[2]．単骨性，多骨性があり，単骨性が多い．いずれにおいても頭蓋顔面骨と大腿骨が好発部位であるが，すべての骨に発生する．多骨性の場合，しばしば一側に限局する．小児期～思春期，女性にやや多く，無症状であることが多いが，痛みや病的骨折でしばしば発見される．成人になると病変は非活動性となり，進行が停止することが多い．

　50～70％の症例で *GNAS* 遺伝子の変異が検出されており，本疾患に特異性が高い．経過の長い例では，出血や破骨細胞様巨細胞の集簇，線維性間質の粘液変性あるいは硝子化，嚢胞形成などの二次性変化を高頻度に伴う[3]（**図 2**）．まれではあるが続発性の肉腫の発生が知られており，組織型は骨肉腫，軟骨肉腫，線維肉腫などが報告されている．

鑑別診断

1）非骨化性線維腫　non-ossifying fibroma

　5～10 歳台に多い．大腿骨遠位や脛骨近位などの骨幹端から骨幹に偏心性の境界明瞭な溶骨像を呈し，辺縁硬化を伴う．自然退縮することが多い（症例 L1-30，p. 110 参照）．

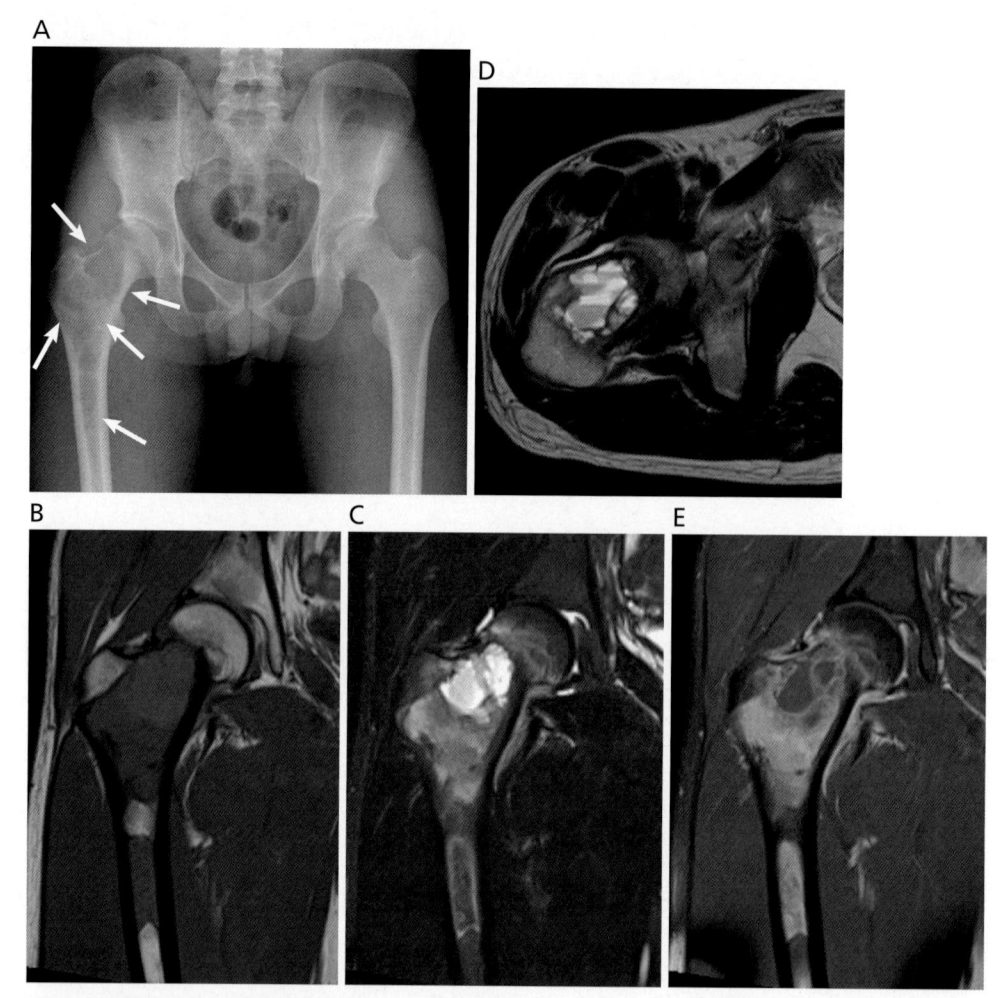

図2　20歳台男性　線維性骨異形成：二次性変化
A：股関節単純X線写真正面像，MRI　B：T1強調冠状断像，C：脂肪抑制T2強調冠状断像，D：T2強調横断像，E：造影後脂肪抑制T1強調冠状断像　単純X線写真（A）では，右大腿骨頸部から転子部にかけて溶骨性変化とすりガラス状硬化を認める（→）．少し離れた尾側の骨幹にも溶骨性病変を認める（→）．大腿骨頸部から転子部の病変はT1強調像（B）にて低信号〜一部やや高信号，T2強調像（C）では不均一な高信号を呈し，一部に囊胞変性を示唆する著明高信号を含有する．同部内は横断像（D）にてT2強調像高信号と中等度信号の液面形成を呈する房状構造が集簇しており，出血合併が疑われる．造影（E）では，全体的には不均一な増強効果あり，囊胞成分は増強されず隔壁構造に増強効果を認める．

2）動脈瘤様骨囊腫　aneurysmal bone cyst

　　特に大腿骨近位部の病変で線維化や粘液変性，出血などの変化を合併すると複雑な画像所見を呈する（症例L2-44，p. 440参照）．

3）骨肉腫　osteosarcoma

　　上記のごとく変性をきたした線維性骨異形成では，血管拡張型骨肉腫と類似の所見を呈する．また，線維性骨異形成から二次性に肉腫が発生することも知られており，組織型は骨肉腫や未分化多形肉腫，線維肉腫などである．この場合も，*GNAS*遺伝子の活性化変異がみられれば元の病変が線維性骨異形成であることが証明される（症例L1-64，p. 248参

入門編 L1

照).

解答		
A1.	長管骨，特に大腿骨近位部の頻度が高い．ほか肋骨，顎骨，顔面骨および頭蓋骨にも多く認められる．
A2.	単純写真や CT ですりガラス状濃度を呈するが，骨成分，線維成分の量次第で硬化性〜溶骨性までさまざまな濃度を取りうる．長管骨には中心性に発生し，骨の膨隆を伴う．下肢長管骨では荷重に伴う病的骨折や弓状変形を伴う．
A3.	50〜70％の症例で *GNAS* 変異が検出される．

N O T E

McCune-Albright 症候群と Mazabraud 症候群

　線維性骨異形成に加えて内分泌異常と皮膚の色素沈着を伴ったものは McCune-Albright 症候群，多発性筋肉内粘液腫を伴ったものは Mazabraud 症候群とよばれる．

文献

1) Pattamapaspong N, Peh WC : Benign incidental do-not-touch bone lesions. Br J Radiol 2023 ; 96 : 20211334.
2) Siegal GP, Bloem JL, Cates JMM, et al : Fibrous dysplasia. The WHO Classification of Tumours Editorial Board : WHO classification of tumours, 5th edition : soft tissue and bone tumours. Lyon : IARC Press, 2020 : 472-474.
3) 小田義直，福田国彦，大塚隆信，他：線維性骨異形成．骨・軟部腫瘍—臨床・画像・病理　改訂第2 版．診断と治療社，2015 : 148-151.

症例 L1 60

50 歳台男性．数年前から右膝前面に腫瘤性病変を触知しており，増大傾向を認めた．腫瘤は可動性良好で，疼痛や圧痛は認めない．

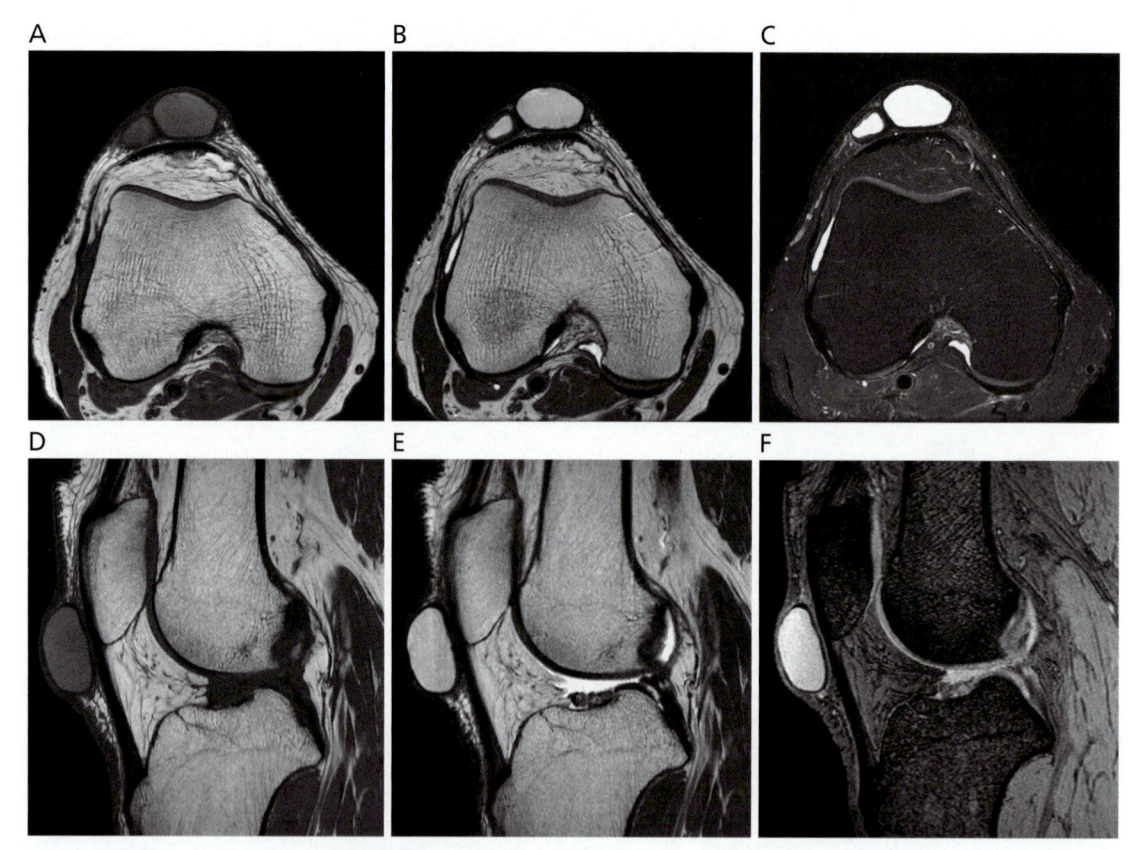

図1 右膝関節 MRI　A：T1 強調横断像，B：T2 強調横断像，C：脂肪抑制 T2 強調横断像，D：T1 強調矢状断像，E：T2 強調矢状断像，F：T2*強調矢状断像

MRI 所見　膝蓋骨腹側皮下に境界明瞭で，T1 強調像（図1 A, D）で筋より軽度高信号，T2 強調像（図1 B, E）や脂肪抑制 T2 強調像で強い高信号を示す囊胞性病変がみられ，横断像（図1 A〜C）では二房性となっている．T2*強調矢状断像（図1 F）にてヘモジデリン沈着を示唆する低信号は指摘できない．

診断　滑液包炎 bursitis

経過　腫瘤の存在部位や MRI の内部信号より膝蓋前滑液包炎を疑い，手術が施行された．

問題　**Q1.** 滑液包の存在部位はどこか？
　　　　Q2. 膝関節周囲に好発する滑液包炎にはどのようなものがあるか？
　　　　Q3. 慢性の滑液包炎は MRI でどのような信号変化をきたすか？

**画像診断の
ポイント[1~3]**

- 単純X線写真では滑液包炎の存在する部位に軟部濃度の上昇を認める．局所の評価は限定的だが，単純写真では背景となる変形性関節症や膠原病の有無を評価することができる．
- 臨床的に遭遇しやすい滑液包炎には好発部位がある．MRIは病変の位置を詳細に評価可能で，周囲の関節や筋，腱，靱帯の状態も同時に評価できる．
- 上下方向に広がる病変の場合は横断像のみではなく，冠状断像や矢状断像が診断に有用となる．
- MRIでは表面平滑な囊胞性腫瘤としてみられる．
- 急性の滑液包炎にて反応性液体貯留のみ生じたものは，T1強調像で低信号，T2強調像で高信号と水と同じ信号パターンとなり，壁は薄く均一となる．
- 慢性の滑液包炎では，壁肥厚や隔壁形成，壁の石灰化を認める場合や内部にdebrisや出血を伴い，内部信号が不均一になることや液面形成を認める場合がある．
- 造影では炎症を反映して辺縁に増強効果を認める場合が多い．

滑液包炎[1~4]

　滑液包は，骨や筋と腱・靱帯との間，皮下と筋などの軟部組織との間などに存在する小さな液貯留腔で，運動時の摩擦を軽減する役割を担っており，内腔は滑膜組織に覆われている．通常，液貯留はごく少量であり，触知困難でMRIでの指摘も難しい．また，関節近傍の滑液包は関節腔と連続を認めるものもある．滑液包に摩擦などの機械的刺激や感染，出血を伴うことで，内部の液体が増加したものが滑液包炎であり，疼痛を伴うこともある．関節リウマチなど膠原病でも，滑液包に炎症が波及して，滑液包炎をしばしば生じる．滑液包は全身のさまざまな場所にあるが，部位や数は個人差もあり，全身で150以上あるといわれている．臨床的に遭遇する頻度の多い滑液包は，膝窩部内側のBaker囊胞（**図**

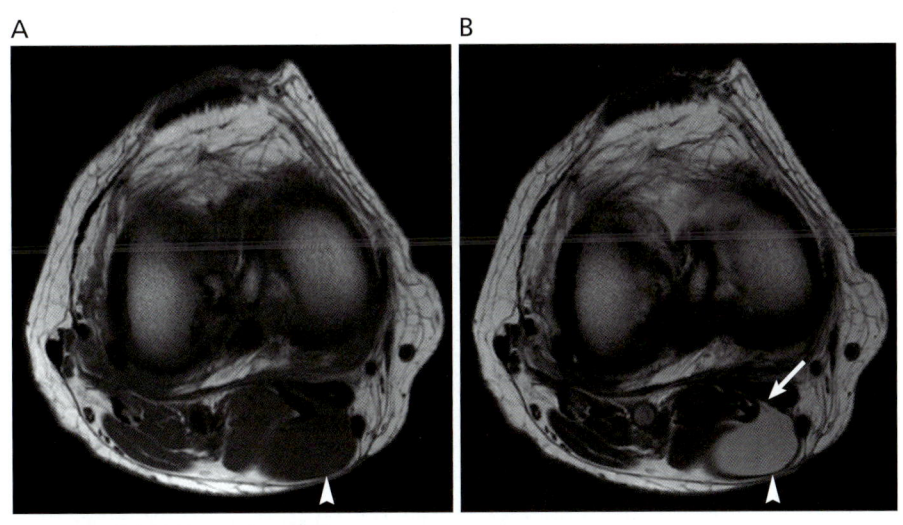

図2　60歳台女性　Baker囊胞
右膝関節MRI　A：T1強調横断像，B：T2強調横断像　膝窩部内側にT1強調像（A）で低信号，T2強調像（B）で均一な高信号を示す腫瘤がみられる（▶）．腫瘤と連続して腓腹筋内側頭と半膜様筋の間に突起様構造（→）を認める．

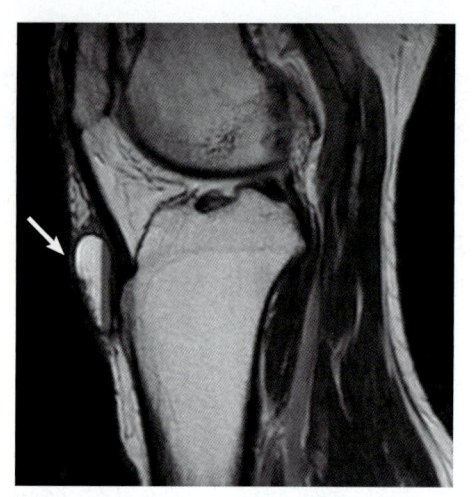

図3 40歳台女性 浅膝蓋下滑液包炎
右膝関節 MRI, T2 強調矢状断像 膝蓋腱脛
骨付着部腹側の皮下に T2 強調像で辺縁平滑
な囊胞性病変がみられる(→). 内部に液面形
成を呈しており, 血液成分が示唆される.

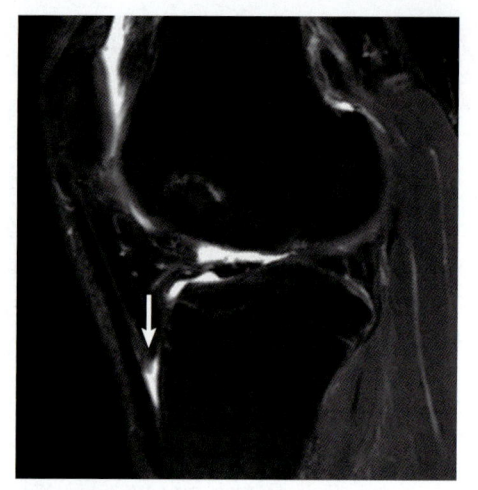

図4 30歳台男性 深膝蓋下滑液包炎
右膝関節 MRI, 脂肪抑制 T2 強調矢状断像
膝蓋腱と脛骨粗面の間に脂肪抑制 T2 強調像
にて高信号の液貯留がみられる(→).

2)など, ある程度決まっており, その存在部位を把握することが重要である.

　膝蓋前滑液包炎は, 膝周囲の代表的な滑液包炎のひとつで, 膝蓋骨腹側の皮下に位置する. このような皮下に存在する滑液包炎は繰り返す身体活動による外傷性の刺激によって生じることがあり, 膝蓋前滑液包炎は housemaid's knee(ハウスメイド膝)とよばれ, 膝を頻回に床につく動作で発症すると考えられている. ほかにも, 同様の機序で起こるとされる浅膝蓋下滑液包炎は, clergyman's knee(聖職者膝)とよばれ, 膝蓋腱脛骨付着部前方の皮下にみられる(**図3**). 深膝蓋下滑液包炎は, 膝蓋腱と脛骨結節との間の小さな滑液包で, ジャンパーなどの overuse syndrome として知られているが, しばしば正常膝の MRI でも観察される(**図4**). 鵞足包は縫工筋, 薄筋, 半腱様筋の遠位筋と, 内側側副靭帯の遠位脛骨付着部との間の滑液包で, 3つの腱付着部が鵞鳥の足のようにみえるため鵞足包とよばれる. 鵞足包炎は過度の外反や回旋ストレス, 直接外力などで生じるとされ, 運動選手や肥満体の人で比較的多いとされる(**図5**). そのほか, 臨床的に遭遇する頻度の多い滑液包炎として, 足関節ではアキレス腱と踵骨の間に存在するアキレス腱前滑液包(踵骨後滑液包)(**図6**), 肘関節では肘頭と皮下に囲まれた肘頭滑液包(**図7**), 股関節周囲では腸恥滑液包, 坐骨滑液包などに滑液包炎がみられる.

鑑別診断

　滑液包炎は, 関節周囲や皮下に存在する囊胞性病変であり, 同様の位置に好発するガングリオン(症例 L1-53, p. 204 参照)は, 鑑別診断となることが多い. 滑液包炎は単房性囊胞, ガングリオンは多房性囊胞の形態をとることが多いとされるが, 多房性囊胞の形態をとる滑液包炎も少なくない. ただし, どちらも良性病変であり, 治療方針に影響を及ぼさない場合も多い.

　外傷後, 皮下組織と筋膜の間に血腫を生じ, 被包化された液体貯留が残存する病態である Morel Lavallée lesion も鑑別となる. 外傷歴の確認が鑑別に重要であるが, Morel

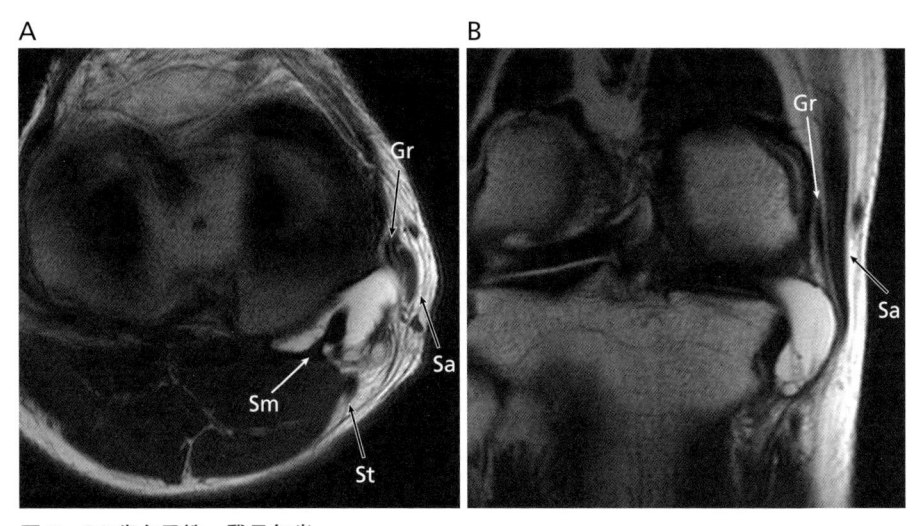

図5　20 歳台男性　鵞足包炎
右膝関節 MRI　A：T2 強調横断像，B：T2 強調冠状断像　右膝内側の鵞足（Sa：縫工筋，Gr：薄筋，St：半腱様筋）の間隙に T2 強調像にて高信号の鵞足包炎がみられる．Sm：半膜様筋

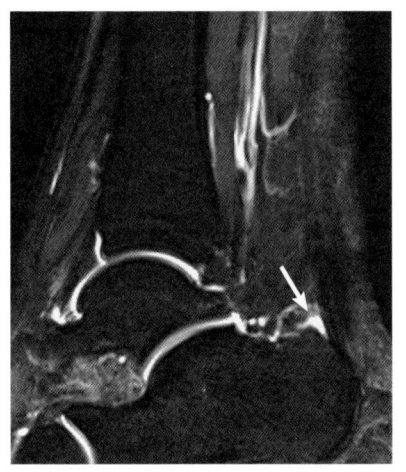

図6　19 歳男性　アキレス腱前滑液包（踵骨後滑液包）炎
左足 MRI, 脂肪抑制 T2 強調矢状断像　アキレス腱断裂術後．踵骨後方とアキレス腱との間に脂肪抑制 T2 強調像にて高信号の液貯留がみられる（→）．

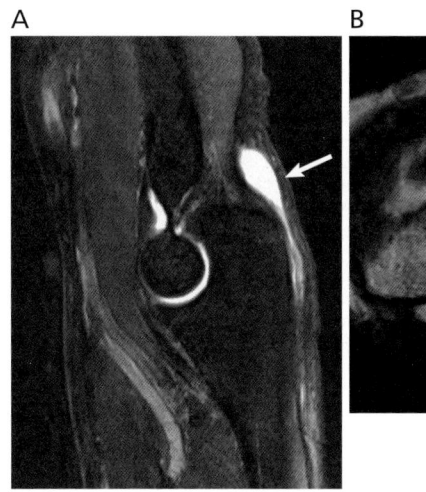

図7　70 歳台男性　肘頭滑液包炎
左肘関節 MRI　A：脂肪抑制 T2 強調矢状断像，B：T2 強調横断像　肘頭背側の皮下に沿って脂肪抑制 T2 強調像（A）や T2 強調像（B）にて高信号を呈する扁平な囊胞性病変を認める（→）．

Lavallée lesion のほうが筋膜に沿って広範に広がることが多いとされる．ほかに，皮下に発生する表皮囊腫（粉瘤）や血管腫なども鑑別となるが，超音波検査や MRI にて鑑別可能である．臨床的に遭遇しやすい滑液包炎はある程度場所が決まっており，滑液包の部位を把握することが鑑別に重要である．

解答 A1. 滑液包は，腱や筋と骨，靱帯や腱など軟部組織の間，腱膜や骨との間，皮膚と骨，靱帯や腱など軟部組織との間に存在する囊状の構造物で，全身で 150 個以上あるとされている．

A2. Baker 囊胞，膝蓋前滑液包，浅膝蓋下滑液包，深膝蓋下滑液包，内側側副靱帯滑液包，鵞足滑液包，腸脛靱帯下滑液包などの滑液包が膝関節周囲で日常遭遇しやすい滑液包で，炎症や繰り返す刺激が加わることで滑液包炎をきたす．

A3. 慢性の滑液包炎では，内部に debris や出血を伴い，T1 強調像にて高信号，T2 強調像にて内部信号が不均一となり，液面形成を認める場合もある．また，周囲の炎症や線維化によって，壁に石灰化をきたすことや造影で辺縁に増強効果を認めることもある．

文献

1) Beaman FD, Peterson JJ : MR imaging of cysts, ganglia, and bursae about the knee. Radiol Clin North Am 2007 ; 45 : 969-982.
2) Steinbach LS, Stevens KJ : Imaging of cysts and bursae about the knee. Radiol Clin North Am 2013 ; 51 : 433-454.
3) Bermejo A, Bustamante TDD, Martinez A, et al : MR imaging in the evaluation of cystic-appearing soft-tissue masses of the extremities. Radiographics 2013 ; 33 : 833-855.
4) 新津　守：第 12 章　膝内外の液体貯留腔，12-5 滑液包と滑液包炎．新津　守：膝 MRI 第 3 版．医学書院，2018 : 307-311.

症例 L1 61

10歳女児．特に外傷歴なし．2週間前から背部痛が出現し，痛みが続くため来院した．

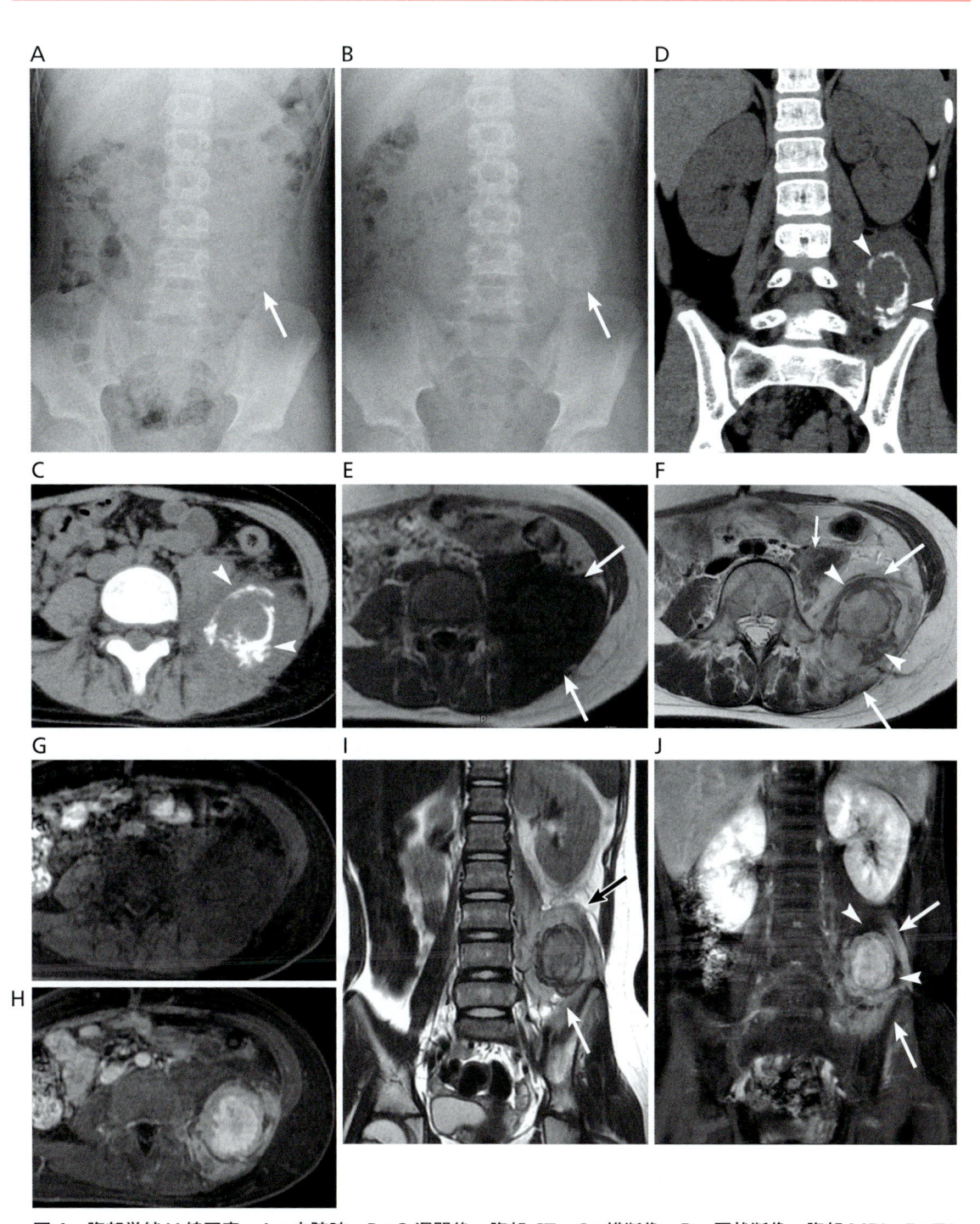

図1 腹部単純X線写真 A：来院時，B：3週間後，腹部CT C：横断像，D：冠状断像，腹部MRI E：T1強調横断像，F：T2強調横断像，G：脂肪抑制T1強調横断像，H：造影後脂肪抑制T1強調横断像，I：T2強調冠状断像 J：造影後脂肪抑制T1強調冠状断像

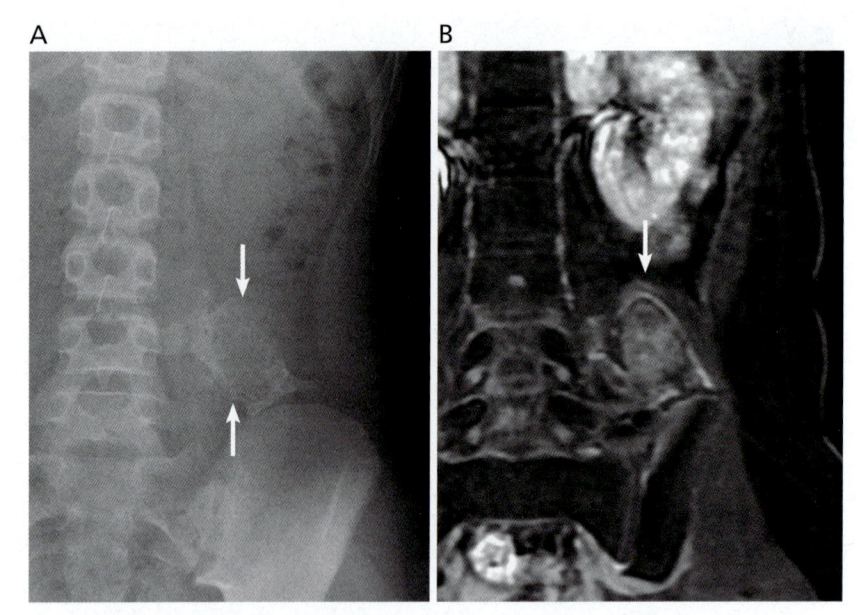

図2　図1と同一症例（6か月後）
A：単純X線写真，B：造影後脂肪抑制T1強調冠状断像　説明は経過を参照．

単純X線所見
来院時の腹部単純X線写真で，左腹部に淡い石灰化を認める（**図1A**，大矢印）．3週間後の腹部単純写真（**図1B**）では石灰化が明瞭となり，石灰化領域の石灰化は辺縁部で目立つ．

CT所見
左後腹膜から背筋に及ぶ病変がみられ，筋肉と同等〜やや低い吸収値を示す（**図1C, D**）．境界は不明瞭で，周囲の筋腫大や後腹膜脂肪組織の吸収値上昇を伴う．病変内にはリング状の石灰化を認める（►）．

MRI所見
左後腹膜から背筋に及ぶ腫瘤（**図1E, F, I, J**，大矢印）を認め，左腸腰筋（**図1F**，小矢印）は内側前方に圧排されている．病変部はT1強調像で筋肉と同等〜軽度高信号，T2強調像で高信号を呈し，CTの石灰化に一致してリング状の低信号域を認める（**図1F**，►）．造影では腫瘤中央部と周囲に不均一な増強効果を認める（**図1J**，大矢印）．

診断
骨化性筋炎　myositis ossificans：MO

経過
6か月後には腫瘤に一致する石灰化は縮小し，びまん性になっている（**図2A**，→）．造影後脂肪抑制T1強調像では腫瘍は縮小し，増強効果は軽度で，左腸腰筋の腫大や異常信号は改善している（**図2B**，→）．

問題
Q1. 骨化性筋炎の単純X線写真，およびCTでの特徴的な所見は何か？
Q2. 発症からの画像所見の変遷を述べよ．
Q3. 病理検査の際に注意すべき点は何か？

画像診断のポイント

- 単純 X 線写真，CT では，発症後 2〜6 週の経過で斑状の淡い石灰化としてみられ，6〜8 週後にはレース状の境界明瞭な骨化がみられるようになる．病巣の辺縁部に強い骨化を認め，リング状を呈することが多く特徴的である(ゾーン現象 zonal phenomenon)．
- MRI では骨化性筋炎の成熟度が判断できる．急性期(2〜4 週)では T1 強調像にて筋と同等かやや高信号の軟部腫瘤を示し，T2 強調像では中等度高信号の腫瘤で新生血管のため良好に造影され，亜急性期(5〜8 週)では中央の線維化と辺縁の石灰化が進行する．T1 強調像では筋と等信号で，殻状の石灰化が低信号にみえることがある．T2 強調像では不均一な信号を呈し，石灰化や線維化を表している．慢性期(8 週以降)では骨化が進み，骨髄が形成され脂肪沈着も認められる．骨皮質や骨髄には病変は及ばない．
- 時期により FDG-PET が取り込まれる可能性がある．

骨化性筋炎

筋肉内に異所性の骨化を伴う良性病変である．思春期から若年成人に好発し，男性に多い．四肢，特に肘の周囲や大腿，殿部，肩などに起こることが多い．外傷性と非外傷性のものがある．多くは外傷を契機とし，2〜8 週の経過で，局所の腫脹や痛みを伴って腫瘤が形成され，石灰化が辺縁主体に進行しリング状の骨化を形成し，しだいに無痛となり硬く限局するようになる[1,2]．

病理学的には，発症早期には，幼若な線維芽細胞を思わせる腫大性の核を有する紡錘形細胞が密に増生し，浮腫状あるいは粘液腫状の基質や炎症細胞浸潤，漏出赤血球を伴い，結節性筋膜炎に類似する．経過とともに，病巣の辺縁部に強い骨化を認める．骨化部はしばしば腫大性の骨芽細胞に縁取られた線維骨からなる．早期〜中間期に生検を行うと，核分裂像を比較的容易に認めるため，骨肉腫などの悪性腫瘍と紛らわしい所見をきたしうることは知っておく必要がある[2]．

鑑別診断

石灰化・骨化を伴う軟部腫瘤として，痛風，石灰沈着性腱炎，偽痛風などの石灰沈着症や傍骨性，骨膜性など骨外性骨肉腫が鑑別にあがる．それぞれの疾患に特徴的な石灰化・骨化の形態から鑑別可能である．

1）痛風 gout

高尿酸血症による尿酸ナトリウム結晶が関節周囲に沈着する．慢性期には結晶沈着に伴う異物性肉芽腫(痛風結節 tophus)を形成する．単純写真では，関節周囲に生じた痛風結節の周囲に硬化縁を伴う骨侵食が認められる．痛風結節を取り囲む骨棘様の突出(overhanging margin)が特徴的である(症例 L1-16，p. 56 参照)．

2）石灰沈着性腱炎 calcific tendinitis

腱またはその近傍のハイドロキシアパタイト結晶(calcium hydroxyapatite：HA)沈着を特徴とする疾患である．あらゆる腱に発生しうるが，特に肩関節では棘上筋腱に好発する．頸長筋腱付着部，股関節では下前腸骨棘(大腿直筋)，大転子上部(中小殿筋)，大腿骨後面(大殿筋など)や，上腕骨では三角筋大胸筋付着部などにも起こる(図 3)．石灰化はさまざまな形態と濃度を示す．特に急性期では辺縁部明瞭で不均一な濃度を示すことが多いが，骨化性筋炎のようなリング状の石灰化・骨化とは異なる．

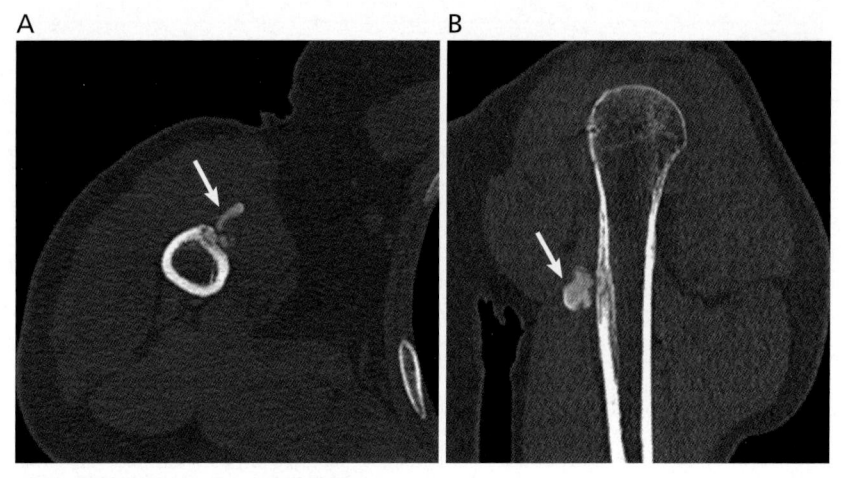

図3　50歳台女性　石灰沈着性腱炎
右上腕CT（骨条件）　A：横断像，B：矢状断像　上腕骨の大胸筋腱付着部に石灰沈着が認められる（→）.

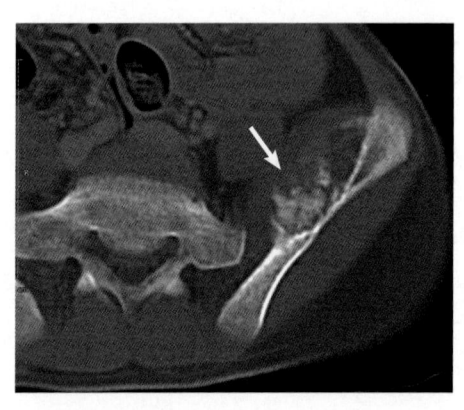

図4　10歳台男性　傍骨性骨肉腫
骨盤部CT横断像　骨化性筋炎のゾーン現象のような辺縁に強い骨化ではなく，病変内に無構造な石灰化を呈する（→）.

3）偽痛風　pseudogout

ピロリン酸カルシウム（calcium pyrophosphate dihydrate：CPPD）が，関節軟骨（硝子軟骨）や関節円板（線維軟骨）などの軟骨に沈着する疾患である．偽痛風とよばれる急性関節炎や慢性関節炎をきたす．恥骨結合や半月板，椎間板といった線維軟骨への沈着が多く，そのほか滑膜，滑液包にも沈着する．CTでは境界不明瞭な微細顆粒状の石灰化の集簇が特徴である．頸椎の歯突起周囲にCPPD沈着をきたした偽痛風発作はcrowned-dens症候群とよばれる．

4）傍骨性骨肉腫　parosteal osteosarcoma

骨に隣接して発生する線維成分主体の高分化骨肉腫である．骨肉腫の約5%を占め10〜30歳台の長管骨の骨幹端に好発する．骨化性筋炎の多くは骨との間に骨化のない領域が保たれるのに対し，傍骨性骨肉腫は，骨皮質に広基性に付着し外方性発育をきたし，骨を取り囲むように進展しうる．骨化の程度はさまざまであるが，中心に濃い骨化を伴う場合は特徴的である[3]（図4）.

解答　**A1.**　病巣の辺縁部に強い骨化を認め，ゾーン現象(zonal phenomenon)とよばれ特徴的である.

　　　　A2.　2〜8週の経過で，局所の腫脹や痛みを伴って腫瘤が形成され，石灰化が辺縁主体に進行し，しだいに無痛となり硬く限局する.

　　　　A3.　早期〜中間期に生検を行うと，骨肉腫などの悪性腫瘍と紛らわしい所見をきたし，画像所見から本疾患を示唆することが重要である.

文献

1)　Krandorf MJ, Meis JM, Jelinek JS, et al : Myositis ossificans : MR appearance with radiologic-pathologic correlation. AJR Am J Roentgenol 1991 ; 157 : 1243-1248.

2)　Parikh J, Hyare H, Saifuddin A : The imaging features of post-traumatic myositis ossificans, with emphasis on MRI. Clin Radiol 2002 ; 57 : 1058-1066.

3)　Wang J, Nord KH, O'Donell PG, et al : Parosteal osteosarcoma. WHO Classification of Tumours Editorial Board : Soft tissue and bone tumours, 5th ed. Lyon : IARC ; 2020.（ebook）

症例 **L1** **62**

13歳男性．走っているとき，突然，左大腿部の激痛と腫脹が出現した．

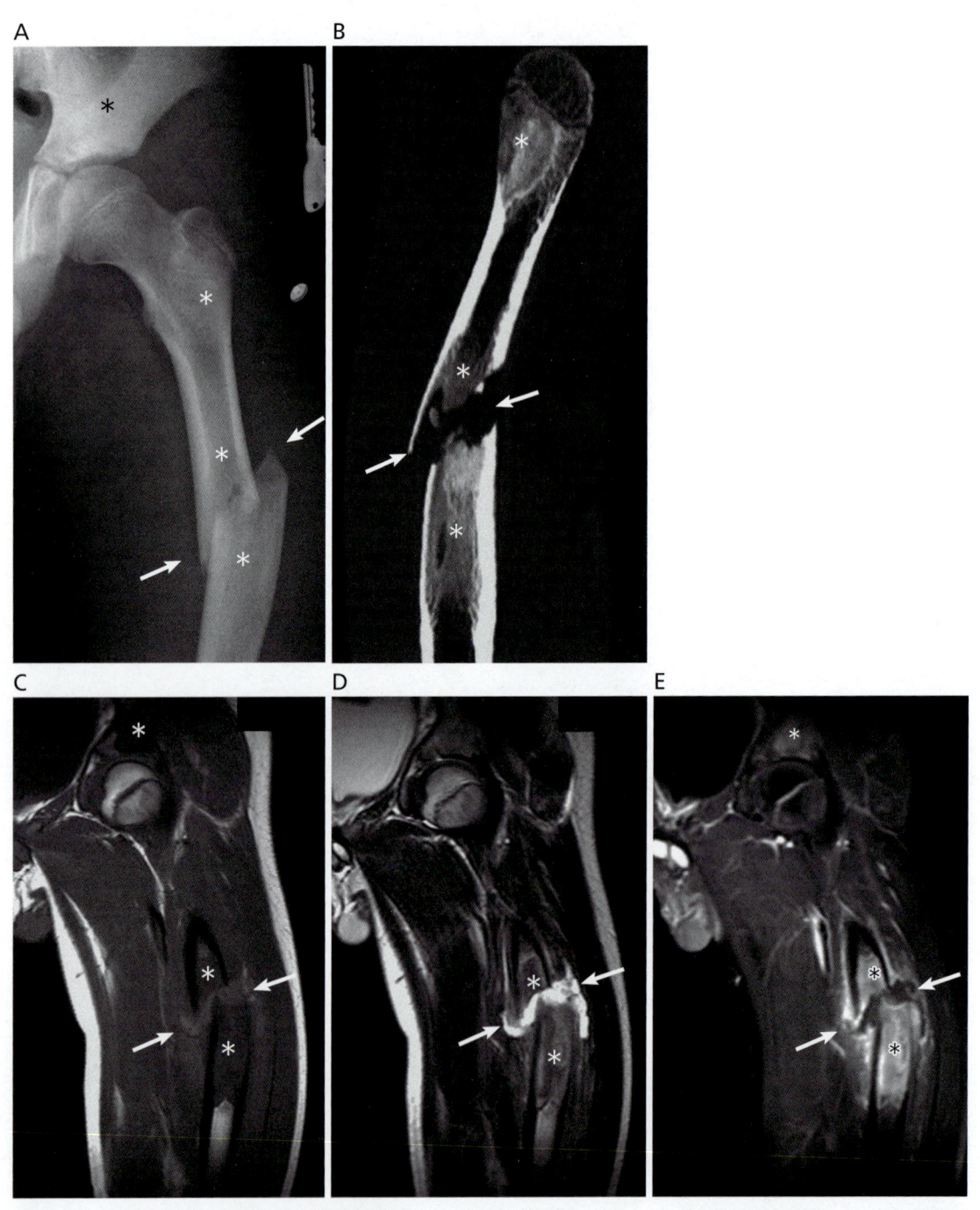

図1　A：左大腿骨近位の単純X線写真正面像，B：CT矢状断像，MRI　C：T1強調冠状断像，D：T2強調冠状断像，E：造影後脂肪抑制T1強調冠状断像

単純 X 線 所見　左大腿骨近位骨幹部を斜走する骨折があり，骨折部の離開・転位を認める(**図 1 A**，→)．同部の骨皮質は菲薄化があり，骨髄腔に境界不明瞭なすりガラス様の骨硬化性変化を認める(*)．同様の骨硬化性変化は大腿骨転子間部および左腸骨にも認められる(*)．

CT 所見　左大腿骨骨幹部を斜走する骨折に加え(**図 1 B**，→)，骨髄腔を占める骨硬化性変化(*)が明らかである．

MRI 所見　骨折部は離開し，液体貯留(おそらく血腫)を示す T1 強調像で軽度高信号，T2 強調像で高信号，造影効果のない領域を認める(**図 1 C〜E**，→)．骨折の上下の骨髄腔内には T1 強調像で筋肉より軽度低信号，T2 強調像で等信号，不均一な造影効果を認める病変があり，単純 X 線写真・CT における骨硬化性変化の部位と一致している(*)．同様の病変は左腸骨にも認められる(*)．周囲軟部組織には出血や浮腫を示す異常信号があるが，明らかな腫瘤は認めない．

診断　線維性骨異形成に伴う病的骨折　pathologic fracture due to fibrous dysplasia

経過　病巣掻爬と骨移植，髄内釘挿入による骨接合術が行われた．

問題　Q1. 線維性骨異形成の特徴的 X 線所見は何か？
**　　　Q2.** 線維性骨異形成以外に病的骨折をきたすことがある良性腫瘍・腫瘍類似病変を少なくとも 3 つあげよ．

画像診断の ポイント
- 大腿骨骨幹部を斜走する骨折があり，骨折部の離開と転位があるにもかかわらず，これに見合った外傷の既往がないことから病的骨折が最も考えられる．
- 骨折をきたした大腿骨骨幹は骨皮質の菲薄化と軽度膨隆があり，内部にすりガラス様の骨硬化性変化を認める．同部は MRI，T1・T2 強調像ともに比較的低信号を示し，骨硬化性変化や線維化を反映していると考えられる．線維性骨異形成に特徴的な画像所見である．
- 同様のすりガラス様骨硬化像は左大腿骨の転子間部・左腸骨にも認められ，多骨性線維性骨異形成と考えられる．
- 骨折部には液体貯留(おそらく出血)および軟部組織の浮腫性変化があるが，骨外腫瘤は認めない．

病的骨折[1]

　病的骨折は骨の良性腫瘍または腫瘍類似病変，悪性腫瘍に伴って偶発的または軽度外傷によって起こる骨折であるが，骨髄炎に伴う骨折まで含めることもある．広義には骨粗鬆症や骨軟化症などの代謝性骨疾患，大理石病や骨形成不全症などの先天性骨疾患による骨折も含まれるが，これらは脆弱性骨折とよぶほうが適切と思われる．

　病的骨折をきたししうる悪性腫瘍としては，転移性骨腫瘍が最も多く，このほかに多発性骨髄腫(**図 2**)や悪性リンパ腫，さまざまな原発性骨腫瘍(骨肉腫や Ewing 肉腫など)があ

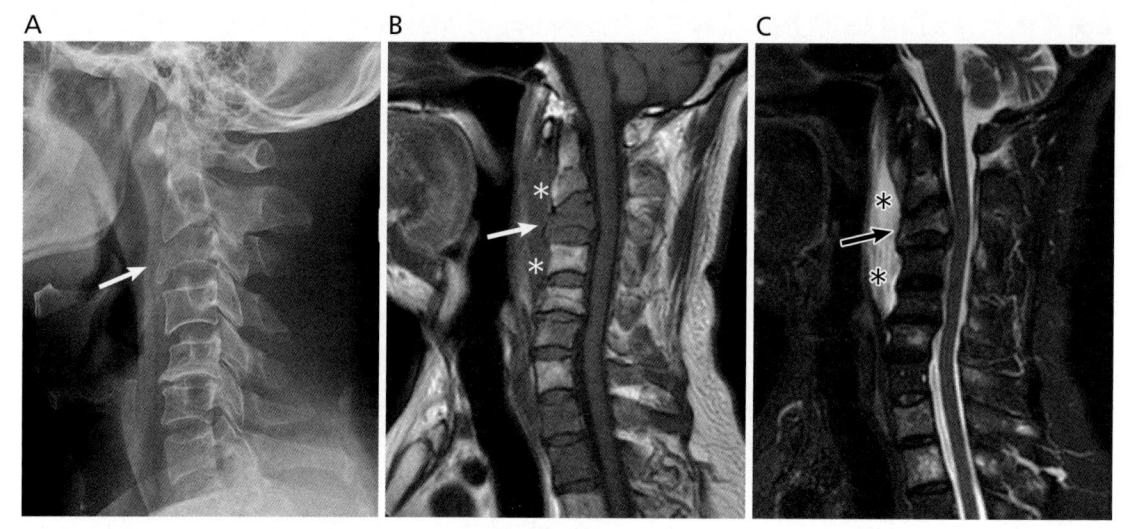

図2　50歳台男性　多発性骨髄腫に伴うC3椎体の病的骨折
A：頸椎単純X線写真側面像，MRI　B：T1強調矢状断像，C：STIR矢状断像　頸椎単純X線写真（A）でC3椎体の溶骨性変化と圧潰を認める（→）．MRIでは圧潰をきたしたC3椎体は全体に異常信号（T1強調像低信号，STIR高信号）を示し（B, C，→），腫瘍に置換された状態と考えられる．脊椎前方の後咽頭腔には出血や浮腫を示す異常信号あり（＊）．このほかの椎体や椎弓にも，異常信号が多発している．

表　病的骨折のリスク評価における Mirels scoring system

スコア	病変部位	病変サイズ*	病変性状	痛み
1	上肢	<1/3	造骨性	軽度
2	下肢	1/3–2/3	混合型	中等度
3	大腿骨転子部近傍	>2/3	溶骨性	機能障害

＊Mirels の最初の論文では，病変サイズは骨横径に対する割合であったが[2]，最近は骨皮質浸潤（菲薄化）の程度に変更されている[3]．

げられる．転移性骨腫瘍における病的骨折は脊椎椎体，大腿骨の転子下部，上腕骨頭から近位骨幹に多い．骨折部に境界不明瞭な溶骨性変化や骨皮質の破壊像，骨膜反応，種々の程度の石灰化・骨化，軟部腫瘤などが認められる．

　良性腫瘍では骨皮質の菲薄化や膨隆とともに境界明瞭で，しばしば骨硬化縁を伴う溶骨性変化を認める．原因となる腫瘍の特徴的X線所見を捉えることが重要である．MRIでは骨折に伴う血腫や骨髄浮腫が認められ，悪性腫瘍と紛らわしい所見をきたすことがあるので注意が必要である．

　四肢骨の骨腫瘍による病的骨折リスクのX線所見に基づく評価法として，Mirels scoring system がよく知られている（**表**）[2,3]．これは①病変の部位，②病変のサイズ，③造骨性・溶骨性，④痛みの有無，によってスコア化するもので，スコア9以上は予防的手術，スコア8は判定保留，スコア7以下は放射線または保存的治療が推奨されるとするものである．

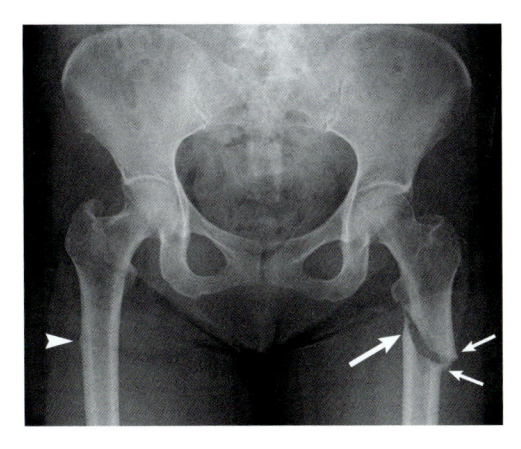

図3　70歳台女性　大腿骨の非定型骨折
股関節単純 X 線写真正面像　左大腿骨の転子下部を斜走する骨折を認める．大腿骨外側に達する骨折線の上下に骨皮質の肥厚があること（小矢印），骨折内側がくちばし状に尖っていること（大矢印）が特徴である．右大腿骨外側の骨皮質に限局性肥厚があり，非定型骨折の初期病変と考えられる（➤）．

鑑別診断

1）脆弱性骨折　insufficiency fracture

　　通常は溶骨性変化や骨破壊をきたすことは少なく，MRI 所見は骨折線を示す線状低信号と骨髄浮腫が主体となる．恥骨の脆弱性骨折では偽関節形成に伴う溶骨性変化や骨外腫瘤を形成することがあるので，注意が必要である（症例 L1-54，p. 209，図 2 参照）．

2）非定型骨折[4]　atypical fracture

　　ビスフォスフォネート投与による合併症のひとつで，特に大腿骨転子下部から近位骨幹の横骨折または斜骨折をきたすことが多い．大腿骨外側骨皮質の骨皮質肥厚とこれを横切る骨折線，骨折内側のくちばし状の尖り（beak sign）が特徴とされる（**図 3**，大矢印）．初期には大腿骨外側骨皮質の骨皮質肥厚のみで，明らかな骨折を認めないこともある（**図 3**，➤）．

3）疲労骨折　fatigue fracture

　　病的骨折にみられる溶骨性変化や骨皮質の菲薄化・破壊などをきたすことはない（症例 L1-35，p. 131 参照）．

解答　A1. 骨皮質の菲薄化と膨隆を伴う病変．線維成分・骨化成分によるすりガラス様骨硬化性変化が典型的であるが，骨化の程度の違いや嚢胞性変化の混在により種々の X 線パターンをきたす．

A2. 単純性骨嚢腫，手指の内軟骨腫，非骨化性線維腫，動脈瘤様骨嚢腫など．

文献

1）Marshall RA, Mandell JC, Weaver MJ, et al : Imaging features and management of stress, atypical, and pathologic fractures. Radiographics 2018 ; 38 : 2173-2192.

2）Mirels H : Metastatic disease in long bones : a proposed scoring system for diagnosing impending pathologic fractures. Clin Orthop Relat Res 1989 ; 249 : 256-264.

3）Jawad MU, Scully SP : Classifications in brief : Mirels' classification-metastatic disease in long bones and impending pathologic fracture. Clin Orthop Relat Res 2010 ; 468 : 2825-2827.

4）Shane E, Burr D, Abrahamsen B, et al : Atypical subtrochanteric and diaphyseal femoral fractures : second report of a task force of the American Society for Bone and Mineral Research. J Bone Miner Res 2014 ; 29 : 1-23.

50歳台男性．両前腕尺側にしびれと脱力感が出現．

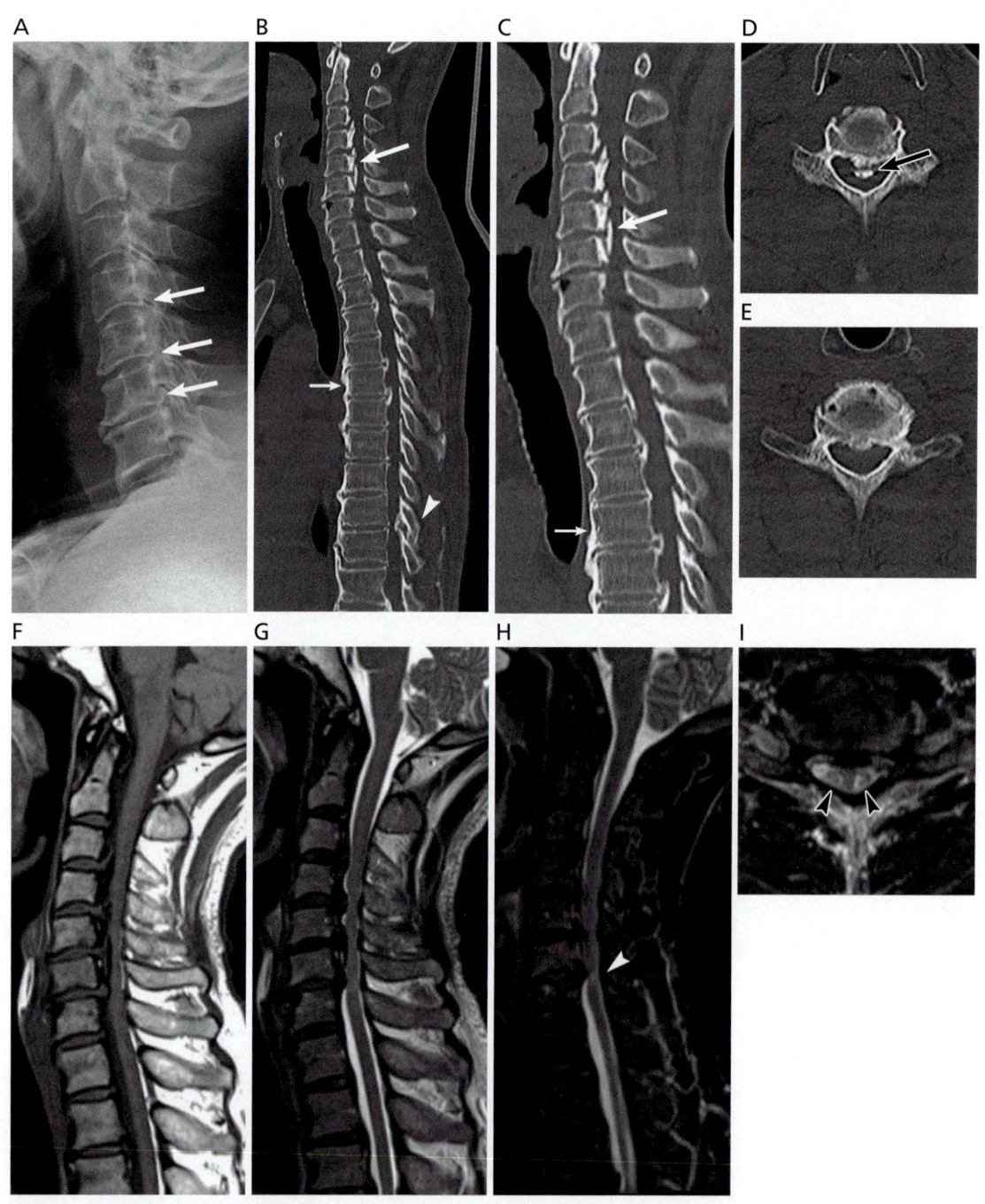

図1 A：頸椎単純X線写真側面像，CT（骨条件） B：頸椎-胸椎矢状断像，C：頸椎-上位胸椎矢状断像，D：横断像（C5/6レベル），E：横断像（C6/7レベル），MRI F：頸椎-上位胸椎T1強調矢状断像，G：T2強調矢状断像，H：STIR矢状断像，I：T2強調横断像（C6/7）

単純X線所見	C4〜C6椎体の後面に骨化を認める（**図1A**，大矢印）．

CT所見 C3〜C6椎体後面に骨化を認める（**図1B, C**，大矢印）．C5-C6レベルで骨化（**図1D**，大矢印）が厚く，脊柱管狭窄を伴う（**図1D, E**）．Th5〜Th8椎体前面にも骨硬化像がある（**図1B, C**，小矢印）．Th10/11脊柱管背側に骨化を認める（**図1B**，➤）．

MRI所見 CTで骨化がみられたC3〜C6椎体の後面は，T1，T2強調像ともに低信号である（**図1F, G**）．C6/7脊髄内にSTIR矢状断像（**図1H**）とT2強調横断像（**図1I**）で高信号域があり（➤），脊髄軟化症（myelomalacia）が示唆される．後者の所見はsnake eye sign（ヘビの目サイン）と呼称される．

診断 後縦靱帯骨化症 ossification of the posterior longitudinal ligament：OPLL

経過 C3〜C6椎弓形成術を行い，症状は改善している．

問題
Q1. 単純X線写真やCTに比べ，MRIのOPLL検出率は高いか？
Q2. 単純X線写真における分類を述べよ．
Q3. 合併する疾患は何か？

画像診断のポイント

単純X線写真・CT
- 単純X線写真でも指摘できるが，CTは多方向から確認できるため，形態評価に有用である．
- 椎体・椎間板後方部の骨化の状態から，連続型，分節型，混合型，椎間板限局型に分類される（**図2**）[1]．
- 後縦靱帯骨化の厚みが，脊柱管前後径の50％を越えると，脊髄症を発症しやすくなり，自然軽快が困難なため，脊髄症の進行を認める場合，手術選択となる．
- 転倒などの外傷で，脊髄損傷を合併しやすいので，特に交通外傷では注意を要する．

MRI
- 椎体や椎間板背側部を縦走する後縦靱帯の骨化や石灰化は，T1，T2強調像ともに低信号を呈するが，軽微な骨化はCTの方が描出に優れている．
- MRIは主に，頸髄圧迫の程度，T2強調像で高信号を呈する脊髄浮腫や，脊髄軟化症（myelomalacia）の評価に有用である．

後縦靱帯骨化症

　後縦靱帯骨化症（OPLL）は後縦靱帯の連続性ないし分節状骨化をきたす疾患で，脊髄が圧迫され，脊髄症や神経根症をきたす．東南アジア・日本で多くみられ，中年男性に好発する．好発部位は頸椎で，特にC4〜C6で頻度が高い．そのほか，胸椎や腰椎にも発生する．胸椎レベルでは女性の発生頻度が少し高い[2]．

　成因は不明であるが，糖尿病，肥満，ビタミンAの過剰摂取，カルシウム代謝異常や遺伝的背景が靱帯骨化に影響していると考えられている．これら素因に加え，機械的ストレ

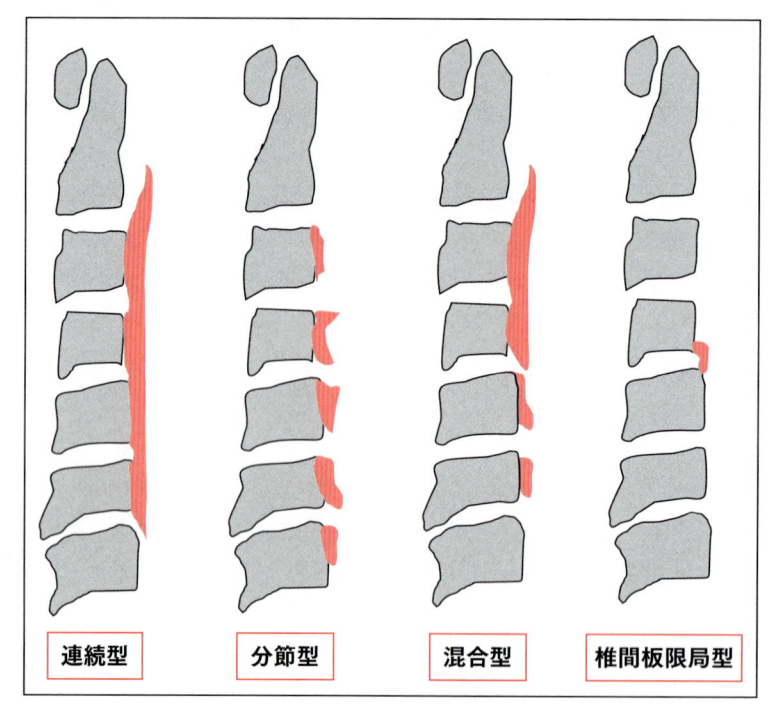

連続型　　分節型　　混合型　　椎間板限局型

図2　後縦靱帯骨化症の頸椎単純 X 線写真による分類　（文献 1）をもとに作成）

スの関与が示唆されている．脊柱靱帯骨化症診療ガイドライン 2019 による単純写真の分類基準がある[1]．

　頸椎 OPLL では頸・項部痛，上肢や下肢のしびれもしくは疼痛，上肢・下肢運動障害や膀胱直腸障害が出現する．胸椎 OPLL では下肢，軀幹部のしびれ，歩行障害，膀胱直腸障害が出現する．頸椎レベルに比べ，膀胱直腸障害や歩行障害の症状は重篤である．腰椎 OPLL の頻度は少ないが，下肢しびれや間欠跛行が出現する．

鑑別診断

1）**後縦靱帯肥厚，椎体の骨棘や椎間板ヘルニアの石灰化**

　MRI では低信号を呈するため，鑑別が難しい．骨髄形成をしていない OPLL との鑑別は，CT で行う．

2）**ピロリン酸カルシウム沈着症 calcium pyrophosphate dihydrate(CPPD) deposition disease**

　歯突起周囲や黄色靱帯に沈着する．CT の吸収値が OPLL の骨化に比べ低い．

解答　A1. OPLL において，MRI の検出率は低い．骨髄形成をしていない OPLL は無信号のためである．OPLL における MRI の役割は主に脊髄の圧迫の状態と，脊髄内の異常信号の有無を見る．

A2. ① 連続型：頭尾方向に骨化が連続，② 分節型：骨化が椎体後面に限局，③ 混合型：連続型と分節型が混在，④ 椎間板限局型：骨化が椎間板部に限局（**図 2**）．

A3. OPLL は黄色靱帯骨化症，びまん性特発性骨増殖症(diffuse idiopathic skeletal hyperostosis：DISH）を合併することが多い．近年，これらは全身的靱帯骨化症をきたす症候群として，ひとくくりにされている．本症例の Th10/11 脊柱管背側に黄色靱帯骨化症（図 1 I），Th5〜Th8 椎体前面に DISH を認め（図 1 B, C，小矢印），腰椎レベルにも OPLL が存在していた（非提示）．

N O T E

後縦靱帯骨化症（OPLL）のフォローアップ

後縦靱帯骨化症（OPLL）は，DISH や黄色靱帯骨化症を合併することが多く，将来的に脊柱管狭窄症になるため，長期的経過観察と以前との画像比較が重要である．

文献

1) 日本整形外科学会/日本脊椎脊髄学会・監修，日本整形外科学会診療ガイドライン委員会/脊柱靱帯骨化症診療ガイドライン策定委員会・編：脊柱靱帯骨化症診療ガイドライン 2019，南江堂．
2) 福田健志，米永健徳：5 章 脊椎・椎間板の変性疾患，5.5 後縦靱帯骨化症．上谷雅孝，神島　保，藤本　肇，他・編：エッセンシャル脊椎・脊髄の画像診断．メディカル・サイエンス・インターナショナル．2022：179-184.

症例 L1 64-1

17歳男性．1か月前から右膝痛が出現し，徐々に増悪，右大腿部の腫脹を認めた．

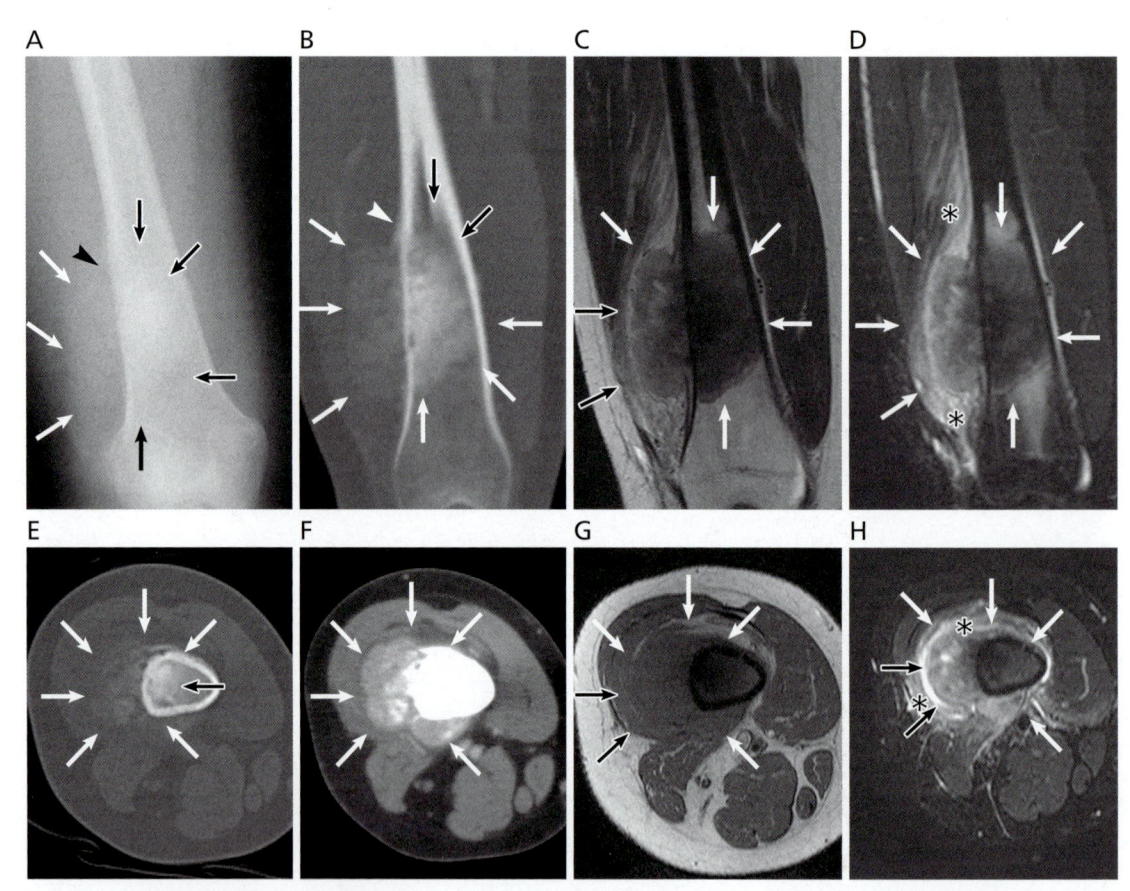

図1 A：右大腿骨単純X線写真正面像，B：造影CT冠状断像（骨条件），MRI C：T2強調冠状断像，D：脂肪抑制T2強調冠状断像，E：単純CT（骨条件），F：造影CT（軟部条件），MRI G：T1強調横断像，H：脂肪抑制T2強調横断像

単純X線所見	単純X線写真（**図1A**）にて，右大腿骨遠位骨幹外側に境界不明瞭な造骨性変化を認め（→），病変内部には硬化性変化が混在し，近位部には骨皮質から連続する骨膜反応"Codman's triangle"を伴う（➤）．
CT所見	造影CT冠状断骨条件（**図1B**）にて，骨内外に分布する硬化性腫瘍を認め（→），単純X線写真と同様に骨皮質から連続するCodman's triangleを伴う（➤）．単純CT骨条件（**図1E**）では腫瘍（→）内部の境界不明瞭な造骨性変化を認め，造影CT軟部条件（**図1F**）では腫瘍内部の増強効果を認める．
MRI所見	T2強調冠状断像（**図1C**）で，腫瘍（→）は骨内で低信号，骨外で不均一な高信号を示し，脂肪抑制T2強調像（**図1D，H**）では，腫瘍周囲に広がる境界不明瞭な浮腫性変化が明瞭とな

る（＊）．T1 強調像（**図 1 G**）にて，骨内外に分布する腫瘤は骨内で低信号を示す．T2 強調冠状断像（**図 1 C**）で腫瘍と正常骨髄脂肪の高信号との境界が明瞭である．

診断	**通常型骨肉腫，骨芽細胞型** conventional osteosarcoma, osteblastic type

経過	通常型骨肉腫として術前化学療法（MAP 療法：メトトレキセート大量療法，アドリアマイシン，シスプラチン）ののち，患肢温存手術が行われた．

L1 64-2

40 歳台男性．抜歯後に右顎部の疼痛が持続．

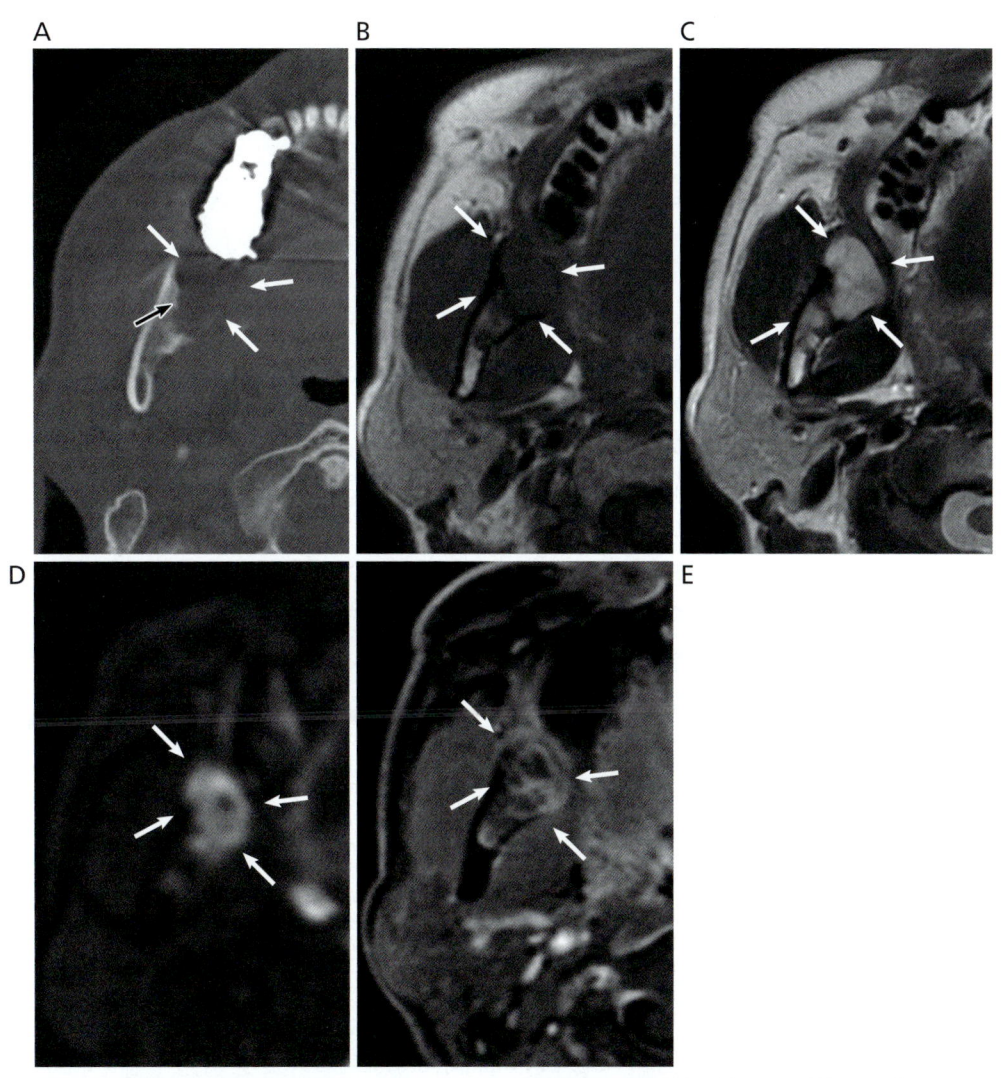

図 2 A：頭部造影 CT（骨条件），MRI　B：T1 強調像，C：T2 強調像，D：拡散強調像，E：造影後脂肪抑制 T1 強調像

CT 所見　造影 CT 骨条件(**図 2 A**)にて，下顎骨に骨外へ膨隆する境界明瞭な腫瘤を認め(→)，骨皮質の破壊を伴う．

MRI 所見　T1 強調像(**図 2 B**)にて腫瘤は骨格筋と等信号，T2 強調像(**図 2 C**)や拡散強調像(**図 2 D**)で高信号を示し，造影後脂肪抑制 T1 強調像(**図 2 E**)で不均一な増強効果を示す．

診断　通常型骨肉腫，軟骨芽細胞型 conventional osteosarcoma, condroblastic type

経過　腫瘍掻爬/摘出術を施行，再発なく外来にて経過観察中である．

問題　**Q1.**　骨肉腫の好発部位を 3 か所あげよ．
　　　　Q2.　骨肉腫以外の類骨または骨形成を特徴とする腫瘍を 3 つあげよ．
　　　　Q3.　骨肉腫の遠隔転移の好発部位を 2 か所あげよ．

画像診断のポイント

- 骨肉腫病変の局所の画像診断には，単純 X 線写真と MRI が有用で，遠隔転移の検索に CT，骨シンチグラフィ，PET/CT，whole body MRI の有用性が報告されている[1,2]．
- 通常型骨肉腫の典型的な単純 X 線所見は，骨髄および骨皮質の破壊，幅広い移行帯，浸潤型/虫食い様の骨透亮像，aggressive な腫瘍の性格を反映した放射状の骨膜反応，Codman's triangle，軟部腫瘤の形成，腫瘤内 matrix の石灰化/骨化である．
- MRI は濃度分解能の低い単純写真の欠点を補い，局所の病勢判定や手術前の広がり診断に有用である．術前 MRI としては，T1 強調像 2 方向〔横断(軸位断)，冠状断〕，脂肪抑制 T2 強調像 3 方向(横断，冠状断，矢状断)，拡散強調像(横断)が基本となり，骨内病変の範囲の同定には T1 強調像が，反応性変化を含めた病変の aggressiveness の把握には脂肪抑制 T2 強調像や造影後脂肪抑制 T1 強調像が有用とされる．
- 病変部局所の CT は微細な腫瘤内 matrix の石灰化/骨化検出のためや，生検/手術前の血管解剖の把握のためなど使用が限定される．
- 初診時に遠隔転移を認める症例が 15〜20% 程度なので，胸腹部 CT を追加し，より正確な臨床病期判定のために，骨シンチグラフィ，PET/CT，whole body MRI(DWIBS)などを用いて，肺，骨，リンパ節，肝，脳などに認めうる転移性病変の検索を行う．
- 肺転移は病変内部に中心性石灰化を伴うことがあり，肉芽腫などの良性肺結節と区別すべき病変として知られる(**図 3**)．骨肉腫の肺転移は気胸を併発しやすいことも有名．

骨肉腫

　骨肉腫は類骨または骨形成を特徴とする間葉系悪性腫瘍で[1~3]，本邦の骨腫瘍登録(2006〜2015 年)では 34% を占める，小児期〜青年期で最も高頻度な骨原発の悪性腫瘍である．発症年齢は 10〜20 歳台で最大のピークがあり，わずかに男性に多い．2 つめのピークの 40 歳台以降では Paget 病や放射線治療後に続発する二次性骨肉腫を生じる．臨床症状と検査所見では，局所の疼痛(35〜100%)，腫瘤ないし腫脹(39〜93%)，跛行(31〜67%)，ALP 高値(45%)，LD 高値(36〜44%)，CRP 高値(17〜27%)，貧血(24%)，白血球増多(14%)を認める[4]．

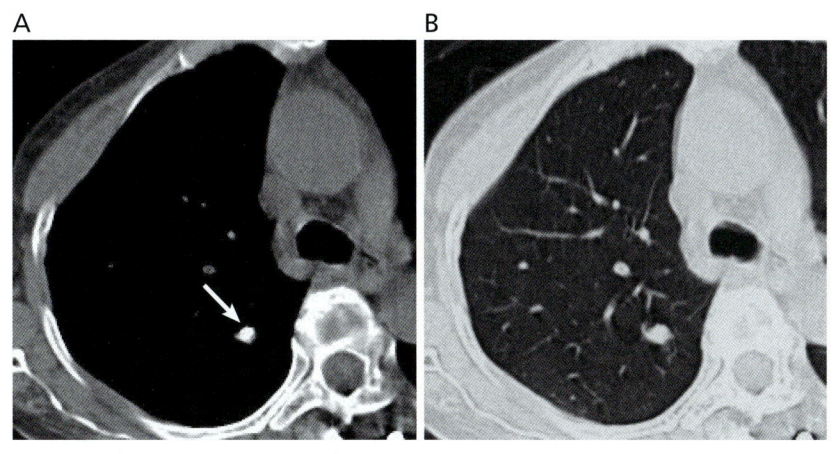

図3　60歳台男性　骨肉腫の肺転移
A：胸部単純CT（縦隔条件），B：単純CT（肺野条件）　胸部CT縦隔条件（A）にて，
右肺上葉 S^2 に中心性石灰化を示す結節を認め（→），肺野条件（B）では結節は境界明
瞭である．

　骨肉腫は症例全体の80％程度を中心型/髄内型骨肉腫が占める．大腿骨遠位や脛骨近位
など膝関節の周囲に70％程度が，上腕骨近位に10％程度が発生し，腓骨，脊椎，骨盤，肋
骨，顎骨などその他の骨にも発生する．病変の主座は長管骨の骨幹端から骨端で，関節内
への病変の進展はまれである．中心型/髄内型骨肉腫には，通常型骨肉腫の骨芽細胞型，軟
骨芽細胞型，線維芽細胞型のほか，思春期以降の20〜30歳台に認めやすい低悪性度中心
型骨肉腫，血管拡張型骨肉腫，小細胞型骨肉腫がある．表在型骨肉腫には傍骨性骨肉腫，
骨膜性骨肉腫，高悪性度表在性骨肉腫が含まれ，発生頻度は10〜15％程度である．骨外性
骨肉腫は，肺，後腹膜，軟部組織などに発生し，発生頻度は5％未満である．
　骨肉腫の診断は，現在でも顕微鏡病理学的な腫瘍性骨/類骨の同定によりなされており，
これまでの分子生物学的な解析において大多数の骨肉腫に共通となる遺伝子異常は同定さ
れていない．化学療法と外科的切除の組み合わせが標準治療で，約70％が治癒する．

鑑別診断

　通常型骨肉腫の鑑別には，膝関節の"don't touch lesion"である distal femoral cortical
desmoid/avulsive cortical irregularity of the posterior femur（**NOTE** 参照，**図4**），良性疾
患である骨髄炎，腫瘍では Langerhans 細胞組織球症（症例 L2-51，p. 469 参照）や転移性
骨腫瘍（症例 L1-71，p. 273）などがあがる．
　通常型骨肉腫のうち軟骨芽細胞型では軟骨芽細胞腫（症例 L1-51，p. 196 参照）や軟骨肉
腫（症例 L1-65，p. 253）が，血管拡張型骨肉腫では動脈瘤様骨嚢腫（症例 L2-44，p. 440）が，
小細胞型骨肉腫では Ewing 肉腫（症例 L1-68, p. 263）をはじめとする"骨と軟部に発生する
未分化小円形細胞肉腫"や悪性リンパ腫（症例 L1-6，p. 19）が上記に加えて鑑別にあがって
くる．
　骨肉腫は，骨端よりも骨幹端の病変が目立ち，腫瘍内 matrix の病的類骨を反映した雲状
ないし不定形の石灰化（cloud-like or amorphous calcification）を示し，不規則ないし放射
状の aggressive な骨膜反応やいわゆる Codman's triangle を認める．これらの所見を踏ま
えて鑑別診断を進めていく．

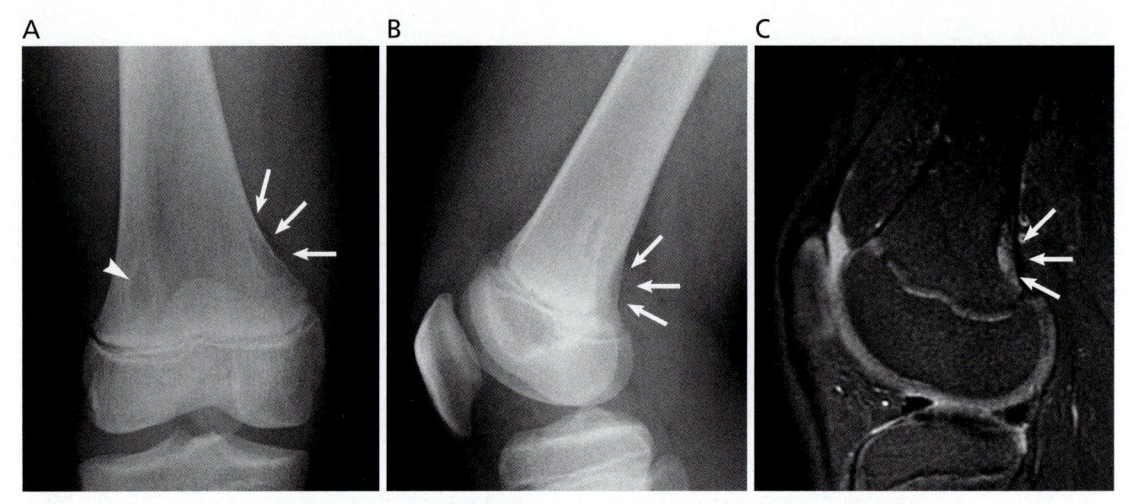

図4　11歳男児　distal femoral cortical desmoid/avulsive cortical irregularity of the posterior femur
右大腿骨単純X線写真　A：正面像，B：側面像，C：MRI，脂肪抑制T2強調矢状断像　単純X線正面像（A）および側面像（B）にて，右大腿骨遠位骨幹端内背側に境界明瞭な骨透亮像を認める（→）．MRI，脂肪抑制T2強調像（C）では境界明瞭で不均一な高信号を示す腫瘤を認める．右大腿骨遠位骨幹端外背側にも境界明瞭な骨透亮像を認める（A，➤）

解答　**A1.**	大腿骨遠位，脛骨近位，上腕骨近位．
A2.	骨腫，類骨骨腫，骨芽細胞腫．
A3.	肺，骨．

NOTE

distal femoral cortical desmoid/avulsive cortical irregularity of the posterior femur

　distal femoral cortical desmoid/avulsive cortical irregularity of the posterior femur は，小児において骨肉腫や骨髄炎と区別すべき病変（mimicker）として，放射線診断医が知っておくべき正常な成長期の所見であり（**図4**），日常診療で遭遇する機会も多い．同部は腓腹筋内側頭や内転筋へのストレスにより生じるものと考えられ，成長とともに消失する．

文献

1) Cederberg KB, Iyerr RS, Chaturvedii A, et al : Imaging of pediatric bone tumors : a COG Diagnostic Imaging Committee/SPROncology CommitteeWhite Paper. Pediatric Blood & Cancer 2023 ; 70（Suppl. 4）: e30000.

2) Resnick D, Kyriakos M, Greenway GD : Tumors and tumor-like diseases. In Resnick D, Kransdorf MJ（ed）: Bone and joint imaging, 3rd ed. Pennsylvania : Elsevier Saunders, 2004 : 1109-1264.

3) Baumhoer D, Bohling TO, Cates JMM, et al : Osteosarcoma. WHO Classification of Tumours Editorial Board : WHO classification of tumours, 5th ed, Lyon : IARC, 2020 : 403-409.

4) 日本整形外科学会，原発性悪性骨腫瘍診療ガイドライン策定委員会：原発性悪性骨腫瘍診療ガイドライン2022．南江堂，2022：7-18.

症例 **L1** **65**

40 歳台女性．遺伝性多発性外骨腫症にて経過観察中．右骨盤部に腫瘤を指摘された．

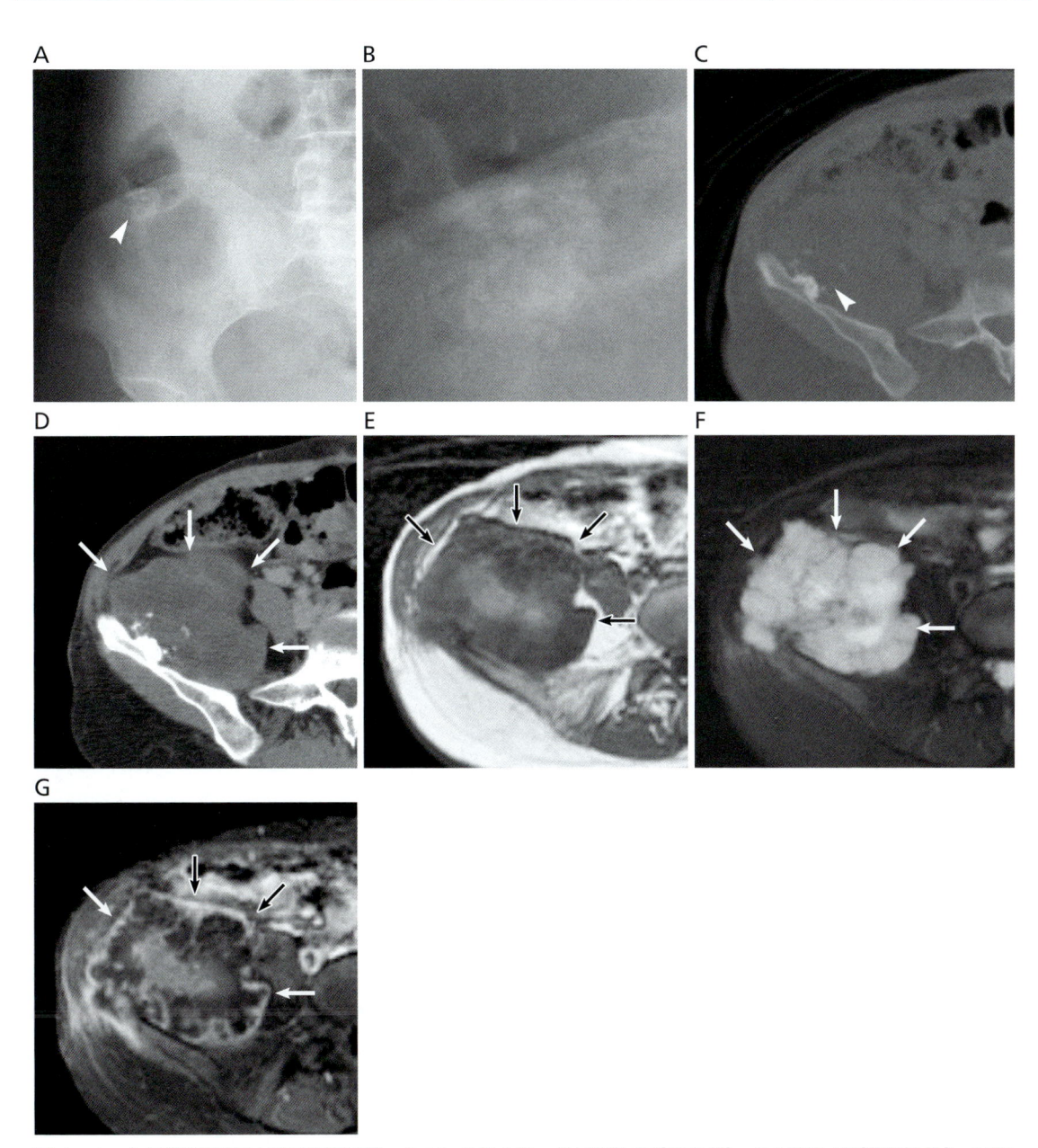

図1 A：右骨盤部単純 X 線写真正面像，B：A の拡大像，C：造影 CT（骨条件），D：造影 CT（軟部条件），MRI
E：T1 強調横断像，F：脂肪抑制 T2 強調横断像，G：造影後脂肪抑制 T1 強調横断像

単純 X 線所見	単純 X 線写真（**図 1 A, B**）にて，右腸骨に重なって結節状の石灰化を認める（➤）．
CT 所見	造影 CT 骨条件（**図 1 C**）にて，右腸骨より骨外へ膨隆する腫瘤を認め，部分的に環状ない

し弧状の石灰化を伴う．造影CT軟部条件（**図1D**）にて辺縁部や隔壁部に軽度の増強効果を示す分葉状腫瘍を認め（→），腫瘍内部に増強効果の乏しい低吸収域が混在している．

MRI所見　腫瘍（→）はT1強調像（**図1E**）にて微量な石灰化や粘稠な液体成分の混在を反映した高信号〜等信号，脂肪抑制T2強調像（**図1F**）で著明な高信号を示し，腫瘍内部には隔壁様低信号が認められる．造影後脂肪抑制T1強調像（**図1G**）では腫瘍辺縁部と隔壁様構造に増強効果を示す．

診断　通常型軟骨肉腫　conventional chondrosarcoma

経過　軟骨肉腫として外科的切除術が施行された．

問題
Q1. 軟骨肉腫の好発部位を3か所あげよ．
Q2. 軟骨肉腫の典型的な石灰化パターンを述べよ．
Q3. 二次性軟骨肉腫をきたす軟骨腫症を2つあげよ．

画像診断のポイント
- 軟骨肉腫の病変局所の画像診断には，単純X線写真とMRIが有用である[1]．
- 軟骨肉腫の大半を占めるGrade 1では，骨透亮像と骨硬化像が混在する，特徴的な環状/弧状パターン（ring and arc pattern）の石灰化を示し，辺縁部で骨皮質の波打ち像（endosteal scalloping），腫瘍の緩徐な発育を反映した骨皮質の肥厚をきたす．
- 軟骨肉腫Grade 2-3ではよりaggressiveな骨膜反応や骨皮質の破壊/浸潤を認めうる．
- CTは腫瘍内部の特徴的な環状/弧状パターンの石灰化を検出するのに優れる．
- MRI，脂肪抑制T2強調像では，腫瘍の分葉状形態や，腫瘍内の硝子軟骨に含まれる豊富な水分を反映した強い高信号を認め，周囲の軟部組織の反応性変化の有無を評価できる．

軟骨肉腫

　軟骨肉腫は骨肉腫に次いで頻度の高い骨原発の悪性腫瘍である[2,3]．30〜60歳台の骨盤，大腿骨，上腕骨，肋骨に好発し，脊椎，脛骨，肩甲骨，胸骨，鎖骨，顔面骨にも発生する．手足の指骨/趾骨の発生はまれである．腫瘍の発育は遅く，臨床症状と検査所見では，局所の疼痛（80〜95%），腫瘤ないし腫脹（28〜82%），CRP高値（23〜24%），貧血（17%），白血球増多（4%）を認め，発熱はまれである．病的骨折の合併頻度は3〜17%程度である．

　通常型軟骨肉腫は軟骨肉腫のなかでも85〜90%と最も発生頻度が高く，病理組織学的に軟骨基質と多結節状の軟骨細胞の増殖を特徴とする．80%以上が骨内発生の中心型/髄内型（central/intramedullary）を呈し，このほかに軟骨腫の軟骨帽から発生する末梢型（peripheral）と，骨表面に発生する表在型（juxtacortical/periosteal）がある．通常型軟骨肉腫は細胞密度や異型性の程度によりGrade 1〜3に分類され，Grade 1が最も高頻度である．2020年に改訂されたWHO分類 第5版では軟骨肉腫Grade 1（chondrosarcoma grade 1）と軟骨形成性腫瘍（chondromatous tumours）に含まれる異型軟骨腫瘍（atypical cartilaginous tumour：ACT）とを発生部位により使い分けており，軸骨格である骨盤，肋骨，脊

椎，肩甲骨，胸骨，鎖骨，顔面骨に発生した場合には軟骨肉腫 Grade 1 の名称を用い，大腿骨や上腕骨など管骨に発生した場合には異型軟骨腫瘍/中間群腫瘍の名称を用いる．

通常型軟骨肉腫の約 15％は，既存の骨軟骨腫や骨軟骨腫症の軟骨帽から二次性に発生する．通常型以外の軟骨肉腫には低悪性度の淡明細胞型軟骨肉腫，高悪性度の脱分化型軟骨肉腫，間葉系軟骨肉腫がある．

鑑別診断

通常型軟骨肉腫の鑑別診断には同じ軟骨性腫瘍である内軟骨腫，軟骨芽細胞腫，骨軟骨腫，通常型骨肉腫の軟骨芽細胞型などがあがるほか，中年期以降では悪性リンパ腫（症例 L1-6，p. 19 参照），形質細胞腫，転移性腫瘍（症例 L1-71，p. 273）が鑑別にあがってくる．

通常型以外の低悪性度の淡明細胞型軟骨肉腫では骨端発生の良性病変として軟骨下嚢胞/geode や軟骨芽細胞腫，骨巨細胞腫（症例 L1-58，p. 222）が鑑別にあがってくる．高悪性度の間葉系軟骨肉腫では Ewing 肉腫（症例 L1-68，p. 263）が，脱分化型軟骨肉腫では骨肉腫（症例 L1-64，p. 248），未分化多形肉腫（症例 L2-52，p. 471），平滑筋肉腫（症例 L2-53，p. 474），横紋筋肉腫（症例 L2-57，p. 488），血管肉腫（症例 L2-58，p. 491）などが鑑別となる．

1）内軟骨腫 enchondroma

手指骨や足趾骨など短管骨に発生することが多い．大腿骨，脛骨，上腕骨など長管骨の骨幹端から骨幹の内軟骨腫では，軟骨肉腫 Grade 1 との鑑別が放射線診断学的にも病理組織学的にも難しいことがある．特に病的骨折を伴う病変では，二次性軟骨肉腫の有無について慎重に鑑別をすすめる必要がある（症例 L1-50，p. 193 参照）．

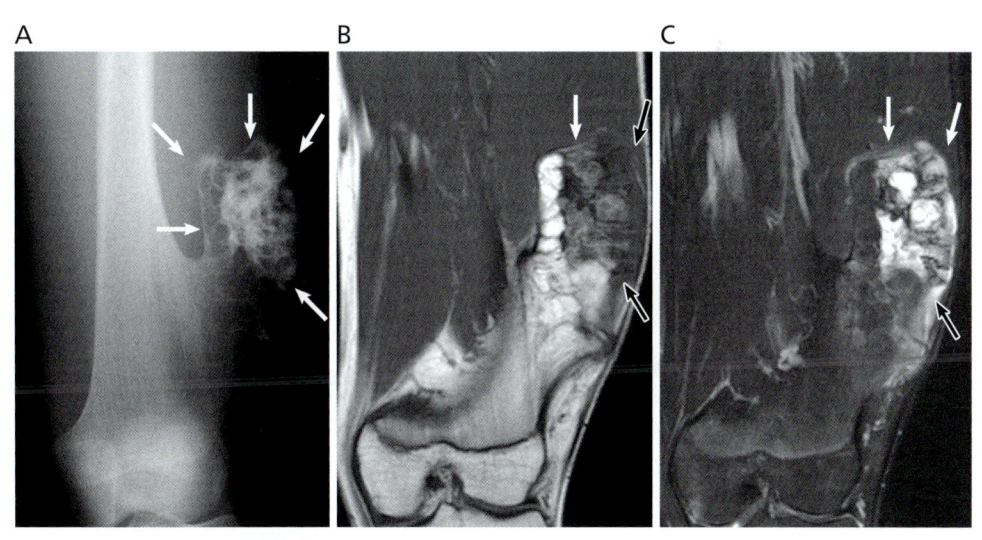

図2　15歳男性　骨軟骨腫（悪性転化）
A：右大腿骨単純X線写真正面像，MRI　B：T1強調冠状断像，C：脂肪抑制T2強調冠状断像
単純X線写真（**A**）にて，右大腿骨遠位骨幹端内側から連続し，骨髄を有する多結節状の広基性隆起を認め，隆起の先端部は凹凸不整で不均一な骨硬化を呈する．MRI, T1強調像（**B**）および脂肪抑制T2強調像（**C**）にて厚さ3 cmを超える多結節状の軟骨帽（cartilage cap）を伴い（→）．隆起の先端部である軟骨帽は凹凸不整に肥厚し，T1強調像で等～高信号，脂肪抑制T2強調像で低～著明な高信号を示し，環状ないし弧状パターンの低信号域が混在している（→）．

2）軟骨芽細胞腫　chondroblastoma

　　長管骨骨端や大転子に好発する良性腫瘍である．10〜20歳台と軟骨肉腫と比較して若い年齢で認めやすく，大きさも 5 cm 未満のことが多い．軟骨芽細胞腫の軟骨基質にはプロテオグリカンがほとんど含まれないため，MRI, T2 強調像では腫瘍内部の高信号域よりも低信号域が目立つことが多い．腫瘍内には嚢胞性変化を認めることが多く，腫瘍周囲の反応性変化として滑膜炎や関節炎，軟部組織の浮腫性変化を認めうる（症例 L1-51, p. 196 参照）．

3）骨軟骨腫　osteochondroma

　　骨軟骨腫は軟骨帽を先端に有する骨性隆起で，1〜25％の症例で悪性に転化し（**図 2**），軟骨肉腫に転化することが多い．軟骨帽の厚さが目立つ病変は注意が必要で，骨盤部や肋骨など躯幹部で悪性転化の頻度が高い（症例 L1-1, p. 2 参照）．

解答	**A1.**	骨盤，大腿骨，上腕骨．
	A2.	環状/弧状パターン（ring and arc pattern）．
	A3.	Ollier 病，Maffucci 症候群．

文献

1）　Resnick D, Kyriakos M, Greenway GD : Tumors and tumor-like diseases. In Resnick D, Kransdorf MJ(ed): Bone and joint imaging, 3rd ed. Pennsylvania : Elsevier Saunders, 2004 : 1109-1264.

2）　Bovee JVMG, Bloem JL, Flanagan AM, et al : Central atypical cartilaginous tumour/chondrosarcoma, grade 1/secomdary peripheral atypical cartilaginous tumour/chondrosarcoma, grade 1/central chonrosarcoma, grades 2 and 3/secondary peripheral chondrosarcoma, grades 2 and 3. WHO Classification of Tumours Editorial Board : WHO classification of tumours, 5th ed. Lyon : IARC, 2020 : 370-380.

3）　日本整形外科学会 原発性悪性骨腫瘍診療ガイドライン策定委員会：原発性悪性骨腫瘍診療ガイドライン 2022. 南江堂，2022 : 7-18.

症例 L1 66

6歳女児．自転車と接触し左足を受傷した．

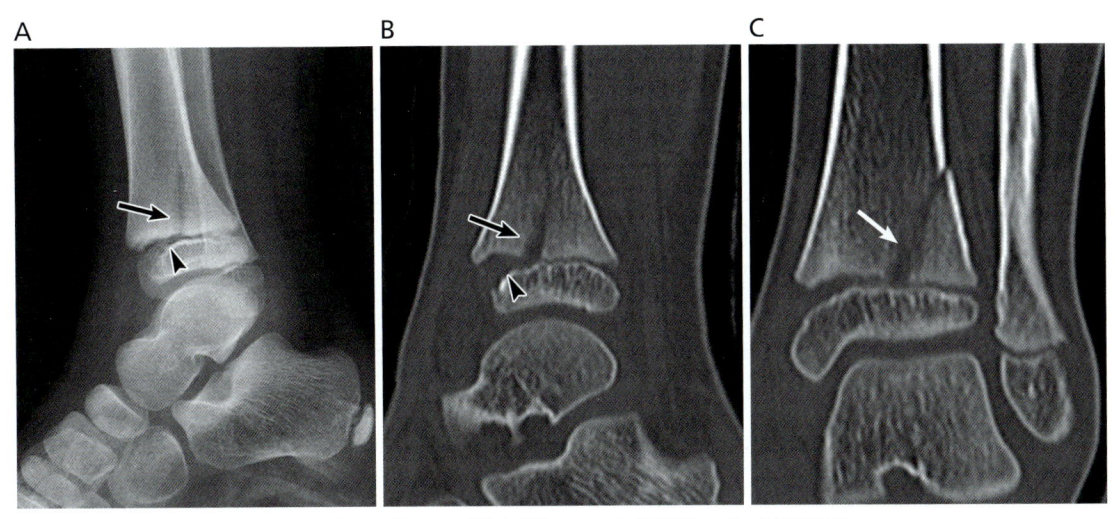

A B C

図1 A：左足関節単純 X 線写真側面像，CT（骨条件） B：矢状断像，C：冠状断像

単純 X 線・CT 所見 脛骨遠位骨幹端には成長板に連続するように骨折線が走行し（図1 A〜C，→），成長板は離開している（図1 A, B，➤）．

診断 成長板骨折 growth plate fracture，Salter–Harris 分類Ⅱ型

経過 脛骨成長板骨折の診断で観血的整復固定術が行われ，明らかな合併症なく経過している．

問題 Q1. 骨端線損傷で生じうる慢性期合併症は何か？
　　 Q2. Salter–Harris 分類で最も多い骨端線損傷のパターンはどれか？
　　 Q3. Q2 で答えた損傷パターンでは骨折線はどのように走行するか？

画像診断のポイント

単純 X 線写真
- 単純 X 線撮影は迅速かつ簡便に行える検査であるが，微小な骨折やアライメントの異常を検出するために適切なポジショニングで撮影を行う必要がある．しかし，実際は痛みなどによる啼泣や拘縮により十分なポジショニングで撮影が行えない場合もある．
- 評価可能な画像の撮影が行えなかった場合では，再検査や別のモダリティでの検査を検討する．
- 軽微な骨折の評価では，患側のみの撮影では判断が難しいことがある．これは，骨端核や成長板の形態・状態に個人差があるため，特に四肢においては健側と比較しながら評価することで，成長板骨折やその他の異常に気付くことができる．

CT

- CT は，単純 X 線写真で十分に描出できていなかった骨折や小さな骨片の検出に有効である．
- 軟骨の評価はできない．
- 被曝線量が多くなることに留意したい．

MRI[1, 2]

- 脂肪抑制 T2 強調像や STIR 像といった fluid-sensitive シーケンス(水が強調されるようなシーケンス)では急性期の骨折で成長板周囲の骨髄が高信号を示し，グラジエントエコー(GRE)法で成長(軟骨)板の正常信号の消失が認められる．靭帯，筋肉などの軟部組織損傷の評価にも有用である．
- 鑑別が難しい場合にも有用．
- 年齢によっては鎮静が必要となることに留意したい．

成長板骨折

小児の長管骨は骨幹，骨幹端，骨端の 3 部位に分かれ，骨幹端と骨端の間には成長板(成長軟骨板,骨端線)が存在することが特徴である．単純写真では骨幹部および骨化した骨端(骨端核)は描出できるが，骨化していない軟骨層・成長板は直接描出することができない．成長板は非常に脆弱であり，小児の長管骨骨折ではしばしば損傷し，成長板骨折は成長板の早期閉鎖を起こし，慢性期合併症として成長障害・変形をきたすことがある．

成長板骨折の評価には Salter-Harris 分類[2~4]が一般的に用いられる(**図 2**)．Salter-Harris 分類の I 型は成長板に限局する骨折であり，II，III，IV型は成長板とそれに隣接する骨幹端や骨端を含む骨折である．特に II 型は成長板骨折の 75％程度を占める最も多い損傷形

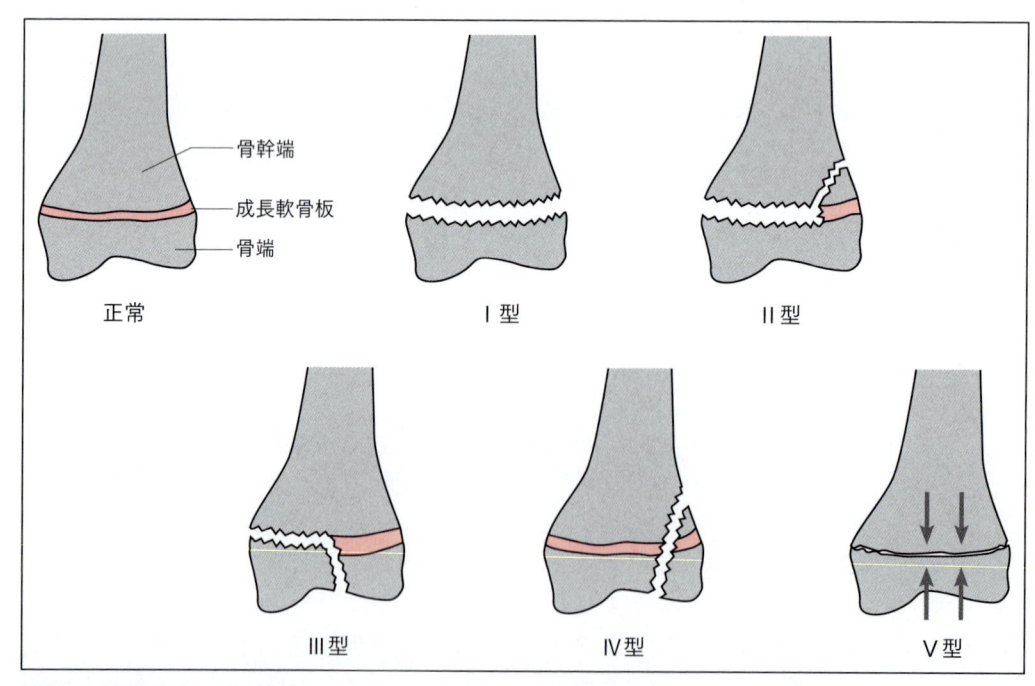

図 2 Salter-Harris 分類
(文献 3)をもとに作成)

態である．Ⅴ型は成長板が圧挫されるまれな損傷形態である．Ⅰ型やⅡ型と比べて，Ⅲ，Ⅳ，Ⅴ型は予後が悪く，合併症が起きやすい．

　予後については Salter-Harris 分類だけでなく，骨折の解剖学的位置が重要であり，たとえば，大腿骨遠位端や脛骨遠位端の成長板骨折は橈骨遠位端の損傷と比べて成長障害を生じやすいとされる．

鑑別診断[5]

　特に乳幼児の骨折については虐待の可能性についても注意する（症例 L3-4，p. 524 参照）．成長板の閉鎖時期には MRI で成長板の周囲に限局した骨髄浮腫（傍骨端線部限局性骨髄浮腫 focal periphyseal edema：FOPE）をきたすことが知られており，鑑別を必要とする．

解答 **A1.** 成長障害・変形．
A2. Salter-Harris 分類Ⅱ型．
A3. 骨折線は成長板より骨幹端に向かう．

文献

1) Jaramillo D, Kammen BF, Shapiro F, et al : Cartilaginous path of physeal fracture-separations : evaluation with MR imaging : an experimental study with histologic correlation in rabbits. Radiology 2000 ; 215 : 504-511.

2) Nguyen JC, Markhardt BK, Merrow AC, Dwek JR : Imaging of pediatric growth plate disturbances. Radiographics 2017 ; 37 : 1791-1812.

3) Salter RB, Harris WR : Injuries involving the epiphyseal plate. J Bone Jt Surg 1963 ; 45 : 587-622.

4) Rogers LF, Poznanski AK : Imaging of epiphyseal injuries. Radiology 1994 ; 191 : 297-308.

5) Zbojniewicz AM, Laor T : Focal periphyseal edema（FOPE）zone on MRI of the adolescent knee : a potentially painful manifestation of physiologic physeal fusion? AJR Am J Roentgenol 2011 ; 197 : 998-1004.

症例 L1 67

40歳台女性. 主訴は背部痛.

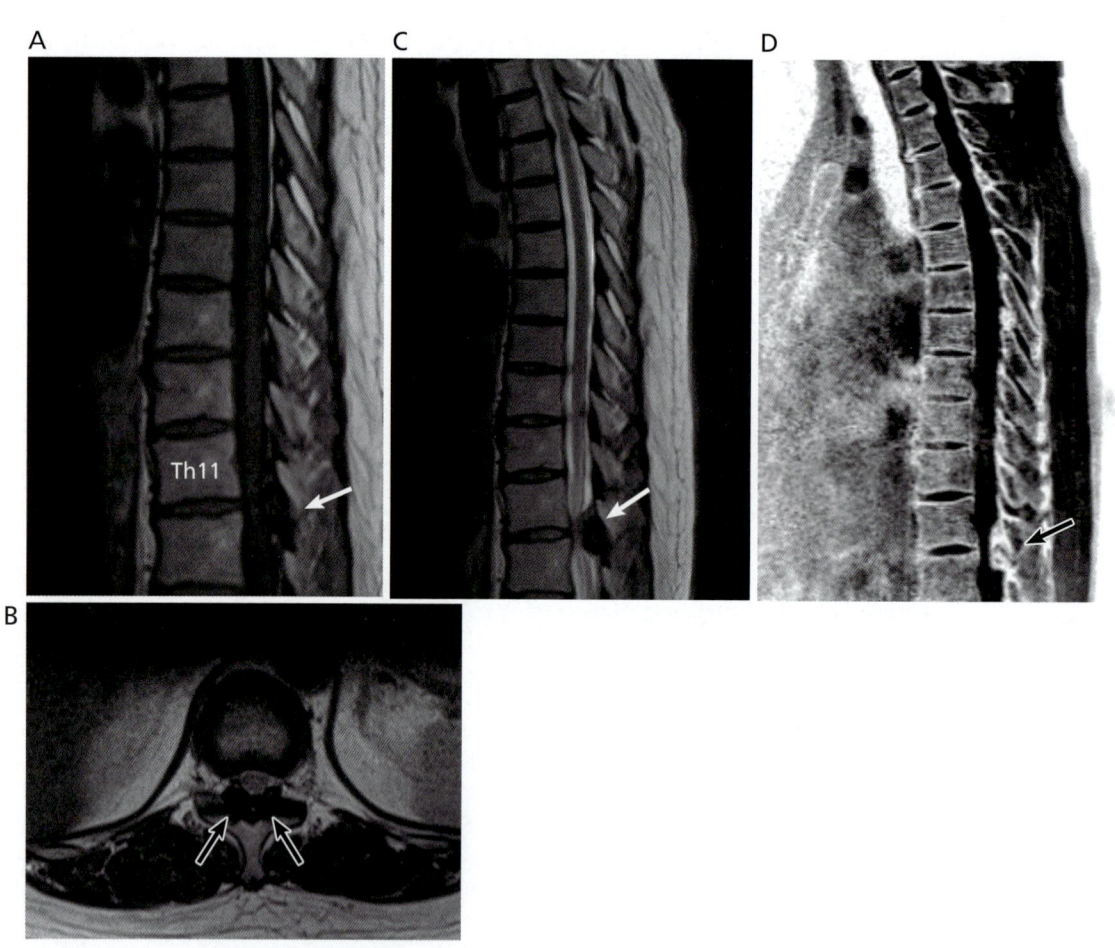

図1 MRI A:胸椎T1強調矢状断像, B:Th11/12レベルT2強調横断像, C:胸椎T2強調矢状断像, D:CT like image 矢状断像

MRI所見 Th11/12レベルで脊柱管背側部に, T1強調像(**図1A**), T2強調像(**図1B, C**)ともに低信号で肥厚し(→), 硬膜嚢を後方から圧排している. 胸椎MRI CT like image(**図1D**)でも骨化を認める(→). そのほか, L1/2, L2/3レベルにおいても同様に, 脊柱管背側部に, 骨化を認める(非提示).

診断 黄色靱帯骨化症 ossification of yellow ligament:OYL

経過 後方除圧術を行い, 症状は改善した.

問題 **Q1.** 黄色靱帯骨化症(OYL)の好発部位はどこか？

Q2. 上記好発部位発生の場合，なぜ診断が遅れやすいか？

Q3. OYL に併発する疾患は何か？

画像診断のポイント

単純 X 線写真

● 中・下位胸椎では単純 X 線写真においても診断可能であるが，上位胸椎では肋骨との重なりが多く，評価が困難である．

CT

● 骨化の形態と分布について，CT は単純写真よりも評価に有用である．

● 形態分類には横断像を用いる．黄色靱帯骨化症の鑑別疾患である，黄色靱帯石灰化症の鑑別に，CT が有用である．

MRI

● 骨化した黄色靱帯は T1 強調像および T2 強調像で無信号の病変として椎間関節前面に認められ，硬膜嚢を後方から圧排する．

● 脊髄や馬尾圧迫の程度評価にも用いられる．脊髄軟化症があると，脊髄は T2 強調像で高信号を呈する．

黄色靱帯骨化症

　黄色靱帯は横断像で脊柱管内後方に V 字状構造として同定され，関節突起の前面から，後方正中にある棘間靱帯に結合する．黄色靱帯骨化症(OYL)の原因は不明であるが，遺伝的関与，びまん性特発性骨増殖症の部分症や，力学的負荷による腱・靱帯付着部症と考えられている[1]．黄色靱帯の骨化は，椎弓内側靱帯付着部から始まり，徐々に増大する[2]．好発部位は胸腰椎移行部 Th10-11 で，次に Th4-5 である．

　胸腰椎移行部に脊髄円錐部があり，同部に複数の髄節が密集して存在しているため，この部位の病変は，単一病変で ① 同時に多髄節を障害，② 脊髄索路，脊髄髄節，神経根を同時に障害，③ 円錐部下端の高さに個人差があるため，頸椎や腰椎疾患と異なり，神経学的症候から障害部位を同定するのが困難になる[3]．また画像診断の際，胸腰椎移行部の撮像範囲が不十分であると，診断が遅れる傾向にある．非特異的な背部痛や，病巣レベル以下の知覚障害や対麻痺であっても，胸腰椎移行部の病変の有無について確認することを，忘れてはならない．

　佐藤らの CT 分類では，椎間関節中央部の横断像で，5 型に分類する[4]．

　A　外側型 lateral type：関節包に限局した骨化．

　B　拡大型 extended type：弓間部の一部に及ぶ骨化，厚みが薄い．

　C　肥厚型 enlarged type：拡大型よりも脊柱管側に増した骨化．

　D　癒合型 fused type：左右の骨化が癒合，中央部に切れ込みを残す．

　E　膨隆型 tuberous type：骨化中央部の切れ込みが消失，前方に突出．

鑑別診断

黄色靱帯石灰化症 calcification of the ligamentum flavum

　OYL と黄色靱帯石灰化症の鑑別には CT 横断像が有用である．黄色靱帯石灰化症は，黄

色靱帯内側の付着部から腹側に，繭状の石灰化を呈する．

解答 A1. 胸腰椎移行部に好発．MRI 矢状断像で胸腰椎移行部の黄色靱帯異常の有無にも注意を要する．Th10-11 の次に Th4-5 において好発する．

A2. 胸腰椎移行部は解剖学的に，胸椎，脊髄円錐，神経根，馬尾が互いに近接して存在し，非特異的症状（脊髄障害，脊髄髄節障害，神経根障害）が混合することがあり，高位診断が難しいため．

A3. 頸椎後縦靱帯骨化症（ossification of the posterior longitudinal ligament：OPLL）を有する患者では，高率に胸椎 OYL を併発することが知られている．併発する OPLL やびまん性特発性骨増殖症（diffuse idiopathic skeletal hyperostosis：DISH）を包括して脊柱靱帯骨化症という．

NOTE

胸腰椎移行部発生の OYL

　胸腰椎移行部発生の OYL では，症状から椎間板ヘルニアが疑われ，腰椎中心に検査が行われるため，胸腰椎移行部の異常が見落とされやすく，撮像範囲から外れやすい．胸腰椎移行部の病変の有無についても，MRI 矢状断像で必ず確認し，病変があった場合，横断像に含める．

　黄色靱帯骨化症の癒合型や膨隆型では，硬膜骨化の合併が高い[4]．骨化硬膜との癒合が強い場合，剝離に時間を要し，除圧時に硬膜囊損傷をきたしやすく，脳脊髄液が漏出するリスクが高まる．除圧前に CT で硬膜骨化の有無を評価することも重要となる．

文献

1) 森　鎧, 柳下　章・編：黄色靱帯骨化症. エキスパートのための脊椎脊髄疾患の MRI 第 3 版. 三輪書店, 2015：368-370.
2) Hotta Y：Anatomical study of the yellow ligament of the spine with special reference to its ossification. 整形外科 1985；59：311-325.
3) 宮内　晃, 岩崎幹季, 奥田真也, 他：胸椎黄色靱帯骨化症の神経学的症候—確定診断が遅れる原因について. 別冊整形外科 2004；45：94-101.
4) 佐藤哲朗, 国分正一, 石井祐信：胸椎部黄色靱帯骨化の形態と手術法の選択. 臨整外 1996；31：541-545.

症例 L1 68-1

13歳女性．左大腿部の痛みと腫脹が出現し，徐々に増悪

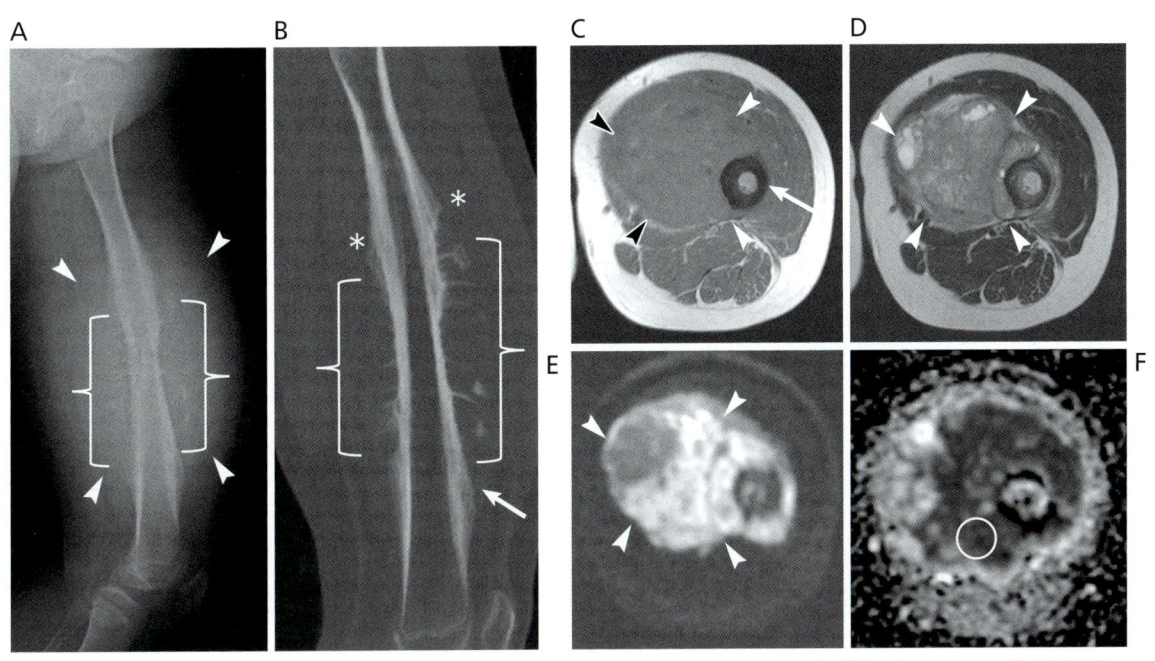

図1　A：左大腿単純X線写真正面像，B：CT矢状断像（骨条件），MRI　C：T1強調横断像，D：T2強調横断像，E：拡散強調横断像，F：ADC map（産業医科大学 放射線科学教室 青木隆敏先生のご厚意による）

単純X線所見　単純X線写真（図1A）にて左大腿部に骨内外に分布する腫瘤を認め（➤），骨幹部の多層状ないし放射状を呈する著明な骨膜反応を認める（カッコの示す範囲）．

CT所見　CT矢状断像（図1B）では骨幹部の多層状ないし放射状を呈する著明な骨膜反応がより明瞭で，腫瘤辺縁部のいわゆる Codman's triangle（＊），骨皮質表面の皿状侵食像（saucerization, →）も認める．骨幹部髄腔は浸潤性（permiative pattern）の境界不明瞭な溶骨性変化を呈する．

MRI所見　骨内外に分布する腫瘤はT1強調像（図1C）で骨格筋と等信号，T2強調像や拡散強調像（図1D, E）で不均一な高信号を呈し（➤），病変部の骨皮質が歪に肥厚している（→）．拡散強調像でのADC値は $0.55 \times 10^{-3} \mathrm{mm}^2/\mathrm{s}$（図1F，○）．

診断　Ewing 肉腫 Ewing sarcoma

経過　術前化学療法，広範切除を施行した．

L1 68-2

5歳男児. 1か月前から右肩甲部の腫瘤に気づき, 徐々に増大している.

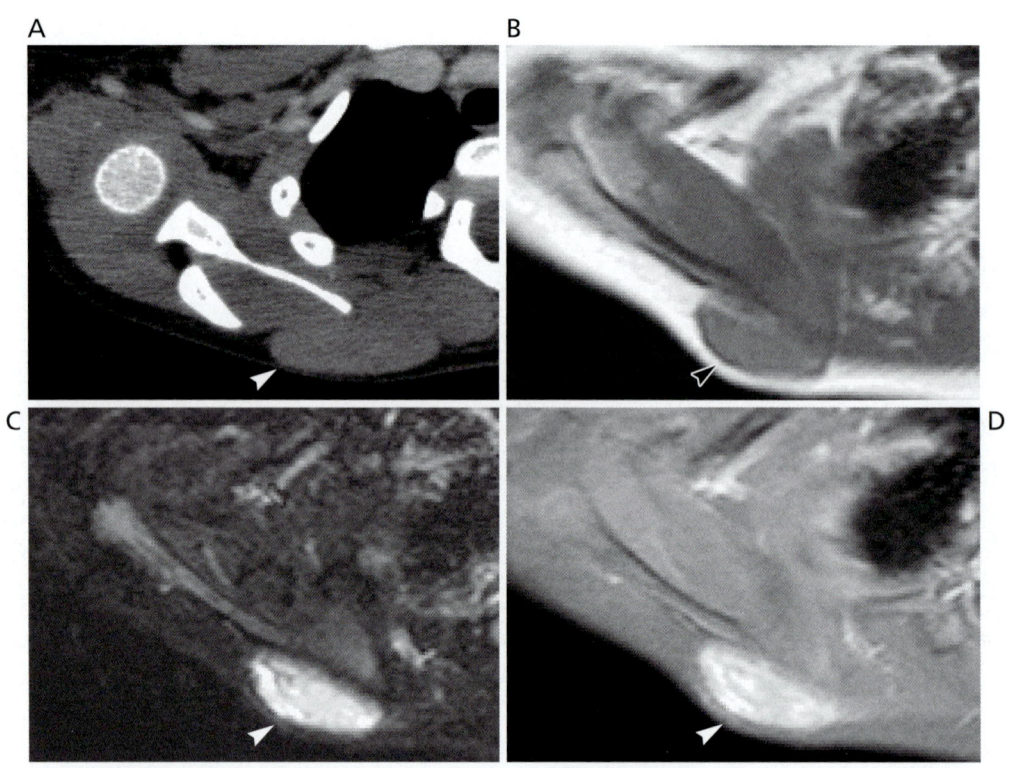

図2 A: 造影 CT 横断像(縦隔条件), MRI B: T1 強調横断像, C: 脂肪抑制 T2 強調横断像, D: 造影後脂肪抑制 T1 強調横断像

CT 所見 造影 CT(図2A)にて, 右肩甲骨と近接して境界明瞭で骨格筋と等吸収を示す楕円形腫瘤を認める(➤).

MRI 所見 右肩甲骨内側と接する楕円形腫瘤を認め(➤), T1 強調像(図2B)で骨格筋と等信号, 脂肪抑制 T2 強調像(図2C)で高信号, 造影後脂肪抑制 T1 強調像(図2D)で増強効果を示す. 腫瘤近傍の右肩甲骨骨皮質には軽度の凹凸不整を認める.

診断 骨外性 Ewing 肉腫 extraskeletal Ewing sarcoma

経過 Ewing 肉腫として化学療法および外科手術を施行し, 外来にて経過観察中である.

問題 **Q1.** Ewing 肉腫の好発年齢について述べよ.
Q2. Ewing 肉腫で認める典型的な骨膜反応を述べよ.
Q3. Ewing 肉腫以外の未分化小円形細胞肉腫を3つあげよ.

画像診断の ポイント

- Ewing 肉腫の病変局所の画像診断に単純 X 線写真と MRI が有用で，遠隔転移の検索に CT，骨シンチグラフィ，PET/CT，PET/MRI，whole body MRI（DWIBS）の有用性が報告されている[1]．
- 単純写真で認める骨発生の Ewing 肉腫の典型的所見は浸潤型/虫食い様の骨透亮像と onion-skin appearance を呈する多層性骨膜反応が有名だが，単純写真のみでは病変の広がりを過少評価する危険性がある．腫瘤性病変の圧排による二次性変化として，骨に皿状侵食像"saucerization"を認め，浸潤型/虫食い様の骨透亮像を同時に認める場合には，Ewing 肉腫として特異度の高い所見とされる．病的骨折の合併を 5〜10％の症例に，遠隔転移を 25％未満の症例に認める[2]．
- MRI は濃度分解能の低い単純写真の欠点を補い，局所の病勢判定や手術前の広がり診断に有用である．特に Ewing 肉腫では骨髄内の病変の広がり，骨外の軟部腫瘤，近接する skip lesion を同時に把握でき，造影後脂肪抑制 T1 強調像は増強効果を呈する骨内外に分布する腫瘍と周囲の反応性浮腫との鑑別に有用である[3]．

Ewing 肉腫

　Ewing 肉腫は本邦の骨腫瘍登録（2006〜2015 年）のうち 6％を占め，20 歳未満では骨肉腫に次いで頻度の高い骨原発悪性腫瘍である[4]．臨床症状と検査所見では，局所の疼痛（64〜88％），腫瘤ないし腫脹（34〜60％），発熱（20〜49％），跛行（40％），LD 高値（32〜68％），CRP 高値（43〜45％），貧血（24％），白血球増多（14％）を認める[4]．WHO 分類　第 5 版では"骨と軟部に発生する未分化小円形細胞肉腫"のうち，"FET 遺伝子ファミリーのひとつと ETS 転写因子ファミリー癒合遺伝子を有する小円形細胞肉腫"と定義される．

　Ewing 肉腫は，全体の約 85％を骨病変が占め，長管骨の骨幹端ないし骨幹部，骨盤，肋骨，その他の扁平骨に発生し，約 12％を占める骨外病変として解剖学的にあらゆる部位に発生しうる．20 歳以下の症例が 80％近くを占め，30 歳以上の症例はまれである．病理組織の免疫染色にて細胞表面糖蛋白の CD99 を証明することが診断に必須で，Ewing 肉腫の 95％の症例で CD99 が陽性となる．その他の免疫染色の NKX2-2 は CD99 よりも Ewing 肉腫の診断に特異的で，遺伝子変異を反映する代替マーカーの NKX2.2 がある．遺伝子診断では 22 番染色体上の EWSR1 遺伝子が，11 番染色体上の FLI1 遺伝子と癒合遺伝子を形成する場合が 85％程度，21 番染色体上の ERG 遺伝子と癒合遺伝子を形成する場合が 10％程度で，FISH による染色体転座や RT-PCR による癒合遺伝子の同定が診断に用いられる．

　"骨と軟部に発生する未分化小円形細胞肉腫"では免疫病理組織学的な検索や遺伝子診断が必要となるため，適切な時期に，適切な施設で，適切な免疫病理学的検索や遺伝子診断がなされるように画像診断を進めていかなければならない．

鑑別診断

　Ewing 肉腫の鑑別診断には，"骨と軟部に発生する未分化小円形細胞肉腫"である 1) EWSR1-非 ETS 融合遺伝子を有する円形細胞肉腫，2) CIC 遺伝子再構成肉腫，3) BCOR 遺伝子異常を有する肉腫の 3 つがあがるほか，若年者の骨病変では小細胞型骨肉腫（症例 L1-64，p. 248 参照），Langerhans 細胞組織球症（症例 L2-51，p. 469），骨髄炎が，中年以降の骨病変では間葉系軟骨肉腫（症例 L1-65，p. 253），悪性リンパ腫（症例 L1-6，p. 19），

形質細胞腫,転移性腫瘍(症例 L1-71, p. 273)が,軟部病変では未分化肉腫(症例 L2-52, p. 471),横紋筋肉腫(症例 L2-57, p. 488)がリストにあがってくる.

1）*EWSR1*-非 *ETS* 融合遺伝子を有する円形細胞肉腫

EWSR1-非 *ETS* 融合遺伝子を有する円形細胞肉腫は *EWSR1* または *FUS* と *ETS* 遺伝子に属さない癒合遺伝子をもつ複数の肉腫群を指し,12～67 歳までと幅広い年齢に認められる.長管骨発生が多い EWSR1-NFATC2 肉腫や FUS-NFATC2 肉腫は男性優位の有痛性骨病変として,軟部発生の多い EWSR1-PATZ1 肉腫は触知可能な腫瘤として性差なく認められる.これらの肉腫群については現時点で"Ewing 様肉腫(Ewing-like sarcoma)"という呼称は用いるべきではないと WHO 分類 第 5 版で明記されている.

2）*CIC* 遺伝子再構成肉腫

CIC 遺伝子再構成肉腫/CIC-DUX4 肉腫は Ewing 様肉腫(Ewing-like sarcoma)に含まれ,男性優位で四肢や体幹深部ないし頭頸部の軟部に発生する腫瘤性病変として幅広い年齢に認め,平均は 25～35 歳である.2 番目に頻度の高い"骨と軟部に発生する未分化小円形細胞肉腫"で,臨床で使用できる施設は限られるものの *CIC* 遺伝子再構成肉腫の遺伝子変異を反映するマーカーとして WT1 がある.肺に遠隔転移をきたしやすく,Ewing 肉腫と比較して予後不良である.

3）*BCOR* 遺伝子異常を有する肉腫

BCOR 遺伝子異常を有する肉腫も Ewing 様肉腫(Ewing-like sarcoma)に含まれ,3 番目に頻度の高い"骨と軟部に発生する未分化小円形細胞肉腫"である.臨床で使用できる施設は限られるものの,遺伝子変異を反映するマーカーとして BCOR がある.BCOR-CCNB3 が最多で,BCOR-CCNB3 は 20 歳未満の男性優位に認め,骨病変として骨盤,長管骨,脊椎-傍脊椎に,軟部病変としては全身に発生する.*BCOR*-ITD 遺伝子異常を有する肉腫と原始粘液型間葉系腫瘍は 1 歳未満の胎児の体幹部,後腹膜,頭頸部の軟部組織に発生し,四肢は保たれる.

解答 **A1.** Ewing 肉腫の 80％は 20 歳以下で認め,発症のピークは 10～15 歳である.

A2. 典型的には onion-skin appearance と称される多層性骨膜反応を呈する.

A3. *EWSR1*-非 *ETS* 融合遺伝子を有する円形細胞肉腫,*CIC* 遺伝子再構成肉腫,*BCOR* 遺伝子異常を有する肉腫.

文献

1) Cederberg KB, Iyer RS, Chaturvedi A, et al : Imaging of pediatric bone tumors : a COG Diagnostic Imaging Committee/SPR Oncology Committee White Paper. Pediatr Blood Cancer 2023 : 70 Suppl 4 : S1-11.

2) Resnick D, Kyriakos M, Greenway GD : Tumors and tumor-like diseases. In Resnick D, Kransdorf MJ(ed): Bone and joint imaging, 3rd ed. Pennsylvania : Elsevier Saunders, 2004 : 1109-1264.

3) de Àlava E, Lessnick SL, Stamenkovic I : Ewing sarcoma. WHO Classification of Tumours Editorial Board : WHO classification of tumours, 5th ed. Lyon : IARC, 2020 : 460-466.

4) 日本整形外科学会 原発性悪性骨腫瘍診療ガイドライン策定委員会：原発性悪性骨腫瘍診療ガイドライン 2022. 南江堂,2022 : 7-18.

症例 L1 69

9歳女児．下校時に排水溝に躓いて転倒し，左手をついて受傷した．

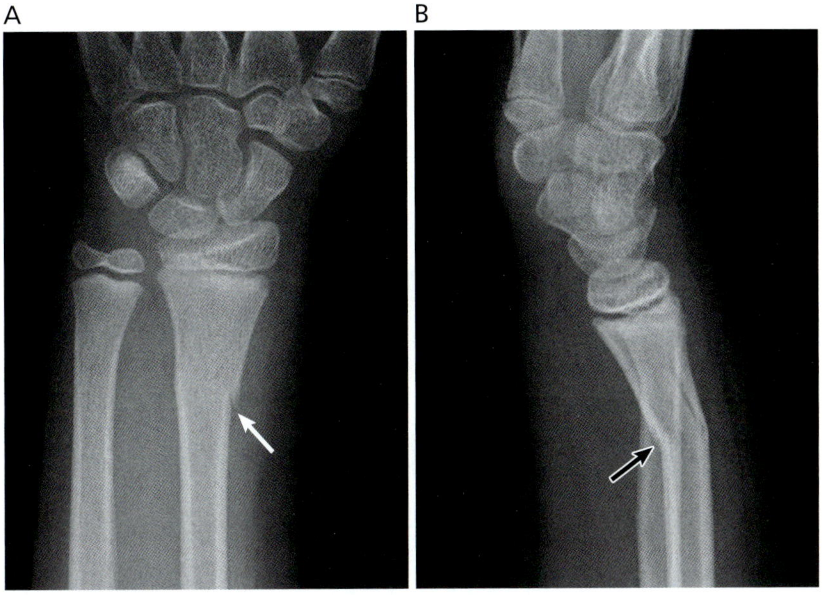

図1　左手関節単純X線写真　A：正面像，B：側面像

単純X線所見

橈骨遠位骨幹部に骨皮質の部分的な断裂を認めるが（**図1A**，→），骨折線が骨を完全に横断していない．側面像（**図1B**）では橈骨が掌側に彎曲している（→）．

診断

若木骨折 greenstick fracture

経過

橈骨遠位骨幹端骨折の診断で経皮的鋼線固定術が行われた．

問題　Q1. 若木骨折とはどのような形態の骨折か？
　　　Q2. 橈骨頭脱臼を見たとき，何に注意すべきか？
　　　Q3. 歩行を始めたばかりの乳幼児の骨折を疑ったとき，何に注意すべきか？

画像診断のポイント[1]

● 若木骨折を含む不全骨折は一般的に単純X線写真で診断されるが，しばしば受傷機転が曖昧で画像所見も軽微であることから1方向のみや患側のみの撮影では診断が難しいため，少なくとも2方向での撮影，時には健側との比較が必要である．

● 診察上，骨折が疑わしいが，初回の単純写真で所見がはっきりしない場合は，1〜2週間後に再撮影して骨膜反応，仮骨形成，骨折線の有無を確認することも有効である．

● MRIによる評価も有用で選択肢となるが，低年齢では鎮静が必要となることに留意したい．

若木骨折

　小児は成人と比べて骨の弾力性が高く，骨膜には脂肪成分が多く厚みがあるため，小児の骨外傷では骨皮質や骨梁の一部が保たれる骨折，もしくは変形にとどまる骨折を生じやすい．このように骨折線が完全に骨を横断しない骨折形態を不全骨折という．

　若木骨折は，不全骨折のひとつで，骨膜下の圧迫骨折ではなく屈曲による骨折であり，古典的若木骨折とも称される．骨の塑性の限界を超えた強い外力によって生じ，骨膜や骨皮質が片側で断裂するが，もう片側では部分的に保たれる．

鑑別診断[1]

　不全骨折には若木骨折のほかに，急性塑性変形，隆起骨折（竹節骨折）が含まれる．

1）急性塑性変形　acute plastic bowing

　外力によって微小な骨折を生じても骨皮質の断裂を生じずに弯曲にとどまる．

2）隆起骨折　torus fracture

　長管骨の長軸方向に圧力がかかることで発生する圧迫骨折であり，骨皮質に竹節状の隆起がみられる．この骨皮質の変形は骨折部の片側のみにみられることもあれば，両側にみられることもある．

NOTE 1

橈骨頭脱臼を伴う尺骨骨折（Monteggia 骨折）[2,3]

　小児では転倒・転落の際に手をついて受傷することによる上肢の骨折〔FOOSH（fall on an outstretched hand）injury〕が多く，特に橈骨遠位端骨折，次いで上腕骨顆上骨折が多い．また，上肢の骨折では橈骨頭脱臼を伴う尺骨骨折（Monteggia 骨折）に注意する．橈骨頭脱臼の単独例はまれであるため，橈骨頭脱臼を見たら尺骨に骨折がないか，尺骨骨折を見たら橈骨頭脱臼がないか注意深く確認する．特に尺骨の急性塑性変形については，maximum ulnar bow（単純写真側面像で尺骨近位・遠位の両端を結ぶ直線から尺骨背側骨皮質までの最大距離：正常で 1 mm 未満）を計測するようにしておくと見逃しにくい．

NOTE 2

よちよち歩き骨折（toddler 骨折）[4,5]

　歩行開始から 3 歳ぐらいまでの乳幼児が転倒，ベビーサークル・ベッドなどの柵から足を出すなどして下肢にねじれが加わることで生じた骨折をよちよち歩き骨折（toddler 骨折）とよぶ（図2）．よちよち歩き骨折は受傷機転が曖昧で足を引きずる・歩くのを嫌がるなどで受診し，単純写真では骨折線がみえないこともしばしばであるため注意深く観察する必要がある．また，はっきりと骨折線がみえなかったとしても，受傷から 1～2 週間経過すれば骨膜反応，仮骨形成，骨折線が出現するため，骨折がはっきりしなかったとしても，診察上疑わしい場合には経過観察することが重要である．

　よちよち歩き骨折は古典的には脛骨遠位 1/3 でみられるらせん状骨折として報告されているが，近年では脛骨だけでなく腓骨も含めた隆起骨折や急性塑性変形などその他の骨折パターン，足根骨および中足骨の骨折も臨床像が類似することから広義に含まれるようになった．

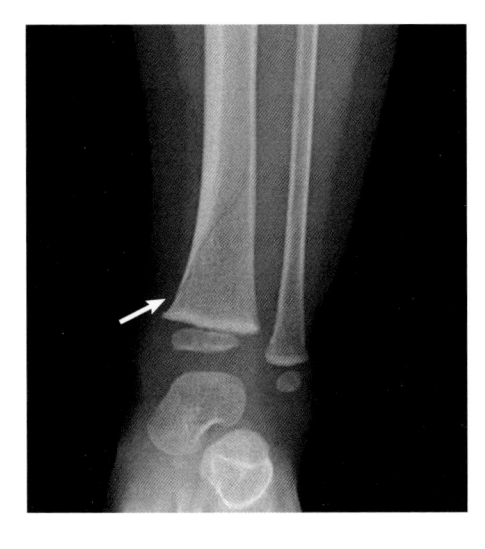

図2　1歳6か月女児　よちよち歩き骨折
躓いて，前のめりに転倒して受傷．左足を痛
がる様子があり，受傷後は立ち上がらなかっ
た．**左下腿単純X線写真正面像**　左脛骨遠位
骨幹部には斜めに走行する骨折線が認められ
る（→）．

解答　A1.　骨膜や骨皮質が片側で断裂するが，もう片側では部分的に保たれる．
A2.　尺骨などその他の部位に骨折がないか注意する．
A3.　骨折が軽微で指摘できないこともあるため注意深く観察し，骨折が指摘できなかったとし
ても経過観察する必要がある．

文献

1）　Marzi I, Frank J, Rose S : Injury patterns and diagnostics. In Pediatric skeletal trauma : a practical guide. Cham : Springer International Publishing, 2022 : 13-35.
2）　Tarallo L, Novi M, Porcellini G, Catani F : Isolate and irreducible radial head dislocation in children : a rare case of capsular interposition. BMC Musculoskelet Disord 2020 ; 21 : 659.
3）　Lincoln TL, Mubarak SJ : "Isolated" traumatic radial-head dislocation. J Pediatr Orthop 1994 ; 14 : 454-457.
4）　Alqarni N, Goldman RD : Management of toddler's fractures. Can Fam Physician 2018 ; 64 : 740-741.
5）　John SD, Moorthy CS, Swischuk LE : Expanding the concept of the toddler's fracture. Radiographics 1997 ; 17 : 367-376.

60歳台男性．2年前 L3/4 腰椎部分椎弓切除術後．術後経過観察中，右殿部痛を認め，来院した．

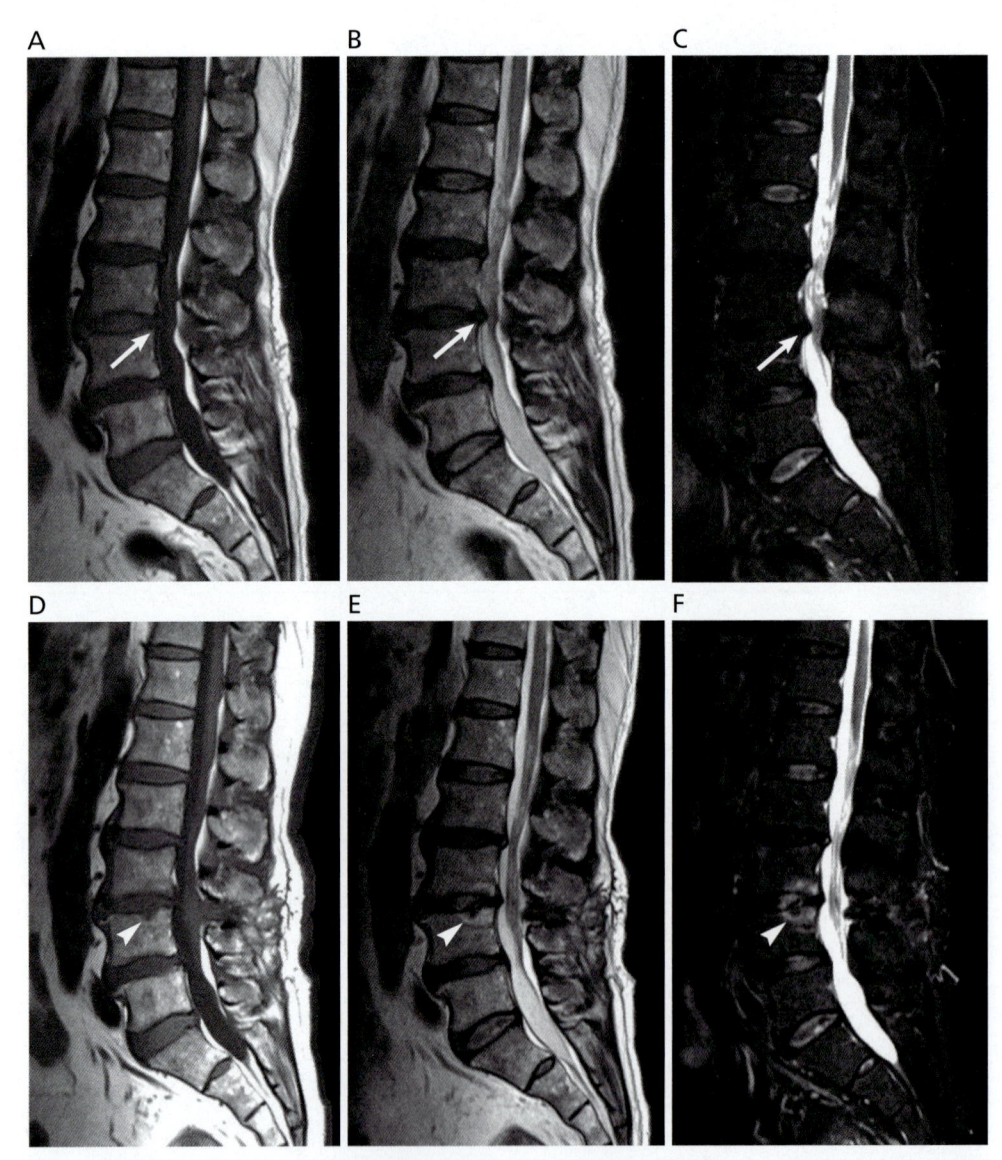

図1　腰椎 MRI（2年前）　A：T1 強調矢状断像，B：T2 強調矢状断像，C：STIR 矢状断像，腰椎 MRI（症状出現時）　D：T1 強調矢状断像，E：T2 強調矢状断像，F：STIR 矢状断像

MRI所見　L3/4 レベルの椎間板ヘルニア（図1A〜C，→）による硬膜嚢圧排は，手術により改善しているが（図1D〜F），L4 頭側終板に L3/4 レベルの椎間腔と連続する，下に凸の Schmorl 結節が出現している（図1D〜F，▶）．L4 の Schmorl 結節周囲と L3 椎体終板に，STIR 像（図1F）で淡い信号上昇を呈する骨髄浮腫様信号を認める．化膿性脊椎炎が鑑別にあがる

が，STIR 像で椎間板に強い信号上昇は認めず，L4 椎体終板は低信号で形状は保たれている．

| 診断 | シュモール結節 Schmorl's node |

| 経過 | 鎮痛薬で経過観察し，症状は改善した． |

問題 **Q1.** Schmorl 結節の成因は何か？
Q2. Schmorl 結節の好発部位はどこか？
Q3. Schmorl 結節は症候性と無症候性のどちらが多く，MRI でどのような所見に注目すべきか？

画像診断のポイント

単純 X 線写真・CT
- 椎体終板に限局性骨透亮像を認める．慢性期では辺縁に骨硬化像を伴う．

MRI
- Schmorl 結節（軟骨終板亀裂部を介して，椎体内に侵入した脱出髄核）を認める．
- 通常，無症候性であるが，症候性であれば局所の疼痛を認め，Schmorl 結節周囲に，T1 強調像で低信号，STIR 像や脂肪抑制 T2 強調像で高信号の骨髄浮腫様信号を認め，急性期 Schmorl 結節を疑う所見になる．

Schmorl 結節

Schmorl 結節は椎体の軟骨終板亀裂部を介して，椎間板が椎体内に侵入する椎体内ヘルニアである．垂直型ヘルニアや椎体内椎間板ヘルニアともいわれる．ほとんど無症状であるが，若年者の腰痛の原因となることがある[1]．症候性の場合，局所の疼痛が典型的な症状である．ほかに痛みの原因になるような疾患がなく，骨髄浮腫様信号を伴う Schmorl 結節を見た場合，急性期 Schmorl 結節が疼痛の原因としてあがる．

鑑別診断

1）**骨転移 bone metastasis**
　転移部腫瘍周囲に骨髄浮腫様信号を伴うが，溶骨性もしくは造骨性の骨変化を伴う．

2）**椎体炎 spondylitis**
　炎症の時期により，骨破壊像，炎症性軟部組織の増生や膿瘍形成を伴うことがある．炎症初期では，CRP などの炎症性マーカーの上昇が乏しいので，易感染性を含む患者背景の有無，発熱症状や臨床経過で鑑別を行う．

3）**骨折**
　MRI 上，骨髄浮腫様信号を呈し，関節面に骨折線を認める．外傷の既往，骨脆弱となる背景に留意する，

解答 **A1.** 退行変性，骨粗鬆症，スポーツによる機械的ストレス，外傷，Scheuermann 病，副甲状腺機能亢進症など[2]．椎体終板の脆弱部に発生する．

A2. 胸腰椎移行部に多く，椎体下面側，中央から後部に好発する．

A3. 通常，無症候性である．疼痛を認める場合，Schmorl 結節周囲の骨髄浮腫様信号に注目する．炎症や血管新生を反映して，T1 強調像で低信号，T2 強調像で高信号の骨髄浮腫様信号が出現し，急性期 Schmorl 結節を示唆する[3]．しかし，骨髄浮腫様信号を伴う骨腫瘍や椎間板炎を除外しなければならない．

N O T E

Schmorl 結節と Scheuermann 病

　小児期において多発する limbus vertebra（隅角解離）や Schmorl 結節を見た場合，病的な椎体終板の石灰化や骨化，椎体の成長障害から椎体の変形が生じ，後弯変形を引き起こす Scheuermann（ショイエルマン）病：思春期後弯症に留意しなければならない．男性に多く，日本ではまれである．中部から下部胸椎に多くみられ，椎体前部の楔状化が生じるため，早期に椎間板変性をきたし，圧迫骨折を起こしやすい（症例 L2-43，p. 437 参照）．

文献

1）Hamanishi C, Kawabata T, Yoshii T, et al : Schmorl's nodes on magnetic resonance imaging : their incidence and clinical relevance. Spine 1995 ; 19 : 450-453.

2）上谷雅孝，神島　保，藤本　肇，他：Schmorl 結節．エッセンシャル脊椎・脊髄の画像診断．メディカル・サイエンス・インターナショナル，2022 : 56-57.

3）Takahashi K, Miyazaki T, Ohnari H, et al : Schmorl's nodes and low-back pain : analysis of magnetic resonance imaging findings in symptomatic and asymptomatic individuals. Eur Spine J 1995 ; 4 : 56-59.

症例 **L1** **71**

70歳台男性．前立腺癌に対して強度変調放射線治療（IMRT）後．腰痛を認める．PSA は 102 ng/mL と高値である．

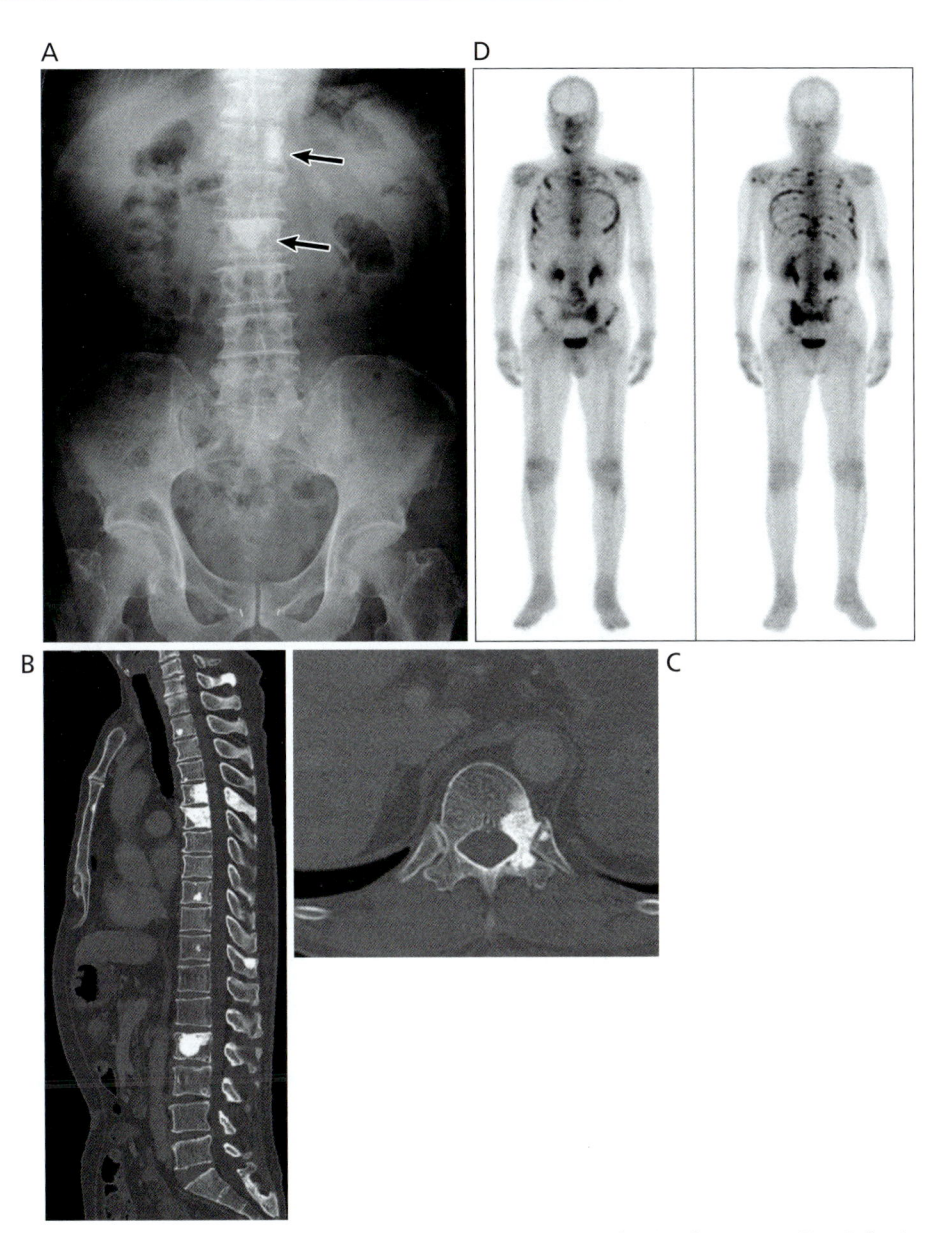

図1　A：単純 X 線写真正面像，B：胸腰椎 CT 矢状断像（骨条件），C：CT 横断像（骨条件，Th11 レベル），D：骨シンチグラフィ

単純 X 線所見	Th12，L2 椎体に境界明瞭な硬化性変化を認める（**図1A**，→）．
CT 所見	胸腰椎に多数の硬化性変化を認める（**図1B**）．Th11 レベル（**図1C**）では，左椎弓根から椎

体にかけて硬化性変化を認める.

| 骨シンチ所見 | 顎骨，肋骨，椎体，左腸骨，仙骨などに多数の集積亢進を認める(**図1D**). |

| 診断 | **転移性骨腫瘍** metastatic bone tumor |

(年齢や部位，PSA 高値，骨に多発する硬化性腫瘍は前立腺癌の転移と考える.)

| 経過 | 痛みのある骨に放射線治療を行い，その後，ランマーク®，化学療法，ゾーフィゴ® 治療などが施行された. |

問題
Q1. 骨転移の好発年齢と部位はどこか？
Q2. 鑑別となる疾患は何か？
Q3. MRI の in phase と opposed phase で検出しているのは何か？

画像診断のポイント

- 単純 X 線写真は，簡便で費用が安く，最初に行われる．単純写真の感度は約 50％と低い．骨皮質の破壊像などが観察される．椎体転移は，後方から椎弓根にかけて進展することが多く，骨破壊に伴って椎弓根が消失する所見を pedicle sign とよぶ.

- CT では，感度は約 85％とよいが，小さい転移はしばしば見落とされる．骨皮質の破壊や骨周囲の軟部腫瘍が観察される．椎体後部に発生することが多い．近年，骨転移描出のための経時差分処理アプリケーションが市販され，有用性が期待されている.

- MRI では，感度および特異度はそれぞれ 95％，90％と報告されている．転移巣は，原発巣と類似の信号を呈することが多く，骨梁間型の骨転移も明瞭に描出することが可能である．精密検査を行うには撮像範囲が狭くなってしまうという短所があるが，近年は頸部から骨盤部までの拡散強調像を主体とした MRI を一度に撮像する.

- DWIBS(diffusion-weighted whole body imaging with background body signal)という撮像方法が広まっている．MRI は，骨皮質の情報が乏しいという短所があるが，近年は oZTEo(GE HealthCare)という撮像方法で骨皮質が観察可能となった.

- 骨転移の画像診断では，赤色髄と転移の鑑別がしばしば問題となる．T1 強調像で in phase と opposed phase を比較し，opposed phase で信号低下を呈する場合は，病変内の微小な脂肪が存在していることを示しており，赤色髄をより強く疑うことができる．それでも鑑別困難なときは，骨髄シンチグラフィを行い，集積亢進していれば hypercellular bone marrow を疑う.

- PET/CT は，骨転移検索における感度がほかのモダリティと比較して最も高い．感度，特異度はそれぞれ 98％，97％と報告されている.

- 骨シンチグラフィは，全身を一度に検索することができ，単純写真で検出するのに比べて，小さい病変でも検出できるため，第一選択の画像診断法として推奨される．感度は約 80％と高いが，特異度が約 50％と低く，偽陽性が多い検査である．腎細胞癌や肝細胞癌などの骨破壊を中心とした骨転移は骨シンチグラフィで集積欠損として描出されることがあり，その場合の感度は低い．骨梁間型骨転移では，異常所見を呈さないこともしばしばである.

転移性骨腫瘍

骨転移では，骨髄への転移がほとんどで，骨皮質はまれであり，軟骨への転移はほぼない．転移臓器のなかでは，肺および肝に次いで，骨が3番目に多い．原発巣は，肺癌，前立腺癌，乳癌が多い．肺癌や前立腺癌の骨転移は主に50歳以降にみられ，平均年齢は72歳で，60歳台から急増する．乳癌の骨転移の平均年齢は55歳で，比較的広い年齢層でみられる[1]．子供の骨転移は神経芽腫と横紋筋肉腫からが多い．また，骨転移の11％では原発巣が同定できない[2]．

通常は，頭蓋骨，椎体，肋骨，寛骨，大腿骨や上腕骨の赤色髄への転移が多い．肺癌は骨皮質や手や足の小さな骨への転移もあり，腎癌では通常とは異なった場所への転移をしばしば経験する[3]．臨床的には無症状であることが多いが，進行すると局所の痛み，軟部組織の腫瘤，病的骨折，高カルシウム血症などの症状が現れる．

診断には，病歴，身体検査，画像検査が用いられ，画像検査には，単純写真，骨シンチグラフィ，CT，MRI が使われる．転移のパターンは溶骨性型（osteolytic），硬化性型（osteo-sclerotic），混合型（mixed），骨梁間型（intertrabecular）に分類される．甲状腺癌・腎細胞癌・肝細胞癌では溶骨性転移が，前立腺癌・神経内分泌腫瘍では硬化性転移が，肺癌・乳癌・胃癌などの消化器癌では混合型転移がよくみられる．骨梁間型転移は，比較的進行した骨転移でありながら，骨梁が保たれるため，単純写真，CT，骨シンチグラフィでは指摘困難なことが多く，MRI や PET/CT で診断可能である．粘液型脂肪肉腫では骨梁間型転移がよくみられる（**図2**）．

骨転移の診断困難な鑑別として，赤色髄再転換，hypercellular bone marrow がある．赤色髄再転換は，MRI の T1 強調像 in phase と opposed phase の比較で，opposed phase で信号が低下すれば，内部に脂肪が含まれている赤色髄を疑うことができる．ただし，腎細胞癌や肝細胞癌では，まれに転移巣に脂肪を含むことがあるので，注意が必要である．hypercellular bone marrow は骨髄シンチグラフィで集積亢進していれば疑うことができる．腎細胞癌，甲状腺癌の転移では局在性の大きな腫瘤を形成し，病変部で骨の膨隆をきたし，原発性骨腫瘍に類似した所見を呈することがある[4]．

骨転移の症状は，前述のように痛み，病的骨折，高カルシウム血症があり，治療の目的は，症状の緩和，QOL 向上，病勢の進行抑制であり，治療法には，局所療法（手術，放射線治療）と全身療法（化学療法，ホルモン療法，免疫療法）がある．疼痛管理としては，鎮痛薬や放射線治療が行われる．特に，転移性腫瘍が脊柱管内へ進展している場合には，脊髄圧迫による対麻痺の危険性があるため，速やかに整形外科または放射線治療科へ相談することが望まれる．予後は，原発腫瘍の種類，転移の範囲，患者の全身状態によりさまざまである．

鑑別診断

多発性骨髄腫　multiple myeloma

多発性骨髄腫は，形質細胞がモノクローナルに増殖し，単クローン性免疫グロブリン（M蛋白）の増加がみられる疾患である．発症頻度は10万人に約7人で，全癌患者の1.8％を占める[5]．男性の方がやや多く，年齢は50歳以上で特に60〜70歳台に多い[5]．骨痛，貧血，高カルシウム血症，腎機能障害が主な症状である．CT では，多発性骨髄腫に特徴的な打ち抜き像（punched out lesion）や骨の破壊が認められることが多い．

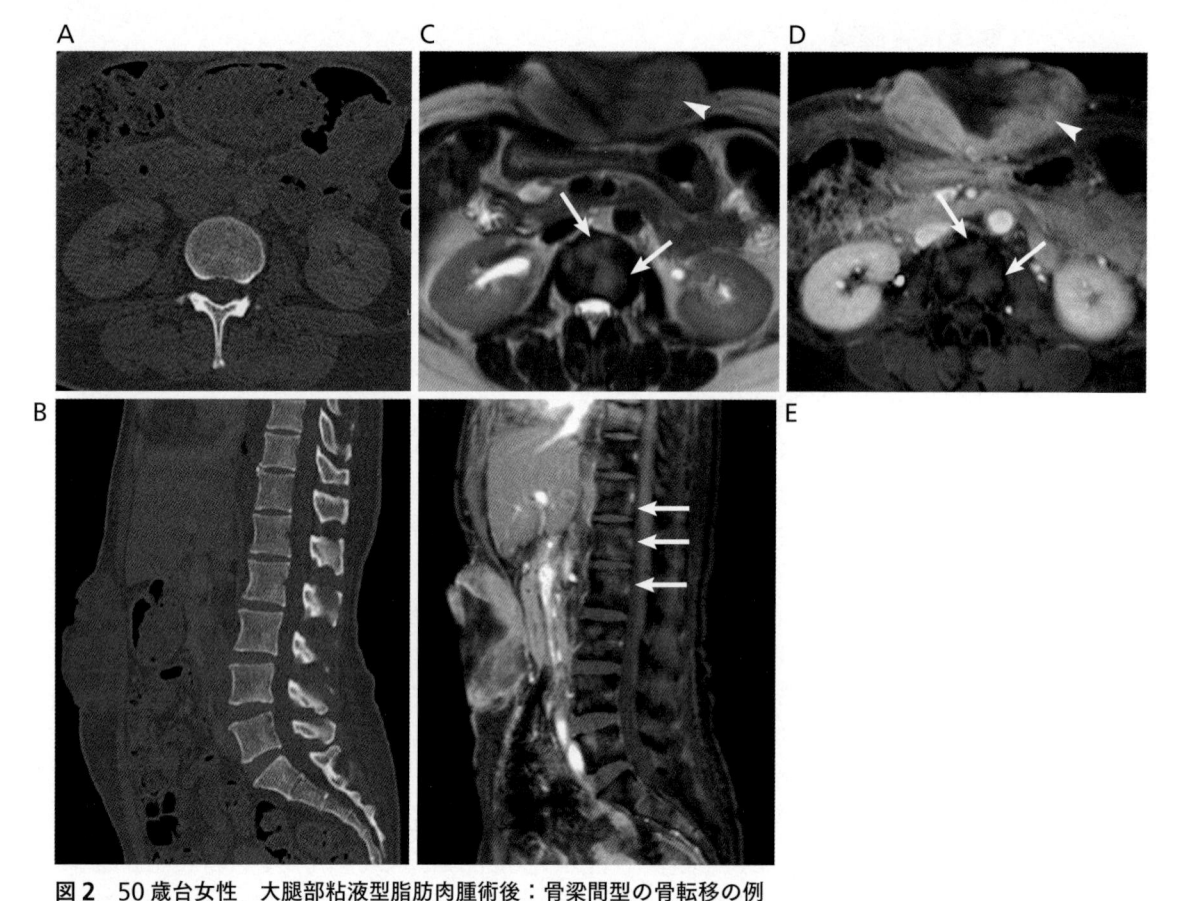

図2 50歳台女性 大腿部粘液型脂肪肉腫術後：骨梁間型の骨転移の例

1日違いで撮像されたCTとMRIの比較 A：単純CT横断像（骨条件），B：単純CT矢状断像（骨条件），MRI C：T2強調横断像，D：造影後脂肪抑制T1強調横断像，E：造影後脂肪抑制T1強調矢状断像 単純CT(A, B) では骨髄の濃度変化は指摘できない．T2強調像(C)では腰椎に複数の高信号腫瘤を認め(→)，これらの腫瘤は T1強調像で低信号を示し(非提示)，造影後脂肪抑制T1強調像(D, E)では増強効果を示している(→)．骨梁間型 骨転移の所見である．そのほか，前腹壁に転移性腫瘍を認める(C, D, ➤)．

解答 A1. 主に50歳以降にみられ，平均年齢は72歳で，60歳台から急増する．頭蓋骨，椎体，肋骨，寛骨，大腿骨や上腕骨の赤色髄への転移が多い．

A2. 多発性骨髄腫（multiple myeloma）．

A3. 病変内の微小な脂肪を検出している．

文献

1) 浅野多聞，菅原正登，高木理彰．骨転移の現状―転移性骨腫瘍の発生部位，予後に関する検討：肺癌，前立腺癌，乳癌の転移性骨腫瘍の現状．臨床画像 2020；36：844-917.

2) Takagi T, Katagiri H, Kim Y, et al：Skeletal metastasis of unknown primary origin at the initial visit：a retrospective analysis of 286 cases. PLoS One 2015；10：e0129428.

3) Nielsen GP, Rosenberg AE, Bovée JVMG, et al：Tumors of bone and joints（AFIP atlases of tumor and non-tumor pathology, Series 5）. American Registry of Pathology, 2021：646-656.

4) 江原　茂：新版骨関節のX線診断．金原出版，2019：209-212.

5) NIH Cancer Stat Facts：Myeloma. https://seer.cancer.gov/statfacts/html/mulmy.html

実力編

症例 L2 1

40歳台女性. 1か月ほど続く左足底部痛を認め来院.

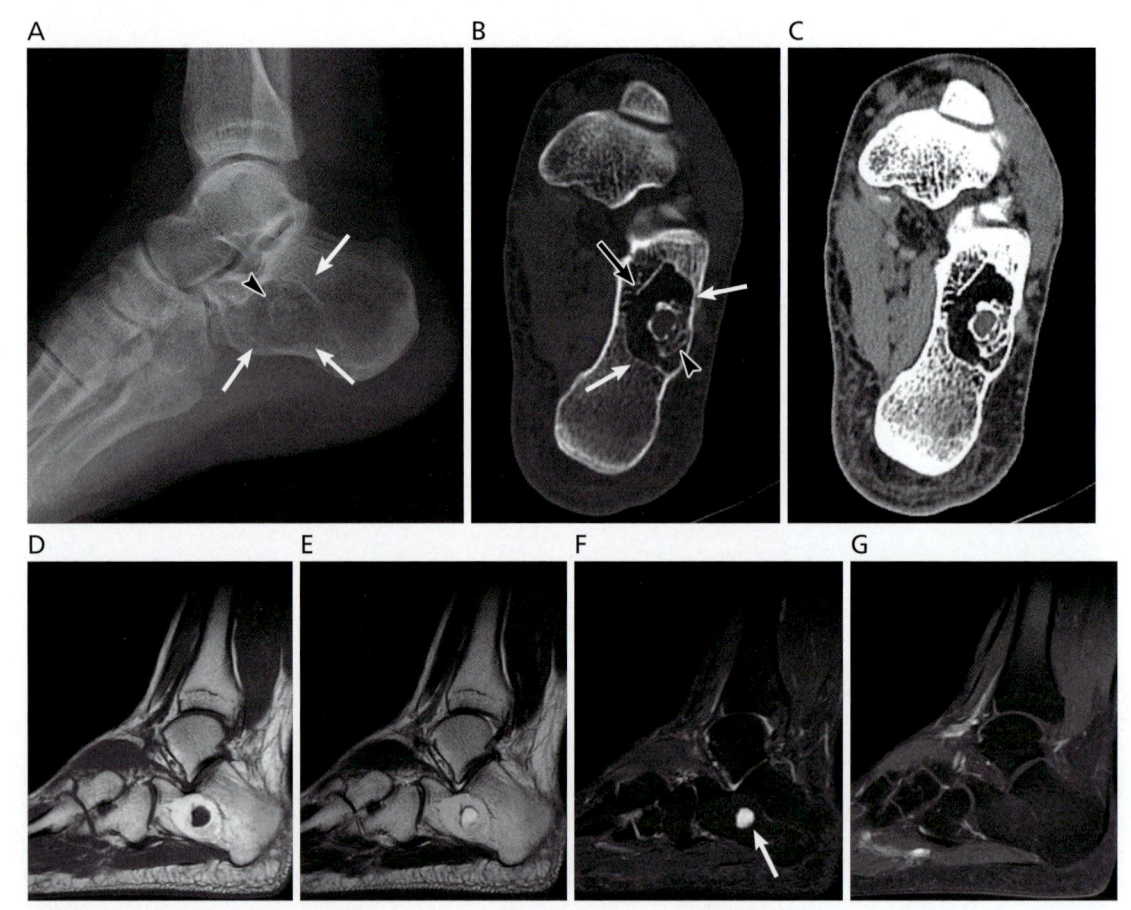

図1　A：左足単純X線写真側面像，CT　B：横断像(骨条件)，C：横断像(軟部条件)，MRI　D：T1強調矢状断像，E：T2強調矢状断像，F：脂肪抑制T2強調矢状断像，G：造影後脂肪抑制T1強調矢状断像

単純X線所見
左踵骨に境界明瞭な溶骨性病変を認め，一部で硬化縁を有している(**図1A**，→). 内部にリング状の石灰化構造を認める(➤).

CT所見
左踵骨に硬化縁を伴う境界明瞭な溶骨性病変を認める(**図1B**，→). 大部分はCT値で−110 HU程度の脂肪の値を呈する. 内部にリング状，不整形の石灰化を有し(➤)，リング状石灰化の内部は軟部影を呈する.

MRI所見
辺縁部主体に境界明瞭なT1強調像(**図1D**)で高信号，T2強調像(**図1E**)で高信号を呈し，脂肪抑制(**図1F**)にて均一に信号は抑制される. 脂肪を示唆する. 内部にはT1強調像低信号，T2強調像高信号を呈する結節状構造を有しており，この部分は脂肪抑制にて信号が抑制されない(**図1F**，→). 液体成分と考えられる. 病変は不均一に淡い造影増強効果を呈

する（**図1G**）．

| 診断 | 骨内脂肪腫　intraosseous lipoma |

| 経過 | 開窓術が施行された．病変掻爬され，人工骨が充填された．組織学的に梁状骨を介した脂肪組織と石灰化が認められ，組織学的に脂肪腫と診断された．術後は疼痛の訴えはなく経過良好である． |

問題　Q1. 好発部位はどこか？
Q2. 病変内に脂肪を含有する骨腫瘍は何か？
Q3. 脂肪を有し腫瘍と鑑別となる病態は何か？

**画像診断の
ポイント**

- 単純 X 線写真では溶骨性病変を呈し，硬化縁を有することも有さないこともある．
- 病変内部の脂肪を反映して CT では低吸収（マイナスの CT 値），MRI では T1 強調像，T2 強調像ともに高信号を呈し，脂肪抑制にて信号低下を認める．
- CT では内部に石灰化や骨梁構造が認められる．
- 中心部に壊死や石灰化をきたす場合は MRI で T2 強調像高信号や T1 強調像低信号を呈する．

骨内脂肪腫

　骨内に限局する成熟脂肪細胞からなる良性腫瘍である．原発性骨腫瘍の 0.1％以下とまれな腫瘍で，20〜80 歳台まで広く認められるが，40 歳台に多く，男性にやや多い[1]．好発部位は踵骨（三角部），長管骨の骨幹端で，長管骨では特に大腿骨，脛骨，上腕骨に多くみられる．無症状か，あるいは疼くような痛みを訴えることがあり，まれに病的骨折をきたす．

　組織学的には，成熟脂肪細胞よりなる分葉状の脂肪組織を認め，しばしば取り残された既存の骨梁を伴う[2]．脂肪組織内に粘液変性や線維化，脂肪壊死，骨梗塞に類似した石灰化もよく認められる[3]．腫瘍周囲の骨にはしばしば硬化縁を認める．脂肪壊死や嚢胞変性は踵骨病変でよくみられる[1]．

鑑別診断

1）単純性骨嚢腫　simple bone cyst

　好発年齢は小児〜青年期で，境界明瞭で全体が嚢胞性を呈し，脂肪は含有しない．好発部位が一致し，病的骨折や肉芽形成などがある場合や大きな嚢胞変性を有する脂肪腫と所見が類似することがある．

2）骨壊死　bone infarction, ischemic osteonecrosis

　虚血に基づく骨および骨髄の細胞死であり，骨幹端に発生する．外傷や血液疾患，ステロイドなどさまざまな原因により起こり，無症状のことが多い．単純写真では蛇行した骨硬化縁あるいは石灰化を有する地図状の病変として認められる．MRI では境界明瞭で地図状を呈し，内部に脂肪を含有し，辺縁部に線状の低信号域が認められる．脂肪腫との鑑別

には患者背景を併せて総合的に判断する必要がある(症例 L1-21, p. 76 参照).

3）正常の踵骨三角部

正常でも単純写真で透亮像として認められ，読影に注意を有する．骨密度が低下した場合，正常であっても骨梁構造が不明瞭となり，脂肪が強調されることがある．脂肪腫と比し境界は不明瞭である．

解答　**A1.**　あらゆる部位に発生するが，好発部位は下肢骨(踵骨，大腿骨，脛骨，腓骨)，上腕骨，頭蓋骨・下顎骨であるが，特に踵骨，大腿骨転子間に多い[4].

A2.　単純性骨嚢腫や血管腫でみられる．単純性骨嚢腫では，経過で液体が吸収され自然退縮するが，その過程で内容液が吸収され脂肪に置換される[4].このような骨嚢腫の吸収過程は変性を伴う骨内脂肪腫と画像所見が類似し，経過が不明な場合には評価が難しく，また同じ病態を見ている可能性もある.

A3.　骨壊死や骨粗鬆症があげられる．もともと骨髄内には脂肪が生理的に認められており，脂肪髄と造血髄，骨梁が混在した状態である．さまざまな状況によりこのどれかの成分のバランスが変化することにより，相対的に脂肪が目立つこともある.

N O T E

骨内脂肪腫のステージ分類（Milgram ら）

時期が進むにつれて壊死や変性をきたし，病変内の脂肪以外の成分が増加するため診断が難しくなることがある．以下に，Milgram らが提唱する骨内脂肪腫のステージ分類[5]を示す.

Stage Ⅰ：成熟脂肪のみからなっており，石灰化を有さない.

Stage Ⅱ：壊死を伴った脂肪組織が主体で，部分的に石灰化や骨化を有する.

Stage Ⅲ：多発する壊死巣や広範な石灰化，嚢胞変性を含有する脂肪性病変.

特に大腿骨頸部から転子部の病変でよく知られており，線維性骨異形成や関連する悪性腫瘍との鑑別が問題となることがある.

文献

1) Rosenberg AE, Bloem JL, Sumathi VP : Lipoma and hibernoma of bone. The WHO Classification of Tumours Editorial Board : WHO classification of tumours 5th edition : soft tissue and bone tumours. Lyon : IARC Press, 475-477.

2) 小田義直，高尾正一郎，大塚隆信，他：骨内脂肪腫．骨・軟部腫瘍―臨床・画像・病理 改訂第 2 版．診断と治療社，2015：140-141.

3) Pattamapaspong N, Peh WC : Benign incidental do-not-touch bone lesions. Br J Radiol 2023 ; 96 : 20211334.

4) 鈴木美和子：脂肪を含む病変の鑑別．江原 茂：骨・軟部腫瘍の鑑別診断のポイント．画像診断 2019；39：S98-s99.

5) Milgram JW : Intraosseous lipomas : a clinicopathologic study of 66 cases. Clin Orthop Relat Res 1988 ; 231 : 277-302.

症例 L2 2

70歳台男性．骨折加療時に左頸部腫瘤を指摘された．骨折以外に特記すべき既往歴はない．

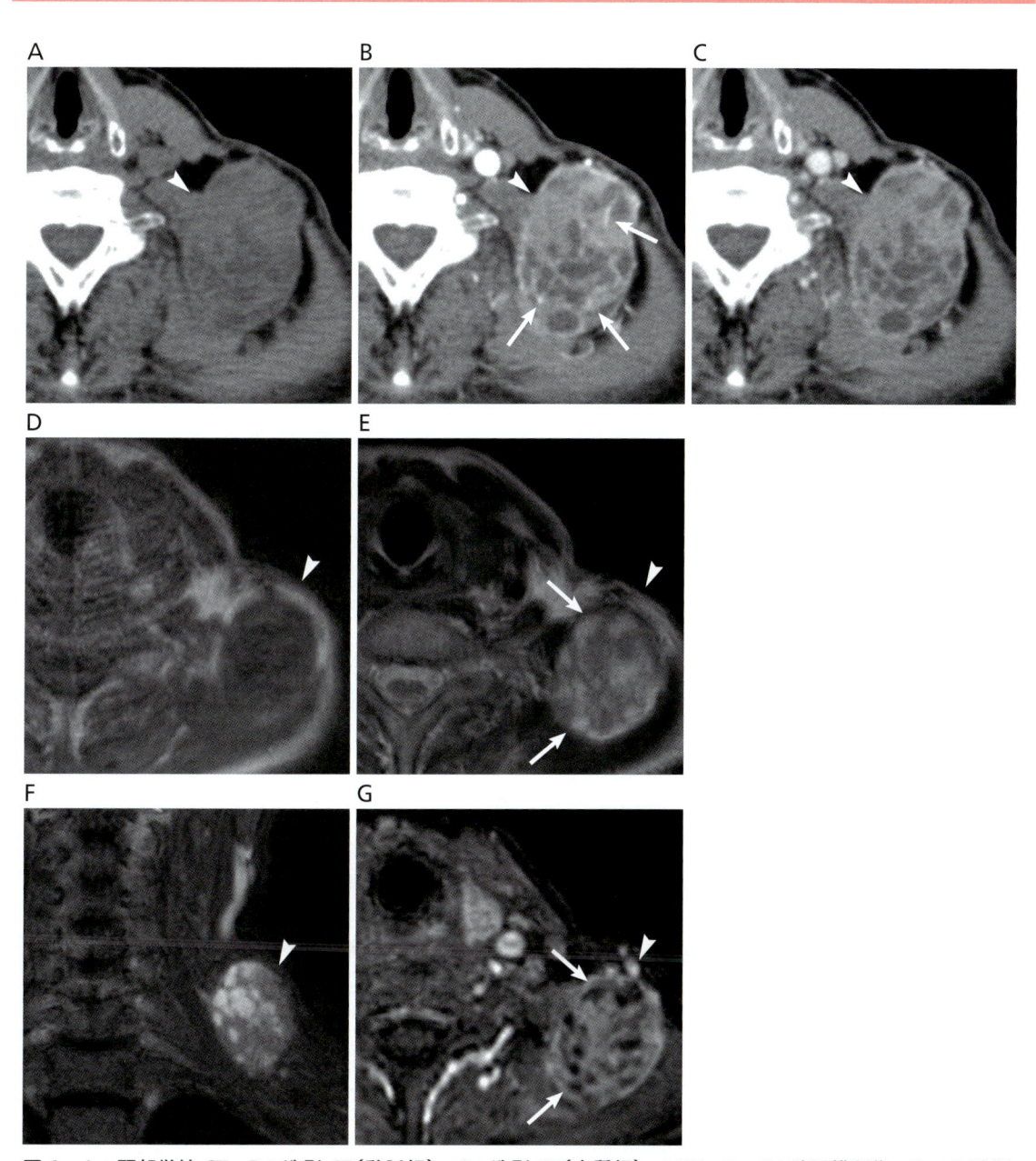

図1 A：頸部単純 CT，B：造影 CT（動脈相），C：造影 CT（実質相），MRI　D：T1 強調横断像，E：T2 強調横断像，F：脂肪抑制 T2 強調冠状断像，G：造影後脂肪抑制 T1 強調横断像

CT所見 左前頸部皮下に比較的境界明瞭な腫瘤性病変を認める．同腫瘤性病変は，単純CT(**図1 A**)にて軽度低～等吸収を示す(➤)．造影CT(**図1 B**)では，動脈相で発達した血管様構造がみられ(→)，内部には変性・壊死を反映した低吸収域と充実成分を反映した増強域(**図1 B, C**, ➤)を認める．

MRI所見 左前頸部皮下の腫瘤性病変は，筋肉と比較しT1強調像で等信号，T2強調像で等～高信号を呈し(**図1 D, E**, ➤)，脂肪抑制T2強調像(**図1 F**)で等～高信号を呈する(➤)．同腫瘤性病変は境界明瞭で，造影後脂肪抑制T1強調像(**図1 G**)で内部には囊胞変性または壊死が疑われるT2強調像で高信号を呈する増強不良域を伴い(**図1 E, G**, →)，不均一な増強効果を呈する(➤)．

診断 孤立性線維性腫瘍 solitary fibrous tumor：SFT

経過 細胞診で悪性が疑われたため，手術が施行された．腫瘍は線維性被膜を有し，蛇行拡張した血管や膠原線維の介在を認め，孤立性線維性腫瘍と診断された．術後は再発なく経過している．

問題 Q1. 胸膜外の孤立性線維性腫瘍の発生部位に関して述べよ．
Q2. 孤立性線維性腫瘍の画像所見の特徴は何か？
Q3. 鑑別すべき疾患をあげよ．

画像診断のポイント
- CTでは，比較的境界明瞭で，変性・壊死を反映した低吸収域と，充実成分を反映した造影効果域を認め，発達した血管様構造もみられる．
- MRIでは，筋肉と比較しT1強調像で等信号，T2強調像で等信号～高信号を呈し，造影後脂肪抑制T1強調像で囊胞変性または壊死が疑われる増強不良域を伴い，不均一な増強効果を呈する．
- 腫瘍内部に発達した血管様構造・囊胞変性または壊死が疑われる点からは，胞巣状軟部肉腫・滑膜肉腫・血管肉腫などの血流に富んだ高悪性度軟部肉腫，腎細胞癌などの血流に富んだ転移性病変が鑑別にあがるが，比較的境界明瞭であり，浸潤傾向に乏しく，また悪性腫瘍の既往がない点から，孤立性線維性腫瘍が疑われる．

孤立性線維性腫瘍

　孤立性線維性腫瘍(SFT)は，顕著な分枝，薄壁，拡張(鹿角状)血管構造と*NAB2-STAT6*遺伝子再構成を特徴とする線維芽細胞性腫瘍で，線維芽細胞/筋線維芽細胞性腫瘍の中間悪性に分類される[1]．成人(40～70歳)に多く発生し，性差は認めない．SFTはどこにでも発生し，胸膜外のSFTは，四肢深部組織(30～40％)，腹腔内・後腹膜(30～40％)，頭頸部(10～15％)に生じ，表在組織より深部組織に多く発生する(70～90％)．

　単純X線写真で軟部濃度陰影として描出され，石灰化を伴うこともある[2]．CTでは，境界明瞭な分葉状の形態を呈する筋肉と比較し等吸収・低吸収が混在する腫瘍として描出され，不均一な強い造影効果を呈する[2]．

　MRI では，腫瘍の構成成分である膠原線維成分・細胞成分・血管成分ならびに嚢胞・壊死・粘液変性により，T1 強調像で筋肉と比較して低〜等信号，T2 強調像で低〜高信号とさまざまな信号を呈し，造影効果も軽度〜高度とさまざまである[2]．このように SFT の画像所見は多彩であるが，発達した腫瘍血管・強い造影効果を呈する際には，SFT を考慮する[2,3]．また同所見に加え，脂肪成分を伴っていた際にはまれながら脂肪形成性 SFT を考慮する[4]．腫瘍の最大直径が 10 cm 以上，病理組織学的に悪性が疑われた場合，局所再発・転移のリスクが高まるため，厳重な経過観察が望まれる[4]．

鑑別診断

1）胞巣状軟部肉腫 alveolar soft part of sarcoma

　特異な胞巣状構造を呈するまれな軟部肉腫であり，悪性の分化不明の腫瘍に分類される．若年成人に好発し，わずかに女性優位に発生する．成人では下肢，小児では頭頸部に好発する．成人の約 65%，小児の約 30% に，リンパ節転移または肺・脳・骨への遠隔転移を認める．画像所見については，腫瘍内に flow void（100%，19/19）を認め，T1 強調像で筋肉と比較しわずかに高信号（78%，14/18），造影 T1 強調像で，高度な増強効果（69%，11/16）または中等度な増強効果（31%，5/16）を呈し，内部には壊死と考えられる増強不良域（38%，6/16）を認めると報告されている[5]．

2）滑膜肉腫 synovial sarcoma

　滑膜肉腫は，軟部肉腫の 5〜10% を占める，悪性の分化不明の腫瘍に分類される軟部肉腫である．若年成人の下肢，主に膝窩に好発するが，頭頸部・胸腹部とさまざまな部位に発症する．CT では非浸潤性の境界明瞭な腫瘤として描出され，しばしば点状の周囲石灰化を伴う．T1 強調像で等〜高信号，T2 強調像で不均一な低〜高信号と出血・嚢胞変性を反映してさまざまな信号を呈する．造影 T1 強調像では充実成分は早期濃染され，強い増強効果を認める[6]（症例 L2-60，p. 497 参照）．

3）神経鞘腫 schwannoma

　神経鞘腫は Schwann 細胞への分化を示す腫瘍細胞よりなる被膜を有する良性腫瘍である．MRI で，境界明瞭な紡錘形の形態を呈し，T1 強調像で筋肉と等信号，T2 強調像で辺縁が高信号，中央が低信号の target sign を呈する．SFT と比較し，vascularity に富んだ腫瘍ではないが，発生頻度は低くなく，神経との連続性がはっきりしないこともあり，粘液状基質のみでなく，嚢胞・出血・壊死や粘液変性を認める点は SFT に類似するため，鑑別を念頭に置くべき疾患である（症例 L1-33，p. 122 参照）．

解答　A1. 胸膜外の孤立性線維性腫瘍は四肢深部組織，腹腔内・後腹膜，頭頸部の順に発生し，表在組織より深部組織に多く発生する．

A2. CT では，境界明瞭な分葉状の形態，不均一な強い造影効果を呈する腫瘤を呈し，MRI では，腫瘍の構成成分である膠原線維成分・細胞成分・血管成分ならびに嚢胞・壊死・粘液変性により T2 強調像で低〜高信号，造影効果も軽度〜高度とさまざまである．発達した腫瘍血管が散見され，強い造影効果を呈する．

A3. 胞巣状軟部肉腫・滑膜肉腫・血管肉腫などの血流に富んだ高悪性度軟部肉腫，腎細胞癌などの血流に富んだ転移性病変，粘液状基質・変性を伴う神経鞘腫などの神経原性腫瘍が鑑別にあがる．

NOTE

血管肉腫 angiosarcoma

　血管肉腫は，リンパ管または血管起源の進行性の悪性内皮細胞腫瘍である．高齢者に多く，皮膚病変が約半数を占め，頭頸部に好発する．主に血行性に広がり，肺，肝臓に転移する．慢性リンパ浮腫・放射線治療は危険因子である．

　軟部組織の血管肉腫の画像所見に関して，CT では，不均一に造影される軟部腫瘤として描出され，石灰化を認めることもある．MRI では，T1 強調像で筋肉と等信号，T2 強調像で高信号を呈する腫瘤として描出され，浸潤傾向があり，周囲には浮腫性変化を認める．腫瘍内部には出血を反映した T1 強調像での高信号，flow void，壊死を反映した造影不良域を認める．灌流の上昇がみられ，拡散強調像で高信号・ADC 低下を認める[7]．

文献

1) Demicco EG, Fritchie KJ, Han A : Solitary fibrous tumour. WHO Classification of Tumours Editorial Board : Soft tissue and bone tumours, 5th ed. Lyon : IARC : 2020 : 104-108.

2) Papathanassiou ZG, Alberghini M, Piero Picci P, et al : Solitary fibrous tumors of the soft tissues : imaging features with histopathologic correlations. Clin Sarcoma Res 2013 ; 3 : 1.

3) Porrello G, Cannella R, Randazzo A, et al : CT and MR imaging of retroperitoneal sarcomas : a practical guide for the radiologist. Cancers(Basel) 2023 ; 15 : 2985.

4) Wignall OJ, Moskovic EC, Thway K, Thomas JM : Solitary fibrous tumors of the soft tissues : review of the imaging and clinical features with histopathologic correlation. AJR Am J Roentgenol 2010 ; 195 : W55-62.

5) McCarville MB, Muzzafar S, Kao SC, et al : Imaging features of alveolar soft-part sarcoma : a report from Children's Oncology Group Study ARST0332. AJR 2014 ; 203 : 1345-1352.

6) Bakri A, Shinagare AB, Krajewski KM, et al : Synovial sarcoma : imaging features of common and uncommon primary sites, metastatic patterns, and treatment response. AJR 2012 ; 199 : W208-215.

7) Gaballah AH, Jensen CT, Palmquist S, et al : Angiosarcoma : clinical and imaging features from head to toe. Br J Radiol 2017 ; 90 : 20170039.

症例 L2 3

50 歳台女性．数か月前から環指の近位指節間関節に腫瘤を自覚し，緩徐な増大傾向を認める．

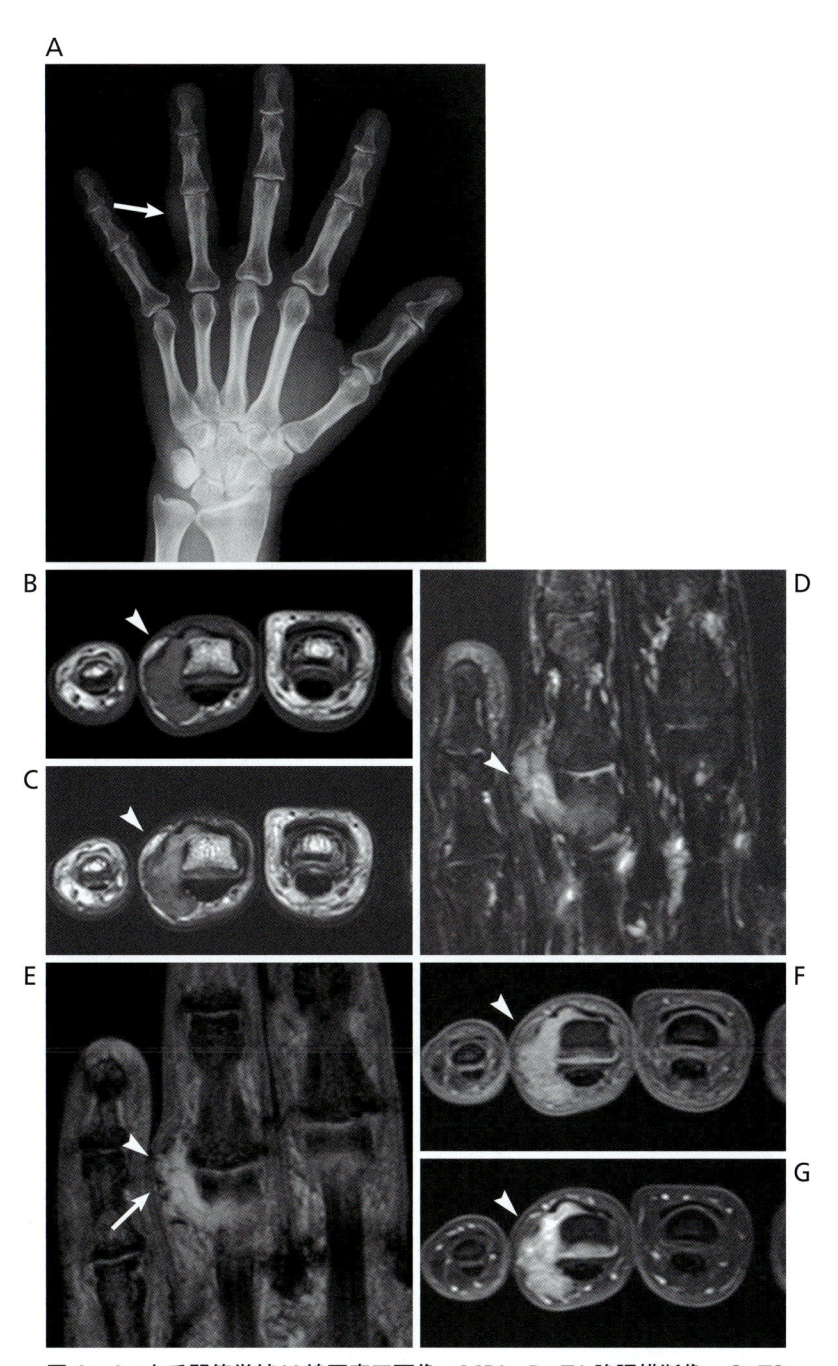

図1 A：左手関節単純 X 線写真正面像，MRI　B：T1 強調横断像，C：T2 強調横断像，D：脂肪抑制 T2 強調冠状断像，E：脂肪抑制 T2*強調冠状断像，F：T2*強調横断像，G：造影後脂肪抑制 T1 強調横断像

単純 X 線所見

左第 4 指近位指節間関節〜基節骨遠位尺側皮下に軟部濃度陰影を認める（図 1 A，→）．近傍の骨に溶骨性変化は指摘できない．

MRI 所見

左第 4 指近位指節間関節尺側に腱と隣接する腫瘤がみられ，筋肉と比較し，T1 強調像で等信号，T2 強調像で等〜軽度高信号を呈する（図 1 B，C，▶）．同腫瘤性病変は脂肪抑制 T2 強調像（図 1 D）で高信号を呈し（▶），T2* 強調像で一部低信号をわずかに認め（→），ヘモジデリン沈着が疑われる．また比較的均一な造影効果を呈し，骨と腱の間に進展を認めるが，骨への浸潤は指摘できない（図 1 F，G，▶）．

診断　腱鞘巨細胞腫（限局型腱滑膜巨細胞腫） giant cell tumor of tendon sheath

経過　手術が施行され，同腫瘤は短紡錘形から楕円形の細胞が特定の構造を示さず，びまん性に増殖する組織像を呈しており，悪性を示唆する所見を認めず，腱鞘巨細胞腫と診断された．術後は再発なく経過している．

問題
Q1. 腱滑膜巨細胞腫について，限局型，びまん型の好発部位．好発年齢・性別に関してそれぞれ述べよ．
Q2. 腱鞘巨細胞腫の画像所見を述べよ．
Q3. 鑑別すべき疾患をあげよ．

画像診断のポイント

● 単純 X 線写真では，軟部濃度陰影を呈し，近傍の骨に溶骨性変化は指摘できない．
● MRI では T1 強調像で等信号，T2 強調像で等〜軽度高信号を呈し，T2* 強調像では辺縁にわずかなヘモジデリン沈着が疑われる．また比較的均一な造影効果を呈し，骨と腱の間に浸潤を認めるが，明らかな壊死・囊胞変化は指摘できない．高悪性度軟部肉腫を積極的に疑わせる異常所見とは言いがたい．T2 強調像での軽度高信号，比較的均一な造影効果から，腱線維腫との所見と異なり，緩徐な増大傾向から，結節性筋膜炎の典型的な経過からは異なる．
● わずかなヘモジデリン沈着を腱鞘巨細胞腫で矛盾しない所見であり，部位や年齢を考慮すると腱鞘巨細胞腫が疑われる．

腱鞘巨細胞腫（限局型腱滑膜巨細胞腫）

腱滑膜巨細胞腫は，いわゆる線維組織球性腫瘍の良性に分類され（表），腱滑膜巨細胞腫は，限局型，びまん型に分類される[1]．限局型（腱滑膜巨細胞腫）の多くは手指関節の腱鞘・指節関節の滑膜に浸潤に発生し（85%），骨や皮膚に浸潤することがある．びまん型巨細胞腫は膝関節に最も多く発生し（70%），股関節（15%），足関節，肘関節，まれに関節外に発生するが，ほとんどが関節周囲の軟部組織に生じる．限局型はびまん型より多く，30〜50 歳の女性に好発し，びまん型は若年成人（40 歳未満）の女性に多い[2]．

単純 X 線写真では関節近傍の境界明瞭な腫瘤として描出されるが，近傍の骨に浸潤に伴う皮質の欠損・骨破壊を認めることがある[3]．CT では筋肉と等吸収の軟部腫瘤を呈し[3]，

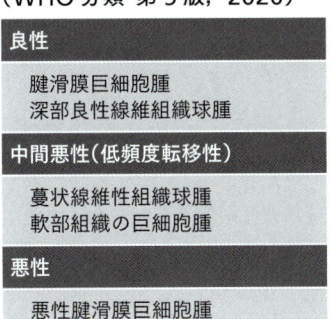

表　いわゆる線維組織球性腫瘍
（WHO 分類 第 5 版，2020）

良性
腱滑膜巨細胞腫
深部良性線維組織球腫
中間悪性(低頻度転移性)
蔓状線維性組織球腫
軟部組織の巨細胞腫
悪性
悪性腱滑膜巨細胞腫

（文献 2）より改変）

微小出血に伴い吸収値の上昇を認めることもある[4]．MRI では，腱に隣接または腱を取り囲む腫瘤を呈し，T1 強調像で筋肉と等信号，T2 強調像で低〜軽度高信号を呈する[5,6]．T2 強調像での低信号は線維化や出血に伴うヘモジデリンを反映し，ヘモジデリン沈着は $T2^*$ 強調 GRE（gradient echo）法で blooming effect と考えられる低信号の拡大を呈する[5,7]．同所見は腱滑膜巨細胞腫に比較的特徴的な所見であるが，限局型（腱鞘巨細胞腫）の場合，$T2^*$ 強調像での低信号ならびに blooming effect 所見の感度は高くないとの報告[8]もあり，同所見を認めないことで限局型を否定はできない．造影 T1 強調像では強い増強効果を呈する[9]．FDG-PET では，良性腫瘍であるにもかかわらず，FDG 集積亢進を認める[10]．

鑑別診断

1) 腱鞘線維腫 fibromas of the tendon sheath

　腱鞘線維腫は，腱鞘に付着する良性の結節性線維芽細胞性腫瘍である．緩徐に増大する無痛結節で，20〜50 歳台，第 1〜3 指の屈筋腱に好発する．単純写真では軟部腫瘤として描出され，腫瘤内石灰化は認めない．MRI では T1 強調像・T2 強調像ともに筋肉と比較し低〜等信号を呈する．造影 T1 強調像では辺縁優位にわずかな増強効果を呈することが多く，腱鞘巨細胞腫との鑑別に有用であるが，びまん性の増強効果を認めることもある[11]．

2) 結節性筋膜炎 nodular fasciitis

　結節性筋膜炎は良性の線維芽細胞/筋線維芽細胞性腫瘍に分類される．30 歳未満の上肢・体幹ならびに頭頸部の筋膜表面に発症する．急速に増大し，自然退縮する経過をたどる．T1 強調像で筋肉と比較的均一な等信号，T2 強調像で不均一な高信号を呈する境界明瞭な腫瘤を呈し，T2 強調像で辺縁低信号・内部高信号，造影 T1 強調像で辺縁優位の増強効果を呈する inverted target sign を呈することがある（症例 L2-62，p. 505 参照）．

3) デスモイド型線維腫症 desmoid-type fibromatosis

　非転移性であるが，浸潤性の増殖と局所再発傾向を伴う深部筋線維芽細胞性腫瘍である．四肢・後腹膜または腹腔・腹壁に多く発生，40 歳前後の女性に好発する．MRI の信号は，膠原線維などの線維成分・細胞成分と粘液状基質の割合により異なり，T1 強調像で低〜等信号，T2 強調像で等〜高信号，中等度の造影効果を呈する．画像所見は腱鞘巨細胞腫と類似するが，ヘモジデリン沈着は特徴的な所見ではなく，四肢末梢に生じることは少ない（症例 L1-32，p. 117 参照）．

解答 A1. 限局型は，手指関節の腱鞘・指節関節の滑膜に発生，関節内びまん型巨細胞腫は膝関節・股関節に好発する．限局型は 30〜50 歳台の女性，びまん型は若年成人（40 歳未満）の女性に好発する．

A2. MRI では，腱に隣接または腱を取り囲む腫瘤を呈し，T1 強調像で筋肉と等信号，T2 強調像で低〜軽度高信号を呈する．T2 強調像での低信号は線維化や出血に伴うヘモジデリンを反映し，ヘモジデリン沈着所見は腱滑膜巨細胞腫に比較的特徴的な所見だが，限局型（腱鞘巨細胞腫）の場合，T2*強調像での低信号ならびに blooming effect 所見の感度は高くなく，同所見を認めないことで腱鞘巨細胞腫を否定はできない．造影 T1 強調像では強い増強効果を呈する．

A3. 腱鞘線維腫，結節性筋膜炎，デスモイド型線維腫症が鑑別にあがる．T2 強調像の信号強度，造影効果，腫瘍の経過を念頭に鑑別する．

NOTE

悪性腱滑膜巨細胞腫 malignant tenosynovial giant cell tumor

　悪性腱滑膜巨細胞腫は，悪性のいわゆる線維組織球性腫瘍に分類される．四肢の大関節に好発するが，前腕・大腿部にも発生する．初回時から肉腫成分を伴う原発性と再発時に肉腫成分を伴う二次性がある．関節周囲に境界不明瞭な浸潤傾向のある腫瘤として描出され，MRI では，出血・腫瘍壊死・嚢胞変性を伴い，T1 強調像で低〜軽度高信号，T2 強調像で低〜高信号を呈し，T2*強調像でヘモジデリン沈着と考えられる低信号域がみられる．造影 T1 強調像では不均一な増強効果を認める[12]．

文献

1) Sbaraglia M, Bellan E, Dei Tos AP : The 2020 WHO classification of soft tissue tumours : news and perspectives. Pathologica 2021 : 113 : 70-84.

2) De Saint Aubain, Somerhausen N, van deRijn M : Tenosynovial giant cell tumour. WHO Classification of Tumours Editorial Board : Soft tissue and bone tumours, 5th ed. Lyon : IARC 2020 : 104-108.

3) Wang CS, Duan Q, Xue YJ, et al : Giant cell tumour of tendon sheath with bone invasion in extremities : analysis of clinical and imaging findings. Radiol Med 2015 : 120 : 745-752.

4) De Schepper AM, Hogendoorn PC, Bloem JL : Giant cell tumors of the tendon sheath may present radiologically as intrinsic osseous lesions. Eur Radiol 2007 : 17 : 499-502.

5) Plotkin B, Sampath SC, Sampath SC, Motamedi K : MR imaging and US of the wrist tendons. Radiographics 2016 : 36 : 1688-1700.

6) Jelinek JS, Kransdorf MJ, Shmookler BM, et al : Giant cell tumor of the tendon sheath : MR findings in nine cases. AJR Am J Roentgenol 1994 : 162 : 919-922.

7) Sakamoto A, Noguchi T, Matsuda S : T2-star (T2*)-weighted magnetic resonance imaging of tenosynovial giant cell tumors. Eur J Radiol Open 2023 : 11 : 100499.

8) Crim J, Dyroff SL, Stensby JD, et al : Limited usefulness of classic MR findings in the diagnosis of tenosynovial giant cell tumor. Skeletal Radiol 2021 : 50 : 1585-1591.

9) Kitagawa Y, Ito H, Amano Y, et al : MR imaging for preoperative diagnosis and assessment of local tumor extent on localized giant cell tumor of tendon sheath. Skeletal Radiol 2003 : 32 : 633-638.

10) Mizuta K, Oshiro H, Tsuha Y, et al : Imaging characteristics of tenosynovial giant cell tumors on (18)F-fluorodeoxyglucose positron emission tomography/computed tomography : a retrospective observational study. BMC Musculoskelet Disord 2023 : 24 : 59334.

11) Haseli S, Mansoori B, Christensen D, et al : Fibroblastic and myofibroblastic soft-tissue tumors : imaging spectrum and radiologic-pathologic correlation. Radiographics 2023 : 43 : e230005.

12) Huang W-P, Gao G, Yang Q, et al : Malignant giant cell tumors of the tendon sheath of the right hip : a case report. World J Clin Cases 2022 : 10763-10771.

症例 L2 4

40歳台男性．3年前より貧血，汎血球減少，生検にて骨髄異形成症候群（MDS）との診断．麻痺症状出現で緊急造影脊椎MRIを施行．

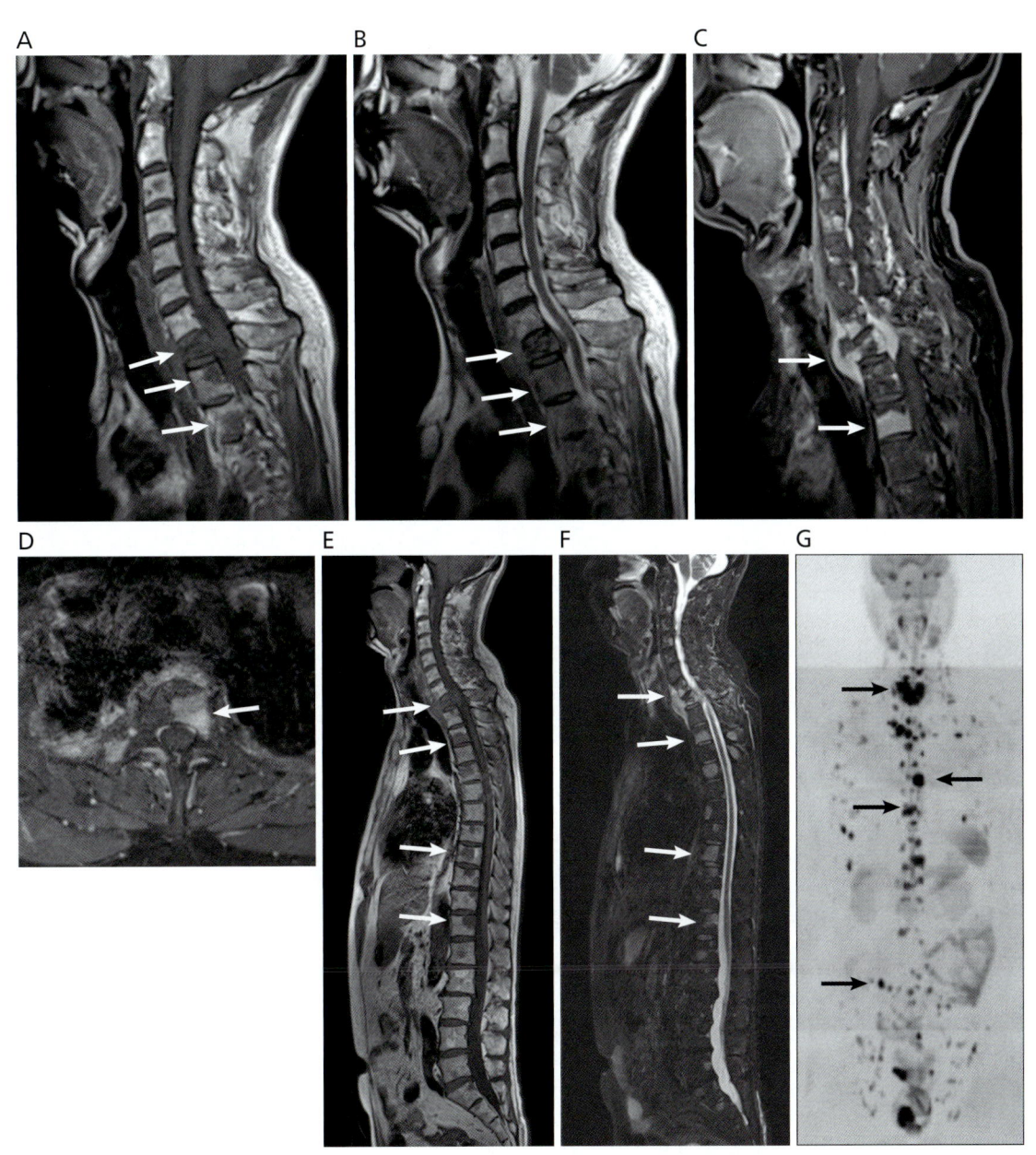

図1 頸椎MRI　A：T1強調矢状断像，B：T2強調矢状断像，C：造影後脂肪抑制T1強調矢状断像，D：造影後脂肪抑制T1強調横断像（Th1レベル），全脊椎MRI　E：T1強調矢状断像，F：STIR矢状断像，G：軀幹部拡散強調冠状断像（DWIBS，MIP）

MRI所見　頸椎MRI矢状断像では，Th1椎体がT1強調像（**図1A**）で低信号，T2強調像（**図1B**）でも低信号を示す脊髄を圧迫する腫瘤がみられ，Th2，Th3にも同様の信号がみられる（→）．

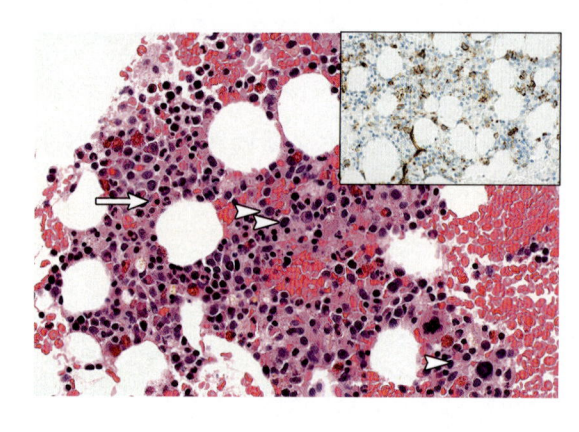

図2 3年前の骨髄クロット標本（HE 染色，対物40倍） 造血細胞の三系統揃った cellularity 50％の正形成髄．赤芽球島の不明瞭化，有核赤血球（→），小型巨核球がみられ，核小体の明瞭化した芽球（➤）も散見される．免疫組織化学的（inset）には，CD34 陽性芽球が認められ，骨髄異形成症候群．（写真右上：CD34 免疫染色）

造影（**図1 C, D**）では，これらの病変は濃染される（→）．その後，全身 MRI（**図1 E〜G**）を施行し，椎体を主体に全身骨に T1 強調像（**図1 E**）で低信号，STIR 像（**図1 F**）で高信号，拡散強調像（**図1 G**）で高信号を示す領域が多数みられる．

診断　骨髄異形成症候群より移行した急性骨髄性白血病 acute myeloid leukemia：AML derived from myelodysplastic syndrome：MDS

経過　診断確定後，頸椎腫瘤に対して放射線治療．その後，化学療法，骨髄移植などを行い，発覚後3年を無再発で経過している．3年前の骨髄クロット標本（**図2**）と MRI 施行後の胸骨生検標本（**図3**）を次に示す．

問題　**Q1.** 骨髄異形成症候群（myelodysplastic syndrome：MDS）で留意すべき危険は何か？
　　　　Q2. 重要な鑑別診断は何か？

画像診断のポイント

- 非特異的所見になることが多く，一般的には悪性腫瘍の骨髄浸潤，骨髄線維症，真性赤血球増多症などの血液疾患との鑑別は困難である．
- 脂肪髄から造血髄への再転換が起こり，T1 強調像で低信号，STIR 像で高信号を呈するようになることが多い．

骨髄異形成症候群，白血病

　骨髄異形成症候群（MDS）は，未熟な造血細胞に生じた異常によって造血細胞の異常な増殖とアポトーシスから誘導され，①無効造血，②造血細胞の形態学的な異形成，③末梢における血球減少，といった特徴をもつ腫瘍性疾患である．しばしば急性骨髄性白血病（acute myeloid leukemia：AML）へ移行する[1〜5]．

　骨髄のコントラストに優れる MRI を用いた場合，理論的には異形成を伴った造血細胞の増殖によって大腿骨近位などでは脂肪髄から造血髄への再転換が起こり，T1 強調像で低信号，STIR 像で高信号を呈するようになる．この点で再生不良性貧血との鑑別はつくとの報告はある[2]．しかし，この MRI 所見は非特異的であり，悪性腫瘍の骨髄浸潤，骨髄線維症，真性赤血球増多症などの血液疾患との鑑別は困難である[2,5,6]．

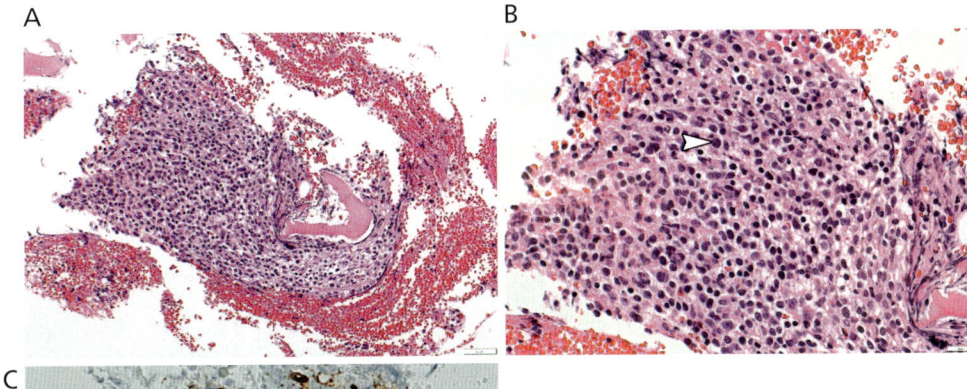

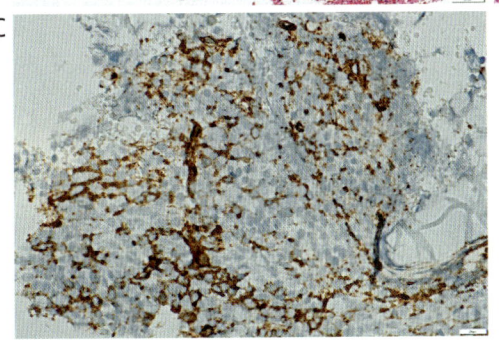

図3 MRI 施行後の胸骨生検標本 A, B：HE 染色，C：CD34 染色 不整な類円形細胞の結節状増殖がみられる．核小体の明瞭化した芽球もみられる（➤）．免疫組織化学的に芽球は CD34 陽性で，急性骨髄性白血病．

　近年，MRI 撮像法の Dixon 法で得られる in phase 画像，opposed phase 画像から悪性腫瘍と赤色髄を鑑別する方法が発展してきた．それらを活用することで，MDS の AML への移行については早期診断，早期治療が可能になっていくと期待される．

鑑別診断

　悪性リンパ腫骨髄浸潤，骨髄線維症，真性赤血球増多症．

解答 **A1.** MDS の約 1/3 が急性骨髄性白血病に移行するといわれている[2]．

A2. MDS の MRI 所見は非特異的である．ただ，びまん浸潤型の場合，悪性リンパ腫骨髄浸潤や骨髄線維症，真性赤血球増多症があげられる．

文献

1） 三谷絹子，他，骨髄異形成症候群の診断基準と診療の参照ガイド改訂版作成のためのワーキンググループ・編：骨髄異形成症候群診療の参照ガイド 令和 4 年度改訂版．2023.

2） Tanaka O, Takagi S, Matsuura K, et al : MR imaging findings of the femoral marrow in myelodysplastic syndrome. Nihon Igaku Hoshasen Gakkai Zasshi 1995 ; 55 : 837-844.

3） Sawada H, Higuchi T, Koyamada R, Okada S : Myelodysplastic syndrome developing presacral extramedullary hematopoiesis with atypical MRI findings. Intern Med 2017 ; 56 : 1213-1217.

4） Kwiatkowska-Pamuła A, Ziółko E, Muc-Wierzgoń M, et al : Usefulness of spinal magnetic resonance imaging in patients with myelodysplastic syndromes. Pol J Radiol 2013 ; 78 : 42-49.

5） Zeng Z, Ma X, Guo Y, et al : Quantifying bone marrow fat fraction and iron by MRI for distinguishing aplastic anemia from myelodysplastic syndromes. J Magn Reson Imaging 2021 ; 54 : 1754-1760.

6） Caranci F, Tedeschi E, Ugga L, et al：Magnetic resonance imaging correlates of benign and malignant alterations of the spinal bone marrow. Acta Biomed 2018 ; 89(1-s): 18-33.

症例 **L2** **5-1**

3歳男児．転倒後左下肢痛を訴える．

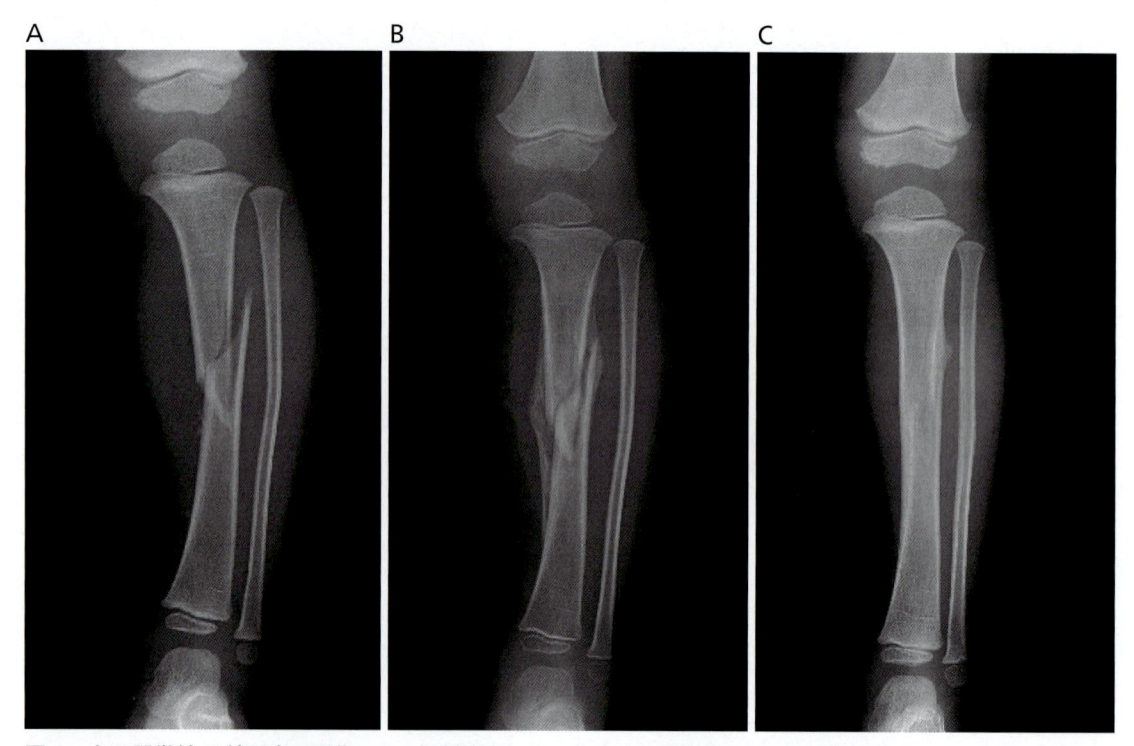

図1 左下腿単純X線写真正面像 A：初回検査，B：Aから6週間後，C：Aから1年後

単純X線所見 初回検査（**図1A**）では脛骨骨幹部中央にらせん骨折を認める．遠位骨片は外側に転位している．腓骨骨幹部中央も外側に弯曲し，骨折（急性塑性変形）と考えられる．6週間後（**図1B**），脛骨の骨片の間に骨性架橋が形成され，腓骨の変形も軽減している．1年後（**図1C**），脛骨の骨折線は不明瞭となり，本来の脛骨の形状に戻りつつある．

診断 脛骨骨幹部らせん骨折，腓骨骨幹部骨折（急性塑性変形），骨折治癒過程 spiral fracture of the tibia, plastic bowing of the fibula, fracture healing

経過 転位の少ない骨折のため，保存的加療（ギブス固定）が行われた．臨床的に骨癒合を得ている．

L2 5-2

50 歳台男性．2 か月前に転倒，右肘痛を訴えて近医を受診，固定を希望せず経過観察していたが，症状が持続するため来院．

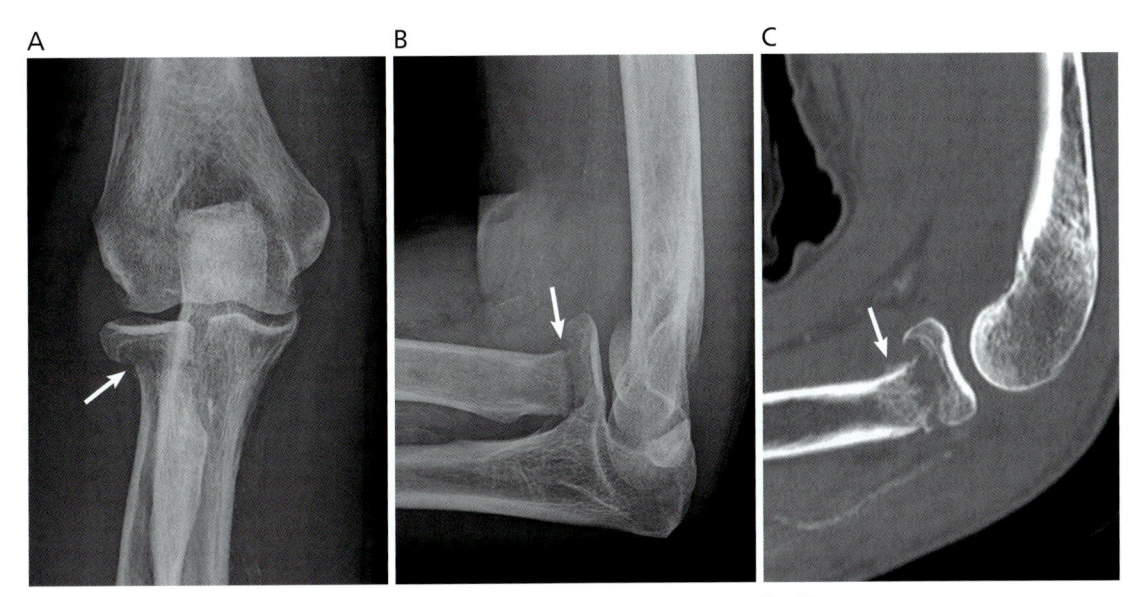

A　　　　　　　　　B　　　　　　　　　C

図2　右肘関節単純 X 線写真　A：正面像，B：橈骨頭撮影像，C：CT 冠状断像

| 単純 X 線所見 | 単純 X 線写真正面像(**図 2 A**)，単純 X 線橈骨頭撮影(**図 2 B**)にて橈骨頸に骨折線を認める(→)．仮骨形成は乏しい． |

単純 X 線所見　単純 X 線写真正面像(**図 2 A**)，単純 X 線橈骨頭撮影(**図 2 B**)にて橈骨頸に骨折線を認める(→)．仮骨形成は乏しい．

CT 所見　橈骨頸の骨折線は離開し，遠位骨片にわずかに仮骨形成がみられる(**図 2 C**，→)が，骨性架橋は認めない．

診断　橈骨頸骨折，遷延癒合　fracture of the radial neck, delayed union

経過　骨癒合を得ることは難しいと考えられ，人工橈骨頭置換術が行われた．

問題　**Q1.** 骨折治癒過程でみられる単純 X 線所見について述べよ．
　　　Q2. 骨癒合が遅延する要因について述べよ．

画像診断のポイント[1]

骨折治癒過程
- 骨折の治癒は主に臨床判断であり，画像診断はそれを補助する役割である．
- 臨床的骨癒合は単純 X 線写真で骨折線がみえていても起こっている場合がある．このため，骨癒合(骨折治癒)の有無は画像診断のみで行うことはできない．
- 仮骨形成の有無やその場所，骨折線を橋渡ししているかどうか，骨折線の不明瞭化(部分

的なものも含め)を記載する.

単純 X 線写真・CT

- まず骨折部位に骨吸収が起こり,骨萎縮の状態となる.骨折後 10〜14 日で骨折線は開大し,骨片辺縁がぼやける.これは死んだ骨組織の吸収によるもので,治癒過程の最も早期の所見となる.
- 骨折辺縁にふわふわとした仮骨が形成される.この時期に骨髄腔の仮骨を見るのは難しい.経時的に仮骨はより緻密になり,濃度が増していく.
- 骨片どうしを連結する骨性架橋を認めるようになる.骨折線は徐々に閉じていき,その後骨梁が現れる.
- 骨折前の骨形態に戻すように骨形成が行われる(リモデリング).この過程は 1 年以上続く.
- 骨折辺縁の仮骨形成は長管骨の骨幹部で大きく,骨幹端や足関節果部,手根骨や踵骨では小さい.仮骨の広がりは骨折型によっても異なり,粉砕骨折では単純骨折より大きい.
- 廃用性骨萎縮がみられる.
- 骨折に内固定が行われた場合は,辺縁の仮骨は最小となる.骨折治癒過程は骨折線の不明瞭化,骨折部の軽度の硬化で判断される.
- CT は解剖学的に複雑な部位,形状の骨折においても,単純写真より早期に仮骨形成や骨性架橋を検出できる.外科的処置や骨移植の必要性などの判断の一助となる.特に手根骨(特に舟状骨)や足根骨,踵骨の骨折,関節面の評価に用いられる.

遷延治癒・偽関節

- 骨折部の不安定性,感染の合併により骨折辺縁の仮骨は大きくなるため,通常より大きな仮骨形成を見た場合には合併症の可能性を考慮する.
- 内固定後にもかかわらず明らかな辺縁仮骨がみられる際には,骨折部の動き(固定不良),感染合併などの可能性を考える.固定材料周囲の骨透亮像(緩み)の有無にも注意する.

骨折治癒過程,遷延治癒,偽関節[1,2]

骨折治癒過程

　骨折とは骨の連続性が絶たれた状態をいう.多くの場合,外傷により発生する.骨癒合は仮骨が骨片を連結し,正常骨と同程度に均一に骨化することにより得られる.骨折治癒は「骨折部の力学的強度の回復」とされ,骨折部の圧痛の消失や機能回復など臨床所見と X 線所見を合わせて総合的に判断される.臨床的な骨癒合に必要な期間は,年齢,骨折部位などで左右される.小児では成人より早く,大腿骨,脛骨の骨幹部は時間を要する.

　骨化は骨芽細胞が合成・分泌した I 型コラーゲンを主とする骨基質蛋白にハイドロキシアパタイト結晶が沈着する現象である.骨は再生能力が高く,骨折部に適切な固定と血流供給があれば治癒に向かう.骨折部には周囲軟部組織も含め血腫が生じ,骨片と骨片の間に肉芽組織が形成される.骨折により損傷された骨組織は破骨細胞により吸収される.その後,軟骨芽細胞,骨芽細胞により軟骨基質,骨基質が生成され,そこに骨化が起こる.

　骨折治癒に関連する因子は多数存在する.全身状態としては年齢,栄養状態,糖尿病や貧血などの基礎疾患の有無,骨折部局所の要因として軟部組織損傷の程度,感染,骨片への血流,不十分な固定,薬物などの影響としてステロイド使用,ニコチン(喫煙),などがあげられる.

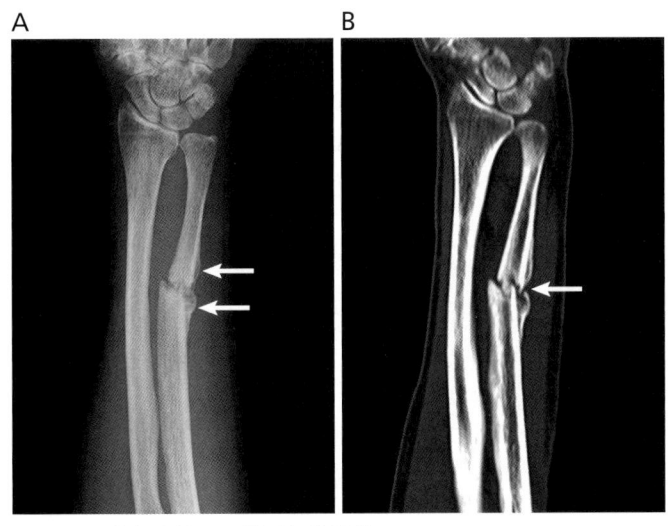

図3　60歳台女性　尺骨骨折偽関節
1年ほど前，右腕を打撲してから力が入らず，痛みが持続したため近医を受診，骨折といわれ外固定された．5か月経過しても治癒が得られないため受診．**A：右前腕部単純X線写真（正面像），B：CT冠状断像**　単純X線写真（A）では尺骨遠位骨幹部に骨折があり，尺側骨皮質に仮骨形成を認める（→）が，骨皮質に明らかな骨性架橋はみられない．CT（B）で骨皮質のみならず，骨髄にも骨性架橋がみられないことがわかる（→）．

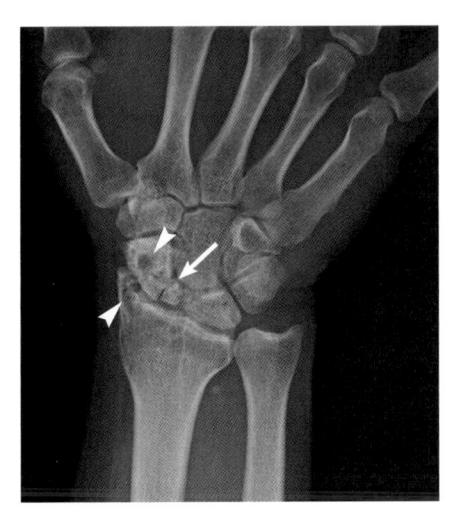

図4　40歳台男性　舟状骨骨折偽関節
小学生のときに右手関節に受傷，以後疼痛が持続し，徐々に運動障害が出現．**右手尺屈位単純X線写真**　舟状骨近位に骨折を認める（→）．骨折線に沿った硬化があり，骨皮質や骨髄に骨性架橋はみられない．遠位骨片と橈骨茎状突起に囊胞形成があり（▶），変形性関節症が示唆される．

遷延治癒

　年齢や骨折部位を鑑み，正常の治癒期間から逸脱して骨癒合が得られない状態をいう．骨折部の血流が十分でない，動きの存在，感染の合併，患者要因（idiosyncrasy）などは治癒過程が遅くなる要因となる．遷延治癒の判断は，徒手操作での骨折部の動きやX線検査における骨折線の残存および不十分な仮骨形成などの所見を合わせて臨床的に行われる．

偽関節

　骨折部の骨片が癒合しない状態で治癒機転が停止もしくは停滞した状態である（**図3，4**）．偽関節（pseudoarthrosis）は骨癒合不全（nonunion）ともよばれる．主に成人で起こり，小児ではまれである．診断は徒手的，もしくは放射線診断で骨折部に動きがある場合にな

される．hypertrophic nonunion と atrophic nonunion の 2 つのタイプがある．hypertrophic nonunion では骨折部辺縁が明瞭で硬化し，骨折線を横切る仮骨は存在しない．atrophic nonunion はより頻度が低く骨折辺縁にわずかな硬化を認める．癒合していない骨片の間には線維組織が形成され，時に液体が貯留する．偽関節となった場合，骨癒合を得るためには手術的治療が必要となる．骨折部の掻爬や粉砕，骨移植，内固定などが行われる．

解答 **A1.** 骨折部位に骨吸収が起こり，骨折線は開大する．ついで骨折辺縁に仮骨が形成される．経時的に仮骨はより緻密になり濃度が増していく．骨片どうしを連結する骨性架橋がみられるようになり，骨折線は不明瞭になっていく．骨折前の骨形状に戻すような骨形成(リモデリング)が起こる．

A2. 開放骨折，感染，骨折部の骨欠損が大きい，骨折周囲の軟部組織損傷，粉砕骨折，力学的不安定(固定不良)．患者側の要因として，年齢が高い，糖尿病，末梢血管障害，アルコール依存症，腎不全，ステロイドなどの薬剤，喫煙，栄養不足，肥満などがあげられる[2]．

文献

1) Rogers LF, Hendrix RW : Fracture healing. In Rogers LF(ed) : Radiology of skeletal trauma 3rd ed. Philadelphia : Churchill Livingstone, 2002 : 203-230.
2) 渡部欣忍：第 4 章 偽関節(骨癒合不全)の診断と治療．白熱講義 骨折合併症—nonunion, malunion, FRL，PTOA 骨折治療の物理学と生物学．メジカルビュー社，2023 : 100-121．

症例 L2 6

60歳台男性．2か月前から左肩の運動時痛を自覚し，疼痛の悪化があり受診．誘因となるような動作，外傷歴はなかった．診察で疼痛と軽度の可動域制限がある．

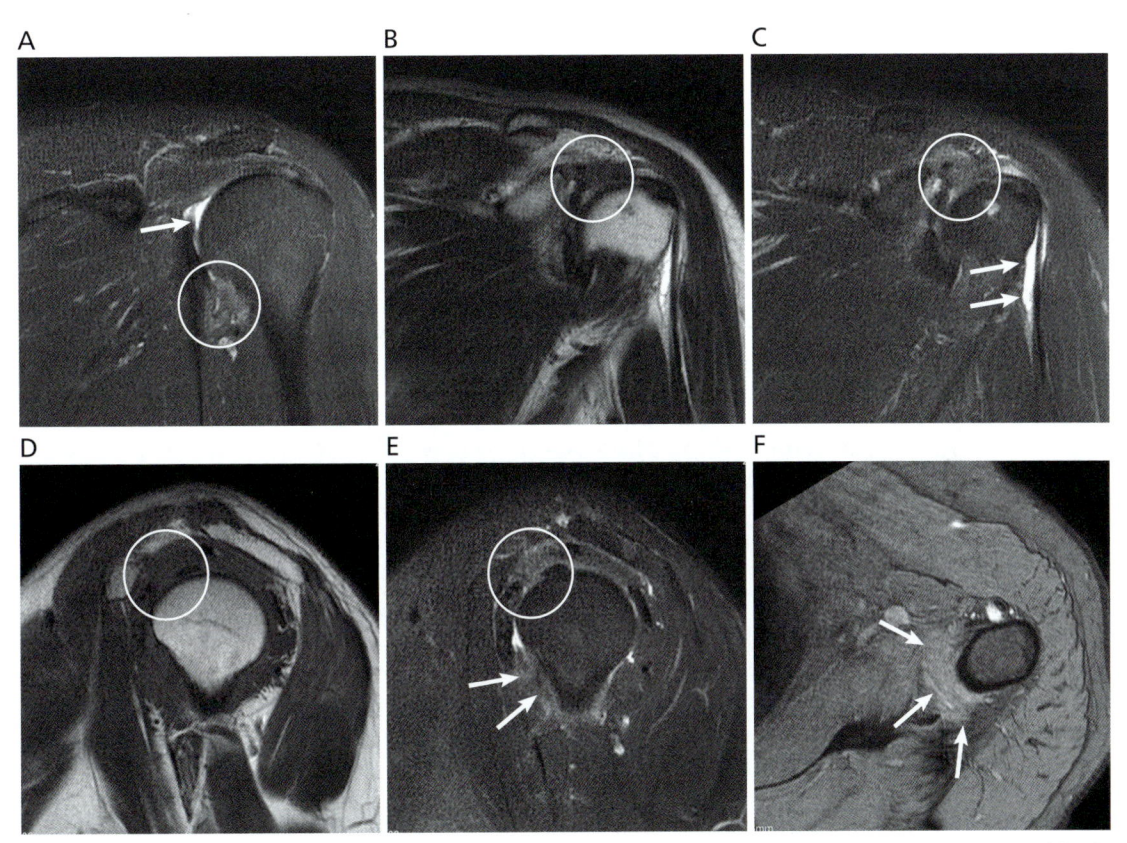

図1 左肩関節MRI A：脂肪抑制T2強調斜冠状断像，B：T2強調斜冠状断像，C：脂肪抑制T2強調斜冠状断像（Bと同一スライス），D：T1強調斜矢状断像，E：脂肪抑制T2強調斜矢状断像（Dと同一スライス），F：T2*強調横断像

MRI所見 斜冠状断像で腋窩嚢の前方側優位に強い肥厚と脂肪抑制T2強調像（**図1A**）で高信号（楕円内）を，腱板疎部はT2強調像（**図1B**）で低信号，脂肪抑制T2強調像（**図1C**）で高信号を示し（楕円内），関節包液貯留（**図1A**，→），結節間溝部液貯留（**図1C**，→）が認められる．斜矢状断像では腱板疎部はT1強調像（**図1D**）で低信号，脂肪抑制T2強調像（**図1E**）で高信号（楕円内）を示し，関節包前下方の肥厚と淡い高信号化が認められる（**図1E**，→）．T2*強調横断像（**図1F**）でも肥厚した腋窩嚢が淡い高信号を示している（→）．

診断 凍結肩（炎症期）frozen shoulder（freezing phase）

経過 疼痛コントロール，運動療法の保存的治療で症状の改善が得られた．

Q1. 凍結肩の定義は何か？

Q2. 凍結肩症例の単純 MRI 所見のポイントは何か？

Q3. 凍結肩の予後について述べよ.

画像診断のポイント

- 単純 X 線写真では，異常を認めないことが多い．石灰沈着性腱板炎や変形性肩関節症など，他疾患の有無を評価する.
- 関節造影検査が診断に有用であり，関節包の癒着，縮小が確認できる．骨頭周囲にしか造影剤が入らず，造影剤注入時に強い疼痛を伴う．肩甲下滑液包の縮小や閉塞をきたしている症例が多い．近年は MRI で診断されることが多くなり，関節造影検査の適応は減少した.
- MRI で，腱板疎部の線維化(脂肪信号の消失，**図 1 B～E**，楕円内)，烏口上腕靱帯の肥厚(**図 2**，小矢印)，腋窩嚢の肥厚，短縮(**図 1 A**，楕円内)を確認する[1].
- 腱板疎部の線維化や肥厚した腋窩嚢は，炎症期では脂肪抑制 T2 強調像/プロトン密度強調像で高信号を，拘縮期になると完成した線維化を反映して脂肪抑制 T2 強調像/プロトン密度強調像で低信号を示す.
- 腱板疎部の線維化，烏口上腕靱帯の肥厚，腋窩嚢の肥厚の程度は患者によりさまざまである．腱板疎部の線維化の乏しい症例や，同一患者の経過観察時に MRI 所見の悪化や改善する症例を経験する.
- 近年，造影ダイナミック MRI で，肩甲上腕関節の滑膜部位に増強効果が確認され，凍結肩の診断に有用と報告されている．肩甲上腕関節の炎症性滑膜肥厚を反映している．ただし，腱板断裂や外傷後の二次性拘縮肩にも出現し，凍結肩に特異的な所見ではない.
- しばしば肉離れを合併する.

凍結肩

　凍結肩は，誘因なく肩関節の疼痛(安静時痛，運動時痛，夜間痛)と可動域制限をきたし，保存的治療で症状の改善の期待できる疾患である．40～60 歳の発症が多く，女性でやや多い．病態としては，関節包の炎症や線維化，軟骨化生により，関節包拘縮をきたすことが推察されているが，その病因ははっきりしていない[2].

　従来から医師により用いる用語が異なり，五十肩，肩癒着性関節包炎，肩関節周囲炎と同義語とされてきた．2015 年，国際関節鏡・膝・整形外科スポーツ医学会(International Society of Arthroscopy, Knee Surgery and Orthopaedic Sports Medicine：ISAKOS)は，可動域制限があれば拘縮肩とし，そのうち原因不明な拘縮肩のみを凍結肩(一次性特発性拘縮肩)，原因の明らかな拘縮肩を二次性拘縮肩とする提言を発表した(**図 3**)．2019 年，日本肩関節学会でもこの提言を採用し，この病態の正式名称を凍結肩とすることとなった.

　凍結肩は臨床的に，炎症期(freezing phase)，拘縮期(frozen phase)，寛解期(thawing phase)と大きく 3 つの時期に分類される.

① 炎症期：可動域制限は軽度で強い疼痛(安静時痛，夜間痛)を伴う時期(2～9 か月程度).

② 拘縮期：疼痛は軽減するが著しい可動域制限を伴う時期(3～12 か月程度).

③ 寛解期：可動域，疼痛の改善する時期.

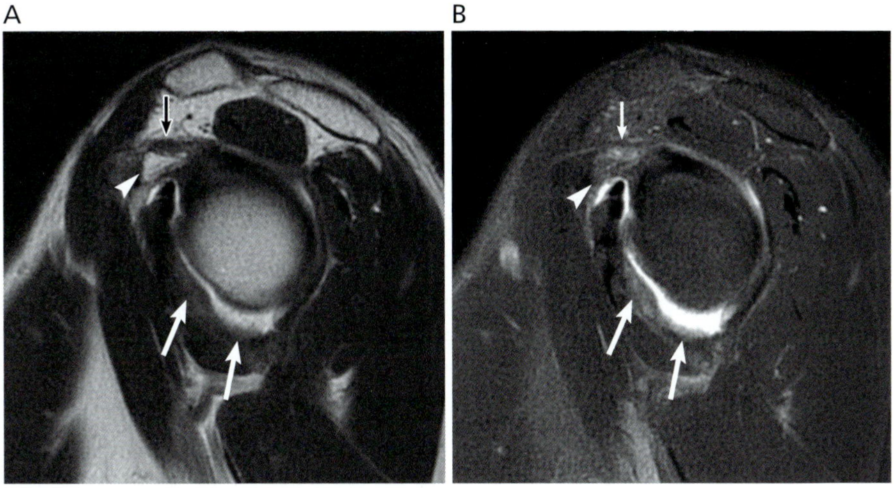

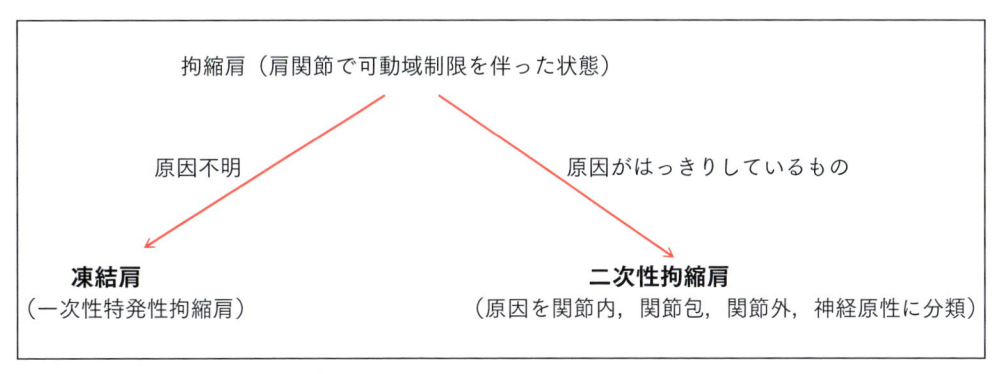

図2　炎症期凍結肩　烏口上腕靱帯肥厚症例

50 歳台男性　8 か月前から左肩痛を自覚した．疼痛の増悪と可動域制限の出現がある．**左肩関節 MRI　A：T2 強調斜矢状断像，B：脂肪抑制 T2 強調斜矢状断像（A と同一スライス）**　烏口上腕靱帯の肥厚と脂肪抑制 T2 強調像で高信号を示し（A，B，小矢印），腋窩嚢−関節包前下方の肥厚と脂肪抑制 T2 強調像での淡い高信号化が認められる（大矢印）．腱板疎部は T2 強調像高信号，脂肪抑制 T2 強調像低信号を示しており（►），正常の脂肪信号が保たれている．関節包，肩甲下滑液包の液貯留が認められる．

拘縮肩（肩関節で可動域制限を伴った状態）

原因不明　　　　　　　　　　　　　　　原因がはっきりしているもの

凍結肩　　　　　　　　　　　　　　　　二次性拘縮肩
（一次性特発性拘縮肩）　　　　　　　　（原因を関節内，関節包，関節外，神経原性に分類）

図3　ISAKOS の凍結肩の定義と分類

　　基本的に保存的治療（内服，肩甲上腕関節への注射，理学療法）の適応となるが，治療抵抗性の拘縮期症例についてはサイレント・マニピュレーション[3]（**NOTE** 参照），鏡視下関節受動術を検討する．糖尿病を合併した凍結肩症例では，これらの治療でも予後不良となることが多い．

鑑別診断

1）二次性拘縮肩　secondary stiff shoulder

　　原因のない特発性拘縮肩を凍結肩と定義しており，原因のある二次性拘縮肩は鑑別診断になる．石灰沈着性腱板炎や腱板断裂による拘縮，上腕骨近位部骨折後など外傷性拘縮，乳癌や胸壁腫瘍による拘縮があり，画像所見や既往から評価する．

2）関節リウマチ　rheumatoid arthritis：RA

　　炎症期凍結肩の鑑別疾患となる．関節リウマチは免疫の異常により，小関節を中心に滑

膜炎が多発性, 両側性に生じる病態である. 40〜60 歳台での発症が多く, 女性に多い. 肩関節を初発とする関節リウマチは極めて少なく, 手指など他関節での臨床症状や, リウマトイド因子や抗 CCP 抗体など血液生化学検査が診断に有用である. 肩関節 MRI では, 骨びらん, 骨髄浮腫, 関節包や滑液包の液体貯留, 米粒体が指摘される(症例 L1-43, p. 163 参照).

3) リウマチ性多発筋痛症 polymyalgia rheumatica：PMR

炎症期凍結肩の鑑別疾患になる. 肩や腰部, 股関節, 大腿など四肢近位部の疼痛, 強ばりを生じる原因不明の炎症性疾患である. 特に肩の疼痛の頻度が高い. 50 歳以上の中高年に発症し, 男女比は 1：2 で女性に多い. 急性発症のことが多く, 発熱の頻度が高い. ステロイドが著効する. 肩関節 MRI では, 両側性に滑液包や関節包の液貯留, 上腕二頭筋長頭腱鞘炎, 腱板の腫脹や信号上昇が指摘される.

解答 **A1.** 肩関節可動域制限を伴う病態を拘縮肩とよび, 原因のはっきりしない拘縮肩を凍結肩とする. 肩関節周囲炎, 癒着性関節包炎, 五十肩といった用語が同義で使われることが多く, 現在も臨床現場では用語が混在している.

A2. 腱板疎部の線維化(脂肪信号の消失), 烏口上腕靱帯の肥厚, 腋窩嚢の肥厚と短縮, 脂肪抑制 T2 強調像/プロトン密度強調像での高信号化を確認する. また, 腱板断裂や石灰沈着性腱板炎などの否定を行う.

A3. 一般的には予後良好と考えられているが, 保存療法での長期経過後に, 50％程度の患者では, 軽度の疼痛や可動域制限が残存することが報告されている[4]. 自然治癒する疾患とは言いにくく, 症状の程度や持続期間は患者によりさまざまである. 関節拘縮が完成した拘縮期凍結肩の治療には難渋することがあり, 炎症期の段階で適切に診断し, 治療介入をするべきと考えられている.

NOTE

サイレント・マニピュレーション silent manipulation

超音波ガイド下の頸部神経根ブロック下で, 肩関節を他動性に動かし, 関節包を破断させる手技である. 外来で施行され, 安価で施行できる治療法である. 可動域の改善, 疼痛改善ともに良好な成績が報告されており, 理学療法に対して治療期間の短縮が期待できる.

文献

1) 佐志隆士, 秋田恵一・編：肩関節の MRI─読影ポイントと新しい知見 第 3 版. メジカルビュー社, 2024：170-231.

2) Hagiwara Y, Ando A, Onoda Y, et al：Coexistence of fibrotic and chondrogenic process in the capsule of idiopathic frozen shoulders. Osteoarthritis Cartilage 2012；20：241-249.

3) 皆川洋至：凍結肩の診断と治療(肩関節拘縮に対するサイレント・マニピュレーション). Orthopedics 2012；25：93-98.

4) Shaffer B, Tibone JE, Kerlan RK：Frozen shoulder. a long-term follow-up. J Bone Joint Surg Am 1992；74：738.

症例 L2 7

12歳男児．右利き．4年前より少年野球チームでピッチャーを担当していた．1か月前より右肘の疼痛や可動域制限が出現したため来院した．

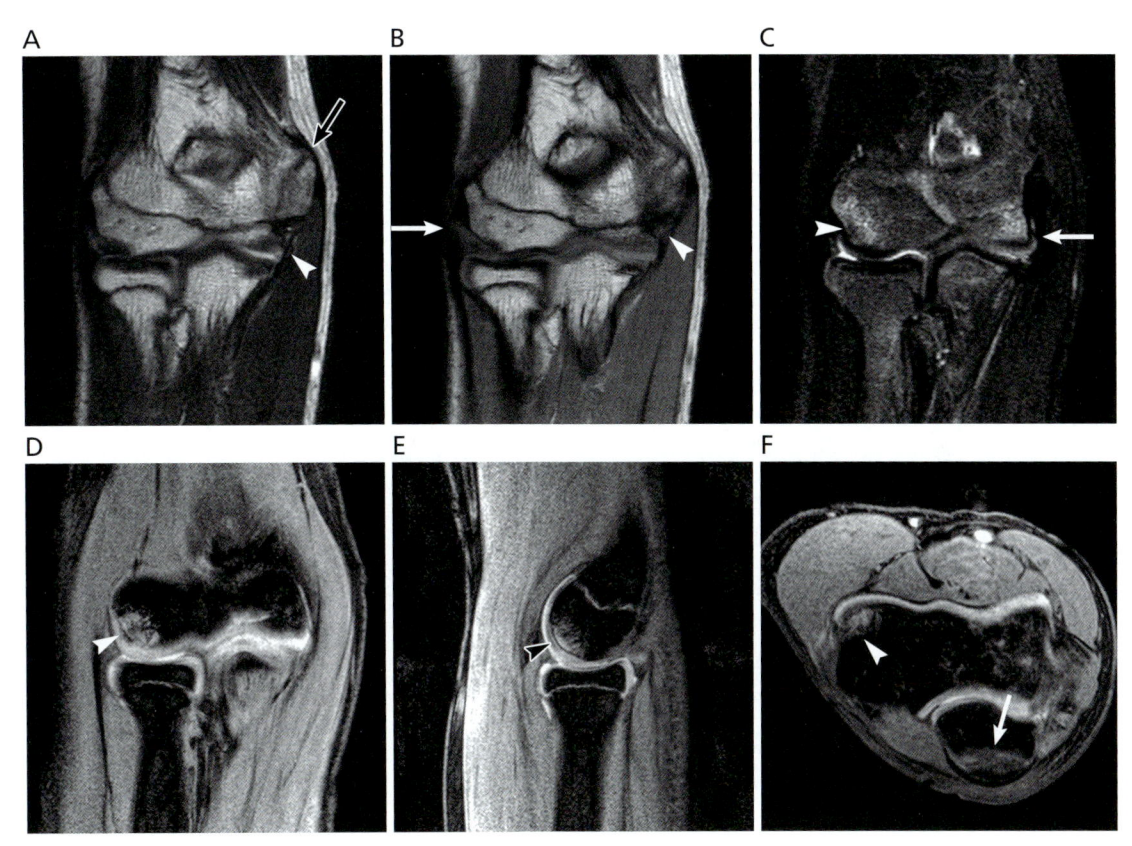

図1 右肘関節MRI A：T2強調冠状断像，B：プロトン密度強調冠状断像，C：STIR冠状断像，D：水選択的励起グラジエントエコー（GRE）法冠状断像，E：水選択的励起GRE法矢状断像，F：水選択的励起GRE法横断像

MRI所見 上腕骨内側上顆の骨端線をまたぐような骨髄の全体的な信号上昇が認められる（図1A，→）．内側側副靱帯（前斜走線維）付着部の骨は分節化しており，離断しかかっている（図1A ➤，図1C →）．内側側副靱帯にも腫大と高信号を認め，内側側副靱帯損傷の所見である（図1B，➤）．総指伸筋腱外側上顆付着部に高信号域を認め，外側上顆炎の所見である（図1B，→）．上腕骨小頭骨端核の軟骨直下に扁平な離断骨片や骨内液体貯留を認める（図1C～F，➤）．離断骨片は母床からは離れておらず遊離期には至らないが，骨内への関節液侵入を認めることから分離期後期の離断性骨軟骨炎である．尺骨肘頭の骨端線周囲にも信号上昇がみられ（図1F，→），後方衝突症候群による肘頭骨髄浮腫を反映した所見である．

診断	野球肘複合損傷（内側型＋外側型＋後方型） pitcher's elbow

内側型：内側上顆骨端離開（リトルリーグ肘），内側上顆裂離骨折，内側側副靱帯損傷.
外側型：外側上顆炎，離断性骨軟骨炎（分離期後期）．後方型：後方衝突症候群

経過	投球制限を行いつつ保存的治療が施され，徐々に症状に改善がみられた.

問題
Q1. 野球肘の定義を述べよ.
Q2. 内側型，外側型，後方型野球肘にはそれぞれどのような疾患が含まれるか？
Q3. 投球過多による肘関節内側の損傷部位が，大人と子供で異なるのはなぜか？

画像診断のポイント

● 単純X線写真は骨の形態評価に優れ，微小な骨軟骨片の評価や，左右差を比較できる点で有用である．一方，MRIは脂肪抑制プロトン密度強調像/T2強調像で骨髄浮腫や靱帯損傷を評価しやすく，早期診断や進行度診断において有用である.

● 内側型野球肘には内側側副靱帯損傷，内側上顆裂離骨折，内側上顆骨端離開（リトルリーグ肘）などが含まれ，年齢により損傷しやすい部位が異なる．内側上顆骨端線閉鎖後，すなわち概ね高校2年生以上であれば内側側副靱帯損傷を生じやすいが，骨端線閉鎖以前は骨や軟骨が靱帯と比較して脆弱なため，裂離骨折をきたしやすいと考えられている．そのほか，内側上顆炎や肘部管症候群を合併することもある.

● 外側型野球肘は主に離断性骨軟骨炎であり，上腕骨小頭の骨髄浮腫や遊離骨軟骨片の有無などから進行度も併せて評価することが望ましい．そのほか，外側上顆炎を合併することもあるため，総伸筋腱外側上顆付着部の信号上昇の有無を確認する.

● 後方型野球肘は外側型，内側型と比較すると頻度は低いが，肘頭疲労骨折，上腕三頭筋腱炎，後方衝突症候群などがみられることがある.

● 野球肘に限らず，すべてのスポーツ外傷は本症例のように複合損傷を起こす可能性がある．そのため，スポーツ外傷においては一つ所見を見つけた場合でも，あらゆる断面を満遍なく観察し，他の部位にも異常所見がないか念入りに確認することが望ましい.

野球肘

　野球肘は投球過多による肘関節障害全般を指す用語であり，特に成長期の小児の肘関節障害に対して用いられる(成人の場合は"内側側副靱帯損傷"など直接病名で呼称することが多い)．野球肘は損傷部位により内側型，外側型，後方型の3つに分類される．患者が受診する頻度が多いのは疼痛を伴いやすい外側型だが，実際には内側型の方が多く，疼痛を伴わないこともしばしばあることから病院受診に至らないケースも多い.

　野球の投球動作は，振りかぶる"ワインドアップ期"に始まり，肩関節を外旋させ肘を後ろに引く"コッキング期"，実際ボールを前に運ぶ"加速期"，ボールリリース後の"フォロースルー期"に分けられる．内側型および外側型の原因はコッキング期〜加速期に肘関節に加わる"外反力"である．肘内側では内側側副靱帯を引き離すような外力が繰り返し加わり，腱付着部炎や内側上顆裂離骨折を引き起こす．肘外側では上腕骨小頭と橈骨頭が衝突するような外力が加わり続け，離断性骨軟骨炎の原因となる．一方，フォロースルー期に肘が繰り返し過伸展の状態になると，肘頭と肘頭窩が衝突し，後方型野球肘の原因となる.

解答 **A1.** 投球過多によって生じる肘障害の総称，一般的に成長期の障害を指し，内側型，外側型，後方型に分けられる．

A2. 内側型野球肘：内側上顆裂離骨折，内側側副靱帯損傷，内側上顆骨端離開（リトルリーグ肘），内側上顆炎，肘部管症候群．

外側型野球肘：離断性骨軟骨炎，外側上顆炎．

後方型野球肘：肘頭疲労骨折，上腕三頭筋腱炎，後方衝突症候群．

A3. 肘関節に外反力がかかると，内側側副靱帯により内側上顆が頻回に牽引される．骨端線閉鎖前であれば靱帯よりも骨や軟骨が脆弱であるため，裂離骨折や骨端離開を引き起こすことが多いが，骨端線閉鎖後は相対的に脆弱となった靱帯に損傷を生じることが多くなるため．

NOTE

小児の内側側副靱帯損傷

　自験例で MRI を用いた野球肘検診を行ったところ，無症状の少年野球選手の実に 40％程度に内側側副靱帯損傷が認められた．従来は小児の野球肘において内側側副靱帯損傷は生じにくいとされていたが，実際には内側上顆とともに内側側副靱帯も損傷していることが多く，野球肘の MRI を読影する際には留意いただきたい．

文献

1) 岡本嘉一，橘川　薫：上肢の画像診断．メディカル・サイエンス・インターナショナル，2017：85-100．
2) 門間太輔：治療編II 手・肘の特徴的な疾患 リトルリーグ肘．岩崎倫政・編：手・肘の外科 診断と治療のすべて．メジカルビュー社，2021：295-298．
3) 藤井正彦，美舩　泰：8. 肘関節 リトルリーガー肘．上谷雅孝，青木隆敏，神島　保，他・編：関節の MRI 第 3 版．メディカル・サイエンス・インターナショナル，2020：386-387．

症例 **L2** **8**

70歳台女性．約1年前より手のしびれ，痛みがみられた．半年前より手関節尺側部痛（右＞左）が出現した．

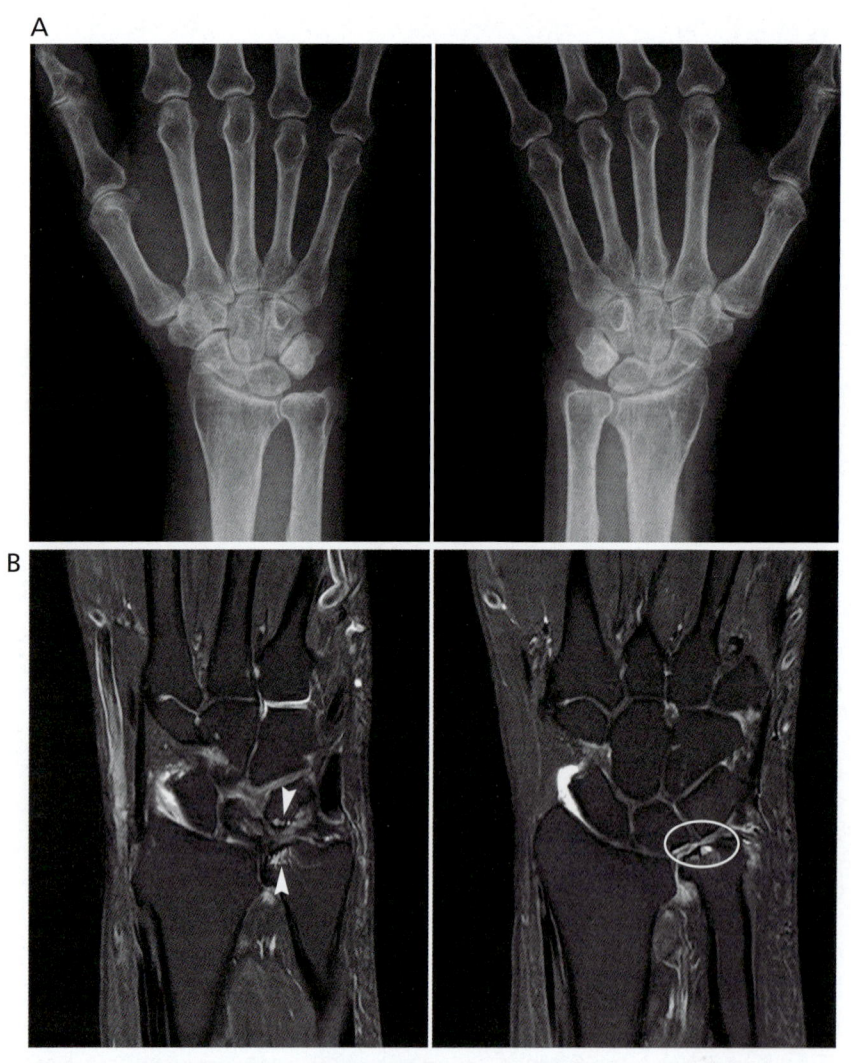

A

B

図1 A：両側手関節単純X線写真正面像，B：右手関節MRI　脂肪抑制プロトン密度強調冠状断像

単純X線所見　両側手関節正面像（**図1A**）では，尺骨遠位は橈骨遠位と比べ遠位側に突出しており，positive ulnar variance の状態と考えられる．右側の方が左側より顕著である．

MRI所見　右手関節尺骨遠位および三角骨に軟骨下囊胞がみられる（**図1B**，▶）．三角線維軟骨複合体（triangular fibrocartilage complex：TFCC）の関節円板は不明瞭で，損傷していると考えられる（**図1B**，楕円内）．

| 診断 | 尺骨突き上げ症候群，TFCC 関節円板損傷　ulnar impaction syndrome，TFCC articular disc injury |

| 経過 | 右尺骨突き上げ症候群，TFCC 関節円板損傷と診断し，鏡視下滑膜切除術，尺骨短縮術が施行された．手関節鏡では尺骨頭の露出がみられ，同部位で TFCC の瘻孔形成および周囲の滑膜増生を認めた．Palmer 分類の 2C の状態であった．滑膜切除，TFCC 瘻孔部位周囲の切除が行われ，関節面が neutral variance になるように尺骨短縮が行われた． |

問題	**Q1.** 単純 X 線写真における ulnar variance の評価法を述べよ．
	Q2. 尺骨突き上げ症候群の MRI 所見について述べよ．
	Q3. 尺骨突き上げ症候群と Kienböck 病の MRI 所見の鑑別点について述べよ．

画像診断のポイント

単純 X 線写真[1~5]

● 単純 X 線写真の正面像で ulnar variance を評価する．尺骨遠位端と橈骨遠位端の差が 2 mm 以下は正常（neutral）とする．尺骨遠位端が橈骨遠位端より 2 mm より長い場合は positive ulnar variance とし，尺骨遠位端が橈骨遠位端より 2 mm より短い場合は negative ulnar variance とする．

● 尺骨頭，三角骨，月状骨には進行した病変である骨硬化や軟骨下嚢胞と考えられる骨透亮像がみられる．末期になると，より進行した変形性関節症を呈する．

MRI

● 初期の所見でみられる軟骨損傷や骨髄浮腫を検出できる．また，進行した病変では軟骨下嚢胞や骨硬化像もみられる．

● MRI では TFCC 損傷や月状三角骨靱帯損傷の評価も可能である．

尺骨突き上げ症候群[1,2,4,5]

　尺骨突き上げ症候群は尺骨頭と TFCC，三角骨，月状骨との慢性的な衝突により生じる変性疾患である．それにより尺側側の手関節痛，回内外制限，腫脹などがみられる．尺骨頭，三角骨，月状骨でみられる変化は骨硬化，骨髄浮腫，軟骨下嚢胞である．月状骨の病変は尺側にみられる．また，TFCC の関節円板損傷や月状三角骨靱帯損傷もみられる．誘発因子として，positive ulnar variance（まれに，neutral や negative ulnar variance でもみられる），橈骨遠位の変形治癒，橈骨遠位切除術後などがあげられる．

鑑別診断

Kienböck 病[1,3,4]

　Kienböck 病では月状骨の骨壊死を認め，尺骨突き上げ症候群と鑑別が必要となる．Kienböck 病は negative ulnar variance でしばしばみられることと，月状骨の病変分布がびまん性もしくは橈側にみられることが重要な鑑別点となる．また，尺骨頭，三角骨には異常がみられない点も重要である（症例 L1-45，p. 171 参照）．

解答 **A1.** 手関節単純写真正面像で ulnar variance を評価する．尺骨遠位端と橈骨遠位端の差が 2 mm 以内は正常範囲内とするが，尺骨遠位端が 2 mm より長い場合は positive ulnar variance，2 mm より短い場合は negative ulnar variance とする．

A2. 尺骨突き上げ症候群の MRI 所見では，尺骨頭，月状骨，三角骨の骨髄浮腫，骨硬化像，軟骨下囊胞がみられる．特に早期にみられる骨髄浮腫の検出は MRI がよいとされる．同時に軟骨損傷も評価する必要がある．また，TFCC 損傷や月状三角骨靱帯損傷の有無も併せて評価する．

A3. 尺骨突き上げ症候群では尺骨頭，月状骨の尺側，三角骨に病変がみられるのに対し，Kienböck 病では月状骨の病変がびまん性もしくは橈側にみられる．尺骨突き上げ症候群では positive ulnar variance でみられることが多く，Kienböck 病は negative ulnar variance でみられることが多い．

文献

1) Chang, CB, Steinbach LS : MRI of the upper extremity. Philadelphia : Lippincott Williams & Wilkins, Wolters Kluwer, 2010 : 593-596.
2) 橘川　薫:6 章 外傷，6.6．三角線維軟骨複合体損傷と遠位橈尺関節不安定症．岡本嘉一，橘川　薫：上肢の画像診断．メディカル・サイエンス・インターナショナル，2017 : 148-154.
3) 橘川　薫:8 章．炎症性疾患，変性性疾患，その他の疾患，8.6．尺骨突き上げ症候群．岡本嘉一，橘川　薫：上肢の画像診断．メディカル・サイエンス・インターナショナル，2017 : 217-218.
4) Zanetti M, Saupe N, Nagy L : Role of MR imaging in chronic wrist pain. Eur Radiol 2007 ; 17 : 927-938.
5) Davis DL : Lunotriquetral coalition and ulnar impaction syndrome : a pictorial essay. Radiol Bras 2019 ; 52 : 112-116.

症例 L2 **9**

50 歳台女性．数か月前から増悪傾向のある右股関節痛がある．

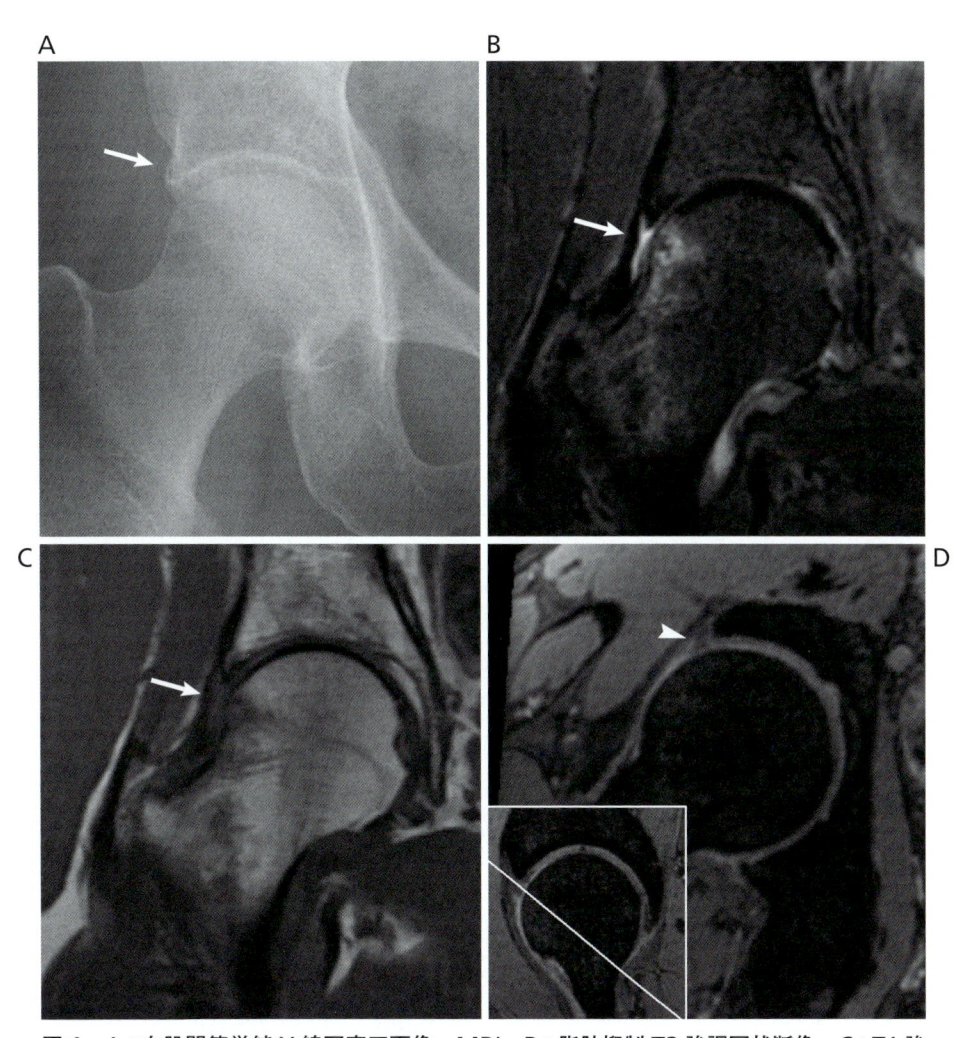

図1 A：右股関節単純 X 線写真正面像，MRI　B：脂肪抑制 T2 強調冠状断像，C：T1 強調冠状断像，D：3D MERGE 放射状断面再構成像

単純 X 線所見　臼蓋による大腿骨頭の過剰被覆が認められる（図1 A，→）．CE 角は 50°，ARO は−2°である（後述）．

MRI 所見　大腿骨外側軟骨下骨に骨挫傷が認められ（図1 B, C，→），前上方関節唇の断裂が認められる（図1 D，➤）．

診断　大腿骨臼蓋インピンジメント症候群 femoroacetabular impingement syndrome：FAIS, pincer-type

| 経過 | 保存的加療により，症状は軽快傾向を示した． |

| 問題 | **Q1.** 大腿骨臼蓋インピンジメント症候群（FAIS）にはどのようなタイプが存在するか？ |
| | **Q2.** 鑑別すべき疾患は何か？ |

画像診断のポイント

- 大腿骨臼蓋インピンジメントを示唆する股関節の形態異常は主として単純X線写真で検出される．後述する cam-type であれば大腿骨の異常，pincer-type であれば臼蓋の異常を認めるが，これは適切な肢位および撮像法でなければ偽陽性が生じやすい．
- 股関節単純写真正面像では腸骨稜や閉鎖孔の左右差がないこと，尾骨先端部が正中で恥骨結合の上部 1〜2 cm に位置していることの確認が重要である[1]．
- cam-type を示唆する画像所見は，① CE 角 25° 以上，② 主項目：アルファ角 55° 以上，③ 副項目：head-neck offset ratio 0.14 未満，pistol grip 変形，herniation pit より 2 項目以上．
- pincer-type を示唆する画像所見は，① CE 角 40° 以上，② CE 角 30° 以上かつ ARO が 0° 以下，③ CE 角 25° 以上かつ cross-over sign 陽性．
  （特に cross-over sign は偽陽性が生じやすいことから，CT・MRI で臼蓋の retroversion の存在を確認することを推奨する．）
- center-edge angle（CE 角）は，股関節正面像において骨頭中心と臼蓋硬化帯外側点を結ぶ線と骨盤水平線（両側涙痕下縁を結ぶ線）に対する垂線とのなす角．
- アルファ角は，大腿骨頸部側面像において骨頭中心と頸部最狭部中心を結ぶ線（頸部軸）と，前方の骨頭頸部移行部の曲率変化点と骨頭中心を結ぶ線とのなす角．
- head-neck offset ratio は，大腿骨頸部側面像において，頸部軸に平行な骨頭前縁を通る接線と頸部最狭部前縁を通る接線との距離の骨頭径に対する比率．
- pistol grip 変形は，股関節正面像において骨頭頸部移行部の外側縁が平坦化し，骨頭と頸部間の offset が減少する変形．
- herniation pit は，股関節正面像あるいは頸部側面像において骨頭頸部移行部から頸部前外側に生じる小卵円形で硬化像に囲まれた骨透亮像．
- acetabular roof obliquity（ARO）は，股関節正面像において臼蓋硬化帯の内・外側点を結ぶ線と骨盤水平線とのなす角．
- cross-over sign は，股関節正面像において臼蓋後捻により臼蓋前壁と後壁が交差する所見で，臼蓋の retroversion を示唆する．
- 股関節の形態異常に合併した骨軟骨損傷や関節唇損傷の評価には MRI が有用であり，T1 強調像や脂肪抑制 T2 強調像の複数断面での評価や 3D シーケンスを用いた放射状断面再構成像での評価が重要である．

大腿骨臼蓋インピンジメント症候群

　大腿骨臼蓋インピンジメント症候群（FAIS）は 2001 年に Ganz ら[2]によって初めて提唱された疾患概念であり，股関節の形態異常が原因となり，大腿骨頭ないし頸部と臼蓋に衝突が生じ，股関節障害をきたす症候群である．2016 年の国際合同声明により，臨床症状・理学所見・画像による骨形態異常の 3 点が診断に必須であるとされているが，裏を返せば無

症候性に骨形態異常のみが検出されることがあり，その場合は FAIS の診断とはならずに"cam morphology"や"pincer morphology"と表現することが推奨されている[3].

　主な症状は特定の肢位あるいは運動により誘発・増強される股関節痛・鼠径部痛や股関節の可動域制限である．場合によっては殿部や下肢などに疼痛を訴える場合があり，別の疾患による症状との鑑別のためには診断的治療として局所麻酔薬の注入が有用である．理学所見としては，屈曲内旋位を含む可動域制限，前方インピンジメントテスト陽性，FABER（flexion abduction external rotation）テスト陽性などがある．

　FAIS における股関節の形態異常は，cam-type と pincer-type，および mixed-type に分けられる．cam morphology は大腿骨側の形態異常であり，骨頭から頸部移行部の平坦化ないし突出（osseous bump）が生じた状態で，股関節の屈曲内旋内転位において臼蓋前上部との衝突が起こり，骨軟骨の障害が惹起される．pincer morphology は臼蓋側の形態異常であり，臼蓋による大腿骨頭の被覆が過剰で，同様に股関節の屈曲内旋内転位において頸部前部と臼蓋前上部との衝突が起こり，骨軟骨損傷を生じる．

　一般に cam morphology は若年男性に多く，pincer morphology は中年女性に多いとされているが，Mascarenhas VV らの systematic review によると無症状集団においても cam morphology と pincer morphology の有所見率はそれぞれ 2 割あるいは 6 割にのぼると報告されており，画像診断での FAIS の診断は慎重になるべきである．また，特に cam morphology はアスリートでは 7 割程度が所見を有しており，スポーツとの関係性が指摘されている[4].

　治療法としては，薬物療法や理学療法などの保存療法が施行されるほかに鏡視下手術が選択されることがある．手術では，関節唇・軟骨損傷の修復，cam-type に対する大腿骨形成術，pincer-type に対する臼蓋形成術が行われるが，変形性股関節症や臼蓋形成不全が合併している場合は手術療法で変形性股関節症が進行することがあり，手術療法の適応は慎重に判断しなければならない．

鑑別診断

1）**発育性股関節形成不全** developmental dysplasia of the hip

　周産期および発育過程で発生する股関節の脱臼・亜脱臼，およびこれらをきたす可能性のある臼蓋形成不全を含めた疾患概念．わが国において頻度が高く，変形性股関節症の背景疾患の最多原因である（症例 L1-56，p. 214 参照）.

2）**特発性大腿骨頭壊死症** idiopathic femoral head necrosis

　原因不明の成人の大腿骨頭の無菌性壊死．MRI での関節面に対して凸の，蛇行もしくは円弧状を示す T1 強調像での低信号 band，T2 強調像での double line が典型的である[5].

解答　A1. FAIS には，大腿骨の形態異常である cam-type と臼蓋の形態異常である pincer-type があり，またそれらの混合型 mixed-type がある．

A2. さまざまな股関節疾患や股関節手術の既往により二次性に大腿骨から臼蓋間のインピンジメントをきたしうる．炎症性疾患（関節リウマチ，強直性脊椎炎，反応性関節炎，SLE など），石灰沈着症，異常骨化，骨腫瘍，痛風性関節炎，ヘモクロマトーシス，大腿骨頭壊死

症，股関節周囲骨折の既往，感染や内固定材料に起因した関節軟骨損傷，明らかな関節症性変化を有する変形性股関節症，小児期より発生した股関節疾患（発育性股関節形成不全，大腿骨頭すべり症，Perthes病，骨端異形成症など），股関節周囲の関節外疾患など多様な疾患との鑑別が必要となる[1].

N O T E

坐骨大腿骨インピンジメント症候群 ischiofemoral impingement syndrome：IFIS

坐骨大腿骨インピンジメント症候群（IFIS）は，1977年にJohnsonらによって提唱され，大腿骨小転子および坐骨結節間の距離が狭小化することで間隙を走行する大腿方形筋に損傷・障害が生じる症候群である[6]．インピンジメントの原因は外傷や腫瘍，ハムストリング腱炎や骨形態異常などさまざまであり，骨盤骨の形態的特徴から成人女性に好発するとされている．臨床症状は非特異的な股関節痛を訴えることが多いが，股関節の伸展外旋内転位で誘発される点はFAISと異なる[7].

画像診断では，MRIでの計測で坐骨結節骨皮質と大腿骨小転子骨皮質間の最小距離（ischiofemoral space：IFS）やハムストリング腱と大腿骨小転子骨皮質あるいは腸腰筋腱間の最小距離（quadratus femoris space：QFS）が一般的に用いられる指標であり，Singerらの報告よりカットオフ値をIFS<15 mm（感度76.9%，特異度81.0%，正診率78.3%），QFS<10 mm（感度78.7%，特異74.1%，正診率77.1%）とするのが有用とされている[8]．ただしFAISと同様に撮像肢位により計測値に誤差が生じることが知られており，いずれの指標も下肢外旋で短縮し，下肢内旋で延長すると報告されている[9].

文献

1) 日本股関節学会FAIワーキンググループ：大腿骨寛骨臼インピンジメント（FAI）の診断について（日本股関節学会指針）．Hip Joint 2015；41：1-6.

2) Ito K, Minka 2nd MA, Ganz R, et al：Femoroacetabular impingement and the cam-effect：a MRI-based quantitative anatomical study of the femoral head-neck offset. J Bone Joint Sur Br 2001；83：171-176.

3) Griffin DR, Dickenson EJ, O'Donnell J, et al：The Warwick agreement on femoroacetabular impingement syndrome（FAI syndrome）：an international consensus statement. Br J Sports Med 2016；50：1169-1176.

4) Mascarenhas VV, Rego P, Dantas P, et al：Imaging prevalence of femoroacetabular impingement in symptomatic patients, athletes, and asymptomatic individuals：a systematic review. Eur J Radiol 2016；85：73-95.

5) 平澤南波，高田晃一，山本麻子：股関節．稲岡　努・編：地力が伸ばせる骨軟部画像診断．臨床画像 2022；38：170-183.

6) Johnson KA：Impingement of the lesser trochanter on the ischial ramus after total hip arthroplasty：report of three cases. Bone Joint Surg Am 1977；59：268-269.

7) 上原駿一，山本麻子：4. 一風変わった外傷など, 5. 右股関節痛が増悪した女性．野崎太希，藤本　肇・編：特集　骨軟部画像診断―珠玉の症例集 Part 2. 画像診断 2023；43：670-671.

8) Singer AD, Subhawong TK, Jose J, et al：Ischiofemoral impingement syndrome：a meta-analysis. Skeletal Radiol 2015；44：831-837.

9) Vicentini JRT, Martinez-Salazar EL, Simeone FJ, et al：Kinematic MRI of ischiofemoral impingement. Skeletal Radiol 2021；50：97-106.

症例 **L2** **10**

40歳台男性．転倒して，右膝を捻った．

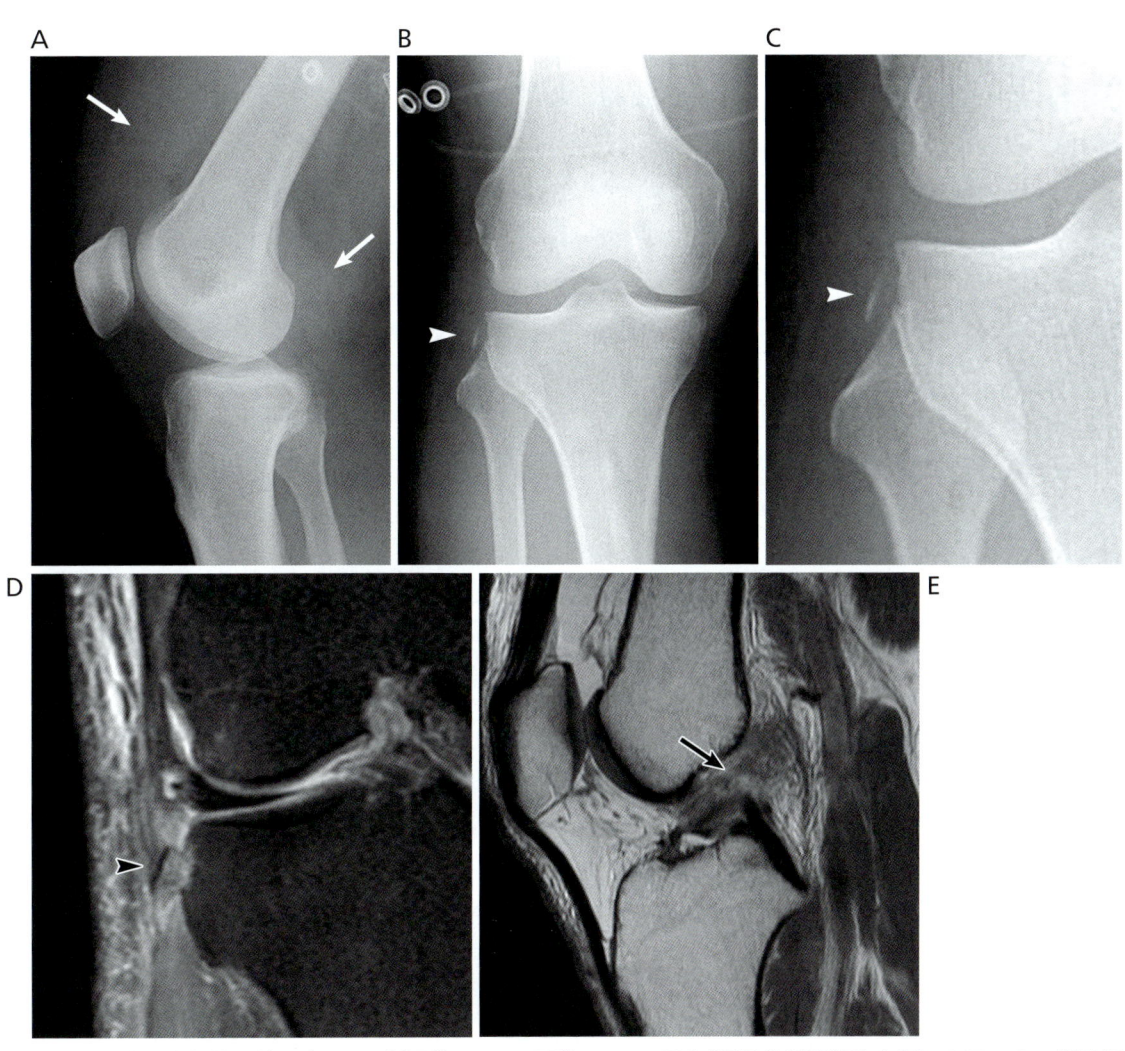

図1　右膝関節単純X線写真　A：側面像，B：正面像，C：正面像（脛骨外側顆部拡大像），MRI　D：脂肪抑制プロトン密度強調冠状断像，E：T2強調矢状断像

単純X線所見　側面像（**図1A**）で膝蓋骨上方，膝窩部に軟部濃度を認め，関節液貯留と考えられる（→）．正面像（**図1B，C**）で脛骨外側顆辺縁に小さな骨片を認める（➤）．

MRI所見　脂肪抑制プロトン密度強調冠状断像（**図1D**）で膝関節外側部に軟部腫脹，浮腫を認める．脛骨外側顆辺縁で，外側関節包靱帯付着部に剥がれた骨片（裂離骨折）がみられ，転位している（➤）．また，T2強調矢状断像（**図1E**）で前十字靱帯は腫大し，連続性が途切れている（→）．大腿骨外側顆，脛骨外側顆後方部で骨髄浮腫を認め，骨挫傷と考えられた（非提示）．

診断 Segond 骨折，前十字靱帯完全断裂 Segond fracture, complete tear of the anterior cruciate ligament

問題
Q1. 骨片発生の機序を述べよ．
Q2. 骨片に付着する構造は何か？
Q3. 合併損傷として多いものは何か？

画像診断の ポイント

単純 X 線写真
● 膝関節外傷では，まず単純 X 線写真が撮影されるが，正面像で脛骨外側顆辺縁の小さな骨片の有無を確認する．

MRI
● MRI では冠状断像，脂肪抑制併用のプロトン密度強調像・T2 強調像が有用と考えられるが，小さな所見であるため，MRI だけでは見逃してしまう可能性がある．
● また，MRI では同部に浮腫などが強くみられ，骨片自体が確認できないこともある．
● 脛骨外側顆の外側縁にみられる．関節包靱帯付着部にみられることが多い．

Segond 骨折

Segond（スゴン）骨折は，脛骨外側顆外側縁の外側関節包靱帯付着部にみられる小さな骨折である[1,2]．さらに，腸脛靱帯の後方成分（posterior fibers of the iliotibial band）および外側側副靱帯（lateral collateral ligament）の一部の関与も考えられている．近年では，前外側靱帯（anterolateral ligament）の関与も報告されているが，MRI では必ずしも同定できない[3]．下腿の内旋，膝関節の内反，腸脛靱帯の牽引によって発生する．原因は外傷，スポーツなどで膝を捻ったときに生じることが多く，若年者に多い．合併損傷として，前十字靱帯断裂が最多，内側半月板断裂が高頻度でみられる．単純写真では前十字靱帯断裂や半月板断裂は指摘できないが，この小さな骨片がみられれば前十字靱帯断裂など合併損傷を強く疑って精査を進める必要がある[1,2]．逆に前十字靱帯断裂に Segond 骨折を認める確率は10% 以下との報告があるが，MRI だけでは見逃されることがあるので注意が必要である[4]．Segond 骨折そのものは，膝関節不安定性に影響はないとされる[4]．

鑑別診断

前方の Gardy 結節，腓骨頭の裂離骨折もあり，これはそれぞれ腸脛靱帯付着部，外側側副靱帯付着部の骨折である．Segond 骨折にこれらが合併することもある．

解答
A1. 下腿の内旋，膝関節の内反，腸脛靱帯の牽引など．
A2. 脛骨外側顆外側縁の外側関節包靱帯付着部，腸脛靱帯および外側側副靱帯の一部の付着部での裂離骨折である（**図 2** 参照）．
A3. Segond 骨折では，ほぼ全例で前十字靱帯断裂を合併することが臨床的に重要である．内側半月板断裂も高率に合併する．

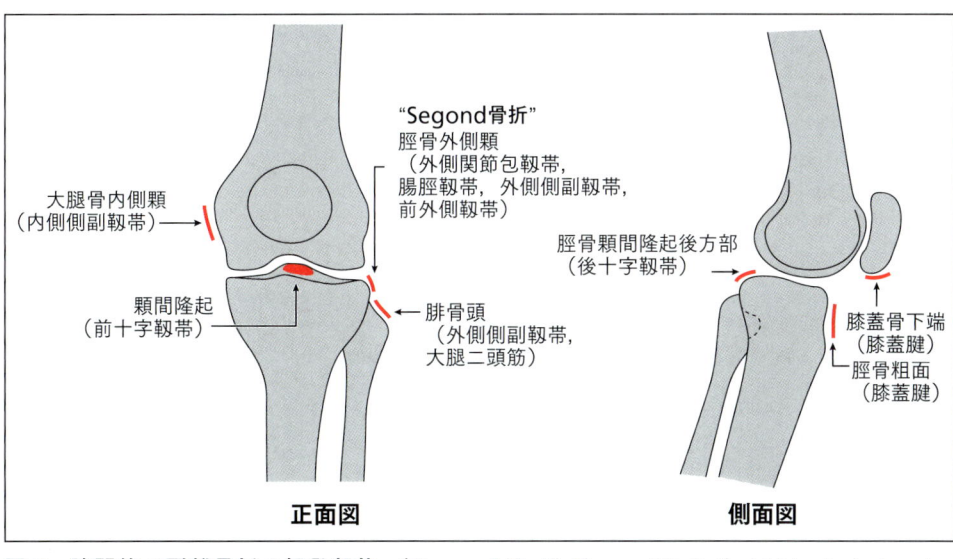

図 2　膝関節の裂離骨折の好発部位　（Stevens MA, El-Khoury GY, Kathol MH, et al : Imaging features of avulsion injuries. Radiographics 19 ; 655-672, 1999 より改変）

文献

1)　Gottsegen CJ, Eyer BA, White EA, et al : Avulsion fracture of the knee : imaging findings and clinical significance. Radiographics 2008 ; 28 : 1755-1770.

2)　Campos JC, Chung CB, Lektrakul N, et al : Pathogenesis of the Segond fracture : anatomic and MR imaging evidence of an iliotibial tract or anterior oblique band avulsion. Radiology 2001 ; 219 : 381-386.

3)　Shaikh H, Herbst E, Rahnemai-Azar AA, et al : The Segond fracture is an avulsion of the anterolateral complex. Am J Sport Med 2017 ; 45 : 2247-2252.

4)　Slagstad I, Parkar AP, Inderhaug E : Incidence and prognostic significance of the Segond fracture in patients undergoing anterior cruciate ligament reconstruction. Am J Sport Med 2020 ; 48 : 1063-1068.

症例 L2 11–1

14歳女性．普段からバスケットボールに勤しんでいる．運動中に左足内側の痛みを自覚した．

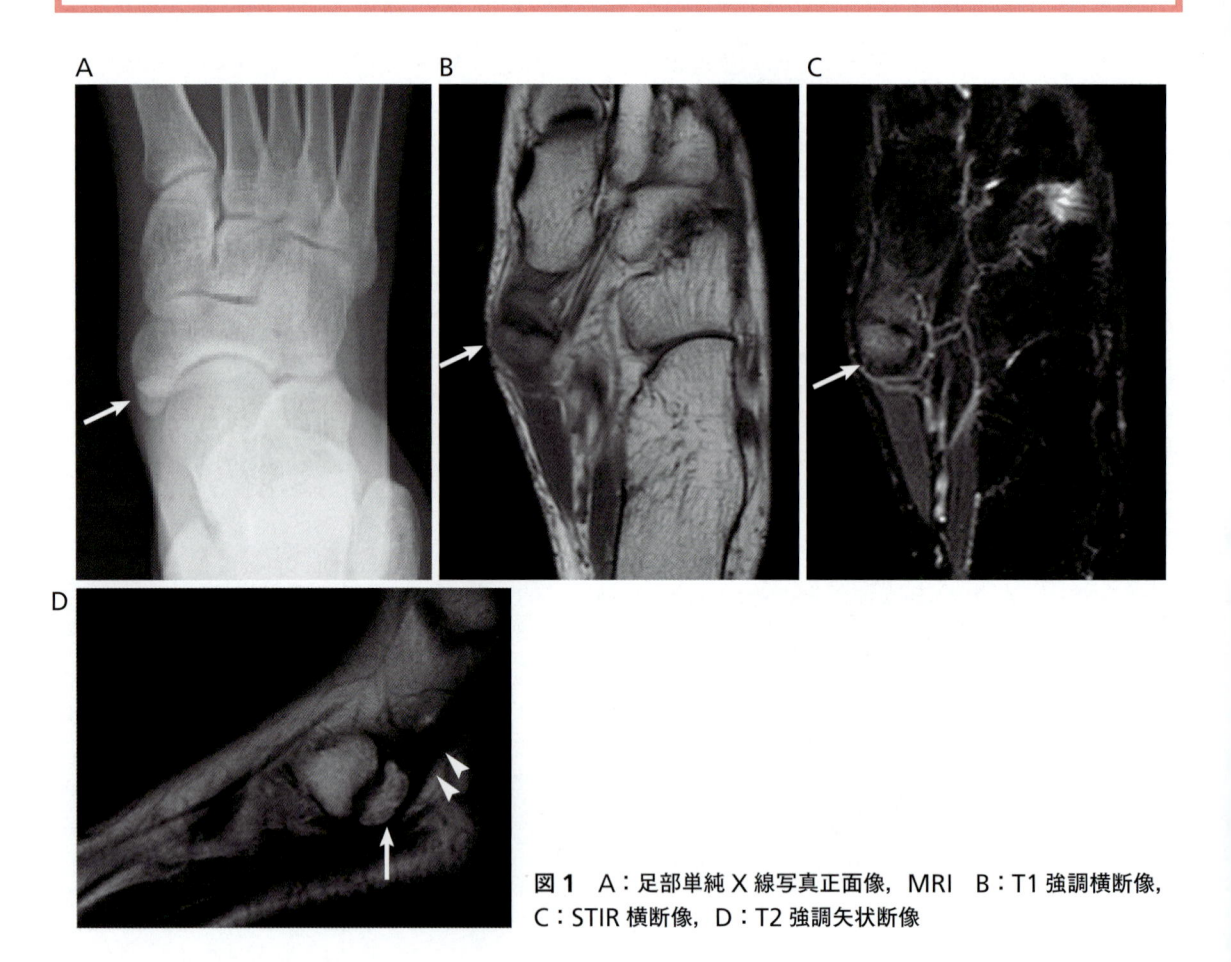

図1　A：足部単純X線写真正面像，MRI　B：T1強調横断像，C：STIR横断像，D：T2強調矢状断像

単純X線所見　舟状骨内側に半円形の骨を認める（**図1A**，→）．そのほかの足根骨の異常を認めない．

MRI所見　骨はT1強調横断像（**図1B**）で低信号（→），STIR横断像（**図1C**）で高信号（→）を示し，骨髄浮腫を起こしている．炎症が示唆される所見である．骨と不整な関節面を呈している舟状骨にも骨髄信号の上昇をきたしている．T2強調矢状断像（**図1D**）では後脛骨筋腱（▶）が骨（→）に付着している．

診断　外脛骨および外脛骨障害　os tibiale externum disorder

経過　安静・鎮痛薬投与による保存治療を行った．症状が不変であればドリリング術を施行予定．

L2 11–2

50歳台男性．足底部の痛みで来院．日々のランニングが趣味である．

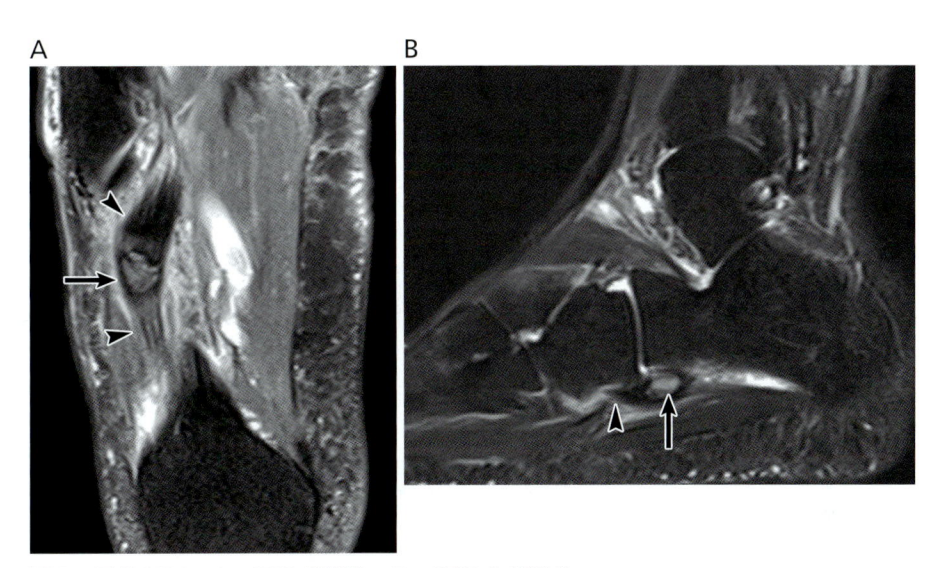

A B

図2 足部 MRI　A：STIR 横断像，B：STIR 矢状断像

MRI 所見　立方骨の下部に円形の骨が認められる（図2 A, B，→）．骨髄信号の上昇を呈しており浮腫を伴っている（➤）．骨は長腓骨筋腱の内部に存在し，炎症を呈している．

診断　os peroneum 障害　os peroneum disorder

経過　運動の中止と安静，消炎薬投与で経過観察した．症状は改善．

L2 11–3

30 歳台男性，介護職で患者をベッドから移動させるときに踵が痛くなる．

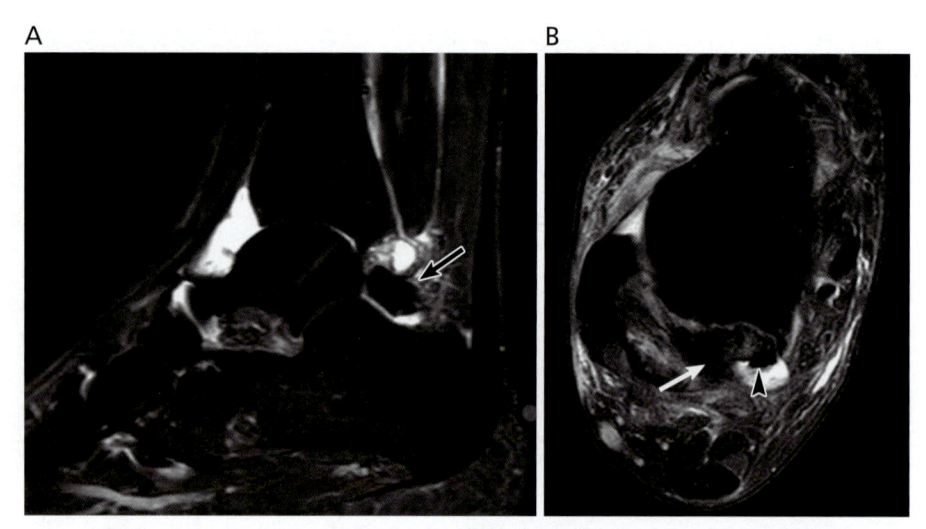

図3 足関節 MRI　A：STIR 矢状断像，B：STIR 横断像

| MRI所見 | 距骨後方に楕円形の骨がある（**図3 A, B**，→）．横断像（**図3 B**）で骨と距骨が不整な関節面を呈している．一部に骨髄浮腫を認める．近傍に長母趾屈筋腱が走行しているが，骨と距骨に挟まれ変形している（**図3 B**，➤）． |

| 診断 | **三角骨による後方インピンジメント症候群（長母趾屈筋腱が挟まれている）posterior ankle impingement** |

| 経過 | 安静と消炎薬投与で経過観察中である．症状が回復しない場合は三角骨の外科的切除を考慮する． |

問題　Q1. 外脛骨，os peroneum，三角骨，それぞれ障害を起こす可能性の高い腱は何か？
Q2. 外脛骨治療のドリリング術の適応は何か？
Q3. 副骨の大きさと症状との関連はあるか？

画像診断のポイント
● 診断そのものは容易で，その副骨を知っているか知らないかによる．
● MRI で副骨の信号異常があると痛みを生じていることが多い．
● 副骨と母床骨の間は不整な関節面を呈している．この関節面は硝子軟骨結合や線維軟骨結合である．MRI で関節面の性状は鑑別可能．
● 裂離骨折との鑑別が重要になるが，裂離骨折の場合は鋭角な面があることや骨皮質で取り囲まれていない部分があること，外傷の既往があることなどで総合的に判断する．単

純 X 線写真や CT で観察する.
● 副骨に腱や靱帯が付着していることがあるため，腱や靱帯の機能低下や損傷を合併して痛みを生じていることもある.

外脛骨・その他の副骨障害

副骨（accessory bone）は二次骨化中心として骨化している過程で床骨との癒合がうまくいかず，不整な関節面を形成する骨になったものである. 三角骨や外脛骨が相当する. 副骨端核である os subtibiale や os subfibulare なども同様である[1]. os peroneum はもともとヒトの種子骨として存在したが，徐々に退化して消失していった骨である. 腱内に埋没している小さい os peroneum の場合ではほぼ無症状である. 大きくなると骨折したり炎症を呈したりと病的な状態を呈する[2].

鑑別診断

裂離骨折との鑑別になる.

1）腓骨外果の裂離骨折 lateral malleolus fracture

足関節捻挫によって起こしやすい骨折である. 副骨端核である os subfibulare との鑑別が重要である. os subfibulare のほうが大きく丸いこと，骨皮質で取り囲まれている点などで判断する.

2）関節遊離体 intra-articular loose bodies

関節リウマチに伴うものや外傷によるもの，滑膜軟骨腫症（synovial chondromatosis）などで発生する. 関節内発生なので鑑別可能.

解答　**A1.** 外脛骨は後脛骨筋腱，os peroneum は長腓骨筋腱，三角骨は長母趾屈筋腱に障害を起こす可能性がある.

A2. ドリリング術は外脛骨と舟状骨にドリルで小さな穴をあけ骨髄液を出すことで骨癒合を促す手術である. 大きい外脛骨は骨髄液も多いと期待できるため適応となる. 小さい外脛骨ではドリリングで骨を割ってしまうリスクがあるので選択されない.

A3. 小さい副骨は症状を呈さないことが多い. 大きいものは骨折したり炎症を呈したり近接する腱を断裂させたりと有症状を起こしやすい.

文献

1) Yamajala S, Mane SS : Beyond the obvious : exploring os tibiale externum and os peroneum in foot and ankle pain : a case series. J Orthop Case Rep 2023 ; 13 : 44-49.
2) Hindi HF, Byerly DW : Os peroneum. In : StatPearls[Internet]. Treasure Island(FL): StatPearls Publishing, 2024.

症例 L2 12

10歳台後半男性．5日前より左下腿痛があるもスポーツ競技を継続．下腿痛が激痛となり，受診となる．浅腓骨神経領域，深腓骨神経領域の知覚鈍麻および足趾伸展，足関節背屈，外返し筋力の低下が出現した．

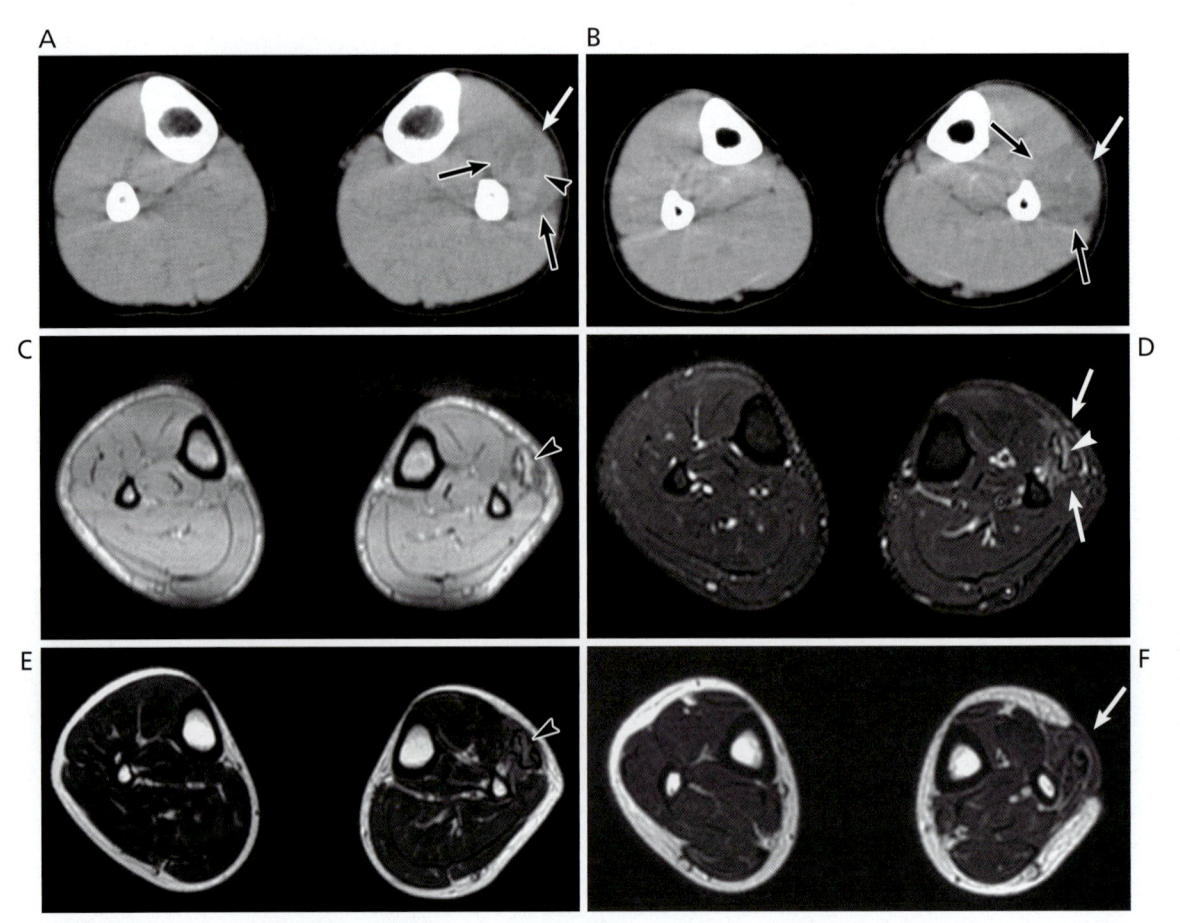

図1 造影CT　A：下腿近位レベル横断像，B：下腿中部レベル横断像，MRI（C〜E：下腿中部レベル，F：下腿遠位レベル）　C：GRE法T2*強調横断像，D：STIR横断像，E, F：T2強調横断像　（トヨタ記念病院整形外科　高橋達也先生のご厚意による）

CT所見　下腿近位および中部レベルにて左下腿外側コンパートメントに腫大および濃度低下がみられる（図1A, B, →）．下腿近位レベルでは外側コンパートメント内に血腫を思わせる辺縁が高吸収を呈する構造がみられる（図1A, ➤）．

MRI所見　左下腿外側コンパートメントには血腫を思わせる異常信号域がみられ（図1C〜E, ➤），周囲にはSTIR像での高信号域が広がっている（図1D, →）．皮下脂肪の浮腫性変化は乏しい．減張切開が施行され，切開部には外側コンパートメント構造の膨隆がみられる（図1F,

→).

| 診断 | **下腿コンパートメント症候群** compartment syndrome of the lower leg |

| 経過 | コンパートメント圧が前方区画で 60 mmHg，外側区画で 160 mmHg と高値を示し，身体所見，画像所見よりコンパートメント症候群と診断され，減張切開を施行（**図 1 F**）．陰圧閉鎖（VAC：vacuum assisted closure）療法および植皮を行ったのち，競技に完全復帰した． |

問題 Q1. コンパートメント症候群の身体所見でみられる 6P とは何か？

Q2. コンパートメント症候群をきたす異常組織内圧は一般的に何 mmHg 以上とされているか？

Q3. コンパートメント症候群と静脈性浮腫やリンパ浮腫との鑑別点は何か？

画像診断のポイント

- MRI にて各コンパートメントの解剖的把握および筋内異常信号の有無を評価する場合，脂肪抑制 T2 強調像や STIR の横断（水平断）撮像が必須である．
- 筋肉内血腫の診断には CT や MRI T2*強調像が有用である．
- 下腿腫脹をきたす疾患のうち，コンパートメント症候群は皮下脂肪の浮腫性変化に乏しい点が静脈性浮腫やリンパ浮腫との鑑別点となる．

コンパートメント症候群

　筋膜で覆われた筋区画（コンパートメント）内の圧がさまざまな原因で上昇し，筋肉や神経および血管の圧迫によって循環障害による虚血/壊死や神経障害をきたした状態をコンパートメント症候群とよぶ[1,2]．外傷などにより急性で生じる場合と，スポーツなどにより慢性的に生じる場合がある．下腿はコンパートメント症候群の好発部位であり，原因として骨折が最も多い．そのほか軟部組織損傷，阻血後の再灌流障害，砕石位手術などの不適切な手術肢位による長時間圧迫でも生じうる．

　下腿の筋は前方，外側，深後方，浅後方の 4 コンパートメントに分けられる（**図 2**）．コンパートメント症候群では，以下の"P"で始まる 6 つの身体所見：Pain（疼痛），Paresthesia（知覚異常），Paralysis（運動麻痺），Pallor（蒼白），Poikilothermina（冷汗），Pulselessness（脈拍消失）がみられ，6P とよばれるが，急性期にすべてが揃うとは限らず，身体所見のみでは診断が難しいこともあり，診断には組織内圧測定や CT，MRI などによる画像診断も重要となる．組織内圧測定はエコーガイドなどで各コンパート面内に注射針を穿刺し，生理食塩水を注入して測定する．組織内圧は正常では 0〜10 mmHg 程度とされており，一般的に 30 mmHg 以上の場合，コンパートメント症候群における異常組織内圧とされている[1]．拡張期血圧と組織内圧との圧較差を診断に用いる方法も提案されている[1]．重症例の治療法としては筋膜切開術などの減張切開が選択され，緊急で行われることが多い．

　CT や MRI などによる画像診断はどのコンパートメント異常かの診断や骨折および血腫形成などの組織内圧上昇の原因精査に有用である．MRI では血腫（**図 1 C**）や液体貯留などにより筋がコンパートメント単位で腫大し，T2 強調像や STIR 像で高信号を呈する（**図 1 D, E**）．ガドリニウム造影ではさまざまな造影パターンを呈し，びまん性の増強効果，虚血や壊死による中心部の造影不良域を伴う辺縁部増強効果などがみられる[2,3]．

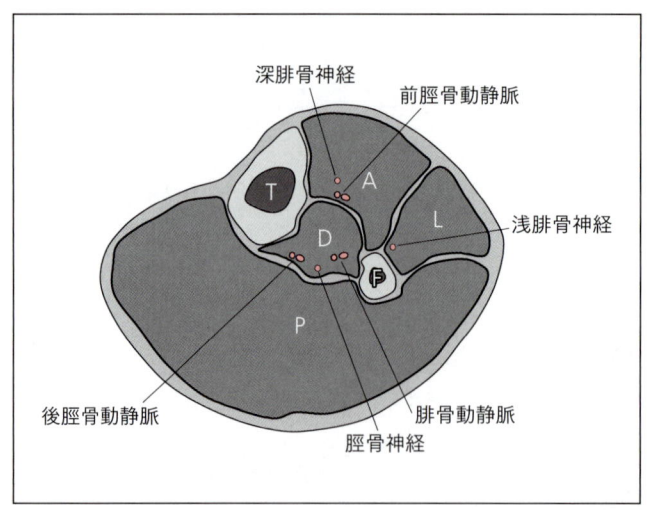

図2　下腿コンパートメントのシェーマ
A：前方コンパートメント，L：外側コンパートメント，D：深後方コンパートメント，P：浅後方コンパートメント，T：脛骨，F：腓骨　（文献1）より改変）

鑑別診断

　下腿腫脹をきたす疾患として静脈性浮腫やリンパ浮腫があげられる．静脈性浮腫では筋内や皮下脂肪の液体貯留がみられ，リンパ浮腫では下腿全周を囲むような皮下脂肪の浮腫性変化がみられるが，コンパートメント症候群では一般的に皮下浮腫に乏しい[3]．

解答　A1. Pain, Paresthesia, Paralysis, Pallor, Poikilothermia, Pulselessness.
A2. コンパートメント症候群では一般的に組織内圧が 30 mmHg 以上を呈する．
A3. 静脈浮腫，リンパ浮腫では皮下浮腫がみられるが，コンパートメント症候群では皮下浮腫に乏しい．

文献

1)　神田倫秀，水野洋佑：四肢の急性コンパートメント症候群．関節外科 2024；43：40-45.
2)　林田佳子，上谷雅孝：筋損傷．画像診断 2019；39：529-538.
3)　Rominger MB, Lukosch CJ, Bachmann GF：MR imaging of compartment syndrome of the lower leg：a case control study. Eur Radiol 2004；14：1432-1439.

症例 L2 13

60歳台男性．慢性腎不全により透析をしている．脊柱管狭窄症の疑いで精査となった．

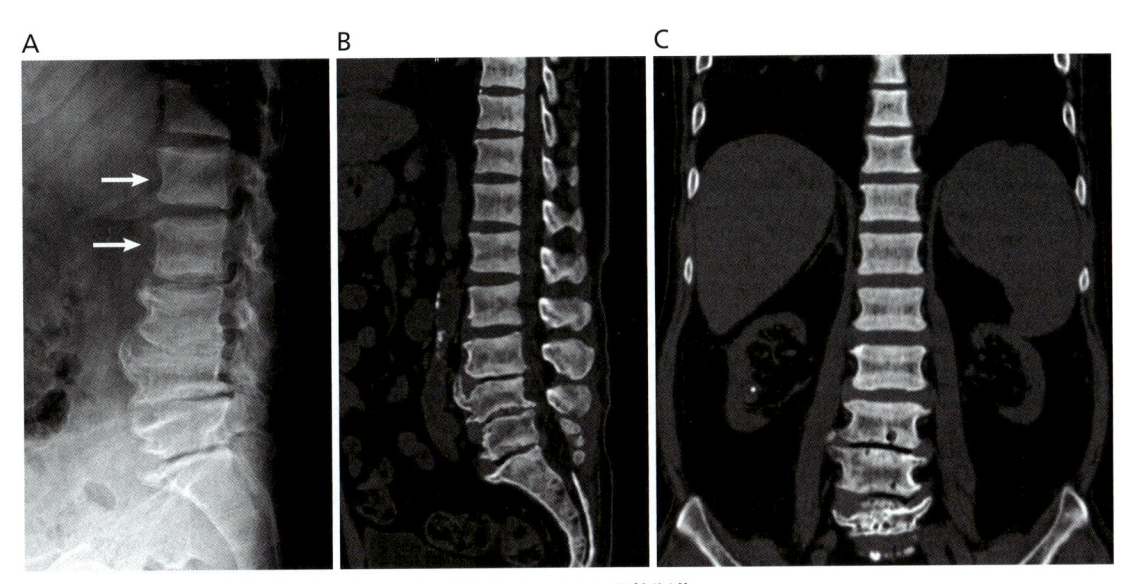

A   B   C

図1 A：単純X線写真側面像，B：CT矢状断像，C：CT冠状断像

単純X線所見　側面像（**図1A**）で腰椎椎体には終板の骨硬化があり，相対的に椎体中間層の透過性が亢進しているようにみえる．L1やL2椎体でわかりやすく，rugger jersey spineとよばれる変化に相当する（→）．腰椎は生理的前弯が減弱し，下位で椎間板腔の減少と骨棘を認め，変形性腰椎症が示唆される．

CT所見　矢状断像（**図1B**）および冠状断像（**図1C**）にて椎体の rugger jersey spine を認める．仙骨を含め撮像範囲の骨は全体的に骨硬化しているようにみえる．冠状断像で腎萎縮と右腎には腎結石が認められる．

診断　腎性骨異栄養症　renal osteodystrophy

経過　血中のカルシウム，リンなどのミネラルバランス，ビタミンDの補正が行われた．

問題　**Q1.** この疾患のゴールドスタンダードとされる診断方法は何か？
　　　Q2. この疾患で生じる代表的な骨所見は何か？
　　　Q3. この疾患で重要な役割を担うホルモンは何か？

画像診断のポイント

単純 X 線写真[1]

- 腎性骨異栄養症の骨所見は単純 X 線写真で診断される場合が多い.
- 骨透過性は低下する場合も亢進する場合もある.
- 脊椎では終板が骨硬化を示し，椎体中間層の骨濃度が相対的に低下してみえる "rugger jersey spine" を呈する. rugger jersey spine の骨硬化はやや辺縁が不整である.
- 皮質骨内(cortical tunneling)，海綿骨(頭蓋骨の salt and pepper appearance など)，骨膜下(指節骨橈側など)，軟骨下骨(仙腸関節や胸鎖関節など)，靱帯・腱(アキレス腱など)の付着部などに一致した骨吸収を認めることがある(**図2**).
- 境界明瞭な溶骨性病変として brown tumor がみられることがある.
- 骨軟化症として骨盤骨や大腿骨頸部内側に骨硬化を伴う骨表面に直行する細い骨折線として，偽骨折(looser's zone)がみられる.
- 血管，関節周囲，皮下組織に石灰化を認める.

CT

- 単純写真でみられる変化がより明瞭に指摘可能である.
- 軟部組織の石灰化において正確な解剖学的部位を同定できる.

MRI

- brown tumor の鑑別には MRI が有用な場合があるが，他の腎性骨異栄養症の画像診断で用いる利点は少ない.
- brown tumor は T1 強調像で低信号，T2 強調像では低〜高信号を示し，充実部は良好に造影される[2].
- brown tumor は嚢胞性病変の形をとることがあり，液面形成もみられる.

腎性骨異栄養症

　腎性骨異栄養症とは腎不全を代表とする腎疾患に起因する代謝性骨疾患の総称である．カルシウム(Ca)とリン(P)の代謝異常，活性型ビタミン D(1,25(OH)$_2$D$_3$)の欠乏，それに伴って生じる副甲状腺ホルモン(parathyroid hormone：PTH)の分泌異常によりさまざ

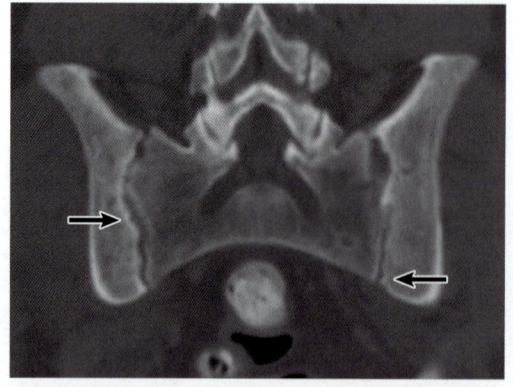

図2　50歳台男性　慢性腎不全で血液透析中
CT 冠状断像　腎性骨異栄養症に伴い骨は全体的に骨硬化を認め，仙腸関節に軽微な軟骨下骨吸収がみられる(→).

な骨病変を生じる．骨生検による類骨量・線維組織量・骨形成速度の状態から線維性骨炎・骨軟化症・無形成骨・線維性骨炎と骨軟化症の混在型・軽度変化型の 5 つの組織タイプに分類される[3]．

　画像所見としては骨硬化，骨吸収，brown tumor，骨軟化症/くる病があげられる[1]．骨硬化は体軸骨に生じることが多く，腎性骨異栄養症により硬化した骨は骨折しやすく脆い点に注意が必要である．この骨硬化は副甲状腺機能亢進症に関連した変化と考えられているが，原発性より腎性骨異栄養症のような二次性副甲状腺機能亢進症で高頻度にみられる．brown tumor は PTH による破骨細胞活性化による溶骨性病変であり，骨外に軟部腫瘤を形成する場合もある．以前は透析患者にアルミニウム（Al）含有のリン吸着薬が使用され Al 骨症による骨軟化症（骨端線閉鎖前ではくる病）が好発したが，現在は Al 製剤は透析患者に使用禁忌となり，骨軟化症は激減した[3]．また，腎性骨異栄養症の患者では血管や関節周囲など軟部組織の石灰化がみられる．軟部組織石灰化は血中の Ca×P の値が 70 mg/dL を超えると生じる[4]．その頻度は原発性副甲状腺機能亢進症より二次性である腎性骨異栄養症で高い．股関節などの関節周囲の石灰化は時に腫瘤状になる．

　また，長期透析患者ではアミロイド沈着による骨関節症，手根管症候群などの病態が加わる．

鑑別診断

1）大理石骨病　osteopetrosis

　高度のびまん性骨硬化を生じる．椎体終板に硬化帯をきたし "sandwich vertebra" とよばれる．腎性骨異栄養症でみられる rugger jersey spine と比較し硬化帯の辺縁が整で濃度も高い（症例 L2-38，p. 414 参照）．

2）骨 Paget 病

　病期によりさまざまな骨変化をきたす．骨吸収と骨硬化の混在した時期では椎体辺縁が額縁状に硬化し，骨髄の骨梁が粗糙化することで picture frame appearance を呈する．rugger jersey spine と異なり，椎体前縁・後縁も硬化する（症例 L2-56，p. 485 参照）．

3）原発性副甲状腺機能亢進症　primary hyperparathyroidism

　副甲状腺腺腫などによる PTH 過剰が原因である．画像所見上の違いとして二次性副甲状腺機能亢進症を生じる腎性骨異栄養症では骨硬化を生じることが多いが，原発性副甲状腺機能亢進症では骨硬化を見る頻度は低い．また，brown tumor の頻度は二次性より原発性で多い[4]．

解答　**A1.**　骨生検がゴールドスタンダードであるが，実臨床で行われることはまれである．病歴，血液所見，画像所見などから総合的に判断されることが多い．

A2.　主な画像所見として骨硬化，骨吸収，brown tumor，骨軟化症/くる病があげられる．

A3.　腎性骨異栄養症では PTH の分泌過多が生じる．これは慢性腎不全による，血清リン値の上昇と活性型ビタミン D の低下による低カルシウム血症が誘因となる．

N O T E

CKD-MBD について

　腎性骨異栄養症は，単一の骨疾患として認識され，長らく定義も曖昧であった．近年は chronic kidney disease-mineral and bone disorder（CKD-MBD）と称される慢性腎臓病に伴う軟部組織異所性石灰化を含む骨ミネラル代謝異常の一部分症で，全身疾患として捉えられている[5]．つまり，透析患者の生命予後に影響があるとされる冠動脈の石灰化などと同様の病態で，ミネラルや PTH などをモニタリングし予防・治療すべき病態と考えられている．

文献

1) Chang CY, Rosenthal DI, Mitchell DM, et al : Imaging findings of metabolic bone disease. Radiographics 2016 ; 36 : 1871-1887.
2) Diacinti D, Cipriani C, Biamonte F, et al : Imaging technologies in the differential diagnosis and follow-up of brown tumor in primary hyperparathyroidism : case report and review of the literature. Bone Rep 2020 ; 14 : 100745.
3) 根木茂雄, 重松　隆：腎性骨異栄養症. 日内会誌 2007 ; 96 : 942-949.
4) Resnick D : Parathyroid disorders and renal osteodystrophy. In Resnick D, Kransdorf MJ(eds): Bone and Joint Imaging, 3rd ed. Philadelphia : Elsevier Saunders, 2005 : 603-622.
5) Moe S, Drüeke T, Cunningham J, et al : Kidney disease : improving global outcomes(KDIGO). Definition, evaluation, and classification of renal osteodystrophy : a position statement from kidney disease : improving global outcomes(KDIGO). Kidney Int 2006 ; 69 : 1945-1953.

症例 L2 14

60 歳台女性．主訴は左肩痛，以前より自覚していたが次第に増強してきた．

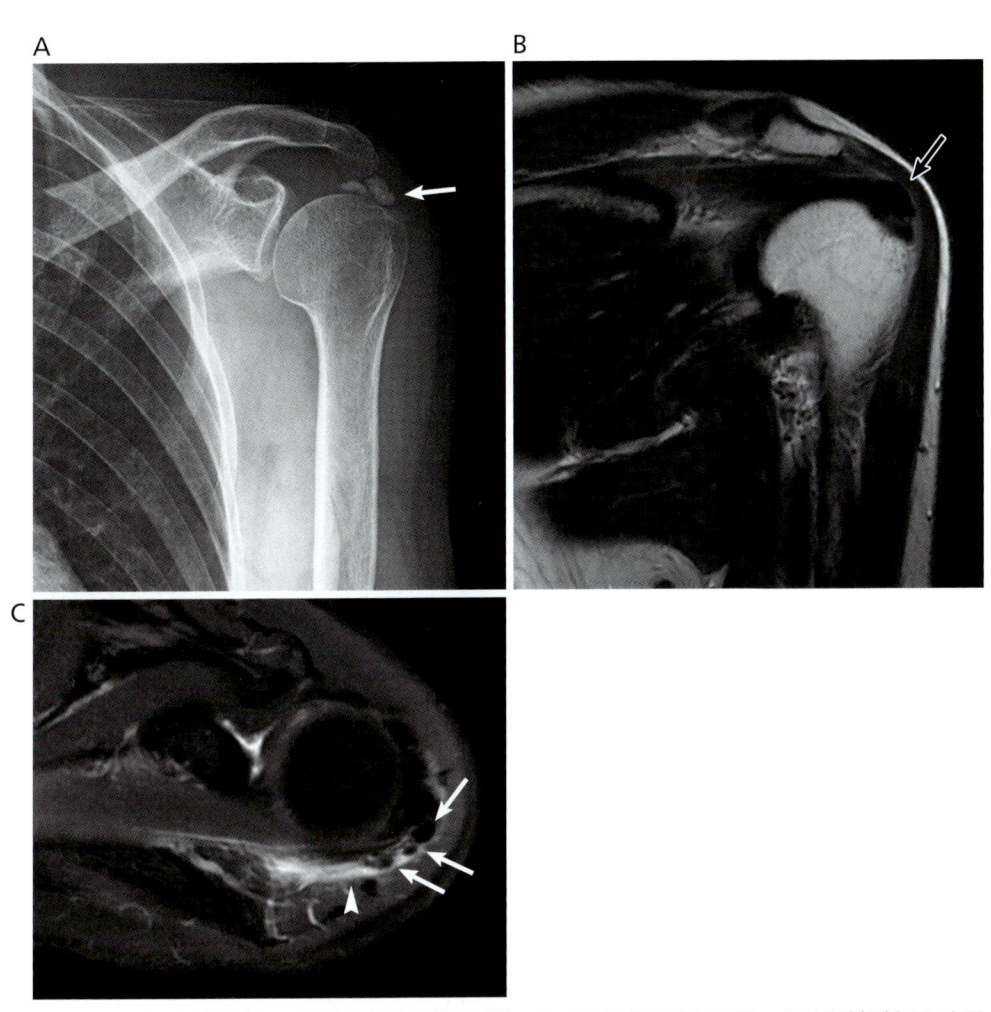

図 1 A：左肩関節単純 X 線写真正面像（外旋位），B：T2 強調斜冠状断像，C：脂肪抑制 T2 強調横断像

単純 X 線所見	左上腕骨頭の頭側，肩腱板に相当する部位に 2, 3 個の結節状石灰化を認める（**図 1 A**, →）．
MRI 所見	T2 強調斜冠状断像および脂肪抑制 T2 強調横断像で石灰化（**図 1 B, C**, →）は棘下筋腱に認められ，その周囲に高信号域（**図 1 C**, ➤）がみられる．
診断	塩基性リン酸カルシウム（BCP）結晶沈着症　basic calcium phosphate（BCP）crystal disease
経過	ステロイド剤の局所注射と非ステロイド性抗炎症薬の投与が行われた．その後，2 か月の

リハビリテーションを経て症状は軽快し，治療を終了した．

問題 **Q1.** BCP 結晶沈着症の好発年齢，部位を述べよ．
Q2. BCP 結晶沈着症の画像的特徴を述べよ．
Q3. その他の沈着症との鑑別点は何か？

> **画像診断の**
> **ポイント**
>
> **単純 X 線写真**
> ● BCP 結晶沈着は関節周囲の境界明瞭，無構造，均一な石灰化として認められる．
> ● 結晶が周囲軟部組織に漏出すると境界不明瞭となり，やがて縮小，消失する．
> **MRI 所見**
> ● ルーチン撮像で行われるすべての MRI シーケンスにおいて無信号域として描出される．
> ● BCP 結晶が関節周囲軟部組織に漏出すると脂肪抑制 T2 強調像や STIR 像などの fluid sensitive sequences で著明な高信号を示す．
> ● 肩関節では腱板内に腱症を伴う場合に腱の肥厚，不均一な信号強度を呈する．また，腱付着部の骨髄側に浮腫やびらんを認めることがある[1]．

塩基性リン酸カルシウム結晶沈着症

塩基性リン酸カルシウム（BCP）とは，非酸性カルシウムである炭酸塩置換ハイドロキシアパタイト，リン酸トリカルシウム，リン酸オクタカルシウムの混合物を表す．"ハイドロキシアパタイト（hydroxyapatite：HA）"と概ね同義であるが，アパタイト（リン灰石）の表記が適切ではないとの理由から，現在は塩基性リン酸カルシウムと表されるのが一般的である．

BCP 結晶沈着症は関節周囲の腱，靱帯，滑液包に沈着して関節周囲炎を生じるものと，関節内に沈着して破壊性関節症をきたすものがある．前者は石灰化腱炎，石灰化滑液包炎，石灰化関節周囲炎ともよばれ，臨床上遭遇する機会が多い．後者の頻度はまれであり，肩関節に生じるものは Milwaukee shoulder[2]とよばれる．

組織学的に BCP 結晶は不定形顆粒状を呈し，偏光顕微鏡の観察では複屈折性がなく，尿酸ナトリウム（monosodium urate：MSU）結晶やピロリン酸カルシウム（calcium pyrophosphate dihydrate：CPPD）結晶とは明らかに異なる．

鑑別診断

1) CPPD 結晶沈着症　CPPD crystal disease

多くは多関節性で関節内の硝子軟骨や線維軟骨に沈着する．単純 X 線写真や CT では軟骨表面や内部に点状，線状の淡い石灰化濃度を示す．偏光顕微鏡検査では結晶が長射方形，正の複屈折性を示す．

2) 痛風　gout

臨床背景，石灰化の形状・濃度，発生部位より BCP 結晶沈着症と痛風結節との鑑別は比較的容易と考えられる．痛風のほうが骨侵食の程度が著しく，BCP 結晶沈着症では痛風に特徴的な overhanging edge のような骨新生は認められない（症例 L1-16，p. 56 参照）．

3）腫瘍性石灰化症　tumoral carcinosis

　特発性で大関節周囲の軟部組織に腫瘤状の石灰化をきたす疾患である．肩，股，肘関節など好発部位が重なり紛らわしい場合もあるだろうが，まれな疾患であること，石灰化の形状（腫瘤状，多分葉状 cloud-like），隣接する骨への侵食，破壊を示さないことが鑑別点となる．

解答　A1.　中高齢者に好発，肩関節の棘上筋腱で高頻度に認められ，次いで棘下筋腱，肩甲下筋腱に認められる．その他の関節については，股関節では大腿直筋，中・小殿筋，大殿筋の腱付着部近傍，肘関節では肘頭滑液包，膝関節では大腿四頭筋腱，膝蓋腱，側副靱帯，脊椎では頸長筋腱（環椎前結節の下方）が侵されやすい．

A2.　通常，単関節性であり，関節周囲に無構造，均一な石灰化をきたす．まれに関節内に BCP 結晶沈着をきたすと，関節破壊を伴う関節症に至ることがある（例：Milwaukee shoulder）．BCP 結晶が関節周囲に漏出すると MRI で顕著な関節周囲炎（fluid sensitive sequences で著明な高信号）を示す．

A3.　BCP 結晶以外の沈着症との鑑別点について**表**に示す．

表　BCP 結晶以外の沈着症との鑑別点

疾患名	BCP 結晶沈着症	CPPD 結晶沈着症	痛風	アミロイドーシス
病変分布	単関節性	多関節性	単関節→多関節性	多関節，対称性
沈着部位	関節周囲（腱，靱帯，滑液包）	関節内（硝子，線維軟骨）	関節内（滑膜）・周囲	関節周囲＞関節内
石灰化の特徴	無構造，均一	線状，チョークの粉様	特になし	特になし
好発部位	肩・股関節，頸長筋腱	膝・股・手関節，環椎横靱帯	第 1MTP 関節周囲	股・肩・膝・手関節，脊椎

文献

1)　Flemming DJ, Murphey MD, Shekitka KM, et al : Osseous involvement in calcific tendinitis : a retrospective review of 50 cases. AJR Am J Roentgenol 2003 ; 181 : 965-972.

2)　McCarty DJ, Halverson PB, Carrera GF, et al : Milwaukee shoulder : association of microspheroids containing hydroxyapatite crystals, active collagenase, and neutralprotease with rotator cuff defects, I. clinical aspects. Arthritis Rheum 1981 ; 24 : 464.

症例 L2 15-1

90 歳台女性．日常生活自立．骨粗鬆症の診断で 7 年間のビスフォスフォネート製剤（以下，BP 製剤）としてアレンドロン酸の内服歴あり．腹部手術後のリハビリ中に転倒，歩行不能となり搬送された．

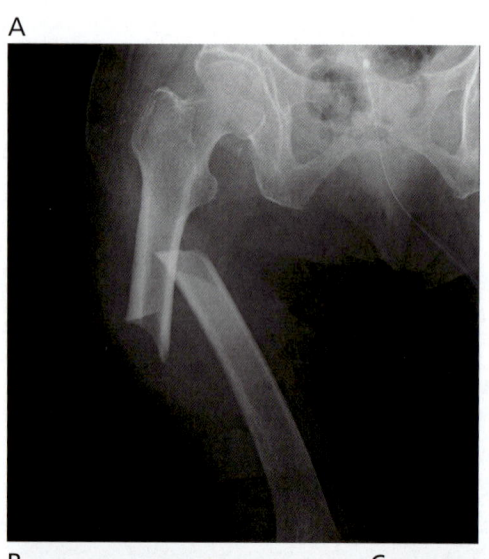

図 1 A：骨盤部単純 X 線写真正面像，CT B，C：冠状断像（骨条件），D：大腿部 3D 画像

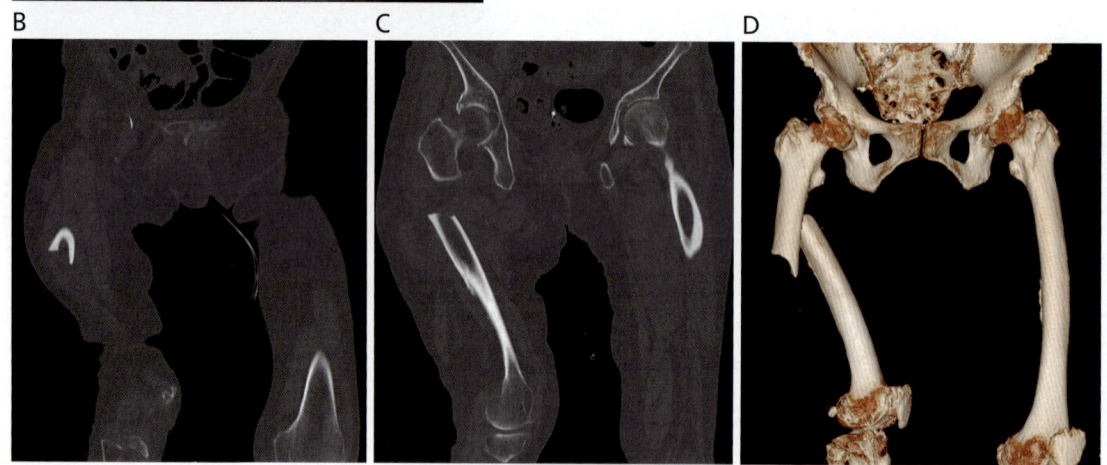

単純 X 線・CT 所見	右大腿骨近位骨幹部に高度な転位を伴う横骨折を認める（図 1）．

診断	非定型骨折 atypical femoral fracture

経過	髄内釘固定施行．車椅子にて自宅療養中．

L2 15–2

90歳台女性　自宅で転倒後，体動困難となる．BP製剤使用歴は不明．

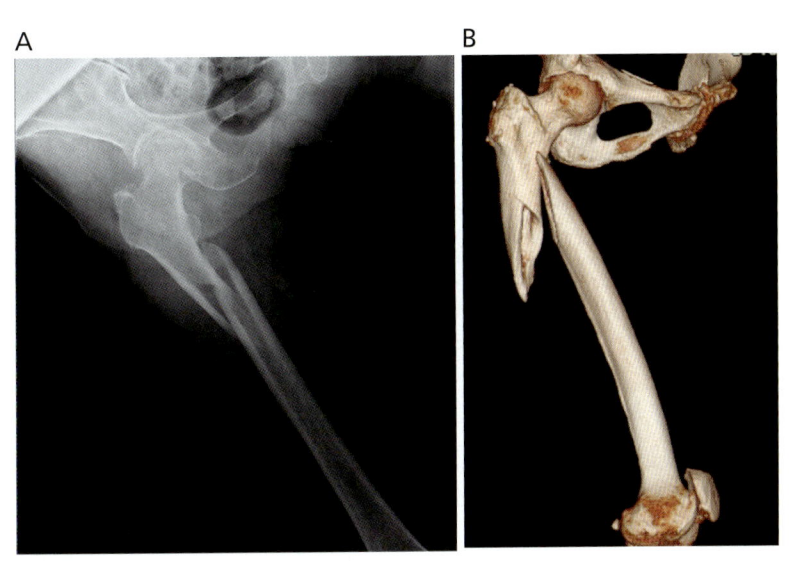

図2　A：大腿部単純X線写真正面像，B：3D-CT像

単純X線・CT所見	右大腿骨転子下に高度な転位を伴う斜骨折を認める（図2）．

診断	非定型骨折　atypical femoral fracture

経過	髄内釘固定施行．歩行器使用で歩行可能となる．

問題　Q1.　大腿骨の非定型骨折の前駆症状とは何か？
Q2.　大腿骨骨幹部の非定型骨折の画像所見を述べよ．
Q3.　大腿骨の非定型骨折の原因となる薬剤をあげよ．

画像診断のポイント

単純X線写真・CT
- 転位を伴う骨折の診断は容易で，チョークが折れたような横骨折あるいは斜骨折が生じる．骨折部に小骨片を伴うことは少なく，あったとしても少数である．
- 転子部あるいは骨幹部の皮質骨に限局した線状透亮像として認められる場合（図3）や，皮質骨の膨隆として検出される症例がある（図4）．
- 大腿骨頸部骨折に対する観血的治療後にも生じうる（図5）．

MRI
- BP製剤内服の既往があり，前駆症状が認められるにもかかわらず，単純X線写真で骨折を疑う所見が得られない症例ではよい適応となる．
- 所見は潜在性骨折（疲労骨折）同様，骨髄内の浮腫性変化を反映したT1強調像で低信号，

脂肪抑制 T2 強調像で高信号を呈する骨髄内に，骨組織の不連続を示す低浸透線状低信号が認められる．

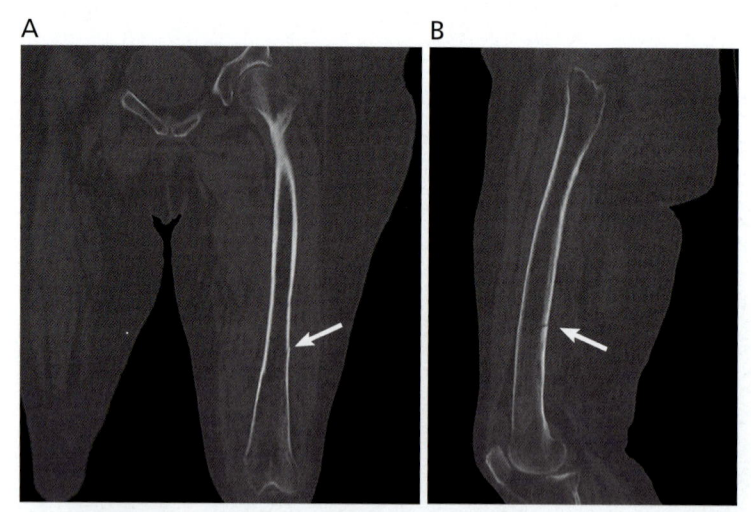

図 3　60 歳台女性　大腿骨遠位骨幹部の非定型骨折
CT（骨条件）　A：冠状断像，B：矢状断像　大腿骨遠位骨幹部の皮質骨に微細な線状透亮像が認められる（→）．

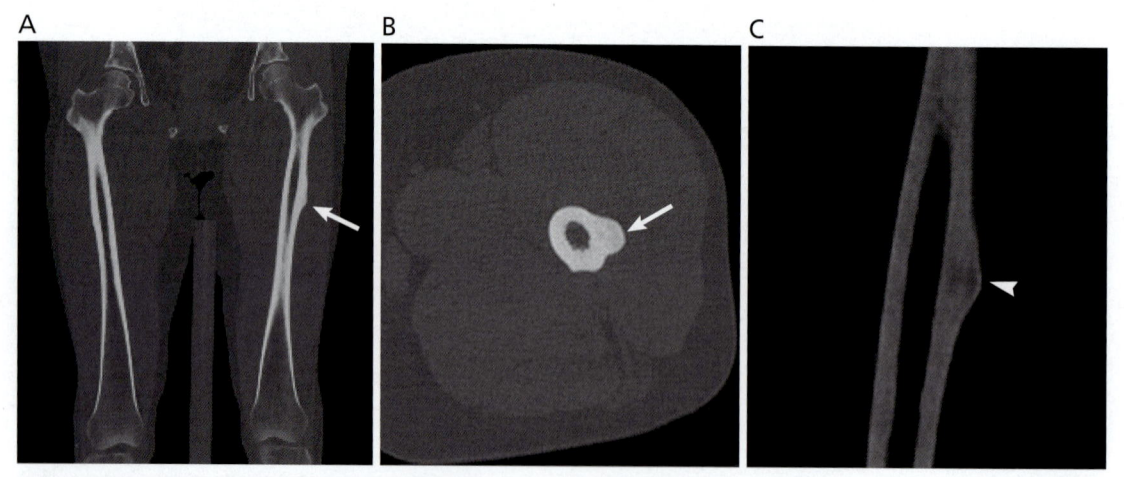

図 4　70 歳台女性　大腿骨骨幹部の非定型骨折
CT　A：冠状断像（骨条件），B：横断像（骨条件），C：冠状断像（拡大）　大腿骨骨幹部に骨皮質の限局性肥厚が認められ（A, B，→），表示条件を変えて観察するとその中央に線状透亮像が認められた（C，▶）．

非定型骨折

　典型的な大腿骨骨幹部骨折は交通事故などの高エネルギー外傷によることが多いが，転倒や段差の踏み外しなどの軽微な外力で大きな転位を伴う横骨折，斜骨折を生じることがあり，臨床的に特異な病態として非定型骨折が考慮される[1]．非定型骨折は骨幹部のほか転子部にも生じることが知られており，両者には臨床的に若干の差異が認められる（骨幹部発生の症例はより高齢で，BMI が低く，骨密度がより低下しており，大腿骨の外側，前方への弯曲が大きい[2]）．

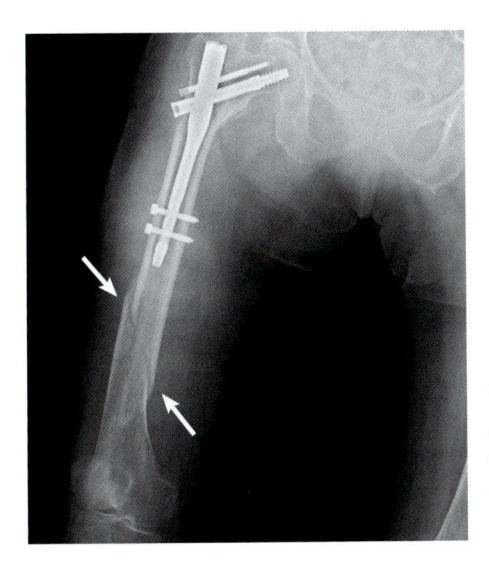

図5 80歳台女性 右大腿骨骨幹部の非定型骨折
単純X線写真正面像 右大腿骨頸部骨折に対する観血的治療(open reduction and internal fixation：ORIF)後に生じた大腿骨骨幹部の斜骨折(→)．BP製剤使用歴あり．

　非定型骨折の臨床的特徴として，ほとんどの症例が高齢女性であること，BP製剤との関連性が疑われること，大腿骨の外弯の強い例に多いこと，鼠径部や大腿部の疼くような痛み(前駆症状)が認められる場合があること，通常の骨折に比し骨癒合が生じにくく遷延治癒になりやすい，といった特徴がある．BP製剤のほかステロイド剤，プロトンポンプ阻害薬の長期使用との関連性も指摘されているが，これらの薬剤の使用歴がない症例も散見され，現時点で非定型骨折の正確な成因は不明である．両側発生の頻度も高く，画像診断で対側病変を見逃さないよう特に注意する必要がある．

　治療は一般に髄内釘固定術などの観血的治療が施行されるが，疼痛が軽度で，画像所見が軽微あるいは異常が認められない軽症例で保存療法も選択肢として考慮される[3]．

鑑別診断

　鼠径部，股関節の疼痛を生じえる病態はすべて鑑別診断の対象となるが，薬剤使用歴を参照すれば診断の確実性が増す．

解答　**A1.** 鼠径部や大腿部の疼くような痛み．前駆症状の段階で診断することで治療成績の向上が期待できる．
　　　A2. チョークが折れたような転位の大きな横骨折あるいは斜骨折．皮質骨の骨隆起，皮質骨内線状透亮像など．
　　　A3. ビスフォスフォネート製剤，ステロイド剤，プロトンポンプ阻害薬．

文献

1) Genest F, Seefried L：Atypical subtrochanteric and diaphyseal femoral fractures. Osteoporos Int 2018；29：1815-1825.
2) Kim JW, Kim JJ, Byun Y-S, et al：Factors affecting fracture location in atypical femoral fractures：a cross-sectional study with 147 patients. Injury 2017；38：1570-1574.
3) 普天間朝拓，浅間正英，上原健志：当院での非定型大腿骨骨折の治療経験．整形外科と災害外科 2015；62：114-118.

9歳男児．2か月前から左足の痛み．野球の際に痛い．アンクルサポーター使用で経過観察するも症状改善なし．

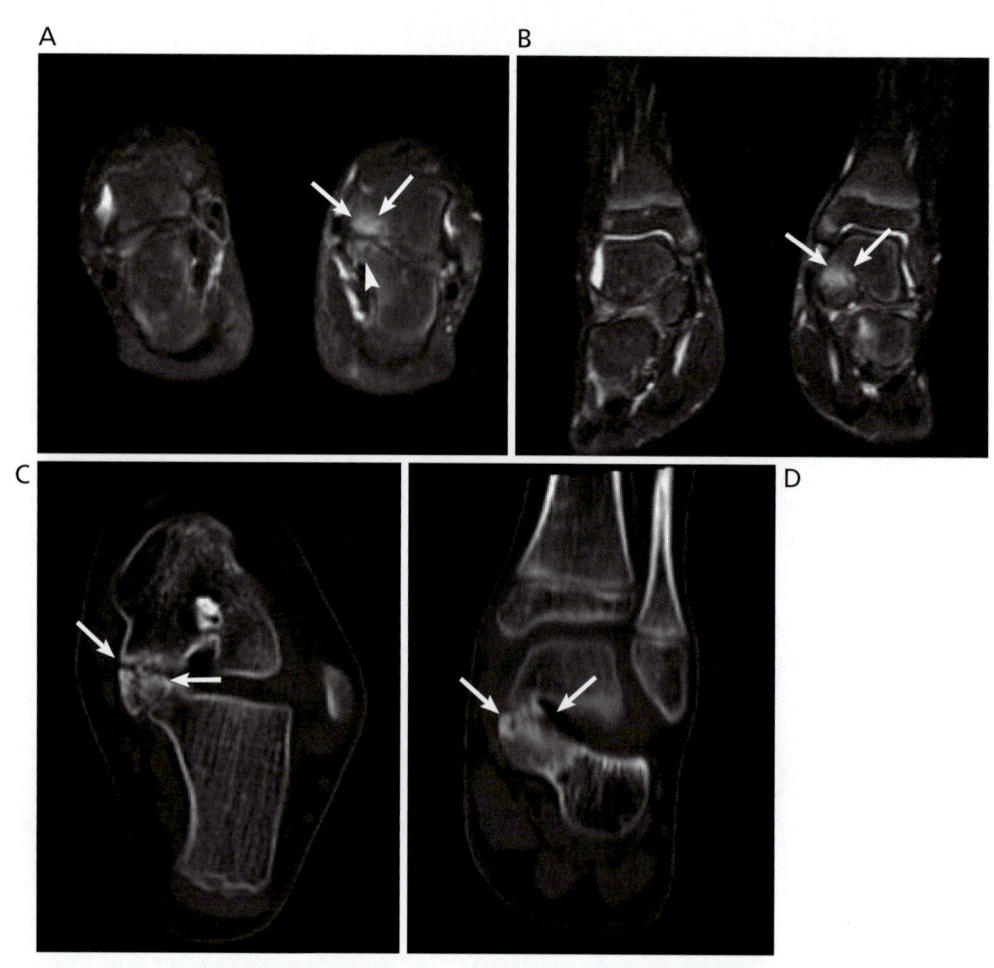

図1 MRI A：脂肪抑制T2強調横断像，B：脂肪抑制T2強調冠状断像，左足CT（骨条件） C：横断像，D：冠状断像

MRI所見 左距腫関節内側部の距骨に，比較的限局した高信号域が認められる（**図1A, B**, →）．踵骨側にもわずかに高信号域が認められる（**図1A**, ➤）．

CT所見 左距腫関節内側部に関節裂隙狭小化と骨硬化像，骨皮質辺縁不整が認められる（**図1C, D**, →）．

診断 距踵関節癒合症 talocalcaneal coalition

経過 癒合部の切離術が施行された．術所見では，骨および線維性の癒合が認められた．

問題 **Q1.** 足根骨癒合症の好発部位はどこか？

Q2. 足根骨癒合症が診断される時期や症状について述べよ．

Q3. 足根骨以外の先天性骨癒合の好発部位を述べよ．

**画像診断の
ポイント**[1~3]

● 足根骨癒合症の単純 X 線所見は，癒合部の部位や範囲により距骨後部の C サインやくちばし状などと形容される変形，外側突起の増大などを呈する（**図 2 B**）．

● 臨床的に足根骨癒合症を疑う場合は，CT の診断的意義は高く，癒合の有無や性状，範囲について正確に判断することができる（**図 1, 2**）．

● MRI では，癒合部の周囲に骨髄浮腫を認め，他の疾患との鑑別に役立つ．

足根骨癒合症[1~3]

先天的な原始間葉の分節異常により 2 つ以上の足根骨が部分的にあるいは完全に癒合する疾患である．成長期のスポーツ活動や軽い外傷を契機に，癒合部位の痛みで発症することが多い．癒合部の隆起を触知したり，足底のしびれや知覚異常，足部の可動制限を認める場合もある．半数は両側性との報告がある．癒合部は，骨性，軟骨性，線維性に結合し，距骨・踵骨間，踵骨・舟状骨間，舟状骨・第 1 楔状骨間の順に頻度が高い．

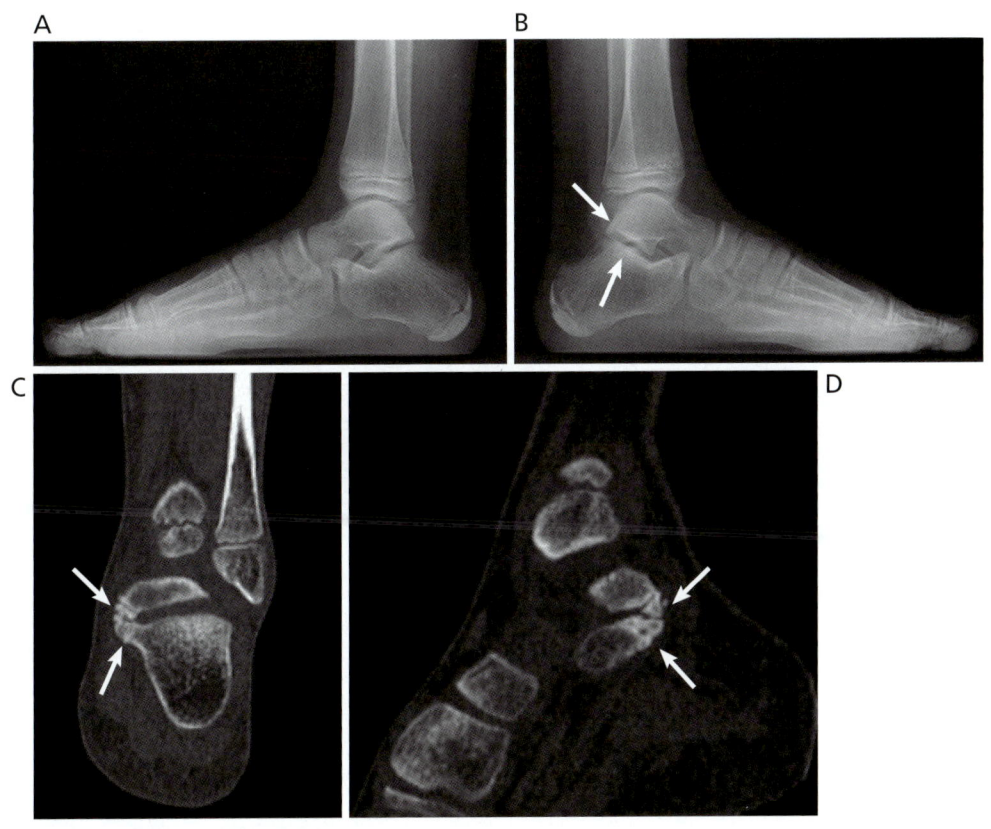

図 2　12 歳男児　距踵関節癒合症
単純 X 線写真　**A：**右足側面像，**B：**左足側面像，左足 CT（骨条件）　**C：**冠状断像，**D：**矢状断像　左距踵関節後部にくちばし状の骨の変形と軽度硬化像が認められる（**A, B,** →）．左足底のアーチは減弱している．CT（**C, D**）では骨性癒合と癒合部の外方への突出が描出される（→）．

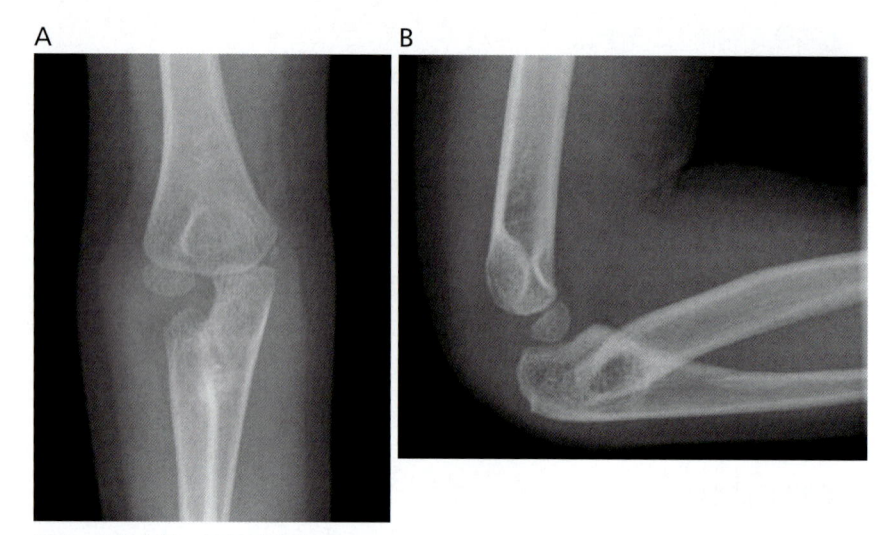

図3　4歳女児　橈尺骨癒合症
肘関節単純 X 線写真　A：正面像，B：側面像　橈骨，尺骨の近位部に骨癒合を認める（A, B）．橈骨は上腕骨小頭に対し背側に脱臼している（B）．

　単純 X 線写真で骨の形態異常が確認できる場合もあるが，3 次元再構成画像や任意断面での再構成画像で評価できる CT の有用性は高い．痛みや可動域制限の原因となる他の疾患との鑑別に MRI は有用で，癒合症では癒合関節周囲の骨髄浮腫が診断の手がかりになり（**図 1 A, B**），骨・軟骨・線維性結合が直接描出されることもある．

　スポーツ活動の制限や足底板使用，靴の調整，装具による外固定などを用いて癒合部の負荷を軽減する保存的治療と，癒合部を切除する外科的治療とがある．

鑑別診断

　先天的な異常であるが，成長や骨化の進行に伴い症状を呈し，通常は活動に伴う痛みが症状として現れるため，外傷や炎症などのさまざまな後天的疾患が鑑別となる．癒合部の部位や性状（骨性，線維性）により単純写真では診断が難しい場合があり，MRI が診断の契機に，また他の疾患との鑑別に有用となる場合がある．

解答　**A1.**　距骨・踵骨間，踵骨・舟状骨間が好発部位である．
　　　A2.　成長期や思春期にスポーツなどの活動性が高まる時期に，痛みで発症することが多い．
　　　A3.　足根骨癒合症のほかに，橈尺骨癒合症（**図 3**），合指症，手根癒合症，指節癒合症などの先天性疾患があり，単独で認められる場合や他の癒合症や四肢の異常，Apert 症候群などの症候群と関連する場合がある．

文献

1)　Kan JH, Laor T : Congenital anomalies of bone. In Coley BD(ed): Caffey's pediatric diagnostic imaging. Philadelphia : Elsevier, 2019 : 1245-1257.
2)　Zaw H, Calder JD : Tarsal coalitions. Foot Ankle Clin 2010 ; 15 : 349-364.
3)　Crim J : Imaging of tarsal coalition. Radiol Clin North Am 2008 ; 46 : 1017-1026.

症例 **L2** **17**

2か月女児．低身長．

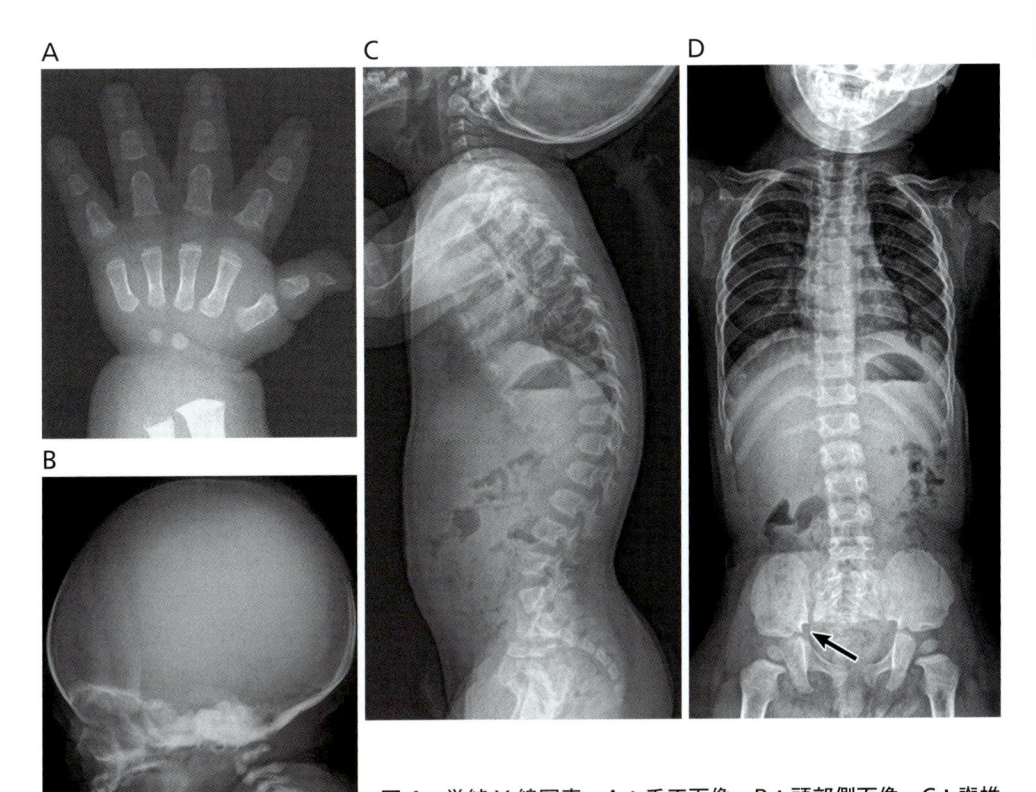

図1 単純X線写真　A：手正面像，B：頭部側面像，C：脊椎側面像，D：脊椎正面像

単純X線所見
手（**図1A**）は，全体的に長軸方向が短縮しており，指節骨は弾丸状である．頭部側面像（**図1B**）では，軟骨内骨化が成長の中心である頭蓋底部が短縮，脳脊髄液からの pressure erosion により前頭部が凸出する．脊椎側面像（**図1C**）では，脊柱管の前後径は短縮，脳脊髄液からの pressure erosion により椎体背側が陥凹する．脊椎正面像（**図1D**）では，腸骨翼の低形成，坐骨切痕短縮（→）が認められる．

診断
軟骨無形成症　achondroplasia

経過
軟骨無形成症と診断された．今後，治療薬の適応の有無につき判断予定である．

問題　Q1. 軟骨無形成症の画像所見として正しいものはどれか？
1）前頭部凸出，大後頭孔の狭窄．
2）腰椎椎弓間距離の狭小化．
3）小骨盤シャンパングラス様変形，trident pelvis.

4）近位長管骨短縮.

5）骨幹端盃状変形.

Q2. 軟骨無形成症の画像所見として誤っているのはどれか？

1）膜様頭蓋骨.

2）wormian bone.

3）出生時多発骨折.

4）膜性骨化が障害される.

画像診断の ポイント

単純 X 線写真

- 前頭部凸出，大後頭孔の狭窄.
- 腰椎椎弓間距離の狭小化.
- 小骨盤シャンパングラス様変形，trident pelvis.
- 近位長管骨短縮.
- 骨幹端盃状変形.

軟骨無形成症

　骨系統疾患は，早熟な骨関節症から周産期の致死性までさまざまな程度の重症度を呈し，400 以上に分類されている[1]. 骨系統疾患が疑われると，基礎となる診断を決定するために，より具体的な生化学的検査とともに，臨床的評価および全身骨 X 線撮影が行われる[2]. 頻度の高い疾患の骨所見を把握し，その鑑別診断を行うことが重要である.

　軟骨内骨化が選択的に侵される軟骨無形成症グループでは，achondroplasia, hypochon-droplasia, thanatophoric dysplasia などが代表的な疾患である[3,4]. 軟骨内骨化により管状骨の長軸成長は著しく侵され，近位肢節の短縮が目立つ. 短軸径は正常であるため，骨幹端の cupping（盃状変形），splaying が認められ，最も重要なのは骨幹端辺縁に角状の骨突起が時に生じる点である. 軟骨内骨化によって成長する頭蓋冠，脊椎，扁平骨，骨端核も低形成となる. 代表的な所見としては頭蓋が大きく，前頭部が凸出し，頭蓋底短縮，顔面骨低形成のため，時に交通性の水頭症をきたしうる. また頸静脈の圧排や，鼻咽頭腔の狭小化に伴う中耳炎の合併が認められる. 脊椎では内軟骨骨化部位の低形成を反映して，軽度扁平椎と後弓の短縮・脊柱管狭窄を示す. さらに脊柱管狭窄の結果として，脳脊髄液の圧迫による椎体背側の陥凹が認められる.

　臨床的には症状は乏しいが，骨盤骨は比較的早期に骨化するため，特に重症例では診断的な意義が高い. 胎生期では腸骨は方形に近い形態であり，その後の腸骨翼，Y 軟骨での軟骨内骨化や恥骨，坐骨との癒合の結果，複雑な形態となる. 腸骨翼，Y 軟骨は成長板，腸骨体部は骨幹に例えられ，腸骨に特有な変形を理解することが重要である. 軟骨無形成症では，成長障害，特に腸骨翼の低形成の結果，比較的胎生期に近い方形の形態を保つ. また，Y 軟骨の成長障害の結果，坐骨切痕短縮が認められる. trident ilia は，Y 軟骨部の盃状変形と骨幹端の嘴状突出の結果である. 胎児 CT を撮像する機会があれば，骨盤骨のみを取り出して 3 次元的に回転させるとより病態を把握しやすくなる. 四肢では指節間関節を伸展したとき，2 指と 3 指または 3 指と 4 指の間が離れて，三叉矛のような形になり，"trident hand"とよばれる. また，腓骨は脛骨よりも長いために足関節は内反位をとる.

表　軟骨無形成症と骨形成不全症

単純X線所見	軟骨無形成症 （軟骨内骨化障害）	骨形成不全症 （膜性骨化障害）
頭部	頭蓋底の短縮，大後頭孔の狭窄，顔面骨低形成，前頭部凸出	wormian bone，膜様頭蓋骨
脊椎	腰椎椎弓根間距離の狭小化 腰椎椎体後方の陥凹	椎体圧迫骨折
骨盤骨	坐骨切痕の狭小化，臼蓋の水平化 小骨盤シャンパングラス様変形	
長管骨	近位長管骨短縮，骨幹端盃状変形	出生時多発骨折 長管骨の変形を伴う骨折

鑑別診断

軟骨無形成症は軟骨内骨化の異常であり，膜性骨化の異常である骨形成不全症と対比して所見を記憶しておくと理解しやすい（**表**参照）．

解答 **A1.** 1)～5)すべて正しい．
A2. 1)～4)いずれも骨形成不全症の所見であり，すべて誤りである．

N O T E

骨幹端の盃状陥凹

　骨幹端周囲は成長板が存在し，成長板や軟骨の異常の結果，さまざまな所見を呈する．代表的な所見としては骨幹端の盃状陥凹がある．成長板で成長障害が生じると，結果として成長部中央部で最も所見が強く表れ，盃状陥凹の原因となる．軟骨無形成症などの成長板軟骨細胞の増殖障害や捻曲性骨異形成症などの軟骨壊死による成長障害の結果生じる．盃状陥凹では両縁の骨化は正常に保たれ，同部は嘴状に突出する．さらに盃状変形が重度となると，成長板の早期閉鎖を時に伴い，円錐骨端とよばれる変形を呈する．円錐骨端を伴う重度の短指趾は Jeune 症候群，Ellis van Creveld 症候群に代表される skeletal ciliopathy の主要所見である．

文献

1) Mortier GR, Cohn DH, Cormier-Daire V, et al : Nosology and classification of genetic skeletal disorders : 2019 revision. J Med Genet A 2019 ; 179 : 2393-2419.
2) Lachman RS : Radiologic and imaging assessment of the skeletal dysplasias. Kelnar CJH, Savage MO, Stirling HF, Saenger P : Growth disorders. London : Chapman & Hall, 1998 : 251-264.
3) 西村　玄：遺伝性骨疾患の鑑別診断．骨系統疾患X線アトラス，医学書院，1993 : 35-42.
4) Jürgen W, Spranger, Paula W, et al : Bone dysplasias : an atlas of genetic disorders of skeletal development, 4th ed. Oxford : Oxford University Press, 2018.

症例 L2 18

60歳台女性．3年程前から前方への首下がりを自覚し，徐々に進行してきた．午後に
なると首が前に垂れやすくなり，意識的に戻すことができるが，自然に前方に垂れて
くるとのことで，進行する首下がり症候群に対する精査で頸部 MRI が施行された．既
往に高血圧，頭痛があり，降圧薬と痛み止めを内服中であった．

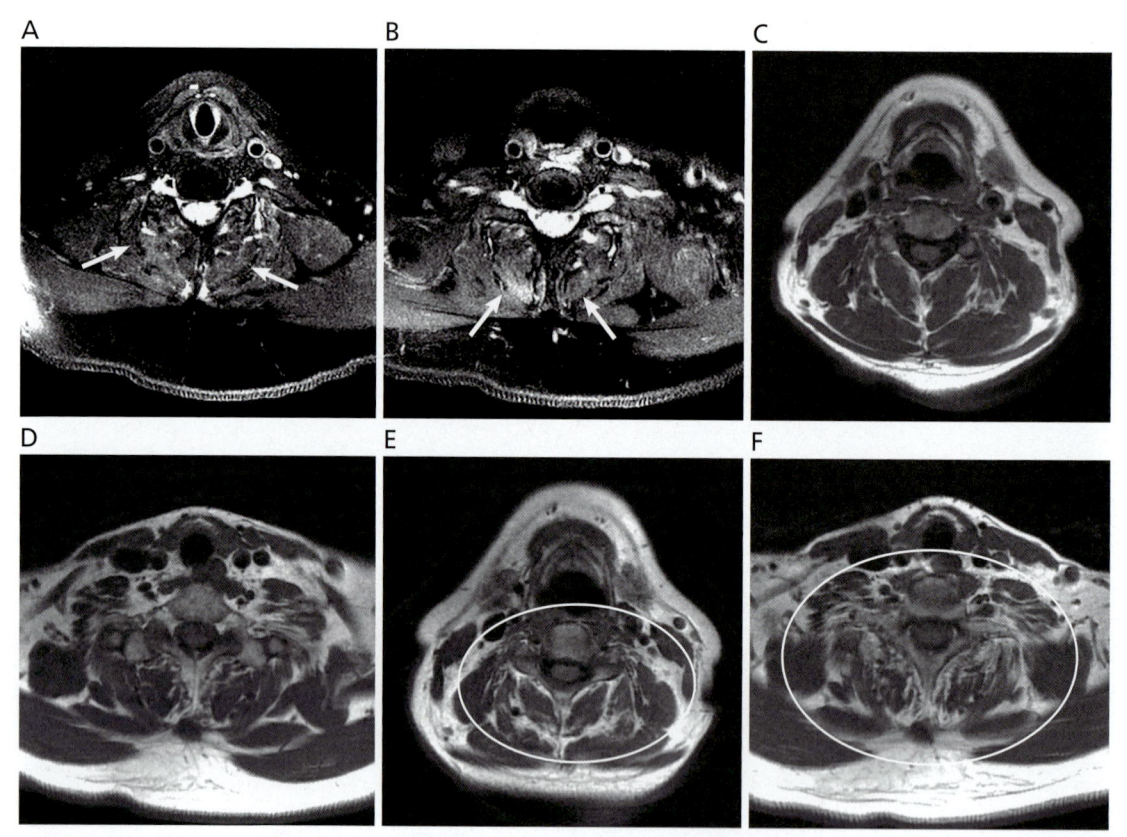

図1 頸部 MRI　A, B：初診時の STIR 横断像，C, D：初診時の T1 強調横断像，E, F：1 年後の T1 強調横断像
（帝京大学放射線科　山本麻子先生のご厚意による）

MRI 所見　STIR 像（図1 A, B）で頭半棘筋や頭板状筋など後頸部筋群にごくわずかな信号上昇がある
（→）．この時点では T1 強調像（図1 C, D）では萎縮は目立たないが，1 年後の MRI（図1
E, F）では筋萎縮と脂肪置換が進行していた（楕円内）．

診断　甲状腺機能低下性筋炎　hypothyroid myositis

経過　頸部の信号異常部位に痛みなどの症状はなかったが，筋力低下の進行があり，当初は筋疾
患や神経疾患などが疑われ，脳神経内科で精査された．血液検査では遊離 T4 0.17 ng/dL
（正常 0.9～1.7），遊離 T3 0.60 pg/mL（正常 2.3～4.3）と低値で，TSH 98.9 μLU/m（正常

0.5～5.0)と上昇していた．チラージン S を内服開始したところ，STIR 像での信号異常は消退した．臨床的に甲状腺機能低下性筋炎と診断した．

問題　Q1. 甲状腺機能低下性筋炎の好発部位はどこか？
**　　　Q2.** 鑑別となる疾患は何か？
**　　　Q3.** 画像診断のポイントは何か？

画像診断のポイント

- 画像検査では MRI の有用性が高く，脂肪抑制併用の T2 系のシーケンスの横断（軸位断）像や冠状断像で対称性の筋の異常信号を検出するのがよい．
- 信号異常は軽微なことが多く，window を絞って，症状に一致する部位の軽微な異常信号を探すことが重要である（図 2）．
- 四肢近位筋，頸部や腰部の伸筋群などに生じやすいとされるが，下腿での報告もみられる[1]．
- 小児では偽性筋肥大をきたす Hoffmann 症候群が知られ，MRI では筋のまだらな信号異常と腫大を呈した症例が報告されている[2]．

甲状腺機能低下性筋炎

　甲状腺機能低下に関連する骨軟部病変は骨・関節・筋・皮下組織とさまざまな部位にさまざまな病変を生じることがあり，診断に難渋することも多い[3]．さらに甲状腺機能低下

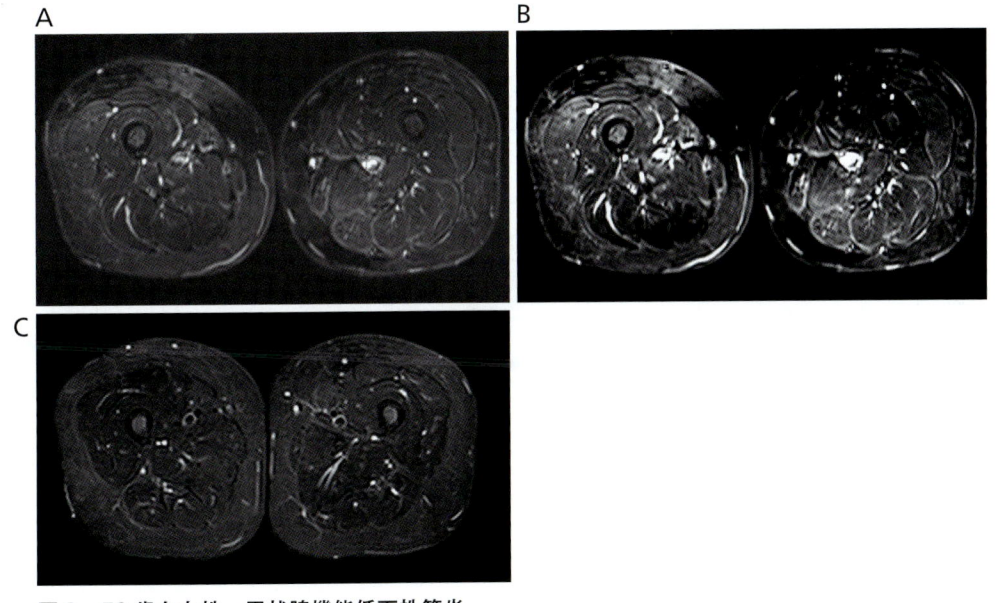

図 2　50 歳台女性　甲状腺機能低下性筋炎
大腿 MRI 横断像　A：通常の STIR 像，B：window を絞った STIR 像，C：チラージン S 開始後 2 か月の STIR 像　初診時の STIR 像（A）では軽微な信号上昇は信号ムラか，有意な異常と判定すべきか迷うことがある．本疾患の異常所見は軽微なことが多く window を絞ることで感度を上げて（B），異常所見を拾うことも重要である．本例はフォローアップで信号改善を認め（C），有意な異常であったと確認できた．

の背景として橋本病による自己免疫性疾患のほか，ヨウ素欠乏，術後や放射線照射後，薬剤(リチウムなど)，先天性甲状腺機能低下症，老化などで甲状腺機能低下およびそれに関連する合併症をきたしうる．特に画像診断が重要となる筋炎について取り上げると，筋のSTIR 像で高信号を示し，経時的に筋萎縮が進行するという非特異的な所見を呈し，他の筋疾患，脱神経性変化などとの区別は難しいが，症状や画像所見が軽度であることが逆にヒントにはなる．

実臨床では，チラージンS の投与後速やかに症状が改善し，甲状腺機能低下性筋炎と診断した症例でさえもMRI でまったく指摘できない場合もある．また他の自己免疫性疾患の経過やステロイド投与中の症例などでは，筋炎の原因が甲状腺機能低下と断定できない症例も多く存在する．成人ではまれであるが，筋肉の硬直，筋力低下，および痛みに筋痙攣を伴う場合があり(Hoffmann 症候群)，全身の筋肥大と筋力低下を特徴とする．筋のまだらな信号異常に加え，腫大をきたすことが報告されている．左右対称性の筋腫大/異常信号をきたす疾患として覚えておくことが重要である[2]．横紋筋融解症をきたし，症状やMRI 所見が顕著となることもまれにあるとされ，画像所見のスペクトラムは広い．

鑑別診断

自験例では先にもあげたステロイド性筋炎や低カリウム性筋炎，重症筋無力症，加齢性筋萎縮のほか，末梢神経疾患(脱神経性変化)も鑑別にあがり，傍腫瘍症候群や薬剤性筋炎や神経炎も含めるとかなり多岐にわたると思われる．文献的には皮膚筋炎/多発性筋炎，封入体筋炎，筋萎縮性側索硬化症，Becker 型筋ジストロフィ，急性灰白髄炎(ポリオウイルス感染症)，Pompe 病などがあげられている[4]．画像的な鑑別は難しく，他の疾患を丁寧に除外することやチラージンS 内服で改善するという経過が重要となる[5]．

1) ステロイド性筋炎

両側対称性に四肢や体幹部の異常がみられることが知られている．ステロイドを内服するような自己免疫性疾患と甲状腺機能低下症を合併している場合にはミオパチー(myopathy)の原因特定は極めて難しく，経過で判断することになる．ステロイド内服歴がなくても，Cushing 病やCushing 症候群(時にACTH 産生腫瘍に関連したCushing 病)でもミオパチーを生じうるので，画像診断的には副腎腫大/萎縮や下垂体腺腫の有無も確認することが重要である．

2) 筋疾患

対称性に四肢近位筋優位の異常信号と萎縮がみられることが多く，CK(クレアチンキナーゼ)上昇を伴うことが多いため，特に初診時の画像所見からの区別は難しく，血液検査や病歴を参考に除外を行うことが重要である，

3) 末梢神経疾患

分布は遠位筋優位にみられることが多いとされるが，近位筋が侵されることもある．甲状腺機能低下性ミオパチーでも下腿が侵されることがあり，分布や画像所見のみからの鑑別は難しい．ただし，下腿の撮像範囲でpretibial myxedema がみられれば，甲状腺機能低下合併を疑うヒントにはなりうる．

解答
A1. 四肢近位筋や頸部，腰部.
A2. ステロイド性筋炎や筋疾患，末梢神経疾患.
A3. 軽微な異常所見のみのことが多く，脂肪抑制併用の T2 強調像で window を絞り，症状と一致する部位の異常所見を拾うことが重要である．また，随伴所見としての pretibial myxedema の検出や鑑別疾患となりうるステロイド性筋炎の除外のために副腎や下垂体の検査があればこれらも参照するとよい.

実力編 L2

文献

1) Sindoni A, Rodolico C, Pappalardo MA, et al : Hypothyroid myopathy : a peculiar clinical presentation of thyroid failure : review of the literature. Rev Endocr Metab Disord 2016 ; 17 : 499–519.
2) Chung J, Ahn K-S, Kang CH, et al : Hoffmann's disease : MR imaging of hypothyroid myopathy. Skeletal Radiol 2015 ; 44 : 1701–1704.
3) Cakir M, Samanci N, Balci N, et al : Musculoskeletal manifestations in patients with thyroid disease. Clin Endocrinol(Oxf) 2003 ; 59 : 162–167.
4) Fariduddin MM, Bansal N : Hypothyroid myopathy. In StatPearls[internet]. Treasure Island(FL): StatPearls Publishing, 2024.
5) Brzozowska MM, Banthia S, Thompson S, et al : Severe hypothyroidism complicated by myopathy and neuropathy with atypical demyelinating features. Case Rep Endocrinol 2021 : 5525156.

症例 **L2** **19**

8歳男児．主訴は発熱の再燃．CRP 1台 mg/dL，WBC 7000 台/μL と炎症反応は軽度．右足内果の熱感があるが，可動域制限は認めない．既往歴：MSSA（methicillin-susceptible *Staphylococcus aureus*）菌血症，急性骨髄炎で抗菌薬治療後．

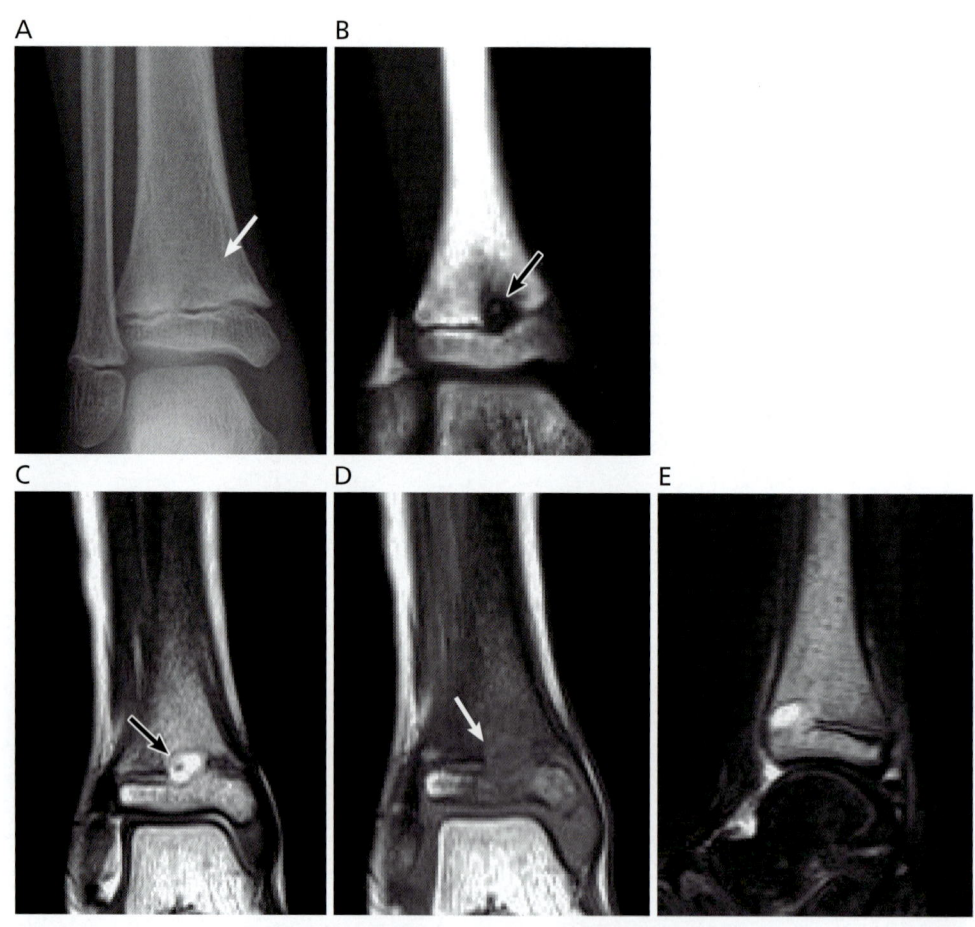

図1 A：右足関節単純X線写真正面像　B：CT冠状断再構成像（骨条件），MRI　C：T2強調冠状断像，D：T1強調冠状断像，E：脂肪抑制T2強調矢状断像　（国立成育医療研究センター放射線診療部 宮坂実木子先生，野坂俊介先生のご厚意による）

単純X線所見　右脛骨遠位骨幹端の骨端線に接してわずかな濃度低下を認める（図1A，→）．硬化縁は明らかではない．

CT所見　右脛骨遠位骨幹端に溶骨性病変を認め，周囲の骨濃度も低下している．内部に淡い石灰化を認め（図1B，→），腐骨を疑う所見である．

MRI所見　病変は，T2強調像（図1C）で高信号を示し，内部に腐骨を疑う無信号域が認められる（→）．T1強調像（図1D）では内部は低信号，辺縁は中心部よりも淡い高信号を示す（→）．脂肪抑

制 T2 強調像（**図 1 E**）では骨端部から骨幹部に広がる骨髄浮腫を認める．

| 診断 | 慢性骨髄炎 chronic osteomyelitis |

| 経過 | 病巣掻把術が施行された． |

問題 Q1. 腐骨とは何か？
Q2. Brodie 膿瘍の特徴的な画像所見を述べよ．
Q3. Garré 骨髄炎について述べよ．

画像診断の ポイント

単純 X 線写真
● 最初に行われる画像検査であり，骨折や骨腫瘍など他疾患を除外する．
● 典型的には，骨幹端もしくは骨端に硬化縁を有する骨破壊像を示す．
● 腐骨を指摘できることもあり，骨破壊性病変の内部に骨硬化結節として認められる．
CT
● 骨髄炎の診断には必須ではないが，腐骨や骨内の瘻孔の評価に有用なことがある．
● 腐骨は淡い骨硬化像として描出される．
● 顎骨など，立体的に骨の状態を把握する必要がある場合に有用である．
MRI
● 骨髄浮腫，膿瘍，腐骨，周囲軟部組織，皮膚への瘻孔（sinus tract）を評価できる．
● Brodie 膿瘍は，4 層からなる target appearance を示す．
● 膿瘍は拡散強調像で高信号，ADC 値低下を示し，検出に有用である．

慢性骨髄炎

　化膿性骨髄炎は，臨床経過から急性，亜急性，慢性に分類される．急性は発症から 2 週間以内，亜急性は 1〜数か月，慢性はそれ以上[1]，とされるが，感染部位や患者の状態（背景疾患，全身状態，免疫機能など）に影響を受けるため発症が不明確なことも多く，厳密に区分できるものではない．

　慢性骨髄炎は成人にみられることが多く[1]，隣接する軟部組織からの波及や開放創からの直接感染が多い．糖尿病では，血流障害や神経障害，免疫機能低下により，しばしば足潰瘍から骨髄炎に進展する．また，頻度は高くないが，人工関節置換術などの外科治療後に術部位の骨髄炎を生じることがある．亜急性〜慢性期にみられる骨内膿瘍を Brodie 膿瘍とよび，小児に多くみられ，大腿骨や橈骨など長管骨の骨幹端に好発する．

　亜急性，慢性骨髄炎では症状や炎症反応が乏しいことが多く，診断が難しい．持続的な排膿は慢性骨髄炎を疑う根拠となる．診断には画像が有用で，慢性骨髄炎では皮質および髄腔の硬化，腐骨，sinus tract が特徴である．

鑑別診断

1）骨腫瘍 bone tumor
　腐骨を認めた場合，悪性リンパ腫（症例 L1-6，p. 19 参照），線維肉腫，Langerhans 細胞

組織球症(LCH，症例 L2-51，p. 469)が鑑別にあがる．類骨骨腫(症例 L1-29，p. 106)の nidus は溶骨性病変として認められるが，時に内部に石灰化を伴い，腐骨に類似した所見を示す．軟骨芽細胞腫(症例 L1-51，p. 196)は，骨端部に発生するが，骨端線を超える場合もある．周囲には骨髄浮腫を認め，Brodie 膿瘍に類似する．また，内部に石灰化を認めることがあり，腐骨との鑑別を要する．

2) 慢性再発性多発性骨髄炎 chronic recurrent multifocal osteomyelitis：CRMO

CRMO は小児期にみられる，非細菌性骨髄炎を特徴とする自己免疫疾患である．乾癬，掌蹠膿疱症，炎症性腸疾患などの炎症性疾患との合併が報告されている．CRMO は両側性，対称性に多発してみられることが多く，増悪と寛解を繰り返す．好発部位は，大腿骨や脛骨などの長管骨の骨幹端や鎖骨である．慢性化膿性骨髄炎との鑑別は，膿瘍や腐骨，sinus tract を認めないことである[2]．

解答　**A1.**　炎症が持続すると髄内への血流が遮断されて壊死を起こす．壊死骨は，正常な骨と分離されて腐骨とよばれる．腐骨は，膿や肉芽組織，反応性の骨形成(involucrum)に囲まれ，時に sinus tract から持続的に排膿される．腐骨には血流がなく抗菌薬が到達しにくいため，外科的に除去される．腐骨は単純 X 線写真や CT では硬化性結節として描出される．MRI では T1 強調像，T2 強調像ともに低信号で，周囲に造影効果を認める[3]．

A2.　Brodie 膿瘍は，亜急性期〜慢性期の骨髄炎でみられる骨内膿瘍であり，1832 年に Brodie によって報告された．Brodie 膿瘍は，単純写真では辺縁に淡い骨硬化縁を持つ溶骨性病変として認められるが，診断には MRI が有用である．Brodie 膿瘍の特徴的な MRI 所見は，target appearance として知られており[4]，内側から ① 膿瘍腔，② 肉芽組織，③ 線維化もしくは骨硬化，④ 骨髄浮腫の 4 つの層からなる．

① 膿瘍腔：T1 強調像で低信号，T2 強調像で高信号．

② 肉芽組織：T1 強調像で筋肉と等信号，T2 強調像で高信号，造影増強効果あり．

③ 線維化もしくは骨硬化：T1 強調像，T2 強調像ともに低信号．

④ 骨髄浮腫：T1 強調像で低信号，T2 強調像で高信号．

A3.　Garré 骨髄炎は，1893 年に Garré により報告された，膿瘍形成や腐骨を伴わない骨皮質の肥厚と髄腔の減少を特徴とする病態であり，慢性硬化性骨髄炎ともよばれる．顎骨にみられることが多い．画像では著明な骨膜肥厚を認める．血液検査では軽度の炎症反応，組織学的には非特異的な慢性炎症性変化，血液・組織培養ともに陰性となるなど，特徴的な所見に乏しく，診断は除外診断である．

文献

1) Carek PJ, Dickerson LM, Sack JL : Diagnosis and management of osteomyelitis. Am Fam Physician 2001 ; 63 : 2413-2420.

2) Khanna G, Sato TS, Ferguson P : Imaging of chronic recurrent multifocal osteomyelitis. Radiographics 2009 ; 29 : 1159-1177.

3) Lee YJ, Sadigh S, Mankad K, et al : The imaging of osteomyelitis. Quant Imaging Med Surg 2016 ; 6 : 184-198.

4) Martí-Bonmatí L, Aparisi F, Poyatos C, et al : MR imaging appearance in 10 patients. J Magn Reson Imaging 1993 ; 3 : 543-546.

症例 **L2** **20**

80歳台女性．線香の火が衣服に燃え移って受傷した．頭頸部，胸部，背部に広範なⅡ度熱傷，右上背部にⅢ度熱傷を認める．

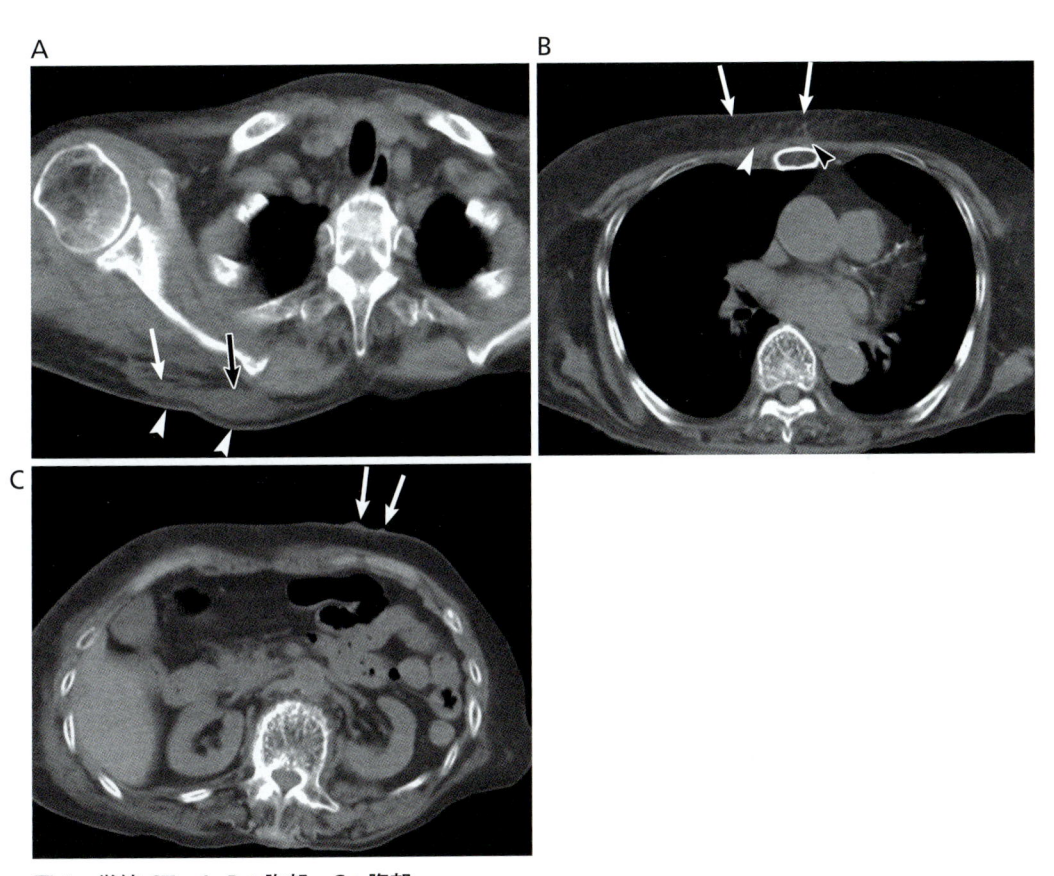

図1　単純 CT　A,B：胸部，C：腹部

| **CT所見** | 右上背部の皮下脂肪組織内に軟部濃度域(**図1A**，→)を認め，皮膚肥厚(➤)および周囲脂肪組織濃度上昇を伴っており，熱傷深度はⅢ度であった．前胸部(**図1B**)にも広範な皮膚肥厚と脂肪組織濃度上昇を認め，熱傷深度はⅡ度であった．上腹部(**図1C**)には水疱を反映した隆起性の皮膚結節を認め(→)，熱傷深度はⅡ度であった． |

| **診断** | Ⅱ-Ⅲ度熱傷　second-third degree burn |

| **経過** | 減張切開を施行されたが，受傷から3日後に逝去された． |

問題 **Q1.** 熱傷深度のⅠ度，Ⅱ度，Ⅲ度はそれぞれどのような状態か？
Q2. 熱傷における CT の役割は何か？

**画像診断の
ポイント**

- 熱傷深度はⅠ度からⅢ度に分類される(詳細は解答 A1 参照). 各熱傷深度の CT 所見を検討した報告はないため, 症例報告[1]と筆者の経験した症例の画像所見を列挙する.
- Ⅰ度熱傷は表層の熱傷であり, 画像では異常所見がない, もしくはわずかに皮膚肥厚を認める.
- Ⅱ度熱傷では皮膚肥厚, 皮下脂肪組織の濃度上昇を認める. 皮膚に生じた水疱が結節状にみえることもある.
- Ⅲ度熱傷では, Ⅱ度熱傷の所見に加えて皮下脂肪組織内に腫瘤状の軟部濃度域もしくは液体濃度域を伴う. さらに重症になると皮下脂肪組織の脂肪濃度の消失, 厚みの減少が生じる.
- 気道熱傷は予後に関連する重要な因子であり, CT で気管壁の肥厚や肺野の陰影を評価することができる. 軽傷例には気管壁の肥厚, 重症になるにつれて肺野の間質性変化, すりガラス影, 最重症例には consolidation を認める.
- 気管分岐部から 2 cm 遠位の気管支で気管支壁を計測し, 3.0 mm 以上に肥厚している場合に肺炎を生じると報告されている(感度 79%, 特異度 96%).

熱傷

　熱傷はありふれた皮膚外傷のひとつであり, あらゆる医療機関にて遭遇する疾患である. 通常の熱傷は, 熱湯や油といった高温の液体, 火, 蒸気によって生じる. 特殊な熱傷として電撃症, 化学熱傷, 放射線がある. 熱傷により組織が損傷すると蛋白質が変性し凝固壊死をきたす. 損傷した皮膚はバリアとしての機能が失われ, 感染, 体温調節障害, 体液喪失を生じる.

　軽傷例は局所治療のみで治癒するが, 中等症から重症例では全身管理を必要とし, 局所治療においても植皮が必要となる症例が多い. したがって適切な重症度評価は熱傷治療において重要であり, 治療方針の決定・予後推定に熱傷面積とともに熱傷深度が必要不可欠である[2].

鑑別診断

1) 打撲

　通常は臨床的に熱傷であると診断されているため, 他の疾患と画像で鑑別することはない. あえて救急外来で遭遇する疾患で画像所見が類似する疾患をあげると, 打撲がある. 打撲では CT において皮下脂肪組織濃度上昇としてみえ, 時に血腫を伴う. 皮下脂肪組織内の air や近傍の骨折を伴うことも鑑別の一助となる. Ⅲ度熱傷の CT 所見と酷似し, 外傷機転によっては熱傷と打撲が混在することもあるため, 臨床情報がなければ診断は困難である.

2) 蜂窩織炎, 浮腫　cellulitis, edema

　蜂窩織炎(症例 L1-20, p. 72 参照), 浮腫でも熱傷と同様に CT において皮下脂肪組織濃度上昇として認める. 通常は皮膚の結節状の肥厚はなく, また広範囲に脂肪組織濃度上昇がみられることが特徴である. 臨床的に皮膚所見が正常であることを確認する必要がある.

解答　A1. 熱傷の深度分類（表）[2,3].

Ⅰ度熱傷：表皮熱傷であり，受傷部皮膚の発赤のみで瘢痕を残さずに治癒する.

浅達性Ⅱ度熱傷：水疱が形成され，水疱底の真皮が発赤する．通常1〜2週間で上皮化して治癒する．一般的には肥厚性瘢痕を残さない.

深達性Ⅱ度熱傷：水疱が形成され，水疱底の真皮が白色で貧血状を示す．およそ3〜4週間で上皮化して治癒するが，肥厚性瘢痕ならびに瘢痕ケロイドを残す可能性が高い.

Ⅲ度熱傷：皮膚全層から下床に及ぶ壊死であり，白色または褐色の皮革様で，弾力性に乏しく硬くなる．皮膚が完全に炭化した熱傷も含む．受傷部位の辺縁からのみ上皮化するため，治癒に1〜3か月以上を要し，植皮術を施行しないと肥厚性瘢痕および瘢痕拘縮をきたす.

A2. 熱傷の診断や重症度判定において，CTによる気道熱傷の評価が重要である[4]．熱傷の深達度に対応するCT所見を検討した報告はなく，深達度の評価に関する有用性は確立されていない．また，交通事故や火事では熱傷のほかに多発外傷を伴うことがあるため，外傷パンスキャンを行い，骨折や臓器損傷の有無を確認することが重要である.

表　熱傷の深度分類

分類	臨床症状
Ⅰ度熱傷（epidermal burn）	紅斑，有痛性
浅達性Ⅱ度熱傷（superficial dermal burn）	紅斑，水疱，有痛性 水疱は圧迫で発赤が消失
深達性Ⅱ度熱傷（deep dermal burn）	紅斑，紫斑〜白色，水疱，知覚鈍麻 水疱は圧迫しても発赤が消失しない
Ⅲ度熱傷（deep burn）	黒色，褐色または白色 水疱（−），無痛性

（文献2, 3）をもとに作成）

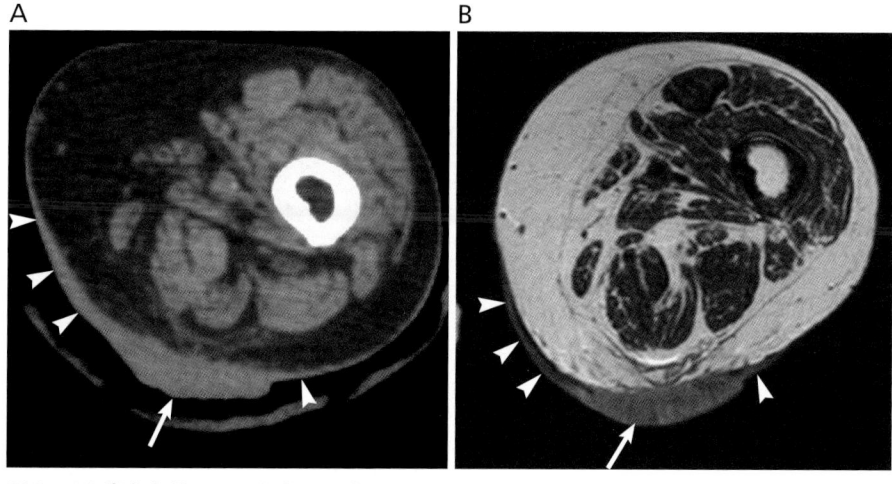

図2　80歳台女性　Marjolin's ulcer
幼少期に熱傷を経験した．A：大腿部単純CT横断像，B：MRI, T2強調横断像　CT（A）では大腿内側から背面に広範な皮膚肥厚を認め（➤），熱傷後瘢痕の所見である．背側に隆起性腫瘤を認め（→），T2強調像（B）で高信号を示しており，熱傷後瘢痕から生じた扁平上皮癌であった.

NOTE

熱傷瘢痕を母地として発生する扁平上皮癌（Marjolin's ulcer）

　Marjolin's ulcer は主に熱傷による瘢痕の長期経過中に発生する悪性腫瘍であり，大部分が扁平上皮癌（有棘細胞癌）である．診断時の平均年齢は 50 歳台で，男女比は 3:1 である．悪性腫瘍の出現時期は熱傷罹患後平均 35 年と報告されており，多くは幼少期に生じた熱傷が原因となる．画像では受傷部皮膚が肥厚し，熱傷後瘢痕が示唆される[5]（図2）．

文献

1）　Wu E, Shouldice D, Robinson J : CT findings of severe burn injuries after a motor vehicle collision : a case report. Radiol Case Rep 2019 : 14 : 1043-1046.
2）　創傷・熱傷・褥瘡ガイドライン改訂委員会：熱傷診療ガイドライン（第 3 版）．日皮会誌 2024；134：509-557.
3）　佐々木淳一，松嶋麻子，池田弘人，他：熱傷診療ガイドライン（改訂第 3 版）．熱傷 2021；47（supple）：S1-S108.
4）　Walker PF, Buehner MF, Wood LA, et al : Diagnosis and management of inhalation injury : an updated review. Crit Care 2015 : 19 : 351.
5）　Chiang KH, Chou AS, Hsu YH, et al : Marjolin's ulcer : MR appearance. AJR Am J Roentgenol 2006 ; 186 : 819-820.

症例 L2 **21-1**

60 歳台男性．脳神経外科外来で脳梗塞の経過観察中に，ばち指と左下腿浮腫が出現，精査となった．

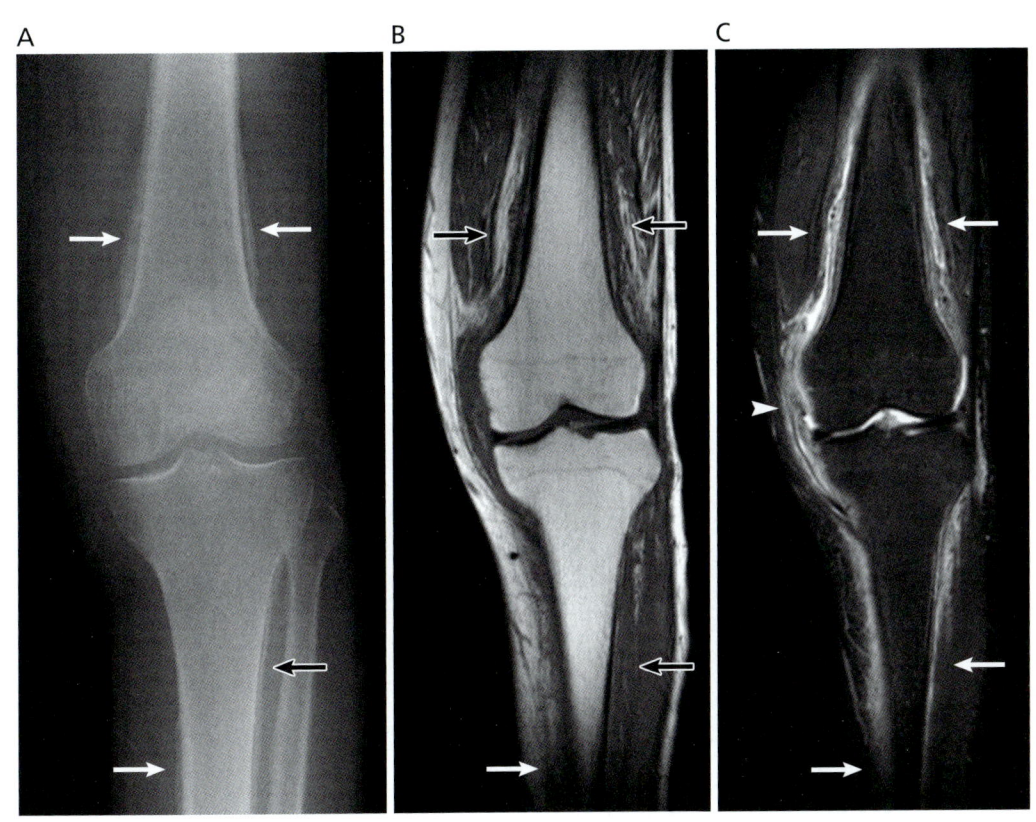

A   B   C

図 1 A：左膝関節単純 X 線写真正面像，MRI B：T1 強調冠状断像，C：STIR 冠状断像 （北海道大学大学院保健科学研究院 医用生体理工学分野 神島　保先生のご厚意による）

単純 X 線所見 大腿骨および脛骨骨幹部骨膜に層状の骨形成がある（**図 1 A**, →）．

MRI 所見 T1 強調像（**図 1 B**）で，大腿骨や脛骨骨幹部の骨膜が低～中等度信号を呈し，層状に肥厚している（→）．STIR 像（**図 1 C**）では，同部は中等度～高信号であり，周囲に浮腫性変化を示唆する高信号を伴っている（→）．高信号は内側側副靱帯およびその周囲にも連続性に波及している（➤）．骨膜下の骨髄浮腫は指摘できない．

経過 胸部 CT で肺腫瘤が指摘され，超音波気管支鏡ガイド下針生検を経て肺癌と診断された．

診断 肥厚性骨関節症 hypertrophic osteoarthropathy

問題 **Q1.** 肥厚性骨関節症に特徴的な異常所見を述べよ．

Q2. 最も影響を受けやすい骨は何か？

Q3. 次に行うべき画像検査は何か？

L2 21-2

10歳台男性．3年ほど前から手足の腫脹を自覚，やがて手足が動かしづらくなり，近医（整形外科）を受診，骨肥大から先端巨大症が疑われ，総合病院小児科に紹介された．超音波検査では手部に皮膚および皮下組織の肥厚があった．顔面の皮膚肥厚もあり，大学病院で遺伝子検査が施行された．

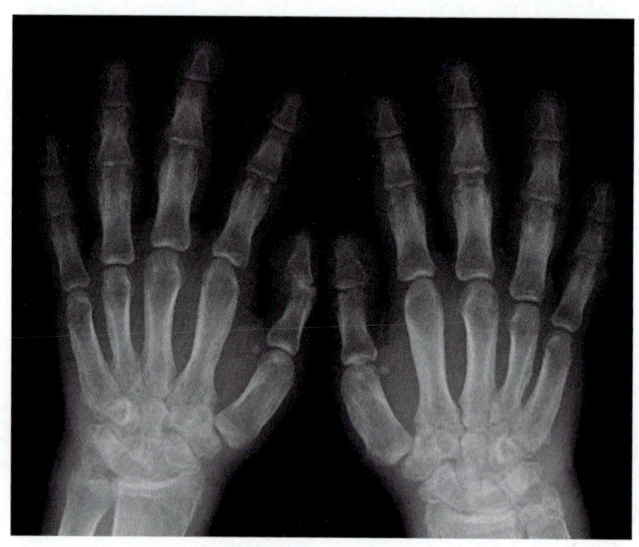

図2　両手単純X線写真正面像　（北海道大学大学院医学院医学研究院 免疫・代謝内科学教室 藤枝雄一郎先生のご厚意による）

単純X線所見	両側の中手骨や手指骨に骨膜肥厚が多発している（図2）．
経過	遺伝子検査にて *SLCO2A1* 遺伝子に2つの病的バリアントを認め，臨床症状と合致することから不全型肥厚性皮膚骨膜症の診断となった．
診断	肥厚性皮膚骨膜症　pachydermoperiostosis

画像診断のポイント

● 単純X線写真では，末節骨の球状変形，爪の弯曲，軟部組織の腫脹などが認められることがある．骨膜症は肥厚性骨関節症の特徴的画像所見であり，管状骨の骨幹部に沿って出現し，初期段階では骨端は侵されない（**図1A**）．骨端の関与は原発性肥厚性骨関節症

でより一般的である．原発性および全身性の続発性肥厚性骨関節症では，全身性の作用により対称性かつ広範な骨の関与が典型的な所見となる．

● 最も影響を受けやすい骨は，脛骨（図1），腓骨，橈骨，尺骨であり，次いで手指の指節骨（図2）が関与する．骨膜反応は，実質性（solid），線状（linear），高密度（dense），層状（layered）など，さまざまな形態をとる．

● MRIにおける骨膜反応は，T1強調像では低～中等度の信号強度，T2強調像では低信号を示すことが一般的である．その所見は通常，X線画像の所見と相関し，単純な骨膜の挙上，または層状（onionskin）骨膜反応として現れることがある．

● STIR像では，挙上した骨膜を示す細い低信号の線と，それを囲む高信号が観察されることが多い（図1C）．また，肥厚した骨膜の造影増強も認められることがある．

● 骨シンチグラフィの集積像が両側の大腿骨，脛骨の皮質に分布する．ほぼ対称性に異常集積がみられる（図3）．

肥厚性骨関節症

　肥厚性骨関節症はばち指，長管骨の骨膜新生，関節症を三徴とする症候群である．原発性と二次性が知られるが，原発性は常染色体顕性の形式をとる遺伝性疾患であり，その頻度は極めてまれである．原発性ではさらに顔面の皮膚の肥厚，多汗症，脱毛症を伴うとされる．臨床的に遭遇するのは二次性であり，その多くは原発性肺癌または転移性肺腫瘍といった肺疾患に続発するものであり，肺性肥厚性骨関節症とよばれることも多い．この病態の最初の報告者に因んでMarie-Bamberger症候群ともよばれる．肺腫瘍に続発する腫瘍随伴症候群であり，機序としては腫瘍から異所性に産生される成長ホルモンやVEGF，PDGFなどのサイトカインの関与が報告されている．四肢末梢の血流増多が生じ，指先に

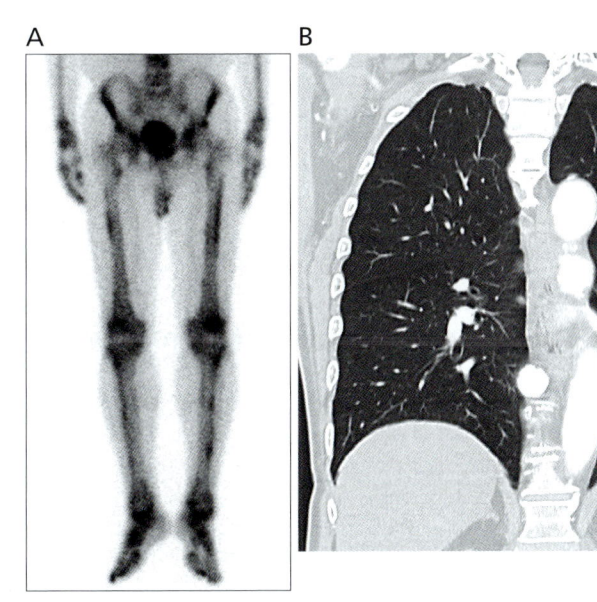

図3　70歳台男性　肺癌に伴う肥厚性骨関節症
A：骨シンチグラフィ，B：胸部造影CT（肺野条件）　肺癌の精査目的に撮像された骨シンチグラフィ（A）にて大腿骨および脛骨外側の骨皮質に沿って不均一な集積の亢進を認める．胸部CTの肺野条件（B）においては左下葉に肺癌を認める（→）．

おいては血流増多に伴う軟部組織の増生がばち指として認められ，長管骨においては骨膜下の骨新生が促進されると考えられている．肥厚性骨関節症は化学療法などにより肺癌の治癒が得られた場合には骨病変も改善が期待される．

　肥厚性骨関節症の症状は両側対称性の骨痛や関節痛であるが，症状に乏しいことも少なくなく，その場合は肺癌の転移検索目的で撮像された骨シンチグラフィにおける下肢の長管骨，特に大腿骨，脛骨の骨皮質に沿った集積像として認められることが多い（**図 3**）．ほとんどの症例においては両側対称性であり，特徴的な画像所見から診断に苦慮することは少ない．

鑑別診断

　骨シンチグラフィで両側大腿骨，脛骨にほぼ対称性に異常集積を呈する病態として Erd-heim-Chester 病，McCune-Albright 症候群がある．前者はまれな全身性の組織球腫症であり，本例のような皮質ではなく骨髄に硬化性変化を生じる．後者は全身性に線維性骨異形成が生じる病態であり，他の骨にも病変が認められる点が異なる．

解答 **A1.** 骨膜症は肥厚性骨関節症の特徴的画像所見であり，管状骨の骨幹部に沿って出現する．全身性の作用により対称性かつ広範な骨の関与が典型的な所見となる．
A2. 脛骨，腓骨，橈骨，尺骨であり，次いで手指の指節骨が関与する．
A3. 胸部 CT による肺野のスクリーニング．

文献

1）　Yap FY, Skalski MR, Patel DB, et al : Hypertrophic osteoarthropathy : clinical and imaging features. Radiographics 2017 ; 37 : 157-195.
2）　Martínez-Lavín M : Hypertrophic osteoarthropathy. Best Pract Res Clin Rheumatol 2020 ; 34 : 101507.

症例 **L2** **22-1**

80 歳台男性．主訴は腰痛．半年前より腰痛を自覚し，1 か月前よりさらに増強し，受診時には発熱もみられた．検査データは WBC 4300/uL，CRP 9.04 mg/dL である．

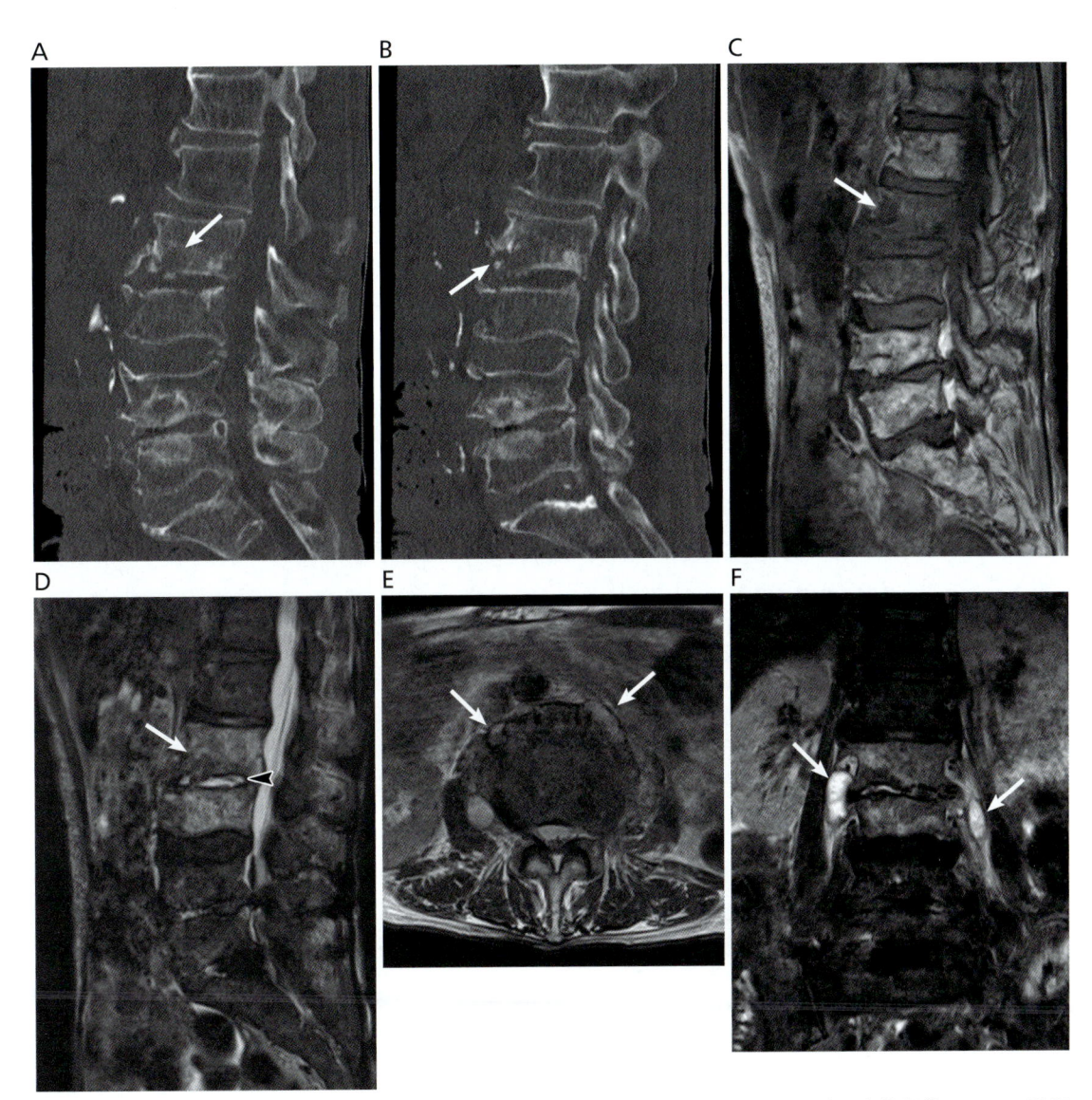

図 1 A，B：CT 矢状断像（骨条件），MRI　C：T1 強調矢状断像，D：脂肪抑制 T2 強調矢状断像，E：T2 強調横断像，F：脂肪抑制 T2 強調冠状断像

CT 所見　L2 椎体の終板や隅角の破壊が明瞭にみられ，椎体内に溶骨性変化が連続して認められる（図 1 A，B，→）．

MRI 所見　L2 と L3 の椎体は T1 強調矢状断像（図 1 C）で不均一な低信号，脂肪抑制 T2 強調矢状断像（図 1 D）で不均一な高信号を示し，CT で溶骨性変化を示す領域は相対的に低信号で（→），

椎間腔には高信号域を伴う（➤）．T2強調横断像（**図1E**）では前縦靱帯下に沿う膿瘍（→）が，脂肪抑制T2強調冠状断像（**図1F**）では両側の傍椎体膿瘍（→）が描出され，大腰筋に沿う炎症波及も認められる．膿瘍壁は低信号で比較的薄く平滑である．

| 診断 | 結核性脊椎炎　tuberculous spondylitis |

| 経過 | CTガイド下生検で椎間板近傍の膿瘍を穿刺し，塗抹検査で抗酸菌陽性，PCR検査で結核菌陽性が証明された． |

L2 22-2

> 80歳台男性．主訴は腰痛．2年前から腰痛で近医通院中．10日前から腰痛が増悪し救急受診となる．発熱はない．検査データはWBC 4100/uL, CRP 6.13 mg/dLである．3年前に化膿性脊椎炎の治療歴がある．

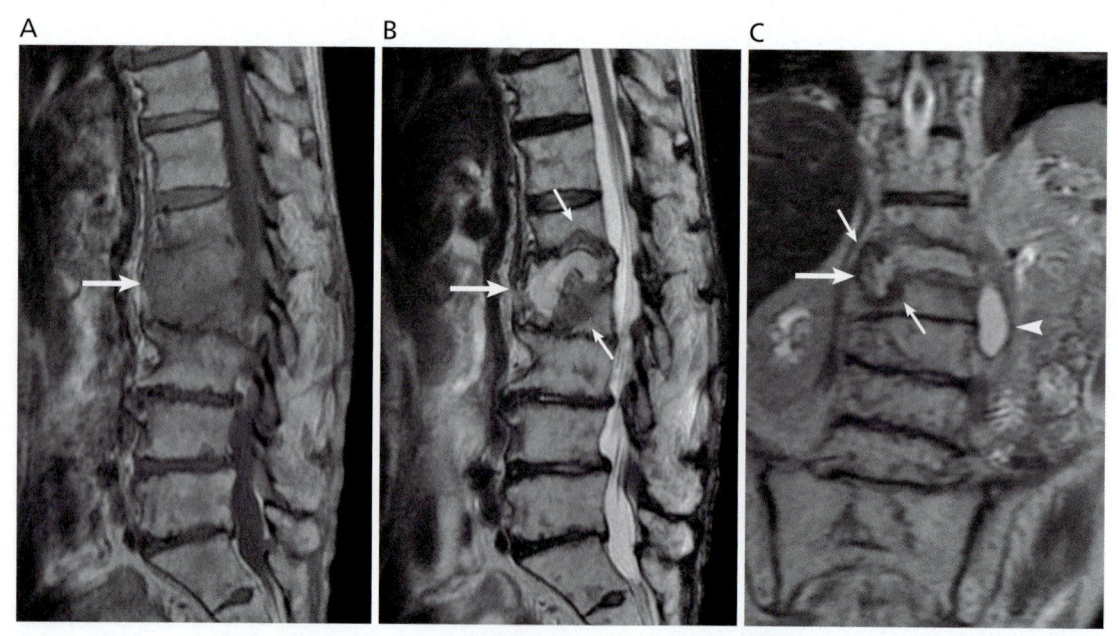

図2 MRI　A：T1強調矢状断像，B：T2強調矢状断像，C：T2強調冠状断像
（済生会滋賀県病院放射線科　勝盛哲也先生のご厚意による．図3も同じ）

| MRI所見 | 矢状断像（**図2A, B**）で，L2とL3の椎体に破壊がみられ，この間に液体貯留（大矢印）を認め，T1強調像で一部高信号を示す．T2強調冠状断像（**図2C**）では傍椎体膿瘍も描出されている（➤）．液体貯留の周囲には比較的低信号な領域を伴っている（**図2B, C**，小矢印）．上下の椎体は破壊されているが，残存する椎体の信号は比較的保たれている． |

| 診断 | 真菌性（カンジダ性）脊椎炎　candida spondylitis |

経過 CT ガイド下ドレナージが施行され，検体から *Candida glabrata* が証明された．

問題 **Q1.** 結核性脊椎炎の好発部位はどこか？
Q2. 化膿性と比較して結核性脊椎炎における椎体の画像所見の特徴は何か？
Q3. 結核性脊椎炎に伴う膿瘍腔における画像所見の特徴は何か？

**画像診断の
ポイント**

結核性脊椎炎
単純 X 線写真
● 初期所見は骨密度の減少と椎体終板の不鮮明化で，その後，終板の不整，椎間腔の減少，骨破壊，椎体高の減少がみられる．

CT
● 骨破壊が明瞭に描出され，結核に特徴的な軟部組織や膿瘍壁の石灰化の検出にも有用である．

MRI
● 一般に，罹患椎体は T1 強調像で低信号，T2 強調像で高信号を示す．結核性では T1 強調像で椎体の信号が不均一になる頻度が化膿性より高いとする報告がある[1]．
● 結核は蛋白融解酵素が欠損するため，椎間板は初期には比較的保たれ，進行すると椎間板高の減少や T2 強調像での高信号化，および造影効果がみられる[2,3]．
● 造影 MRI では早期を過ぎると椎体辺縁が濃染されるようになる（**図3**）．また傍椎体組織浸潤が強く，傍脊椎領域の境界明瞭な異常信号域を伴う報告もある[1,3]．
● 結核性では比較的大きな膿瘍を伴う頻度が高く，膿瘍壁は薄いことが多い[1,2]．また結核性の方が化膿性よりも硬膜外膿瘍形成の発生率が高いとされる[1]．
● 腰筋筋膜に沿って大腿部・殿部にまで及ぶ巨大な膿瘍は発熱や炎症反応が乏しく，冷膿瘍（cold abscess）とよばれ，結核性脊椎炎に比較的特徴的ではあるが，出現頻度は高くない．
● なお，結核性脊椎炎ではデブリや乾酪壊死物質により膿瘍内が T2 強調像で不均一な信号を示すことがある．脊椎後方成分への進展は化膿性より頻度が高いとされ，時に初発することがある[4]．進行した例では椎間板を含め椎体が前方に楔状圧潰をきたし，亀背変形を呈する[4]．

真菌性脊椎炎
● 画像所見から真菌性脊椎炎と他の脊椎炎を鑑別することは難しいが，カンジダ性脊椎炎の画像的特徴として，椎間板は化膿性と比較して，感染初期には温存され，傍脊椎膿瘍を伴う場合は小さいと報告されている[5]．
● 化膿性や結核感染症の炎症性腫瘤は T2 強調像で高信号を示すのに対して，カンジダ性では T2 強調像で低信号を示す．
● 炎症性腫瘤の線維化が低信号の原因に関与するが，真菌のなかにはメラニンなどの常磁性物質を合成する場合があり，これも低信号の一因となると報告されている[5]．

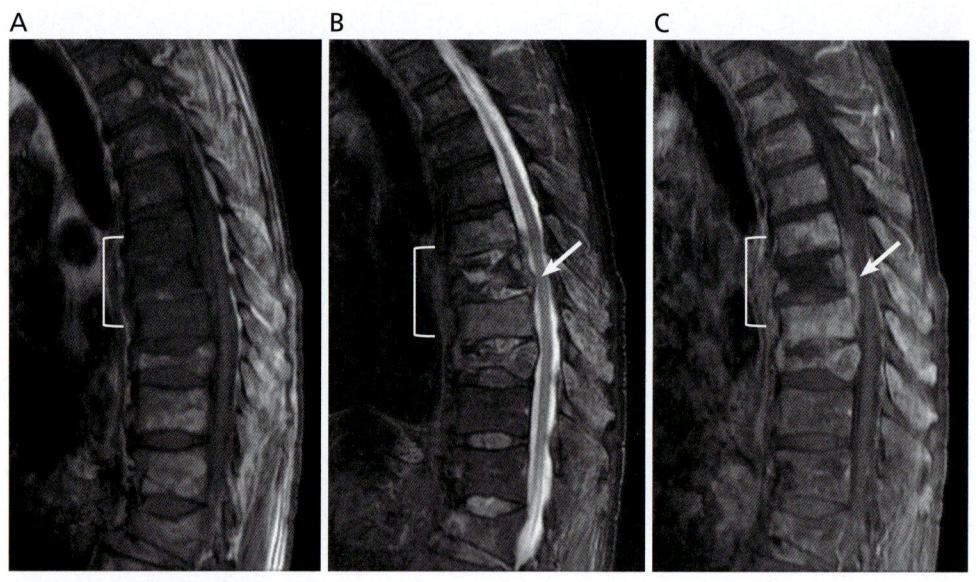

図3　80歳台男性　結核性脊椎炎
MRI　Ａ：T1 強調矢状断像，Ｂ：脂肪抑制 T2 強調矢状断像，Ｃ：造影後脂肪抑制 T1 強調矢状断像　胸椎 3 椎体（実線部分）に連続して，T1 強調矢状断像（Ａ）で不均一な低信号，脂肪抑制 T2 強調矢状断像（Ｂ）で不均一な高信号がみられ，異常な造影効果も認められる（Ｃ）．中央の椎体の信号は不均一で，辺縁のみ造影される．椎間板にも異常信号を認めるが，椎間腔は比較的保たれている．硬膜外腔にも病変の波及があるが，液状の高信号は呈さず，造影効果を認める（Ｂ，Ｃ，→）．なお，陳旧性圧迫骨折も混在している．

結核・真菌性脊椎炎

結核性脊椎炎

　脊椎結核は骨結核の 25～60％といわれる．肺病変を有するのは 60％程度とされ，胸部所見も参考になる場合もある．一般に進行が緩徐で，発熱などの症状が乏しいことが多い[2]．あらゆる年齢に発症するが，比較的若年者にもみられる．好発部位は下部胸椎から上部腰椎で，下部腰椎に好発する化膿性とは分布が異なる[3]．

　通常は，他部位の結核病巣から血行性に感染し，下部終板前方部に初期感染を形成する．その後，前縦靱帯に沿い上下に広がり，図3 症例のように多椎体を連続的に侵す頻度が高い[2]．また，非連続性の多発病変（skip lesion）が 3 割程度と報告されている．

真菌性脊椎炎

　真菌感染症で脊椎椎間板炎をきたすものとして，アスペルギルス（*Aspergillus*），カンジダ（*Candida*），クリプトコックス（*Cryptococcus*）が知られている．カンジダ性は比較的高齢者に多いが[5]，アスペルギルス性は 2 峰性で小児も多いとされる[6]．免疫不全者に多く，椎体の外傷や手術歴のある場合も報告されている[5]．カンジダ性は腰椎に多い報告があるが[5]，アスペルギルス性は肺病変の胸椎浸潤が報告されている[6]．

鑑別診断

1）化膿性脊椎炎　pyogenic spondylitis

　一般に進行は速く，2 椎体に限局することが多く，skip lesion の頻度は低い．溶骨性変化の後に骨形成と椎体縁に骨硬化性変化が続く．造影 MRI ではおおむね椎体内が比較的

均一に増強され，辺縁が増強される結核性との鑑別点となる[2]．膿瘍壁や椎体周囲の石灰化の頻度は結核性より低い[4]（症例 L1-24，p. 88 参照）．

2）圧迫骨折 compression fracture

結核性脊椎炎では単発性の圧迫骨折で初発するという報告があり，この場合，骨粗鬆症や腫瘍との鑑別が問題になるが，通常は臨床経過が異なる（症例 L1-27，p. 98）．

解答 A1. 結核性脊椎炎の好発部位は下部胸椎から上部腰椎で，化膿性脊椎炎では下部腰椎に多い[3]．胸椎の罹患率は結核性脊椎炎で有意に高い．

A2. 結核性脊椎炎は化膿性と比べ通常，椎体の硬化像は欠如し，進行すると圧潰する．造影 MRI では早期を過ぎると辺縁が濃染される．化膿性ではおおむね均一に増強されるので，鑑別点とされる．また化膿性より多椎体に波及しやすい．

A3. 結核性では比較的大きな膿瘍を伴う頻度が高く，滑らかな薄い壁を伴うことが多い[1]．また，膿瘍壁に石灰化を伴うことがある[3]．

文献

1) Naselli N, Facchini G, Lima GM, et al : MRI in differential diagnosis between tuberculous and pyogenic spondylodiscitis. Eur Spine J 2022 ; 31 : 431-441.
2) Lee KY : Comparison of pyogenic spondylitis and tuberculous spondylitis. Asian Spine J 2014 ; 8 : 216-223.
3) Jung NY, Jee WH, Ha KY, et al : Discrimination of tuberculous spondylitis from pyogenic spondylitis on MRI. AJR Am J Roentgenol 2004 ; 182 : 1405-1410.
4) Chang MC, Wu HT, Lee CH, et al : Tuberculous spondylitis and pyogenic spondylitis. Spine 2006 ; 31 : 782-788.
5) Lee SW, Lee SH, Chung HW, et al : Candida spondylitis : comparison of MRI findings with bacterial and tuberculous causes. AJR 2013 ; 201 : 872-877.
6) 相良孝昭，赤崎幸二，木村　真，他：対麻痺を来したアスペルギルス脊椎炎の1例．整形外科と災害外科 2007 ; 56 : 581-584.

症例 L2 23

20歳台男性．頭重感，複視．

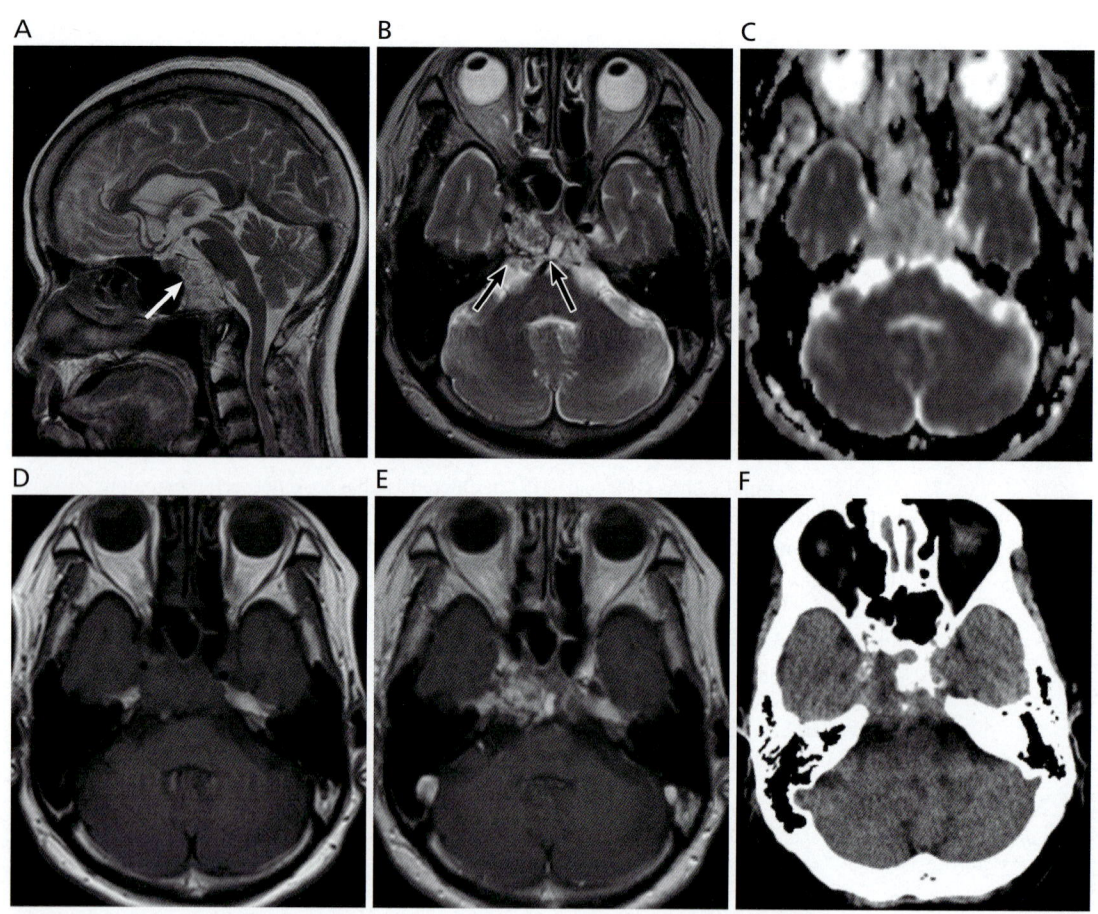

図1 MRI　A：T2強調矢状断像，B：T2強調像，C：ADC map，D：T1強調像，E：造影T1強調像，F：CT（骨条件）

MRI所見　斜台を置換するようにT2強調像（図1A, B）でやや不均一な高信号を呈する腫瘍性病変を認める（→）．横断（軸位断）像（図1B）では，斜台正中を主座としてT2強調像では不均一な高信号であり，内部に隔壁状の構造を有する．ADC map（図1C）では病変はやや低値を示している．T1強調像（図1D）では低信号，造影後（図1E）は不均一に増強されている．

CT所見　CTでは骨破壊を伴う腫瘍を認める（図1F）．

診断　脊索腫　chordoma

経過　腫瘍摘出および放射線照射を行い，現在まで再発なく経過している．

問題 Q1. 脊索腫の好発部位はどこか？

Q2. 脊索腫の画像評価の要点は何か？

Q3. 軟骨肉腫との鑑別点を述べよ．

**画像診断の
ポイント[1, 2)]**

- 正中線上に発生する溶骨性で破壊性の病変である．緩徐な増大であり，骨を圧排変形し，しばしば大きな腫瘤を形成する．
- 石灰化はしないが，腫瘍内や辺縁に骨片がみられることが多い．腫瘤は分葉状，中隔を伴い，不均一であり，MRI, T1 強調像では低信号，T2 強調像では高〜中等度信号を示す．
- 造影効果はさまざまであり，明瞭な造影効果のあることが多いが，造影効果がはっきりしないこともある．腫瘍内の粘液や出血により T1 強調像では小さな高信号を伴いうる．腫瘍は T2 強調像で低信号，造影効果を認めるものほど予後が悪い傾向にある[3)]．
- CT では境界明瞭で低吸収，不均一な溶骨性骨破壊を伴う腫瘤であり，腫瘍内石灰化あるいは遊離骨片を含むことがある．

脊索腫[1)]

　胎児期の脊索遺残由来の悪性腫瘍であり，発症は 0.08/10 万人，原発性骨腫瘍の 6% を占める．男女比 1.8：1 で男性に多い．好発年齢は 50〜70 歳台．頭蓋底から尾骨までの正中に発生し，頻度は頭蓋底，脊椎椎体，仙尾骨の順に 1/3 程度である．

　腫瘍の大部分は正中線上に位置し，骨皮質の破壊と軟部腫瘤の形成を伴う溶骨性病変として認められる．頭蓋底の脊索腫は斜台上半分の発生が多く，しばしば斜台の下半分，後床突起，海綿静脈洞，後頭顆に広がる腫瘤を形成する．時には，脊索腫は頭蓋頸椎接合部にも発生し，環椎と軸椎に及ぶこともある．脊索腫は緩徐に増大し，比較的大きな腫瘤を形成する．腫瘍の骨外進展はあらゆる方向に起こりうる．原則は硬膜外病変であるが，硬膜内発生の症例報告もある．斜台発生と比較して腰椎発生の方が大きな腫瘤を形成する（図 2）．

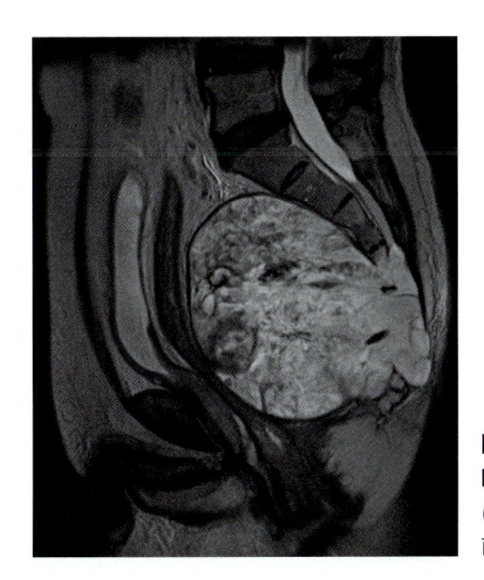

図 2　50 歳台男性　仙骨脊索腫
MRI, T2 強調矢状断像　仙骨 S4–5 の椎体から前方に大きく突出する境界明瞭な高信号病変を認め, 特に前方に突出した領域は不均一な信号を示している.

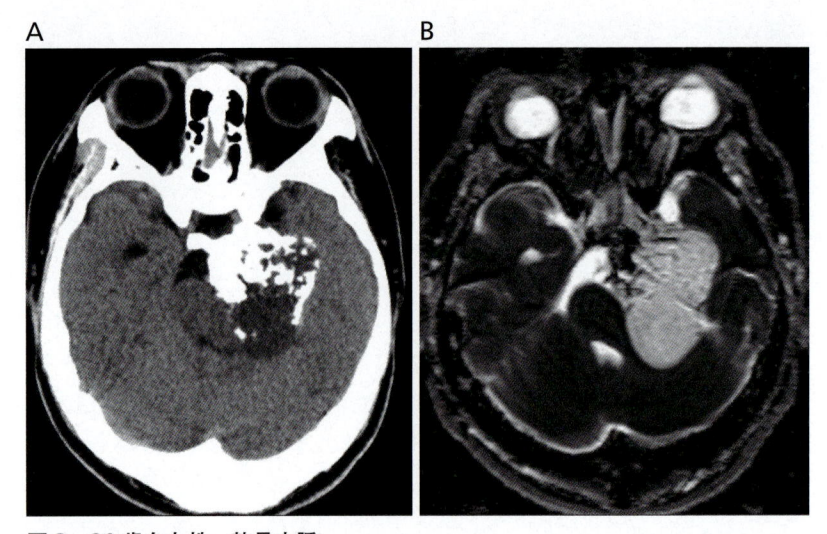

図3　20歳台女性　軟骨肉腫
A：単純 CT，B：MRI, ADC map　頭蓋底部の傍正中左側に粗大な腫瘤性病変を認め，CT(A)では辺縁を主体に点状・アーチ状・リング状の石灰化を認める．ADC map(B)では腫瘍は高値を呈しており，軟骨肉腫をより疑う所見である．

　治療は腫瘍摘出とその後の放射線治療（粒子線や陽子線など）が推奨されるが，その発生部位から全摘は難しい．頭蓋底以外に発生する脊索腫の40％に転移を認める（肺，骨，リンパ節,皮下組織など）．全生存期間の中央値は7年．本疾患の適切な術前診断は最大限の切除を計画するために不可欠である．

　脊索腫は WHO 分類では conventional chordoma, dedifferentiated chordoma, poorly differentiated chordoma と分けられている（なお，本稿の記載は conventional chordoma に準じている）．組織学的には主に physaliphorous cell（担空胞細胞）とよばれる空胞を含む大きな細胞から構成され，空胞はムコ多糖類を豊富に含んでいる．腫瘍内は不均一であり，壊死，粘液変性，軟骨，結合組織，線維帯などが含まれる．

鑑別診断

　特に頭蓋底・斜台発生の病変を以下にあげる．

1）軟骨肉腫　chondrosarcoma

　軟骨肉腫は錐体斜台裂に発生するため,正中よりも外側に偏位している傾向がある．CTで典型的な軟骨基質のアーチ状・リング状石灰化を認める場合は積極的に疑うことが可能である．MRIでは拡散強調像における ADC 値が軟骨肉腫の方が高く，鑑別に有用である[4]（図3，症例 L1-65，p. 253 参照）

2）転移性骨腫瘍　metastatic bone tumor

　原発巣の性状により画像所見が異なるため鑑別が困難であることがある．造影ダイナミック MRI（DCE-MRI）によって転移性骨腫瘍の方が微小血管の増生（Vp）や腫瘍透過性（Ktrans）が脊索腫よりも高値になるという報告はある[4]（症例 L1-71，p. 273 参照）．

3）脊索腫様髄膜腫

　T2強調像で強い高信号と明瞭な造影効果を呈する点は共通しているが,通常は骨内成分に乏しく，骨辺縁に存在していることから鑑別は可能である．

解答 **A1.** 脊索は斜台から脊椎となり，脊索由来の腫瘍も斜台から脊椎に発生するが，特に斜台や腰仙椎での発生が多い．頸椎から腰椎に発生することもあり，その場合は複数の椎体にまたがるような進展や，分節状に骨外に膨隆するような形態をとる．

A2. 斜台や脊椎椎体の正中部分に存在し，境界明瞭，内部不均一な溶骨性病変であり，T2強調像では高信号，T1強調像では低信号，造影効果は認めることが多い病変．

A3. 脊索腫が正中に発生することが多いのに対して，軟骨肉腫は傍正中の発生が多い．また，拡散強調像におけるADC値が軟骨肉腫と比べて脊索腫では低値になり，鑑別に有用である．

文献

1) Flanagan AM, Tirabosco R, O'Donnell PG, Yamaguchi T : Conventional chordoma. WHO Classification of Tumours Editorial Board : WHO classification Soft Tissue and Bone Tumours, 5th ed. Lyon : IARC, 2020.(eBook)

2) Santegoeds RGC, Temel Y, Beckervordersandforth JC : State-of-the-art imaging in human chordoma of the skull base. Curr Radiol Rep 2018 ; 6 : 16.

3) Tian K, Wang L, Ma J, et al : MR imaging grading system for skull base chordoma. AJNR Am J Neuroradiol 2017 ; 38 : 1206-1211.

4) Ota Y, Liao E, Capizzano AA, et al : Differentiation of skull base chondrosarcomas, chordomas, and metastases : utility of DWI and dynamic contrast-enhanced perfusion MR imaging. AJNR 2022 ; 43 : 1325-1332.

実力編 L2

20歳台男性．歩行中に後方から乗用車に跳ね飛ばされて受傷．受傷直後より弛緩性四肢麻痺を認めた．

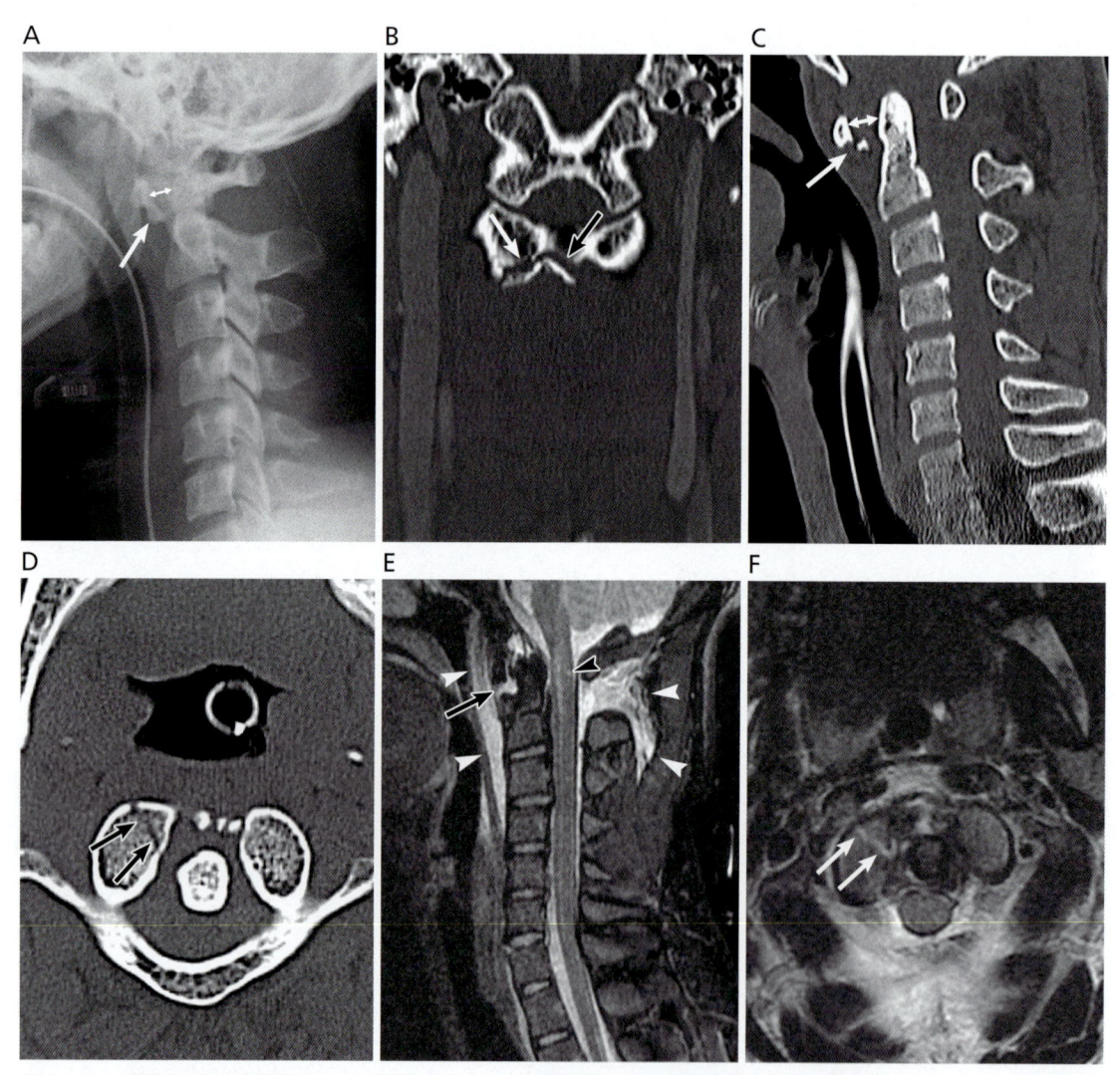

図1 A：単純X線写真側面像，CT（骨条件） B：冠状断像，C：矢状断像，D：横断像，MRI E：STIR矢状断像，F：T2強調横断像

単純X線所見　側面像で，環椎前弓の下方に骨片を認める（図1A，→）．前方環椎歯突起間距離（anterior atlanto-dental interval：AADI）の拡大が認められ（←→），環軸椎亜脱臼をきたしている．

CT所見　環椎右下関節面から前弓に及ぶ骨折を認める（図1B～D，→）．また，AADIの拡大（図1C，←→）と歯突起の頭蓋底への軽度偏位も認められ，環軸椎亜脱臼の所見である（図1C）．環椎レベルで脊柱管狭窄をきたしている（図1C，D）．

| MRI 所見 | 環椎右下関節面から前弓に及ぶ骨折を認める（**図 1 E, F**，→）．C1～2 レベルの脊髄内に不均一な高信号域がみられ，脊髄損傷を示す（**図 1 E**，黒矢頭）．椎前間隙や，環椎・軸椎背側の筋軟部組織に出血や浮腫を示す異常信号域を伴っている（**図 1 E**，白矢頭）． |

| 診断 | **環椎骨折 atlas fracture** |

| 経過 | 多発外傷であったため，全身状態が改善後に固定術が行われた．麻痺の改善はなかった． |

問題 Q1. 環椎骨折の分類を述べよ．
Q2. 環椎横靱帯の解剖を述べよ．
Q3. 環椎の骨化過程を述べよ．

画像診断のポイント[1~3]

単純 X 線写真・CT
- 単純 X 線写真はしばしば骨折の認識が難しい．
- 開口位正面像で環椎外側塊の外方偏位，側面像で C1 前弓と歯突起との距離が拡大する．これらは環椎横靱帯損傷による不安定性を示す[1~3]．
- CT は骨折の描出，転位の評価に有用．
- CT では脊柱管内の小さな骨片にも注意が必要．環椎横靱帯付着部の裂離骨折では，不安定性が示唆される[1]．
- 血腫や浮腫による椎前間隙軟部腫脹．

MRI
- 骨折は線状異常信号や骨髄浮腫として描出されるが，骨折線自体の評価は CT に劣る．
- 脊髄損傷では脊髄の腫脹，T2 強調像および脂肪抑制 T2 強調像/STIR 像での高信号が認められる．出血を含む場合もある．
- 軟部組織損傷は出血・浮腫・炎症などを示す異常信号域として認められ，椎前間隙の腫脹や血腫形成もわかりやすい．
- MRA（MR angiography）で椎骨動脈損傷の評価が可能．

環椎骨折[1~3]

環椎骨折では，歯突起などその他の頸椎骨折を合併する場合が多い．また，環椎レベルの脊柱管径は広く脊柱管狭窄をきたすことは少なく，主な症状は頸部痛，筋のれん縮，機能障害などである．歯突起や軸椎の骨折や環椎横靱帯損傷を伴う場合は不安定型となり，神経症状を呈する場合がある．

鑑別診断[1, 2]

1）環椎の癒合不全

骨化中心における軟骨形成不全や癒合不全で，後弓分離が多い（**図 2**）．分離部辺縁は平滑で骨皮質を有しており，骨折との鑑別点である．

2）小児における環椎外側塊の外側偏位 pseudospread of atlas

4 歳までの小児では，環椎と軸椎の発育の違いから認められる（**図 3**）．

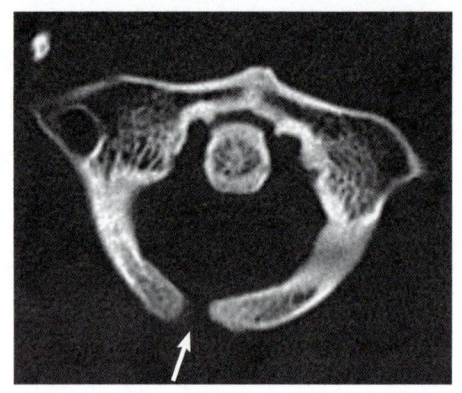

図2　30歳台男性　環椎の癒合不全
CT横断像（骨条件）　環椎の後弓分離が認められる（→）.

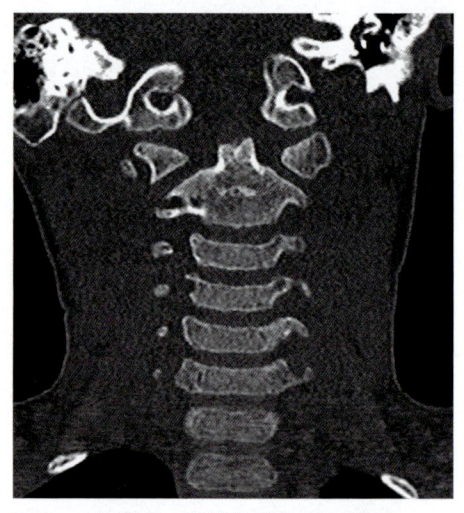

図3　4歳男児　環椎外側塊の外側偏位
CT冠状断像（骨条件）　環椎右外側塊がわずかに外側に偏位している.

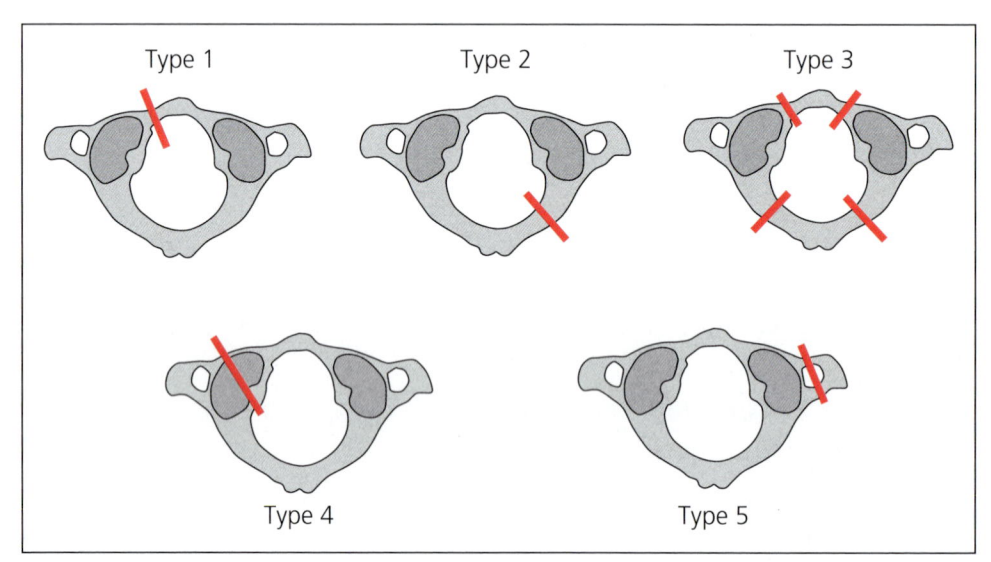

図4　Gehweiler分類
説明は，解答A1を参照.

3）rotational malalignment of atlas

頭部の回旋や外側屈曲などにより，開口位での環椎外側塊と歯突起との距離に左右差がみられる.

解答　A1. 環椎骨折の分類には，以下のGehweiler分類[4]（図4）が用いられる.

Type 1：前弓骨折，Type 2：後弓骨折，Type 3：前弓と後弓の骨折（Type 3a：環椎横靱帯の損傷なし，Type 3b：環椎横靱帯の損傷あり），Type 4：外側塊の骨折，Type 5：環椎横突起の単独骨折.

Jefferson骨折：Gehweiler分類のType 3に相当．垂直方向の外力が加わることで発生

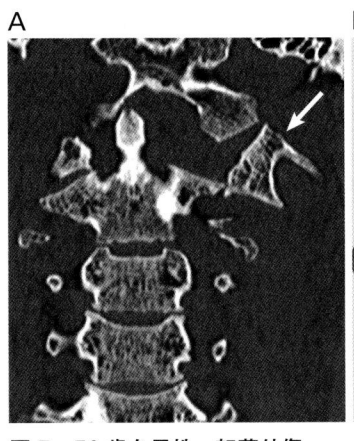

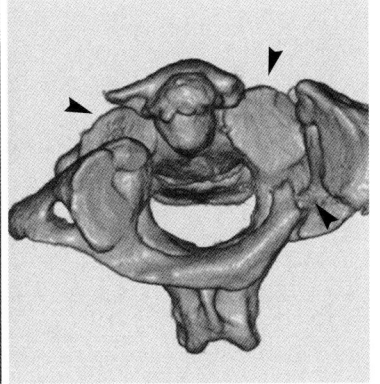

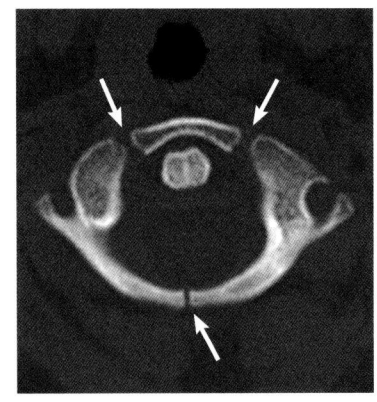

図5　50歳台男性　転落外傷
A：CT 冠状断像（骨条件），B：CT 3D 再構成像　冠状断像（A）で，環椎左外側塊が外側に大きく偏位しており（→），環椎横靱帯の損傷と不安定性が示唆される．3D 像（B）で，前弓に 2 か所，後弓左側に 1 か所骨折が認められ（➤），前弓および左外側塊の転位がわかりやすい．Gehweiler 分類の Type 3b，広義の Jefferson 骨折である．

図7　2歳男児　正常環椎
CT 横断像（骨条件）　前弓に 2 か所，後弓に 1 か所の軟骨結合部が認められる（→）．

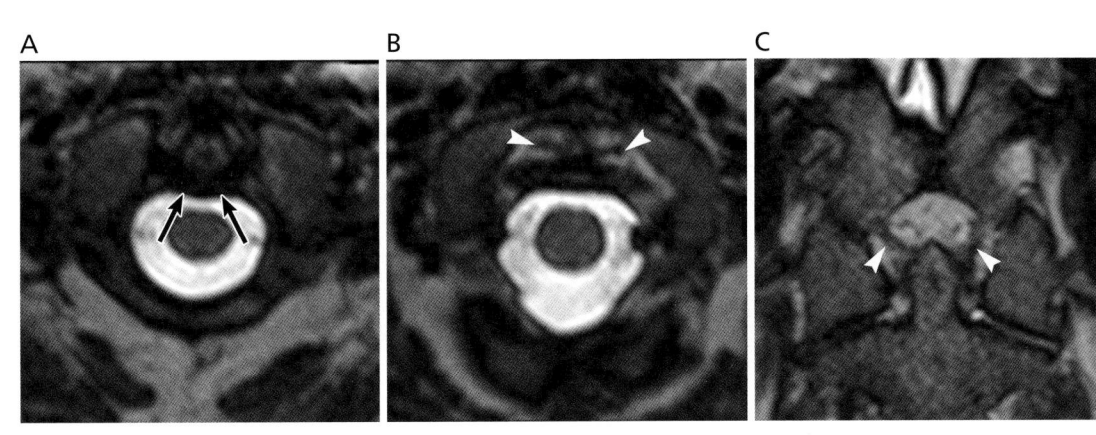

図6　30歳台女性　環椎横靱帯・翼状靱帯の画像解剖
MRI　A, B：3D T2 強調横断像，C：3D T2 強調冠状断像　環椎横靱帯が歯突起の背側を走行し両側の外側塊に付着している（A，→）．歯突起の外側面から後頭顆の内面に付着する翼状靱帯が左右 1 対認められる（B, C，➤）．

する．古典的には前弓・後弓のそれぞれ 2 か所ずつの骨折であるが，広義には前弓・後弓両者の 2～3 か所の骨折を含む[2]（図5）．

A2.　環椎横靱帯は頭蓋頸椎移行部を安定させる主要な靱帯で[5]，環椎の前方偏位を制限すると同時に，環椎前弓と歯突起の位置が適切となるようにしている[5]（図6）．

A3.　環椎は，3 つの一次骨化中心（前弓，2 つの後弓）からなる．出生時に後弓は骨化しているが，前弓は骨化していない場合が多い．後弓は 3～4 歳，前弓は 7 歳くらいで癒合する[6]（図7）．

文献

1) Brant-Zawadzki M : Jefferson C1 fracture. Ross JS(ed): Diagnostic imaging : spine. Salt Lake City : Amirsys, 2005 : II-1-16-19.
2) Izzo R, Popolizio T, Balzano RF, et al : Imaging of cranio-cervical junction traumas. Eur J Radiol 2020 ; 127 : 108960.
3) Bernstein MP, Young MG, Baxter AB : Imaging of spine trauma. Radiol Clin North Am 2019 ; 57 : 767-785.
4) Gehweiler JA, Duff DE, Martinez S, et al : Fractures of the atlas vertebra. Skeletal Radiol 1976 ; 1 : 97-102.
5) Morimoto LR, Kase DT, Esmanhotto PG, et al : Imaging assessment of nontraumatic pathologic conditions at the craniovertebral junction : a comprehensive review. Radiographics 2024 ; 44 : e230137.
6) Adib O, Berthier E, Loisel D, et al : Pediatric cervical spine in emergency : radiographic features of normal anatomy, variants and pitfalls. Skeletal Radiol 2016 ; 45 : 1607-1617.

症例 L2 25

60歳台男性．自転車走行中に 3 t トラックにより轢過受傷，救急搬送となった．

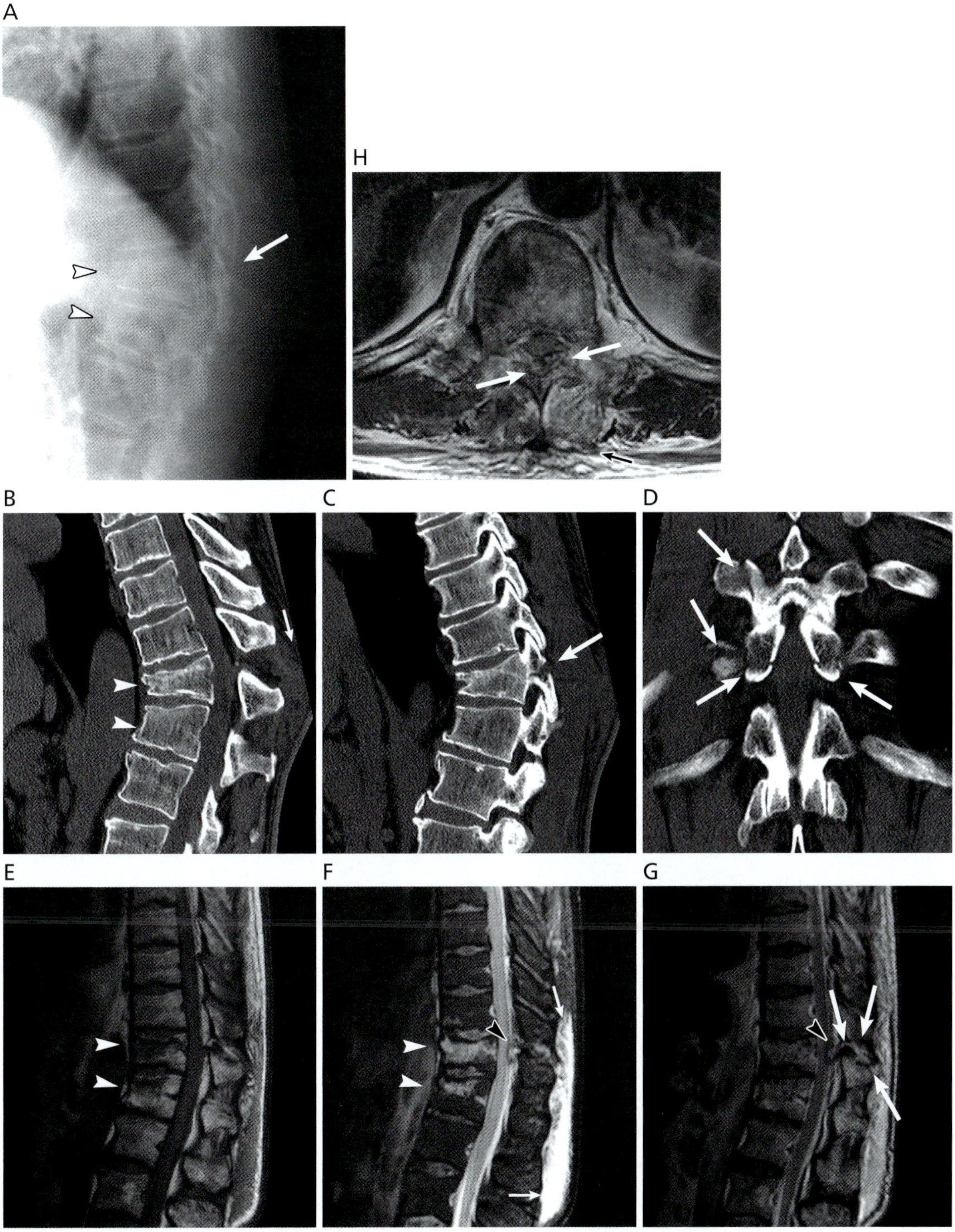

図 1　A：胸腰椎移行部単純 X 線写真側面像，CT　B, C：矢状断像（C は右椎弓根レベル），D：冠状断像，MRI
E：T2 強調矢状断像，F：脂肪抑制 T2 強調矢状断像，G：T1 強調矢状断像，H：T2 強調横断像（Th11 レベル）

| 単純X線・CT所見 | Th11 および Th12 椎体は前方優位に減高し（**図1A, B**，白矢頭），Th11 では椎弓まで及ぶ骨折線が認められる（**図1A, C**，大矢印）．そのほかに右第11肋骨やTh10右横突起の骨折がある（**図1D**，大矢印）．Th10〜Th12 棘突起間は開大しており，皮下軟部組織の腫脹が著明である（**図1B**，小矢印）．CTでは腹部臓器に損傷は認めなかった（非提示）． |

| MRI所見 | Th11 および Th12 椎体には帯状に骨髄浮腫が認められ，椎体高の減弱がある（**図1E, F**，白矢頭）．Th10/11 棘上靱帯，棘間靱帯，黄色靱帯に断裂があり（**図1G, H**，大矢印），脊髄背側にかけて結節状のT2短縮域が認められ，硬膜外血腫と考えられる（**図1F, G**，黒矢頭）．このレベルでは脊髄は圧迫され，淡いT2延長域が生じている．脊柱起立筋や皮下脂肪組織には腫脹が認められる（**図1F**，小矢印）． |

| 診断 | Th11 Chance 骨折および Th12 圧迫骨折　Th11 Chance fracture, Th12 compression fracture |

| 経過 | 緊急でTh11椎体形成術および後方固定術が実施された．術後の経過は良好であり，脊柱に可動域制限が残ったが，ADL（日常生活動作）に障害なく経過している． |

問題
Q1. Chance 骨折の好発部位はどこか？
Q2. Chance 骨折において注意すべき合併症をあげよ．

画像診断のポイント

- 高エネルギー外傷に伴って椎体骨折をきたした患者においては，棘突起や靱帯組織などの後方要素に損傷が生じていないかどうか確認する必要がある．
- 単純X線写真やCTは骨折や骨片，椎間関節の離開の評価に有用であり，MRIは神経損傷や靱帯など軟部組織損傷の評価に有用である．

Chance 骨折

　脊柱不安定性の評価において，従来は解剖学的な分類法である Denis の three-column theory が用いられていた[1]が，信頼性および再現性に乏しいとして，近年では画像所見に臨床症状を加味する"TLICS"というシステムが提唱され，一般に用いられている[2]．

　thoracolumber injury classification and severity score（TLICS）は2005年にVaccaro らの Spine Trauma Study Group により提唱された胸腰椎損傷の分類法であり，予後予測や治療適応検討のために有用とされている（**表**）．画像診断では，単純写真やCT，MRIを用いて，①骨折形態の評価や，②後方靱帯複合体（posterior ligamentous complex：PLC）損傷の評価を行い，③神経症状と合わせた3項目のスコアから手術適応を検討する．PLC には棘上靱帯，棘間靱帯，黄色靱帯，関節包靱帯が含まれる[3]．

　Chance 骨折は1948年にChanceにより提唱された屈曲伸延型の脊椎損傷であり[4]，力学的要因から胸腰椎移行部に好発する．かつて使用されていた2点式シートベルトでの交通事故に随伴して生じることが多く報告されたことからシートベルト損傷ともよばれており，現在でも大部分が交通外傷や墜落外傷に伴って生じている．椎体前方を支点とした強い前屈モーメントが加わることにより脊柱前方要素の屈曲および後方要素の伸延が生じる

表　thoracolumber injury classification and severity score：TLICS

損傷形態	圧迫骨折	1
	破裂骨折	2
	回旋・横ずれ	3
	引きちぎれ	4
後方靱帯複合体損傷	なし	0
	疑い	2
	あり	3
神経学的所見	なし	0
	根症状	2
	完全脊髄損傷	2
	不完全脊髄損傷	3
	馬尾損傷	3

0〜3点：保存的，5点〜：手術

脊柱不安定性の高い損傷である[3,5,6]．Chance 骨折の 15％程度が神経損傷を伴うとされ，一方でほかの脊椎損傷とは異なり，膵や十二指腸などの腹部臓器の合併損傷が 50％に及ぶとの報告もあり，受傷機序が不明であっても Chance 骨折を診断した際には腹部臓器損傷の有無の評価が必要である[7]．

鑑別診断

1）圧迫骨折 compression fracture

転落外傷による垂直性圧迫力により生じ，高齢者では骨粗鬆症を伴うことが多い．前上方の終板下骨に骨折をきたしやすく，楔型変形が特徴的である．典型的には TLICS で 1 点の損傷形態であり，後方要素の保たれた安定型の損傷である（症例 L1-27，p. 98 参照）．

2）破裂骨折 burst fracture

圧迫骨折と同様に強い垂直性圧迫力が原因で椎体の上下の終板下骨に骨折が及ぶ粉砕骨折である．TLICS で 2 点の損傷形態で不安定型の骨折であり，骨片が後方に突出することで脊柱管狭窄を生じ，脊髄損傷を生じうる．

3）脱臼骨折 dislocation fracture

交通外傷や墜落など強い外力によって，主に損傷部上方の椎体が前方に転位することで生じる．TLICS で 3 点の損傷形態であり，神経損傷のリスクが高い．

解答　A1. 胸腰椎移行部に好発する．

A2. Chance 骨折は 15％程度で脊髄損傷を合併し，一方でほかの脊椎損傷とは特異的な合併症として膵や十二指腸など腹部臓器の損傷が報告されているため，腹部 CT は評価しておく必要がある．

文献

1) Denis F : The three column spine and its significance in the classification of acute thoracolumbar spinal injuries. Spine 1983 ; 8 : 817-831.

2) Vaccaro AR, Lehman Jr RA, Hurlbert RJ, et al : A new classification of thoracolumbar injuries : the importance of injury morphology, the integrity of the posterior ligamentous complex, and neurologic status. Spine 2005 ; 30 : 2325-2333.

3) 米永健徳, 常陸　真：3. 緊急性の高い疾患　Q2. TLICS/SLICS とはどのようなシステムですか？　Q3. Chance 型骨折の画像所見を教えてください.　Q4. 脊椎損傷をみた場合に気をつけるべき重篤な合併所見はどのようなものがありますか？　山本麻子・編：特集 ビギナーのための骨軟部画像診断―Q & A アプローチ.　画像診断 2024 ; 44 : 196-201.

4) Chance GQ : Note on a type of flexion fracture of the spine. Br J Radiol 1948 ; 21 : 452.

5) 勝俣康史：第 13 章 外傷性疾患―C. 胸椎・腰椎損傷.　柳下　章：エキスパートのための脊椎脊髄疾患の MRI 第 3 版.　三輪書店, 2015.

6) Koay J, Davis DD, Hogg JP : Chance fractures. Treasure island(FL): StatPearls Publishing, 2024.

7) Durel RE, Milburn RJ : Clinical images : a quarterly column : chance fracture of the lumbar spine. Ochsner J 2014 ; 14 : 9-11.

症例 L2 26-1

40 歳台女性．腰痛．

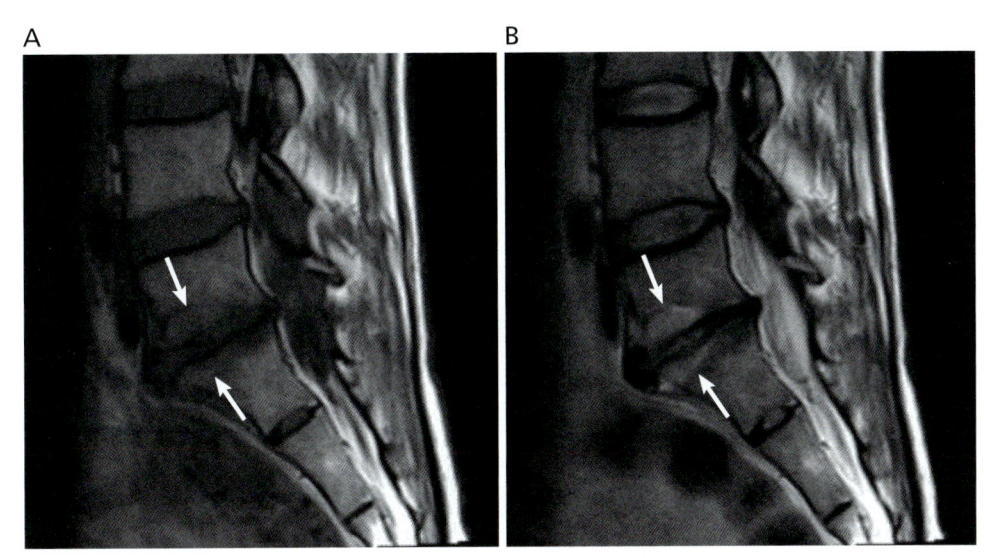

A　B

図 1　腰仙椎 MRI　A：T1 強調矢状断像，B：T2 強調矢状断像

MRI 所見　L5/S1 椎間腔の狭小化があり，上下の椎体に信号変化を認める（→）．T1 強調像（**図 1 A**）で低信号，T2 強調像（**図 1 B**）で高信号を示しており，浮腫を反映した信号変化である．

診断　Modic 分類 1 型 Modic type 1

経過　対症療法で治療を行い，症状は軽減した．

50歳台女性．腰痛．

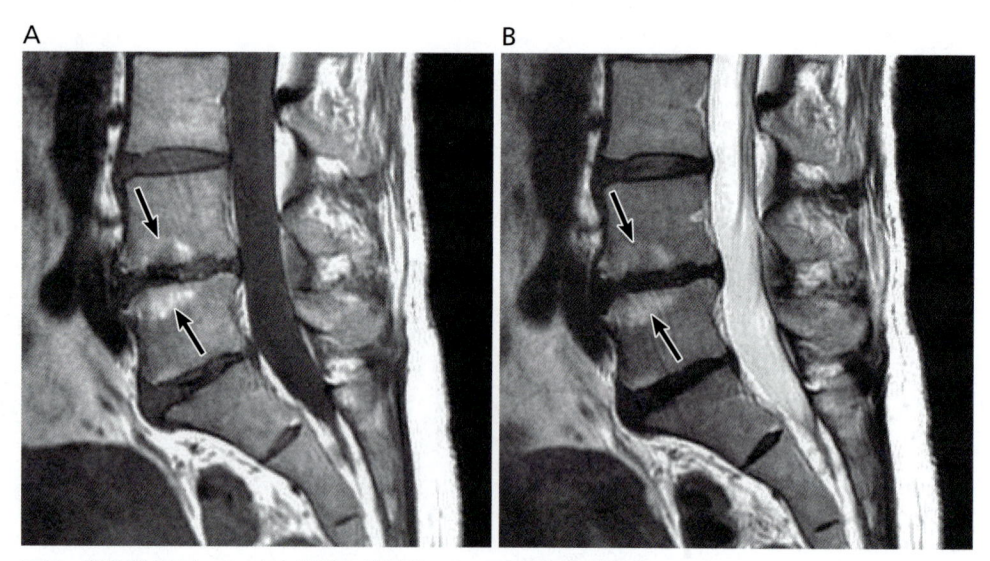

図2 腰仙椎 MRI A：T1 強調矢状断像，B：T2 強調矢状断像

MRI 所見　L4/5 椎間腔に狭小化があり，上下の椎体には T1 強調像，T2 強調像でともに高信号を示しており（**図2 A, B，→**），脂肪髄化を反映した信号変化である．

診断　Modic 分類 2 型 Modic type 2

経過　対症療法を行った．

L2 26-3

70 歳台男性. 腰部脊柱管狭窄症に対する精査目的に MRI を撮像.

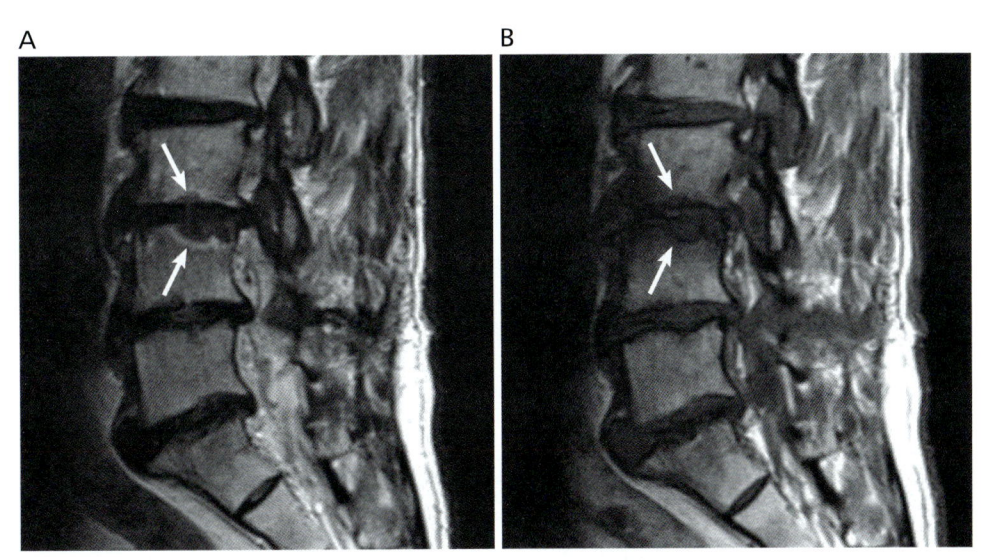

図 3　腰仙椎 MRI　A：T1 強調矢状断像，B：T2 強調矢状断像

MRI 所見　L4/5 椎間腔に狭小化があり，上下の椎体は T1 強調像，T2 強調像でともに低信号を示しており（図 3 A, B，→），骨硬化を反映した信号変化である.

診断　Modic 分類 3 型　Modic type 3

経過　腰部脊柱管狭窄症に対して後方除圧術を施行した.

問題　Q1. Modic 分類ごとの画像所見の特徴は何か？
**　　　Q2.** Modic type 1 病変と化膿性脊椎炎との鑑別点は何か？

画像診断のポイント

MRI
- 椎間骨軟骨症による椎間板上下の骨髄の変化は MRI 所見により Modic 分類の Type 1〜3 に分類される.
- Type 1 病変は病理学的には血管豊富な線維結合組織が増殖した状態であり，これによる浮腫や炎症を反映し，T1 強調像で信号が低下，T2 強調像で信号が上昇する.
- Type 2 病変では脂肪髄化を反映し，T1 強調像で信号が上昇，T2 強調像で等〜軽度高信号，脂肪抑制画像では信号は低下する.
- Type 3 病変では骨硬化を反映し，T1 強調像および T2 強調像で低信号となる.

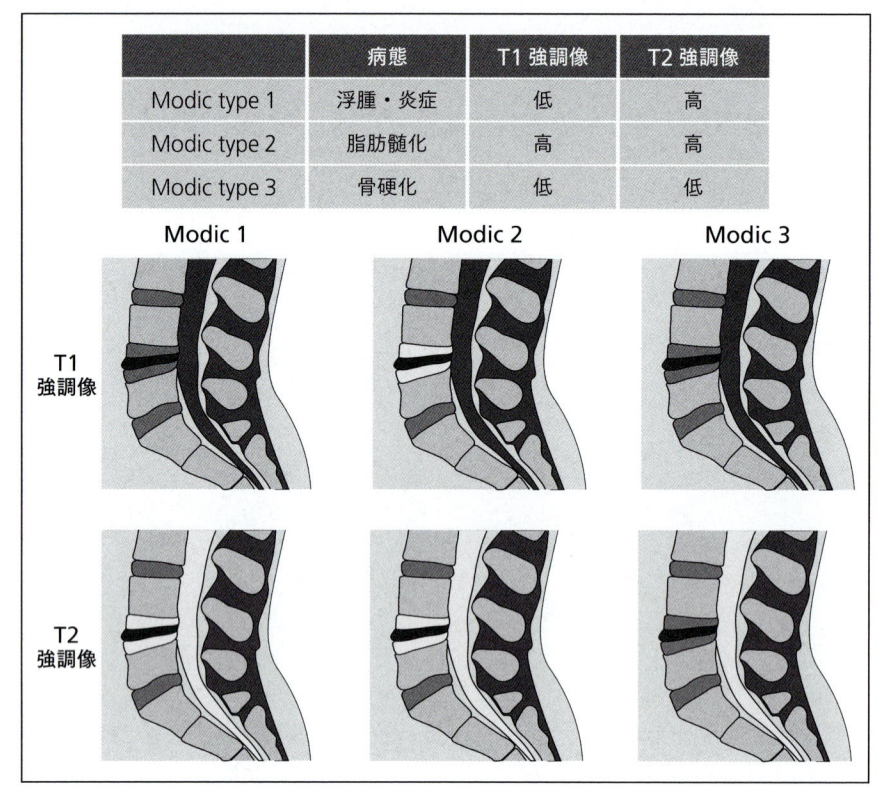

	病態	T1 強調像	T2 強調像
Modic type 1	浮腫・炎症	低	高
Modic type 2	脂肪髄化	高	高
Modic type 3	骨硬化	低	低

図 4 Modic 分類の MRI 所見
(https://www.mychiro.com.my/spine/degenerative-disc-disease/modic-type-i-changes/
を参考にして作成)

Modic 分類

　椎間骨軟骨症(intervertebral osteochondrosis)により，椎体終板周囲の骨髄に変性をきたす．詳細は変形性脊椎症の項の **NOTE** を参照(症例 L1-28, p. 105)．Modic 分類はこの変性の MRI における信号変化を分類したものである[1](**図 4**)．

　Modic 分類は Type 1 から Type 3 まであり，これらの 3 つの Type は時期の異なる同じ病態を見ているものと考えられており，Type 1 が急性期，Type 2 が炎症の修復過程の終了，Type 3 が変性の終末像に相当する．Type 1 病変は疼痛や不安定性との関連があり，固定術が奏効することを予測しうるため，臨床的に重要となることがある．

　近年の報告で，Modic type 1 病変の原因に弱毒性の細菌感染の関与が考えられており，注目されている[2]．

鑑別診断

1）化膿性脊椎炎 pyogenic spondylitis

　脊椎の細菌性感染であり，特に椎体終板には血管ループがあることで血流が停滞し感染巣が生じやすいと考えられている．Modic type 1 病変に類似した信号変化を終板下にきたす．椎間板の扁平化や造影効果も両疾患に共通する所見である．鑑別点としては，椎体終板の強い骨破壊や T2 強調像での椎間板信号上昇は化膿性脊椎椎間板炎を支持する所見である．拡散強調像における上下の終板のみの信号上昇(claw sign)は，Modic type 1 病変を

支持する所見と報告されている[3]．また，傍椎体や硬膜外に膿瘍形成を認めた場合，診断は化膿性脊椎炎と断定できる．実臨床では，発熱，炎症反応，菌血症などの有無や臨床経過を含めて総合的な判断が必要となる（症例L1-24，p. 88 参照）．

2）脊椎圧迫骨折 vertebral compression fracture

上下方向からの力が加わって生じる脊椎椎体の骨折である．高齢者に多く，実臨床でも多く経験する．Modic type 1 病変は時に急性期圧迫骨折と誤認されることがあり，注意する必要がある．椎体の減高や椎体終板に沿った骨折線は急性期圧迫骨折を示唆し，椎間板を介して上下に認める異常信号域は Modic type 1 病変を支持する所見である（症例L1-27，p. 98 参照）．

解答 A1. Type 1 病変は T1 強調像で低信号，T2 強調像で高信号（浮腫）．Type 2 病変は T1 強調像，T2 強調像で高信号（脂肪髄）．Type 3 病変は T1 強調像，T2 強調像で低信号（骨硬化）．

A2. 椎体終板の強い骨破壊や T2 強調像での椎間板信号上昇，膿瘍形成を認めた場合は化膿性脊椎炎を考える．拡散強調像における上下の終板のみの信号上昇（claw sign）を認めた場合，Modic type 1 病変を考える．

文献

1）Modic MT, Steinberg PM, Ross JS, et al : Degenerative disk disease : assessment of changes in vertebral body marrow with MR imaging. Radiology 1988 ; 166 : 193-199.
2）Albert HB, Sorensen JS, Christensen BS, et al : Antibiotic treatment in patients with chronic low back pain and vertebral bone edema（Modic type 1 changes）: a double-blind randomized clinical controlled trial of efficacy. Eur Spine J 2013 ; 22 : 697-707.
3）Patel KB, Poplawski MM, Pawha PS, et al : Diffusion-weighted MRI "claw sign" improves differentiation of infectious from degenerative Modic type 1 signal changes of the spine. AJNR Am J Neuroradiol 2014 ; 35 : 1647-1652.

症例 L2 27

30 歳台女性．10 歳台に左片麻痺にて発症し，手術を受けた既往がある．以降，経過観察されていたが，再び左上肢のしびれ，疼痛，不随意運動が出現し，緊急受診した．

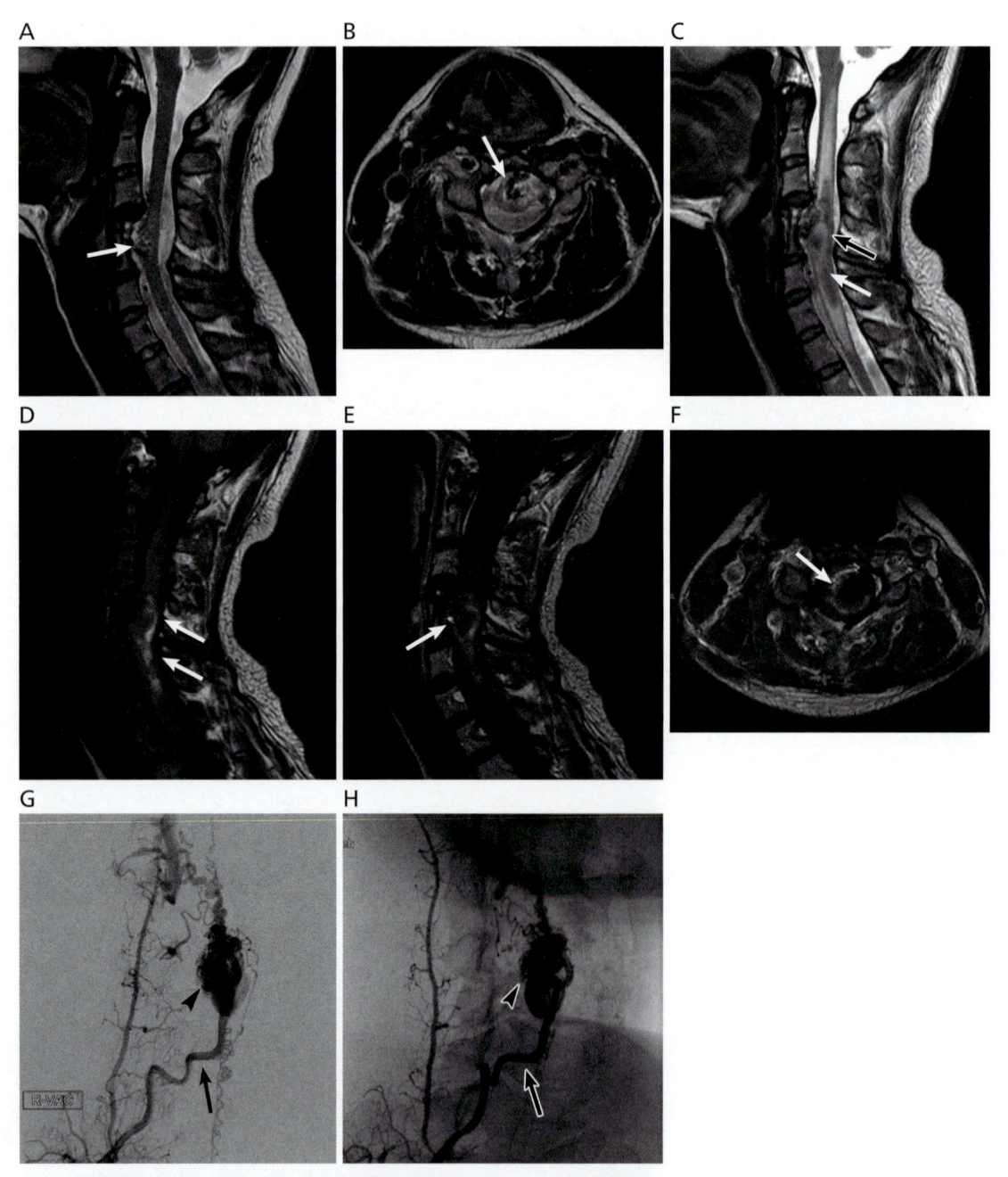

図 1　緊急受診半年前 MRI　A：T2 強調矢状断像，B：T2 強調横断像，受診時 MRI　C：T2 強調矢状断像，D：T1 強調矢状断像，E：造影 T1 強調矢状断像，F：造影 T1 強調横断像，血管造影　G：DSA 像，H：DA 像
（東京都立神経病院神経放射線科　中田安浩先生のご厚意による）

MRI 所見 緊急受診半年前に撮像された T2 強調像（**図 1 A, B**）にて，C4〜C5 レベル頸髄の腫大を認める．また，頸髄内には拡張蛇行した異常血管の flow void と思われる低信号域がみられる（→）．緊急受診時に施行された T2 強調矢状断像（**図 1 C**）および T1 強調矢状断像（**図 1 D**）では，病変周囲に高信号域が出現しており，出血をきたしている（→）．造影 T1 強調像（**図 1 E, F**）では flow void を認めた部位に一致して増強効果がみられる（→）．

血管造影所見 右上行頸動脈から C6/7 右椎間孔を介して脊柱管内に流入する血管を認める（**図 G, H, →**）．拡張した異常血管網（nidus）は C4〜C5 レベルに位置している（➤）．

診断 脊髄動静脈奇形 spinal arteriovenous malformation

経過 脊髄動静脈奇形に対して血流遮断術が施行された．治療後，しびれは減弱し，車椅子移乗ができる程度まで改善したが，感覚鈍麻や排尿/排便の感覚低下を残した．

問題 Q1. 脊髄内動静脈奇形の好発年齢，好発部位を述べよ．
Q2. 脊髄内動静脈奇形の主な症状について述べよ．
Q3. 脊髄内動静脈奇形の MRI 所見のポイントは何か？

画像診断のポイント

CT
- 単純 CT にて病変を同定することは困難である．
- 造影 CT にて，脊髄内に形成された nidus（ナイダス）およびそれに連続する拡張血管が同定できる．特に 3D-CTA は脊髄内動静脈奇形の複雑な形態や流入・流出血管の同定に有用である．

MRI
- 動静脈奇形に伴う脊髄の腫大や変形を認める．
- T2 強調像にて，nidus や流入・流出血管を疑う脊髄内の異常な flow void を認めることで，本疾患を疑うことができる．heavily T2 強調像や 3D T2 強調像はより明瞭に異常血管を描出することが可能である．
- T2 強調像にて，脊髄浮腫が高信号域として描出される．また出血を反映して T1 強調像にて淡い高信号域を呈したり，一部では T2 強調像にてヘモジデリン沈着による低信号域を伴うことも診断に有用である．

血管造影
- 脊髄内に位置する拡張発達した nidus を明瞭に描出することができる．

脊髄動静脈奇形

　脊髄内にて，nidus とよばれる異常血管網を介して動静脈が吻合するまれな疾患である．若年で発見されることが多く，性差はない[1]．頸髄および胸髄に好発する．前脊髄動脈からの中心溝動脈が流入血管となることが多く，後脊髄動脈からの供血もしばしばみられる．また髄内静脈や軟膜静脈が流出血管となって前・後脊髄静脈から硬膜外静脈へ還流する．病変に動脈瘤や静脈瘤を形成し，それによる圧迫や出血，あるいは静脈圧上昇に伴う脊髄

浮腫により症状が出現する．Klippel-Trenaunay-Weber 症候群や Rendu-Osler-Weber 症候群に合併することがある[2]．

鑑別診断

1）脊髄内血管腫　intramedullary hemangioma

脊髄内の発生はまれである．中年以降の発症が多く，胸髄に好発する[3]．内部に出血を繰り返し，CT 上淡い高吸収域として描出されることがある．出血の時期により，T1 強調像，T2 強調像ともにさまざまな信号を呈しうる．辺縁のヘモジデリン沈着によって，T2 強調像で低信号域（hemosiderin rim）がみられ，本疾患に特徴的である．

2）脊髄表面動静脈瘻

脊髄内ではなく，脊髄表面に flow void が存在する．鑑別には血管造影が必要となることも多い．

解答　A1. 若年者，頸胸髄に多い．

A2. 出血，盗血，異常血管による脊髄への圧迫，静脈圧上昇に伴う脊髄浮腫による症状を認める．出血をきたした場合は，本症例のように急性発症を呈する．出血部位によって，くも膜下出血や脊髄髄内出血もきたしうる．一方，静脈圧上昇に伴うしびれや運動麻痺などの脊髄症状は，緩徐に進行することが多い．

A3. 脊髄内動静脈奇形の主な MRI 所見は以下の通りである．
① 脊髄腫大（慢性の経過では萎縮することもある）．
② T2 強調像での高信号域．
③ 出血を反映した所見（T1 強調像での高信号，T2 強調像での低信号など）．
④ 拡張した蛇行血管による脊髄内の flow void．
⑤ 造影増強効果：異常血管が造影剤により増強される．
⑥ 水頭症の徴候：脊髄内の血管異常に伴う脳脊髄液の流れの障害による水頭症がみられることがある．

文献

1）Ozpinar A, Weiner GM, Ducruet AF : Epidemiology, clinical presentation, diagnostic evaluation, and prognosis of spinal arteriovenous malformations. Handb Clin Neurol 2017 ; 143 : 145-152.

2）Ross JS : Type 2 vascular malformation（AVM）. Ross JS, et al（eds）：Diagnostic imaging-spine 2nd ed. Salt Lake City : Amirsys, 2010 : V-3-14-17.

3）Zevgaridis D, Medele RJ, Hamburger C, et al : Cavernous heamangiomas of the spinal cord : a review of 117 cases. Acta Neurochir（Wien）1999 ; 141 : 237-245.

症例 **L2** **28-1**

10歳男児. 左下腿打撲後の単純X線写真にて, 偶然に異常を指摘された.

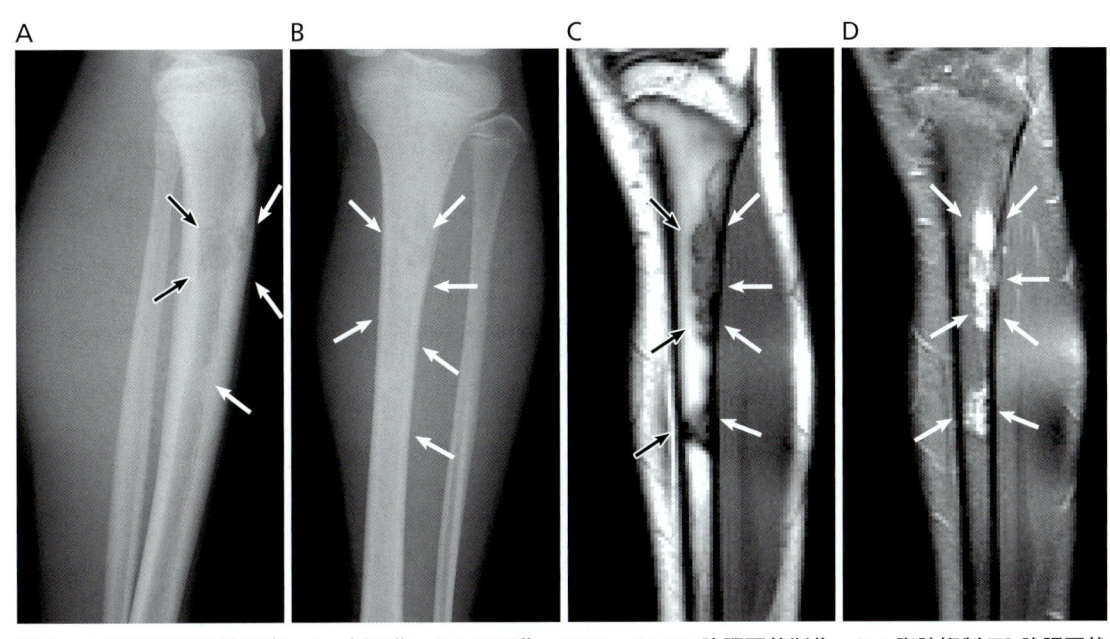

図1 左下肢単純X線写真 A:側面像, B:正面像, MRI C:T1強調冠状断像, D:脂肪抑制T2強調冠状断像

単純X線所見 単純X線写真(**図1A, B**)にて, 左脛骨骨幹の骨皮質から骨髄腔にかけて, 骨皮質前方に沿って偏在する, 境界明瞭な骨硬化縁を伴う多発骨透亮像を認める(→). 骨膜反応は認めない.

MRI所見 病変部はT1強調像(**図1C**)で骨格筋と等信号, 脂肪抑制T2強調像(**図1D**)で高信号を示す(→). 病変と正常骨髄および骨皮質との境界は明瞭で, 明らかな骨外病変を認めない.

診断 骨線維性異形成 osteofibrous dysplasia

経過 外来にて年1回の経過観察中である.

L2 28-2

60歳台男性. 左下腿内側の膨隆と違和感を認めた.

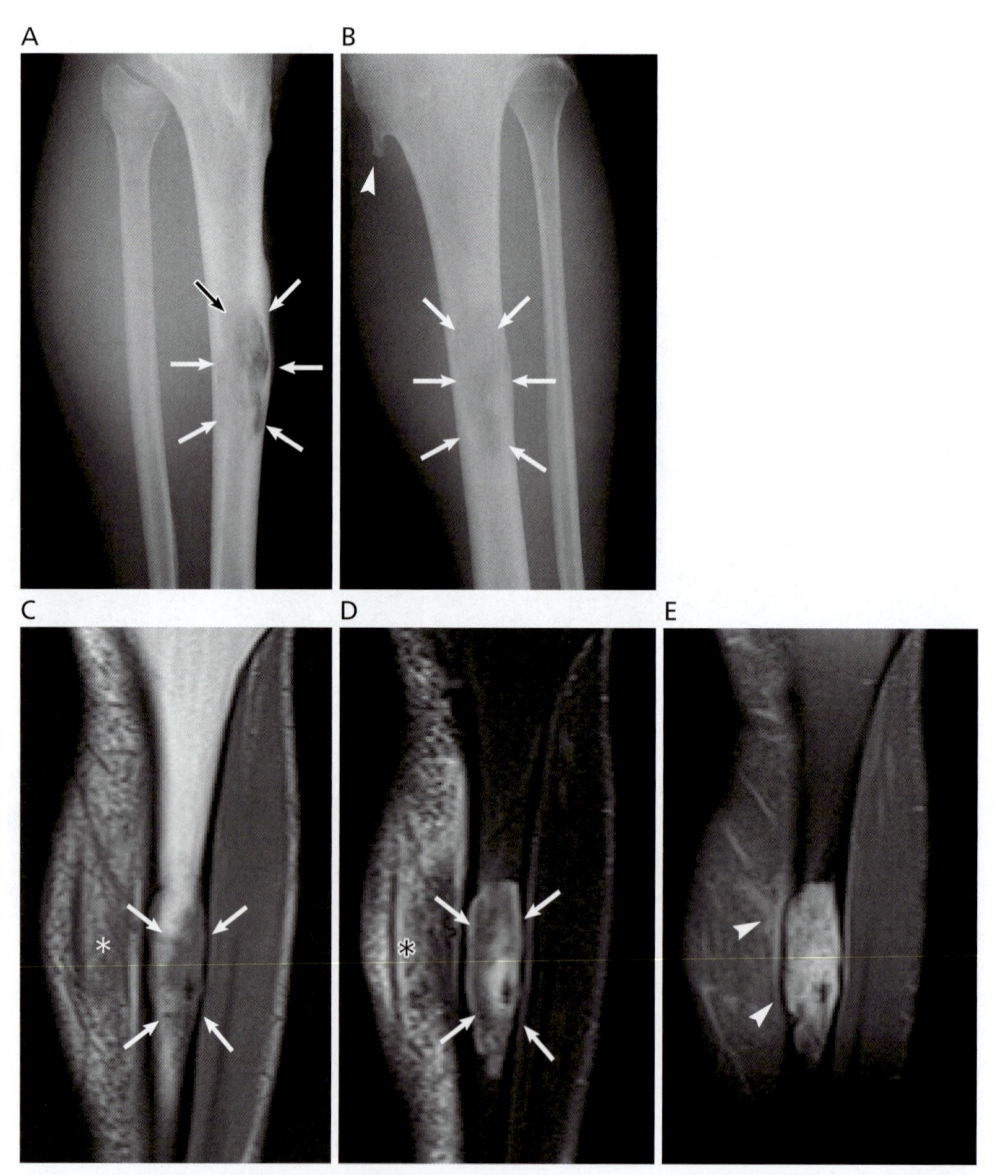

図2　左下肢単純X線写真　A：側面像, B：正面像, MRI　C：T1強調冠状断像, D：脂肪抑制T2強調冠状断像, E：造影後脂肪抑制T1強調冠状断像

単純X線所見　単純X線写真(図2A, B)にて, 左脛骨骨幹の骨皮質から骨髄腔にかけて, 骨皮質前方に沿って偏在する, 境界明瞭な多房性の骨透亮像と骨硬化像を認め(→), 骨皮質は肥厚および菲薄化している. 脛骨近位骨幹端には小さな骨軟骨腫も認める(➤).

MRI所見　病変部はT1強調像(図2C)で骨格筋と等信号, 脂肪抑制T2強調像(図2D)で不均一な高

信号を示し（→），病変周囲の皮下脂肪組織に境界不明瞭な浮腫性変化がみられる（＊）．造影後脂肪抑制 T1 強調像（**図 2 E**）では病変周囲の骨皮質に沿った帯状の増強域を認める（➤）．

診断　古典的アダマンチノーマ classic adamantinoma

経過　外科的搔爬/摘出術および骨移植を施行，外来にて経過観察中である．

問題
Q1. 骨線維性異形成の好発年齢を述べよ．
Q2. 骨線維性異形成/アダマンチノーマの好発部位を 2 つあげよ．
Q3. アダマンチノーマと組織学的，免疫組織学的にオーバーラップしうる腫瘍をあげよ．

画像診断のポイント

● 骨線維性異形成もアダマンチノーマも脛骨ないし腓骨に発生しやすい特徴がある．

骨線維性異形成

● 典型的な骨線維性異形成は骨皮質に病変の主座があり，部分的に骨髄まで病変が及びうる．緩徐な発育が特徴だが，高度な屈曲変形を伴う症例では短期的に局所浸潤性を呈することがある．

● 単純 X 線写真では骨皮質の膨張性発育を呈する境界明瞭な溶骨性病変で，周囲を菲薄化した骨皮質と骨硬化像により縁取りされ，骨皮質はしばしば消失する．分節または癒合した類円形の病変で，波打ち様の侵食像（endosteal scalloping）や鋸歯状（saw-toothed），泡沫状多房性（bubbly lobulated）の骨透亮像が骨皮質に沿って分布する．

● CT では骨皮質を中心として骨内に留まる骨透亮像を認め，髄腔側には骨硬化縁がみられる．

● MRI では T2 強調像で高信号，造影後脂肪抑制 T1 強調像で増強効果を示す．ほとんどすべての骨線維性異形成は 20 歳以下に認め，発生のピークは 15 歳である．

アダマンチノーマ

● アダマンチノーマは単純写真で長幹骨の脛骨や腓骨で骨幹前面に偏在する境界明瞭な多房性ないし泡沫様（soap-bubble appearance）を呈する骨透亮像として認め，骨透亮像の内部には隔壁様構造や辺縁部の骨硬化像がみられる．同一の脛骨や同側の腓骨に多発病変を認めることがしばしばで，病変は骨皮質を保ちながら長管骨の長軸方向へ分布，層状（lamellar pattern）ないし充実性（solid pattern）の骨膜反応を伴って骨皮質を破壊し，骨髄腔および周囲軟部組織への進展をきたす．

● MRI はこのような多発性病変の検出や病変の骨髄側および周囲軟部組織への進展を把握するのに有用である．脂肪抑制 T2 強調像は，局所浸潤性の指標となる骨皮質内から骨髄腔，周囲軟部組織への腫瘍の進展の範囲を描出するが，病変周囲の反応性浮腫性変化との鑑別はしばしば困難となる．

● 造影後脂肪抑制 T1 強調像では，増強効果を示す腫瘍の辺縁部で骨皮質から軟部内に広がる増強域を検出することで，腫瘍の進展範囲をより正確に把握できる．アダマンチノーマは 20〜50 歳までの成人に好発し，わずかに男性に多い．

表 骨線維性異形成とアダマンチノーマ

	骨線維性異形成	骨線維性異形成様アダマンチノーマ	古典的アダマンチノーマ	脱分化型アダマンチノーマ
顕鏡病理	骨線維性病変	骨線維性病変 上皮細胞の小集塊	二層性病変 明瞭な上皮成分	肉腫様変化 上皮への分化の喪失
免疫染色	ケラチン陽性細胞の存在	ケラチン陽性細胞の集塊	明瞭な上皮成分	肉腫様成分 ケラチン陽性/陰性細胞の混在
良悪性	良性	中間群(局所侵襲性)	悪性	高度悪性
好発年齢	20歳以下	中央値25〜35歳,3〜86歳と幅広い年齢に分布		中年以降

(WHO分類 第5版 2020, p.466より改変)

骨線維性異形成/長管骨アダマンチノーマ

骨線維性異形成

　長管骨に生じる良性骨線維性腫瘍で,典型的には15歳以下の脛骨あるいは腓骨の前方の骨皮質に認め,全骨腫瘍中0.2%の頻度を占めている[1,2].緩徐な発育を反映した局所の膨隆や屈曲変形で発見されたり,他の理由で撮影された単純写真で偶然に発見されたりする.大半の症例は思春期以降に病変が消退するが,骨線維性異形成が骨線維性異形成様アダマンチノーマへ転化することがあり[3],これについては2020年WHO分類 第5版で中間群(locally aggressive)に分類された(表).骨線維性異形成に対しては画像診断を含めた保存的な経過観察を行い,積極的な外科的介入はすべきでないが,ごくまれには高度な四肢変形や偽関節形成を伴う病的骨折により外科的手術が考慮される.

長管骨アダマンチノーマ

　二層性の局所浸潤性もしくは悪性の腫瘍で,多彩な形態学的パターンと組織像を呈することで特徴づけられる.骨線維性成分のなかにさまざまな上皮成分をもち,歯原性エナメル上皮腫と類似した組織像を呈するが,まったく異なる疾患である.約90%は脛骨あるいは腓骨の前方の骨皮質に認め,全骨腫瘍中0.4%の頻度である.約10%の症例で同側の脛骨と腓骨の両方に病変を認め,他の上下肢や躯幹部の骨に発生することも極めてまれながらある.主訴は局所の膨隆で,痛みを伴うことも伴わないこともある.診断に至るまで30年以上にわたって単純写真で異常所見を認めることがあり,外科手術の数年後に局所の再発や転移をきたしうる.

鑑別診断

　骨線維性異形成やアダマンチノーマには特徴的な好発部位があり,脛骨や腓骨の骨幹から骨幹端の骨皮質から骨髄腔に,偏在性に分布する地図状の骨透亮像を認める場合には,発症年齢を参考にしながらそのいずれかを鑑別疾患にあげる.

　極めてまれに報告される脛骨や腓骨以外のアダマンチノーマの骨病変には,尺骨骨幹-肘頭,橈骨,上腕骨,大腿骨,踵骨,中足骨,有頭骨,腸骨,脊椎,肋骨があるが,これらの部位ではより慎重な診断が求められる.

　骨線維性異形成やアダマンチノーマの鑑別疾患には,20歳以下では線維性骨異形成(症例L1-59, p.226参照),骨髄炎,Ewing肉腫(症例L1-68, p.263),Langerhans細胞組織球症(症例L2-51, p.469)があがり,20歳以上では転移性腫瘍(症例L1-71, p.273),骨

Paget 病（症例 L2-56, p. 485）もあがってくる[4].

解答 **A1.** 20 歳以下.

A2. 脛骨と腓骨.

A3. Ewing 肉腫はアダマンチノーマと組織学的，免疫組織学的にオーバーラップする（Ewing-like adamantinoma）.

文献

1) Resnick D, Kyriakos M, Greenway GD : Tumors and tumor-like diseases. In Resnick D, Kransdorf MJ（ed）: Bone and joint imaging, 3rd ed. Philadelphia : Elsevier Saunders, 2004, 1109-1264.

2) Nielsen GP, Hogendoorn PCW : Osteofibrous dysplasia/adamantinoma of long bone. WHO Classification of Tumours Editorial Board : WHO classification of tumours, 5th ed. Lyon : IARC, 2020 : 460-466.

3) 日本整形外科学会 原発性悪性骨腫瘍診療ガイドライン策定委員会：原発性悪性骨腫瘍診療ガイドライン 2022. 南江堂，2022 : 7-18.

4) Wu JS, Hochman MG : Bone tumors : a practical guide to imaging. New York Dordrecht Heidelberg London : Springer Science＋Buisiness Media LLC, 2012 : 155-194.

60歳台女性．5年前より左第5指爪下に小結節あり．緩徐な増大があり，時折激しい疼痛を認めた．

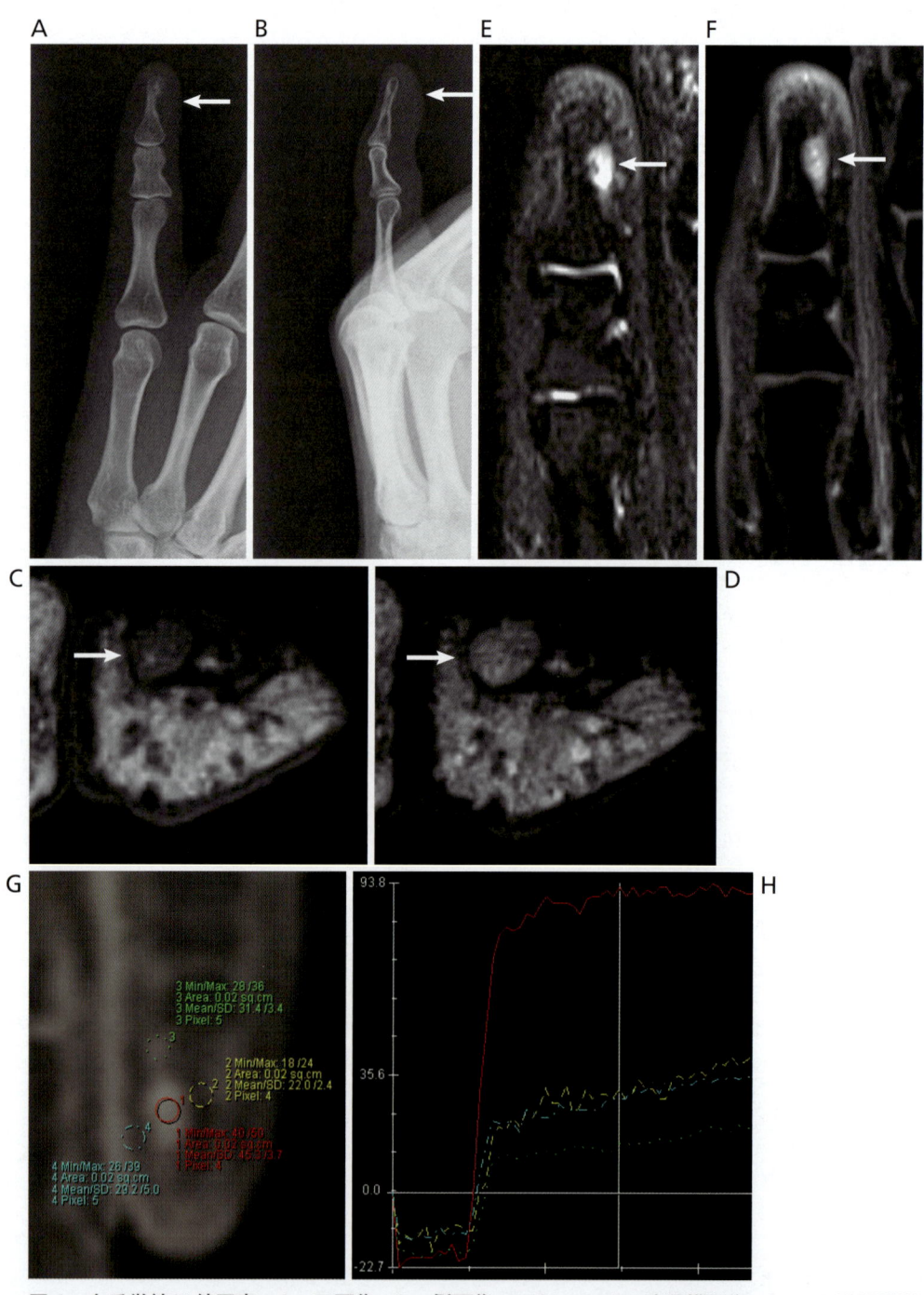

図1　左手単純X線写真　A：正面像，B：側面像，MRI　C：T1強調横断像，D：T2強調横断像，E：脂肪抑制T2強調冠状断像，F：造影後脂肪抑制T1強調冠状断像，G：造影ダイナミック像，H：time intensity curve

単純 X 線所見	左第 5 指末節骨橈側の皮質骨の陥凹・平滑な骨侵食と軽度の軟部組織の腫脹を認める（**図 1 A, B**, →）.

MRI 所見	左第 5 指の爪下の橈側に境界明瞭な腫瘤あり，末節骨の皮質骨への進展を認める（→）．T1 強調像（**図 1 C**）では低信号，T2 強調像（**図 1 D**）と脂肪抑制 T2 強調像（**図 1 E**）では高信号を示す．造影後脂肪抑制 T1 強調像（**図 1 F**）では均一な強い増強効果を示し，造影ダイナミック像で ROI を置いて（**図 1 G**, 赤丸），time intensity curve（**図 1 H**）を作成すると，早期より強く増強され，後期まで増強効果が持続するパターンを示す．

診断	**グロームス腫瘍 glomus tumor**

経過	腫瘍摘出術が施行された．組織学的には，線維性被膜で覆われた結節状病変を認め，結節内では核が類円形の淡い好酸性胞体を有する細胞が胞巣性に増生し，血管腔の形成あり．腫瘍間質にはムチン沈着を認め，核異型や核分裂像は目立たなかった．以上よりグロームス腫瘍と考えられ，経過観察されているが，腫瘍の再発は認めていない．

問題
Q1. グロームス腫瘍の好発部位はどこか？
Q2. 特徴的な臨床症状は何か？
Q3. MRI 上，特徴的な信号，造影パターンは何か？

画像診断のポイント

● 爪下に好発する．
● 単純 X 線写真で近接する皮質骨の変形や陥凹，平滑な骨侵食をきたすことがある．
● T2 強調像で著明な高信号を示し，早期から後期まで持続する強い造影効果あり．

グロームス腫瘍

四肢末梢の毛細血管先端にある血管糸球（グロームス体）の構成細胞に類似した平滑筋細胞様の細胞が血管周囲に増殖したもので，若年成人の指趾の皮膚，特に爪下に好発する．激しい圧痛を伴い，皮膚の青色変化や爪変形をきたすことがある[1]．

単純写真では近接する骨に侵食像を伴うことがある．MRI では，T2 強調像にて著明な高信号を示す．1 cm 以下のサイズが小さいものは通常均一に増強されるが，大きな病変については不均一に増強されることがある．ダイナミック造影では，早期から後期まで持続する強い増強効果が特徴である[2,3]．

鑑別診断

1）血管腫 hemangioma

小型であれば，T2 強調像で高信号を示す腫瘤として鑑別となりうるが，好発部位や臨床症状が異なる．また，ダイナミック造影で緩徐な増強パターンを示す点も早期より強く増強されるグロームス腫瘍と異なる（症例 L1-52, p. 199 参照）．

2）血管平滑筋腫 angioleiomyoma

中年女性の下肢に好発するが，男性に発生する場合は上肢に多い．通常は 2 cm 以下の

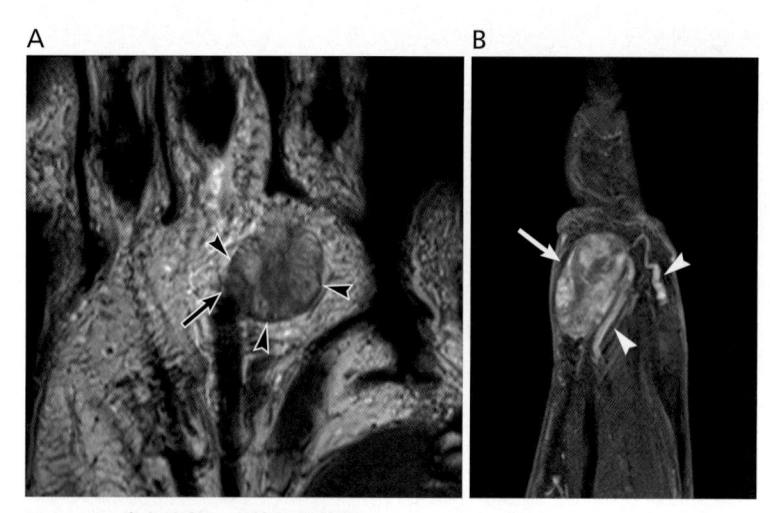

図2　60歳台男性　血管平滑筋腫
左手MRI　A：T2強調冠状断像，B：造影後脂肪抑制T1強調矢状断像
左手第2，3指間掌側皮下にT2強調像（A）で不均一な高信号の境界明瞭な
腫瘤あり（→）．周囲に被膜様の低信号域を認める（►）．造影後脂肪抑制T1
強調像（B）では不均一で強い増強効果を認め，近傍に血管構造を伴う（►）．

境界明瞭な小腫瘤で，約半数の症例で疼痛を伴う．MRIではT2強調像で軽度高信号〜高
信号を示し，強い増強効果を示す．T2強調像で周囲に被膜様の低信号がみられ，腫瘍の近
傍に血管構造をしばしば伴う．グロームス腫瘍と鑑別になりうるが，好発部位が異なる（**図
2**）．

3）類表皮腫　epidermoid cyst

　　T2強調像で高信号を示すが，内部に充満する角化物を反映して，拡散制限があり，ADC
値が低い．また，嚢胞であるため造影効果がないこともグロームス腫瘍とは異なる．また，
末節骨内に発生するepidermoid cystは外傷と関連するともいわれており，既往を確認す
ることも重要である（**図3**）．

4）骨膜性軟骨腫　periosteal chondroma

　　内軟骨腫と比較するとまれではあるが，手指にも発生する場合があり，骨から骨外に腫
瘤をきたすため，鑑別にあがる．T2強調像で強い高信号を示すのは同様であるが，骨膜性
軟骨腫の場合は軟骨成分を反映した点状〜弓状，リング状の石灰化をしばしばきたすこと
が，グロームス腫瘍とは異なる．

5）腱鞘巨細胞腫　giant cell tumor of tendon sheath

　　成人の手の腱鞘に好発するため，手指に発生する腫瘍としては鑑別にあがるが，信号が
グロームス腫瘍とは異なる．腱鞘巨細胞腫はヘモジデリン沈着を反映して，T1・T2強調
像で低信号を示し，T2*強調像で著明な低信号を含むことが特徴的である（**図4**，症例L2-
3，p. 285参照）．

解答　A1.　指先の爪下部．

　　A2.　発作性の激しい疼痛．

　　A3.　T2強調像で著明な高信号を示し，早期から後期まで持続する強い造影効果．

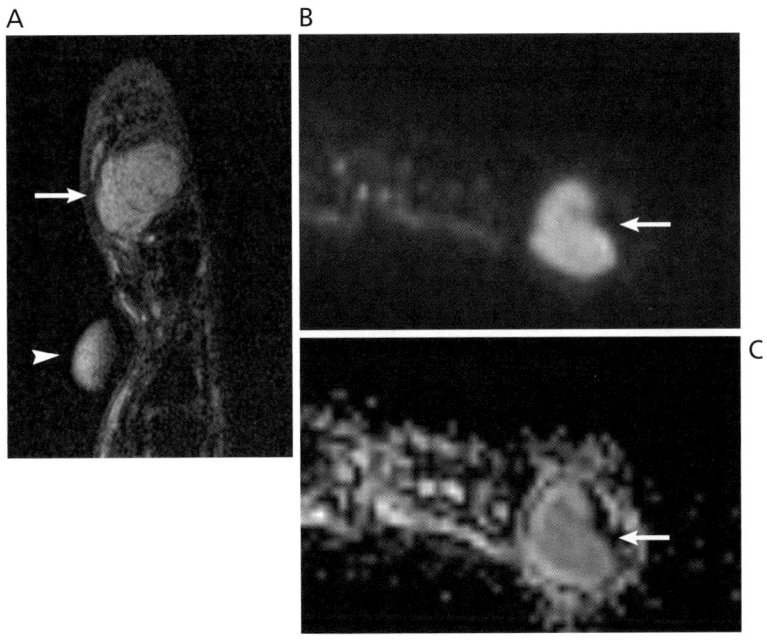

図3　70歳台女性　類表皮腫

左手指 MRI　A：STIR 矢状断像，B：拡散強調像，C：ADC map　左小指末節骨橈側に接して STIR(**A**)で高信号を示す境界明瞭な腫瘤あり(→)．拡散強調像では高信号，ADC 値の低下を示す(**B**, **C**, →)．近位側にマーカーあり(➤)．

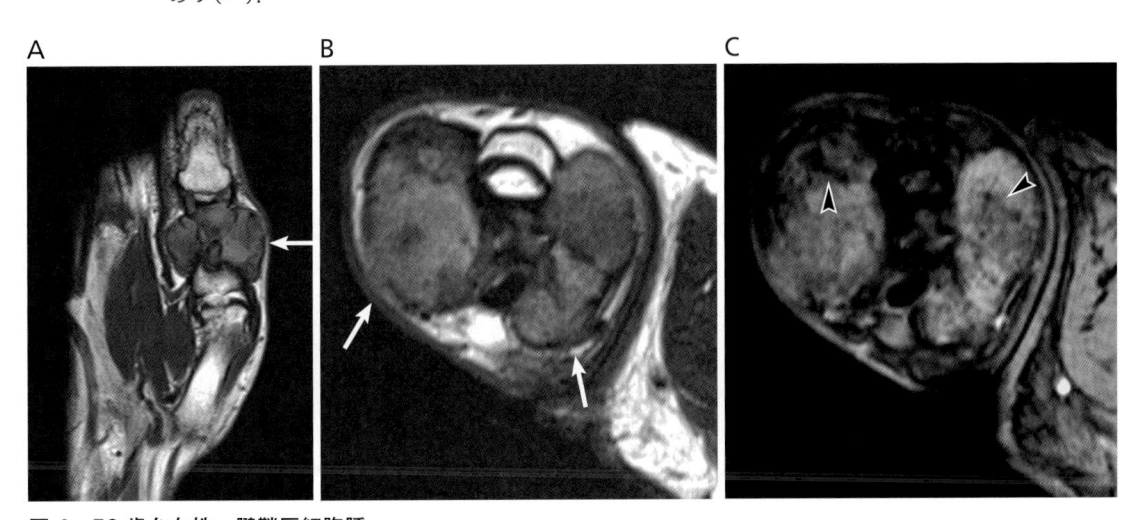

図4　50歳台女性　腱鞘巨細胞腫

左手 MRI　A：T2 強調冠状断像，B：T2 強調横断像，C：T2*強調横断像　左母指基節骨に接して分葉状の充実性腫瘤を認め，基節骨と長母指屈筋腱との間に入り込んでいる(→)．T2 強調像(**A**, **B**)では筋肉より軽度高信号を示しており，T2*強調像(**C**)ではヘモジデリン沈着を示す強い低信号域を含んでいる(➤)．

文献

1) 日本整形外科学会・監：軟部腫瘍診療ガイドライン 2020 改訂第 3 版．南江堂，2020.

2) Glazebrook KN, Laundre BJ, Schiefer TK, Inwards CY : Imaging features of glomus tumors. Skeletal Radiol 2011 ; 40 : 855-862.

3) Yoo HJ, Choi JA, Chung JH, et al : Angioleiomyoma in soft tissue of extremities : MRI findings. AJR Am J Roentgenol 2009 ; 192 : W291-294.

50 歳台男性．人間ドックを受けた際，FDG–PET/CT にて右大腿に異常集積を認め，腫瘍性病変が疑われた．

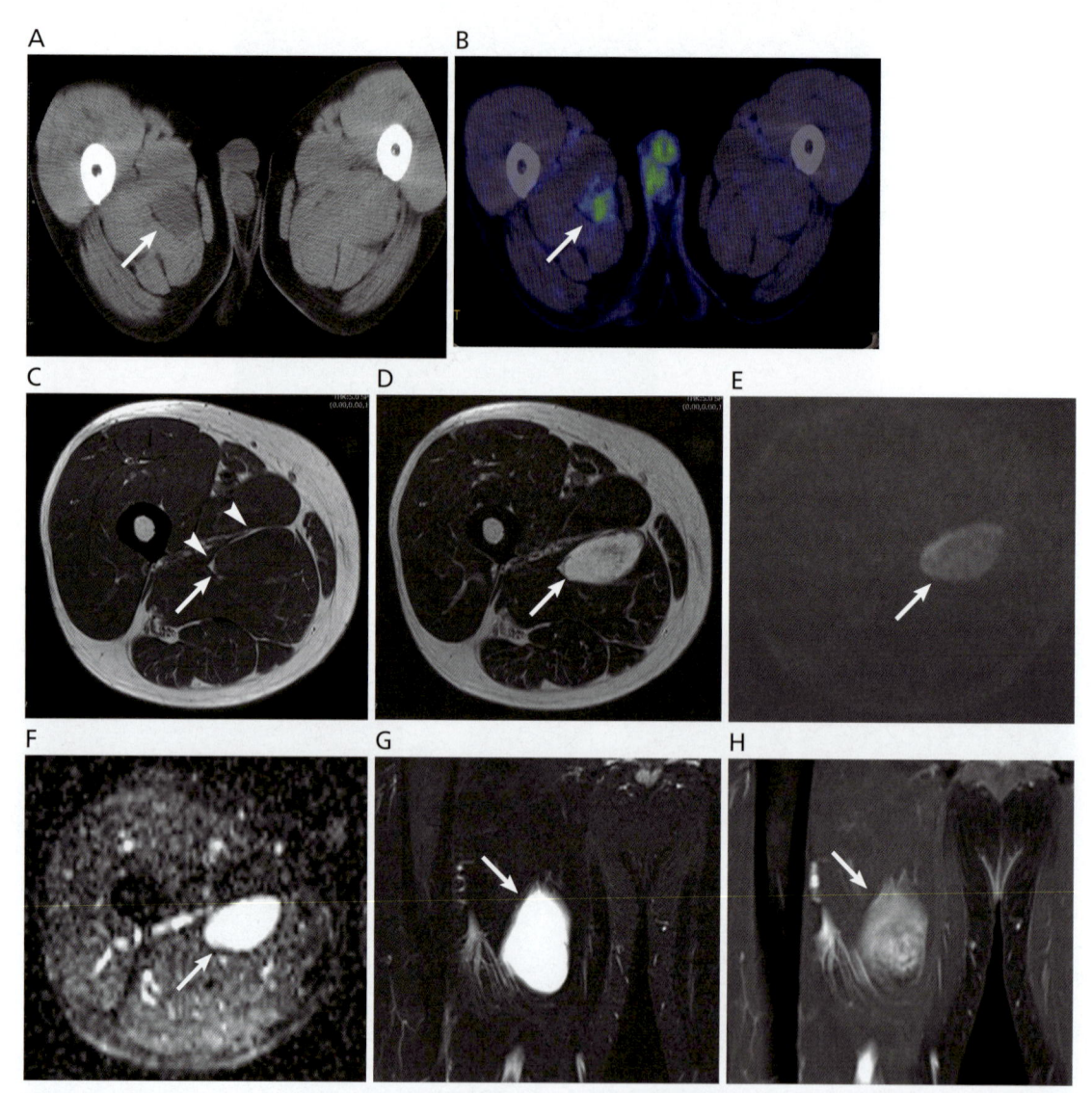

図 1 A：大腿部 CT，B：FDG–PET/CT，右大腿 MRI　C：T1 強調横断像，D：T2 強調横断像，E：拡散強調像，F：ADC map，G：STIR 冠状断像，H：造影後脂肪抑制 T1 強調冠状断像，

CT/FDG–PET 所見　右大内転筋内に境界明瞭な低吸収腫瘤を認め，FDG の集積あり（図 1 A, B，→）．

MRI 所見　右大腿近位部内側の大内転筋内に辺縁平滑で境界明瞭な腫瘤あり（→）．T1 強調像（図 1 C）では低信号，T2 強調像（図 1 D）ではやや不均一だが著明な高信号，STIR 像（図 1 G）でも強い高信号を示す．腫瘤と筋との間に脂肪信号の縁取り（いわゆる peritumoral fat sign）を

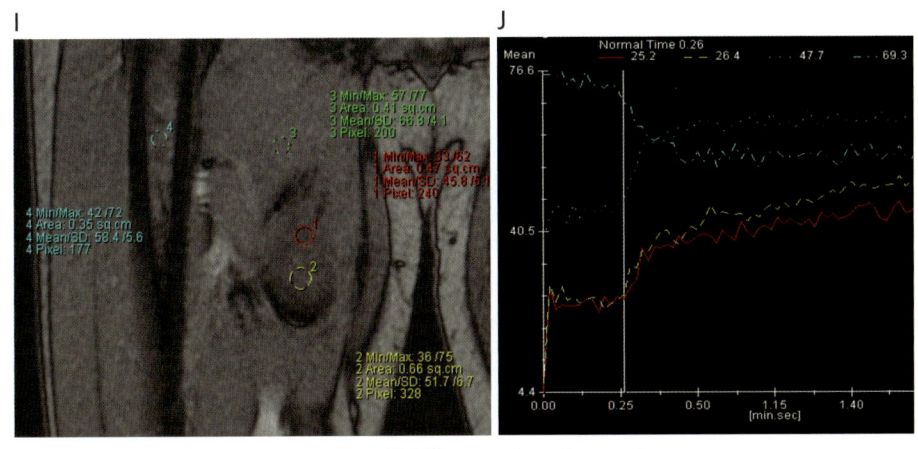

図1（続き） I：ダイナミックMRI冠状断像，J：time intensity curve

認める（**図1C**，➤）．拡散強調像（**図1E**）では軽度高信号，ADC map（**図1F**）ではADC
の上昇を示す．造影後脂肪抑制T1強調像（**図1H**）では不均一な軽度増強効果を示し，造
影ダイナミック像でROIを置いて（**図1I**，赤丸，黄丸），time intensity curve（**図1J**）を作
成すると，緩徐に増強するパターンを示す．

診断　　　**筋肉内粘液腫** intramuscular myxoma

経過　　　腫瘍摘出術が施行された．組織学的に境界明瞭な偽被膜を有し，被膜内部で増殖する腫瘍
性病変を認めた．異型に乏しい紡錘形細胞が粘液変性を伴いびまん性に増殖する組織像を
示しており，筋肉内粘液腫として矛盾しなかった．その後，経過観察中であるが，再発は
認めていない．

問題　Q1. 粘液腫の好発部位はどこか？
　　　Q2. 軟部組織の粘液腫と線維性骨異形成が合併する症候群は何か？
　　　Q3. 鑑別疾患は何か？

**画像診断の
ポイント**

● 境界が明瞭で，周囲の筋萎縮と脂肪化を反映した脂肪信号の縁取り peritumoral fat sign
がみられることが特徴である[1,2]．
● 造影後の増強効果は軽度で，造影ダイナミック像では緩徐な造影パターンを示す[1,2]．
● 周囲の筋肉に浮腫性変化を示す脂肪抑制T2強調像で高信号域を認めることが多い[1,2]．
● 粘液型脂肪肉腫，粘液線維肉腫などの粘液状軟部肉腫が鑑別にあがり，これらは筋肉内
粘液腫と比較して，周囲筋組織との境界が不明瞭であることや不整で強い造影効果があ
ることが鑑別点となる．また，粘液型脂肪肉腫の場合，腫瘍内に脂肪成分を指摘できる
場合があり，これも鑑別の一助となる．

筋肉内粘液腫

全身のさまざまな部位で発生するが，骨軟部領域では筋肉内での発生が多く，深部に発

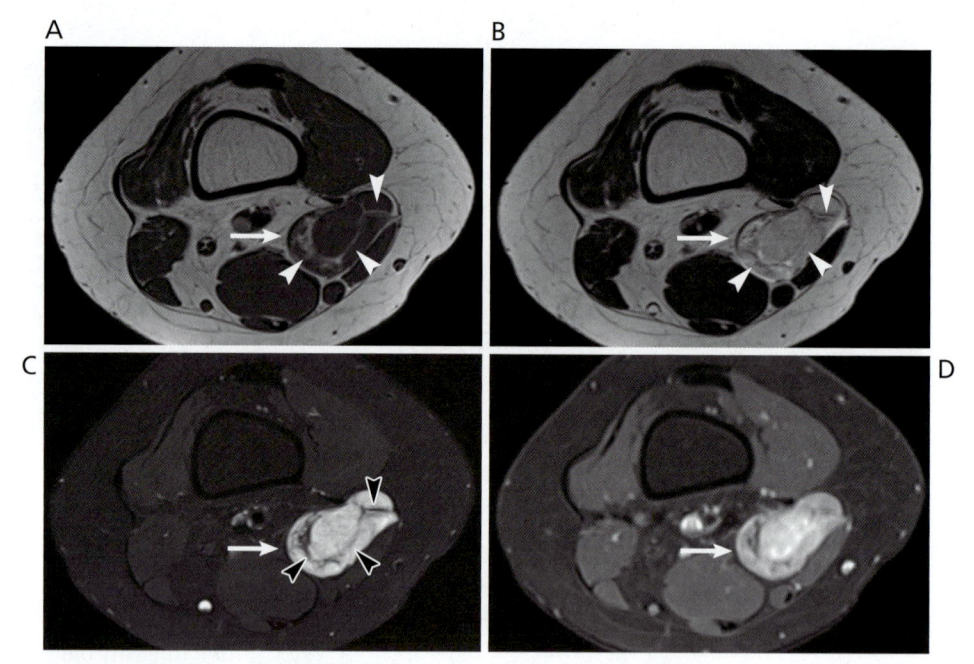

図2　30歳台女性　粘液型脂肪肉腫
右大腿 MRI　A：T1 強調横断像，B：T2 強調横断像，C：脂肪抑制 T2 強調横断像，D：造影後脂肪抑制 T1 強調横断像　大腿遠位部内側の内側広筋と縫工筋の間に境界明瞭な腫瘤あり（A〜D，→）．内部に脂肪成分を認め（►），それ以外の領域は T1 強調像（A）で低信号，T2 強調像（B）および脂肪抑制 T2 強調像（C）で高信号を示し，不均一に強く増強される．

生する代表的な良性粘液状軟部腫瘍である．症状は無痛性腫瘤であることがほとんどであり，しばしば大きくなって発見されるため，粘液状軟部肉腫との鑑別が問題となる場合がある．

　筋肉内粘液腫と線維性骨異形成がまれに合併する場合があり，Mazabraud 症候群とよばれる．この症候群では，線維性骨異形成の悪性転化率が上昇する[3]．

鑑別診断

1）**粘液型脂肪肉腫　myxoid liposarcoma**

　代表的な軟部肉腫であり，MRI では，豊富な粘液状基質を反映し，T1 強調像で低信号，T2 強調像で著明な高信号を示す（図2）．通常，腫瘍内における脂肪成分の割合は少ないが，MRI にて腫瘍内に脂肪成分が指摘できれば，鑑別が可能である．

2）**粘液線維肉腫　myxofibrosarcoma**

　以前は，粘液型悪性線維性組織球腫とされてきた腫瘍であり，高齢者の四肢に好発する．MRI では，不完全な線維性隔壁で隔てられた多結節状の形態を示すことが多い．粘液状基質の部分は，T1 強調像で低信号，T2 強調像で著明な高信号を示すが，早期から強く造影されることが，粘液腫との鑑別点となる（図3，症例 L2-46，p. 447 参照）．

解答	
A1.	心臓発生を除くと，筋肉内発生が極めて多い．
A2.	Mazabraud 症候群．
A3.	粘液型脂肪肉腫，粘液線維肉腫などの粘液状軟部肉腫．

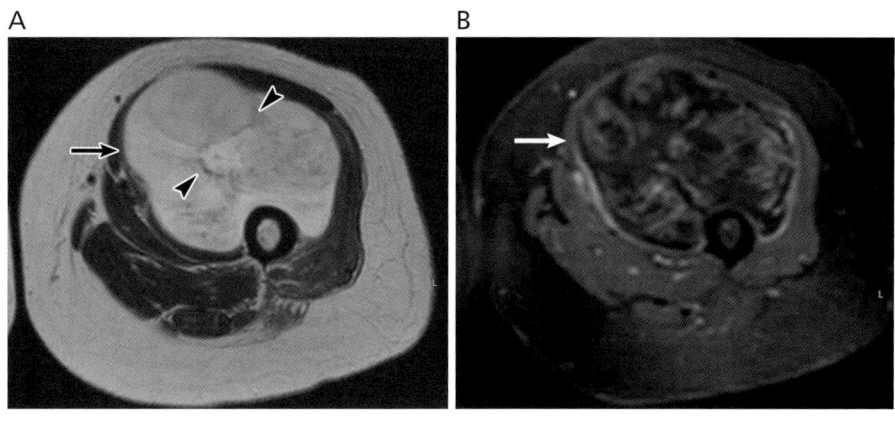

図3 70歳台女性　粘液線維肉腫

左大腿 MRI　A：T2 強調横断像，B：造影後脂肪抑制 T1 強調横断像　内側広筋から中間広筋内に T2 強調像（**A**）で軽度不均一な高信号を示す腫瘤あり（→），内部には線維性隔壁を示す線状の低信号域を認める（➤）．造影では辺縁や内部に不均一な強い増強効果を認める（**B**，→）．

文献

1) Murphey MD, McRae GA, Fanburg-Smith JC, et al : Imaging of soft-tissue myxoma with emphasis on CT and MR and comparison of radiologic and pathologic findings. Radiology 2002 ; 225 : 215-224.

2) Bancroft LW, Kransdorf MJ, Menke DM, et al : Intramuscular myxoma : characteristic MR imaging features. AJR Am J Roentgenol 2002 ; 178 : 1255-1259.

3) Zoccali C, Teori G, Prencipe U, Erba F : Mazabraud's syndrome : a new case and review of the literature. Int Orthop 2009 ; 33 : 605-610.

症例 **L2** **31**

40歳台男性．仕事でパソコンの入力業務が多く，2年ほど前から右肘関節に疼痛が出現し，徐々に増悪してきたため受診した．

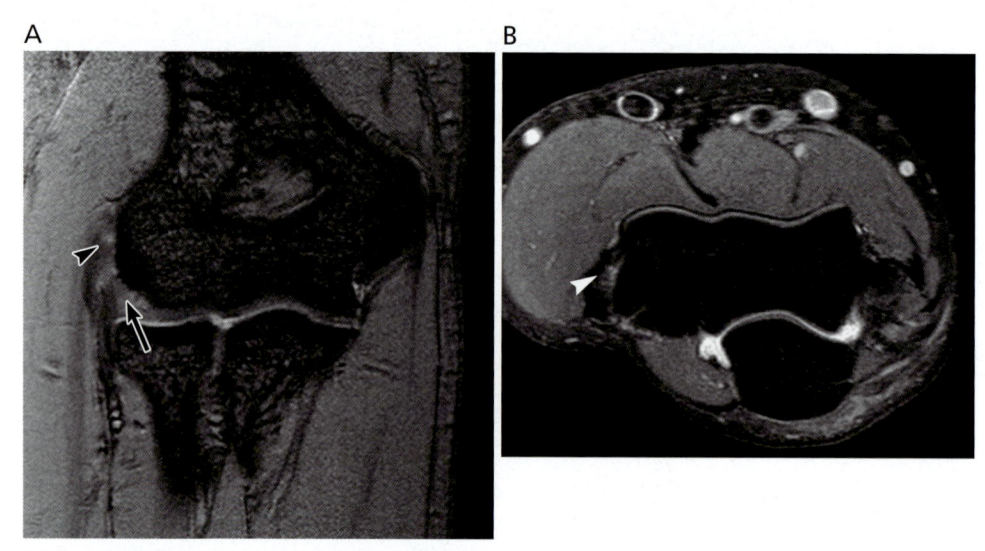

図1　右肘関節 MRI　A：T2*強調冠状断像，B：脂肪抑制プロトン密度強調横断像

MRI 所見　T2*強調像や脂肪抑制プロトン密度強調像で，上腕骨外側上顆に付着する総伸筋腱に限局性の高信号域を認める（**図1A ➤，図1B ➤**）．腱の不連続性はなく，外側上顆の骨髄に異常信号はみられない．外側側副靱帯付着部（**図1A，→**）にも明らかな異常信号を認めない．

診断　外側上顆炎 lateral epicondylitis

経過　上記診断で保存的加療が行われ，症状の改善がみられた．

問題　**Q1.** 外側上顆炎や内側上顆炎が生じるメカニズムを述べよ．
　　Q2. 外側上顆炎や内側上顆炎はそれぞれどのような生活背景の人に生じやすいか？

画像診断のポイント

● MRI の T2 強調像，STIR 像，脂肪抑制プロトン密度強調像などで外側上顆に付着する総伸筋腱に腫大や信号上昇を認める．
● 慢性の部分断裂では腱の菲薄化を認める．完全断裂では腱内部に液体貯留を示す高信号域が描出される．
● 筋挫傷があれば伸筋内部にも信号上昇を認め，進行例では外側側副靱帯にも損傷や断裂がみられることがある．
● 外側上顆の骨髄内に浮腫性変化がみられることがある．

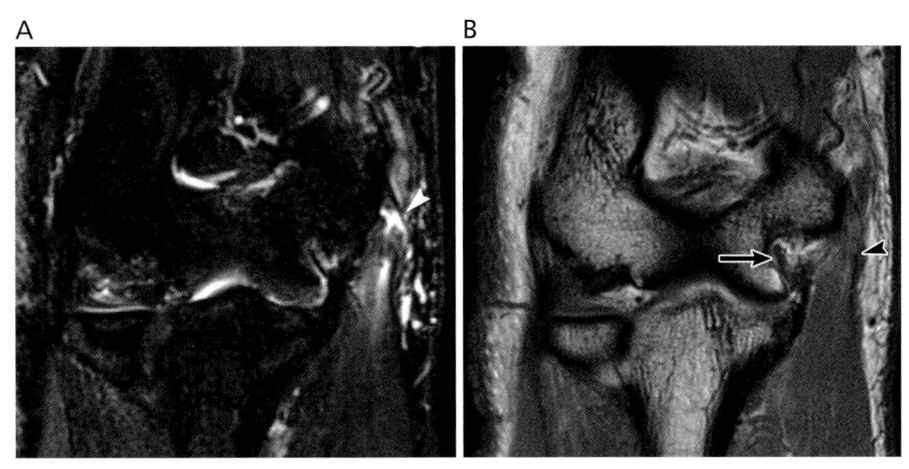

図2　内側上顆炎，内側側副靱帯損傷
右肘関節 MRI　A：STIR 冠状断像，B：脂肪抑制プロトン密度強調冠状断像　STIR 像（A）
で上腕骨内側上顆に付着する総屈筋腱に液体信号を認め（➤），腱の断裂が示唆される．プ
ロトン密度強調像（B）で浅指屈筋起始部は信号上昇を伴って肥厚している（➤）．内側側副靱
帯付着部も信号上昇を伴って腫大しており（→），内側側副靱帯損傷も合併している．内側
上顆の骨髄には異常信号はみられない．（水戸医療センター整形外科 小川　健先生のご厚意に
よる）

外側・内側上顆炎

外側上顆炎

　上腕骨外側上顆には短橈側手根伸筋，総指伸筋など前腕の伸筋群起始部が共通腱（総伸筋
腱）を形成して付着する．外側上顆炎とは，慢性的な手首の内反ストレスに起因し，総伸筋
腱，特に短橈側手根伸筋腱に生じる変性や断裂の総称である．加齢による腱の変性を背景
に生じると考えられており，30 歳台後半〜50 歳台にかけて好発する．テニス初心者が手
首を返した状態で片手バックハンドストロークを打ち続けることで生じることが知られて
おり，外側型テニス肘，もしくは単に"テニス肘"ともよばれる．実際にはテニスなどのス
ポーツ以外でも，手関節伸展位を長時間保持するキーボード操作や，手首の背屈や底屈を
繰り返す職業（調理師，庭師など）に生じることが知られている．治療は軽症では保存的治
療，高度の場合は腱修復術が行われる．

内側上顆炎

　上腕骨内側上顆には円回内筋や橈側手根屈筋などの前腕の屈曲回内筋群起始部が共通腱
（総屈筋腱）を構成して付着する．内側上顆炎とは，前腕の回内や手関節の屈曲運動を慢性
的に繰り返すことにより，総屈筋腱に変性や断裂を生じる病態である．しばしば内側側副
靱帯損傷（図2）や尺骨神経炎を伴う．ゴルフ初心者が手首に負荷がかかる状態でスイング
を繰り返した場合や，テニス上級者がフォアハンドストロークでトップスピンをかけ続け
た場合に生じることから，ゴルフ肘や内側型テニス肘ともよばれる．また，一般的に屈筋
群の方が伸筋群よりも筋力が強いためか，発生頻度は外側上顆炎と比べると低い．MRI で
は T2 強調像や STIR 像などで内側上顆に付着する総屈筋腱に腫脹や信号上昇を認める．腱
が断裂している場合には内部に液体信号を認める．

> **NOTE**
>
> ### 外側・内側上顆炎の病態の本質
>
> "外側上顆"や"内側上顆"は上腕骨の部位を指す解剖学的用語であり，骨の一部である．外側上顆炎や内側上顆炎において，同部に骨髄浮腫を生じることはありうるが，病態の本質はあくまで同部に付着する腱の変性と断裂であり，必ずしも骨自体には異常信号を伴わない点は留意されたい．

解答 **A1.** 加齢による腱の変性を背景として，外側上顆炎では手首の背屈を繰り返すことで総伸筋腱に，内側上顆炎では前腕の回内や手首の底屈を繰り返すことで総屈筋腱に変性や断裂を生じる．

A2. 外側上顆炎：テニスやバドミントンなどのスポーツ選手，パソコン入力業務の多い事務職，調理師や庭師など手首をよく使う職種など．

内側上顆炎：ゴルフ初心者やテニス上級者など．外側上顆炎より発生頻度は少ない．

文献

1) 織田　崇，和田卓郎：治療編Ⅱ　手・肘の特徴的な疾患　上腕骨外側上顆炎，上腕骨内側上顆炎．岩崎倫政・編：手・肘の外科　診断と治療のすべて．メジカルビュー社，2021；281-288.
2) 山口哲治，上谷雅孝：5. 肘関節　外側上顆炎．上谷雅孝・編：骨軟部疾患の画像診断　第2版．秀潤社/Gakken，2010：210-211.
3) 藤井正彦，美舩　泰：8. 肘関節　上腕骨内側上顆炎，上腕骨外側上顆炎．上谷雅孝，青木隆敏，神島　保，他・編：関節のMRI　第3版．メディカル・サイエンス・インターナショナル，2020：382-384.

症例 L2 32

13 歳男性．走ったときに左殿部痛．

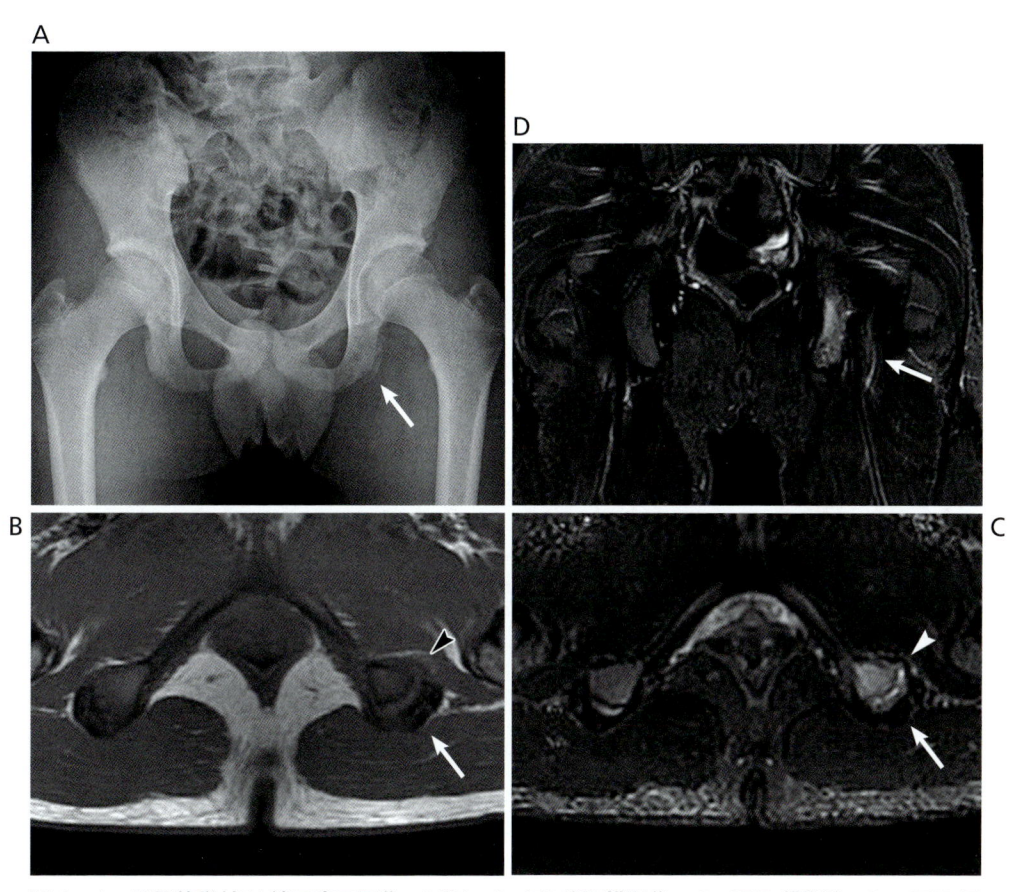

図1 A：股関節単純 X 線写真正面像，MRI　B：T1 強調横断像，C：STIR 横断像，D：STIR 冠状断像

単純 X 線所見　左坐骨結節に不整像，不整形の石灰化像を認める（**図1 A**，→）．

MRI 所見　左坐骨結節に軽度の腫大，骨髄浮腫を認める（**図1 B, C**，→）．付着部で軽度の離開を認める（➤）．

診断　坐骨結節裂離骨折　avulsion fracture of the ischial tuberosity

問題　**Q1.**　坐骨結節に付着する大腿後面の筋肉は何か？

　　Q2.　発生機序を述べよ．

　　Q3.　骨盤骨の他の好発部位はどこか？

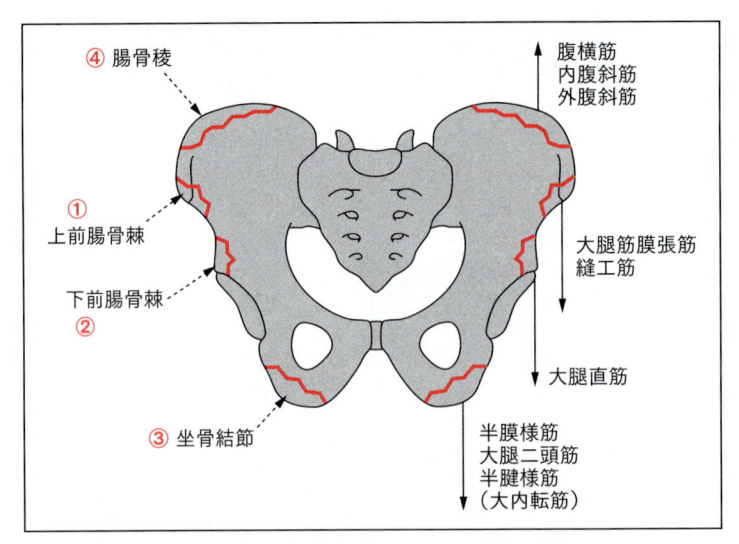

図2　骨盤骨の裂離骨折・付着部炎の好発部位（①〜④）

● 裂離骨折の単純X線写真は裂離した骨片や骨折部の骨欠損がみられる．はっきりとした骨折がみられない場合では骨不整像のみがみられることがある．単純写真で見逃されることの多い骨折のひとつである．付着部炎では，骨肥厚，骨不整像，石灰化が目立つことがある．単純写真で判然とせず，臨床症状がある場合にはMRIが有用である．

● MRIでは付着部の骨髄浮腫や周囲に浮腫性変化がみられ，骨折部が離開していると骨片，液体貯留がみられる．また，周囲に血腫（液体貯留）を伴うこともある．骨片の特定，評価にCTが撮像されることがある．MRIを見る場合には，単純写真も参照することも重要である．

坐骨結節裂離骨折・付着部炎

　裂離骨折は筋肉の収縮などで腱や靱帯の骨の付着部に急激に強い力がかかることで生じる骨折である．骨端線の閉鎖が完成する前の成長期や若年者に起こりやすい．スポーツ，交通事故，転落などによることが多い．また，骨折とまでいかなくても繰り返す牽引によって慢性的な経過としてみられることがあり，付着部炎（apophysitis）とよばれる[1,2]．

　坐骨結節はハムストリング（hamstring：大腿後面の筋：半膜様筋，半腱様筋，大腿二頭筋）の付着部であり，このハムストリングの急激な収縮により，腱付着部が牽引されて裂離骨折が生じる．骨盤骨は裂離骨折，付着部炎を見る頻度が比較的高く，好発部位を知っておく必要がある（**図2**）．特に股関節周囲の坐骨結節，下前腸骨棘，上前腸骨棘の頻度が高い[1,2]．

　坐骨結節部に骨不整像，骨肥厚，石灰化をきたすような疾患が鑑別として考えられ，骨髄炎，骨腫瘍（骨肉腫，骨転移），骨化性筋炎（症例 L1-61，p. 235 参照），石灰沈着性腱炎，脊椎関節炎，異所性石灰化などがあげられる．裂離骨折はスポーツや高エネルギー外傷など受傷機転が明確なことが多い．同様の発生機序で筋腱移行部断裂や筋断裂が生じること

がある．損傷部位の同定，程度，血腫の有無などに MRI が有用である．

解答 A1. 坐骨結節に付着する大腿後面の 3 つの筋肉を総称してハムストリングという．半膜様筋，半腱様筋，大腿二頭筋(長頭)からなる．坐骨結節から起こり，膝関節を超えて停止する．ハムストリングは膝関節の屈曲，股関節の伸展に関与する．

A2. ハムストリングの急激な収縮によって生じる骨折である．

A3. 下前腸骨棘，上前腸骨棘，腸骨稜が好発部位である．骨盤骨では二次骨端(apophysis)に好発する．

文献

1) Stevens MA, El-Khoury GY, Kathol MH, et al : Imaging features of avulsion injuries. Radiographics 1999 ; 19 : 655-672.

2) Eberbach H, Hohloch L, Feucht MJ, et al : Operative versus conservative treatment of apophyseal avulsion fractures of the pelvis in the adolescents : a systematical review with meta-analysis of clinical outcome and return to sports. BMC Musculoskelet Disord 2017 ; 18 : 162.

20歳台女性．荷物を移動させたときに左膝を捻り，その後から痛みと力の入りにくさがある．4年ほど前にも一度，力が入りづらくなったことがあったが，今回は痛みがかなり強い．

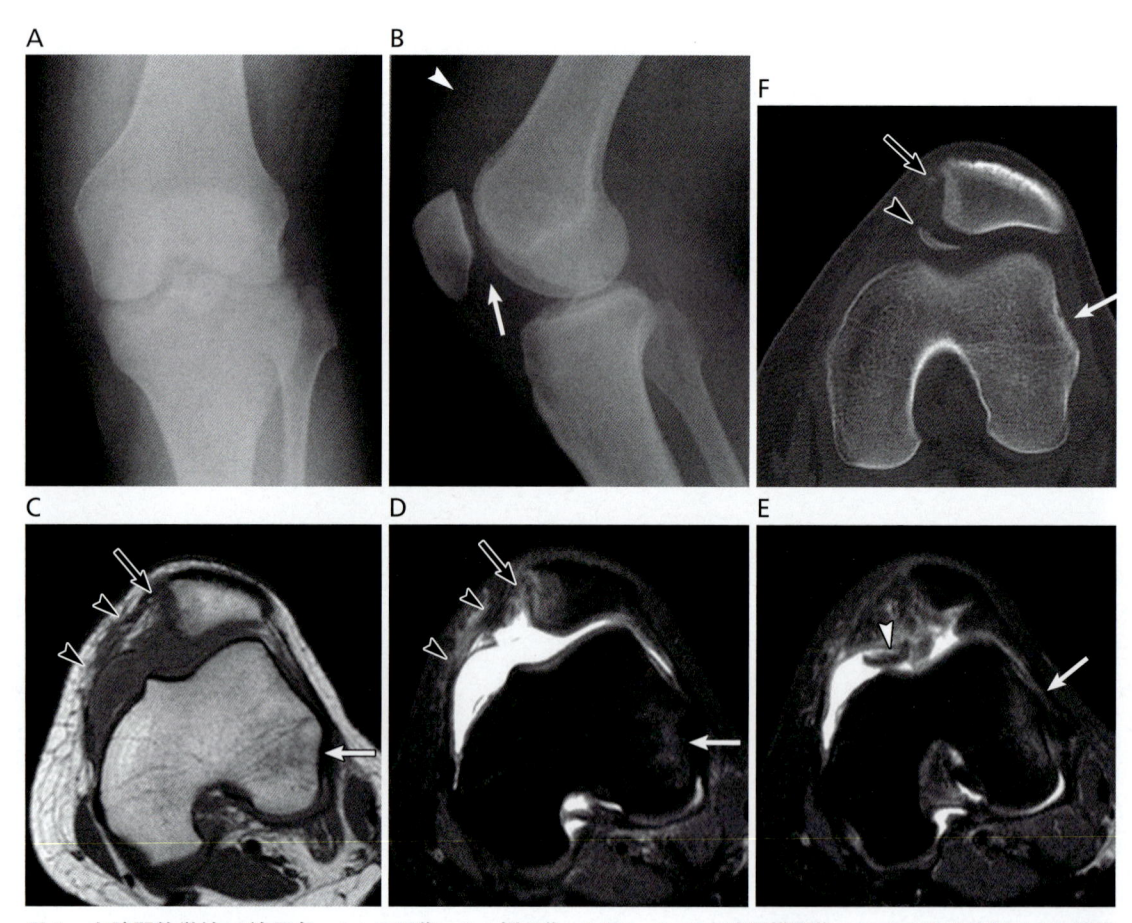

図1　左膝関節単純X線写真　A：正面像，B：側面像，MRI　C：T1強調横断像，D, E：脂肪抑制T2強調横断像，F：CT横断像（骨条件）

単純X線所見　側面像（図1B）で膝蓋骨上方に軟部濃度を認め，関節液貯留と考えられる（▶）．膝蓋大腿関節部に小さな骨片を認める（→）．

MRI所見　中等量の関節液貯留を認める．膝蓋骨はやや外側に偏位している．大腿骨滑車は平坦で浅く，形成不全と考えられる．膝蓋骨内下縁に骨欠損，骨髄浮腫を認め（図1C, D，黒矢印），大腿骨外側顆外側部に骨髄浮腫を認める（図1C〜E，白矢印）．また，内側膝蓋大腿靱帯は弛緩し，浮腫を認める（黒矢頭）．膝蓋大腿関節部に骨軟骨片を認める（図1E，白矢頭）．

CT 所見 膝蓋骨内下縁に骨欠損があり，小さな骨片を認める（図1 F，黒矢印）．膝蓋大腿関節部に骨片を認める（黒矢頭）．大腿骨外側顆前外側部に軽度の陥凹，硬化性変化を認める（白矢印）．

診断 膝蓋骨外側脱臼，骨軟骨骨折，内側膝蓋大腿靱帯損傷 lateral patellar dislocation, osteochondral fracture, medial patellofemoral ligament tear

経過 反復性の膝蓋骨外側脱臼，骨軟骨損傷（骨折），内側膝蓋大腿靱帯損傷と診断され，骨軟骨片摘出，内側膝蓋大腿靱帯再建術が施行された．

問題 Q1. 膝蓋骨脱臼の方向で最も多いのは内側，外側，上方，下方のどれか？
Q2. 膝蓋骨脱臼の危険因子を3つあげよ．
Q3. 膝蓋骨脱臼の MRI 所見を述べよ．

画像診断のポイント

単純 X 線写真[1〜4]
● まず単純 X 線写真が撮影されることが多いが，骨折・骨片の有無，膝蓋骨および大腿骨の形態や位置を確認する．

MRI
● 画像検査で MRI が特に有用性が高く，矢状断像に加えて，膝蓋大腿関節を含む横断像が重要である．脂肪抑制を併用した T2 強調像やプロトン密度強調像がよい．
● 膝蓋骨の位置の外側への偏位もしくは亜脱臼を認める．
● 膝蓋骨内下方部と大腿骨外側顆前外側部に T1 強調像で低信号，脂肪抑制 T2 強調像で高信号を示す骨髄浮腫がみられる．これは膝蓋骨が大腿骨滑車を乗り越えて脱臼した際に衝突して生じた骨挫傷，いわゆる kissing contusion である．
● 膝蓋骨および大腿骨滑車部の骨軟骨損傷（骨折），関節腔内の骨軟骨片・遊離体，関節血症がみられる．
● 膝蓋骨付着部の内側膝蓋支帯（medial retinaculum）の断裂・裂離骨折，内側膝蓋大腿靱帯（medial patellofemoral ligament：MPFL）の断裂・弛緩がみられる．

CT
● CT は単純写真，MRI で骨片が確認できない場合でもわかることがある．

膝蓋骨脱臼[1〜4]

　膝蓋骨脱臼は膝屈曲位で脛骨が外旋固定した状態で，大腿四頭筋が強く収縮したときに膝蓋骨が外方に牽引されて脱臼することが多く，ほとんどは外側脱臼である．大腿骨滑車の形態が外側面で広く，なだらかなことも原因である．

　10〜20 歳台の女性に起こりやすい．再発（反復性）も多く，外反膝など下肢のアライメントの異常，大腿骨滑車の形成不全（trochlear dysplasia），高位膝蓋骨（patella alta），膝蓋骨の形態異常などの素因が背景にあることが一般的である．また，過去の膝蓋骨脱臼によっても膝蓋骨支持組織の損傷が膝蓋大腿関節の不安定性の原因となるため，再び脱臼が生じやすくなる．

　受傷機転はスポーツや日常生活の動作で膝を強く捻ったときや膝に外反ストレスが加わったときに多い．直接打撲したときにも生じるが，素因のない単純な外傷性は少ない．受傷時に一過性に脱臼し，自然整復することが多いため，医療機関受診時では腫れや疼痛が主体で，身体所見だけでは他の疾患と鑑別が難しく，画像検査が重要である．

鑑別診断[1〜4]

　スポーツや日常生活の動作での膝の急性疼痛を生じるものが鑑別となる．膝蓋骨脱臼は受傷時に一過性に脱臼し，自然整復することが多いため，身体所見だけでは他の疾患と鑑別が難しいことが多々ある．特に膝前方部の損傷として大腿四頭筋腱断裂，膝蓋腱断裂，膝蓋骨骨折，脛骨粗面骨折などがあげられる．これらの鑑別にも矢状断像，横断像を含むMRI が有用である．

解答　A1. ほとんどが外側脱臼である．膝屈曲位で脛骨が外旋固定した状態で，大腿四頭筋が強く収縮したときに膝蓋骨が外方に牽引されて脱臼することが多い．

A2. 外反膝など下肢のアライメントの異常，大腿骨滑車形成不全(trochlear dysplasia)，高位膝蓋骨(patellar alta)，膝蓋骨形態異常，膝蓋骨脱臼既往．これらの素因が背景にあることが一般的であり，再発(反復性)も多い．初回脱臼後の 15〜45％で膝蓋骨の不安定性が生じ，反復性脱臼へと移行する．

A3. 膝蓋骨の外側偏位もしくは亜脱臼，膝蓋骨内下縁と大腿骨外側顆前外側部の骨髄浮腫(骨挫傷)，膝蓋骨および大腿骨滑車部の骨軟骨損傷(骨折)，関節腔内の骨軟骨片・遊離体，関節血症，膝蓋骨付着部の内側膝蓋支帯の断裂・裂離骨折，内側膝蓋大腿靱帯の断裂・弛緩．

文献

1) Elias DA, White LM, Fithian DC, et al : Acute lateral patellar dislocation at MR imaging : injury patterns of medial patellar soft-tissue restrains and osteochondral injuries of the inferomedial patella. Radiology 2002 ; 225 : 736-743.

2) Thawait SK, Soldatos T, Thawait GK, et al : High resolution magnetic resonance imaging of the patellar retinaculum : normal anatomy, common injury patterns, and pathologies. Skeletal Radiol 2012 ; 41 : 137-148.

3) Zhang GY, Ding HY, Li EM, et al : Incidence of second-time lateral dislocation is associated with anatomic factors, age and injury patterns of medial patellofemoral ligament in first-time lateral patellar dislocation : a prospective magnetic resonance imaging study with 5-year follow-up. Knee Surg Sports Traumatol Arthrosc 2019 ; 27 : 197-205.

4) Jibri Z, Jamieson P, Rakhra K, et al : Patellar maltracking : an update on the diagnosis and treatment strategies. Insights Imaging 2019 ; 10 : 65.

症例 L2 34

50歳台女性．階段から転落して左足関節の腫脹と痛みを主訴に来院．

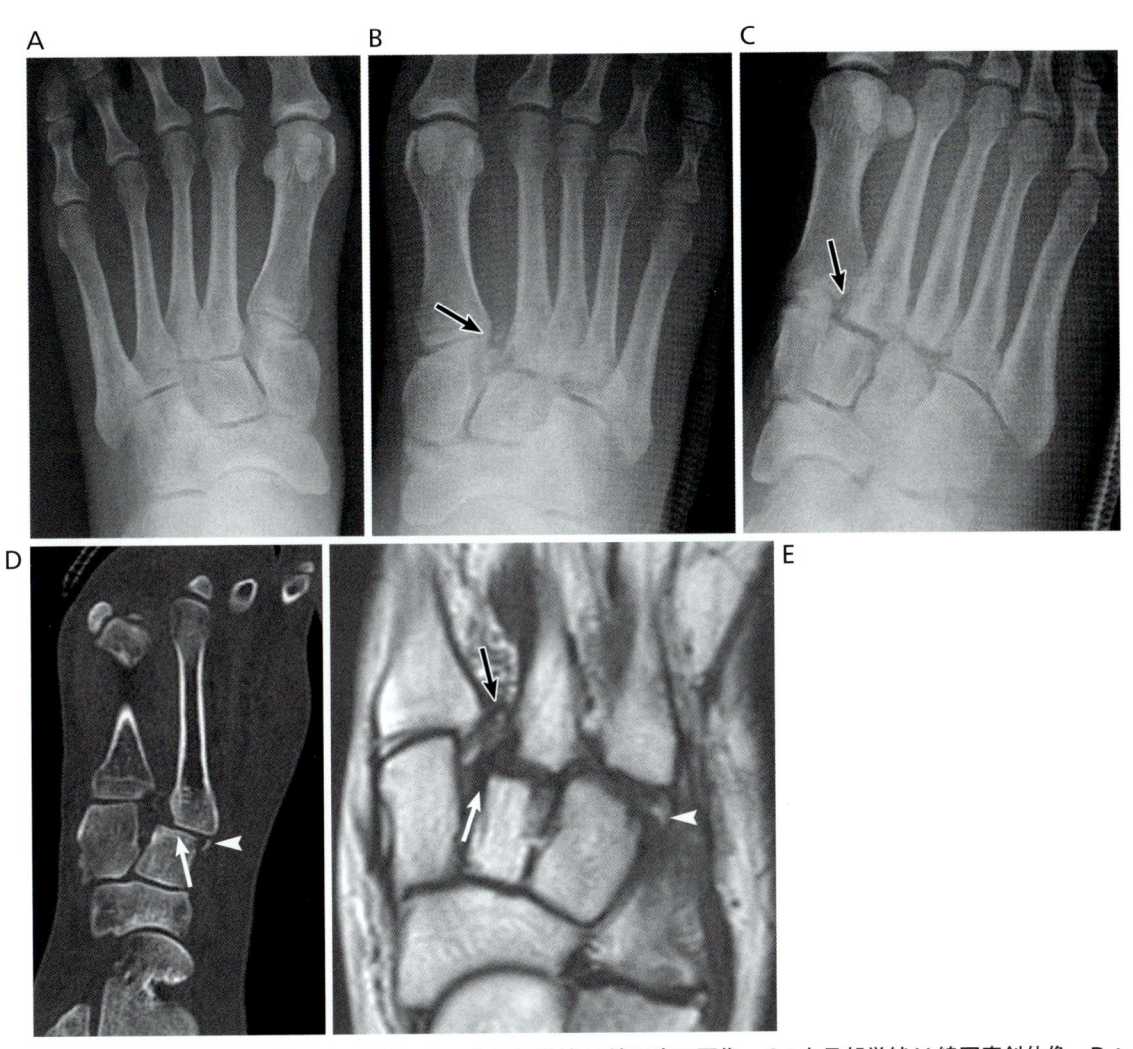

図1 A：右足部単純X線写真正面像，B：左足部単純X線写真正面像，C：左足部単純X線写真斜位像，D：左足部CT横断像，E：左足部MRIプロトン密度強調横断像

単純X線所見　正常の右足（**図1A**）と比較して，左第1中足骨と第2中足骨が離開している（**図1B**）．Lisfranc（リスフラン）関節に注目すると不整形な骨片も認められる．第2中足骨基部の骨折が疑われる（**図1B**，→）．中間楔状骨と第2中足骨の関節面がずれており，側方亜脱臼を呈している（**図1B，C**，→）．

CT所見　第2中足骨と中間楔状骨の関節面が亜脱臼している（**図1D**，→）．第2中足骨基部周囲には骨片が認められる（➤）．

| **MRI 所見** | 第2中足骨の亜脱臼のほか，Lisfranc 靱帯の連続性が失われている（**図 1 E，→**）．Lisfranc 靱帯は2本ある破格であり，両方が損傷している．外側楔状骨の骨折があり，転位した骨片を認める（**➤**）． |

| **診断** | Lisfranc 関節脱臼骨折 Lisfranc joint dislocation fracture |

| **経過** | Lisfranc 関節の脱臼を整復し K-wire で固定した．その後，骨癒合はしたものの側方亜脱臼は軽度残存した． |

問題
Q1. Lisfranc 関節の脱臼骨折の受傷が多いのはどの肢位か？
Q2. Lisfranc 関節脱臼骨折は第2中足骨基部の横骨折を合併することが多いのはなぜか？
Q3. Lisfranc 靱帯損傷で減弱するアーチはどれか？

**画像診断の
ポイント**

単純 X 線写真
- 左右の足部単純 X 線写真を撮影し，丹念に比較する．
- 荷重時単純写真での観察が望ましい（異常が出現しやすい）が，受傷直後では痛みが強くて撮影できないことが多い．
- 母趾中足骨と第2中足骨の離開や斜位像を追加して Lisfranc 関節のアライメントを見る．特に第2 Lisfranc 関節の亜脱臼の有無を観察する．

CT
- Lisfranc 関節の細かな骨折を観察するのに適している．第2-4中足骨基部下面や楔状骨の多発骨折が多い．
- 3D にして側方脱臼を把握する．母趾列は脱臼がなく，第2-5趾列の外側方脱臼のパターンが多い．高度脱臼骨折では母趾列の内側方脱臼も加わる．

MRI
- Lisfranc 靱帯損傷の観察に適する．Lisfranc 靱帯損傷のみの場合は Lisfranc 関節損傷の軽症型とされる．
- Lisfranc 関節脱臼骨折の骨片は小さく細かいので，MRI で骨折を把握するのは難しい．骨挫傷の部位を観察するだけになる．

Lisfranc 関節脱臼骨折

全骨折の 0.2% であり，まれな骨折である[1]．前足部に軸圧をかけるような肢位で受傷する．転落や交通外傷のような高エネルギー外傷での発見は容易であるが，捻挫と認識されるような低エネルギー外傷の場合，最大で 20% の Lisfranc 関節脱臼骨折は見過ごされる[2]．Lisfranc 関節が脱臼を起こしやすい理由は母趾中足骨と第2中足骨底とを結ぶ靱帯が存在しないこと，筋や筋膜といった骨の支持組織の大部分が足底部に偏っていること，Lisfranc 関節が外側方向へ傾斜していることなどがあげられる[3]．

これらの解剖学的特徴によって軸圧がかかると，支持組織の少ない外背側に転位しやすい．第2中足骨がほかの楔状骨より小さい中間楔状骨と連結することで脱臼を防止する役割を担っているが，側方脱臼すると，第2中足骨基部が外側楔状骨にぶつかり横骨折が発

生する．母趾だけ外側方へ脱臼するケース，母趾列の脱臼がなく第2-5趾のLisfranc関節が外側方へ脱臼するケース，母趾もともに外側方へ脱臼するケース，母趾列が内側方へ，そのほかが外側方へ脱臼するケースがある．

　早期発見・早期治療でLisfranc関節の機能予後は良好であるが，治療が遅れると内側縦軸アーチの減弱，横軸アーチの減弱，関節の変形が残存する．

鑑別診断

　比較的軽微な外傷で発生するものが鑑別となる．単独の中足骨骨折や楔状骨骨折など．臨床的に足関節捻挫で片付けられているもののなかにLisfranc関節脱臼骨折やLisfranc靱帯損傷が存在している．

解答　A1. つま先立ちで軸圧がかかる肢位．

A2. 中間楔状骨が内側・外側楔状骨に挟まれくぼみになっている状態に第2中足骨が関節面を作っているため外力によって側方脱臼する際，外側楔状骨と衝突し横骨折する．

A3. 内側縦軸アーチと横軸アーチ．Lisfranc関節脱臼骨折の場合，第2中足骨の障害の度合いが大きいため，内側縦軸アーチ，横軸アーチともに減弱する．

文献

1) Rosenberg GA, Patterson BM : Tarsometatarsal(Lisfranc's) fracture-dislocation. Am J Orthop (Belle Mead NJ) 1995 ; Suppl : 7-16.
2) Moracia-Ochagavía I, Rodríguez-Merchán EC : Lisfranc fracture-dislocations : current management. EFORT Open Rev 2019 ; 4 : 430-444.
3) 坂本憲史, 北川敏夫, 近藤正雄, 他：Lisfranc関節脱臼の4例. 整形外科と災害外科 1985 ; 34 : 167-173.

症例 L2 35

60歳台男性．慢性腎不全で加療中．38℃の発熱，後頸部痛が出現，血清生化学所見で高度の炎症反応を認めた．

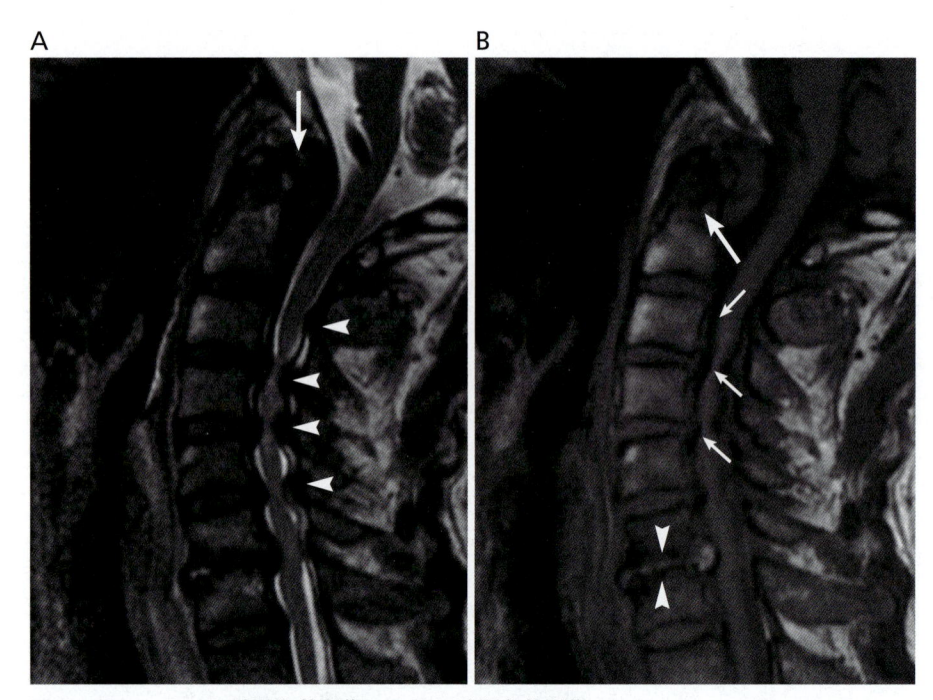

図1 MRI　A：T2強調矢状断像，B：T1強調矢状断像

MRI所見　椎間板膨隆，後縦靭帯と黄色靭帯の肥厚（**図1A**，➤）により脊柱管が高度狭窄し，脊髄が圧迫を受けている．歯突起の上方および背側に低信号の腫瘤様病変がみられる（大矢印）．T1強調矢状断像（**図1B**）では後縦靭帯肥厚（小矢印），歯突起の骨侵食（大矢印）が明瞭に描出されている．また，C6/7レベルでの椎体終板不整が認められる（➤）．

診断　透析アミロイドーシス dialysis-related amyloidosis（透析脊椎関節症 dialysis-related spondyloarthropathy）

問題　**Q1.** 透析アミロイドーシスの原因物質は何か？
　　　　Q2. 透析アミロイドーシスの画像所見について述べよ．
　　　　Q3. 透析脊椎関節症に分類される疾患名を3つあげよ．

画像診断のポイント

単純X線写真・CT
● 関節包内およびその周囲にアミロイド沈着をきたすため，関節周囲の軟部組織腫脹，骨侵食，骨嚢胞を呈する．

- 関節裂隙は保たれるが，アミロイド沈着が高度に進行すると関節破壊をきたす．

MRI[1]

- アミロイドは T1, T2 強調像いずれも低信号を示し，関節周囲に左右対称性の軟部腫瘤を形成する．
- 骨侵食の内部は T2 強調像で低信号を示す．続発性の滑膜炎をきたすと滑液の影響により T2 強調像で高低不均一な信号強度を呈する．

アミロイドーシス

　アミロイドーシスとは，異常凝集した蛋白質からなる不溶性線維(アミロイド)が全身の複数の臓器に沈着して多様な機能障害をきたす疾患群である．原発性と種々の感染症，炎症，悪性腫瘍に起因する続発性に分けられる．また，循環血液中のアミロイド原性蛋白質が多様な臓器に沈着する全身性と，罹患臓器内で局所的に産生されたアミロイド原性蛋白質が沈着する限局性に分類される．臨床病型はアミロイドの前駆蛋白に基づいて分類される．

　骨軟部領域に関連するアミロイドーシスは，長期透析患者に発生する透析アミロイドーシスであり，$\beta2$-ミクログロブリンを前駆蛋白とする．透析期間が 10 年以上になると透析アミロイドーシスの発症率が高くなる[2]．近年では最新の高流量透析膜の使用に伴い，発症率は低下している．好発部位は肩，股，膝，手関節および脊椎であり，左右対称性に侵されるのが特徴的である．

　透析アミロイドーシスは，アミロイド関節症，手根管症候群，狭窄性腱鞘炎，透析脊椎関節症(歯突起後方偽腫瘍，破壊性脊椎関節症，脊柱管狭窄症)に分類される．

鑑別診断

1) 痛風 gout

　慢性結節性痛風では関節周囲に軟部腫瘤を形成し，境界明瞭な骨侵食をきたすため，アミロイド関節症と似た像を呈する．血清生化学所見，病変分布(左右対称性か単関節性か)，軟部腫瘤の石灰化の有無，骨新生(overhanging edge)の有無に着目して鑑別するとよい(症例 L1-16，p. 56 参照)．

2) びまん型腱滑膜巨細胞腫(色素性絨毛結節性滑膜炎 pigmented villonodular synovitis：PVNS)

　単関節性であり，膝などの大関節を侵しやすい．MRI では関節内に T1, T2 強調像いずれも低信号の滑膜増生が広がり，骨侵食を伴うこともある．病変内部にヘモジデリン沈着をきたすため，T2*強調像や磁化率強調像がアミロイド関節症との鑑別に有用である(症例 L1-31，p. 114 参照)．

3) 結核性関節炎 tuberculous arthritis

　単関節性であり，単純 X 線所見は Phemister の三徴(関節周囲の骨塩減少/骨粗鬆症，骨侵食，緩徐な関節裂隙狭小化)が有名である．病変分布，関節周囲の骨濃度，関節裂隙狭小化の有無，米粒体が画像上の鑑別ポイントとなる(症例 L2-49，p. 457 参照)．

4) 滑膜性軟骨腫症 synovial osteochondromatosis

　単関節性であり，びまん型腱滑膜巨細胞腫にも似た画像所見を呈するが，関節内病変の内部に軟骨結節を含み，T2 強調像で高信号を示すことから，鑑別は比較的容易である(症

例 L1-3，p. 8 参照）．

5）関節リウマチ rheumatoid arthritis：RA

多関節性，左右対称性の病変分布，骨侵食をきたす点ではアミロイド関節症と共通だが，関節周囲の腫瘤形成や造影 MRI における病変部の増強効果（RA では炎症性肉芽組織に強い増強効果を示す）が鑑別点となる（症例 L1-43，p. 163 参照）．

解答 **A1.** 透析アミロイドーシスは $\beta2$-ミクログロブリンを前駆蛋白とする．

A2. 単純 X 線写真および CT では関節周囲の軟部腫瘤，境界明瞭な骨侵食や骨嚢胞を認める．MRI では関節周囲の軟部腫瘤は T1, T2 強調像ともに低信号で左右対称性に認められる．脊椎では椎間板腔の減高，椎体終板に沿った骨侵食，後縦靱帯，黄色靱帯の肥厚，歯突起の骨侵食および周囲の偽腫瘍がみられる．

A3. 歯突起後方偽腫瘍，破壊性脊椎関節症，脊柱管狭窄症の 3 疾患である．

文献

1）Cobby MJ, Adler RS, Swartz R, et al : Dialysis-related arthropathy : MR findings in four patients. AJR Am J Roentgenol 1991 ; 157 : 1023-1027.

2）Kurer MH, Baillod RA, Madgwick JC : Musculoskeletal manifestations of amyloidosis : a review of 83 patients on haemodialysis for at least 10 years. J Bone Joint Surg Br 1991 ; 73 : 271-276.

症例 L2 **36**

70歳台女性．糖尿病で治療中．ビスフォスフォネート製剤（以下，BP製剤）内服歴あり．抜歯後，右下顎臼歯部から出血を生じ，骨露出が認められた．同部の生検で核が陰影化した壊死骨梁が認められ，骨梁間には由来の不明な壊死物，フィブリンを認めた．一部に活動性の潰瘍形成がみられ，好中球滲出，肉芽形成がみられた．骨折の修復過程を示唆する所見は認められず，悪性所見も指摘できなかった．

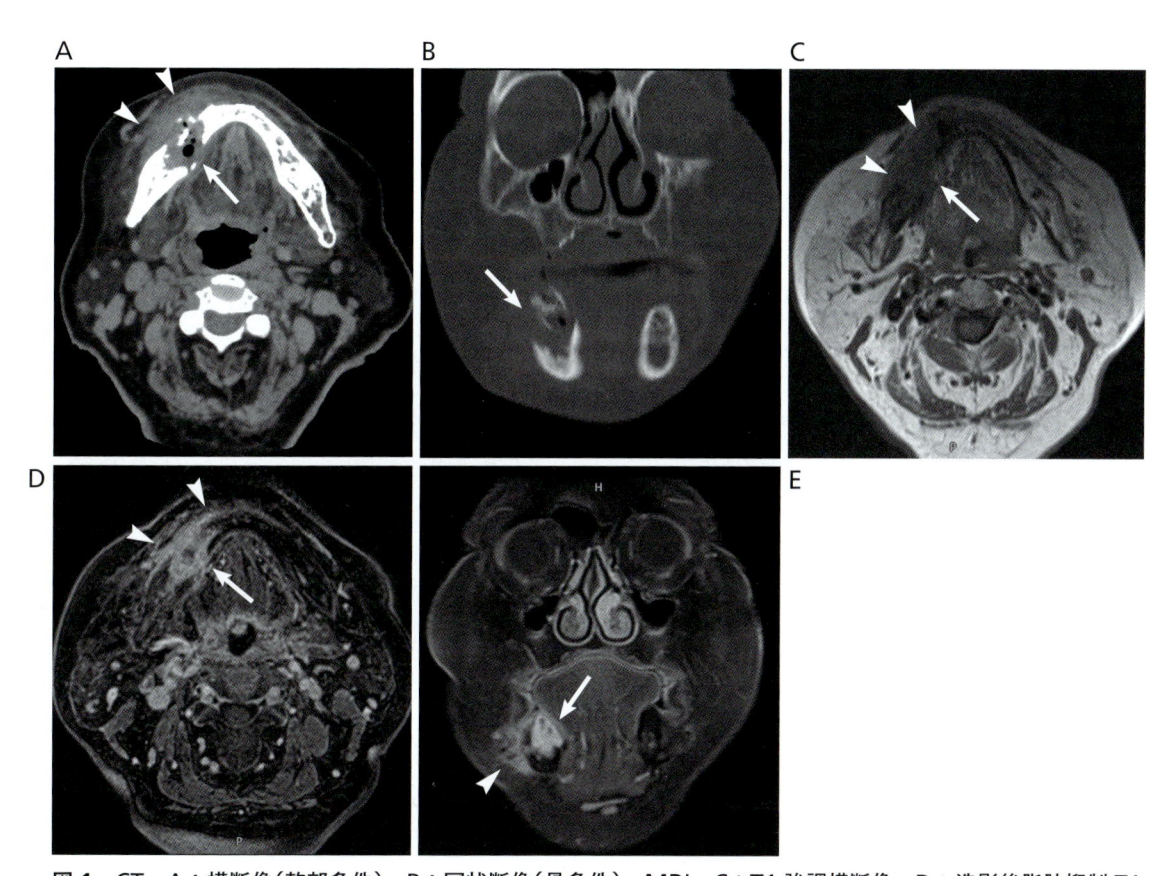

図1 CT　A：横断像（軟部条件），B：冠状断像（骨条件），MRI　C：T1強調横断像，D：造影後脂肪抑制T1強調横断像，E：造影後脂肪抑制T1強調冠状断像

CT所見　下顎骨全体の不均一な骨硬化性変化が顕著で（**図1A, B**），右臼歯部に粗大かつ不整な骨欠損と潰瘍（→），頬側優位の歯肉部軟部腫瘤形成（➤）が認められる．

MRI所見　右下顎の骨破壊性腫瘤（→）と軟部腫瘤（➤）はT1強調像（**図1C**）で低信号，T2強調像と拡散強調像で高信号（非提示），造影後脂肪抑制T1強調像（**図1D, E**）で強い増強効果を示し活動性の高い炎症の所見に一致する．画像所見からMRONJと通常の顎骨慢性骨髄炎を確実に鑑別することは困難と思われる．

診断	薬剤関連顎骨壊死 medication-related osteonecrosis of the jaw：MRONJ

既往歴と診察所見，病理像から診断された．

経過

BP 製剤中止後，保存的治療が選択された．

問題	**Q1.** 薬剤関連顎骨壊死の原因となる薬剤をあげよ．
	Q2. 薬剤関連顎骨壊死の口腔所見を述べよ．
	Q3. 薬剤関連顎骨壊死と顎骨慢性骨髄炎の鑑別点について説明せよ．

画像診断の ポイント

単純 X 線写真・CT[1]

● 骨融解，骨硬化，皮質骨破壊，腐骨形成，骨膜反応，抜歯窩の残存などを認める[1]．慢性骨髄炎に類似する．

● 骨膜反応は他の骨に生じる病態とは異なり，形成された骨と母床骨の間に炎症，膿瘍組織が介在するとされている[2]（**図 2 C**）．

MRI

● 通常の慢性骨髄炎同様，T1 強調像で低信号，T2 強調像で高信号を呈し，炎症性肉芽組織が造影され，歯肉腫脹が描出される[3]．

核医学検査

● 悪性腫瘍の経過観察で施行された骨シンチグラフィで新たに顎骨に核種集積を認めた場合，無症候の MRONJ を検出している可能性があり[4]，使用薬剤の確認が必要となる．

薬剤関連顎骨壊死（MRONJ）

　骨粗鬆症の骨折予防や転移性骨腫瘍の症状寛解を目的として BP 製剤や抗 RANKL モノクローナル抗体（デノスマブ：Dmab）といった骨吸収抑制製剤が広く用いられているが，これらの骨吸収抑制製剤の使用による薬剤関連顎骨壊死（MRONJ）の発症がまれに経験される．また薬剤内服に比し静注での発生率が高く重症となることが知られている．近年，メトトレキセート，分子標的薬エベロリムス，血管新生阻害薬ベバシズマブ，スニチニブといった骨吸収抑制製剤以外の薬剤が顎骨壊死の原因となることが明らかとなったため，BP 関連顎骨壊死（bisphosphonate-related osteonecrosis of the jaw：BRONJ）や骨吸収抑制製剤関連顎骨壊死（anti-resorptive agent-related osteonecrosis of the jaw：ARONJ）を包含する疾患名として MRONJ と総称されるようになった．

　2023 年に発表されたポジションペーパー[4]で MRONJ の定義は以下の 3 項目とされている．
①BP 製剤や Dmab の治療歴がある．あるいは血管新生阻害薬，免疫調整薬との併用歴がある．②8 週間以上持続して，口腔，顎・顔面領域に骨露出を認める．または口腔内，あるいは口腔外から骨を触知できる瘻孔を 8 週間以上認める．③原則として，顎骨への放射線治療歴がない．また，顎骨病変が原発性癌や顎骨への転移ではない．

　歯周病や根尖病変に続発した歯の自然脱落や抜歯後を契機に発症進展すると推定されているが，抜歯操作自体が原因ではなく，抜歯前の休薬の効果は乏しいことが示唆されている．一般に保存的治療の効果には疑問があり，外科的治療が優先される傾向にある．

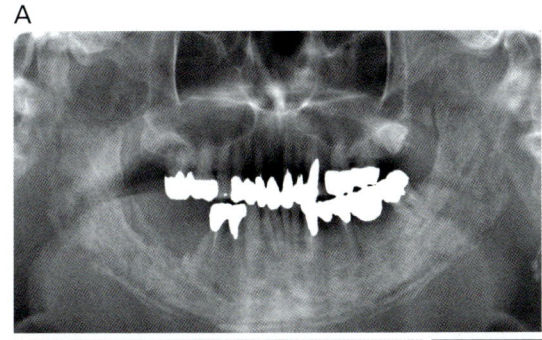

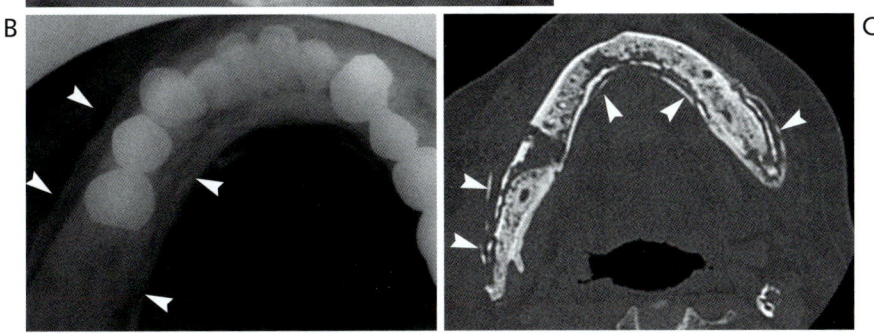

図2　80歳台男性　薬剤関連顎骨壊死（MRONJ）
A：パノラマX線撮影，B：口内法X線撮影，C：CT横断像　下顎骨骨髄の不整かつ粗糙な硬化性変化と骨膜反応（➤）が認められる．

鑑別診断

　歯肉癌，顎骨内癌，転移性骨腫瘍（症例L1-71，p. 273参照）との鑑別を要する．画像診断による慢性骨髄炎（症例L2-19，p. 342参照）との鑑別はしばしば困難である．画像所見が類似する放射線誘起性顎骨壊死は病歴から除外される．

解答　A1. BP製剤やDmab以外の薬剤は解説を参照．
　　　A2. 初期には無症状で感染を伴わない骨露出/骨壊死や瘻孔，義歯による潰瘍が認められるが（ステージ1），感染，炎症，発赤，疼痛を生じ（ステージ2），下顎では体部下縁や下顎枝へ，上顎では上顎洞，鼻腔，胸骨へ及ぶ骨露出/骨壊死（ステージ3, 4）．
　　　A3. 両者を画像から鑑別することは難しいが，母床骨との間に一層の軟部濃度を伴う骨膜反応が認められた場合はMRONJをより疑う．

文献

1)　Baba A, Goto TK, Ojiri H, et al : CT imaging features of antiresorptive agent-related osteonecrosis of the jaw/medication-related osteonecrosis of the jaw. Dentomaxilofac Radiol 2018 ; 47 : 20170323.
2)　梅田正博：薬剤関連顎骨壊死の治療と予防に関する最新の知見：多施設共同臨床研究の結果より．日口外誌 2020 ; 66 : 14-22.
3)　馬場　亮，尾尻博也，池田耕士，他：骨吸収抑制剤関連顎骨壊死/薬剤関連顎骨壊死のMRI所見に関する検討．臨床放射線 2018 ; 63 : 1009-1014.
4)　顎骨壊死検討委員会：薬剤関連顎骨壊死の病態と管理：顎骨壊死検討委員ポジションペーパー 2023. https://www.jsoms.or.jp/medical/pdf/2023/0217_1.pdf

症例 L2 37

40歳台女性．3か月前より右手中指の痛み出現．循環器病院を受診し，CTで右橈骨動脈と尺骨動脈の狭窄や途絶が認められ，閉塞性動脈内膜炎を疑われた．その1か月後に痛みが増悪し，爪周囲炎の診断で処置を受けた．

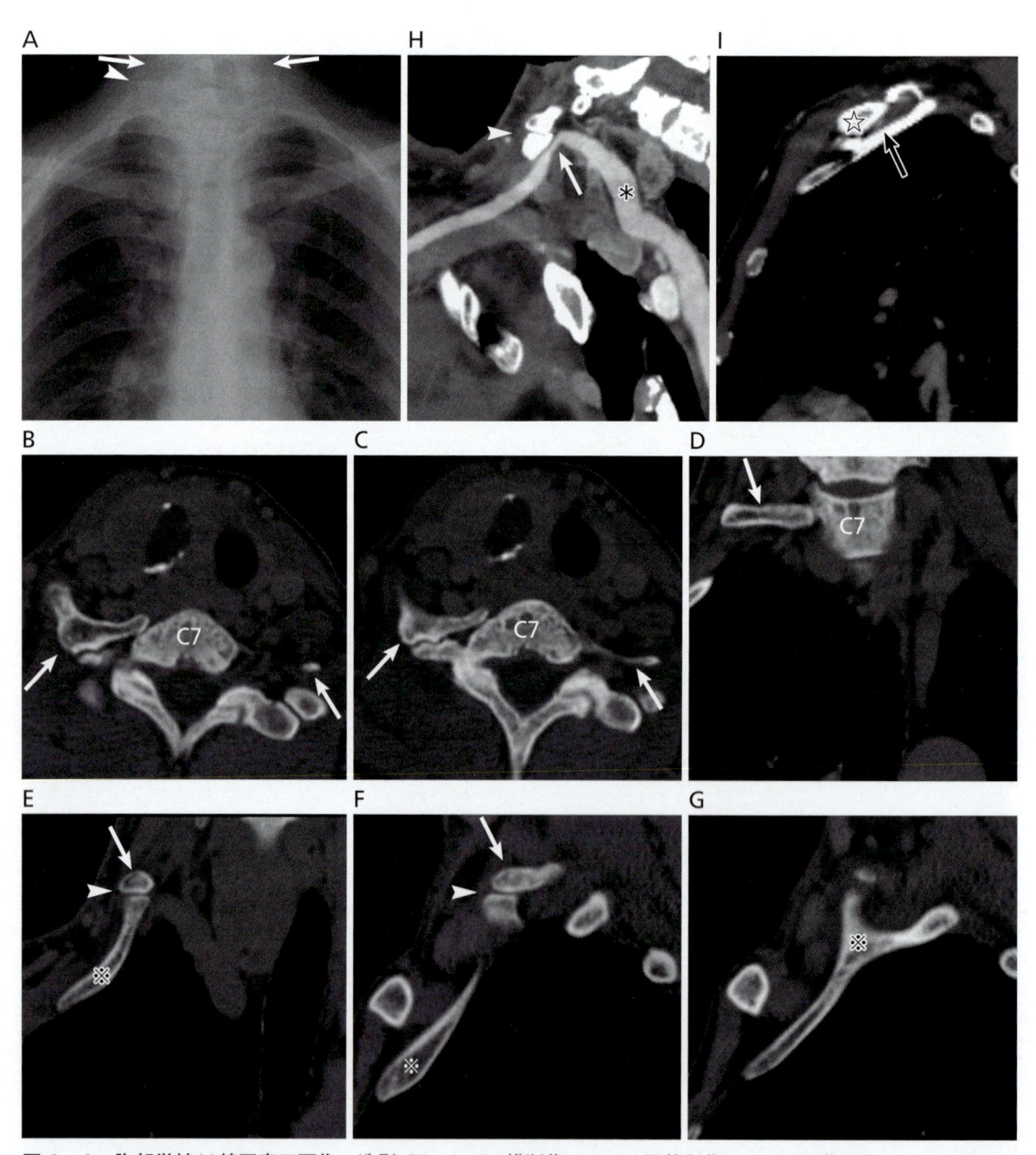

図1 A：胸部単純X線写真正面像，造影CT B, C：横断像，D, E：冠状断像，F, G：矢状断像，H：右鎖骨下動脈 CPR 像，I：矢状断像

単純 X 線所見

正面像(**図 1 A**)で，第 7 頸椎の横突起が大きく，非対称であり(→)，右側では第 1 肋骨と関節を形成(➤)しているようにみえる．

CT 所見

第 7 頸椎に付着する肋骨様の骨を認める(**図 1 B〜F**, →)．右側の方が大きく，右第 1 肋骨(**図 1 G**, ※)と関節様構造(**図 1 E,F**, ➤)を形成している．関節様構造部分で，右腕神経叢の圧迫が考えられる．右上肢は下垂位，左上肢は挙上位で，撮影が行われており，右鎖骨下動脈(**図 1 H**, ＊)が関節様構造部(**図 1 H**, ➤)で圧迫され，狭窄している(**図 1 H**, →)．左肋鎖間隙〔左鎖骨(**図 1 I**, ☆)と第 1 肋骨の間〕が 3.8 mm と狭く，肋鎖間隙で左鎖骨下動脈の狭窄(**図 1 I**, →)を認める．

診断

頸肋 cervical rib(両側，右頸肋は第 1 肋骨との間に関節様構造形成)，胸郭出口症候群 thoracic outlet syndrome：TOS

経過

右中指末節部が壊死していたため，デブリドマンと局所有茎皮弁が施行された．胸郭出口症候群に対する治療は特に行われていない．

問題

Q1. 頸肋が第 7 頸椎以外に付着することはあるか？

Q2. 頸肋は男性，女性どちらに多くみられるか？

Q3. 頸肋以外の肋骨の正常変異にはどのようなものがあるか述べよ．

画像診断のポイント[1〜5]

単純 X 線写真

● 正面像で第 7 頸椎の横突起が大きくみえる．頸肋が胸骨柄と関節を形成するようなタイプでは，第 1 肋骨と紛らわしいこともあるが，第 7 頸椎横突起は下向き，第 1 胸椎の横突起は上向きに伸びることに注目するとよい．

CT

● 第 7 頸椎に付着する肋骨様の骨が，横突起と関節を形成しているかを確認する．

● 頸肋は胸郭出口症候群の重要な原因で，胸郭出口症候群では，上肢下垂位および挙上位での 2 肢位における撮像が有用である．

頸肋[1〜3]

　頸肋は"neck rib"または"頸部過剰肋骨"ともよばれ，頸椎の横突起が先天的に過剰に発達したものである．発生率は約 0.5〜1％．一般的に第 7 頸椎に付着しており，まれに第 6 頸椎，さらにまれだが第 5 頸椎に付着していることもある．大きさ，形状はさまざまで，片側または両側に発生することがある．両側より片側の方が多い．片側頸肋がどちら側に多いかは論文によって異なる．男性よりも女性に多くみられる．頸肋のほとんどは生涯気づかれず，臨床的に問題ない．ただし，場合によっては局所的な痛みを引き起こし，周囲の構造を圧迫して，治療が必要になることがある．

　頸肋は前斜角筋の付着部付近で線維性索状物によって第 1 肋骨の後方に付着している．頸肋は横突起と関節を形成して初めて肋骨と見なされる．骨の量などによる頸肋の分類がいくつか提唱されているが，4 つに分類したものでは，Type 1 が第 1 肋骨または肋骨柄と

関節を形成する完全肋骨, Type 2 が遠位端が自由である不完全肋骨, Type 3 が線維性索状物を介して遠位に付着する不完全肋骨, Type 4 が第 7 頸椎横突起を超えて伸びる短い骨のものとされている.

発生学的に頸肋は, *HOX* 遺伝子群の変異に起因すると考えられている. 脊椎骨や肋骨はさまざまな大きさや形をしているが, HOX 群とよばれる 13 種類の蛋白質が適切な時期および場所で働くことによって, 脊椎骨や肋骨が正しくできるようになっている. この蛋白質群が体の中に存在する時期や場所が本来の場所から変わってしまうと, 脊椎骨や肋骨の異形成が引き起こされることがある. HOX 蛋白質群をコードするのが, *HOX* 遺伝子群である.

胸郭出口症候群[3, 4]：胸郭出口症候群(TOS)の疾患概念に包含される病態は 20 世紀初頭から記載があり, 頸肋症候群, 前斜角筋症候群, 肋鎖症候群, 過外転症候群, 第 1 肋骨症候群などさまざまな名称で記載されていた. 1956 年 Peet らは, これらを総括する TOS という概念を初めて提唱した. 上肢に向かう神経と血管, すなわち腕神経叢と鎖骨下動脈が, 胸郭出口で圧迫されて, 臨床症候を生じるのが TOS である. TOS を発症する部位は大きく分けて斜角筋, 肋鎖間隙, および小胸筋・烏口突起部の 3 カ所あるといわれている.

頸肋がみられても必ずしも TOS を発症するわけではないが, TOS の患者の 5〜9％で報告されており, TOS の重要な原因である. TOS の骨性要因には頸肋のほか, 第 1 肋骨疲労骨折, 鎖骨骨折後の変形治癒などがある. 一方, 軟部組織性要因には頸肋と第 1 肋骨をつなぐ線維性索状物, 前中斜角筋三角底辺距離の狭小化, 発達した前中斜角筋の存在などが考えられている.

TOS は従来から, 血管性と神経性の 2 つに分類されてきた. 神経性 TOS が血管性 TOS よりはるかに多いとされている. 真の神経性 TOS は, 頸肋ないし第 7 頸椎の長大横突起と第 1 肋骨をつなぐ線維性索状物によって, 腕神経叢が下方から圧迫されて発症する.

TOS は上肢挙上位で症状が誘発されることが多いため, CT では, 上肢下垂位および挙上位での 2 肢位における撮像が有用である. 特に神経血管束が圧迫を受ける肋鎖間隙幅の評価は重要であり, CT では肋鎖間隙幅の計測が可能である. Remy-Jardin らは, TOS 患者ではコントロール群と比較して肋鎖間隙が有意に狭いことを報告している. また, 2021 年に Duarte らは健常者において挙上位で CT による計測を行い, 鎖骨下動脈が走行する肋鎖間隙は平均 12.4±4.7 mm と報告しており, TOS を疑う患者での指標になる値と思われる.

肋骨のさまざまな正常変異[5]：頸肋のほかにも肋骨には 2 つもしくはそれ以上の肋骨の癒合, 2 つの肋骨間の関節形成や架橋形成(**図 2**), 二分肋骨(フォーク状肋骨, **図 3**)など, さまざまなタイプの先天異常や先天奇形がある. これらの変異の発生率は 0.15〜0.31％で, 女性に多く, 左側より右側に多い.

解答　A1. ある. 一般的に第 7 頸椎に付着しているが, まれに第 6 頸椎, さらにまれだが第 5 頸椎に付着していることもある.

A2. 女性に多くみられ, 男女比は 1：2. 症状が現れる頻度も男性より女性の方が高い.

A3. 2 つもしくはそれ以上の肋骨の癒合, 2 つの肋骨間の関節形成や架橋形成, 二分肋骨 (フォーク状肋骨), 低形成など.

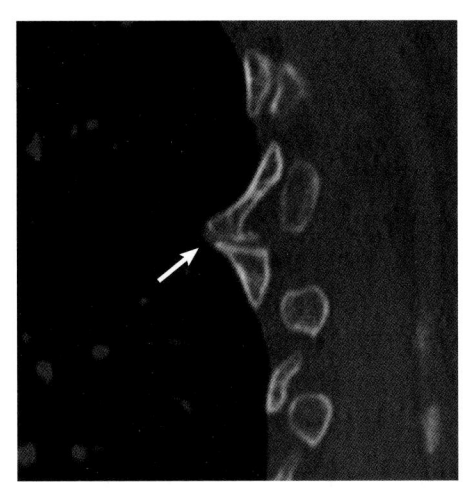

図2 20歳台女性 2つの肋骨間の関節形成
CT矢状断像 右第5肋骨と第6肋骨の間に
関節様構造が形成されている(→).

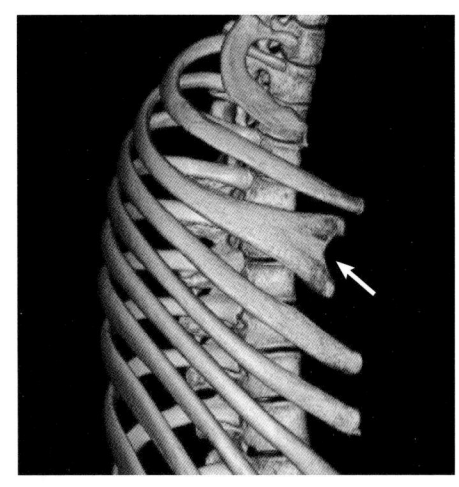

図3 40歳台女性 二分肋骨(フォーク状肋骨)
CT VR像 右第4肋骨の先端が2つに分かれている(→).

文献

1) Fliegel BE, Menezes RG : Anatomy, thorax, cervical rib. StatPearls[Internet]. StatPearls Publishing ; 2024.
2) Yadav AK, Shrestha S, Shrestha SR, et al : Cervical rib, case series from a university hospital of Nepal. Ann Med Surg(Lond) 2021 ; 72 : 103061.
3) Nwadinigwe CU, Iyidobi EC, Ekwunife RT, et al : Thoracic outlet syndrome from bilateral cervical ribs : a clinical case report. J Orthop Case Rep 2018 ; 8 : 79-80.
4) 井上　明，古島弘三：【ここまで来た！胸郭出口症候群の診断と治療】CT，エコーを用いた胸郭出口症候群の診断．臨床整形外科 2024；59：143-152.
5) Kurihara Y, Yakushiji YK, Matsumoto J, et al : The ribs : anatomic and radiologic considerations. Radiographics 1999 ; 19 : 105-119.

症例 **L2** **38**

15 歳男性．近医受診時に単純 X 線写真で異常を指摘された．

A   B

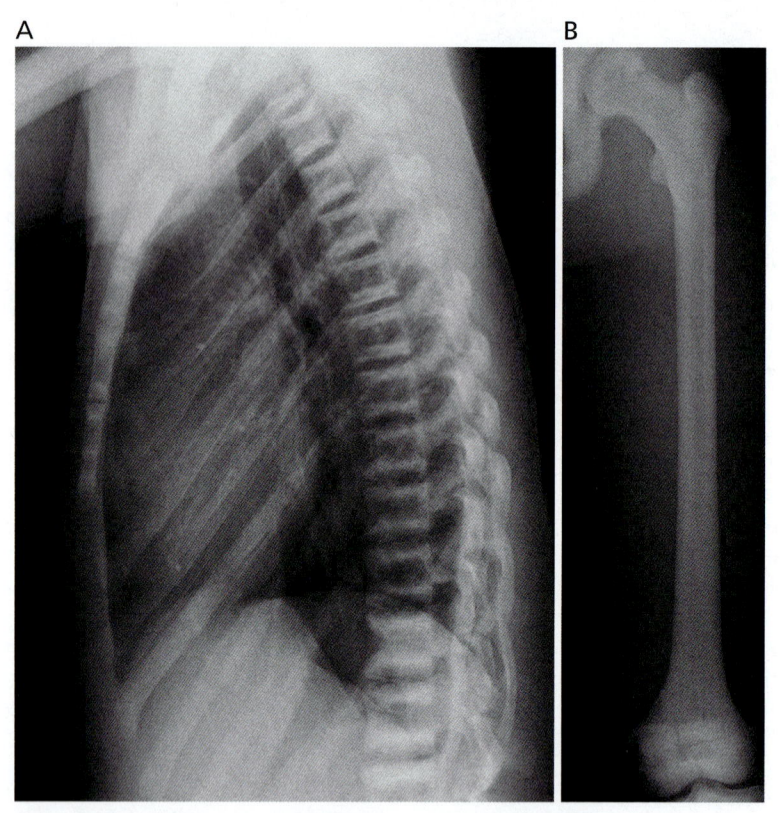

図 1 単純 X 線写真　A：胸部側面像，B：左大腿骨正面像

単純 X 線所見　胸部側面像（**図 1 A**）で，rugger–jersey 様の骨硬化が椎体に認められる．また，大腿骨では骨皮質が厚く，Erlenmeyer–Flask 変形を伴っている（**図 1 B**）．

診断　大理石骨病　osteopetrosis

経過　現時点では無症状であり，経過観察予定．

問題　Q1.　大理石骨病について，次のうち正しいのはどれか？
1) 程度は異なるが，破骨細胞のリモデリング機能が喪失あるいは低下している可能性がある．
2) 破骨細胞の機能が喪失した場合，一次海綿骨から二次海綿骨への転換が失敗し，正常な骨基質は形成されず，石灰化した軟骨が残存する．
3) 出生前には胎盤を介して継続的にカルシウムが胎児に供給されるが，出生後はカルシウムの供給は断続的となり，低カルシウム血症を呈する．

4）乳幼児に発症した場合，視力喪失，血球減少，肝脾腫を伴う場合がある．

**画像診断の
ポイント**

- 大理石骨病は骨系統疾患のなかでは正常な骨の形態を保ちつつ骨硬化をきたす病態に分類されている．
- 単純X線写真は，臨床診断を確立するうえで中心的役割を果たし，破骨細胞のリモデリング機能の喪失を反映している．
- 破骨細胞のリモデリング機能の喪失では骨密度の増加，皮質骨量の増加（重度の場合は髄腔の喪失），欠陥のある骨モデリング，骨の脆弱性（骨折や骨の変形）などが認められる．形態的にはしばしば Erlenmeyer-Flask 変形をきたし，管状骨の骨幹端の拡大を伴う．
- 大理石骨病にはさまざまな variant が知られており，多彩な臨床像，画像所見を呈する．

大理石骨病

　大理石骨病が疑われた場合，軽度の場合は画像所見が唯一の指標となる場合がある[1]．また，骨密度の上昇，骨過形成，モデリング異常，骨の脆弱性につながるさまざまな破骨細胞機能の喪失の影響について，病態生理学的な理解が必要である．

　成長板における軟骨内骨の形成は，肥大軟骨細胞のアポトーシスとそれに続く関連する軟骨柱の石灰化で始まり，暫定的な石灰化領域が形成される．これは，単純写真で骨幹端の細い白い線として認められ，一次海綿骨の最初の層を形成する[2]．その後，最初のサイクルでは，石灰化した軟骨の大部分が吸収され，新しい woven bone が形成され，2番目のサイクルでは，残りの軟骨と woven bone が吸収され，lamellar bone により置換され，二次海綿骨の小柱が形成される[3]．破骨細胞の機能が損なわれると，一次海綿骨から二次海綿骨への転換が失敗し，正常な骨基質は形成されず，石灰化した軟骨が残存し，lamellar bone よりも woven bone が優勢になる[4,5]．膜性骨化は，軟骨を介さずに線維組織内で直接生じる．骨芽細胞は woven bone の最初の層を形成することによって膜性骨化を開始し，その後，破骨細胞によって吸収されて lamellar bone に置き換えられる[3]．したがって，膜性骨化が生じる部位（扁平骨，骨膜など）でも，lamellar bone を形成せずに緻密な woven bone を形成する．

　X線撮影では，骨は緻密で小柱の形成が不十分な状態で均一に濃く認められる．組織には強度を与える小柱構造が欠けているため，骨は脆くなっている．破骨細胞は骨の微小骨折部位に移動し，修復を開始する．しかしながら，修復が行われないために，ストレスがかかった部位に微小骨折が蓄積し，さらに骨が脆弱化する．破骨細胞は，成長および発達中の骨の形成にも重要な役割を果たす．長管骨は関節形成端である骨端部で幅が広く，中心に向かって細くなっている．より広い骨幹端からより狭い骨幹へのリモデリングは，破骨細胞の機能に大きく依存する．したがって，大理石骨病では，骨は幅の広い骨幹端骨から狭い骨幹骨への移行部が細く，不十分にリモデリングが生じている．これは多くの場合，大腿骨遠位部で最も顕著であり，特徴的な Erlenmeyer-Flask 変形を形成する（Erlenmeyer-Flask とは円錐状の胴体，円筒状の首が特徴のいわゆる三角フラスコである）．二次海綿状骨梁の形成と骨内膜表面の破骨細胞による骨吸収は，正常な骨髄腔の形成にとって重要である．重度の大理石骨病では，髄腔の狭小化または欠如が特徴的であり，骨髄不全につながる[6]．

　骨は，カルシウムやその他のミネラルの体内の貯蔵庫であり，骨からの破骨細胞による
カルシウムの放出は，正常な血清カルシウムレベルを維持するための重要なメカニズムで
ある．胎児期には，胎盤と母体の健康状態が正常であれば，胎盤を介して継続的にカルシ
ウムが供給されるが，出生後は腸からのカルシウム吸収に依存し，供給が断続的となる．
大理石骨病では，破骨細胞の機能不全により，骨からのカルシウムに依存することができ
ないため，低カルシウム血症，副甲状腺機能亢進症，低リン血症を呈し，重度で持続する
場合は，くる病となる[7]．くる病を伴わない場合でも，出生後に形成される骨は，胎児期
に形成される骨よりも密度が低くなる傾向があり，密な胎児の骨は吸収されず，いわゆる
"bone within bone"が形成される．さらに，破骨細胞の機能がない場合，腸からのカルシ
ウム吸収レベルによりカルシウムやリン酸のレベルが変動し，濃密な骨幹端と透明な骨幹
端の縞模様が交互に現れうる．

　乳児期に現れる大理石骨病では，出生時には，骨は均一に緻密で，モデリングが不十分
であり，しばしば骨髄腔が存在しない．乳児期初期には，新しく形成された骨は胎児の骨
よりも密度が低いため，透明な骨幹端帯が現れることがある．頭蓋骨は密で厚くみえる．
大腿骨幹の骨折の発生頻度が増加し，大腿骨以外でも幼児期に頸椎 C2，恥骨，肩峰突起基
部などで横走する透亮像が認められる場合がある．これらが発達上の欠陥なのか，それと
も真の骨折なのかは明らかではない．未治療の重篤な大理石骨病は，時間の経過とともに，
より顕著なアンダーモデリングを発症する傾向がある．出生後に形成された骨は出生骨よ
りも密度が低く，出生骨と出生後の骨の接合部で密度が異なり，骨折傾向は持続する．

　小児が乳児期以降に発症した場合，画像所見はより穏やかになる傾向がある．骨は緻密
なままであるが，骨髄内腔は描出されている．モデリング異常はより軽度であるが，骨幹
端の硬化性および透明な縞模様がしばしば認められる．軽症の場合には胎児の骨を吸収す
る能力があるため，bone within bone appearance がみられる頻度はさまざまである．

　成人で発症するタイプとしては osteopetrosis A1（OPTA1）や osteopetrosis A2（OPTA2）
が代表的であり，臨床的には OPTA1 では難聴，口蓋円環，OPTA2 では骨髄炎の合併が知
られている．X 線所見では，OPTA1 では頭蓋冠および下顎骨の骨硬化・肥厚が目立ち，椎
体の骨硬化は軽度である．一方で OPTA2 では頭蓋底部の骨硬化が目立ち，乳突蜂巣や副
鼻腔の発達が不良とされており，典型的には rugger-jersey 様の骨硬化が椎体に認められ，
bone within bone appearance を伴う．どちらかと言えば OPTA1 の方が無症状で，骨モデ
リングに明らかな異常がなく，骨の脆弱性もなく，X 線撮影による骨密度の増加が唯一の
症状である可能性がある．一方で OPTA2 の方が骨折によって気づかれる頻度が高く，視
神経や三叉神経，顔面神経，聴神経などの徴候を合併する．

　その他の画像検査としては，二重エネルギー X 線吸収測定法（DEXA）による骨密度評価
や超音波検査がある．骨密度評価は，重篤な大理石骨病を診断するためには必要ないが，
骨密度の上昇を確認および追跡するためにしばしば行われる．軽度の大理石骨病であって
も，DEXA 評価ではしばしば骨密度が劇的に上昇している．腹部超音波検査は，肝脾腫を
確認するために，乳児に行われることがあるが，骨髄移植前以外の場合にはその臨床的な
評価ははっきりしない．このように大理石骨病では，病態生理学的メカニズムが画像所見
に反映され，評価において重要である．

鑑別診断

1）新生児の生理的骨硬化症

　胎児の骨格発達の最終段階では，骨格の石灰化，胎盤カルシウムの移行，および制限される子宮内容積に対してより活発になる胎児の働きから生じる骨負荷が特徴である．これらの要因により，一部の新生児において全身性骨硬化症が認められ，大理石骨病の他の特徴(早期の視力喪失，血球減少，肝脾腫など)がある場合，誤って疑われる場合がある．この種の生理的骨硬化症は，骨は皮質が肥厚して緻密にみえる場合があるが，骨髄内腔は保存されており，骨のモデリングは正常である．骨の脆弱性は認めない．経過観察の単純写真では，通常4〜6週間で回復する．

2）pyknodysostosis

　pyknodysostosis では頭蓋冠の縫合の遅延および大泉門の開大，低身長，下顎枝の形成不全，鎖骨の低形成と遠位の指節骨の骨融解が診断的である．この疾患は，カテプシンK(CTSK)をコードする遺伝子の変異に起因し[8]，軟骨内骨化と膜性骨化に相反する形で所見を呈する．軟骨内で形成された骨は骨化傾向があり，密度が中程度で，モデリングが軽度のため，骨折しやすい傾向がある．頭蓋円蓋，指骨，鎖骨の肩峰端などでは骨化不全，さらには骨溶解を示す．骨幹骨は，過度にモデリングされて細くみえる場合がある．頭蓋骨では，欠損した膜性骨化が持続的な大きな泉門として現れ，時には病的な wormian bone (縫合内骨化)を伴う．指節骨は幼児期に欠損しており，幼児期後半には溶解が進行し，末端指節骨の中央部分などに骨融解像を認める可能性がある．腸骨は寛骨臼上部分の狭小化を示しており，オーバーモデリングを反映している．そのほか，下顎枝の形成不全も認められる．このような所見を呈する病態は不明だが，カテプシンKが軟骨内骨の石灰化軟骨の吸収に重要であり，軟骨内骨における破骨細胞機能不全が，膜性骨における過剰な破骨細胞活性によって補われ，後者の形成不全，骨溶解，またはオーバーモデリングを引き起こすと推定されている．

3）dysosteosclerosis

　dysosteosclerosis は骨幹端の拡大，骨幹端に近接する骨化不良，および扁平椎，椎骨終板の不規則性が重要である[9]．時に頭蓋内の石灰化を伴う．また，通常は骨幹端では透亮像を呈することが多いが，*SLC29A3* 遺伝子関連骨硬化症の一部の報告例では骨幹端は骨幹よりも密度が高くなる場合もある[9]．破骨細胞が乏しく，機能ではなく破骨細胞の形成または分化の障害が背景にあると考えられている．

4）Raine dysplasia

　Raine dysplasia は，*FAM20C* 遺伝子の変異に起因するまれで，時に致死的な骨硬化性骨格異形成である[10]．*FAM20C* の遺伝子産物は，生体石灰化に関係する蛋白質のリン酸化に関与するが，破骨細胞の機能不全とは関係ないとされている．罹患した小児は通常，眼球突出，泉門の拡大と，頭蓋縫合，顔面中央部および鼻の形成不全，小顎症を伴う頭蓋顔面異常を示す．骨硬化症を示し，通常，骨幹よりも骨幹端に影響を及ぼすが，大理石骨病に一部類似する場合がある．モデリングの異常や骨の脆弱性は通常はみられず，破骨細胞の機能は正常である．頭蓋内石灰化は一般的に出生時からみられるため，この疾患は頭蓋内石灰化を伴う大理石骨病と誤診される可能性がある．その後，骨硬化症は段階的に減少するが，骨幹端に密な帯が残る場合もある．

N O T E

大理石骨病における神経画像診断

　大理石骨病のより重篤な合併症の一部は中枢神経系に関連している．破骨細胞は頭蓋孔の維持と拡張に重要であり，視神経管は特に狭窄を起こしやすく，視覚障害は重度の大理石骨病患者の最大50％で初期症状となる．診断時のベースライン脳MRIが必要であり，骨髄移植の相対的な適応となる[11]．また，半年に一度の眼科評価が必要である．Driessenらは[12]移植時には最大65％の乳児が中等度または重度の視覚障害を抱えていたが，移植後には安定するか，少数では改善したことを報告した．

　osteopetrosis A2（OPTA2）では顔面神経麻痺を伴いやすく，その他の脳神経も影響を受ける可能性がある[13]．伝音性難聴も伴い，骨外骨腫，再発性感染症の組み合わせによって続発的に生じる[13]．さらに，頭蓋骨の成長が制限されると頭蓋の容量が減少し，頭蓋内圧の上昇，キアリⅠ型奇形，水頭症が発生しうる．頭蓋骨癒合症も関連性が報告されている．

　まれに，乳児の大理石骨病が原発性神経障害性疾患に関連し，罹患者は，出生時や乳児期の早期発症，急速な発達退行，生後1年以内の死亡という重篤な経過をたどる傾向がある．正常な血清カルシウムの存在下で発作と発達遅延が発生する場合，osteopetrosis B4（常染色体潜性 *CLCN7* 遺伝子変異）の神経障害を考慮する必要があり，神経画像検査では髄鞘形成の遅延や異所性灰白質を伴う脳萎縮が示されている．同様に，常染色体潜性大理石骨病の2〜5％を占める B5（*OSTM1* 遺伝子変異）は，重度の脳萎縮を伴う．無症候性であっても，脳の異常所見は骨髄移植の禁忌とみなされ，異常所見を確定するために移植直前に脳MRIを繰り返すことが推奨されている[11]．

　脳内の石灰化は，炭酸脱水酵素2（CA2）欠損症を伴う大理石骨病および BANDDOS 症候群（脳奇形–神経変性–硬化性骨異形成症）に関連してみられる場合がある．炭酸脱水酵素（CA）欠損症に関しては，血清学的に鑑別がなされるべきである．

解答　A1.　1)〜4)すべて正しい．

文献

1) Calder AD, Arulkumaran S, D'Arco F : Imaging in osteopetrosis. Bone 2022 ; 165 : 116560.
2) Tsai A, McDonald AG, Rosenberg AE, et al : Discordant radiologic and histological dimensions of the zone of provisional calcification in fetal piglets. Pediatr Radiol 2013 ; 43 : 1606-1614.
3) Moreira CA, Dempster DW, Baron R, et al : Anatomy and ultrastructure of bone-histogenesis : growth and remodeling. In Endotext［Internet］. South Dartmouth（MA）: MDText. com, Inc. ; 2000. 2019, June 5.
4) Milgram JW, Jasty M : Osteopetrosis : a morphological study of twenty-one cases. J Bone Joint Surg Am 1982 ; 64 : 912-929.
5) Walia H, Jain R, Nirwan R, et al : Osteopetrosis : trephine biopsy an essential tool. Int J Stud Res 2013 ; 3 : 45-47.
6) Del Fattore A, Capariello A, Teti A : Genetics, pathogenesis and complications of osteopetrosis. Bone 2008 ; 42 : 19-29.
7) Gonen KA, Yazici Z, Gokalp G, Ucar AK : Infantile osteopetrosis with superimposed rickets. Pediatr Radiol 2013 ; 43 : 189-195.

8) LeBlanc S, Savarirayan R : Pycnodysostosis. In GeneReviews®[Internet]. Seattle(WA): University of Washington, Seattle ; 1993. 2020 Nov 5.

9) Whyte MP, Wenkert D, McAlister WH, et al : Dysosteosclerosis presents as an "osteoclast-poor" form of osteopetrosis : comprehensive investigation of a 3-year-old girl and literature review. J Bone Miner Res 2010 ; 25 : 2527-2539.

10) Whyte MP, McAlister W, Fallon MD, et al : Raine syndrome(OMIM #259775), caused by FAM20C mutation, is congenital sclerosing osteomalacia with cerebral calcification(OMIM 259660). J Bone Miner Res 2017 ; 32 : 757-769.

11) Schulz AS, Moshous D, Steward CG, et al : Osteopetrosis : consensus guidelines for diagnosis therapy and follow-up. https://esid.org/Working-Parties/Inborn-Errors-Working-Party-IEWP/Resources/UPDATED-and-Published%21-EBMT-ESID-GUIDELINES-FOR-HAEMATOPOIETIC-STEM-CELL-TRANSPLANTATION-FOR-PI/Updated-Osteopetrosis-Consensus-Guidelines.

12) Driessen GJ, Gerritsen E, Fischer A, et al : Long-term outcome of haematopoietic stem cell transplantation in autosomal recessive osteopetrosis : an EBMT report. Bone Marrow Transplant 2003 ; 32 : 657-663.

13) Wu CC, Econs MJ, DiMeglio LA, et al : Diagnosis and management of osteopetrosis : consensus guidelines from the osteopetrosis working group. J Clin Endocrinol Metab 2017 ; 102 : 3111-3123.

実
力
編

L2

2歳女児，右膝関節腫脹を主訴に来院．触ると痛がるが歩行は可能．可動域は正常で，運動時痛は認めない．BCG 接種歴あり．

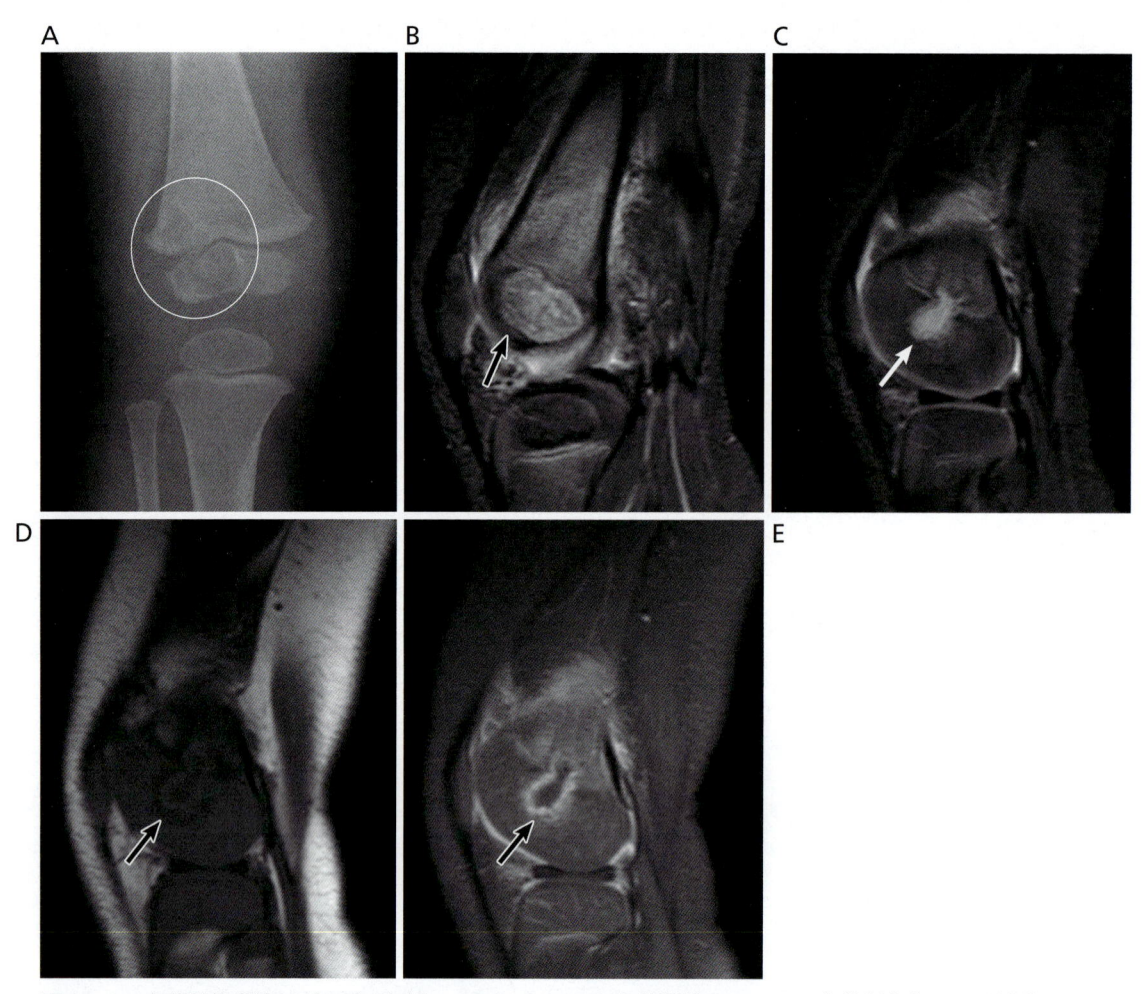

図1 A：右膝関節単純X線写真正面像，MRI　B：STIR 矢状断像，C：STIR 矢状断像（Bより外側），D：T1 強調矢状断像（Cと同断面），E：造影後脂肪抑制 T1 強調矢状断像（Cと同断面）　（国立成育医療研究センター放射線診療部　宮坂実木子先生，野坂俊介先生のご厚意による），

単純X線所見　大腿骨遠位骨幹端から骨端にかけて，骨硬化縁をもつ溶骨性病変を認める（**図1A**，楕円内）．

MRI 所見　骨端に STIR 像高信号の病変を認め（**図1B**，→），骨幹端には反応性変化を疑う高信号域を認める．骨幹端から骨端線を超えて骨端に広がる，STIR 像高信号，T1 強調像で低信号を認め，辺縁のみに造影効果を認めることから，膿瘍を疑う（**図1C〜E**，→）．T1 強調像（**図1D**）で病変辺縁部は高信号を示している．

| 診断 | BCG 骨髄炎　BCG osteomyelitis |

| 経過 | 骨髄炎や骨腫瘍が疑われたため生検が行われた．その結果，結核性骨髄炎（BCG 骨髄炎）と診断され，抗結核薬の内服治療が行われた． |

問題

Q1. 結核性骨髄炎の画像的特徴を化膿性骨髄炎と比較して述べよ．

Q2. BCG ワクチンの副反応（BCG 骨髄炎含む）について述べよ．

Q3. メンデル遺伝子型マイコバクテリア易感染症（mendelian susceptibility to mycobacterial disease：MSMD）について述べよ．

画像診断のポイント

単純 X 線写真

● 骨幹端が好発部位であり，骨端線を容易に超えて骨端まで進展する．

● 脊椎を除く骨病変には，① cystic，② infiltrative，③ focal erosions，④ spina ventosa の4つのパターンがある．これらの所見は組み合わさってみられることもある[1]．

● cystic タイプは，円形から類円形の境界明瞭な溶骨性病変で，さまざまな程度に硬化縁を伴う．

● spina ventosa は，短管骨の結核性骨髄炎でよくみられる所見で，膨張性の骨破壊に骨膜反応を認める．

MRI

● 結核性骨髄炎は，化膿性骨髄炎，特に Brodie 膿瘍に類似した所見を示す．

● 骨幹端から骨端線を超えて骨端に広がる病変の進展範囲や，骨髄や軟部組織などの描出に優れる．

結核性骨髄炎

　結核の 75％は肺にみられ，骨関節の結核病変は 1〜3％とまれである．そのうち，約半数は脊椎にみられる．長管骨では大腿骨や脛骨にみられることが多い．指節骨，中手骨，中足骨などの短い管状骨にみられた場合，tuberculous dactylitis とよばれる．結核性骨髄炎のほとんどは血行性感染であり，約半数に肺病変を伴うとされるが，小児では肺病変を認めないこともよくある．

　結核性骨髄炎は全身症状や炎症所見に乏しく，診断が遅れることが多い．診断には生検が必要となることが多いが，結核菌が培養される確率は 29〜61％[2]と低く，時間もかかるため，生検による組織学的所見（乾酪壊死を伴う類上皮細胞肉芽腫）が有用である．治療は抗結核薬の内服が推奨されているが，手術（掻把・デブリドマン）が必要となることもある．

鑑別診断

　化膿性・真菌性骨髄炎，Langerhans 細胞組織球症（LCH，症例 L2-51，p. 469 参照），サルコイドーシス，cystic angiomatosis，形質細胞腫，脊索腫（症例 L2-23，p. 358），転移性骨腫瘍（症例 L1-71，p. 273）など多彩な疾患が鑑別となる[3]．なかでも慢性骨髄炎（Brodie 膿瘍）との鑑別は難しく（症例 L2-19，p. 342）最終的には生検が必要となるが，症状や抗菌薬への治療反応性など臨床情報も考慮し，より早期に結核性骨髄炎を鑑別にあげることが

重要である.

　tuberculous dactylitis は小児にみられることが多く，syphilitic dactylitis が鑑別となる．syphilitic dactylitis は先天性梅毒の一所見であり，両側・対称性に認められる．

解答　A1.　結核性骨髄炎では成長板がバリアとして機能しないため，化膿性骨髄炎と比べて，骨幹端と骨端にまたがる溶骨性病変として認められることが多い[3]．真菌性骨髄炎も結核と同じく成長板を容易に超える傾向がある．

A2.　BCG(Bacillus Calmette and Guérin)は，牛型結核菌(*Mycobacterium bovis*)を弱毒化して作成された生ワクチンであり，小児の結核予防・重症化防止のための重要な予防接種である．一定の頻度で認められる BCG ワクチンの副反応には，接種部位の皮膚の発赤や硬結，リンパ節腫大があり，通常は自然治癒する．一方，まれだが重大な副反応に BCG 骨炎・骨髄炎がある．BCG 骨炎の報告が増加したことから，平成 5(2023)年から BCG 接種時期が生後 6 か月未満から生後 1 年未満に変更となった．

　BCG 骨髄炎は接種後 9 か月～1 年半頃までに発症することが多いとされ[4]，長管骨に多くみられる．肺結核患者との接触がなく，かつ BCG 接種歴のある幼児で，結核性骨髄炎を疑う所見を認めた場合には BCG 骨髄炎の可能性を考慮する．ヒト型結核菌との鑑別のため培養検査や multiplex PCR 法を行い，*M. bovis* を同定する．BCG 骨髄炎を疑った際は，速やかに治療を行う必要がある．

A3.　BCG 骨髄炎に関連して，メンデル遺伝子型マイコバクテリア易感染症(MSMD)を知っておくとよい．MSMD は，抗酸菌に対する生体防御機構において主要な役割を果たすマクロファージや T リンパ球の異常による免疫不全であり，結核菌群，非結核性抗酸菌，サルモネラなどの細胞内寄生菌に対する易感染性を呈する．通常，BCG 骨髄炎は単発であるが，多発性に認めた場合は MSMD を疑う．通常と比べて，MSMD では，BCG 接種後比較的早期に発病し，治療に対する反応も不良で長期治療が必要な例も多いとされる[5]．

文献

1)　Rasool MN : Osseous manifestations of tuberculosis in children. J Pediatr Orthop 2001 ; 21 : 749-755.
2)　Akgül T, Ozger H, Göksan BS, et al : Cystic transphyseal bone tuberculosis : a report of two cases. Acta Orthop Traumatol Turc 2012 ; 46 : 316-319.
3)　Engin G, Acunaş B, Acunaş G, et al : Imaging of extrapulmonary tuberculosis. Radiographics 2000 ; 20 : 471-488.
4)　小山　明，戸井田一郎，中田志津子：BCG 接種後の骨炎．結核 2009 ; 84 : 125-132.
5)　徳永　修・編：小児結核診療の手引き(改訂版)．結核予防研究所，2021．https://jata.or.jp>data>syouni_tebiki_202103

症例 L2 40

40歳台女性．冬の朝（深夜から朝の気温は－9.0℃程度），倒れているところを発見された．体温は29℃（膀胱温）．左手の発赤，左足趾から足底部の色調不良，右足底部の発赤を認めた．

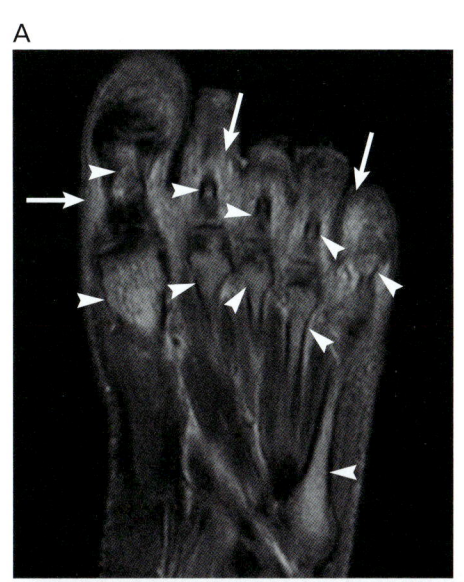

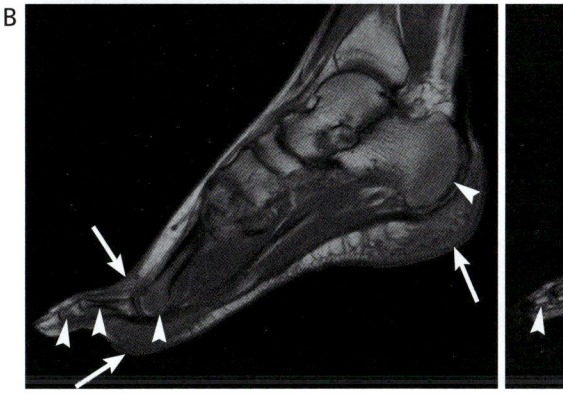

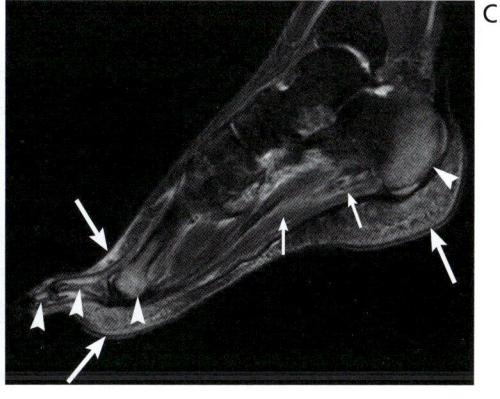

図1 MRI　A：足部 STIR 横断像，B：T1 強調矢状断像，C：STIR 矢状断像　（北海道大学大学院保健科学研究院医用生体理工学分野 神島　保先生のご厚意による）

MRI 所見　足部 STIR 横断像（**図1 A**）で足趾の皮下脂肪組織が腫脹し，高信号域を広範に認める（大矢印）．第 1-5 基節骨，中足骨の骨髄信号が上昇している（白矢頭）．T1 強調矢状断像（**図1 B**）では第 2 中節骨/基節骨/中足骨，踵骨の骨髄信号が低下している（白矢頭）．中足趾節関節レベルの足底・足背や踵部の皮下脂肪組織に信号低下を認める（大矢印）．STIR 矢状断像（**図1 C**）では T1 強調像での信号低下部位（骨髄・軟部組織）に一致して高信号域を認め，内在筋にも信号上昇を認める（小矢印）．

| 診断 | 偶発性低体温症と凍傷 accidental hypothermia and frostbit |

| 経過 | 第 2, 4 趾は中節骨で，第 3 趾は基節骨で切断した．病理組織学的には第 2-4 趾に骨髄炎を伴う骨壊死が確認された．経過良好で 3 か月後に退院となった． |

問題 Q1. 凍傷の深度分類について述べよ．
Q2. 凍傷の診断において有用な画像検査と画像所見は何か？

画像診断のポイント

- 単純 X 線写真では受傷からの経過に応じて 3 段階に分類される．早期(週単位)は軽度であれば正常であるが，重度であれば軟部組織の腫脹・萎縮，皮下浮腫を認める．中期(週～月単位)は骨梁減少や骨膜炎を示す．晩期(年単位)は先端骨溶解，罹患骨の骨硬化，非対称性の変形性変化，関節の骨侵食を認める[1, 2]．
- MRI では凍傷罹患部に一致して，皮下脂肪や筋組織の腫脹や脂肪抑制 T2 強調像での信号上昇を認める．脂肪抑制 T2 強調像における骨髄の信号上昇は虚血を反映していると考えられている[3]．
- 血管造影では凍傷を生じた手指や足趾に灌流障害や血栓化した血管の途絶を確認することができる．凍傷では微小血管血栓症を生じるため，血栓溶解療法により遠位灌流の改善が見込める場合がある[1, 2]．

凍傷

凍傷は寒冷刺激によって引き起こされる機械的な組織損傷であり，通常は手足に発症し，顔面に生じることもある．冬季スポーツ，産業現場での冷媒化学物質やドライアイス，家庭内での保冷材や消火器の誤使用によっても発生する．凍傷を引き起こす患者素因としてアルコール摂取，精神疾患，喫煙，糖尿病，血流不全があげられる．たとえばアルコールを摂取すると体の末梢血管が拡張し，寒冷刺激により手足の熱が失われやすい．最悪の場合は手足の切断や死亡に至る[1, 2]．

臨床症状はしもやけから凍傷まで多岐にわたる．しもやけは寒冷障害の最も初期段階で一時的な蒼白としびれを特徴とし，組織の凍結や喪失は伴わない．凍傷に至ると組織の凍結，変色，麻痺を生じる．

鑑別診断

1) レイノー現象 Raynaud phenomenon

手指や足趾の血管痙攣が繰り返し起こる四肢の微小血管障害であり，典型的には寒冷刺激またはストレスが原因となる．リウマチ疾患に合併することもある．脂肪抑制 T2 強調像または STIR 像で指(趾)節骨の高信号を特徴とする．末節骨から近位に向かって広がるため，高信号域は末節骨に限局することが多い[4]．

2) microgeodic disease

幼児や若年者の手指や足趾に好発する疾患で，寒冷曝露により引き起こされる一時的な末梢循環障害に起因すると考えられている．指節骨に多く，特に中節骨の遠位に好発し，基節骨，末節骨の順に侵されやすい．T1 強調像でのびまん性もしくは不均一な骨髄の信号

表　凍傷の深度分類

分類	深度		臨床症状
表在性	I	表皮もしくは真皮浅層	発赤，腫脹，痺れ
	II	真皮全層に及ぶ	発赤，水疱（透明），びらん，痛覚過敏
深在性	III	皮下脂肪組織に及ぶ	斑状青灰色，水疱（出血），皮膚壊死
	IV	筋や骨に及ぶ	黒色，広範な壊死

（文献 2）より改変）

低下，脂肪抑制 T2 強調像での不均一な高信号を特徴とする．造影では骨髄に中等度〜高度な斑状の増強効果を示す[5]．

解答　A1. 凍傷は深度に応じて 4 型に分類される[2]（**表**）．表在性の凍傷で治療後に後遺症が残ることはほとんどなく，患者の生活の質にも影響がないとされる．深在性の凍傷では寒冷過敏，慢性疼痛，感覚喪失といった長期的な後遺症が生じるため，予後が悪く，患肢の切断に至ることがある．

A2. 凍傷の診断に有用なモダリティとして単純 X 線写真，血管造影，骨シンチグラフィ，MRIがあげられる．単純写真では重度の凍傷患者に軟部組織の腫脹を認める．手指が侵される場合には母指を中にして握るため，母指は比較的温存されやすい特徴がある．急性期に骨梁減少と骨膜炎を生じ，慢性期に先端骨溶解，変形性関節症，関節周囲の骨びらんを認める．血管造影は動脈の開存性，動脈分枝を評価することにより凍傷を生じた手指，足趾に切断が必要かを判断するのに役立つ．骨シンチグラフィは凍傷に対する血栓溶解療法後に凍傷組織による放射性トレーサーの取り込みを観察し，組織生存性を評価するのに有用である．取り込みが低下している，もしくは消失している場合は虚血や骨壊死を考える．また，取り込みが増加している場合は梗塞のない軟部組織の過灌流や炎症を示唆する．MRIでは凍傷部位の骨格筋や皮下脂肪組織に腫脹を認め，脂肪抑制 T2 強調像で高信号を示すとされる．MRA（MR angiography）は血管造影と同様に遠位肢の動脈血流の有無を確認できるが，血管造影の診断能には劣る[1,2]．

文献

1) Millet JD, Brown RK, Levi B, et al : Frostbite : spectrum of imaging findings and guidelines for management. Radiographics 2016 ; 36 : 2154-2169.

2) Gao Y, Wang F, Zhou W, et al : Research progress in the pathogenic mechanisms and imaging of severe frostbite. Eur J Radiol 2021 ; 137 : 109605.

3) Barker JR, Haws MJ, Brown RE, et al : Magnetic resonance imaging severe frostbite injuries. Ann Plast Surg 1997 ; 38 : 275-279.

4) Smitaman E, Pereira BPG, Huang BK, et al : Abnormal bone marrow signal intensity in the phalanges of the foot as a manifestation of raynaud phenomenon : a report of six patients. AJR Am J Roentgenol 2016 ; 207 : 1252-1256.

5) Lee RKL, Griffith JF, Read JW, et al : Phalangeal microgeodic disease : report of two cases and review of imaging. Skeletal Radiol 2013 ; 42 : 451-455.

症例 **L2** **41**

50歳台男性．左側の腰痛で受診．腰部から殿部左側に動作時の痛み，大腿から下腿背側に痺れや突っ張り感がある．症状は安静時にもあり，5分ほど歩くと増悪する．5年ほど前には，右側の腰痛があり，内服で改善していた．

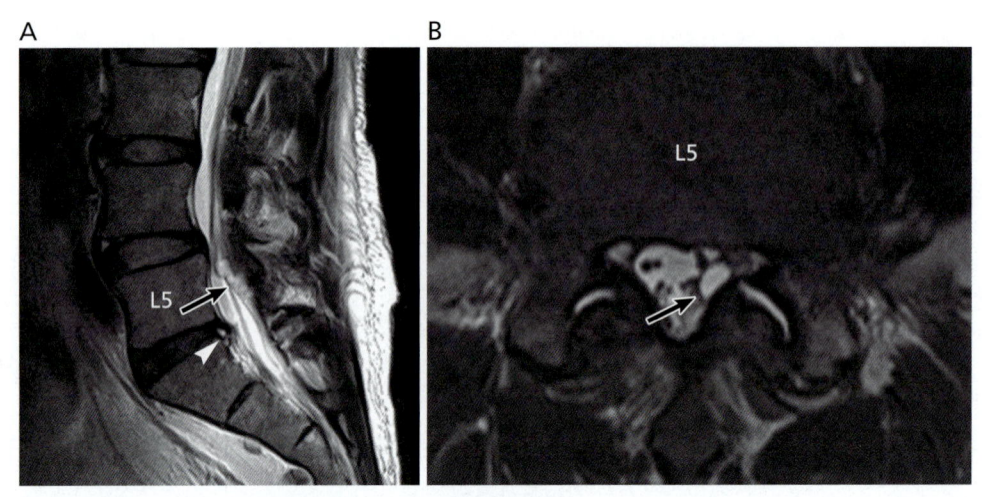

図1 MRI　A：T2強調矢状断像，B：T2強調横断像

MRI所見　L4椎体はL5に対し，軽度前方すべりを認める（**図1A**）．L5/S1椎間板が後方に突出し，線維輪断裂を伴っている（➤）．L4/5左側に椎間関節囊胞を認め，外側陥凹が狭窄している（**図1A, B**，→）．

診断　脊柱管内傍椎間関節囊胞　intraspinal juxtafacet cyst：JFC

経過　外科的切除が予定されている．

問題　**Q1.** 傍椎間関節囊胞に伴って観察される病変は何か？
　　Q2. 傍椎間関節囊胞の鑑別疾患をあげよ．

画像診断のポイント

CT
● 傍椎間関節囊胞は，椎間関節に隣接する円形または卵円形の囊胞性病変として描出され，囊胞内は水に近い低吸収域を示すことが多いが，出血や石灰化を伴う場合には高吸収域が認められることもある．
● 椎間関節の変形や肥厚，骨棘形成といった変性所見に加え，囊胞の拡大による隣接骨への圧痕や神経圧迫がみられる場合があり，これが神経症状の原因となることがある．また，造影CTでは囊胞壁が造影される場合があり，炎症性や血管性成分の存在が示唆さ

れるが，内容物自体は一般的に造影されない．

● 関節造影 CT で病変と関節腔との連続性を証明できることがある．

MRI

● 円形の嚢胞性病変を特徴とし，通常は 22 mm 未満である．これらは側方陥凹の狭窄を伴う傾向があり，硬膜や神経根への強固な癒着を示す[1]．

● 嚢胞は一般的に T2 強調像で高信号（**図 1**），T1 強調像で低信号である．ただし，T1 強調像での信号強度は，蛋白質含有量，血液，石灰化沈着によって変動する可能性がある．

● MR 画像において，嚢胞の内容物は以下の 4 つのパターンに分類される[1]．

タイプ 1：T1 強調像で等信号，T2 強調像で高信号を示すもの．

タイプ 2：T1 強調像で高信号，T2 強調像で低信号を示すもの．

タイプ 3：T1 強調像で等信号または低信号，T2 強調像で低信号を示すもの．

タイプ 4：T1 強調像および T2 強調像の両方で高信号を示すもの．

傍椎間関節嚢胞

　傍椎間関節嚢胞はまれな病態であり，多くは無症状であるが，腰痛や神経根症を引き起こすこともある．最も頻繁に影響を受けるレベルは L4/5 であり，両側に発生することもある．腰椎すべり症を含む，さまざまな程度の椎間関節変性がしばしば傍椎間関節嚢胞に伴ってみられる[1]．傍椎間関節嚢胞の多くは椎間関節の内側面，脊柱管の後外側に発生，その最大径は 5〜25 mm の範囲であるとされている．重度の脊柱管狭窄を合併することもある．神経根の圧迫は外側陥凹部においてさまざまな程度で生じうる．

　経過観察の MRI 検査では，サイズが縮小することもあるが，逆に 1 年以内に傍椎間関節嚢胞が急速に増大した例が報告されている[1]．

　滑膜嚢胞は滑膜の内張りを持ち，関節と連絡している．一方，類似の部位に存在するガングリオンは滑膜の内張りを欠いているが，その他の構成要素は滑膜嚢胞と類似しており，画像診断における特徴もよく似ている[2]．病理組織学的に滑膜の内張りを示すことで，これら 2 つの嚢胞を区別することが可能であるが，広範な瘢痕形成がある場合には病理組織学的診断も不確定になることがある．両者とも腰椎の変性病変に関連して発生し，類似した症候群を引き起こす．これら傍椎間関節嚢胞の病因は十分に解明されていないが，滑膜組織がストレスにより関節包の欠損部を通じて突出するという説が有力である．

　治療には，外科的切除や画像誘導下での穿刺吸引やステロイド注射といった手技が用いられ，良好な結果が得られている．T2 強調像で内部信号強度が低いものは経皮的治療による効果が得られにくいとされている[3]．

　なお，Christophis らは，傍椎間関節嚢胞とよばれるものには，傍椎間関節由来以外のものや真正の嚢胞ではないものも比較的多く含まれることから，脊椎可動部嚢胞性病変（cystic formations of mobile spine）と呼称すべきであるとしている[4]．

鑑別診断[1, 4]

1）神経鞘腫 schwannoma

　神経鞘腫は組織学的に，2 つの明確な紡錘形細胞配置が交互に現れる特徴を持ち，Antoni A 領域（細胞密度の高い領域）と Antoni B 領域（疎な構造を持つ粘液様組織）に分類される．Antoni B 領域内の細胞は，粘液で満たされた微小嚢胞により分離されることが多く，これ

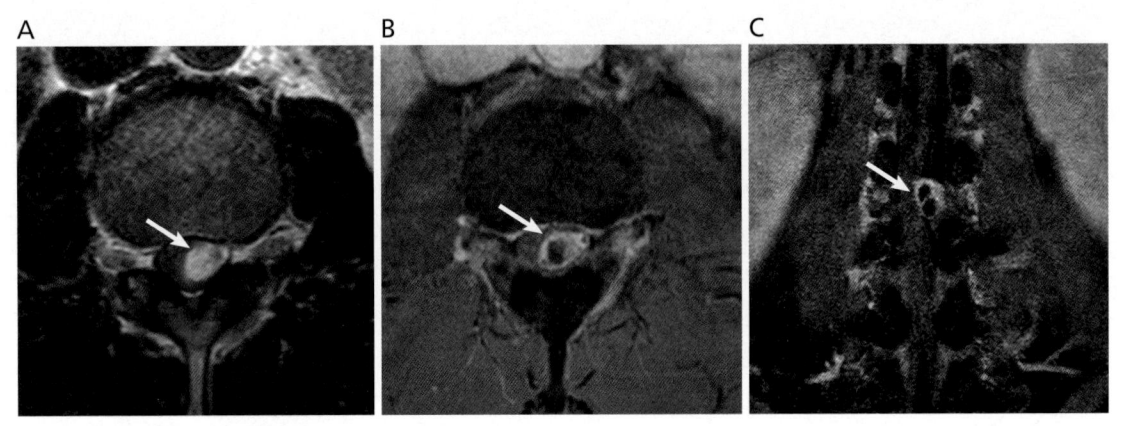

図2　50歳台男性　神経鞘腫
転倒後，左坐骨神経痛が半年以上遷延するため精査となった．MRI　**A：T2強調横断像，B：造影後脂肪抑制T1強調横断像，C：造影後脂肪抑制T1強調冠状断像**　腰椎L2/3レベル，左椎間関節近傍に境界明瞭な結節がある（→）．T2強調横断像（**A**）でやや不均一な高信号を呈し，造影剤投与後，脂肪抑制T1強調横断像（**B**）および冠状断像（**C**）で，増強効果不良域は囊胞成分，増強効果を示す部分は充実成分と考えられる．神経鞘腫に合致する所見である．

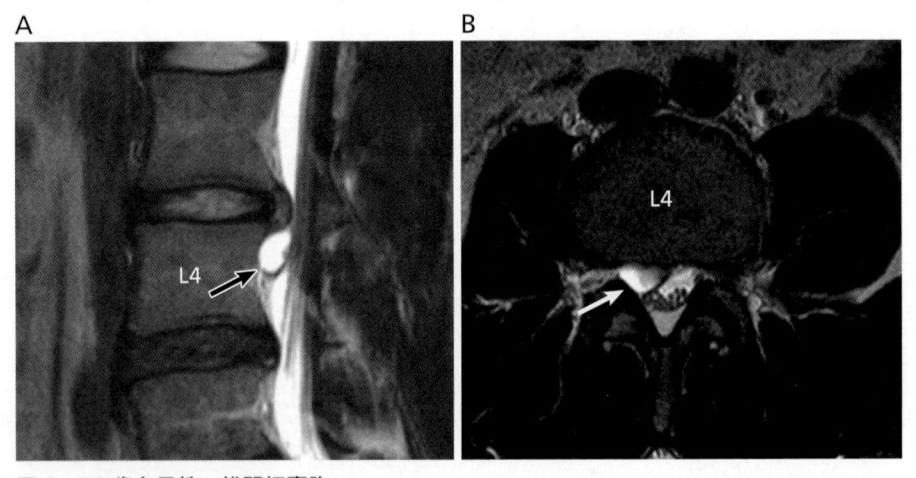

図3　20歳台男性　椎間板囊胞
交通事故で受傷後，右股関節から下肢に疼痛がある．MRI　**A：T2強調矢状断像，B：T2強調横断像**　T2強調矢状断像（**A**）において，L3/4椎間腔はわずかに減高し，椎間板背側に髄核の後方突出がある．これに連続して足側に囊胞性変化があり（→），T2強調横断像（**B**）では右腹側から硬膜囊を圧排している（→）．椎間板囊胞と診断された．

らの微小囊胞が融合してMRIで検出可能な大きさの囊胞を形成する可能性が示唆されている（図2）．また，Antoni B領域の血管構造には変性所見が含まれることが報告されており，進行した変性により大きな囊胞が形成される場合がある．T2強調像上で腫瘍内に不均一な高信号と小さな液体信号が確認される所見は，組織病理学的な囊胞形成を反映していると報告されている（症例L1-33, p. 122参照）．

2) 椎間板囊胞 intervertebral disc cyst，黄色靱帯囊胞 ligamentum flavum cyst，後縦靱帯囊胞 posterior longitudinal ligament cyst

囊胞のサイズが大きい場合，その発生起源を特定することが困難な場合がある（図3）．

解答　A1. 腰椎すべり症を含む，さまざまな程度の椎間関節変性がしばしば傍椎間関節嚢胞に伴ってみられる．

A2. 椎間板，黄色靱帯，後縦靱帯を由来とする嚢胞性病変，神経鞘腫，結合神経根など．

文献

1) Apostolaki E, Davies AM, Evans N, Cassar-Pullicino VN : MR imaging of lumbar facet joint synovial cysts. Eur Radiol 2000 ; 10 : 615-623.

2) Neto N, Nunnes P : Spectrum of MRI features of ganglion and synovial cysts. Insights Imaging 2016 ; 7 : 179-186.

3) Cambron SC, McIntyre JJ, Guerin SJ, et al : Lumbar facet joint synovial cysts : does T2 signal intensity predict outcomes after percutaneous rupture? AJNR Am J Neuroradiol 2013 ; 34 : 1661-1664.

4) Christophis P, Asamoto S, Kuchelmeister K, Schachenmayr W : Juxtafacet cysts : a misleading name for cystic formations of mobile spine(CYFMOS). Eur Spine J 2007 ; 16 : 1499-1505.

症例 L2 42-1

40歳台男性．自宅アパートの2階から転落し，頸部を打撲した．受傷後，徐々に歩行できなくなったため，救急要請となった．

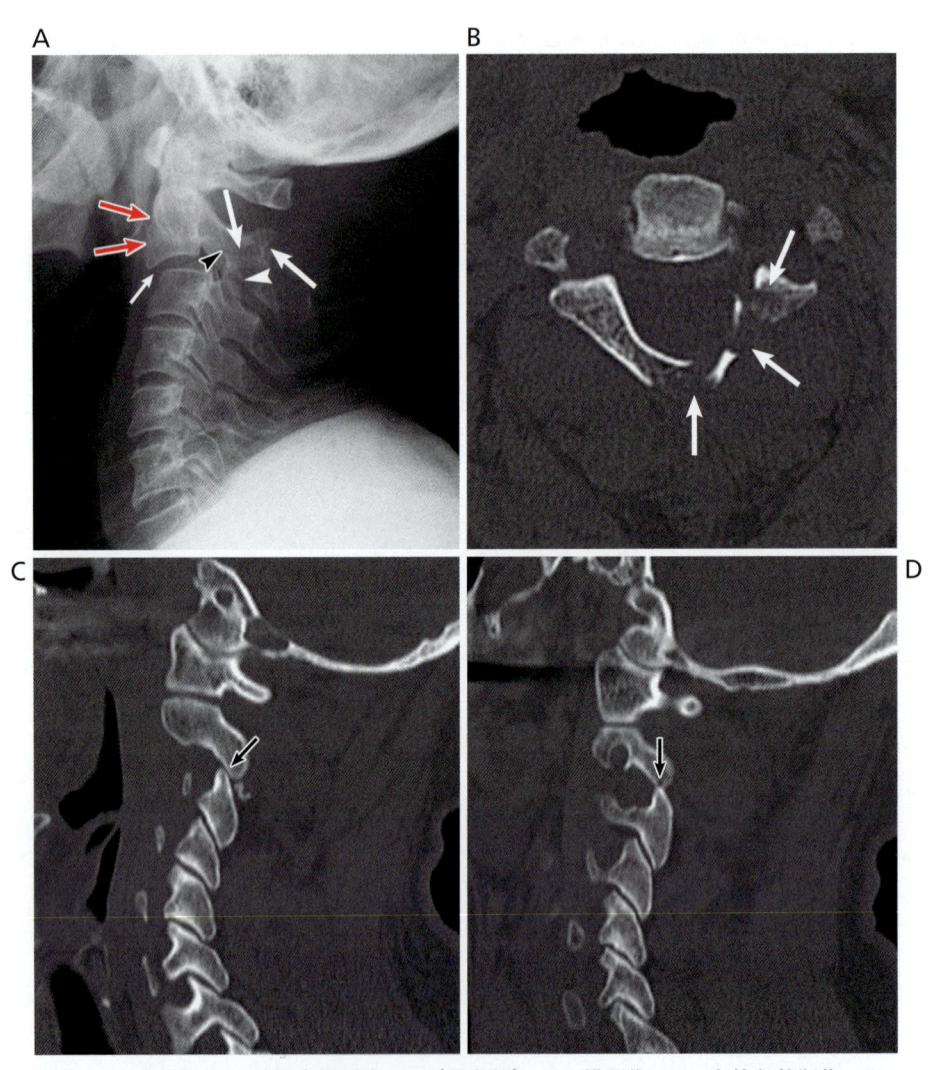

図1 A：頸椎単純X線写真側面像，CT（骨条件） B：横断像，C：右傍矢状断像，D：左傍矢状断像

単純X線所見 頸椎単純X線写真（**図1A**）で軸椎関節突起間部に骨折が認められる（大矢印）．C2椎体はC3椎体に対して前方に5mm以上亜脱臼しており（小矢印），また前方に傾斜している（赤矢印）．軸椎下関節突起（黒矢頭）がC3上関節突起（白矢頭）の先端に乗り上げており，椎間関節亜脱臼/脱臼（perched facet）が示唆される．

CT所見 軸椎の左関節突起間部，左椎弓，棘突起基部に骨折がみられる（**図1B**，大矢印）．perched facetが単純写真よりも明瞭にわかる（**図1C, D**，小矢印）．

| 診断 | hangman 骨折 hangman's fracture |

| 経過 | MRI では脊髄に異常は認めなかった．不安定性骨折であり，頸椎後方固定術が施行された．術後経過は安定していた．受傷時にみられた脱力は術前には消失しており，脊髄震盪と判断された． |

| 問題　Q1. | 本症例の骨折は Levine-Edwards 分類のどれに当てはまるか？ |

L2 42-2

20 歳台女性．高速道路で軽自動車を運転していたところ，普通乗用車に後ろから追突された．左上肢の痺れがある．

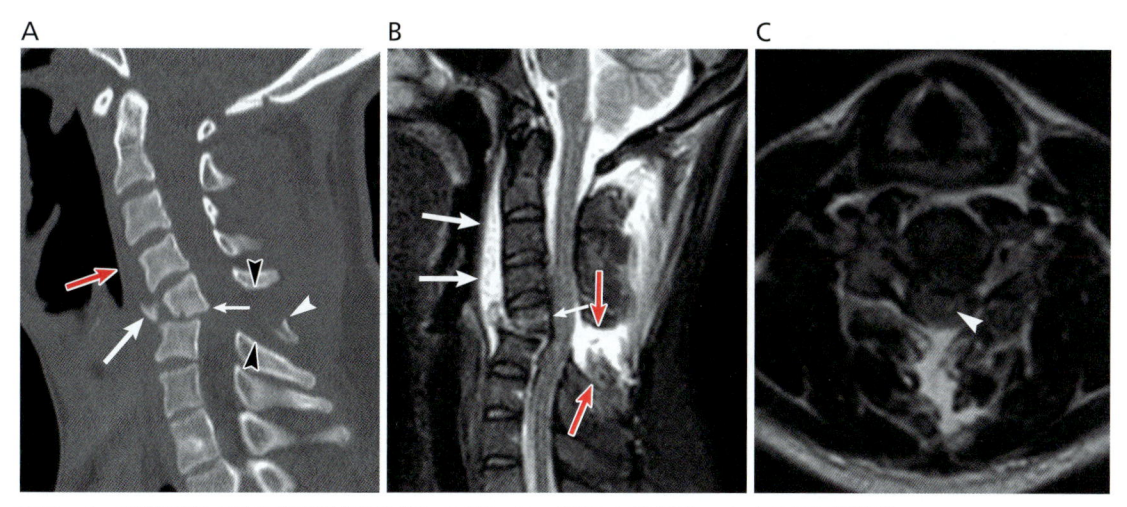

図2　A：頸椎単純 CT 矢状断像（骨条件），MRI　B：STIR 矢状断像，C：T2 強調横断像

| CT 所見 | 骨条件の CT（**図2 A**）で C5 椎体前下縁に三角形の骨片が認められ，前方に転位している（大矢印）．骨片と分離した C5 椎体後方 fragment は背側に転位し，脊柱管方向に突出している（小矢印）．頸椎前面には軟部組織の腫脹がある（赤矢印）．C5 棘突起が骨折している（白矢頭）．C4-C5 棘突起間は大きく離開しており（黒矢頭），posterior ligamentous complex（PLC）の破綻が示唆される． |

| MRI 所見 | STIR 矢状断像（**図2 B**）では頸椎前面および棘突起周囲には液体貯留が認められる（大矢印）．C5 椎体の骨折と脊柱管方向への突出（小矢印），C4-C5 棘突起間の離開（赤矢印）は CT と同様．T2 強調横断像（**図2 C**）では C5/6 レベルの髄内左傍正中にわずかな高信号が認められ（白矢頭），頸髄損傷と思われる． |

| 診断 | 涙滴骨折　teardrop fracture |

| 経過 | 骨折した椎体による圧迫と不安定性に対して頸椎前方除圧固定術が施行された．術後経過に問題はなく，左上肢の痺れも消失した． |

^{L2} 42-3

70歳台男性．自宅の階段で転倒し，13段ほど落ちて顔面を強く打った．右上肢に徒手筋力テスト（MMT）4程度の筋力低下がみられた．

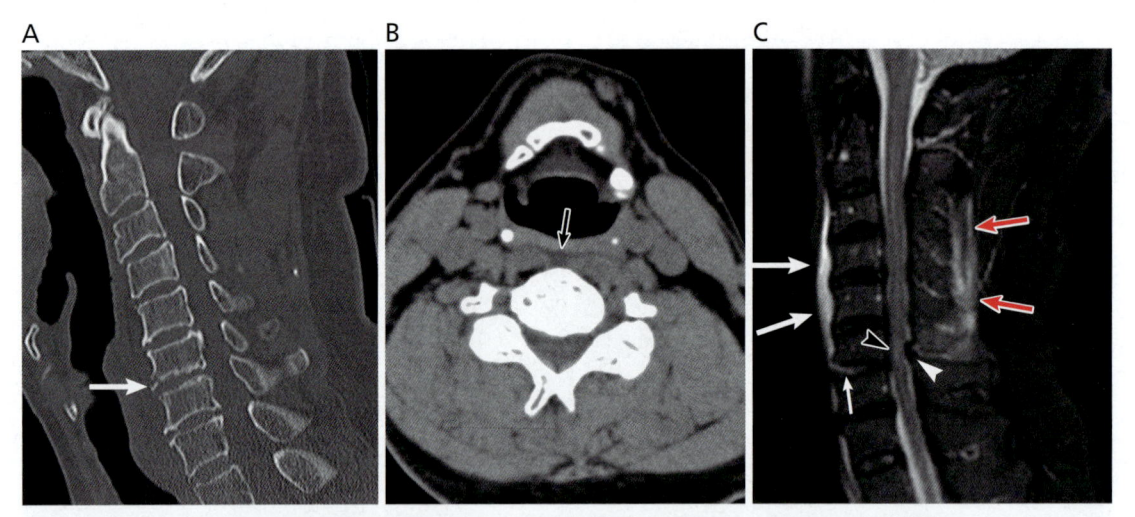

図3　頸椎単純CT　A：矢状断像（骨条件），B：横断像（軟部条件），MRI　C：STIR矢状断像

| CT所見 | 矢状断像（図3A）ではC6椎体前下縁にわずかな骨折線がみられる．三角形の小骨片（大矢印）は高さと幅がほぼ同程度で，骨片と尾側椎体前面のalignmentは保たれている．横断像（図3B）では椎体前面の軟部組織にわずかな腫脹がみられる（小矢印）． |

| MRI所見 | 椎体前面の液体貯留がCTよりもわかりやすくなっている（図3C，大矢印）．C6/7椎間板腔の前方に亀裂のような高信号が認められ（小矢印），椎間板損傷と前縦靱帯，椎間板前方線維輪の断裂が示唆される．棘間靱帯，棘上靱帯に沿った高信号もみられ（赤矢印），靱帯損傷を示す．C6/7レベルで黄色靱帯の肥厚が認められる（白矢頭）．同部位で髄内は淡い高信号を呈しており（黒矢頭），頸髄損傷と考える． |

| 診断 | 涙滴骨折　teardrop fracture |

| 経過 | 1か月程度の頸椎カラー装着で保存的加療がなされた．右上肢の筋力低下は経時的に改善した． |

問題　Q2.　症例 L2-42-2 と症例 L2-42-3 はそれぞれ屈曲型と伸展型どちらの病型か？

**画像診断の
ポイント**

hangman 骨折

- Levine-Edwards 分類が広く用いられている[1]（**図4** 参照）.
  ① C2 椎体が C3 椎体よりも 3 mm 以上前方に亜脱臼していると C2/3 椎間板が破綻していることを意味する.
  ② C2 椎体が C3 椎体に対して 10° 以上前方に倒れ込んでいる場合，前方傾斜とみなす.
  ③ 椎間関節前方脱臼がみられる場合は前方傾斜の程度に関わらず，Type III となる.

涙滴骨折

- 涙滴骨折は受傷機序から屈曲型と伸展型に分けられ，臨床像や予後のほか，画像所見も異なる.

屈曲型涙滴骨折　flexion teardrop fracture

- 椎体が前下角の小さな三角形の骨片と後方の大きな fragment に分かれる. 椎体前下方の三角形の骨片と尾側椎体前面の alignment は比較的保たれる.
- 骨折した椎体の後方 fragment は脊柱管方向に脱臼する.
- posterior ligamentous complex（PLC）（椎間関節包，黄色靱帯，棘間靱帯，棘上靱帯）の損傷を伴うことが多い[2〜4].

伸展型涙滴骨折　extension teardrop fracture

- 椎体前下縁の骨片は通常薄く，わかりにくい. 骨折片は幅よりも高さが大きい傾向がある.
- 前縦靱帯，椎間板前方線維輪が断裂すると，椎間板腔の前方が拡大する.
- 椎弓や棘突起に軸方向の圧力が加わり，骨折を伴うことがある.
- 過伸展損傷による椎間関節損傷では，前方が広く後方が狭くなる V 字型の形態を示す[2〜4].

hangman 骨折，涙滴骨折

hangman 骨折

　軸椎関節突起間骨折を指す. 絞首刑者でみられる頸部骨折と自動車事故後による頸部骨折との類似性が指摘された歴史的経緯より"hangman 骨折"とよばれる. 一般的には，交通事故や転落などで頸椎の過伸展に軸方向の圧が関節突起間部にかかることで斜骨折をきたすとされる. しかし，C2 椎体の前方脱臼や前方傾斜，椎間関節脱臼など（Levine-Edwards 分類の Type II，IIa，III）に関しては，（反跳力を含めた）過屈曲の要素も加わっていると考えた方が説明しやすい（**図4**）.

　Type I は保存的加療が推奨されている. Type II の治療は議論の余地があり，C2 亜脱臼の強い例，不安定性や後弯変形の強い症例では手術がなされることもある[5,6]. Type IIa，III に対しては手術が選択される.

涙滴骨折

　外傷により椎体前下縁に三角形（または四角形）の骨片を形成する椎体骨折の総称. 過伸展と過屈曲というまったく異なるメカニズムで生じる 2 つの病型がある.

　屈曲型涙滴骨折：強い屈曲と軸方向への圧力（浅いプールへの飛び込み，自動車衝突時の

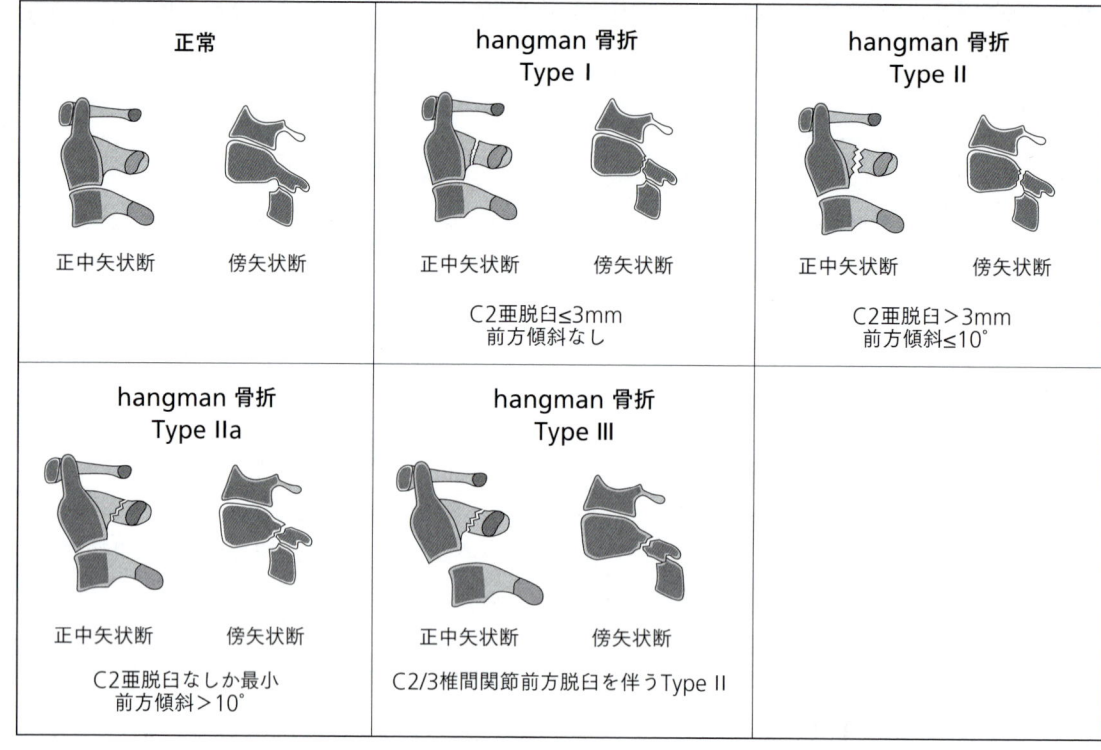

図4　Levine-Edwards 分類　(文献 1, 7)をもとに作成)

減速など)によって生じる．椎体の前縁に圧縮力が加わることで，椎体前面に垂直方向の骨折が生じ，三角形の前方骨片と椎体とが分離する．過屈曲損傷の重篤な形態で，神経学的損傷の頻度も高い．C4, C5, C6 に最も多く発生する．すべての支持靱帯が全体的に破壊されるため不安定性が強く，手術介入が必要である[2]．

　伸展型涙滴骨折：交通外傷や転倒で顎や額，顔面がダッシュボードやハンドル，地面などの不動物に衝突し，頸椎が過伸展することで発症する．椎体前下角が前縦靱帯付着部で剝離骨折をきたし小骨片として検出される．屈曲型涙滴骨折と比較すると頸髄損傷の程度は軽いことが多いが，頸椎の強直や変形性変化を伴っている高齢者では重篤化することもある．高齢者では C2 に好発するが，若年者の交通外傷例などでは下位頸椎に生じることも多い．治療は不安定性の程度によるが，椎体前下角の剝離骨折の所見のみであれば保存的加療で骨癒合が得られる．

鑑別診断

hangman 骨折

1）小児における C2 偽前方亜脱臼
　小児(特に 8 歳未満)では C2-C3 椎体間の可動性が大きい．このため，特に屈曲位で生理的に C2 が亜脱臼しているようにみえることがしばしばある(**図5**)．

2）非典型的 hangman 骨折
　典型的な hangman 骨折は脊柱管が開大する方向に骨折するため，脊髄損傷はまれとされる(過伸展により脊髄に牽引力が加わり，一過性の四肢麻痺をきたすことはある)．一方，C2 椎体後面に骨折を生じる非典型的 hangman 骨折では骨片が脊柱管方向に転位するた

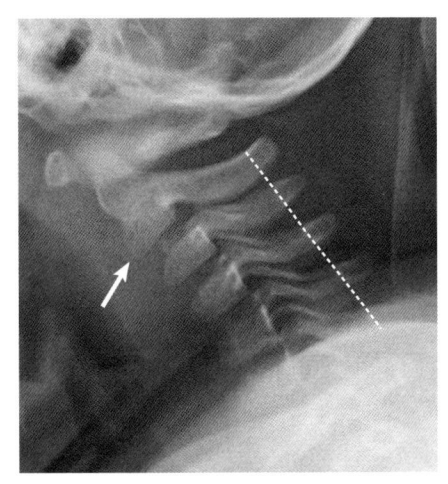

図5　1歳男児　C2偽前方亜脱臼
頸椎単純X線写真側面像　C2椎体がC3椎体に対して前方にやや変位しているが（→），spinolaminar line（白点線）の乱れはない．

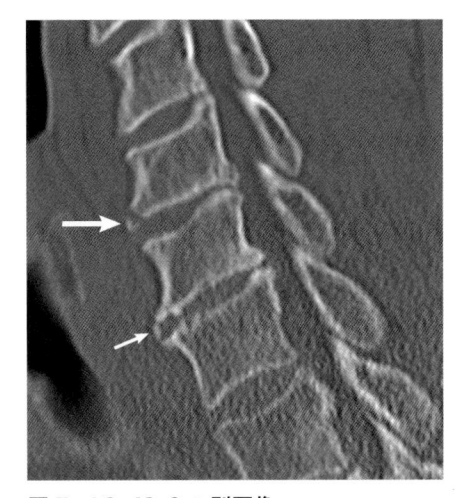

図7　L2-42-3の別画像
単純CT矢状断像（骨条件）　C6椎体前下縁は涙滴骨折（大矢印）．C7/Th1椎間板線維輪の石灰化（小矢印）は隣接する椎体の皮質に欠損がみられない点で骨折と鑑別できる．

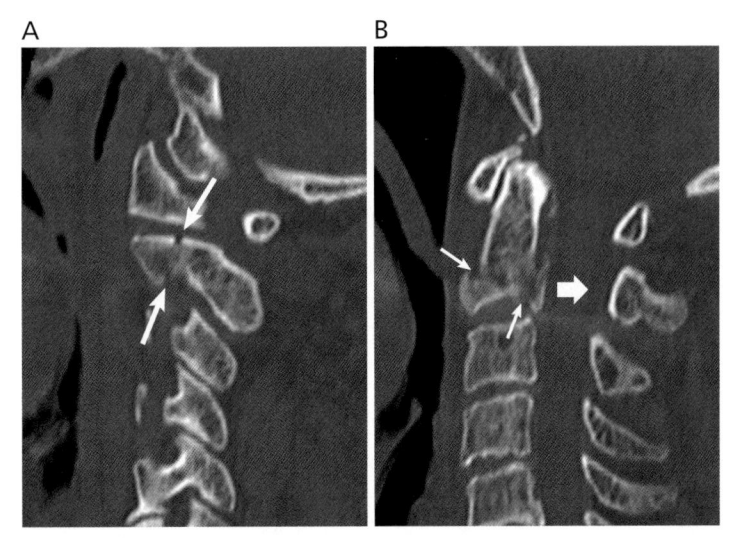

図6　70歳台男性　非典型的hangman骨折
CT（骨条件）　A，B矢状断像　C2右椎間関節の前方寄りに骨折がみられ（A，大矢印），骨折線は椎体にも及ぶ（B，小矢印）．椎体後面の骨片が脊柱管方向（B，太矢印の方向）に転位すると，頸髄損傷が生じうる．

め，頸髄損傷に至る例がある（図6）．

涙滴骨折

椎間板線維輪の石灰化

　椎間板石灰化の一形態であり，前下方に生じると涙滴骨折と紛らわしい場合がある（図7）．隣接する椎体の皮質に欠損がない点で，涙滴骨折と鑑別できる．

解答　**A1.**　両側椎間関節の前方脱臼が認められ，Levine-Edwards 分類 Type III である．

　　　A2.　症例 L2-42-2 は骨折した椎体の後方 fragment が脊柱管方向に大きく脱臼しており，PLC の損傷も強いことから屈曲型．症例 L2-42-3 は椎体前下縁の骨片が小さく，椎間板前部の損傷や前縦靱帯，椎間板前方線維輪の断裂も示唆されることから伸展型．

N O T E

伸展型涙滴骨折の注意点

　特に伸展型涙滴骨折は骨折線や骨片の転位が軽微な例がある．外傷では画像検査時に十分な病歴や身体所見が得られていないことも多く，初診時の CT や単純写真で見落とされやすい．提示症例のように椎体前面のわずかな軟部組織腫脹や浮腫(**図 3 B**，小矢印)が椎体骨折，椎間板損傷を診断するヒントになることがあるため，外傷例では椎体(特に頸椎)周囲に注意を払う必要がある．

文献

1)　Levine AM, Edwards CC : The management of traumatic spondylolisthesis of the axis. J Bone Joint Surg Am 1985 ; 67 : 217-226.

2)　Raniga SB, Menon V, Muzahmi KSAI, et al : MDCT of acute subaxial cervical spine trauma : a mechanism-based approach. Insights Imaging 2014 ; 5 : 321-338.

3)　Allen BL, Fergusson RL, Lehmann TR, et al : A mechanistic classification of closed indirect fractures and dislocations of the lower cervical spine. Spine 1982 ; 7 : 1-27.

4)　Vives MJ, Vaccaro AR, Abitbol J : Compressive flexion injuries of the cervical spine. In : Vaccaro AR, (ed)：Fractures of cervical, thoracic and lumbar spine 1. New York : Marcel Dekker, 2003 : 207-218.

5)　吉井俊貴，角谷　智，大川　淳：特集 脊椎外傷—捻挫から脊髄損傷まで，第 2 章 脊椎損傷の診断と治療，軸椎関節突起間骨折(ハングマン骨折)．脊椎脊髄ジャーナル 2016 ; 29 : 311-316.

6)　LeFever D, Whipple SG, Munakomi S, et al : Hangman's fractures. StatPearls[Internet]. Treasure Island(FL)：StatPearls Publishing ; 2024 Jan. 2023 Aug 13.

7)　Mahmoud A, Shanmuganathan K, Montgomery A : Surgical management of hangman's fracture : a systematic review. Int J Spine Surg 2023 ; 17 : 454-467.

20歳台男性，もともと肥満児であった(163 cm，97 kg)．中学生の頃から背中の曲がりが気になってきたが肉が多く目立たなかったので放置していた．高校生になり痩せてきたのに伴い，後弯がとても気になってきた．高校2年生のときに背中が痛くて動けないときが2か月ほどあった．このときは筋性疼痛と判断され，リハビリで改善した．家族歴として祖父と母に側弯症がある．

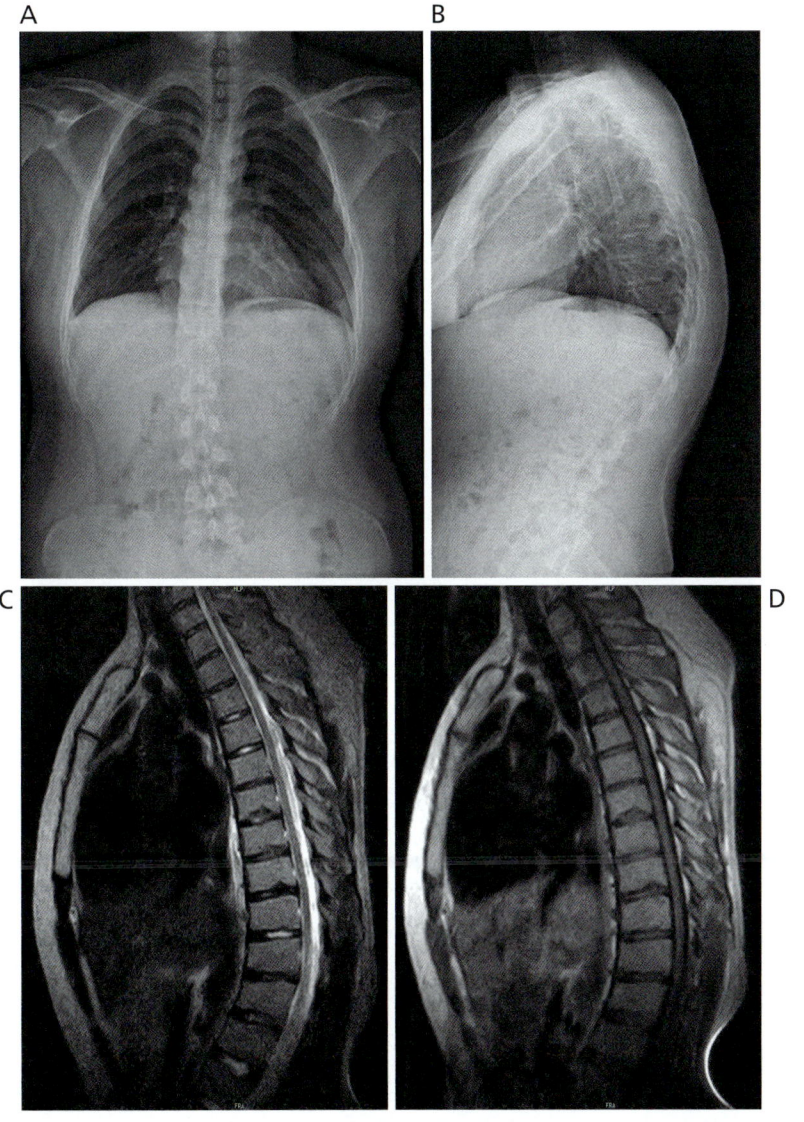

図1 脊椎単純X線写真 A：正面像，B：側面像，MRI C：T2強調矢状断像，D：T1強調矢状断像 （北海道大学大学院保健科学研究院 医用生体理工学分野 神島 保先生のご厚意による）

| 単純 X 線所見 | 単純 X 線写真(**図 1 A, B**)では，軽度の側弯に加え，胸椎後弯，下位胸椎〜腰椎に連続する椎体前方の楔状変形，終板不整，および椎間腔狭小化が認められる． |

| MRI 所見 | MRI では T2 強調矢状断像・T1 強調矢状断像(**図 1 C, D**)ともに椎体に異常信号は認めないが，単純 X 線写真と同様の変形が認められ，椎間板菲薄化も確認される． |

| 診断 | Scheuermann 病 Scheuermann's disease |

| 経過 | 腰痛悪化予防を目的とした体重管理と運動療法にて経過観察中． |

問題 **Q1.** 脊椎の ring apophysis とは何か？
Q2. Schmorl 結節とは何か？

画像診断のポイント

● 椎体の前方優位の楔状変形(wedging)，終板の不整，Schmorl 結節，椎間板腔狭小化，早発性椎間板変性を特徴とする[8]．

Scheuermann 病

　Scheuermann(ショイエルマン)病は胸椎中部または胸腰椎を侵す脊椎後弯症であり，1920 年にデンマークの整形外科医・放射線科医である Scheuermann によって初めて報告されたことがその名の由来となっている．3 つ以上の連続した椎体に 5° 以上の前方楔状変形を認めることが Sorensen によって 1964 年に診断基準とされたが[1,2]，2 つ以上でよいとする Ali らの定義[3]や 5° 以上の前方楔状変形を示す椎体は 1 つでもあればよいが Th3-12 までの脊柱後弯角度(kyphosis angle)は 45° 以上とする Sachs ら[4]の定義も存在する．

　青年期の後弯症の最も一般的な原因であり，多くは 12〜15 歳の間に出現し，男女比はほぼ同等とされ，有病率は米国では人口の 1% 以上と報告されている[2]．無症状であることも多いが，進行性の変形・疼痛やまれに神経学的症状の原因となり，有症状例では慢性的な疼痛の訴えが最も多い．また患者はしばしば肩甲帯前方やハムストリングス，腸腰筋の張りを経験する[5]．青年期患者では自身の外見に対する不満を抱くことが多い．

　Scheuermann 病の機序は完全には解明されていないが，遺伝的素因・機械的要因・ホルモン異常・栄養障害，あるいはこれらの複合的作用によって引き起こされると考えられている．遺伝的素因の根拠としては，一般人口に対して二卵性双生児では Scheuermann 病罹患のオッズ比が 6.25(95％信頼区間 3.41-11.31)，一卵性双生児ではオッズ比が 32.92(95％信頼区間 19.40-55.84)であるという Damborg らの報告があり[6]，遺伝型は常染色体顕性遺伝と考えられている[7]．

　治療は保存的治療と手術に大別される．軽度の変形に対しては経過観察・消炎鎮痛薬・理学療法が一般的だが[1]，70° 以上の胸椎後弯，25° 以上の胸腰椎後弯，難治性疼痛，神経学的異常，心肺機能障害，および外見上の問題などに対しては手術が行われる[1]．

鑑別診断

1）変性や機械的ストレス

変性・機械的ストレスでは終板の不整や椎間板腔狭小化を示すことがある．若年者でもスポーツ選手などで脊椎に過度な負荷のかかる場合には早発性椎間板変性の原因となるが，Scheuermann 病のように連続椎体の前方優位の楔状変形はみられない．

2）先端巨大症に伴う椎体病変

先端巨大症では若年者で多数の椎体に終板の不整や早発性椎間板変性がみられることがある．

3）骨折

転落，外傷や負荷のかかるスポーツで起こり，広範囲の骨髄浮腫を呈することが多い．

解答　A1. ring apophysis は，椎体終板の周辺部に位置する輪状の隆起であり，椎間板の線維輪と強固に結合している．二次骨化中心として 10 歳頃から出現し，18〜25 歳頃に骨化して椎体本体との癒合が完了する．椎体の安定化に寄与する構造だが，骨化の遅延や不完全な癒合は成長障害や骨の発育障害の原因となる．Scheuermann は Scheuermann 病を ring apophysis の壊死と考えたが，後に否定された．

A2. Schmorl 結節は，椎間板ヘルニアの一種で，椎間板髄核が椎体終板を穿破し，椎体内に脱出した状態．終板の脆弱性（先天的または後天的）・軸圧負荷によって髄核が椎体内へ圧入される．下位胸椎から上位腰椎に多い．多くは無症候性だが急性期には局所の疼痛を伴うことがある．

文献

1）Sardar, ZM, Ames RJ, Lenke, L : Scheuermann's kyphosis : diagnosis, management, and selecting fusion levels. J Am Acad Orthop Surg 2019 ; 27 : e462-e472.

2）Huq S, Ehresman J, Cottrill E, et al : Treatment approaches for Scheuermann kyphosis : a systematic review of historic and current management. J Neurosurg Spine 2019 ; 32 : 235-247.

3）Ali RM, Green DW, Patel TC : Scheuermann's kyphosis. Curr Opin Pediatr 1999 ; 11 : 70-75.

4）Sachs, B. Brandford D, Winter R, et al : Scheuermann kyphosis : follow-up of Milwaukee-brace treatment. J Bone Joint Surg Am 1987 ; 69 : 50-57.

5）Somhegy A, Ratko I : Hamstring tightness and Scheuermann's disease. Commentary. Am J Phys Med Rehabil 1993 ; 72 : 44.

6）Damborg F, Engell V, Andersen M, et al : Prevalence, concordance, and heritability of Scheuermann kyphosis based on a study of twins. J Bone Joint Surg Am 2006 ; 88 : 2133-2136.

7）Zaidman AM, Zaidman MN, Strokova EL, et al : The mode of inheritance of Scheuermann's disease. Biomed Res Int 2013 ; 2013 : 973716.

8）Murray PM, Weinstein SL, Spratt KF : The natural history and long-term follow-up of Scheuermann kyphosis. J Bone Joint Sur Am 1993 ; 75 : 236-248.

14歳男性．特に誘因なく左肩から上腕にかけての疼痛に気づいた．徐々に増悪している．

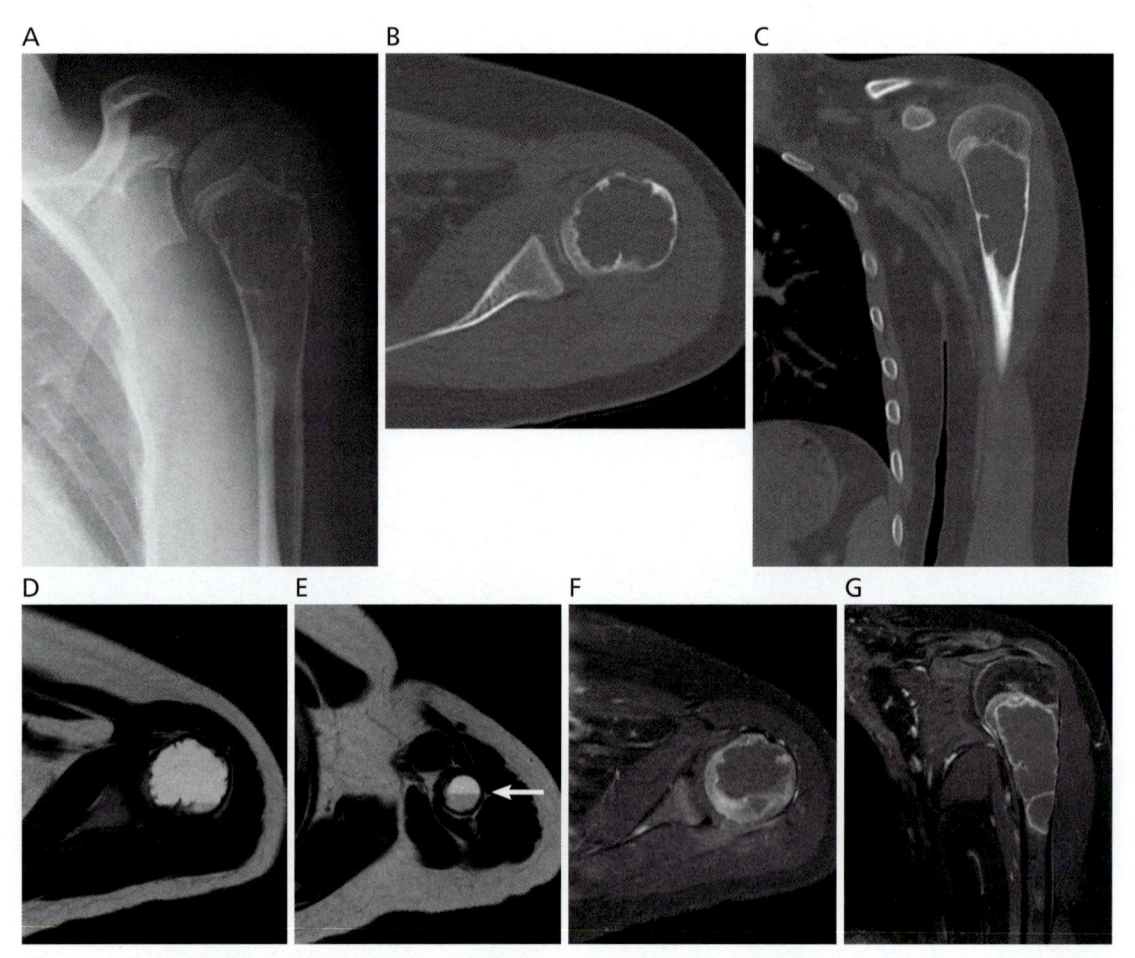

図1 A：左上腕骨単純X線写真正面像，CT（骨条件） B：横断像，C：冠状断像，MRI D，E：T2強調横断像，F：造影後脂肪抑制T1強調横断像，G：造影後脂肪抑制T1強調冠状断像

| 単純X線・CT所見 | 単純X線写真，CT（図1A〜C）で，左上腕骨の近位骨幹端に，境界明瞭な溶骨性変化を認め，内部は多房性で隔壁を有する．骨皮質内側は侵食により菲薄化している． |

| MRI所見 | 病変内部は，T2強調像（図1D，E）で，大部分が液体貯留と思われる高信号を示しており，一部で液面形成（図1E，→）を呈している．内部の出血が示唆される．造影後（図1F，G）は，一部の軽度肥厚した壁が増強効果を示している． |

| 診断 | 動脈瘤様骨囊腫 aneurysmal bone cyst：ABC |

| 経過 | 掻破骨移植を行い，術後再発なく経過観察している. |

問題 **Q1.** 動脈瘤様骨嚢腫(ABC)の好発年齢と部位はどこか？
Q2. ABC 様変化を呈する疾患の代表的なものをあげよ.
Q3. 病変内のヘモジデリン沈着を検出するために，有効な MRI のシーケンスをあげよ.

画像診断のポイント

- 長管骨の骨幹端に発生し，単純 X 線写真と CT では，境界明瞭な溶骨性変化を呈する. 膨隆性に発育し，薄い骨皮質が腫瘍の表面を覆う. 内部は多房性で隔壁を有する. 脊椎では通常，後方要素に発生し，椎体まで進展する[1,2].
- MRI では，T2 強調像で高信号を示し，大きさの異なる多房性嚢胞がみられ，内部には出血に伴い液面形成を呈する. 造影 T1 強調像では，壁や内部の隔壁が強く造影されることが多い. T2*強調像や磁化率強調像(susceptibility weighted imaging：SWI)では内部のヘモジデリン沈着を反映して blooming という特徴的な低信号を示す[2].
- 骨シンチグラフィでは，腫瘍辺縁に集積亢進を示し，中央には集積を示さない.

動脈瘤様骨嚢腫

　動脈瘤様骨嚢腫(ABC)は，さまざまな量の血液で満たされた嚢胞成分と充実成分を有する良性骨腫瘍である. 骨巨細胞腫，軟骨芽細胞腫，線維性骨異形成，血管拡張性骨肉腫などが ABC 様変化を呈することがある. これらは以前，2 次性 ABC とよばれていたが，近年は使われない[3].

　患者は通常，疼痛(病的骨折に続発することもある)，腫脹，運動制限を呈する. 腫瘤を触れることもある. 椎体に発生した場合は神経学的症状を引き起こすことがある. すべての年齢で起こりうるが，好発年齢は 10〜30 歳の若年層であり，特に 10 歳台の成長期に多くみられる. 男女差はない[3]. 長管骨の骨幹部の発生が多く，脊椎では後方要素を侵すことが多い. 手および足の小骨に発生した場合，充実成分が大部分を占めることがあり，以前は giant cell reparative granuloma などとよばれていた[1].

　組織学的には，血液を容れた大小の不規則な腔からなり，その壁には硝子化や線維組織がみられ，炎症細胞や破骨細胞型多核巨細胞を認める[2]. USP6 遺伝子の再編成を含み，ABC の約 70% でみられる. 他の腫瘍の ABC 様変化では USP6 遺伝子の再編成はみられない[3].

鑑別診断

　骨巨細胞腫(症例 L1-58，p. 222 参照)，軟骨芽細胞腫(症例 L1-51，p. 196)，線維性骨異形成(症例 L1-59，p. 226)，単純性骨嚢腫，軟骨粘液線維腫，内軟骨腫(症例 L1-50，p. 193)，褐色腫瘍，骨肉腫(症例 L1-64，p. 248)，軟骨肉腫(症例 L1-65，p. 253)，転移性骨腫瘍(症例 L1-71，p. 273)があげられる.

解答 **A1.** 好発年齢は 10〜30 歳の若年層であり，特に 10 歳台の成長期に多くみられる．女性に多い．長管骨の骨幹端に発生し，脊椎では通常，後方要素に発生し，椎体まで進展する．

A2. 骨巨細胞腫，軟骨芽細胞腫，線維性骨異形成．

A3. T2*強調像，磁化率強調像（SWI）．

文献

1） Nielsen GP, Rosenberg AE, Bovée JVMG, et al : Tumors of bone and joints（AFIP atlases of tumor and non-tumor pathology, Series 5）. American Registry of Pathology, 2021 : 460-470.

2） 米永健徳，福田国彦：液面形成の鑑別．江原　茂・編著：骨・軟部腫瘍の鑑別診断のポイント．画像診断 2019 ; 39（臨増）: S92-95.

3） Agaram NP, Bredella MA : Aneurysmal bone cyst. WHO Classification of Tumours Editorial Board : Soft tissue and bone tumours. IARC, 2020 : 437-439.

症例 L2 45

50歳台女性．3年前より右大腿部の腫瘤に気付いていたが，最近になって増大してきたため受診．

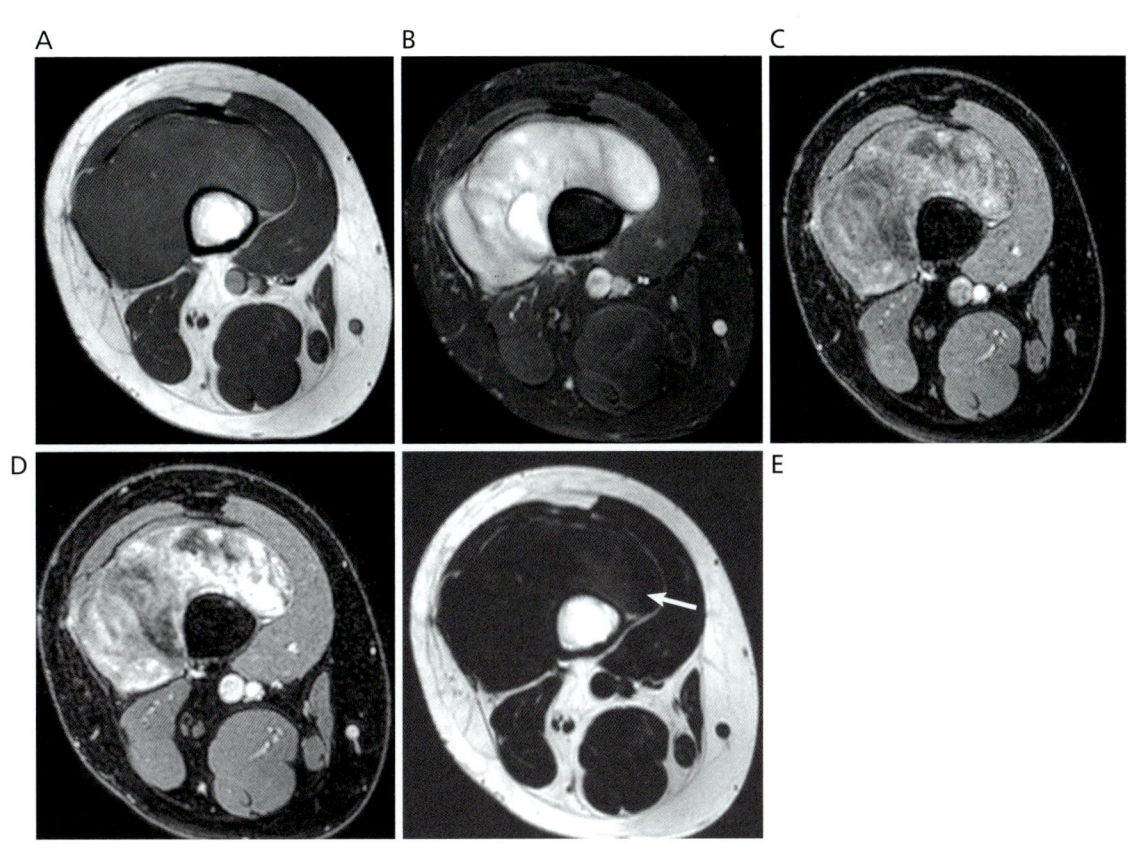

図1　右大腿 MRI 横断像　A：T1 強調像，B：脂肪抑制 T2 強調像，C：ダイナミック MRI（早期相），D：ダイナミック MRI（遅延相），E：fat imaging（mDixon 法）

MRI 所見　右大腿の深部，中間広筋から内側広筋にかけて進展する軟部腫瘤を認める．T1 強調像（**図1 A**）にて筋と比較してやや高信号，脂肪抑制 T2 強調像（**図1 B**）では比較的均一な強い高信号を呈している．造影 dynamic study では早期相（**図1 C**）で内部は不均一な増強効果を呈し，遅延相（**図1 D**）にかけて徐々に増強効果が拡大，増強する像が認められる．mDixon 法を用いた fat imaging（**図1 E**）では腫瘍内部に不均一な高信号が混在しており（→），脂肪の含有を示唆する所見である．

診断　粘液型脂肪肉腫　myxoid liposarcoma

経過　針生検で診断後，広範切除術が施行された．術後病理で round cell が 10%含まれていたため，化学療法を 3 コース追加された．その後，再発なく経過している．

画像診断のポイント

- 本症例は中高年の大腿深部に発生する大きな軟部腫瘤であり，肉腫を疑うべき症例である．
- T1 強調像にて軽度高信号，T2 強調像にて強い高信号を呈し，造影 dynamic study では遅延相にかけて徐々に増強効果が拡大，増強する像が認められ，粘液状基質が豊富な腫瘍を示唆する所見である．
- 鑑別のポイントは mDixon 法にて粘液状基質と混在する脂肪成分が証明された点であり，容易に粘液型脂肪肉腫と診断することが可能であった．
- 脱分化型脂肪肉腫など脂肪を含まない脂肪肉腫も存在するとはいえ，脂肪の存在を証明できれば脂肪肉腫の診断が可能であるため，軟部腫瘍の MRI プロトコールには脂肪を検出可能なシーケンスを含めることが必須である．その際，通常の脂肪抑制 T1 強調像のみでは，微量な脂肪や血腫・粘液などと混在した脂肪の検出が難しいこともあり，Dixon 法のような化学シフトイメージング(chemical shift imaging)や脂肪抑制前後の subtraction 像などを用いることが有用である．
- なお，粘液型脂肪肉腫は他の肉腫と異なり，他部位の軟部組織や脊椎を中心とする骨への転移をきたすことが知られている．転移としては非典型的な部位であるうえに，造影 CT では増強効果が弱く，FDG-PET でも集積が低いため，早期発見が難しいとされる．しかし，粘液産生により高度の T2 延長を呈するため，全身の STIR や DWIBS(diffusion-weighted whole body imaging with background body signal)が転移巣の検出に有用であると報告されており[1]，近年臨床応用が進んでいる(**図2**).

脂肪肉腫

　脂肪肉腫の組織型は異型脂肪腫様腫瘍/分化型脂肪肉腫，粘液型脂肪肉腫，脱分化型脂肪肉腫，多形型脂肪肉腫，粘液多形型脂肪肉腫の 5 型が存在する．このうち，異型脂肪腫様腫瘍/分化型脂肪肉腫に関しては別項(症例 L1-5, p. 15 参照)にて述べられている．

　粘液型脂肪肉腫は脂肪肉腫の 20～30％を占め，異型脂肪腫様腫瘍に次いで多くみられる脂肪肉腫である[2]．発症のピークは 40～50 歳台だが，小児および若年成人でもみられることが特徴である．大腿から膝窩の深部に好発し，時に後腹膜に発生する．組織学的には豊富な粘液状基質を背景として円形から卵円形の細胞と脂肪芽細胞の増殖がみられる．治療は広範切除が原則であるが，放射線治療への感受性が高いことが知られており，リスク因子に応じて術前や術後に放射線治療を組み合わせる場合がある[3]．予後不良因子は腫瘍の大きさ，年齢や円形細胞の割合などがある．上述のように骨軟部への転移をきたす点が他の肉腫との違いである．

　脱分化型脂肪肉腫(**図3**)は，異型脂肪腫様腫瘍/分化型脂肪肉腫と同様の高分化成分と，未分化多形肉腫と類似した脱分化成分が隣接して認められる腫瘍であり，*MDM2* および *CDK4* 遺伝子増幅を特徴とする[2,3]．10％程度の症例はもともと存在していた異型脂肪腫様腫瘍/分化型脂肪肉腫が脱分化して発生することが知られている．また，高分化成分を伴わ

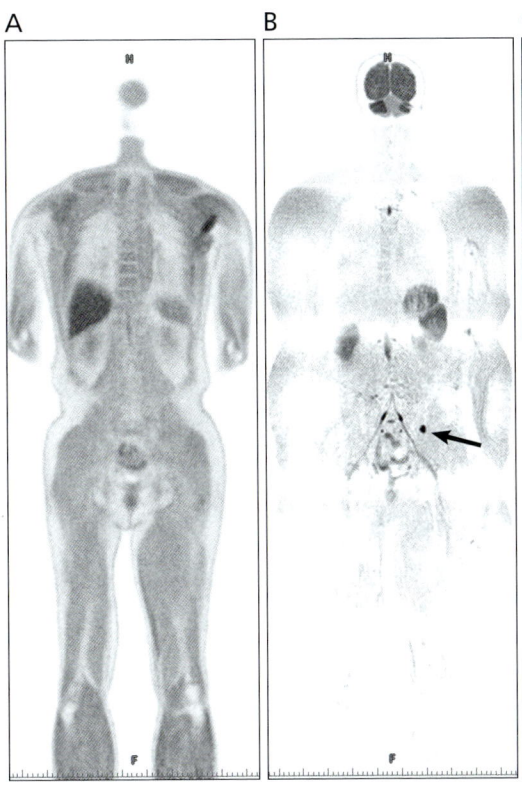

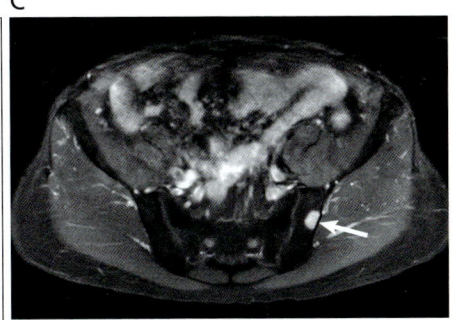

図2 50歳台男性 粘液型脂肪肉腫(術後の経過観察中)
A：FDG-PET，MRI B：DWIBS，C：造影後脂肪抑制T1強調横断像 FDG-PET(A)では有意な集積を指摘できなかったが，同時期に撮像されたDWIBS(B)では左腸骨に高信号を認めた(→)．その後，局所の造影MRI(C)が追加され，同部の骨転移が証明された(→)．

ず，未分化肉腫とHE染色の組織像では鑑別困難な場合もあるが，遺伝子増幅の検出によって特異的診断が可能となる症例も近年増加している．高齢者に多く，過半数が後腹膜に発生し，そのほか，精索や四肢，縦隔などに生じる．画像上の特徴は異型脂肪腫様腫瘍/分化型脂肪肉腫を示唆する領域と脱分化巣を示唆する領域が隣接して存在している点であり，脱分化巣には強い造影効果や拡散強調像でのADC低下，FDG-PETにおける高集積などが認められる．また，30％程度の頻度で脱分化巣に骨や軟骨への分化を示唆する石灰化を認めることがあり，診断の手掛かりとなることがある[3]．化学療法や放射線治療への感受性は悪く，治療は広範切除が基本であるが，特に後腹膜の症例は完全切除が難しいことが多く，予後は一般的に不良である．

多形型脂肪肉腫は全脂肪肉腫の5％以下とまれで，70歳台をピークとする高齢者の四肢深部に好発する．脂肪芽細胞の多形性を示す高悪性度の肉腫であり，遠隔転移も多く予後不良な例が多い[4]．粘液多形型脂肪肉腫は近年新たに加わった分類であり，非常にまれで悪性度の高い腫瘍で，小児と30歳以下の若年成人に発生する．粘液型脂肪肉腫と多形型脂肪肉腫の組織像が重複して観察されるが，それぞれに特徴的な遺伝子融合や遺伝子増幅を欠いている．発生部位はさまざまだが，縦隔に多い．局所再発，遠隔転移の率が高く，予後は不良である[5]．

鑑別診断

粘液線維肉腫(症例L2-46，p.447参照)や孤立性線維性腫瘍(症例L2-2，p.281)などの粘液を伴う軟部腫瘍が鑑別にあがるが，脂肪の存在を証明できれば診断は容易である．

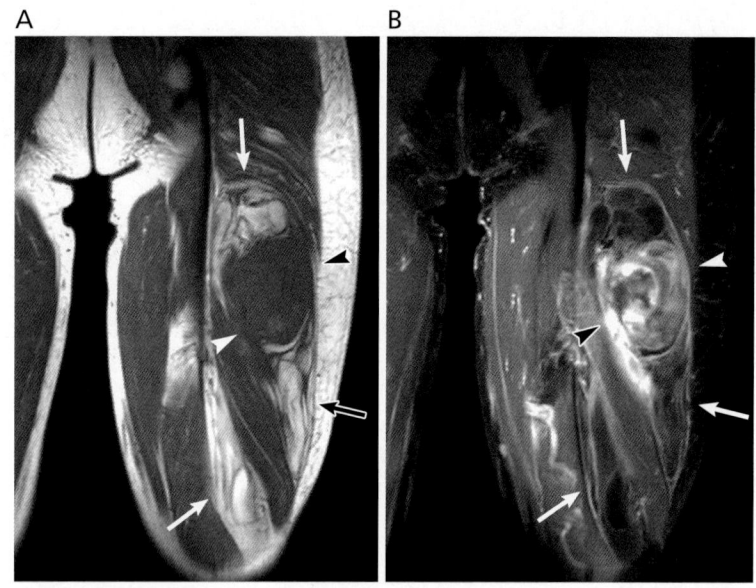

図3 70歳台男性 脱分化型脂肪肉腫
左大腿 MRI 冠状断像 A：T1 強調像，B：造影後脂肪抑制 T1 強調像 左大腿深部に T1 強調像（A）にて高信号，造影後脂肪抑制 T1 強調像（B）で信号が低下し，増強効果が乏しい腫瘤（→）が認められ，異型脂肪腫様腫瘍/分化型脂肪肉腫と同様の高分化成分が疑われる．一方，内部には強く不均一な増強効果を示す腫瘤状の領域（➤）を伴っており，脱分化成分が示唆される所見である．

解答 A1. 脂肪肉腫の組織型は異型脂肪腫様腫瘍/分化型脂肪肉腫，粘液型脂肪肉腫，脱分化型脂肪肉腫，多形型脂肪肉腫，粘液多形型脂肪肉腫の 5 型が存在する．

A2. 微量の脂肪を検出可能な chemical shift imaging や脂肪抑制前後の subtraction 像などを用いることが有用である．

A3. 軟部組織や骨への転移に注意が必要である．

文献

1) Paruthikunnan S, Gorelik N, Turcotte R, et al : Clinical impact of whole-body MRI in staging and surveillance of patients with myxoid liposarcoma : a 14-year single-centre retrospective study. Eur Radiol 2024 ; 34 : 6688-6700.

2) Dei Tos AP, Pedeutour F, Marino-Enriquez A : Dedifferentiated liposarcoma. WHO Classification of Tumours Editorial Board : Soft tissue and bone tumours, 5th ed. Lyon : IARC, 2020. (ebook)

3) 大塚隆信，福田国彦，小田義直：骨・軟部腫瘍—臨床・画像・病理 改訂第 2 版．診断と治療社，2015 : 204-207.

4) Gebhard S, Coindre J-M, Michels J-J : Pleomorphic liposarcoma : clinicopathologic, immunohistochemical, and follow-up analysis of 63 cases : a study from the French Federation of Cancer Centers Sarcoma Group. J Surg Pathol 2002 ; 5 : 601-616.

5) Coffin CM, Alaggio R : Adipose and myxoid tumors of childhood and adolescence. Pediatr Dev Pathol 2012 ; 15(1 Suppl) : 239-254.

症例 L2 46

80 歳台男性．左大腿部に腫脹があり，近医で経過をみられていたが，次第に増大したため紹介受診となった．

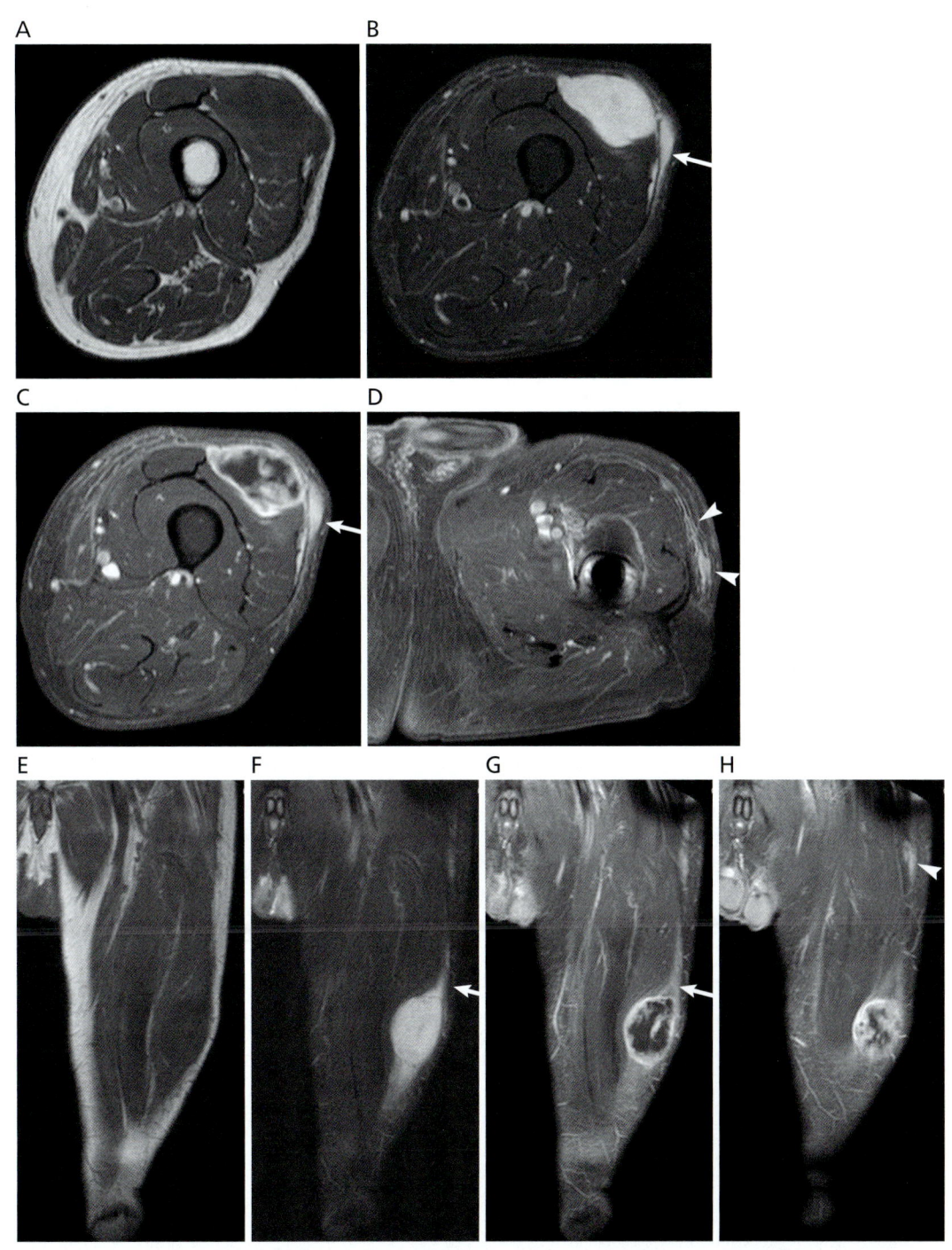

図1　左大腿 MRI（A〜D：横断像，E〜H：冠状断像）　A, E：T1 強調像，B, F：脂肪抑制 T2 強調像，C, G：造影後脂肪抑制 T1 強調像，D, H：造影後脂肪抑制 T1 強調像（D：Cより頭側，H：Gより前方）

MRI所見 左大腿中間部の皮下深層，外側広筋の筋膜に広く接する軟部腫瘤を認める．T1強調像(**図1A, E**)では筋と等信号，脂肪抑制T2強調像(**図1B, F**)では強い高信号を示し，造影後脂肪抑制T1強調像(**図1C, G**)では内部が漸増性，不均一に増強されており，豊富な粘液状基質を反映した所見と考えられる．明らかな脂肪成分は指摘できなかった．脂肪抑制T2強調像および造影後脂肪抑制T1強調像では腫瘤から連続する筋膜に沿った線状の信号変化がみられた(→)．腫瘤から離れた頭側(**図1D, H**)では大腿近位部の外側筋膜上にも増強効果がみられ(►)，一連の病変を示唆する所見である．

診断 粘液線維肉腫 myxofibrosarcoma

経過 頭側の病変も含めた広範切除を行ったが，術後の病理組織では全方向に断端陽性であった．その後，切除縁に局所再発を繰り返し，その都度広範切除が追加されている．

問題 **Q1.** 粘液線維肉腫でしばしばみられる筋膜に沿ったT2強調像での高信号の意義は何か？
Q2. 粘液線維肉腫術前および術後のMRI撮像の際に留意すべき点を述べよ．

画像診断のポイント

- 高齢男性の大腿部，皮下深層〜筋膜上を主座とした腫瘤である．
- 脂肪抑制T2強調像で強い高信号，造影dynamic studyでは漸増性の増強を示し，粘液成分が豊富な肉腫が疑われる．
- 脂肪抑制T2強調像にて腫瘤辺縁から筋膜に沿って延びる高信号域(tail sign)が特徴的であり，肉眼的および顕微鏡的な腫瘍細胞の浸潤性増殖を表しているとされている[1]．tail signは他の軟部肉腫との鑑別に有用であるとの報告や，予後の悪化に関連するとの報告がある．
- 粘液線維肉腫は時に広範な範囲に進展することが知られており，特に筋膜などによるバリアの乏しい上下方向への進展に注意が必要である．本症例のように腫瘤本体から離れて筋膜を這うように広範囲な病変を形成することもあるため，特に上下方向に十分に撮像範囲を広げて撮像する必要がある[1, 2]．
- なお，悪性度の高い粘液線維肉腫は充実部が主体で壊死を伴うことも多く，その場合は平滑筋肉腫や未分化多形肉腫などの高悪性度の肉腫との画像での鑑別が困難な場合がある．

粘液線維肉腫

　粘液線維肉腫は豊富な粘液産生，多形性を示す腫瘍細胞と特徴的な曲線状血管パターンを伴う悪性線維芽細胞性腫瘍である[3, 4]．大部分が四肢や肢帯に発生し，体幹部や頭頸部での発生は少ない．浅在性の腫瘍で真皮から皮下組織に位置することが多く，一部は筋膜や骨格筋に及ぶこともある．多くの患者では緩徐に増大する無痛性の腫瘤を主訴とする．やや男性優位で60〜80歳台に好発し，30歳未満での発生は極めてまれとされる．

　粘液線維肉腫は低悪性度〜高悪性度まで多彩な幅広い組織像を呈するが，いずれの場合でも多結節状の増殖や不完全な線維性隔壁，粘液状基質などの像は共通している．特に皮下病変では低悪性度病変であっても辺縁の浸潤性変化が非常に目立ち，画像で予想される

範囲を超えて広がることが多い[2,3]．そのため，広範切除後の局所再発率が30～40％と高く，しばしば反復して起こることが特徴である．また，低悪性度のものが再発時には高悪性度となっていることもしばしば経験されるため，初回治療が重要である．術後の病理標本で切除断端陽性の場合には放射線治療を行うこともあるが，効果は明らかではなく，追加広範切除が基本である[4]．

　低悪性度のものは遠隔転移をきたさず，5年生存率は90％以上と良好であるが，高悪性度のものは20～35％の症例で肺を中心とした遠隔転移を生じ，予後不良である．

解答　A1. tail signとよばれ，粘液線維肉腫に比較的特徴的な所見とされる．肉眼的および顕微鏡的な腫瘍細胞の浸潤性増殖を表しており，鑑別診断や切除範囲の決定に役立つほか，予後との相関も疑われている．

A2. 特に皮下の病変では筋膜のバリアがない上下方向へ広く進展して病変を形成することもあり，十分に広い範囲を撮像する必要がある．術後の経過観察の際にも創部を中心として広い範囲の撮像が必要である．

文献

1) Lefkowitz RA, Landa J, Hwang S, et al : Myxofibrosarcoma : prevalence and diagnostic value of the "tail sign"on magnetic resonance imaging. Skeletal Radiol 2013 ; 42 : 809-818.
2) Manoso MW, Pratt J, Healey JH, et al : Infiltrative MRI pattern and incomplete initial surgery compromise local control of myxofibrosarcoma. Clinical Orthopaedics and Related Research® 2006 ; 450 : 89-94.
3) Huang H-Y, Mentzel TDW, Shibata T : Myxofibrosarcoma. WHO Classification of Tumours Editorial Board : Soft tissue and bone tumours, 5th ed. Lyon : IARC, 2020.（ebook）
4) 大塚隆信，福田国彦，小田義直：骨・軟部腫瘍―臨床・画像・病理 改訂第2版．診断と治療社，2015 : 228-229.

症例　L2　**47**

10歳男児．サッカーをやっている．左股関節痛が続く．

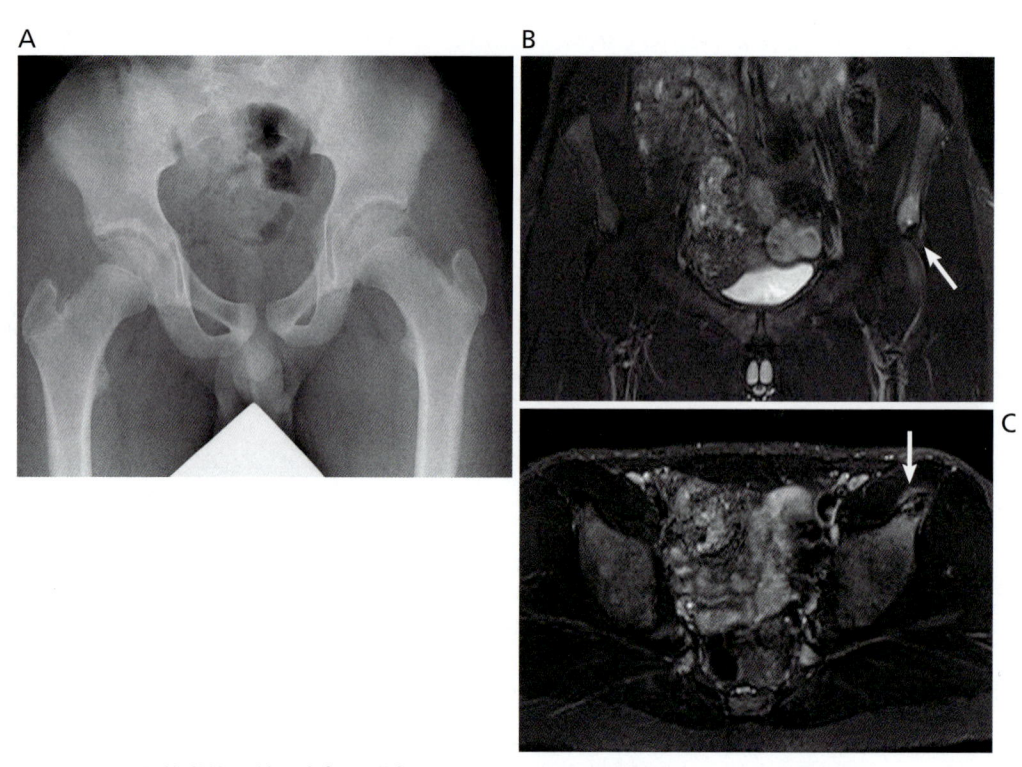

A
B
C

図1　A：股関節単純X線写真（正面像），MRI　B：STIR冠状断像，C：STIR横断像

単純X線所見　左股関節周囲に異常は判然としない（**図1A**）．

MRI所見　左下前腸骨棘に軽度の腫大，骨髄浮腫を認める（**図1B, C，→**）．

診断　**下前腸骨棘付着部炎　apophysitis of the anterior inferior iliac spine**

問題　**Q1.**　上前腸骨棘に付着する筋肉は何か？
　　　　Q2.　下前腸骨棘に付着する筋肉は何か？
　　　　Q3.　腸骨稜に付着する筋肉は何か？

**画像診断の
ポイント**

- 裂離骨折は単純 X 線写真では，骨折部の不整像，転位した骨片や骨折部の骨欠損を認めるが，骨の不整像のみがみられることがある．また，はっきりとした骨折がみられないことも少なくない．正面像だけでは観察が難しい場合もあり，Lauenstein（ラウエンシュタイン）像（股関節斜位像）も撮影することがある．
- 骨片の特定，評価に CT が撮像されることもある．裂離骨折とまでいかず，慢性的な経過でみられる場合に付着部炎の状態もあり，骨肥厚，骨不整像，石灰化がみられることがある．
- 本症例のように単純写真で所見が判然とせず，臨床症状がある場合には MRI が有用である．MRI では付着部の骨髄浮腫，周囲の浮腫がみられ，骨折部が離開していると液体貯留がみられる．したがって，脂肪抑制 T2 強調像・STIR などの脂肪抑制像は必須である．骨折では腸骨翼に沿って大きな血腫（液体貯留）を伴うこともある．

その他の骨盤骨裂離骨折・付着部炎

　腸骨前方にはでっぱりがあり，上前腸骨棘，下前腸骨棘とよばれる．ここは大腿部の筋肉が付着する部位であり，裂離骨折や付着部炎を生じることがある．上前腸骨棘には大腿筋膜張筋と縫工筋，下前腸骨棘には大腿直筋が付着する．また，腸骨稜には腹横筋，外腹斜筋，内腹斜筋が付着する（症例 L2-32，p. 396，図 2 参照）[1,2]．

鑑別診断

　骨髄炎，骨腫瘍（骨肉腫，骨転移），骨化性筋炎（症例 L1-61，p. 235 参照），石灰沈着性腱炎，脊椎関節炎，異所性石灰化などがあげられる．裂離骨折，付着部炎ではスポーツや高エネルギー外傷など機序が明確なことが多い．

解答　A1.　大腿筋膜張筋，縫工筋が付着する．
A2.　大腿直筋が付着する．
A3.　腹横筋，外腹斜筋，内腹斜筋が付着する．

文献

1) Stevens MA, El-Khoury GY, Kathol MH, et al : Imaging features of avulsion injuries. Radiographics 1999 ; 19 : 655-672.
2) Eberbach H, Hohloch L, Feucht MJ, et al : Operative versus conservative treatment of apophyseal avulsion fractures of the pelvis in the adolescents : a systematical review with meta-analysis of clinical outcome and return to sports. BMC Musculoskelet Disord 2017 ; 18 : 162.

症例 L2 48

7歳男児. 左下肢変形

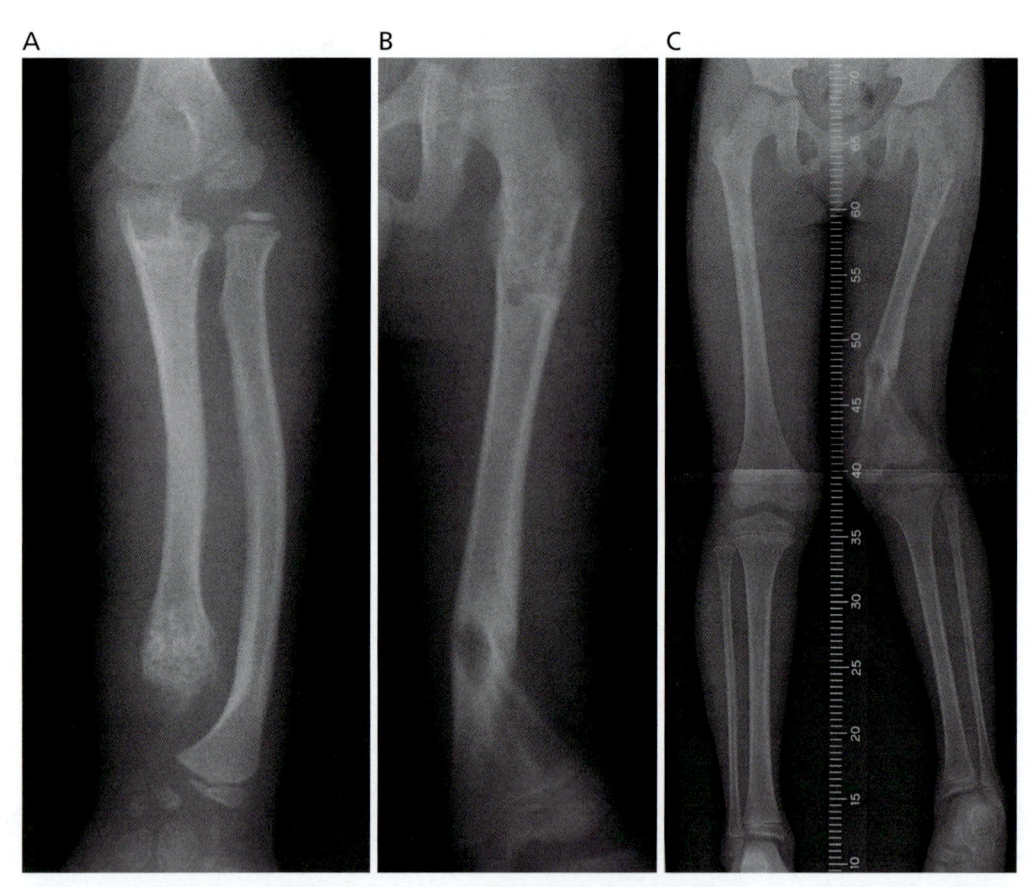

A   B   C

図1 A：左前腕単純X線写真正面像，B：左大腿骨単純X線写真正面像，C：両下肢単純X線写真正面像

単純X線所見	左前腕単純X線写真(**図1A**)では，尺骨遠位端に石灰化を伴う腫脹が認められ，尺骨は短縮している．左大腿骨単純写真(**図1B**)では，左大腿骨の近位および遠位骨幹端/骨端移行部に多発する透亮像と骨硬化像が認められ，左大腿骨遠位は病的骨折により屈曲している．両下肢単純写真(**図1C**)では下肢長差が認められる．

診断　多発性内軟骨腫症　enchondromatosis

経過　下肢長差および尺骨短縮のため，骨切り術が行われた．

問題　多発性内軟骨腫症について，次のうち，正しいものはどれか？
1) 多発性内軟骨腫症には，Ollier病，Maffucci症候群の2つの主要なサブタイプが知られている．

2）Ollier 病では片側性に多発する内軟骨腫が特徴である.

3）Maffucci 症候群では軟部組織の血管腫の合併が知られている.

4）内軟骨腫のために四肢の変形をきたす場合がある.

画像診断のポイント

- 複数の内軟骨腫症が認められるまれな疾患である.
- どの骨でも発生する可能性があるが，最も一般的には四肢で発生する.
- 骨の変形を引き起こす可能性がある.
- 以下の 2 つの主要なサブタイプが存在する.
  - ・Ollier 病：骨性病変に限定される.
  - ・Maffucci 症候群：軟部組織血管腫(場合によってはリンパ管腫)も伴う.
- Maffucci 症候群では単純 X 線写真で静脈石がみえることがある.

多発性内軟骨腫症

　多発性内軟骨腫症は，Ollier 病および Maffucci 症候群とよばれる 2 つの臨床像に伴うことが知られている[1]．これらの病態では単純に内軟骨腫の多発とみなされるべきではない．内軟骨腫症は，病因的に異なる軟骨内骨化の発達障害であり，おそらくより正確には軟骨形成異常症と表現される[1]．多巣性の骨病変が皮膚，軟部組織，内臓の骨格外血管腫と共存する場合には Maffucci 症候群とよばれる．

　内軟骨腫は，単純 X 線写真で特徴的な所見を示し，場合によっては診断が可能である[1]．病変は，骨幹端および骨幹，偏心性，多巣性である傾向がある．骨幹端の関与は，短い管状骨ではあまり明らかではないが，長軸に対して垂直に配向し，軟部組織に向かって延びる複数の溶解欠損を伴う偏心性病変が認められる．病変は，多くの場合，軟骨基質の単純写真上の典型的な点状石灰化を示す．石灰化の程度はさまざまであり，場合によっては，単純写真で検出できるほど十分な量の石灰化が存在せず，CT 検査で初めて石灰化の存在が明らかになる場合もある．

　骨幹端では，病変は骨の長軸に沿って細長い溝または縦方向の透亮像を形成する[1]．軟骨の継続的な成長の結果として病変が進行すると，皮質の菲薄化に伴ってより大きな拡張した透亮像が形成される．この段階では，軟骨性病変の平行な配置が歪んで，骨端を含む大きな多葉状の塊として認められることがある．近位骨幹端と遠位骨幹端の両方が重度に関与すると，影響を受けた長管骨がダンベル状にみえることがある．場合によっては，形成異常の変化が成長板の一部にのみ影響を及ぼし，不均一な成長とその結果として生じる弯曲変形を引き起こすことがある．また，大腿骨転子間領域において，大腿骨の長軸に対して斜めに配向された，特徴的な X 線透過性の線状影が認められる．扁平骨では，腸骨稜などの二次骨化中心の接合部から始まる細長い溶解性病変が認められ，骨幹端まで伸びる扇形の溝が形成される場合がある．皮質が破壊され，軟部組織への腫瘍の進展が認められ，反応性の骨膜新骨形成を伴う場合は，悪性腫瘍の指標とみなされるべきである[1]．

　MRI では，石灰化は小さな信号欠損として認められ，骨髄腔内の非石灰化軟骨病変は T1 強調像では低信号，T2 強調像では高信号として認められる[1]．単純写真では明確な輪郭を示さないのが一般的であるが，MRI では境界が明確に定義され，多くの場合，分葉状である.

表　多発性内軟骨腫症の遺伝型による臨床病型

多発性内軟骨腫症（enchondromatosis）	臨床病型	関連遺伝子
非遺伝型		
Ollier 病 ・幼児期に発症する. ・主に四肢の短管骨と長管骨に認められる. 頭蓋顔面の骨と脊椎には通常は認められない.		*IDH1*, *IDH2*, *PTH1R*
Maffucci 症候群 ・幼児期に発症する. ・Ollier 病と同一の内軟骨腫による骨格への関与が認められる. 真皮, 皮下組織, および内臓の海綿状血管腫および紡錘細胞血管腫を伴う.		*IDH1*
常染色体顕性遺伝		
metachondromatosis ・幼児期に発症する. ・腸骨稜および下肢の長管骨の骨幹端に内軟骨腫が認められる. ・手と足を含む骨軟骨腫様病変を伴う.		*PTPN11*
genochondromatosis ・幼児期に発症する. ・上腕骨近位部と大腿骨遠位部の骨端にある対称性内軟骨腫が特徴的. 内軟骨腫は骨変形を引き起こさず, 成人期に退行する傾向がある.	Type 1：鎖骨に内軟骨腫を伴う. Type 2：手, 手首, 足の短管骨に内軟骨腫を伴う.	*PTHLH*
常染色体潜性遺伝		
spondyloenchondrodysplasia ・出生時から幼児期以降に症状が現れる. ・椎骨形成不全は, 骨盤および長管骨に関わる内軟骨腫を合併する. ・短い手足, 腰椎前弯, 顔の異常に伴う低身長を合併する.	Type 1：古典型 Type 2：痙縮および発達遅延など中枢神経系の異常を伴う.	*ACP5*
遺伝型不明		
cheirospondyloenchondromatosis ・幼い頃に発症し, 発達遅滞を伴う. ・対称性の内軟骨腫で中手骨と指節骨の関与が優勢であり, 結果的に短い手足, 扁平椎を呈する. ・中等度の小人症と関節の腫大を認める.		不明
dysspondyloenchondromatosis ・出生時および乳児期に発症する. ・長管骨と扁平骨に内軟骨腫が認められる. 手と足の骨には軽度の影響しか認められない. ・脊柱の重度の分節を伴う脊椎の奇形, 手足の長さは不均一, 顔の変形を認める.		不明

　近年では, 多発性内軟骨腫症は当初考えられていたよりも多様であると考えられている. 体細胞性非遺伝性疾患である Ollier 病および Maffucci 症候群とよばれる多発性内軟骨腫症の主要な形態に加えて, metachondromatosis, genochondromatosis, spondyloenchondrodysplasia, cheirospondyloenchondromatosis. dysspondyloenchondromatosis とよばれる少なくとも 5 つの形態の内軟骨腫症が存在している[2~6]（**表**）. これらは, 異なる遺伝形式, 臨床症状によって特徴付けられ, さらに, 一部の疾患では続発性軟骨肉腫のリスクと関連している.

鑑別診断

1) metaphyseal chondromatosis with 2-hydroxyglutaric aciduria
より対称性で Ollier 病よりも年齢の低い乳児で発症する.

2) metachondromatosis
骨盤の内軟骨腫に加え, 骨端方向に向かう (pointing toward the adjacent joints) 手足の外骨腫を伴う.

3) genochondromatosis
顕性遺伝であり, 上腕骨近位, 膝, 鎖骨, 手足などに多発する小さな対称性の病変が特徴的である.

4) spondyloenchondrodysplasia
扁平椎と骨幹端の透亮像 (内軟骨腫) を伴うが, 二次的な変形は伴わない.

5) carpotarsal osteochondromatosis
手関節と脛距関節の周囲に内軟骨腫が多発し, dysplasia epiphysealis hemimelica に類似する.

> ### N O T E
>
> ### 多発性内軟骨腫症における悪性転化
>
> Ollier 病患者の悪性転化の実際のリスクを評価するのは困難である. 1987 年, Liu らは, Ollier 病患者の約 30％で悪性新生物が発生すると報告した[7]. 通常, これらの病変は低悪性度の軟骨肉腫であるが, 脱分化軟骨肉腫, 骨肉腫, 脊索腫も含まれている. Schwartz らによって報告されたシリーズでは, Ollier 病では二次悪性腫瘍の発生率が 25％であったが, Maffucci 症候群の発生率はかなり高かった[8]. 内軟骨腫を伴う軟部組織血管腫の患者計 7 人は, 合計 10 個の二次悪性腫瘍を有しており, そのうち 3 個は非骨格性悪性腫瘍であった. Ollier 病は, 骨格外新生物, 特に中枢神経膠腫および卵巣腫瘍の発生リスクの増加と関連している[2].
>
> Maffucci 症候群では, 骨格外腫瘍の発症リスクが高く, 血管肉腫に加えて, Ollier 病と同様に, 中枢神経系の神経膠腫および卵巣腫瘍のリスクも増加する. さらに, 下垂体腺腫, 膵腺癌, 乳房の線維腺腫を含む骨格外腫瘍が Maffucci 症候群の患者で報告されている[9]. 広範囲の骨格に病変がある患者は, それほど重度の病変がない患者や, 少数の骨に限局した局所疾患を持つ患者に比べ, 悪性転化を起こす傾向が高くなる[10]. 悪性転化は通常, 成人期に現れる. Ollier 病および Maffucci 症候群における二次悪性腫瘍の発症は文献に記載されているが, 内軟骨腫症の他の変異型はまれであるため, 悪性転化の有無に関しては十分な評価が確立されていない.

解答　　1)〜4)すべて正しい.

文献

1)　Czerniak B : Chapter 6　Benign cartilage lesions. In : Dorfman and Czerniak's Bone Tumors, 2nd ed. Elsevier, 2015 : 356-473.

2) Chagnon S, Lacert P, Blery M : Spondyloenchondrodysplasia. J Radiol 1985 ; 66 : 75-77.

3) Freisinger P, Finidori G, Maroteaux P : Dysspondylochondromatosis. Am J Med Genet 1993 ; 45 : 460-464.

4) Kennedy LA : Metachondromatosis. Radiology 1983 ; 148 : 117-118.

5) Le Merrer M, Fressinger P, Maroteaux P : Genochondromatosis. J Med Genet 1991 ; 28 : 485-489.

6) Pansuriya TC, Kroon HM, Bovee JV : Enchondromatosis : insights on the different subtypes. Int J Clin Exper Pathol 2010 ; 3 : 557-569.

7) Liu J, Hudkins PG, Swee RG, Unni KK : Bone sarcomas associated with Ollier's disease. Cancer 1987 : 59 ; 1376-1385.

8) Schwartz HS, Zimmerman NB, Simion MA, et al : The malignant potential of enchondromatosis. J Bone Joint Surg 1987 ; 69A : 269-274.

9) Ranger A, Szymczak A : The association between intracranial tumours and multiple dyschondroplasia (Ollier's disease or Maffucci's syndrome): Do children and adults differ?. J Neuro-Oncol 2009 ; 95 : 165-173.

10) Goodman SB, Bell RS, Fornasier VL, et al : Ollier's disease with multiple sarcomatous transformations. Hum Pathol 1984 ; 15 : 91-93.

症例 L2 49

70歳台男性．4か月前より右肘後外側部，手背の腫脹が出現した．徐々に増悪し，疼痛を伴ったため，来院した．

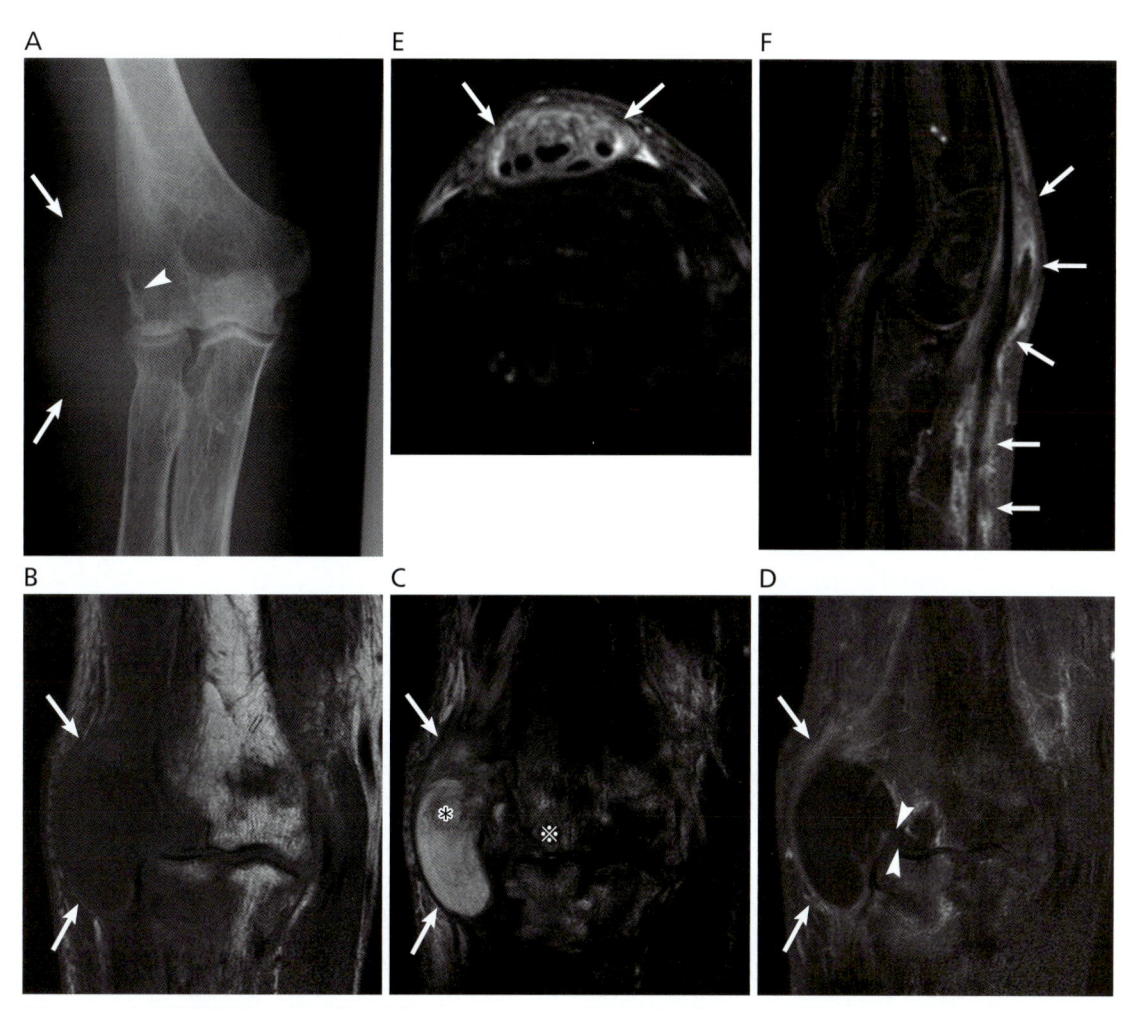

図1 A：右肘関節単純X線写真正面像，MRI　B：T1強調冠状断像，C：脂肪抑制T2強調冠状断像，D：造影後脂肪抑制T1強調冠状断像，右手MRI　E：脂肪抑制T2強調横断像，F：造影後脂肪抑制T1強調矢状断像
（沼津市立病院放射線科　藤本　肇先生のご厚意による）

単純X線所見　右肘関節周囲の骨は透過性が亢進している．橈側軟部組織に腫脹がみられる（**図1A**，→）．隣接する上腕骨外側上顆に骨侵食が認められている（➤）．明らかな石灰化は認めない．

MRI所見　T1強調像ならびに脂肪抑制T2強調像（**図1B, C**）で比較的壁の厚い嚢胞構造が認められており（→），壁に造影効果を認める（**図1D**，→）．内部はT1強調像で比較的均一な低信号を呈しているが，T2強調像ではやや低信号の構造物（**図1C**，＊）があり，debris様の成分が示唆される．隣接する外側上顆では単純X線写真でみられた骨侵食に相当する骨破壊が

みられ，上記の嚢胞構造は腕橈関節に連続するような形態を呈している（**図1D，➤**）．残存する外側上顆の骨髄内にも脂肪抑制T2強調像にて境界不明瞭な高信号域がみられる（**図1C，※**）．皮下や筋間に沿って脂肪抑制T2強調像で高信号域が広がっている．

　手首では指伸筋腱腱鞘に沿った腫脹がみられ（**図1E, F，→**），内部には軽度の造影効果を示す不整形の構造が認められており（**図1F**），炎症性に増殖した腱鞘滑膜と考えられる．

診断	スポロトリコーシス（*Sporothrix schenckii*）による真菌性関節炎（および腱鞘滑膜炎）sporotrichial arthritis and tenosynovitis

診断　スポロトリコーシス（*Sporothrix schenckii*）による真菌性関節炎（および腱鞘滑膜炎）sporotrichial arthritis and tenosynovitis

経過　画像所見より抗酸菌感染を疑ったが，複数回行っていた関節液培養にて *Sporothrix schenckii* が証明され，抗真菌薬を投与したところ臨床症状は次第に改善した．

問題
Q1. 結核性関節炎でいわれる Phemister の3徴候とは何か？
Q2. 結核・真菌性関節炎と化膿性関節炎との鑑別点にどのようなものがあるか？
Q3. 感染経路としてどのようなものがあるか？

画像診断のポイント
- 結核性関節炎と真菌性関節炎の画像所見は類似するとされている．
- 結核性関節炎においては古くから Phemister の3徴候（関節周囲の骨濃度低下，関節辺縁の骨侵食像，緩徐な関節裂隙の狭小化）が知られている[1]が，真菌性においてもみられる所見である．
- 病初期には骨濃度の低下がみられ，関節面は保たれている．関節裂隙の狭小化は緩徐に進行し，骨の侵食像が目立ってくる．
- 化膿性と比較しても臨床症状は軽度で，進行してから気づかれることが多い．そのため，初診時の段階で多量の関節液貯留や強い骨破壊を伴う進行例がしばしば存在する（**図2，3**）．
- 関節液は米粒体や debris などを伴うことがある．
- 周囲に大きな膿瘍を形成することや，周囲組織から皮膚表面に至る瘻孔を形成することもある[2]．

結核・真菌性関節炎

　結核・真菌性関節炎はまれな疾患であるが，近年増加傾向にある．原因としては海外の移住者からの感染，HIV 感染や免疫抑制療法などによる免疫不全患者の増加などが考えられている．

　結核・真菌性関節炎は緩徐に進行し，血行性によるものが多く，肺病変など，複数部位の感染もしばしば認められる．結核性では滑膜への直接的な血行性感染は少なく，骨幹端の骨髄から始まり，骨端線を超えて関節内に二次的に及ぶ機序が考えられている[3]．初期には症状は軽微なことが多く，徐々に疼痛の増悪，筋の萎縮，関節可動域の制限が出現する．そのため，受診時にはすでに強い変形をきたしていることがある．大関節で多くみられるが，すべての関節でみられうる．基本的に単関節炎をきたすが，複数の関節を侵すこともある[1]．

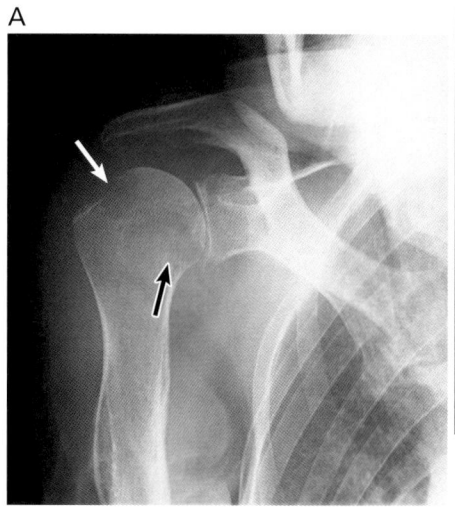

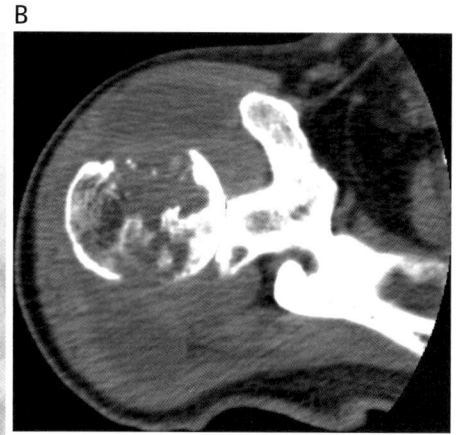

図2　80歳台男性　結核性肩関節炎
A：肩関節単純X線写真正面像，B：単純CT横断像　単純写真（A）で不整な骨吸収像が認められる（→）．CT（B）でも強い骨破壊が認められており，内部に残存する骨ないしは石灰化がみられる．多量の関節液貯留がみられる一方で，肩甲上腕関節は概ね保たれている．
（自治医科大学放射線医学講座　藤井裕之先生のご厚意による）

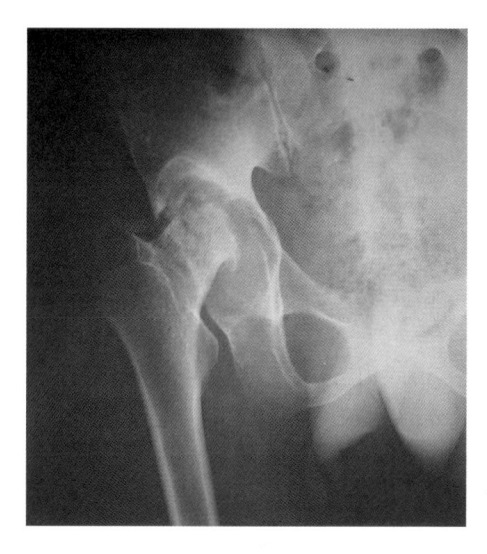

図3　20歳台男性　結核性股関節炎
股関節単純X線写真正面像　大腿骨頭と臼蓋の強い変形が認められる．

　真菌性関節炎の原因としてはカンジダ，クリプトコッカス，アスペルギルスなどによるものが多い．これらの鑑別においては，臨床的背景が重要になる[4]．たとえばカンジダやアスペルギルス，クリプトコッカスは免疫低下患者での発症が多いとされる．ヒストプラズマやコクシジオイデスなどは特定の国，地域で感染する．また，多くが血行性に感染するなかでスポロトリコーシスは経皮的に感染することが特徴的である．カンジダやアスペルギルスでは膝関節が多く，スポロトリコーシスは感染経路もあり，四肢に好発する．それに対し，クリプトコッカスは骨に病変を形成することが多い．

　結核性関節炎の好発部位は膝関節，股関節，手関節，肘関節である．また非結核性抗酸菌も関節炎をきたしうる．画像所見は非特異的とされており，その他の感染性の関節炎や

自己免疫性の関節炎と類似する所見を呈する．そのため，臨床経過や膿瘍形成などの付随所見などと合わせて判断する必要がある．

鑑別診断

1）化膿性関節炎 septic arthritis

画像所見は類似するが，関節裂隙の狭小化の進行が結核・真菌性では緩徐とされる．また結核・真菌性のほうが初期には臨床症状が軽微である（症例 L1-19, p. 68 参照）．

2）関節リウマチ rheumatoid arthritis

関節リウマチでは典型的には両側対称性の関節炎を呈する．また，強い骨破壊や周囲の膿瘍形成は結核・真菌性を支持する[5]（症例 L1-43, p. 163 参照）．

3）痛風 gout

骨破壊は境界明瞭で硬化縁を伴う．"overhanging edge"といわれる結節を取り囲むような骨棘様の突出がみられるのが特徴である．関節周囲に肉芽腫（痛風結節）を形成し，CT で淡い高吸収を呈する．dual energy CT で石灰化と尿酸結晶沈着が分離でき，有用である（症例 L1-16, p. 56 参照）．

解答 **A1.** Phemister の 3 徴候は関節周囲骨濃度低下，関節辺縁の骨侵食像，緩徐な関節裂隙の狭小化である．特に関節裂隙の狭小化が緩徐である点は，化膿性関節炎と比較して有用とされており，臨床経過を確認することが重要である．

A2. 化膿性関節炎との鑑別は上記に記載されているように関節裂隙の狭小化が緩徐である点があげられる．その他の重要な所見としては臨床症状が化膿性よりも弱く，潜在性に進行することにある．症状に比して画像での異常所見が目立つ場合は結核性・真菌性を考慮する必要がある．

A3. 感染経路としては血行性が第一に考えられるほか，外傷や医療行為などによる直接的な感染があげられる．そのため，外傷歴・治療歴や肺などのその他の部位の感染巣の確認が重要である．特に血行性に散布される場合，免疫抑制状態である可能性があるため，背景疾患の確認も必要となる．

文献

1) Resnick D : Tuberculous arthritis. In Diagnosis of bone and joint disorders, 3rd ed. Philadelphia : WB Saunders, 1995 : 2478-2484.

2) 小橋由紋子：結核性関節炎，真菌性関節炎．青木　純，青木隆敏，上谷雅孝，他編：骨軟部画像診断スタンダード．メディカル・サイエンス・インターナショナル，2014：80-81.

3) Dimitri DD, Filip V, Jan G, et al : Imaging features of musculoskeletal tuberculosis. Eur Radiol 2002 ; 13 : 1809-1819.

4) Akuri MC, Bencardino JT, Peixoto JB, et al : Fungal musculoskeletal infections : comprehensive approach to proper diagnosis. Radiographics 2024 ; 44 : e230176.

5) 神島　保，野島孝之：4.1 四肢の化膿性・結核性関節炎．福田国彦，杉本英治，上谷雅孝，他編：関節の MRI 第 2 版．メディカル・サイエンス・インターナショナル，2013：257-269.

症例 L2 50-1

12歳女性．8か月前に有痛性斜頸が出現し，前医を受診．1か月ほど頸椎カラー固定がなされたが改善に乏しく，2週間ほど牽引療法を受けた．その後も斜頸が残存するため，加療目的に紹介受診．

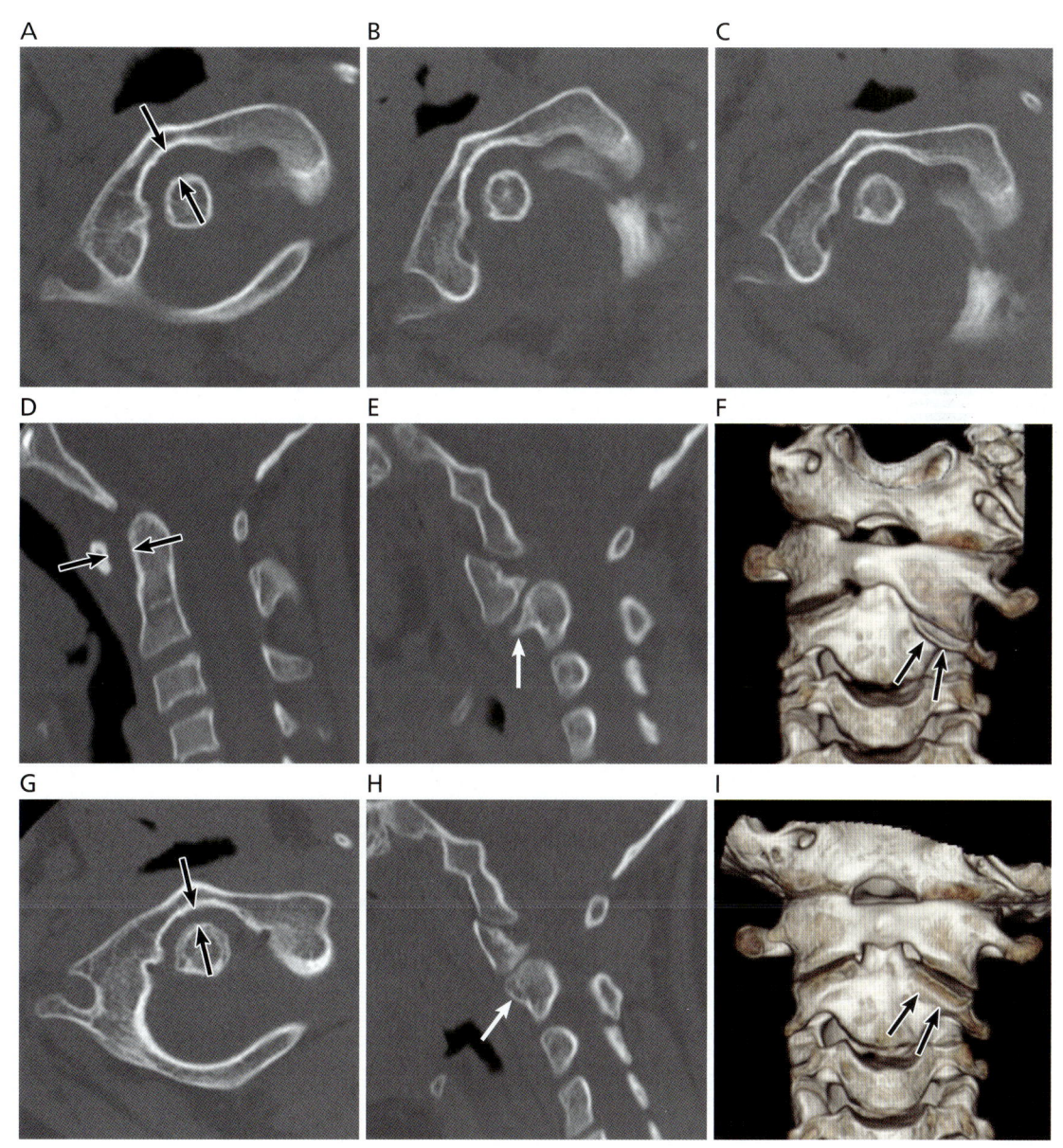

図1 単純 CT（骨条件）　A：横断像（正中位），B：横断像（右最大回旋位），C：横断像（左最大回旋位），D：矢状断像（正中），E：矢状断像（左傍正中），F：3D VR 像，治療開始から7か月後　G：横断像，H：矢状断像（左傍正中），I：3D VR 像

CT 所見　正中位では環椎は軸椎に対して右に 28° 回旋している．また，環椎歯突起間距離は 5.3 mm に開大している（**図 1 A**，→）．右最大回旋位（**図 1 B**）では 42° 右に回旋しているのに対して，左最大回旋位（**図 1 C**）では右へ 18° の回旋と計測され，正中を越えない．左への著しい回旋制限と判断される．矢状断像（**図 1 D**）でも環椎歯突起間距離の開大が明瞭である（→）．左傍正中の矢状断像（**図 1 E**）では，軸椎左上関節突起が嘴状に変形している（→）．3D volume rendering（VR）像（**図 1 F**）では軸椎左上関節突起の変形が立体的に把握可能で（→），環椎は左下関節面が滑り落ちるように側方傾斜している．

診断　環軸椎回旋位固定　atlantoaxial rotatory fixation

経過　5 週間の Glisson 牽引療法施行．その後，日中は頸胸サポートコルセットを装着し，夜間 Glisson 牽引を 7 週間後まで継続．頸部痛と可動域制限は徐々に改善した．治療開始から 7 か月後の CT では，環椎歯突起間距離は 2.8 mm と正常に戻り（**図 1 G**，→），軸椎左上関節突起の変形もリモデリングにより改善がみられた（**図 1 H, I**，→）．

問題　**Q1.** 環軸関節はどのような運動を担うか？
Q2. 治療前の単純 CT では Fielding 分類の何に相当するか？
Q3. 保存療法後の再発リスクとしてどのような画像所見があるか？

L2 50-2

90歳台男性．自宅のベランダで洗濯物を干している際に転落した．

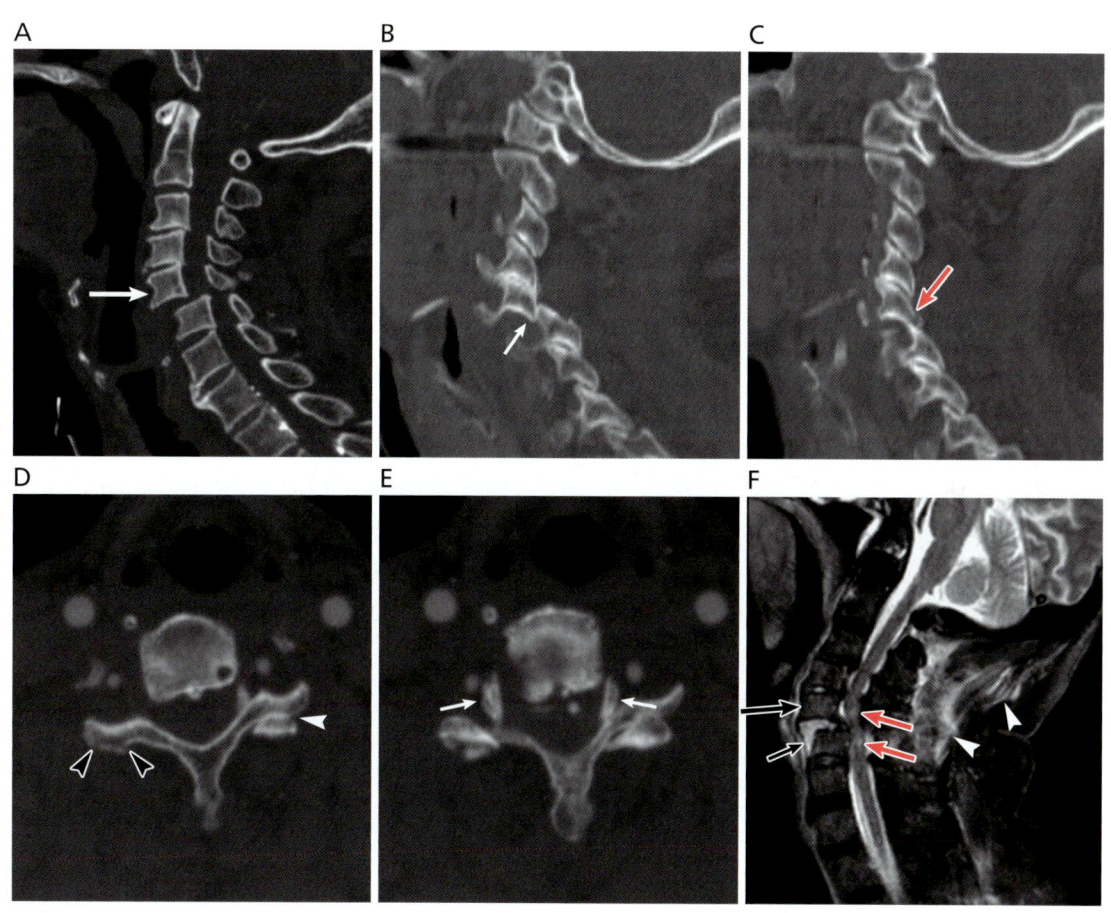

図2　単純CT（骨条件）　A：正中矢状断像，B：左傍矢状断像，C：右傍矢状断像，D,E：横断像，MRI　F：T2強調矢状断像

CT所見　C5椎体は前方に偏位している（図2A，大矢印）．C6左下関節突起はC6左上関節突起を乗り越え，ロッキングしている（図2B，小矢印）．C5右下関節突起はC6右上関節突起の先端に乗り上げており，perched facetとなっている（図2C，赤矢印）．C5左下関節突起がC6左上関節突起を乗り越えている（図2D，白矢頭）．C5右下関節突起に骨折を認める（図2D，黒矢頭）．C5椎体はC6両側鉤状突起（図2E，小矢印）に対して前方に偏位している．

MRI所見　C5椎体は前方に転位している（図2F，大矢印）．C6椎体前方にはT2強調像で高信号の液体貯留がみられる（小矢印）．C5/6レベルで脊柱管が狭小化し，同レベルで髄内に高信号が存在する（赤矢印）．脊椎損傷が疑われる．棘突起周囲の軟部組織にも出血，浮腫がみられる（白矢頭）．

| 診断 | C5/6 左椎間関節嵌頓（C5/6 右 perched facet を合併） unilateral facet interlocking |

| 経過 | 緊急で観血的脱臼整復術＋後方除圧固定術が施行された. |

問題　Q4. 頸椎の椎間関節に関して述べよ.
**　　　Q5.** 頸椎の鉤椎関節に関して述べよ.

画像診断のポイント

環軸椎回旋位固定

単純 X 線写真

● 開口位で歯突起-環椎内側縁の距離が左右非対称になることで診断可能な例がある.

● ただし，特に小児では疼痛により体位の保持が難しく，軽微なズレでも左右差が生じるため，単純 X 線写真では評価困難なことも多い.

CT

● 病態と重症度の評価，治療効果判定に有用である.

● ただし，静的 CT では環椎の軸椎に対する回旋制限の程度が評価できないため，正中位と左右最大回旋位で計 3 回の撮像を行う動的 CT がなされることが多い.

● 複数回の撮像が必要になることから，骨の評価が可能な最低限の線量に抑える，撮像範囲を絞るといった被曝低減の工夫は必須である. 以下の事項を評価する.

① 軸椎に対する環椎の可動性と離開の評価：片側への環椎の回旋が著しく制限されている場合，環軸椎回旋位固定と診断できる. また，環椎歯突起間距離を測定し，亜脱臼の程度を評価する.
　病型分類には Fielding 分類が頻用される[1]（**図 3**）.
　　　Type Ⅰ：環椎が歯突起を中心に回旋し，環椎歯突起間距離が 3 mm 未満.
　　　Type Ⅱ：片側環軸関節が軸となって回旋し，環椎歯突起間距離が 3 mm 以上 5 mm 未満に開大したもの.
　　　Type Ⅲ：環椎歯突起間距離が 5 mm 以上に開大し，両側椎間関節が前方亜脱臼したもの.
　　　Type Ⅳ：両側椎間関節が後方亜脱臼したもの.

② 環軸椎の変形・骨性癒合の有無：初療まで 2〜3 か月経過した例では軸椎上関節突起に変形を生じていることがあり（C2 facet deformity），保存療法後の再発のリスクとされる[2]. C2 facet deformity の評価には 3D VR 像が有用である.

③ 斜頸を呈するその他の疾患の評価：深頸部膿瘍や川崎病，Langerhans 細胞組織球症（LCH）などが斜頸の原因となることがある. 他疾患を示唆する画像所見がないかを確認する.

椎間関節嵌頓

単純 X 線写真

● 両側性であれば，単純写真側面像で障害部位より頭側の椎体が前方へ転位する，棘突起間が開大するといった所見がみられることがある.

● 片側性では患側の椎間関節が前方へ偏位することにより，側面像で 2 つの椎間関節が蝶ネクタイ様にみえる（bow-tie sign）.

- 正面像では棘突起が患側へ偏位するといった所見が知られる.
- ただし，単純X線所見はわかりにくく，特に一側性椎間関節嵌頓は48％が初診時に正確に診断されなかったという報告がある[3].

CT

- 受傷機転や神経学的徴候より頸髄損傷が疑われる場合，通常は多断面再構成(MPR)画像を含めたCTでの精査がなされる.
- 横断(axial)像で見る正常な椎間関節は中央部に関節面が位置し，下位椎体の上関節突起が前方，上位椎体の下関節突起が後方の配列になる．この外観はハンバーガーのバンズに似る(hamburger bun sign)．椎間関節嵌頓によって下関節突起が上関節突起を乗り越えると，ハンバーガーの上・下のバンズが反対の位置関係に変化する．これをreversed hamburger bun signとよぶ[4](図4).
- 正常では横断(axial)像において上位椎体は下位椎体の鉤状突起に挟み込まれるようにして描出されるが，椎間関節が脱臼すると上位椎体は前方に偏位するため，下位椎体の鉤状突起に支えられなくなる．このとき，上位椎体を人の頭，鉤状突起をヘッドホンに見立てると，椎間関節脱臼では逆さまにした人の頭からヘッドホンが外れるようにみえる(片側脱臼では"患側のヘッドホン"が外れてみえる)．これをheadphone signとよぶ[5](図5).

環軸椎回旋位固定，椎間関節嵌頓
環軸椎回旋位固定

　環椎が軸椎に対して回旋位で固定した状態である．急性の頸部痛とともに斜頸(頭部が斜めに傾いている状態のこと)および反対側への回旋を呈し，特徴的な姿位はコマドリが首を傾けている姿に似ていることから"cock robin position"と称される．学童期に発症しやすく，原因として頭部の比率が大きい，環軸関節面が平坦であるといった小児の解剖学的特性が推測されている．咽喉頭の炎症をきっかけに発症することが多く，傍椎体静脈叢を介して歯突起周囲の靱帯に炎症が波及し，靱帯の弛緩が生じるという仮説がある[6]．一方，成人発症例の原因は交通事故やスポーツがほとんどである．慢性化すると頸部痛は改善するが，斜頸位と回旋制限が残存する.

　初期であれば頸椎カラーと消炎鎮痛薬の内服で経過観察がなされる．改善がみられない

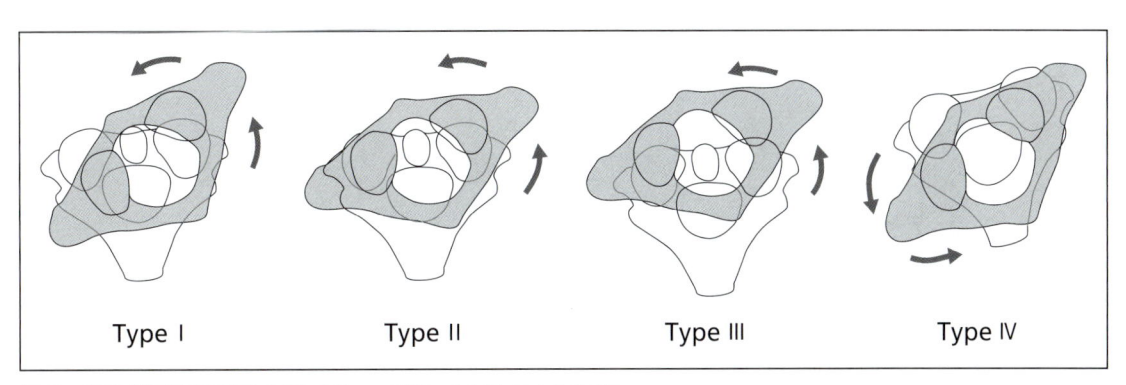

Type I　　Type II　　Type III　　Type IV

図3　環軸椎回旋位固定のFielding分類 （文献1)より改変)
説明は，画像診断のポイントを参照.

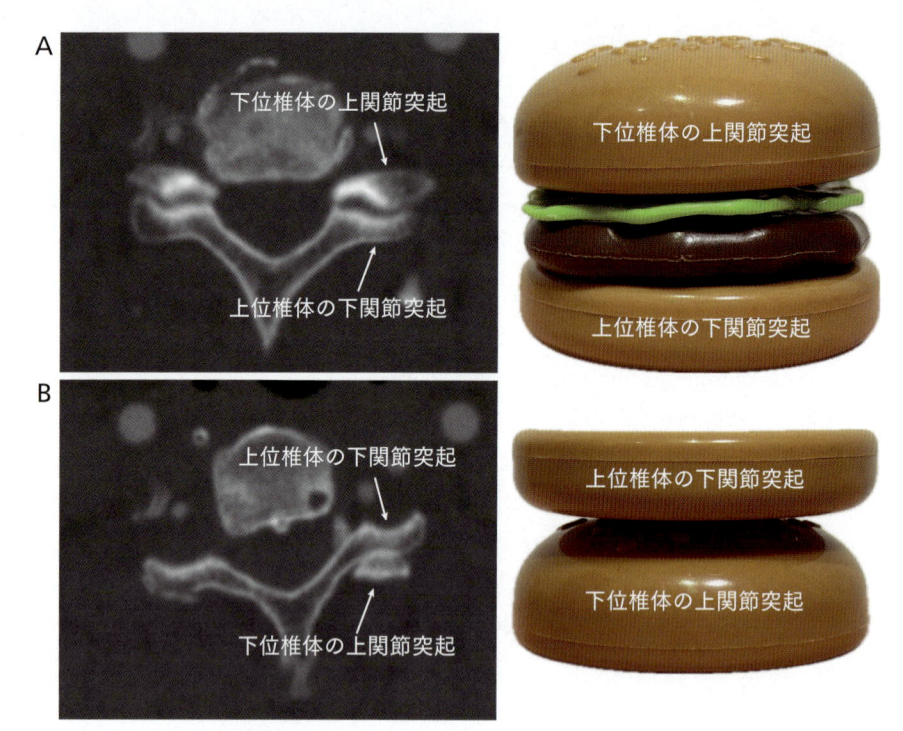

図4 A：正常の椎間関節と hamburger bun sign，B：椎間関節嵌頓 reversed hamburger bun sign

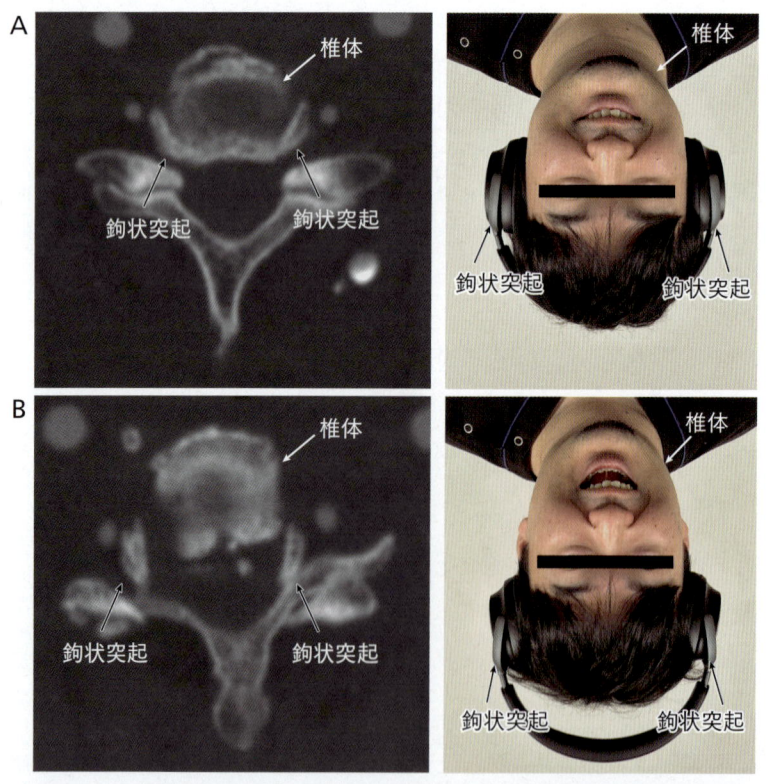

図5 A：正常の鈎椎関節と模式図，B：椎間関節嵌頓の際の鈎椎関節脱臼と模式図（headphone sign）

例や発症から時間が経過した例（概ね1週間以上），Fielding 分類 Type Ⅱ，Ⅲの環椎歯突起間距離が開大している例では，入院のうえ Glisson 牽引療法が適応となることも多く，難治例では手術加療も検討される．C2 facet deformity をきたした例は再発リスクが高いが，全身麻酔下の徒手整復後にハローベストを装着すると変形した軸椎上関節突起にリモデリングが生じて復元することが報告されている[7]．本症例のように介達牽引で軸椎上関節突起のリモデリングが期待できる例もある．

椎間関節嵌頓

　椎間関節の前方脱臼において，下関節突起が下位椎体の上関節突起を乗り越えて前方に嵌頓している状態．両側性のことも片側のみのこともある．過屈曲損傷の一型であり，片側椎間関節嵌頓はさらに回旋力が加わることで生じる．屈曲力に対する抵抗が最も小さいC5-6，C6-7に好発する．骨折は47〜73％に合併し，関節突起に認められることが多い．罹患レベルの頸髄損傷に加え，脱臼した関節突起や骨片により椎間孔が狭くなり，両側の神経根症状を認める例もある[8]．椎間関節包の損傷と後方要素の靱帯損傷を合併するため強い不安定性を呈する．通常は手術加療が選択される．

鑑別診断

環軸椎回旋位固定

　環軸椎回旋位固定は斜頸を示す代表的疾患のひとつであり，斜頸を呈する多数の疾患が鑑別になる．深頸部膿瘍，川崎病に伴う咽頭後間隙の浮腫，LCH による骨破壊や骨外腫瘤形成，頸髄髄内腫瘍などは画像で描出されることがあり，骨以外の領域にも注意を払う．

椎間関節嵌頓

　特にないが，その他の頸部過屈曲損傷を合併することがある．

解答

A1. 環軸関節では回旋運動が主であり，頸椎の全回旋の50％を担う．正常では環椎の回旋角度が40°程度までは軸椎はほとんど回旋せず，これを超えると軸椎も同側に回旋し，環椎と軸椎の回旋角度は60°程度まで大きくなる．

A2. 環椎歯突起間距離が5 mm 以上に開大しており，Type Ⅲと判定される（図3）．

A3. 軸椎上関節突起の変形（C2 facet deformity）は再発リスクとして知られる．

A4. 椎間関節は隣接する上位椎体の下関節突起と下位椎体の上関節突起により形成される滑膜関節である．頸椎の椎間関節面は矢状面で約45°後方へ傾斜している．このため前後屈の可動域が大きく，椎間関節単独では脱臼寸前まで滑動運動が可能とされる．したがって，頸椎が前後方向への安定性を確保するためには，靱帯および骨構造による制動が必要である．

A5. 鉤椎関節とは，C4-7椎体の後上外側面に認める鉤状突起と，隣接する上位椎体との間に形成される小さな滑膜関節のことを指し，Luschka 関節とも称される．頸椎の屈曲と伸展を可能にし，側屈を制限する．椎体，椎間板とともに椎間孔の前縁を形成するため，退行性変化で骨棘が形成されると，椎間孔狭窄，神経根の圧迫が生じる．

文献

1) Fielding JW, Hawkins RJ : Atlanto-axial rotatory fixation.(Fixed rotatory subluxation of the atlanto-axial joint). J Bone Joint Surg Am 1977 ; 59 : 37-44.
2) Ishii K, Chiba K, Maruiwa H, et al : Pathognomonic radiological signs for predicting prognosis in patients with chronic atlantoaxial rotatory fixation. J Neurosurg Spine 2006 ; 5 : 385-391.
3) Braakman R, Vinkin PJ : Unilateral facet interlocking in the lower cervical spine. J Bone Joint Surg 1967 ; 49 : 249-257.
4) Daffner SD, Daffner RH : Computed tomography diagnosis of facet dislocations : the"hamburger bun"and"reverse hamburger bun"signs. J Emerg Med 2002 ; 23 : 387-394.
5) Palmieri F, Cassar-Pullicino VN, Dell' Atti C, et al : Uncovertebral joint injury in cervical facet dislocation : the headphones sign. Eur Radiol 2006 ; 16 : 1312-1315.
6) Herring JA : Tachdjian's pediatric orthopaedics, 6th ed. From the Texas Scottish Rite Hospital for Children. Amsterdam : Elsevier, 2022.
7) Ishii K, Toyama Y, Nakamura M, et al : Management of chronic atlantoaxial rotatory fixation. Spine 2012 ; 37 : E278-285.
8) Payer M, Gluf WM, Schmidt MH : Management of a traumatic unilateral locked facet of the subaxial cervical spine. Contemporary Neurosurgery 2004 ; 26 : 1-4.

症例 L2 **51**

8歳女児．1か月前より走り方がおかしい．

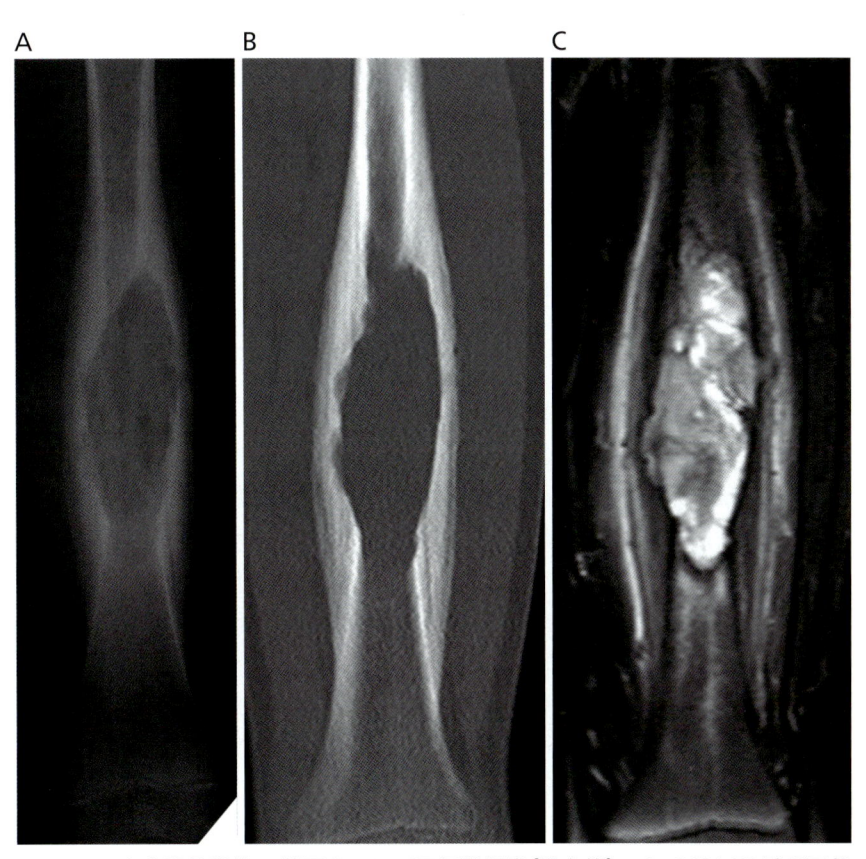

A ｜ B ｜ C

図1 A：左大腿骨単純X線写真，B：CT冠状断像（骨条件），C：MRI, T2強調冠状断像

単純X線・CT所見　単純X線写真，CT（**図1A, B**）では，左大腿骨骨幹部に骨皮質の肥厚と膨隆を認め，分厚い層状（ラメラ状）の骨膜反応を認め，endosteal scalloping を呈している．溶骨性変化の中に，小さな溶骨性変化がみられる hole within hole の所見を示している（**図1A**）．

MRI所見　T2強調像（**図1C**）で病変の境界は比較的明瞭で，不均一な高信号を示す．骨皮質に沿って，高信号域がみられる．

診断　Langerhans 細胞組織球症　Langerhans cell histiocytosis：LCH

経過　CTガイド下生検を行い，LCHの診断となった．その後，単純X線写真での経過観察で，病変は徐々に縮小し，変形を残さずに治癒した．

問題　Q1.　Langerhans 細胞組織球症の好発年齢と部位はどこか？

Q2. Langerhans 細胞組織球症の鑑別となる疾患は何か？

- 単純 X 線写真，CT では，時期によって多彩な所見を呈する．初期には，浸潤性の溶骨性変化，層状（ラメラ状）骨膜反応を示し，中期には，punched-out lesion，endosteal scalloping，骨皮質の肥厚と膨隆性変化，hole within hole（小さな透亮像が多数集まって大きく不均一な透亮像），皮質内トンネル形成と骨周囲の軟部腫瘤などがみられる．晩期には，辺縁の硬化，斑状の硬化となり，変形を残さずに治癒する[1, 2]．
- 頭蓋冠の病変は，辺縁明瞭な骨融解像を示し，CT では beveled edge（内板優位の骨融解）を呈する．LCH は小児における扁平椎の最も一般的な原因で，胸椎に多くみられる．後方要素は保たれる．
- MRI では，病変は T2 強調像で不均一な高信号，T1 強調像で筋肉と等信号を示し，造影増強効果を示すことが多い．初期には，病変周囲の骨髄や軟部組織に広い浮腫を示す．

Langerhans 細胞組織球症

Langerhans 細胞が腫瘍性に増殖する疾患で，以前は，骨好酸球性肉芽腫（eosinophilic granuloma），histiocytosis X，Hand-Schüller-Christian 病などとよばれていたが，現在は Langerhans 細胞組織球症（LCH）に統一されている．生後 2～3 日から成人まで幅広い範囲で発生し，3～6 歳に多い．男女比は 2：1 である．単発性のものと，多発性のものがある[3]．頭蓋冠に発生することが多く，そのほか，大腿骨，骨盤，顎骨，肋骨，脊椎などに発生する．成人では肋骨に好発する．

無症状で，単純写真で偶然見つかることもあるが，有症状の場合，病変の周囲の痛み，腫れ，圧痛を訴える．全身倦怠感や，まれに白血球増多を伴う発熱などの全身症状が現れることもある[3]．内臓病変の合併は，予後不良因子である[1]．

鑑別診断

急性化膿性骨髄炎（症例 L1-18, p. 64 参照），Ewing 肉腫（症例 L1-68, p. 263），神経芽腫の骨転移があげられる．

解答 A1. 生後 2～3 日から成人まで幅広い範囲で発生し，3～6 歳に多い．男女比は 2：1 である．頭蓋冠に発生することが多く，そのほか，大腿骨，骨盤，顎骨，肋骨，脊椎などに発生する．

A2. 骨髄炎，Ewing 肉腫，神経芽腫の骨転移．

文献

1) 小山雅司：乳幼児の溶骨性疾患の鑑別．江原　茂・編著：骨・軟部腫瘍の鑑別診断のポイント．画像診断 2019；39（臨増）：S53-S57.
2) Nielsen GP, Rosenberg AE, Bovée JVMG, et al：Tumors of bone and joints（AFIP atlases of tumor and non-tumor pathology, Series 5）. American Registry of Pathology, 2021：549-558.
3) Pileri SA, Cheuk W, Picarsic J：Langerhans cell histiocytosis. WHO Classification of Tumours Editorial Board：Soft tissue and bone tumours. IARC Press, 2020：492-494.

症例 **L2** **52**

50歳台男性．左肘部に皮下腫瘤を自覚し，3か月の経過で急速に増大したため，近医を受診．軟部肉腫が疑われ，紹介受診となった．

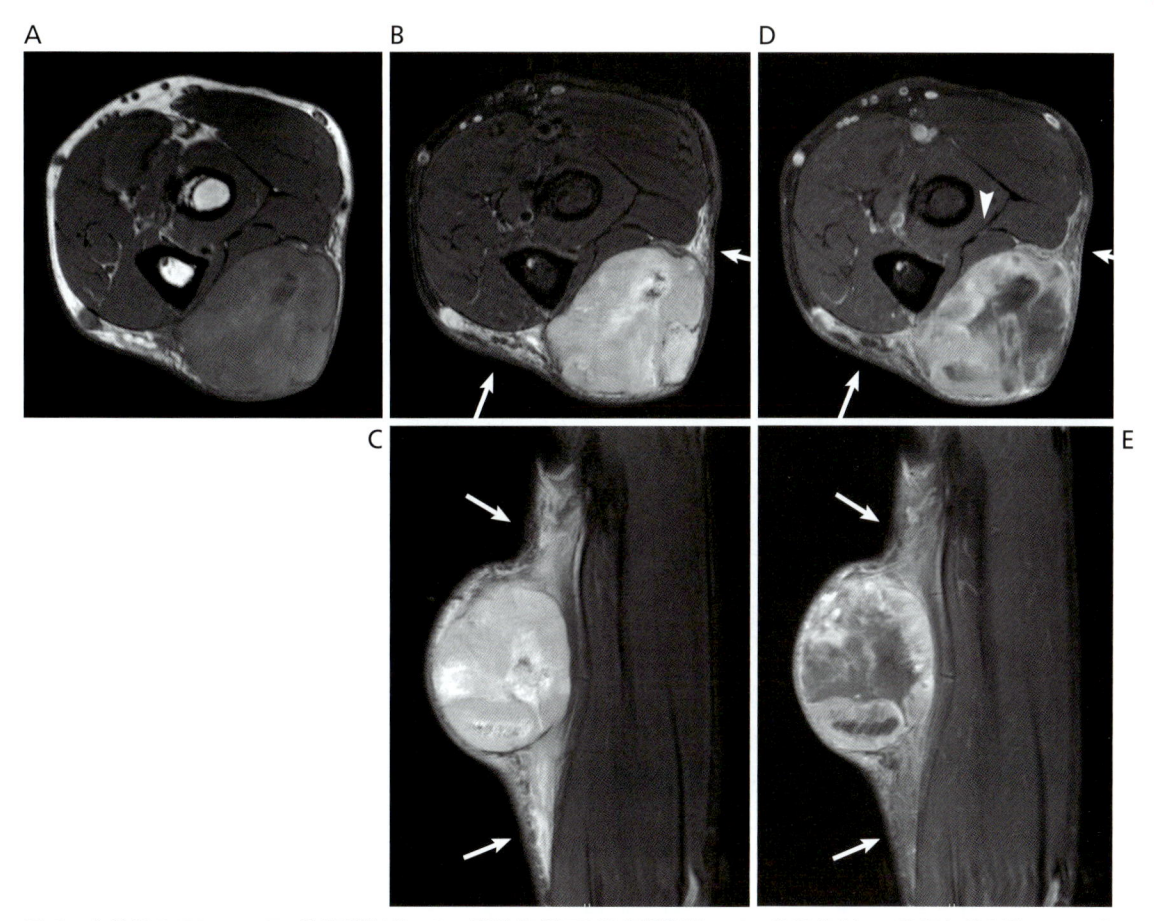

図1　左前腕 MRI　A：T1 強調横断像，B：脂肪抑制 T2 強調横断像，C：脂肪抑制 T2 強調矢状断像，D：造影後脂肪抑制 T1 強調横断像，E：造影後脂肪抑制 T1 強調矢状断像

MRI 所見　左前腕近位部の伸側皮下を主座として長径 6 cm 弱の軟部腫瘤を認める．T1 強調像（図1 A）にて筋と比較して不均一な等～軽度高信号，脂肪抑制 T2 強調像（図1 B, C）では中等度の高信号が主体で，中心部に高信号と低信号が混在している．明らかな脂肪は認められない．造影後（図1 D, E）は内部不均一に増強されているが，中心部の T2 強調像にて高信号の領域は増強効果が不良であり，変性や壊死を疑う．腫瘤本体から T2 延長と不明瞭な増強効果が周囲の皮下に沿って連続しており（→），広範な腫瘍進展を示唆する所見である．深部では肘筋や尺側手根伸筋，総指伸筋と接しており，尺骨の骨膜にも一部近接し，浸潤を否定できない．後骨間神経（➤）との距離は筋を介して保たれている．

診断　未分化多形肉腫 undifferentiated pleomorphic sarcoma

| 経過 | 伸筋群と尺骨近位部の一部を含めた広範切除および人工骨移植, 皮弁再建術が施行された. |

問題

Q1. 未分化肉腫の定義は何か?

Q2. かつて使用されていた悪性線維性組織球腫(malignant fibrous histiocytoma:MFH)との違いは何か?

Q3. 手術前の画像の読影の際に指摘すべき点は何か?

画像診断のポイント

- 高齢者の軟部組織にみられる不整形の腫瘤であり, 一般的にサイズが大きく, 内部は不均一で, 壊死や出血などを伴うことが多い.
- 細胞成分の多い部位では MRI の拡散強調像で ADC 低下や強い造影増強効果を認める.
- 周囲への浸潤性が強く, 筋膜を越えた進展や隣接する骨のびらんがみられることもある.
- ただし, 画像所見からは高悪性度の平滑筋肉腫や粘液線維肉腫, 脱分化型脂肪肉腫など他の高悪性度肉腫との区別が難しい. そのため組織型の推定よりは, 腫瘍の進展範囲, 周囲重要構造との関係や浸潤の有無, 生検の際の位置決めなどが読影の際には重要となる.

未分化肉腫

　現在利用可能な技術では特定の分化系統を特定できない軟部肉腫を未分化肉腫と定義し, 他の軟部肉腫の可能性を除外した後の診断である[1,2]. かつての分類では悪性線維性組織球腫(MFH)という組織型が存在し, 同様に分化不明の肉腫が分類されており, 成人において最も高頻度の軟部肉腫とされていた. しかし, 近年の免疫組織化学染色の普及や融合遺伝子などの分子生物学的知見の進展により, 脱分化型脂肪肉腫や多形性平滑筋肉腫などの肉腫を除外することが可能になった. そのため, 現在の分類では MFH という名称は完全に消滅し, 依然として分類不能な肉腫を未分化肉腫とする. このうち, 奇怪な多核, 多形性の巨細胞が混在した肉腫が未分化多形肉腫であり, 成人軟部肉腫の 5% 以下の頻度と考えられている[2]. 50〜60 歳台に好発し, 男性に多い. 多くは四肢深部に生じるが, 時に体幹部や後腹膜などにも生じる. 予後は組織学的な悪性度, 病変の局在と診断時のサイズ, 転移巣の有無などによって規定されるが, 一般的には不良である.

鑑別診断

　脱分化型脂肪肉腫(症例 L2-45, p. 443 参照), 多形性平滑筋肉腫(症例 L2-53, p. 474), 悪性末梢神経鞘腫瘍, 高悪性度の粘液線維肉腫(症例 L2-46, p. 447)など, 高悪性度で壊死や変性を伴う充実性の肉腫が鑑別にあがるが, 画像のみで鑑別することは困難である.

解答

A1. 今日の病理学的検索手法では特定の分化形質を特定できない軟部肉腫.

A2. 悪性線維性組織球腫(MFH)はかつての分類であり, 当時の技術では分化系統を特定できなかったさまざまな高悪性度の肉腫を含んだいわゆるゴミ箱的な分類であった. 今日の免疫組織化学染色の普及や融合遺伝子などの分子生物学的知見の進展により, 多くは分化系統が特定され, 依然として分類不能なものは未分化肉腫として分類されることになり, MFH の分類は消滅した.

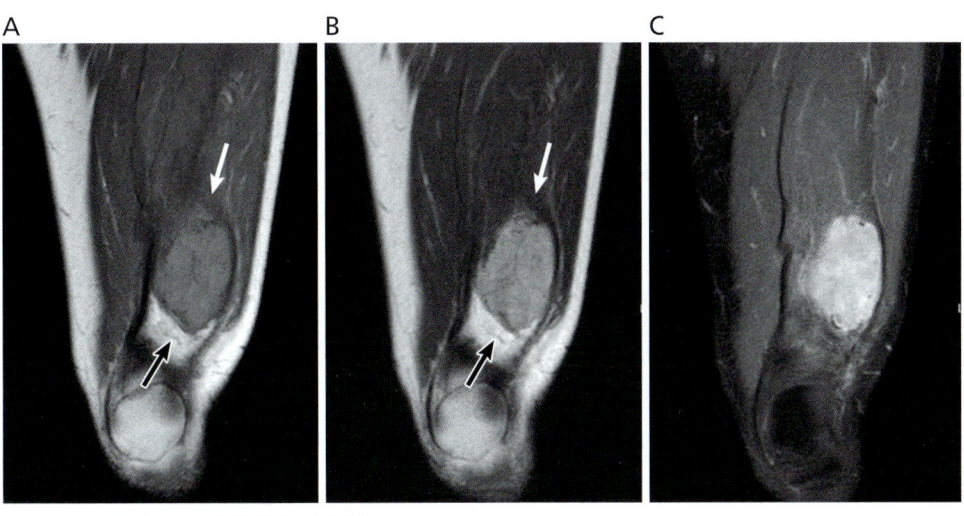

図2　40歳台男性　胞巣状軟部肉腫

膝痛で膝関節 MRI を撮像された際に偶発的に左大腿遠位の腫瘤を指摘された．**A：T1 強調冠状断像，B：T2 強調冠状断像，C：造影後脂肪抑制 T1 強調冠状断像**　左大腿四頭筋内に T1 強調像（**A**）にて高信号，T2 強調像（**B**）にて強い高信号を呈する軟部腫瘤を認める（→）．腫瘤周囲および辺縁部に flow void と思われる線状の低信号を伴っており，造影後（**C**）は均一な強い増強効果を示す．生検および広範切除が行われ，胞巣状軟部肉腫と診断された．

A3. 浸潤性が強く，内部不均一な肉腫であり，腫瘍の大きさと進展範囲，主要血管や神経などの重要構造物との関係，筋膜や骨膜などのバリアとの関係，生検に適した部位などを読影する必要がある．

N O T E

胞巣状軟部肉腫　alveolar soft part sarcoma：ASPS

　胞巣状軟部肉腫（ASPS）は比較的若年の成人（中央値 25 歳）の四肢深部の軟部組織に好発する分化不明の肉腫である．やや女性に多く，典型的には下肢の無痛性の緩徐に増大する腫瘤として自覚されることが多い．眼窩や舌などの頭頸部領域発生もみられるが，小児例に多い[3]．MRI の T1 強調像での高信号，flow void の存在と高度の造影増強効果が画像上の特徴とされる（**図2**）．画像上の鑑別には孤立性線維性腫瘍があげられる．他の軟部肉腫と同様に肺への転移が多いが，時に脳転移をきたすことが知られており，注意が必要である[4]．

文献

1)　大塚隆信，福田国彦，小田義直：骨・軟部腫瘍—臨床・画像・病理 改訂第 2 版．診断と治療社，2015：282-283.

2)　Dei Tos AP, Mertens F, Pillay N : Undifferentiated sarcoma. WHO Classification of Tumours Editorial Board : Soft tissue and bone tumours, 5th ed. Lyon : IARC, 2020.（ebook）

3)　Font RL, Jurco 3 rd S, Zimmerman LE : Alveolar soft-part sarcoma of the orbit : a clinicopathologic analysis of seventeen cases and a review of the literature. Hum Pathol 1982 ; 13 : 569-579.

4)　Portera Jr CA, Ho V, Patel SR, et al : Alveolar soft part sarcoma : clinical course and patterns of metastasis in 70 patients treated at a single institution. Cancer 2001 ; 91 : 585-591.

症例 **L2** **53**

80 歳台男性．1 か月前に右大腿部の腫脹に気付き，近医を受診したところ，軟部肉腫が疑われ紹介受診となった．

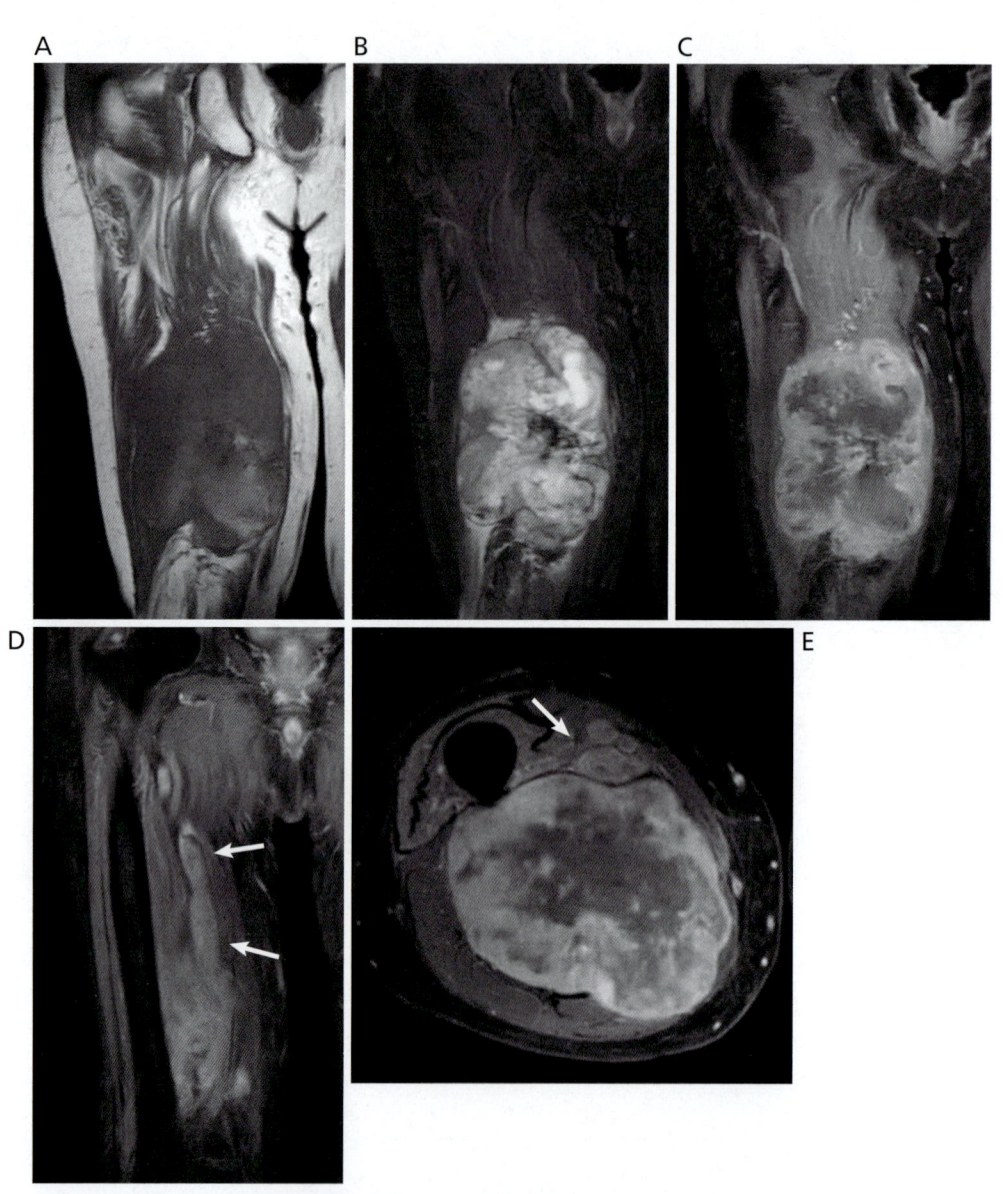

図 1　右大腿 MRI　A：T1 強調冠状断像，B：脂肪抑制 T2 強調冠状断像，C：造影後脂肪抑制 T1 強調冠状断像，D：拡散強調冠状断像，E：拡散強調横断像

MRI 所見　右大内転筋を主座とする長径 15 cm 大の分葉状腫瘤を認める．T1 強調像（図 1 A）にて不均一な等信号〜高信号を呈しており，壊死や出血を疑う．中心部は脂肪抑制 T2 強調像（図 1 B）にて不均一な高信号を呈し，辺縁部には等〜軽度高信号がみられる．造影後脂肪抑制 T1 強調像（図 1 C）では辺縁部および内部の隔壁様構造が増強されるが，大部分は増強不良

であり壊死変性を反映した所見と考えられる．拡散強調像（**図1D, E**）では充実部にADCの低下を伴っている．腫瘤の頭側では大腿静脈への浸潤と内部の腫瘍栓形成を伴っている（→）．

| 診断 | 平滑筋肉腫 leiomyosarcoma |

| 経過 | 針生検にて平滑筋肉腫の診断となったが，高齢で認知症もあることから，局所の放射線治療と緩和ケアを行う方針となった． |

問題 Q1. 平滑筋肉腫に比較的特徴的な画像所見は何か？
Q2. 平滑筋肉腫の予後を規定する因子は何か？

画像診断のポイント

● 高齢者に好発する大きな軟部腫瘤であり，MRIでの充実部の信号パターンは非特異的であるが，高悪性度を反映して出血や変性壊死などの所見を伴うことが多い．
● T2強調像で局所的に低信号を呈することがあり，膠原線維やヘモジデリンの沈着などを反映するとされる．
● 血管壁からの発生，もしくは血管内への進展，腫瘍栓がみられることがあり，診断の手掛かりとなりうる．

平滑筋肉腫

平滑筋肉腫は平滑筋への分化を示す細胞を含む悪性腫瘍である．四肢，後腹膜や体幹部に好発する．一部のタイプは大血管，特に下大静脈や下肢の大静脈に発生することが知られている．そのほかは筋肉内と皮下にほぼ同じ割合で発生し，中小の静脈から発生することが多いとされている[1,2]．

70歳台以上の高齢者に好発するが，小児や若年成人に発生することもある．平滑筋肉腫は四肢の肉腫のうち10～15％を占め，特に大腿部に好発する．また，下大静脈をはじめとする大血管発生の肉腫のなかでは最多である[2]．

平滑筋肉腫は悪性度が高く，一般に予後は不良である．予後を規定する因子は年齢や腫瘍の部位，大きさとされている．なかでも後腹膜発生の例ではサイズが大きく，完全切除も難しいために特に予後不良とされる[3]．また，大血管発生の例も四肢などと比べて予後が悪いとされている[4]．遠隔転移では肺転移が最も多く，肝転移やまれに軟部組織や骨転移をきたす．また，平滑筋肉腫は皮膚転移を生じる肉腫として最も一般的である．

鑑別診断

未分化多形肉腫（症例L2-52，p. 471参照）や脱分化型脂肪肉腫などの高悪性度の肉腫，出血を伴う場合は滑膜肉腫（症例L2-60，p. 497）や悪性末梢神経鞘腫瘍などが画像上の鑑別にあがる．

解答 **A1.** 内部の出血を示唆する T1 短縮や膠原線維，ヘモジデリンの沈着を示唆する T2 短縮などがしばしばみられる．血管内への浸潤や腫瘍栓形成は比較的特徴的な所見と考えられる．

A2. 患者の年齢，腫瘍の大きさや局在が予後に関係すると報告されている．特に後腹膜発生の例や大血管発生の例で予後が悪いとされている．

文献

1) 大塚隆信，福田国彦，小田義直：骨・軟部腫瘍—臨床・画像・病理 改訂第 2 版．診断と治療社，2015：234-235．

2) Dry SM, Fröhling S : Leiomyosarcoma. WHO Classification of Tumours Editorial Board : Soft tissue and bone tumours, 5th ed. Lyon : IARC, 2020.（ebook）

3) MacNeill AJ, Miceli R, Strauss DC, et al : Post-relapse outcomes after primary extended resection of retroperitoneal sarcoma : a report from the Trans-Atlantic RPS Working Group. Cancer 2017 ; 123 : 1971-1978.

4) Gladdy RA, Qin L-X, Moraco N, et al : Predictors of survival and recurrence in primary leiomyosarcoma. Ann Surg Oncol 2013 ; 20 : 211 851-857.

症例 **L2** **54**

12 歳男児．左股関節痛，2 か月前のバスケットボール競技後からの左股関節痛．その後，改善が得られず，受診となる．既往歴として肥満にて内分泌科に受診歴あり

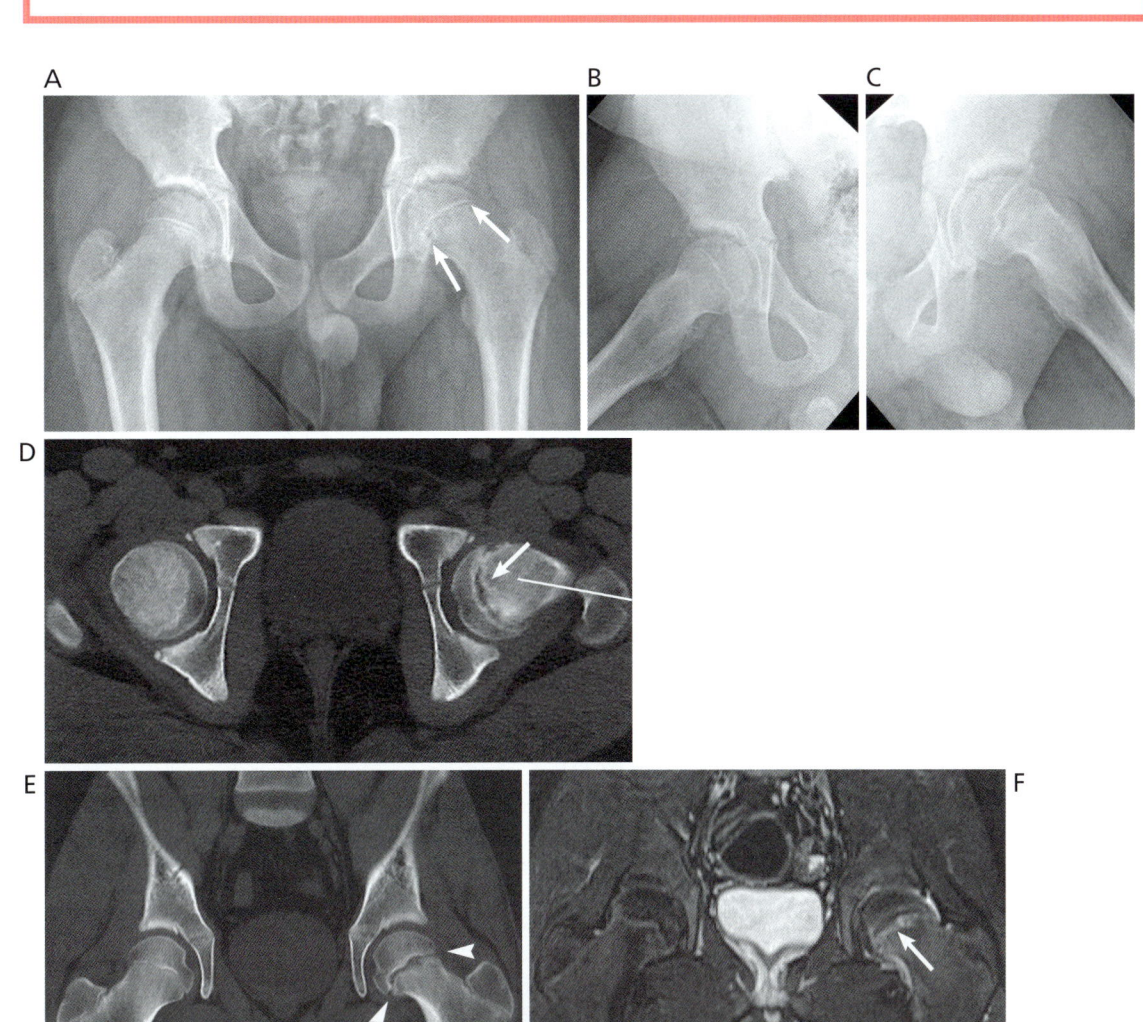

図 1　骨盤部単純 X 線写真　A：正面像，B：右側 Lauenstein 像，C：左側 Lauenstein 像，単純 CT（骨条件）
D：横断像，E：冠状断像，MRI　F：STIR 冠状断像

単純 X 線所見　単純 X 線写真正面像（**図 1 A**）では，左大腿骨骨端線の離開と不整を認める（→）．大腿骨頭の高さに左右差は認めず，不整は指摘できない．臼蓋に異常を認めない．Lauenstein（ラウエンシュタイン）像では，右側（**図 1 B**）と比べると，左大腿骨頭は頸部の軸からのずれを認め，大腿骨頭が下方に向いている（**図 1 C**）．

CT 所見　単純 CT 骨条件（**図 1 D**）では，左大腿骨骨端線は不整で拡大している（→）．骨幹端部の不

整を伴っている．左大腿骨頸部の軸(白線)に対して，骨頭は後方に向いている．MPR 冠状断像(**図 1 E**)では，左大腿骨頸部の骨端線離開の状態がよりわかりやすい(➤)．大腿骨頭，臼蓋に不整を認めない．

MRI 所見 STIR 冠状断像(**図 1 F**)では，左大腿骨骨端線から頸部に高信号を認める(→)．大腿骨頭に壊死を疑う異常信号は認めない．左股関節内の少量の液体貯留を伴う．右大腿骨頸部から骨頭には異常を指摘できない．

診断 大腿骨頭すべり症 slipped capital femoral epiphysis

経過 受診時の身体所見で，仰臥位で，患側の屈曲と内旋の制限があり，患側を他動的に屈曲していくと股関節が外旋する大腿骨頭すべり症にみられる Drehmann 徴候を認めた．症状，経過，画像所見より，慢性型の左大腿骨頭すべり症と診断し，観血的にスクリューを用いた固定術が施行された．

問題
Q1. 大腿骨頭すべり症は，Salter-Harris 分類で何型に相当するか？
Q2. 大腿骨頭すべり症の危険因子と最も重大な合併症を述べよ．
Q3. 股関節 MRI で大腿骨頭の異常を鋭敏に描出できる撮像法は何か？

画像診断のポイント

単純 X 線写真
- 患側の大腿骨近位骨端線の不整な拡大と Lauenstein 像で大腿骨頸部軸に対する骨頭の内下方偏位を認める．
- 正面像，Lauenstein 像の 2 方向の撮影が必須で，左右を比較して判断することが大切である[1,2]．
- 大腿骨頭すべり症の診断に，正面像での計測方法である Klein line が有用である[1~3]．Klein line は，大腿骨頸部外側縁に沿って引いたライン(**図 2**)で，正常ではライン上に大腿骨頭外側が通るが，大腿骨頭すべり症では，大腿骨頭がライン上を交差しない(Trethowan 徴候陽性)．
- そのほか，大腿骨頭の高さの低減，骨端線の拡大，不整を認める．明らかに骨頭が偏位している場合は診断が容易であるが，ずれの少ない大腿骨頭すべり症の診断には，股関節 CT，MRI を考慮する[2]．

CT
- 単純 CT では，左大腿骨骨端線の拡大と背側への偏位，骨幹端部の不整を認める．
- 大腿骨頭と頸部の角度が計測できるため，術前評価に適している．

MRI
- 骨髄浮腫，骨端線の不整の評価に，STIR 像が有用である[4]．
- STIR 像にて，pre-slip といわれる骨髄浮腫を伴う骨端線の拡大を認める[1,2]．大腿骨頭偏位を伴う前の早期診断として有用な所見である．そのほか，股関節液体貯留を認める[1~3]．

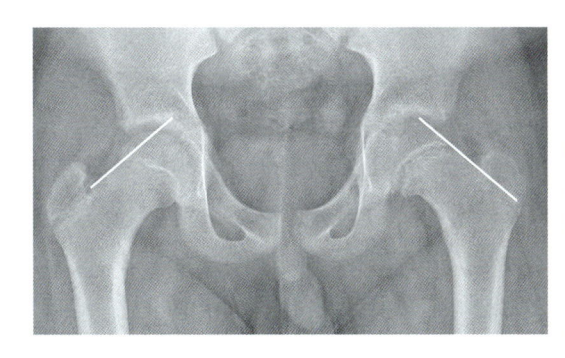

図2　11歳男児　左大腿骨頭すべり症　股関節単純Ｘ線写真正面像　Klein line（大腿骨頸部外側縁に沿ったライン, 白線）を引くと, 健常側である右側は大腿骨頭の一部がラインより外側に認めるが, 患側の左大腿骨頭はラインより外側に認めない.

大腿骨頭すべり症

　大腿骨頭すべり症は, 思春期前期に好発する成長期特有の股関節疾患であり, 骨端線（成長軟骨帯）が閉鎖前に, 骨端線を境として大腿骨頭が偏位（すべる）する疾患である[1,3]. 骨端線損傷の分類であるSalter-Harris I 型の骨折に相当する[1]. 10万人のうち2人の頻度で, 3：1で男児に多い. 発症年齢の平均は12歳（10〜14歳）である[3]. 両側性の発症は, 大腿骨頭すべり症のうち15〜36％とされる[1].

　成長期の急激な体重増加や大腿骨形態異常, 外傷（スポーツ外傷を含む）, 肥満, 内分泌疾患に関連した要因が考えられている. 成長ホルモンと性ホルモンのアンバランスが要因のひとつとして考えられており, 肥満児では二次性微遅延例が多く, 両側性の発症頻度が高い. 主訴は, 下肢痛, 跛行, 外旋歩行などの歩行困難である. 疼痛部位が股関節以外の大腿部や膝部に生じることもあり, 診断の遅れが生じる場合がある. 血液検査では, 炎症反応の上昇を認めないか認めてもわずかである. 年齢, 肥満, 画像所見より, 大腿骨頭すべり症が考えられる.

　症状出現時からの持続期間による分類と臨床上の不安定性に基づいた分類がある. 症状の持続時間による分類は, 急性型（3週間以内）, 慢性型（3週間以上）, 慢性型の急性増悪型に分類される. 不安定性に基づく分類は, 杖を使用しても荷重歩行が不可能な不安定型と杖の使用, 不使用に関係なく荷重歩行が可能である安定型に分類される. 大腿骨頭壊死などの合併症に注意が必要である.

　安定型, 早期診断では, 機能的予後は比較的良好である. ただし, 診断が遅延し, すべり症の進行や不安定型であった場合は, 大腿骨頭壊死症, 軟骨溶解症, 骨頭変形, 成長障害, 下肢長差などの合併症を生じる. 治療は, 観血的整復術（スクリューによる固定術）, 保存的固定術がある[3].

鑑別診断

1）Perthes（ペルテス）病

　大腿骨頭の阻血性壊死をきたす疾患であり, 好発年齢は, 4〜8歳で, 男児に多い. 主訴は, 数週間〜数か月続く股関節痛, 跛行, 膝周囲の疼痛である. ほとんどが片側性であり, 両側性はまれで, 両側同時発症はみられない. 滑膜炎期, 壊死期・分節期, 修復期, 遺残期と病期分類され, 大腿骨頭に多彩な変化を認める. 早期の股関節単純写真では, 大腿骨頭に異常を認めないか, わずかな扁平化のみであることが多い（**図3**）. その後, 徐々に硬化像, 軟骨下骨折, 分節化へと変化する. MRIは早期診断に有用であり, T2強調像・STIR像で, 骨髄浮腫, 軟骨下骨折, 壊死, 骨端線の損傷などの異常を認める[1,3].

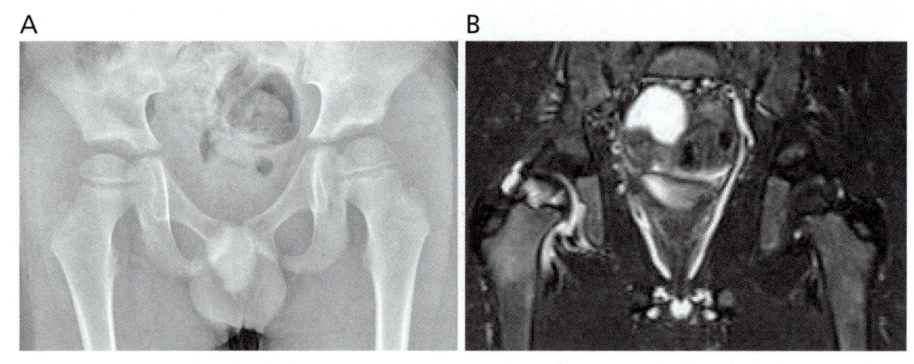

図3　6歳男児　Perthes 病
右股関節痛．A：股関節単純 X 線写真正面像，B：MR，STIR 冠状断像　単純 X 線写真正面像（A）では，右大腿骨頭は左側に比べて扁平である．臼蓋に異常を認めない．MRI，STIR 冠状断像（B）では，右大腿骨頭の中央は低信号でその周囲を縁取るような高信号を認める．大腿骨頸部も全体的に骨髄浮腫を疑う高信号を示している．また，右股関節に液体貯留を認める．

2）若年性特発性関節炎　juvenile idiopathic arthritis：JIA

　　16歳未満に発症し6週間以上持続する原因不明の慢性関節炎を示す．若年性関節リウマチの診断名として用いられていた疾患である[2]．単発性または多発性に関節を侵し，女児に頻度が高い．疼痛，軟部組織腫脹，関節拘縮を主訴とする．股関節を侵すのは，JIA のうち 20～50％とされる[2]．画像診断は滑膜炎，関節炎の所見である．特異的な症状や検査所見に乏しく，他の疾患の除外診断が大切である．初期では，単純写真での所見は乏しく，非特異的な関節周囲の骨濃度の低下がみられる．股関節超音波検査では，関節液貯留，滑膜の肥厚，血流増加を認める．造影 MRI を含めた MRI が最も有用であり，滑膜炎，軟骨の損傷，骨髄浮腫について早期より描出可能である[1, 2]．

　　そのほか，鑑別診断としては，外傷，股関節炎（単純性，化膿性），慢性骨髄炎（症例 L2-19，p. 342 参照）などがあがる．

解答　A1. 大腿骨頭すべり症は，骨端線骨折の分類による Salter-Harris I 型に相当する．Salter-Harris 分類は，I～IV 型に分類され，小児の骨端線骨折後の予後予測に大切な分類である[1]．

A2. 大腿骨頭すべり症の危険因子は，外傷，肥満，内分泌疾患である．そのほか，悪性腫瘍に対する放射線治療や化学療法後もあげられる．最も重大な合併症は，大腿骨頭壊死であり，不安定型にその頻度が高いとされている[3]．

A3. pre-slip や大腿骨頭壊死などを早期診断するための骨髄浮腫の描出には，STIR または脂肪抑制 T2 強調像が有用である．STIR・脂肪抑制 T2 強調像は，骨髄の評価だけでなく，関節内液体貯留や周囲軟部組織の異常についての評価にも優れている[4]．

N O T E

類骨骨腫　osteoid osteoma

　　長管骨骨幹部の骨皮質，骨髄内，骨端部に好発する良性骨腫瘍である．好発年齢は 10～

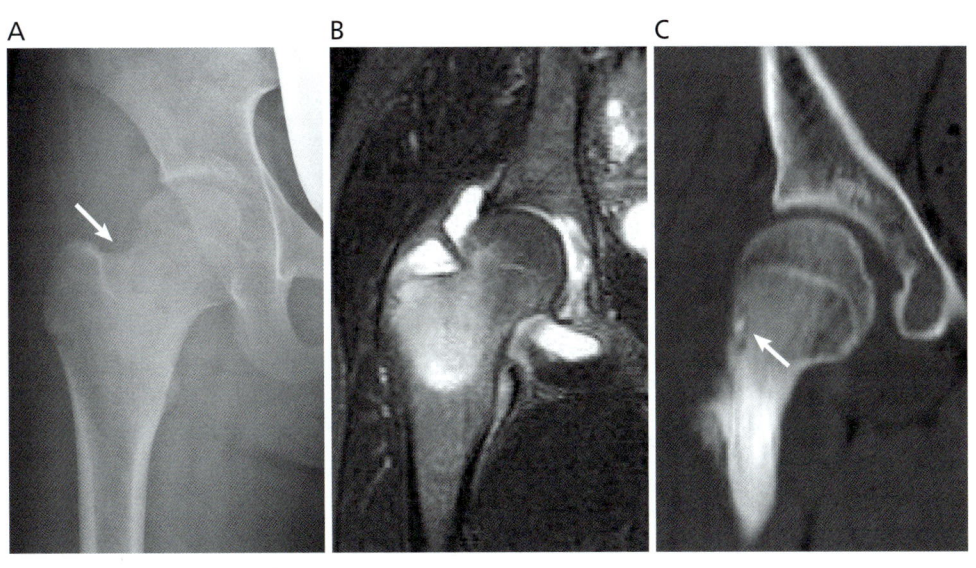

図4　11歳女児　類骨骨腫
3年前からの右股関節痛．**A：股関節単純X線写真正面像，B：MRI，STIR 冠状断像，C：CT 冠状断像**　単純X線写真正面像（**A**）では，右大腿骨頸部に淡い硬化性変化を認める（→）．MRI，STIR 冠状断像（**B**）では，右大腿骨頸部に骨髄浮腫と股関節内液体貯留を認める．慢性骨髄炎として経過観察されていた．症状の改善がみられず，精査のために実施した CT MPR 冠状断像（**C**）では，大腿骨頸部に nidus と思われる骨硬化性変化と骨透亮像を認める（→）．

20歳で，夜間痛と良好な非ステイロイド抗炎症薬投与の反応が特徴である．好発部位は，大腿骨，脛骨，腓骨であるが，まれに大腿骨頸部に発症する．持続する股関節痛の原因に考慮すべき疾患である[5,6]．nidus（ナイダス）を示す類円形の透亮像と骨皮質肥厚，骨硬化が単純写真の典型像である．小さな nidus の同定には，thin slice CT が必要である．MRI で，nidus は T1 強調像で低信号，造影 MRI で増強効果を示し，周囲に骨髄浮腫や軟部組織の腫脹を伴う．股関節の場合，骨髄浮腫の所見から骨髄炎，関節液貯留や滑膜肥厚から JIA などが考慮される可能性があり，類骨骨腫を念頭に注意深く所見を拾い，CT を併用して診断に導くことが大切と考える（**図4**）．nidus の描出には，dynamic study による造影 MRI が有用との報告がある[5]．

文献

1) Barolon A, Gómez MPA, Cirillo M, et al : Imaging of the limping child. Eur J Radiol 2018 ; 109 : 155-170.

2) Hesper T, Zilkens C, Bitterohl B, Krauspe R : Imaging modalities in patients with slipped capital femoral epiphysis. J Childr Orthop 2017 ; 11 : 99-106.

3) 北野利夫：大腿骨頭すべり症．日本小児整形外科学会・監修，日本小児整形外科学会教育研究委員会・編集：小児整形外科テキスト 改訂第2版．メジカルビュー社，2019：150-158．

4) Forbes-Amrhein MM, Marine MB, Wanner MR, et al : Can coronal STIR be used as screening for acute nontraumatic hip pain in children? AJR Am J Roentgenol 2017 ; 209 : 676-683.

5) von Chamier G, Holl-Wieden A, Stenzel M, et al : Pitfalls in diagnostics of hip pain : osteoid osteoma and osteoblastoma. Rheumatol Int 2010 ; 30 : 395-400.

6) 長谷井嬢，尾崎敏文：類骨骨腫．日本小児整形外科学会・監修，日本小児整形外科学会教育研究委員会・編集：小児整形外科テキスト 改訂第2版，メジカルビュー社，2019：276．

14歳男性．5日前から左腋窩の腫脹を自覚した．2日前より37℃台の発熱が出現したため来院した．左腋窩には弾性軟の腫瘤が触れ，軽度の圧痛を認める．視診上，発赤などの皮膚の色調変化は認めない．

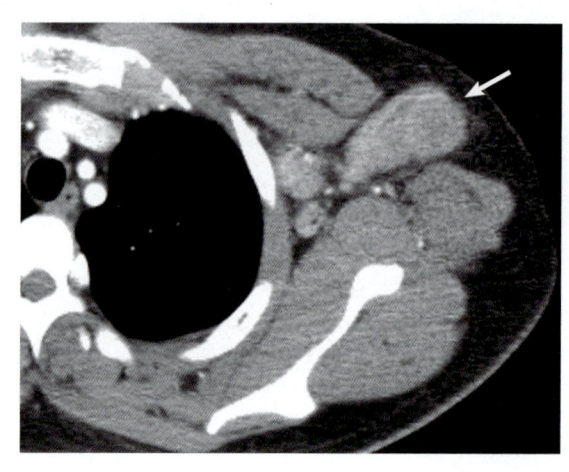

図1 胸部造影 CT

CT所見 左腋窩に腫大リンパ節を認め（図1，→），内部にわずかな造影不良域を認める．リンパ節周囲には脂肪組織混濁を認める．

診断 猫ひっかき病 cat scratch disease

経過 全身状態は良好であり，抗菌薬内服のうえで外来での経過観察とした．1週間後の診察にて左腋窩の疼痛や腫脹は増悪していた．問診上，普段は動物との接触はないが，発症の約3週間前に訪れた祖父母の家で飼い猫と接触したことが判明した．掻傷や咬傷などの受傷はなかった．間接蛍光抗体（indirect fluorescent antibody：IFA）法による抗 *Bartonella henselae* 抗体価測定（血清学的検査）を行ったところ，IgG抗体が1024倍以上を示し，猫ひっかき病と診断した．その後，発症後約6週間で症状は自然消退した．

問題 Q1. 猫ひっかき病を診断するうえで，最も重要な問診事項は何か？
Q2. 猫ひっかき病におけるリンパ節病変が生じやすい場所はどこか？
Q3. 猫ひっかき病でみられうるリンパ節以外の主な標的臓器はどこか？

画像診断のポイント[1]
- 典型的には受傷部位に関連した頸部，腋窩，四肢の腫大リンパ節を認める．
- 腫大リンパ節内では内部壊死を反映し，CTでは低吸収域あるいは造影不良域を，MRIではT2強調像で不均一な高信号を示すことが多い．
- リンパ節周囲では顕著な浮腫を反映し，CTでは軟部組織の腫脹や脂肪組織の混濁を認

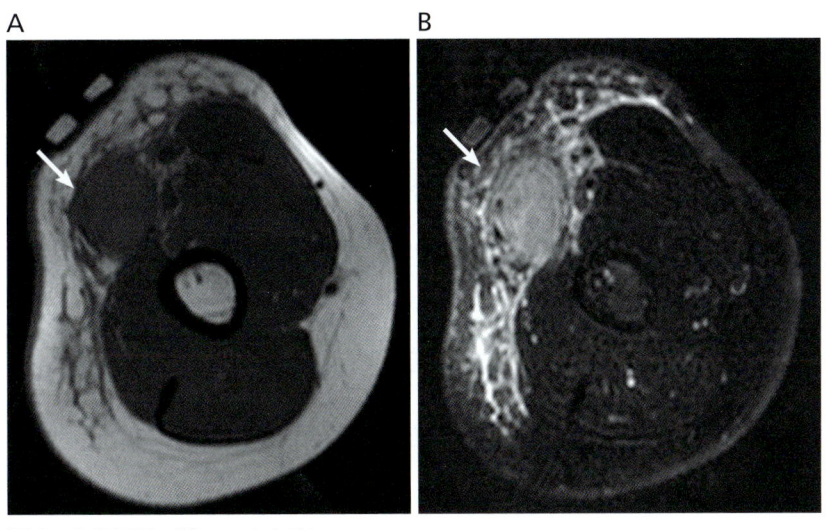

図2　8歳男児　猫ひっかき病
左肘 MRI　A：T1 強調横断像，B：脂肪抑制 T2 強調横断像　滑車上リンパ節に腫大を認め(→)，周囲脂肪組織内には広範な浮腫性変化と思われる網目状の信号異常を認める．リンパ節内部は脂肪抑制 T2 強調像(B)で不均一な高信号を示す．

める．MRI では T2 強調像で隣接軟部組織の信号上昇，T1 強調像で毛羽立ち状の低信号域を認める(**図2**)．

猫ひっかき病

　グラム陰性桿菌である *Bartonella henselae* により生じる人畜共通感染症である．若年者に多い感染症で，18 歳未満の小児例が半数以上を占める．典型的にはネコからの咬傷や掻傷の受傷により感染するが，受傷歴を欠いた感染例やネコ以外の動物からの感染例も報告される．主症状は受傷部近くの局所的なリンパ節腫脹で，腋窩や上腕，頸部，鎖骨上窩といった上半身のリンパ節に腫脹をきたす例が多い．通常は受傷後 1〜4 週間で発症し，リンパ節腫脹に伴って発熱，倦怠感，頭痛が生じることもある．感染者の 90% 以上は発症後 4〜8 週間で自然軽快する[2]．

　病理学的には壊死や微小膿瘍に始まる肉芽腫性炎症が本態で，進行するとマクロファージの集簇や線維化による病巣の被包が顕在化する[3]．このため画像的には中心壊死を伴うリンパ節炎の像となりやすい．*Bartonella henselae* の培養は困難で，血清抗体価またはリンパ節検体からの PCR 検査が主な診断法である．

鑑別診断

　リンパ節腫大をきたす多くの疾患が鑑別となる．とりわけ若年者に好発しリンパ節周囲への炎症波及の傾向が強い壊死性リンパ節炎をきたしうる疾患が鑑別の上位となり，亜急性壊死性リンパ節炎(菊池病)，EB ウイルスをはじめとしたウイルス感染，結核性リンパ節炎，川崎病が代表的である．また，リンパ節周囲の浮腫が目立つ自己免疫性疾患として全身性エリテマトーデス(SLE)や成人 Still 病も鑑別にあがる．通常，リンパ増殖性疾患や悪性リンパ腫は周囲への炎症波及や内部壊死所見に乏しいが，サイズが大きいものや組織型によっては猫ひっかき病を含むリンパ節炎と鑑別を要する場合がある(**図3**)．

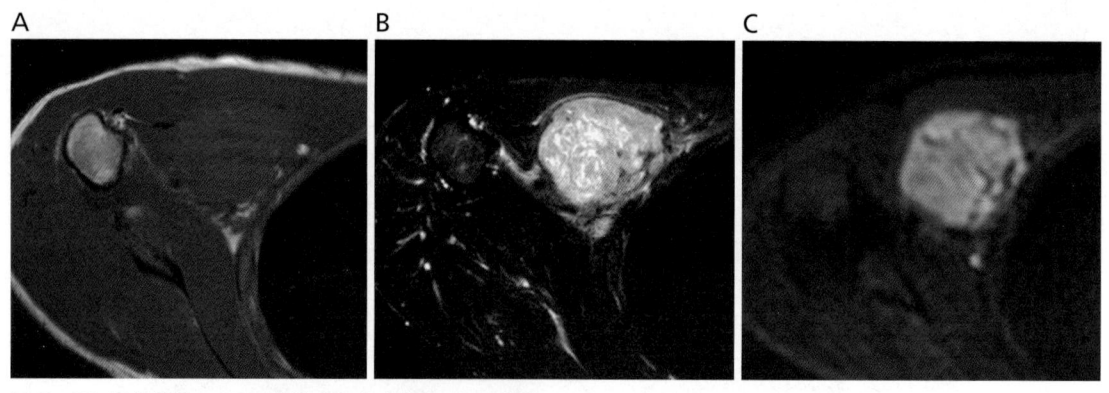

図3　20歳台男性　ALK陽性未分化大細胞リンパ腫

右腋窩 MRI　A：T1強調横断像，B：脂肪抑制T2強調横断像，C：拡散強調横断像　腋窩リンパ節に腫大を認める．周囲軟部組織にはT2強調像（B）でわずかな高信号域の広がりを認め，リンパ節内は不均一にみえる．拡散強調像（C）では内部はほぼ均一な高信号を示す．

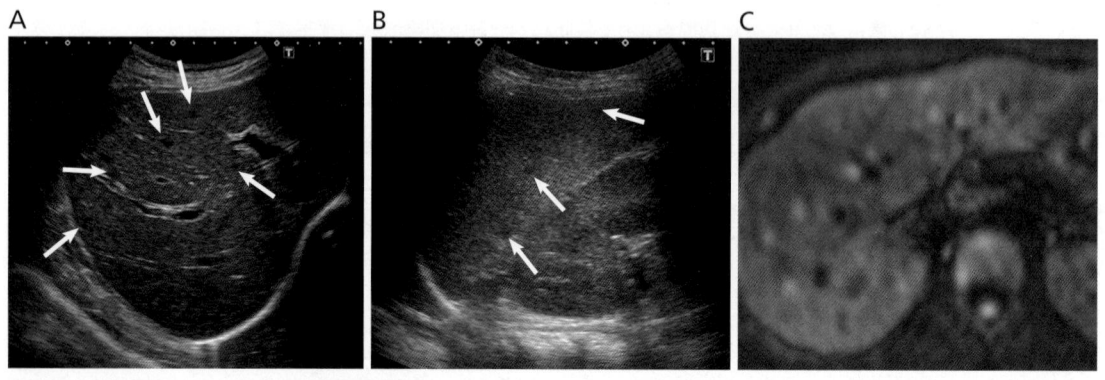

図4　12歳女児　猫ひっかき病（臓器播種）

腹部超音波像　A：右肋弓下走査，B：左肋間走査，C：MRI，拡散強調横断像　超音波像（A，B）では肝臓と脾臓内に無数の低エコー結節を認める（→）．MRI拡散強調像（C）では，肝臓内および椎体内に多発する高信号結節を認める．

解答　A1.　猫の飼育歴をはじめとした動物との接触歴が診断契機として極めて重要である．

A2.　滑車上，腋窩リンパ節が最も多い．

A3.　リンパ節以外の重要な標的臓器として，眼，神経，肝臓，脾臓，骨などがあがる．眼の合併症としてはParinaud（パリノー）眼腺症候群（結膜炎）が重要で，ほかに網膜炎や乳頭炎を生じうる．また猫ひっかき病の約2％に脳症や視神経炎，脊髄炎などの中枢神経合併症を生じ，約1％に肝臓や脾臓といった全身諸臓器への播種性の肉芽腫性感染を生じる[2]（**図4**）．

文献

1)　青木隆敏：猫ひっかき病：軟部腫瘤の画像診断―よくみる疾患から稀な疾患まで．画像診断 2016；36：s14-s15.

2)　Rohr A, Sattele MR, Patel SA, et al：Spectrum of radiological manifestations of paediatric cat-scratch disease. Pediatr Radiol 2012；42：1380-1384.

3)　Lamps LM, Scott MA：Cat-scratch disease：historic, clinical, and pathologic perspectives. Am J Clin Pathol 2004；121（Suppl 1）：S71-S80.

症例 L2 56

70 歳台男性．長期にわたる右殿部痛があり，いくつか病院を受診し，特定の原因は指摘されなかったが，前医にて単純 X 線写真と CT で右寛骨に異常を指摘され，来院した．ALP は 800 U/L（基準 38〜113）と異常高値であった．

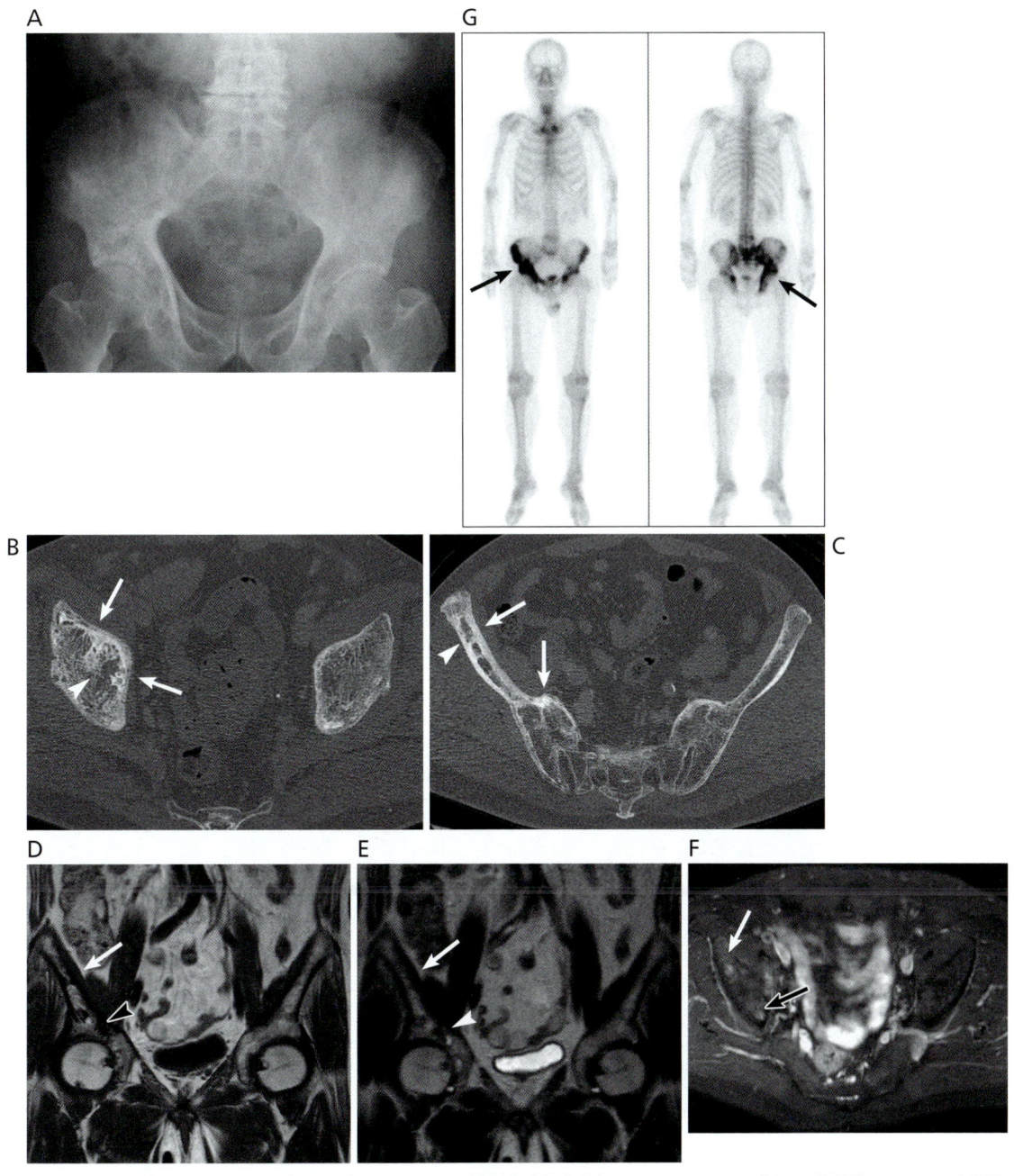

図 1　A：骨盤部単純 X 線写真正面像，B, C：CT 横断像（骨条件），MRI　D：T1 強調冠状断像，E：T2 強調冠状断像，F：脂肪抑制 T1 強調横断像，G：骨シンチグラフィ

単純 X 線所見	右坐骨から腸骨に骨皮質の肥厚を認め，骨梁の粗糙がみられる（図 1 A）.

CT 所見	右坐骨から腸骨にかけて骨皮質の肥厚を認め（図 1 B, C，→），骨梁もやや粗糙となっている（➤）．骨髄内は脂肪濃度を呈している．

MRI 所見	右臼蓋から腸骨にかけて骨硬化に一致して低信号域を認め（➤），骨皮質も肥厚している（図 1 D, E，→）．骨髄の病変は T2 強調像，T1 強調像で不均一な低信号を示し，造影後は淡い増強効果を呈している（図 1 F，→）.

骨シンチ所見	右腸骨から仙骨に不均一な集積亢進を認める（図 1 G，→）.

診断	骨 Paget 病 Paget disease

経過	CT ガイド下生検で，骨 Paget 病と診断され，年 1 回の経過観察となった．

問題 Q1. 骨 Paget 病の好発年齢と部位はどこか？
Q2. 鑑別となる疾患は何か？
Q3. 骨 Paget 病の血液マーカーはあるか？

画像診断のポイント
- 単純 X 線写真や CT では，初期に炎症性骨破壊病変がみられ，後期には粗大な骨梁，骨の拡大，硬化性変化が特徴である．
- MRI の T2 強調像では，肥厚した骨皮質が低信号を示し，骨髄には斑点状の高信号域がみられる．
- 骨シンチグラフィでは，著明な集積亢進を示す．

骨 Paget 病

　骨 Paget 病は，骨硬化と肥大を呈する疾患である．骨のリモデリングが極端に加速することで，異常で脆い大きな骨が形成され，時に四肢長管骨の変形を生じる．40 歳以上の中高年に好発し最好発年齢は 60〜70 歳台で，部位は骨盤，脊椎，頭蓋，大腿骨に多く生じ，多発性のこともある．通常，骨の一端から始まり，徐々に反対端まで広がる．発生頻度に人種差があり，日本人ではまれだが，欧米人では全人口の 0.1〜5％とされている．患者の約 15％に家族歴があり，パラミクソウイルスの関与が疑われている[1,2]．

　典型的な画像所見と血清 ALP 値上昇があれば比較的診断は容易で生検は不要だが，10％程で血清 ALP 値が正常とされており，その場合は診断に難渋することがある．海外の報告ではまれに骨 Paget 病から二次性に悪性腫傷，特に骨肉腫を生じるとされている．骨巨細胞腫を生じることもある[1]．骨 Paget 病による骨吸収が硬化性変化に転じた後に，骨吸収が再発した場合，二次性悪性腫瘍を疑う[3]．

　治療は痛みなどの症状に乏しい場合は経過観察のみでよいが，変形や頭蓋骨の増大傾向がある場合はビスホスホネート製剤が用いられる[1]．

鑑別診断

病変の初期と晩期で，以下のものがあげられる．

初期：副甲状腺機能亢進症．

晩期：線維性骨異形成（症例 L1-59，p. 226 参照），骨芽細胞腫，骨肉腫（症例 L1-64，p. 248），chronic recurrent multifocal osteomyelitis.

解答 **A1.** 40 歳以上の中高年．骨盤，脊椎，頭蓋，大腿骨に多く生じ，多発性のこともある．

A2. 副甲状腺機能亢進症，線維性骨異形成，骨芽細胞腫，骨肉腫，SAPHO 症候群，chronic recurrent multifocal osteomyelitis.

A3. 血清 ALP 値．

文献

1) Nielsen GP, Rosenberg AE, Bovée JVMG, et al : Tumors of bone and joints（AFIP atlases of tumor and non-tumor pathology, Series 5）. American Registry of Pathology, 2021 : 628-633.

2) 江原　茂：二次性悪性腫瘍の鑑別．江原　茂・編著：骨・軟部腫瘍の鑑別診断のポイント．画像診断 2019 ; 39（臨増）: S114-S117.

3) Flanagan AM, Bridge JA, O'Donnell PG : Secondary osteosarcoma. WHO Classification of Tumours Editorial Board : Soft tissue and bone tumours. IARC, 2020 : 419-421.

症例 **L2** **57**

8歳男児，左下腿後面の腫瘤を自覚し来院．身体診察では左鼠径部にも弾性硬の腫瘤を触知する．

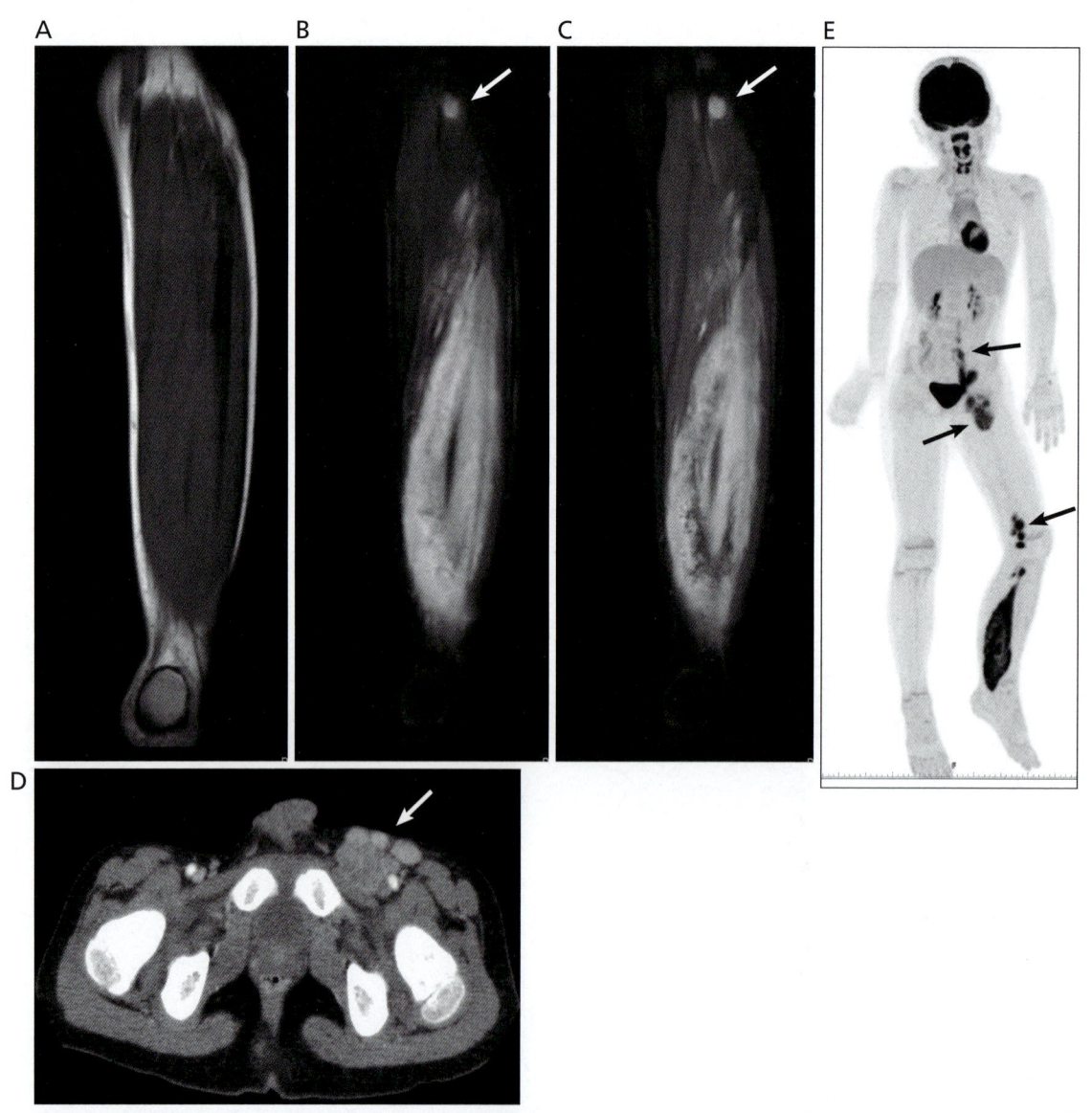

図 1　左下腿 MRI　A：T1 強調矢状断像，B：脂肪抑制 T2 強調矢状断像，C：造影後脂肪抑制 T1 強調矢状断像，D：骨盤部 CT，E：FDG-PET

MRI 所見　左下腿後面，腓腹筋内に筋の長軸方向に沿うような軟部腫瘤を認める．腫瘤の辺縁は不整で周囲との境界は不明瞭．T1 強調像（**図 1 A**）では筋と等信号，脂肪抑制 T2 強調像（**図 1 B**）では高信号が主体で一部に索状の低信号が混在している．造影後脂肪抑制 T1 強調像（**図 1 C**）では不均一な増強効果を認める．腫瘤頭側の膝窩部に小さな腫大リンパ節を認める

（図 1 B, C, →）．

| CT所見 | 左鼠径部に多結節状の腫大リンパ節を認める（図 1 D, →）．

| FDG-PET所見 | 左下腿の原発巣（SUVmax＝7.0）に加えて，左膝窩，鼠径，外腸骨動脈領域，総腸骨動脈領域および傍大動脈領域に FDG の異常集積（SUVmax＝10.4）を伴う腫大したリンパ節が累々と連なっており（図 1 E, →），転移の所見である．

| 診断 | 横紋筋肉腫，胞巣型 rhabdomyosarcoma, alveolar type

| 経過 | 生検にて胞巣型の横紋筋肉腫と診断された．多剤併用化学療法後に左大腿部切断およびリンパ節郭清，放射線照射が施行された．経過中に脳転移が出現し，外科的切除が行われた．

問題　Q1. 横紋筋肉腫の組織分類とそれぞれの臨床上，画像上の違いを述べよ．
**　　　Q2.** リンパ節転移をきたすことのある肉腫は何か？

画像診断のポイント

● 小児の四肢深部，筋内に発生する境界不明瞭，内部がやや不均一な腫瘤である．
● 原発巣の画像所見は非特異的であるが，領域リンパ節から骨盤内，後腹膜まで累々とリンパ節転移が認められる点が特徴的であり，年齢，発生部位と併せて胞巣型の横紋筋肉腫を強く疑う症例である．

横紋筋肉腫

　横紋筋肉腫は横紋筋芽細胞への分化を特徴とする悪性軟部腫瘍であり，小児期，思春期を通して最も頻度の高い軟部肉腫である[1, 2]．

　胎児型（embryonal type）は最も多い型であり約 1/3 が 5 歳以下に生じ，4％程度が乳児に発生する．大部分が眼窩を含む頭頸部と泌尿生殖器に生じ，四肢にはほとんど認められない．画像所見は他の型と比較して内部均一で，拡散制限を伴ういわゆる small round cell tumor 様の所見を呈することが多い．泌尿生殖器領域に発生する病変は粘膜面から隆起する房状，ポリープ様の性状を呈することがある（図 2）．化学療法への反応性がよく，一般的に他の型よりも予後が良好である．

　胞巣型（alveolar type）は 2 番目に多い型であり，胎児型よりもやや年齢の高い 10 歳から 20 歳台に好発するが，一部は 40 歳以上の成人にも発生することが報告されている．多くは四肢の深部に発生し，そのほか頭頸部や傍脊椎領域にもみられることがある．胞巣型横紋筋肉腫は悪性度が高く浸潤性であり，画像上は壊死や変性を示唆する内部の不均一や周囲組織への浸潤傾向を認める．また，肺への遠隔転移に加えて，領域リンパ節への転移をきたすことが特徴的であり，30％近くの症例が診断時に既に転移を生じている[3]．予後は胎児型と比して不良である．

　多形型（pleomorphic type）はまれな型であり，主に 60〜70 歳台の高齢者，男性優位にみられる．下肢に多いとされるが，胸壁や腹壁，上肢や頭頸部領域にも発生する．一般的にサイズが大きく，MRI では内部は不均一な信号を呈するが，画像上は他の成人発生の高

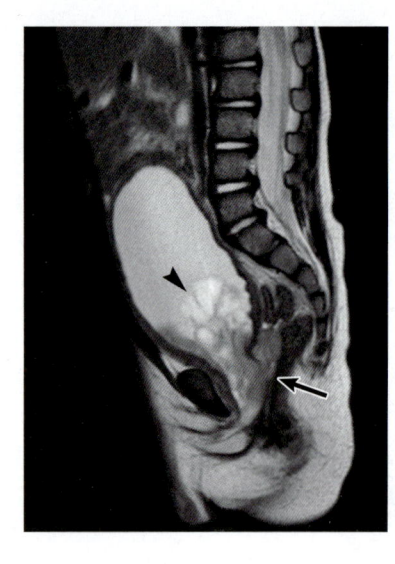

図2　1歳男児　胎児型横紋筋肉腫(embryonal rhabdomyosarcoma)
MRI, T2強調矢状断像　膀胱三角部から前立腺尿道部にかけて多結節状の軟部腫瘤(→)がみられ，膀胱内に突出する房状の構造物(➤)を認める．胎児型の横紋筋肉腫は泌尿生殖器の腫瘍として生じることが多い．

悪性度の肉腫と区別することは難しい．増大速度が速く，診断からの中央生存期間が7か月程度と予後は非常に悪い[4]．

　紡錘細胞・硬化型(spindle cell/sclerosing type)は近年新たに独立した型である[1]．好発部位は頭頸部で次いで四肢であるが，小児例では傍精巣領域に発生することが多いとされている．遺伝子変異の種類によって予後はさまざまであり，画像所見については集積が不十分である．

鑑別診断

　胎児型では Ewing 肉腫(症例 L1-68, p. 263 参照)や神経芽細胞腫，胞巣型では Ewing 肉腫や悪性リンパ腫(症例 L1-6, p. 19)，多形型では平滑筋肉腫(症例 L2-53, p. 204)や多形肉腫などが鑑別にあがる．

解答　A1.　胎児型，胞巣型，多形型，紡錘細胞・硬化型の4型に分類される．それぞれに好発年齢と臨床所見，画像所見が異なる．詳細は上記参照のこと．

A2.　胞巣型の横紋筋肉腫は小児のリンパ節転移をきたす肉腫として有名である．成人では類上皮肉腫や血管肉腫，明細胞肉腫などがリンパ節転移をきたすことで知られている．

文献

1)　Kohashi K, Bode-Lesniewska B : Alveolar rhabdomyosarcoma. WHO Classification of Tumours Editorial Board : Soft tissue and bone tumours, 5th ed. Lyon : IARC, 2020. (ebook)
2)　大塚隆信，福田国彦，小田義直：骨・軟部腫瘍―臨床・画像・病理　改訂第2版．診断と治療社，2015：240-243.
3)　Oberlin O, Rey A, Lyden E, et al : Prognostic factors in metastatic rhabdomyosarcomas : results of a pooled analysis from United States and European cooperative groups. Clin Oncol 2008 ; 26 : 2384-2389.
4)　Noujaim J, Thway K, Jones RL, et al : Adult pleomorphic rhabdomyosarcoma : a multicentre retrospective study. Anticancer Res 2015 ; 35 : 6213-6217.

症例 L2 58

90 歳台男性．2 か月前に右頭頂部に黒紫色の腫瘤に気づく．その後，増大し，出血するようになったため，当院を受診した．

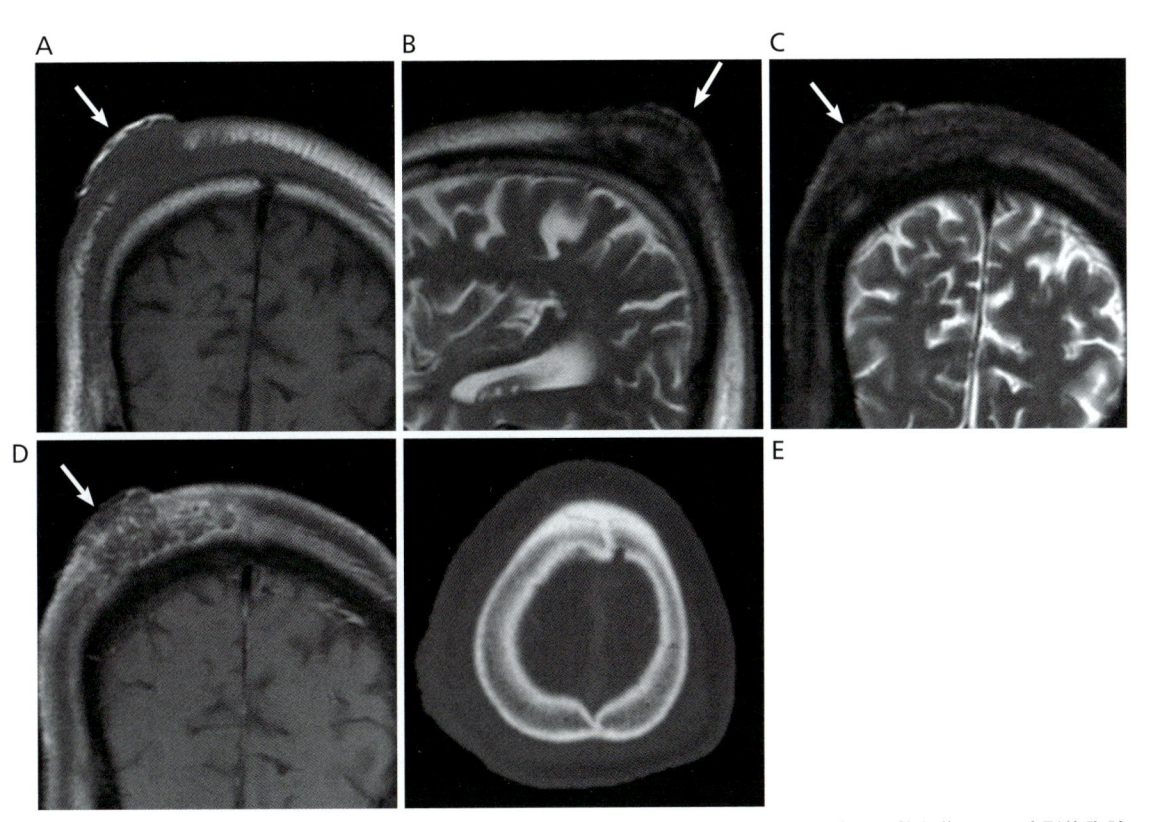

図 1 頭部 MRI　A：T1 強調冠状断像，B：T2 強調矢状断像，C：脂肪抑制 T2 強調冠状断像，D：造影後脂肪抑制 T1 強調冠状断像，E：CT 横断像（骨条件）

MRI 所見　右頭頂部の皮膚肥厚と皮下脂肪組織から帽状腱膜にかけて，境界不明瞭な約 3 cm の腫瘤を認める．T1 強調像（**図 1 A**）で筋肉と等信号を呈し，腫瘍の表面に高信号を呈する血腫を認める（→）．T2 強調像（**図 1 B**）や脂肪抑制 T2 強調像（**図 1 C**）で不均一な低信号を呈している（→）．造影 T1 強調像（**図 1 D**）では不均一に強く増強されている（→）．

CT 所見　腫瘍の右頭頂骨への浸潤は認めない（**図 1 E**）．

診断　血管肉腫 angiosarcoma

経過　腫瘍生検にて血管肉腫と診断された．腫瘍に対して放射線治療 70 Gy と化学療法を行ったが，薬剤性肺障害を合併し，診断から半年後に永眠された．

問題　Q1.　血管肉腫の好発年齢と好発部位を述べよ．

Q2. MRI 所見を述べよ.

Q3. 鑑別となる疾患は何か？

画像診断のポイント

- 皮膚の血管肉腫は皮膚肥厚と皮下脂肪組織の多結節腫瘍として認める.
- 腫瘍内出血をきたしやすく, 出血部は T1 強調像で高信号を呈する.
- 慢性リンパ浮腫に合併した血管肉腫では T2 強調像で低信号を呈する.
- 造影 T1 強調像では強い増強効果を呈し, 辺縁部に flow void を認めることがある.

血管肉腫

　血管内皮細胞の形態や機能的特徴を示す異型細胞から構成される腫瘍であり, 骨軟部腫瘍の WHO 分類 第 5 版(2020)では血管性腫瘍の悪性に分類されている[1]. 多くは原因不明であるが, 外傷, 放射線照射, 慢性リンパ浮腫などが発生母地といわれている. 慢性リンパ浮腫に合併する血管肉腫は, Stewart-Treves 症候群として知られている(**NOTE** 参照). 頻度は軟部肉腫の 2〜4% である. 男性に発生する頻度が高い. 発症年齢のピークは 60 歳台であり, 小児はまれである. 半数以上は皮膚に発生し, そのほか, 深部軟部組織, 乳房, 骨, 腹腔内臓器にも発生する[1]. 腫瘍は急激に増大し, しばしば痛みや出血を認める. 1/3 の症例で貧血や凝固障害などを伴う. 悪性度は非常に高く, 診断時にすでに多発臓器転移がみられることが多く, 肺転移の頻度が高い.

　皮膚に発生した血管肉腫は, 皮膚肥厚と皮下脂肪組織の多結節腫瘍として認められる. CT は骨浸潤の評価に有用である. 腫瘍は MRI の T1 強調像で筋肉と等信号を呈するが, 出血をきたすと高信号を呈する. T2 強調像で不均一に高信号を呈する. 造影 T1 強調像では著明な増強効果を呈し, 辺縁部に flow void を認めることがある. 一方, 慢性リンパ浮腫に合併した血管肉腫では, 腫瘍は T2 強調像で低信号を呈し, 造影 T1 強調像で強く増強されることが報告されている[2,3]. T2 強調像で低信号を呈する理由として, 密に集簇した腫瘍細胞を伴う豊富な線維性間質と不規則な血管腔を反映していると考えられている. 肺転移は, しばしばすりガラス影を伴う結節を呈し, 薄壁空洞病変を呈する場合もある.

鑑別診断

1) カポジ肉腫様血管内皮腫 Kaposiform hemangioendothelioma

　乳児の四肢の皮膚や皮下脂肪組織に好発する血管性腫瘍であり, 骨軟部腫瘍の WHO 分類 第 5 版(2020)では中間群(locally aggressive)に分類されている. 急激に増大し, 局所浸潤傾向が強く, 深部へ進展することが多い. Kasabach-Merritt 現象を高率に合併する. 腫瘍の辺縁は境界不明瞭で, MRI の T2 強調像では不均一に高信号(**図 2**)と出血後のヘモジデリン沈着による低信号が混在する. 造影 T1 強調像で不均一に強く増強され, 高率にリンパ節転移を認める. 発症年齢や Kasabach-Merritt 現象の有無は, 本症との鑑別点である.

2) 類上皮肉腫 epithelioid sarcoma

　好酸性の細胞質をもつ上皮様の腫瘍細胞が均一に密に増殖する部位と紡錘形細胞が不規則に増殖する部位が混在する腫瘍である. 手や前腕など四肢末端に発生する遠位型(または古典型)と骨盤部や外会陰などに好発する近位型(または大細胞型)に分類される. 10〜40 歳までの小児や若年成人に好発する. 遠位型は皮下, 筋膜に沿って進展する. 近位型では

実力編

L2

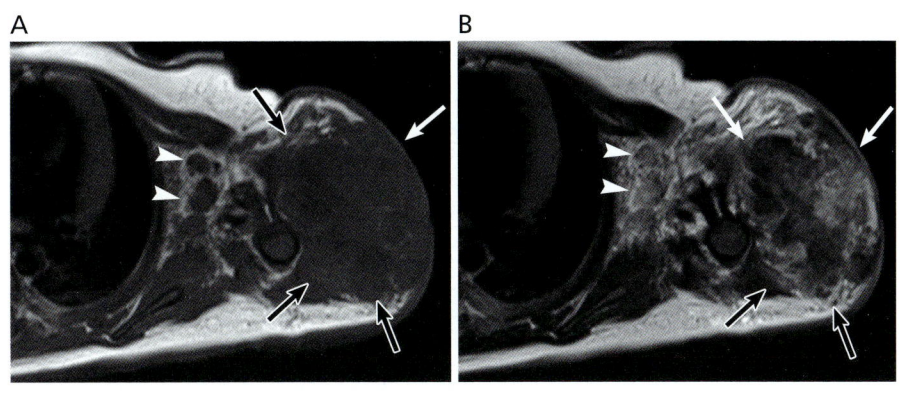

図2　2か月女児　カポジ肉腫様血管内皮腫

左前腕 MRI　A：T1 強調横断像，B：T2 強調横断像　左上腕に T1 強調像（A）で境界不明瞭に筋肉よりやや低信号を呈する腫瘤を認める（→）．T2 強調像（B）で筋肉へ浸潤し，不均一に高信号と低信号が混在している（→）．左腋窩リンパ節腫大を認める（A, B，➤）．

分葉状や多結節状を呈し，境界は明瞭から不明瞭までさまざまである．T1 強調像で低信号，T2 強調像で不均一な高信号を呈する．腫瘍内出血をきたすと T1 強調像で高信号となる．造影 T1 強調像では出血や壊死により不均一に増強される．好発部位と好発年齢の違いは，本症との鑑別点である（症例 L3-18，p. 575 参照）．

解答　**A1.**　好発年齢は 60 歳台をピークとする高齢者，好発部位は頭皮である．

A2.　T1 強調像で筋肉と等信号を呈するが，出血をきたすと高信号域を認める．T2 強調像で不均一に低信号を呈する．造影 T1 強調像では著明な増強効果を呈し，辺縁部に flow void を認めることがある．

A3.　カポジ肉腫様血管内皮腫，類上皮肉腫など．

N O T E

Stewart–Treves 症候群

　Stewart と Treves が 1948 年に乳癌術後の上肢に生じた慢性リンパ浮腫を発症母地とするリンパ管肉腫を報告したことに始まる[4]．現在は乳癌に限らず慢性リンパ浮腫から発生する血管肉腫と定義される．リンパ浮腫の原因として乳癌や子宮癌の術後が大多数を占めるが，先天性リンパ浮腫，外傷，放射線治療後，血栓症などによるものも報告されている．

文献

1)　Thway K, Billings SD : Angiosarcoma of soft tissue. WHO Classification of Tumours Editorial Board : Soft tissue and bone tumours, 5th ed. Lyon : IARC, 2020 : 176-178.

2)　Bhaludin BN, Thway K, Adejolu M, et al : Imaging features of primary sites and metastatic patterns of angiosarcoma. Insights Imaging 2021 ; 12 : 189.

3)　Schindera ST, Streit M, Kaelin U, et al : Stewart–Treves syndrome : MR imaging of a postmastectomy upper-limb chronic lymphedema with angiosarcoma. Skelet Radiol 2005 ; 34 : 156-160.

4)　Stewart FW, Treves N : Lymphangiosarcoma in postmastectomy lymphedema ; a report of six cases in elephantiasis chirurgica. Cancer 1948 ; 1 : 64-81.

症例 **L2** **59**

60歳台男性. 膝痛があり，単純X線写真を撮影したところ，骨腫瘍が疑われて，当院紹介受診した.

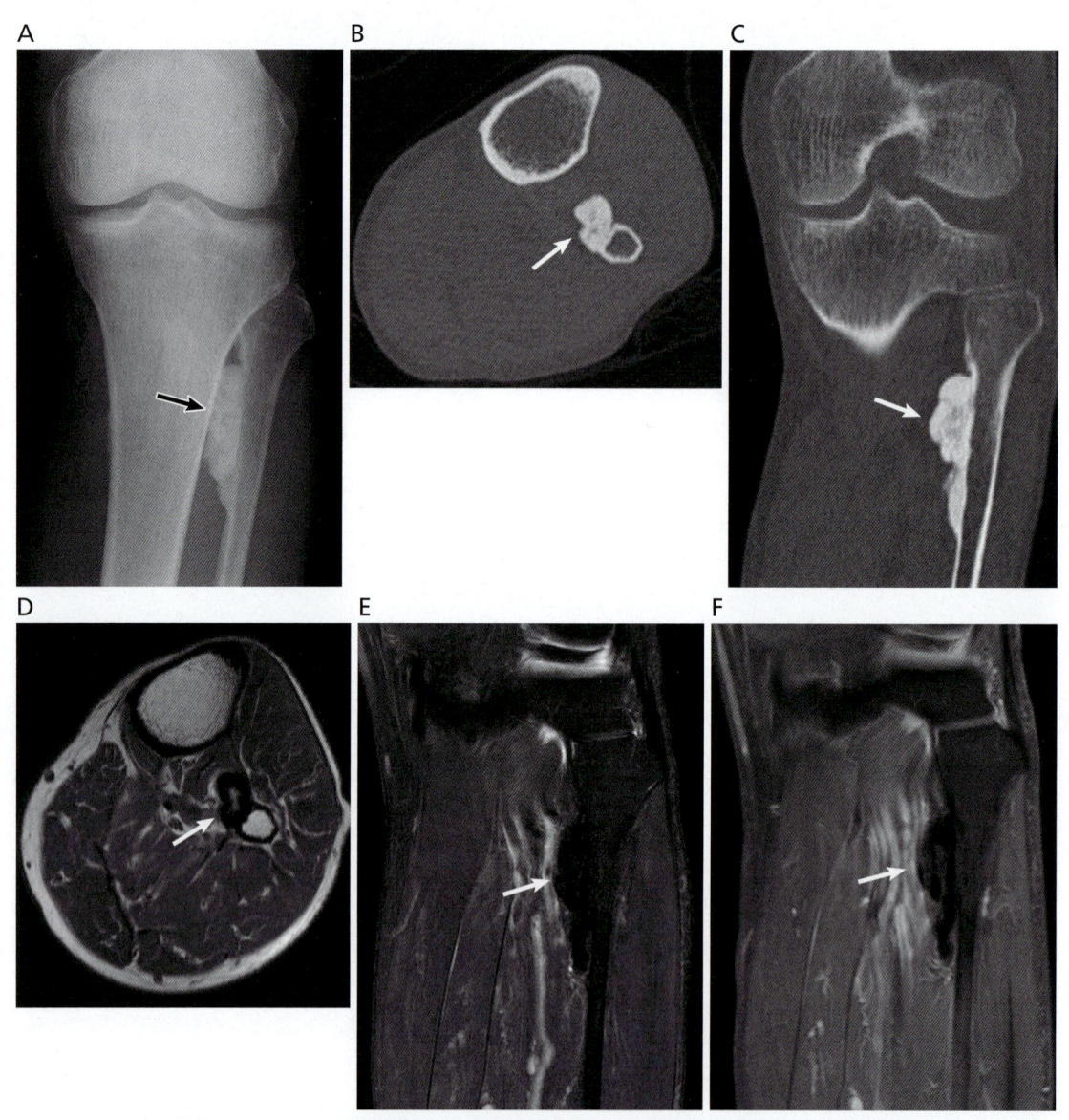

図1 A：左腓骨単純X線写真，CT（骨条件） B：横断像，C：冠状断像，MRI D：T2強調横断像，E：脂肪抑制T2強調冠状断像，F：造影後脂肪抑制T1強調冠状断像

単純X線・CT所見 左腓骨近位骨幹端の骨皮質に接して高吸収構造を認め（図1A〜C，→），緻密骨と同程度の濃度を呈し，表面は凹凸不整である.

MRI所見 左腓骨近位骨幹端の骨皮質に接して，T1強調像，T2強調像ともに低信号を呈する腫瘤を

認め（**図1D〜F**，→），表面は凹凸不整を呈している．病変内部の造影効果はみられない（**図1F**，→）．

診断　メロレオストーシス melorheostosis, 流蠟骨症

経過　メロレオストーシスの診断で，経過観察となった．5年の経過で画像上変化なかったため，近医での経過観察となっている．

問題　**Q1.** メロレオストーシスの好発年齢と男女差を答えよ．
　　　Q2. メロレオストーシスの患者が一般的に訴える症状を述べよ．
　　　Q3. メロレオストーシスの典型的な放射線学的特徴を述べよ．

画像診断のポイント

- 単純X線写真，CTでは，長管骨の片側性に，皮質に沿った硬化像を認め，外方へ膨隆することもしばしばである．骨の表面に沿って「蠟が垂れる」ような形状の皮質肥厚を呈する．
- MRIでは，T2強調像，T1強調像で低信号を示し，骨病変の周囲に，辺縁不鮮明で内部信号の不均一な軟部病変を認める場合もある[1]．正常骨と病変部の境界は明瞭である．病変が髄腔に影響を及ぼすことはまれであり，その場合でも通常は小さな骨に限られる[2]．
- 骨シンチグラフィでは集積亢進を示す．

メロレオストーシス

　メロレオストーシスは，皮質骨の局所的な不規則な肥厚や骨周囲の軟部組織の骨化を特徴とする，硬化性骨異形成のひとつである．硬化性骨異形成症には，本症と骨斑紋症，骨線条症が含まれる．遺伝しないが，孤発性の患者で，*MAP2K1*遺伝子，*LEMD3*遺伝子の変異が確認されている[2]．

　メロレオストーシスは通常，子供や青年に発症し，男女差はない．単一の骨（単骨型），1つの四肢の複数の骨（単肢型），またはまれに複数の骨（多骨型）が影響を受ける．主に四肢骨に影響を与え，特に下肢に多くみられる．頻度の高い順に足や足首，腕，手や手首，脊椎，頭部があがる[1]．

　患者は通常，痛み，変形，または動作制限を訴える．硬化性変化の分布は骨への知覚神経の分布に一致する[3]．診断は臨床所見，X線撮影，骨シンチグラフィ，病理所見の組み合わせで行う．

　症状がないときは経過観察でよく，疼痛がある場合は鎮痛薬を投与する．保存的治療に抵抗性の場合，病巣切除を行うこともあるが，再発がまれではない[1]．

鑑別診断

1）骨斑紋症 osteopoikilosis

　骨斑紋症は，骨に小さな斑点状の硬化病変が広がる遺伝性疾患で，通常は無症状で偶然発見される．単純写真では，散在する斑状の骨硬化病変を認める．

2）骨線条症　osteopathia striata

　　骨に線状の硬化病変が生じるまれな骨疾患で，通常は無症状である．単純写真で長骨の骨髄に，皮質に沿った縦方向の線状硬化がみられる．

3）bizarre parosteal osteochondromatous proliferation：BPOP（症例 L3-1, p. 514 参照）

4）骨化性筋炎　myositis ossificans（症例 L1-61, p. 235 参照）

5）傍骨性骨肉腫　parosteal osteosarcoma

　　骨の表面に発生する低悪性度の骨肉腫のひとつ．30 歳前後の女性に多くみられる．典型的には，進行的に増大する硬い腫瘤として現れ，最も多い発生部位は遠位大腿骨である．単純写真では，骨表面に広基性に付着し，皮質に沿って発育するカリフラワーのような形態を示す高密度な石灰化腫瘤を呈する[2]．腫瘍は一般的に内部が不均一に石灰化し，特に骨付着部で濃度が高くなる．

解答　**A1.** メロレオストーシスは通常，子供や青年に認められることが多く，男女差はない．

A2. 患者は通常，痛み，変形，または動作制限を訴える．

A3. 長管骨の片側性に，皮質に沿った硬化像を認め，外方へ膨隆することもしばしばである．骨の表面に沿って「蠟が垂れる」ような形状の皮質肥厚を呈する．

文献

1)　大塚隆信，福田国彦，小田義直・編：骨軟部腫瘍―臨床・病理・画像 改訂第 2 版．診断と治療社，2015：192-193.

2)　Nielsen GP, Rosenberg AE, Bovée JVMG, et al：Tumors of bone and joints（AFIP atlases of tumor and non-tumor pathology, Series 5）. American Registry of Pathology 2021：123-140, 634-637.

3)　江原　茂：新版骨関節の X 線診断．金原出版，2019：136-137.

症例 L2 60

19 歳男性．4 年前に左殿部腫瘤に気づく．近医で腫瘍生検が行われ，デスモイド型線維腫症と診断された．その後，徐々に増大したため当院を受診した．

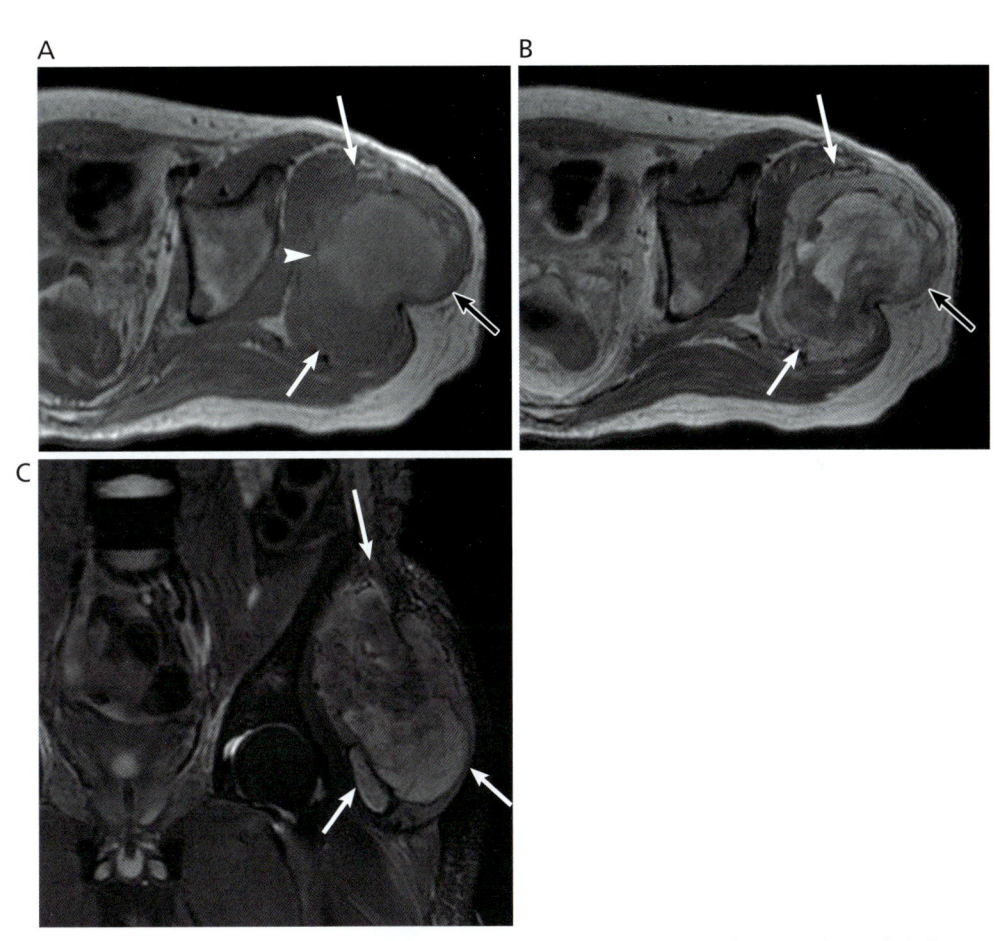

図1 骨盤部 MRI　A：T1 強調横断像，B：T2 強調横断像，C：脂肪抑制 T2 強調冠状断像

MRI 所見　左殿筋に T1 強調像（**図1 A**）で辺縁不整な約 15 cm の腫瘍を認める（→）．腫瘍内に出血による高信号域を認める（➤）．T2 強調像（**図1 B, C**）で不均一に筋肉と比較して低信号，等信号，高信号が混在した所見（triple sign）を認める（→）．

診断　滑膜肉腫 synovial sarcoma

経過　腫瘍生検が行われ，二相型滑膜肉腫と診断された．

問題　**Q1.** 滑膜肉腫の好発年齢と好発部位を述べよ．
　　　Q2. 滑膜肉腫で認められる triple sign とは何か？
　　　Q3. 鑑別となる疾患は何か？

- 単純 X 線写真において約 30％の症例に石灰化を認める.
- MRI, T2 強調像で腫瘍内出血や壊死，線維組織，石灰化などによる多彩な信号（triple sign）を呈する.
- 腫瘍のサイズが小さい場合は境界明瞭，内部均一な所見を呈し，良性腫瘍と誤診されることがある.

滑膜肉腫

　種々の程度に上皮性分化を示す軟部肉腫で，単相型，二相型，低分化型に分類される．単相型は紡錘形細胞のみからなり，最も頻度が高い．二相型は紡錘形細胞の増殖と腺腔形成を認め，約 1/4 を占める．滑膜起源や滑膜への分化は否定されており，骨軟部腫瘍のWHO 分類　第 5 版（2020）では分化不明腫瘍の悪性に分類されている[1]．全軟部肉腫の 5〜10％を占める．好発年齢は思春期〜若年成人であるが，低分化型滑膜肉腫は高齢者に多い．男女差はない．好発部位は四肢であり，約 70％は下肢に発生する．低分化型以外では発育は緩徐である.

　単純写真では腫瘍内に化生性骨化（metaplastic ossification）を約 30％の症例に認める．CT は微細な点状の石灰化の描出と隣接する骨皮質の破壊の評価に有用である（**図 2**）．CTで石灰化を認める場合は，認めない場合より予後良好である[2]．T2 強調像で出血や壊死，線維組織，石灰化などにより不均一に筋肉と比較して低信号，等信号，高信号が混在した所見，いわゆる triple sign を呈する．また，液面形成を伴う出血と複数の内部隔壁による多房状嚢胞をきたした場合は"bowl of grapes"とよばれる．ダイナミック造影では，充実部は早期相より強く増強され，拡散強調像では腫瘍の拡散低下により ADC 値は低値となる[3]．一方で，腫瘍のサイズが小さい場合は境界明瞭，内部均一な所見を呈し，良性腫瘍と誤診されることがあるため，注意する必要がある（**図 3**）.

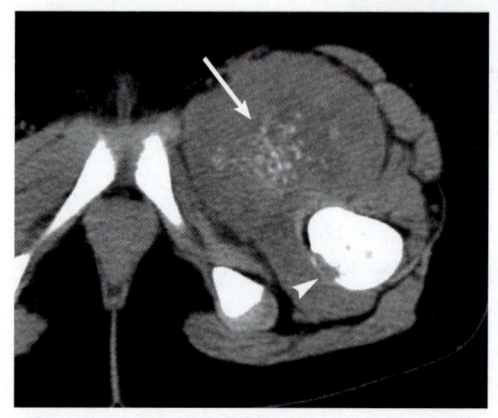

図 2　11 歳女児　滑膜肉腫
単純 CT　腫瘤の中央部に砂粒状の石灰化を認める（→）．隣接する大腿骨頸部の骨皮質へ浸潤している（➤）.

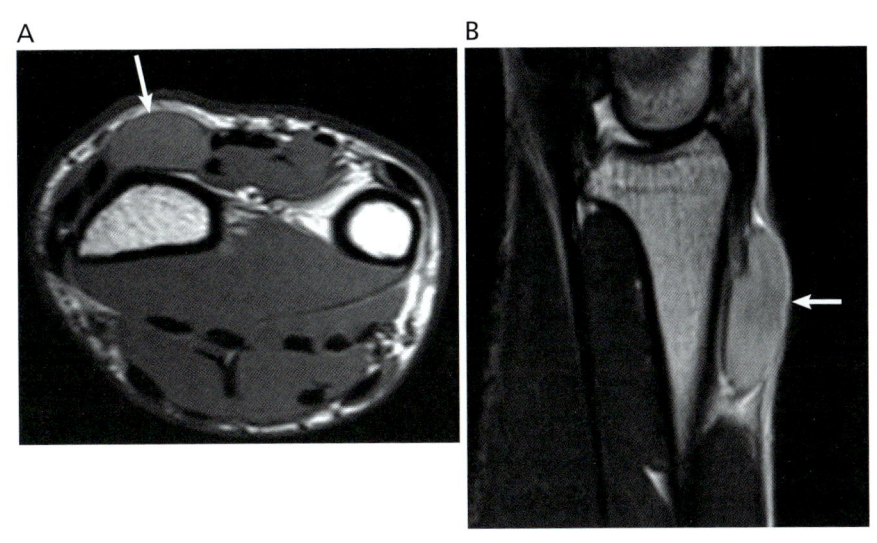

図3 20歳台男性 滑膜肉腫
MRI Ａ：T1 強調横断像，Ｂ：T2 強調矢状断像　前腕伸側皮下に境界明瞭な 2.5 cm
の腫瘤を認める．T1 強調像（Ａ）で筋肉と等信号，T2 強調像（Ｂ）で均一な高信号を呈し
ている（→）．

鑑別診断

1）未分化多形肉腫 undifferentiated pleomorphic sarcoma

　特定の分化を捉えることができない，分化不明の悪性腫瘍である．高齢者の下肢の深部
に好発する．急速に増大し，神経血管束，骨，関節などへ浸潤性に発育する．腫瘍は辺縁
分葉形を呈し，出血壊死を反映して T2 強調像で不均一な信号を呈する．周囲に T2 強調像
で高信号を呈する浮腫ないし反応性変化を伴うことが多い．造影 MRI では充実部分は強
く増強される．発症年齢や MRI での浸潤所見の違いは，滑膜肉腫との鑑別点である（症例
L2-52，p. 471 参照）．

2）横紋筋肉腫 rhabdomyosarcoma

　横紋筋芽細胞へ分化を示す悪性腫瘍である．小児に発生する肉腫では最多であり，小児
期の肉腫の 20％を占める．胎児型，胞巣型，多形型，紡錘細胞・硬化型に分類され，好発
年齢，性差，好発部位，画像所見は亜型により異なる．そのなかで四肢に好発するのは胞
巣型と多形型である．胞巣型の好発年齢は思春期〜若年成人である．腫瘍は辺縁不整，内
部は出血や壊死により T2 強調像で不均一な高信号を呈し，周囲の筋肉や骨へ浸潤性に発
育する．充実部分は拡散制限を認める．多形型の好発年齢は高齢者である．腫瘍は辺縁分
葉状，境界明瞭で T2 強調像で不均一な高信号を呈する．しばしばリンパ節転移を伴う（症
例 L2-57，p. 488 参照）．

3）平滑筋肉腫 leiomyosarcoma

　平滑筋へ分化を示す悪性腫瘍である．軟部肉腫の約 10％を占める．中年以降の深部軟部
組織，下大静脈などの血管壁，四肢などに好発する．T1 強調像では筋肉と等信号，T2 強
調像で膠原線維に富む領域や石灰化は低信号，粘液腫状変性，囊胞変性，出血壊死，炎症
細胞浸潤は高信号を呈する．約 60％の症例で内部出血を認め，約 20％の症例に石灰化を
認める．造影 MRI では不均一に強く増強される．発生部位と年齢の違いや T2 強調像で低

信号を呈する所見は，滑膜肉腫との鑑別点である（症例 L2-53，p. 474 参照）．

4）骨外性骨肉腫　extraskeletal osteosarcoma

　　軟部組織に発生し，腫瘍細胞が骨形成能を示す悪性腫瘍である．骨原発の通常型骨肉腫と異なり，好発年齢は 40〜60 歳台と高く，女性にやや多い．石灰化または骨化は，単純写真で約半数で指摘可能である．MRI では偽被膜を伴い境界明瞭な場合や，周囲組織へ浸潤性に認められる場合がある．内部信号は非特異的である．出血や壊死を伴うことが多く，その場合は，T2 強調像で不均一な高信号を呈し，ヘモジデリン沈着を反映して強い低信号域を伴う．腫瘍内出血が著しい場合は，血腫に類似した所見を呈する（症例 L3-15，p. 563 参照）．

解答　**A1.**　若年成人の四肢，特に下肢に好発する．
　　　A2.　triple sign とは腫瘍内出血や壊死，線維組織，石灰化などにより不均一に低信号，等信号，高信号が混在した所見である．
　　　A3.　未分化多形肉腫，横紋筋肉腫，平滑筋肉腫，骨外性骨肉腫など．

文献

1）Suurmeijer AJH, Ladanyi M, Nielsen TO : Synovial sarcoma. WHO Classification of Tumours Editorial Board : Soft tissue and bone tumours, 5th ed. Lyon : IARC, 2020 : 290-293.
2）Tordjman M, Honoré C, Crombé A, et al : Prognostic factors of the synovial sarcoma of the extremities : imaging does matter. Eur Radiol 2023 ; 33 : 1162-1173.
3）Ashikyan O, Bradshaw SB, Dettori NJ, et al : Conventional and advanced MR imaging insights of synovial sarcoma. Clin Imaging 2021 ; 76 : 149-155.

症例 L2 **61**

70歳台女性．数年前から足第3-4趾間の足底部に疼痛がみられ，増悪傾向を認めたため，来院した．

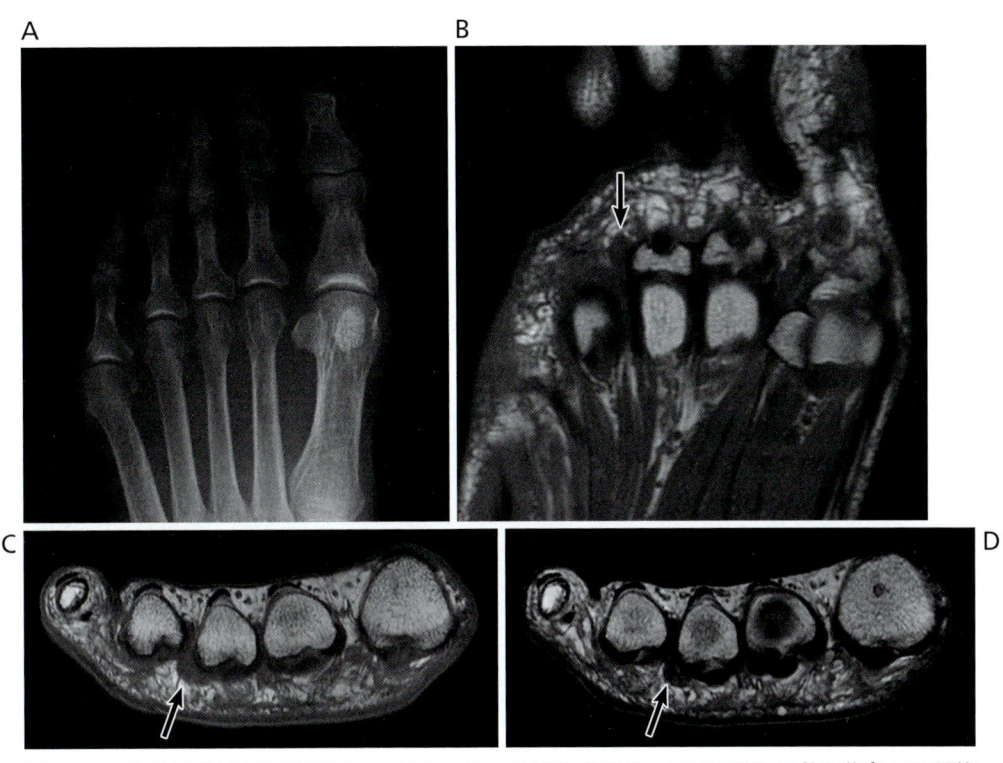

図1 A：右足単純X線写真正面像，MRI　B：T1強調横断像，C：T1強調冠状断像（MTP関節レベル），D：T2強調冠状断像（MTP関節レベル）

単純X線所見　右足第3-4趾間に明らかな異常はみられず，骨にも変化はみられない．

MRI所見　第3-4趾間の中足趾節（metatarsophalangeal：MTP）関節レベルの足底側に，T1強調像（図1B, C）で筋肉と等信号〜低信号，T2強調像（図1D）でも低信号を呈する軟部腫瘤を認める（→）．

診断　Morton神経腫　Morton's neuroma

経過　症状と画像所見より，Morton神経腫と診断され，保存的加療となった．

問題　**Q1.** Morton神経腫はどこに発生するか？
　　　　Q2. Morton神経腫はどのような人に好発するか？
　　　　Q3. Morton神経腫にしばしば合併する病変は何か？

- 単純 X 線写真では通常異常はみられない．
- 好発部位は，足の第 3-4 趾間，次いで第 2-3 趾間で，MTP 関節の深部から足底部にかけて円形～楕円形の腫瘤を認める．
- MRI にて，腫瘤は，T1 強調像にて筋肉より低信号～等信号，T2 強調像にて低信号～軽度高信号を呈する．造影効果は症例によってさまざまとなる．
- 中足骨間の滑液包炎をしばしば伴う．

Morton 神経腫[1~4]

Morton 神経腫は，中足部の疼痛や痺れなど趾間神経の絞扼性神経傷害をきたし，趾間神経周囲の線維化によって生じた腫瘤で，真の腫瘍とは異なる．MTP 関節レベルの第 3-4 趾間に多く，次いで第 2-3 趾間に発生する．MTP 関節レベルの第 3-4 趾間では，内側足底神経と外側足底神経の吻合部で，機械的刺激に対して脆弱であり，繰り返す外傷やストレスによって肥厚が起こりやすい．第 1-2 趾間や第 4-5 趾間は神経の吻合部が存在せず通常発生しない．中年以降の女性に好発し，ハイヒールの長時間着用や中腰の作業などが関連するとされている．患者は足底部の疼痛，痺れを訴え，歩行時に疼痛の増悪をきたし，時に下腿まで疼痛が及ぶこともある．前足部足底に有痛性の腫瘤を自覚することもある．

治療はハイヒールをやめて柔らかい靴を着用することやステロイド局所注射などの保存的治療が選択されるが，改善に乏しい場合は，神経剥離，神経腫摘出，深横中足靱帯の切離などの手術が行われる．

鑑別診断

MTP 関節レベルの趾間から足底にかけての腫瘤性病変が鑑別となり，滑液包炎(症例 L1-60，p. 230 参照)，ガングリオン(症例 L1-53，p. 204)，腱鞘巨細胞腫(症例 L2-3，p. 285)，足底線維腫症，リウマチ結節などがあがる．滑液包炎やガングリオンなど嚢胞性腫瘤をきたす疾患の鑑別は比較的容易である．そのほか，充実性腫瘍の形態をとる疾患についての鑑別は，腫瘤の性状のみでは難しいことが多いが，第 3-4 趾間や第 2-3 趾間の MTP 関節レベルの足底側の軟部影と病変部位が特徴的であり，臨床所見と併せて診断に迷うことは少ないと思われる．また，臨床的には中足骨近傍に疼痛をきたすため，疲労骨折や Freiberg 病(中足骨頭の骨壊死)など中足骨の疾患も鑑別となるが，画像での鑑別は容易である．

リウマチ結節は，関節リウマチの約 25％にみられる病変で，機械的な刺激の加わる足底部などの皮下にみられる．MRI での信号パターンは，中心が嚢胞性の信号値を呈し，辺縁に造影効果を伴うパターンと充実性の腫瘤にて全体的に造影効果を呈するパターンの 2 つが報告されている(図 2)．

線維腫症は，筋膜または腱膜より発生する線維性腫瘍で，足底線維腫症は足底筋膜より発生する表在性の良性軟部腫瘍である．足底腱膜に連続する紡錘状腫瘤を呈し，線維芽細胞と膠原線維の増生からなる．両側発生や多発例もしばしばみられる．無症状で皮下の軟部腫瘤として気づかれることが多いが，疼痛をきたすこともある．T1 強調像，T2 強調像ともに低信号を呈するが，T2 強調像は軽度高信号を示すこともある．造影効果は一定しない(図 3，症例 L1-32，p. 117 参照)．

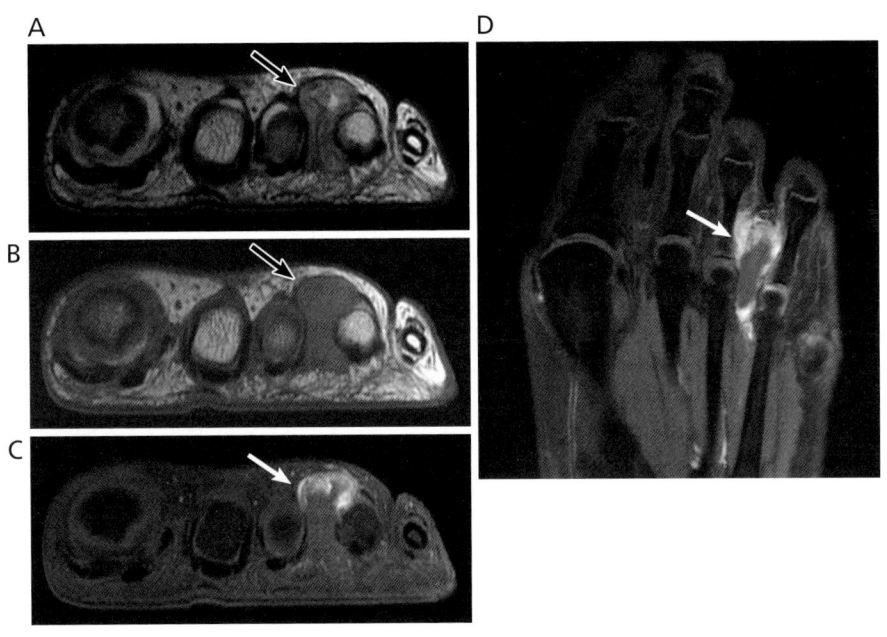

図2 50歳台女性　リウマチ結節
左足 MRI　A：T2 強調冠状断像（MP 関節レベル），B：T1 強調冠状断像（MP 関節レベル），C：造影後脂肪抑制 T1 強調冠状断像（MP 関節レベル），D：造影後脂肪抑制 T1 強調横断像　左足第 3-4 趾間の中足趾節（MTP）関節レベルにて，T2 強調像（A）で不均一な軽度高信号，T1 強調像（B）にて筋と等信号の腫瘤を認める．隣接する骨に異常はみられない．造影後脂肪抑制 T1 強調像（C, D）では，内部の増強効果はみられないが，辺縁に増強効果を示す．

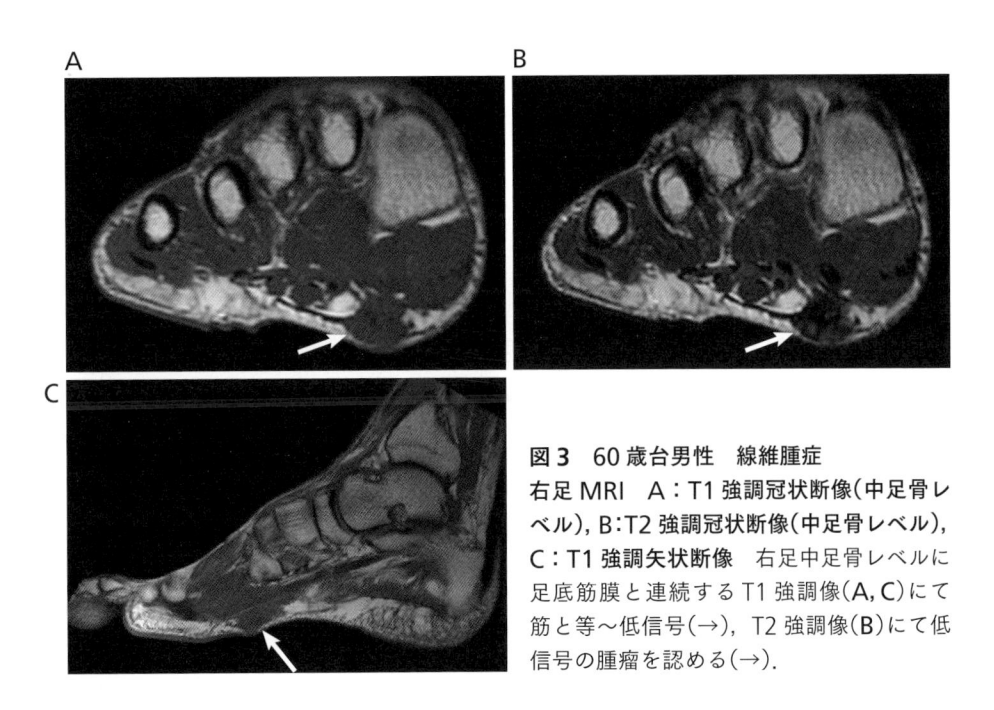

図3 60歳台男性　線維腫症
右足 MRI　A：T1 強調冠状断像（中足骨レベル），B：T2 強調冠状断像（中足骨レベル），C：T1 強調矢状断像　右足中足骨レベルに足底筋膜と連続する T1 強調像（A, C）にて筋と等～低信号（→），T2 強調像（B）にて低信号の腫瘤を認める（→）．

解答 **A1.** Morton 神経腫は，MTP 関節レベルの第 3-4 趾間に多く，次いで第 2-3 趾間に発生する．

A2. 40〜60 歳程度の中年の女性に多く，ハイヒールのような足先の細い靴の使用も原因とされる．

A3. 中足骨間滑液包炎をしばしば合併する．

文献

1) 小橋由紋子：10 章 絞扼性神経障害，3 Morton 病．小橋由紋子：足の画像診断 第 2 版．メディカル・サイエンス・インターナショナル，2021：342-343.

2) Maeseneer MD, Madani H, Lenchik L, et al : Normal anatomy and compression areas of nerves of the foot and ankle : US and MR imaging with anatomic correlation. Radiographics 2015 ; 35 : 1469-1482.

3) Zanetti M, Weishaupt D : MR imaging of the forefoot : Morton neuroma and differential diagnosis. Semin Musculoskeletal Radiol 2005 ; 9 : 175-186.

4) Weishaupt D, Treiber K, Kundert HP, et al : Morton neuroma : MR imaging in prone, supine, and upright weight-bearing body positions. Radiology 2003 ; 226 : 849-856.

症例 **L2** **62**

70歳台女性．左上腕皮下結節が3か月間で徐々に増大傾向を認め，来院した．

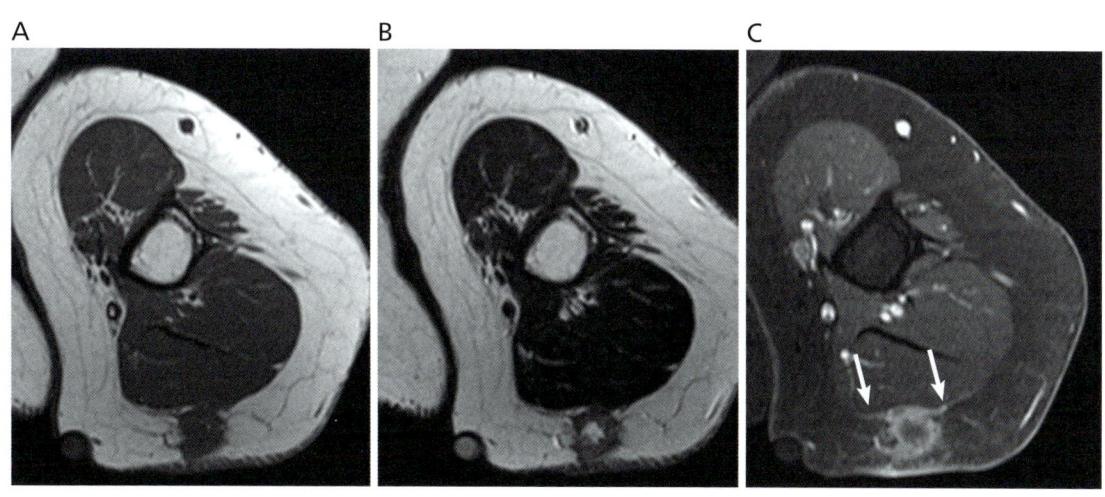

図1　MRI　A：T1強調横断像，B：T2強調横断像，C：造影後脂肪抑制T1強調横断像　（福岡県済生会八幡総合病院　池　俊浩先生のご厚意による）

MRI所見　　左上腕皮下にT1強調像（**図1A**）で筋より低〜等信号，T2強調像（**図1B**）にて中心が高信号で辺縁が筋よりやや高信号を示す14 mmの結節を認める．結節は筋膜に広く接し，造影後脂肪抑制T1強調像（**図1C**）では，腫瘍の辺縁と筋膜に沿った増強効果（fascial tail sign）を認める（→）．

診断　　結節性筋膜炎　nodular fasciitis

経過　　手術にて確認された．

問題　**Q1.**　結節性筋膜炎の好発部位はどこか？
　　　Q2.　MRIの所見を述べよ．
　　　Q3.　病理検査の際に注意すべき点は何か？

画像診断のポイント

● 結節性筋膜炎は富細胞性，粘液性，線維性の場合があり，MRIではこれらを反映しさまざまな信号を呈する．富細胞性の場合は，T1強調像にて筋肉と同様の信号強度を呈し，粘液性の場合，T2強調像にて著明な高信号を呈する．

● 線維性成分は，T1強調像，T2強調像にて低信号を呈する．造影ではびまん性，または辺縁主体に増強される．

● 筋膜に沿った線状の異常信号（fascial tail sign, **NOTE**参照）を伴うことが比較的特徴的である．

結節性筋膜炎

　急速に増大する皮下，または筋膜の良性軟部腫瘍で，日常診療で比較的よく目にする疾患である．ほとんどの場合，術前までの期間は 2〜3 か月以内である．どの年齢層にも発生するが，特に 20〜40 歳台に好発する．性差はない．深部皮下，筋膜に発生することが多く，まれに筋内に発生することがある．どの部位にも発生しうるが，特に，上肢，体幹，頭頸部に発生しやすい．10％程度で痛みを伴うが，大部分は無症状である．筋膜に広く接する円形〜楕円形腫瘤，2 cm 以下の結節として認められ，大きくても 5 cm ほどの腫瘍である．しばしば部分切除されるが，自然退縮するため，診断がつけば数週の経過観察とされることが多い[1, 2]．

　WHO 分類で線維性/筋線維芽細胞性腫瘍の良性に分類される腫瘍で，線維芽細胞や筋線維芽細胞の良性増殖性疾患が本態とされる．境界は比較的明瞭で，被膜は伴わない．病理検査では核分裂像を多く認め，急速な増大傾向と合わせ，肉腫と誤診されることがあるため注意を要する[3]．

鑑別診断

　急速に増大する病変で自然退縮する経過が特徴的である．画像のみからは，種々の筋膜炎やデスモイド型線維腫症や肉腫など深部皮下から筋膜に発生する軟部腫瘍が鑑別にあがる．代表的な疾患を紹介する．

1）デスモイド型線維腫症　desmoid-type fibromatosis

　浸潤性に発育する線維芽細胞増殖性の軟部腫瘍で中間型に分類される．局所再発をきたしやすいが遠隔転移をしない．すべての年齢層で発生するが 20〜40 歳台で発生し女性にやや多い．四肢，後腹膜，腸間膜，腹壁，胸壁に好発する．一部ではエストロゲンや妊娠に関与する．Gardner 症候群や家族性大腸腺腫症（FAP）との関連がある．境界明瞭で分葉状の形態を呈するが，境界不明瞭な浸潤性領域を伴う場合がある．MRI では T1 強調像，T2 強調像ともに低信号を呈し，均一または不均一に造影される．fascial tail sign を呈しうる（**図 2**，症例 L1-32，p. 117 参照）．

2）虚血性筋膜炎　ischemic fasciitis

　高齢者，寝たきり患者の骨隆起部などの荷重部に好発する皮下腫瘤である．虚血が本症の一因と考えられる．病理学的には囊胞変性や，壊死脂肪などを伴った中央部のフィブリノイド変性と辺縁の増殖性筋膜炎に類似した組織による 2 層構造が特徴とされる．深部皮下の肥厚した筋膜を伴う分葉状，不整形の腫瘍で，MRI では病変の中央部に壊死や虚血を反映した信号を認める．筋膜の断裂を伴う場合もある[4]（**図 3**）．

3）粘液線維肉腫　myxofibrosarcoma

　四肢，特に大腿に好発する豊富な粘液産生を示す悪性線維芽細胞性腫瘍．半数は深部発生であるが，約半数は皮膚，皮下に発生する．粘液基質の高信号と腫瘍内の不完全な線維性隔壁を示す T2 低信号の帯状，線状構造を伴う不均一な T2 高信号を呈する．筋膜，血管への浸潤傾向が強く筋膜に沿った造影効果（tail sign）を示す[5]（**図 4**，症例 L2-46，p. 447 参照）．

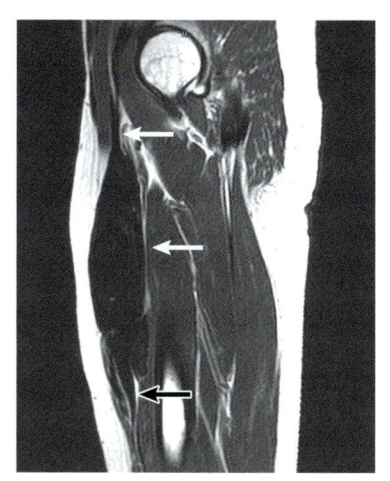

図2　20歳台女性　家族性大腸腺腫症に合併したデスモイド線維腫症
右大腿部 MRI, T2 強調矢状断像　腫瘤は低信号を示し，fascial tail sign が認められる（→）．

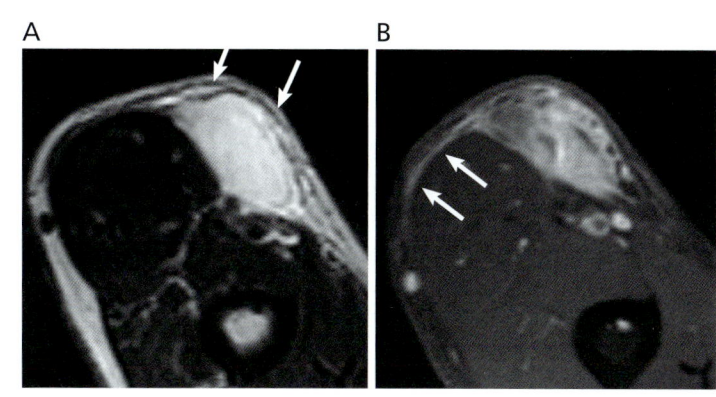

図4　70歳台男性　粘液線維肉腫
右上腕 MRI　A：T2 強調横断像，B：造影後脂肪抑制 T2 強調横断像
右上腕皮下に粘液基質を反映し T2 強調像（**A**）にて高信号となる腫瘍性病変を認める．内部には不完全な線維性隔壁を示す T2 低信号の線状構造を伴う（→）．造影後脂肪抑制 T1 強調像（**B**）では，筋膜に沿った増強効果（tail sign）を示す（→）．

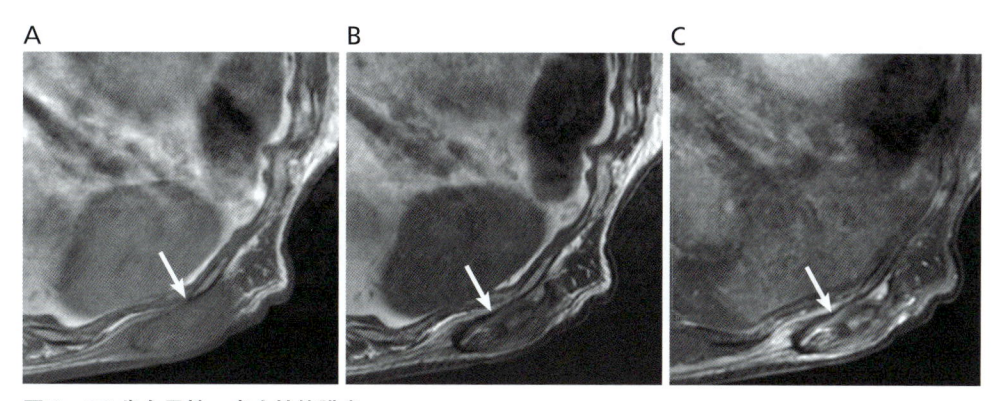

図3　90歳台男性　虚血性筋膜炎
左背部の荷重部に皮下腫瘤があり，ここ数か月で増大傾向．MRI　A：T1 強調横断像，B：T2 強調横断像，C：脂肪抑制 T2 強調横断像　左背部荷重部の皮下に筋膜より連続する分葉状，不整形の腫瘤を認める（→）．病変の中央部は，T1 強調像（**A**）にて等〜高信号，T2 強調像（**B,C**）にて低〜高信号と不均一な信号を呈し，壊死・虚血を反映した所見である．

NOTE

tail sign

　筋膜由来の疾患は筋膜に沿った進展を示すことがあり，これを fascial tail sign とよぶ[6]．結節性筋膜炎やデスモイド型線維腫症，足底線維腫症などで認められる．筋内や筋膜外の病変でも筋膜に沿った病変を伴うと fascial tail sign を呈することがある．悪性腫瘍が筋膜に沿って浸潤する際には tail sign とよばれる同様の所見を呈する[7]．粘液線維肉腫でしばしば認められる．良悪性の鑑別においての診断的な価値は低いと考えるが，肉腫のグレー

ドと関連し，高悪性度肉腫で認められることが多い．画像検査では腫瘍の浸潤範囲か否か
を見極めることが手術計画において重要である．

解答 **A1.** 特に上肢に発生しやすい．

A2. 結節性筋膜炎は富細胞性，粘液性，線維性の場合があり，MRI ではこれらを反映しさまざまな信号を呈する．筋膜に沿った線状の進展を伴うことが比較的特徴的である（fascial tail sign）．

A3. 核分裂像が目立ち，急速な増大傾向と合わせ，肉腫と誤診されることがあることに注意が必要である．

文献

1) Dinauer PA, Brixey CJ, Moncur JT et al : Pathologic and MR imaging features of benign fibrous soft-tissue tumors in adults. Radiographics 2007 : 173-187.

2) Beaman FD, Kransdorf MJ, Andrews TR, et al : Superficial soft-tissue masses : analysis, diagnosis, and differential considerations. Radiographics 2007 ; 27 : 509-523.

3) Oliveira AM, Wang J, Wang WL : Fibroblastic/myofibroblastic tumours. WHO Classification of Tumours Editorial Board : Soft tissue and bone tumours, 5th ed. Lyon : IARC, 2020 : 49-50.

4) Kuyumcu G, Zhang Y, Ilaslan H : Case 272 : Decubital ischemic fasciitis. Radiology 2019 ; 293 : 721-724.

5) Crombé A, Marcellin P-J, Buy X, et al : Soft-tissue sarcomas : assessment of MRI : features correlating with histologic grade and patient outcome. Radiology 2019 ; 291 : 710-721.

6) Murphey MD, Ruble CM, Tyszko SM et al : From the archives of the AFIP : musculoskeletal fibromatoses : radiologic-pathologic correlation. Radiographics 2009 ; 29 : 2143-2173.

7) Lefkowietz RA, Landa J, Hwange S, et al : Myxofibrosarcoma : prevalence and diagnostic value of the "tail sign" on magnetic resonance imaging. Skeletal Radiol 2013 ; 42 : 809-818.

症例 L2 63

60 歳台女性．左下腿腫瘤を主訴に来院した．

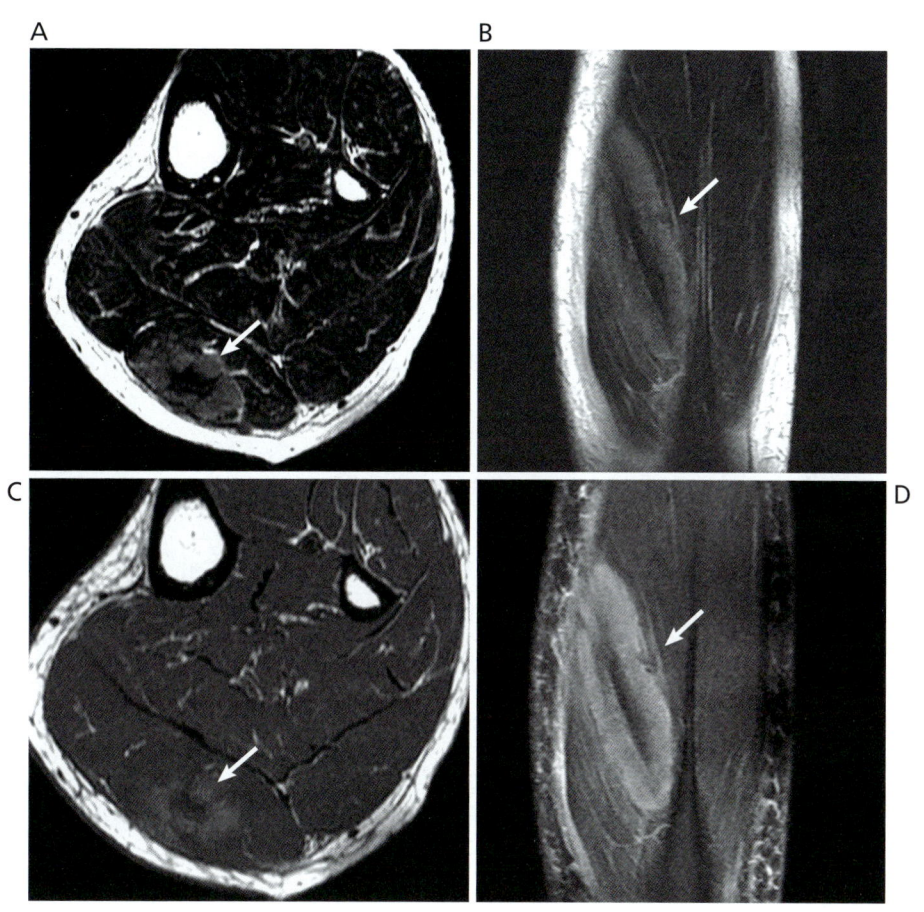

図 1　左下腿 MRI　A：T2 強調横断像，B：T2 強調冠状断像，C：T1 強調横断像，D：STIR 冠状断像

MRI 所見　　辺縁が T1 強調像（**図 1 C**）で筋と等～高信号，T2 強調像（**図 1 A, B**）にて高信号となる結節を認める．中央部は T1 強調像，T2 強調像ともに低信号で，いわゆる dark star sign と思われる（**図 1 A, C, →**）．冠状断像では上下高信号域に挟まれた低信号域が観察され，three stripe sign の所見である（**図 1 B, D, →**）．

診断　　筋サルコイドーシス　muscular sarcoidosis

問題　**Q1.**　筋サルコイドーシスの分類を述べよ．
　　　Q2.　腫瘤型筋サルコイドーシスの好発部位を述べよ．
　　　Q3.　腫瘤型筋サルコイドーシスの MRI での特徴的な所見は何か？

> **画像診断のポイント**
>
> - 腫瘤型筋サルコイドーシスは MRIにて dark star sign や three stripes sign とよばれる特徴的な所見を呈することが知られている[1,2].
> - dark star sign とは病変の横断像にて，T1 および T2 強調像ともに腫瘤辺縁部が高信号で，中心部が星形もしくはヒトデ型をした低信号域に観察される所見.
> - three stripes sign とは，筋の冠状断または矢状断で，T2 強調像や STIR 像にて，骨格筋線維に沿った高信号域の帯の中心に低信号域の帯が観察される所見であり，周辺部の類上皮細胞肉芽腫の炎症活動領域と，腫瘤の中央部の線維化を反映した所見とされる.

筋サルコイドーシス

骨格筋はサルコイドーシスによる類上皮細胞肉芽腫の好発部位で，サルコイドーシスの50〜80%に認められるとされるがそのほとんどが無症候性である．何らかの筋肉症状を有する症候性筋サルコイドーシスは，サルコイドーシスの 0.5〜2.3% に発生するとされ，それらは，腫瘤型，急性・亜急性筋炎型，慢性ミオパチー型の 3 型に分類される．なかでも腫瘤型の頻度は高く，筋肉内のしこりや張りを伴う．単発または多発の腫瘤として下肢に好発，両側性のこともある．筋束に沿った縦長の占拠性病変として認められる．一方，慢性ミオパチー型は筋肉に腫瘤を触知せず左右対称性の近位筋優位に筋力低下や筋萎縮を伴うことが多い[3].

^{67}Ga シンチグラフィは活動性肺外サルコイドーシスの評価に有用である．FDG-PET では肉芽腫性炎症細胞浸潤を反映し集積する．横紋筋筋束に沿って病変は浸潤するため FDG-PET の集積も筋線維に沿って長軸方向に伸びる索状影を呈する（**図 2**）.

鑑別診断

1）筋転移

筋肉への転移はまれだが，多発転移を背景としてしばしば認められる．原発は肺癌が最も多い．腸腰筋への転移が最も多く，殿部，椎体周囲，下肢，腹壁などさまざまな部位に起こる．単純 CT では不明瞭なことが多い．T1 強調像にて筋と等信号，T2 強調像では周囲に浮腫性変化を伴い不均一な信号強度を呈し，造影にて辺縁の増強効果を認める.

2）悪性リンパ腫 malignant lymphoma

節外病変としての骨格筋悪性リンパ腫は非常にまれであり，骨や皮膚などの近接組織から浸潤した場合が多い．骨格筋原発の悪性リンパ腫は骨盤や下腿に多いと報告されており，組織型はびまん性大細胞型 B 細胞リンパ腫（diffuse large B cell lymphoma：DLBCL）やCD30 陽性の T 細胞性未分化大細胞型リンパ腫の報告が多い．FDG-PET の所見は特徴的な索状・棍棒状の集積を呈し，筋束に沿って浸潤する．筋束に沿って浸潤する点でサルコイドーシスに類似するが，FDG の高集積や高い細胞密度を反映した典型的な CT・MRI 像（CT で淡い高吸収，低い ADC 値など）が診断の一助となる（症例 L1-6, p. 19 参照）.

3）特発性炎症性筋疾患 idiopathic inflammatory myopathies：IIM

骨格筋の炎症に伴う筋力低下，筋肉痛を主訴とする疾患群である．代表的な疾患には，皮膚筋炎，多発筋炎などがある．画像上は，左右対称性の浮腫性変化が，大腿-骨盤部の近位筋に出現し，進行すると，脂肪沈着や萎縮をきたす（**図 3**）.

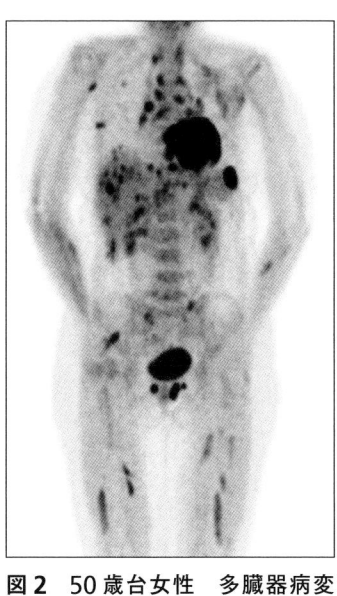

図2　50 歳台女性　多臓器病変を伴うサルコイドーシス
FDG-PET　心筋，両側肺門リンパ節，肝，脾病変への集積のほか，四肢筋内に，筋線維に沿って長軸方向に伸びる索状の集積亢進像を多数認める．

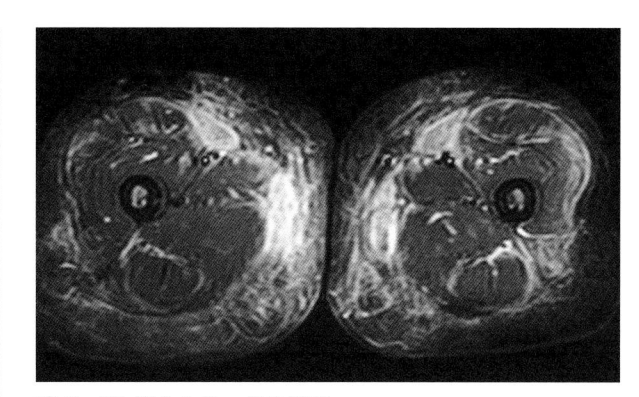

図3　30 歳台女性　多発筋炎
両側の殿部，大腿部の痛みで来院．**MRI，脂肪抑制 T2 強調横断像**　両側大腿部近位の筋や皮下脂肪組織に，ほぼ左右対称性の高信号域を認める．

解答　**A1.**　腫瘤型，急性・亜急性筋炎型，慢性ミオパチー型の 3 型に分類される．
　　　A2.　腫瘤型は，単発または多発の腫瘤として下肢に好発，両側性のこともある．
　　　A3.　腫瘤型はMRIにて dark star sign や three stripes sign とよばれる特徴的な所見を呈する．

文献

1) Tohme-Noun C, Le Breton C, Sobotka A, et al : Imaging findings in three cases of the nodular type of muscular sarcoidosis. AJR Am J Roentgenol 2004 ; 183 : 995-999.
2) Moore SL, Teirstein AE : Musculoskeletal sarcoidosis : spectrum of appearances at MR imaging. Radiographics 2003 ; 23 : 1389-1399.
3) 萩野俊平，長井苑子，泉　孝英，他：腫瘤型筋サルコイドーシスの臨床的特徴．日サ会誌 2021 ; 41 : 59-65.

挑戦編

60歳台男性．金槌で左示指を叩いて腫脹した．徐々に増大するために受診．圧痛なし，自発痛なし，可動性なし．手袋に手が入らない．

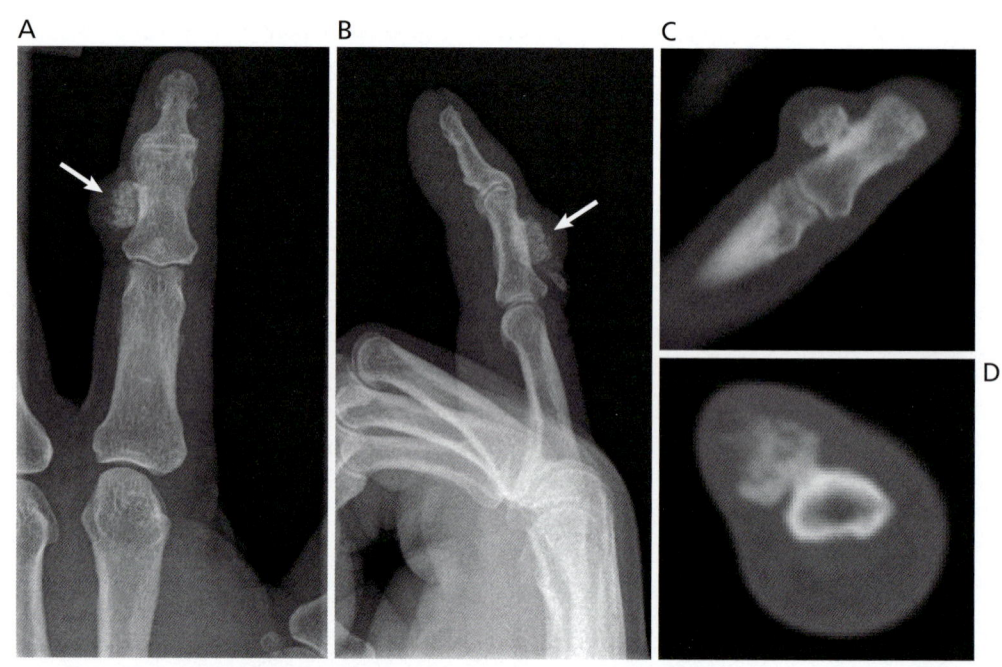

図1　A：左示指単純X線写真正面像，B：側面像，CT　C：冠状断像（骨条件），D：横断像（骨条件）

単純X線所見　示指中節骨の手背や尺側に石灰化腫瘤あるいは骨形成性病変を認める（図1A，B，→）．

CT所見　示指中節骨の骨表面から連続して石灰化腫瘤あるいは骨形成性病変を認める（図1C，D）．不整結節状で，骨皮質表面との連続性が認められるが，髄腔の連続性は認められない．

診断　bizarre parosteal osteochondromatous proliferation：BPOP

経過　摘出術が施行された．その後，二度再発を繰り返し，手術が施行されている．

問題　**Q1.** BPOPの好発部位はどこか？
　　　Q2. 手根骨内もしくは近傍の結節で骨化を有するものは何か？
　　　Q3. MRI所見を述べよ．

画像診断のポイント
● 単純X線写真やCTでは境界明瞭な石灰化腫瘤で，皮質の表面に認められる．接する皮質骨は保たれており，髄腔との連続性は認められない．
● MRIでは石灰化を反映してT1強調像，T2強調像ともに低信号を呈し，不均一．辺縁域

に軟骨帽様の T2 強調像高信号の領域を認めることがある[3]（図2）．

bizarre parosteal osteochondromatous proliferation：BPOP

骨表面に発生する紡錘形細胞と軟骨，骨からなる良性病変である[1]．手足の短管骨に好発し，長管骨にも発生する．無痛性の腫瘤で数か月から数年で増大するが，急増大を呈するものもある．幅広い年齢で発生するが，30〜40歳台に多い．florid reactive periostitis と turret exostosis の中間に位置する同じスペクトラムの疾患とされていたが，特異的な染色体異常が認められており，腫瘍性の性質が示唆されている[2]．軟骨を表層に有する骨性の病変で，多くは 1〜3 cm である．15％で外傷の既往を有し，半数弱が痛みを有する[3]．治療は摘出術であるが，半数近くの症例で再発をきたし，しばしば複数回に及ぶ．

鑑別診断

1）florid reactive periostitis

BPOP と同様に，手足の指骨に最もよく発生し，中手骨，中足骨，長管骨にも発生し，20〜40歳の若年成人に多くみられる．異所性骨化を伴う軟部組織の腫脹が，骨皮質と連続して認められる．通常，骨膜反応がみられる．数週間〜数か月かけて，骨膜反応の成熟が起こり，軟部組織の石灰化陰影を生じる[4]（**NOTE** 参照）．

2）骨化性筋炎　myositis ossificans

ある種の障害に対する反応性病変と考えられている．BPOP とは異なり，骨化は辺縁部から中心に向かって進行し辺縁域優位の層状石灰化を認める．骨化性筋炎は通常，隣接す

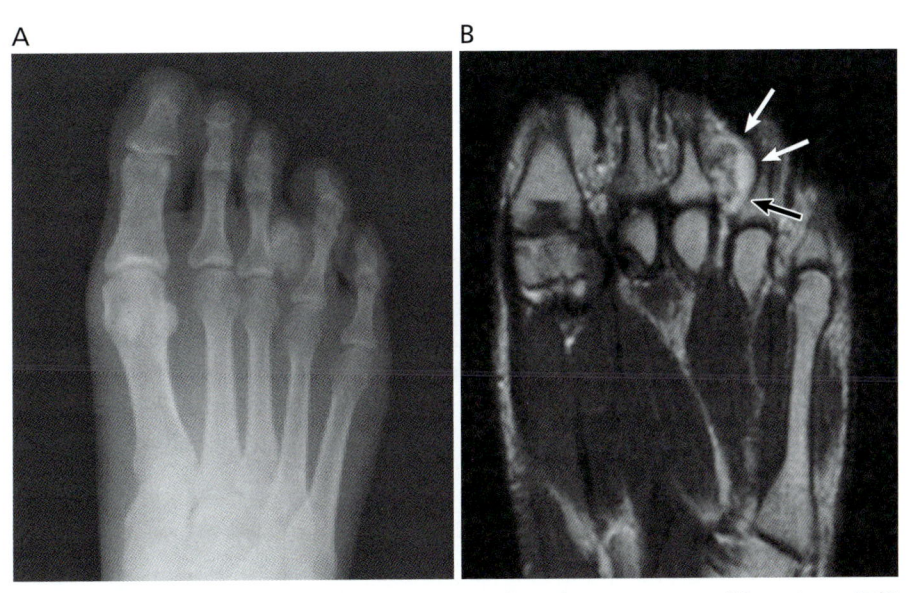

A

B

図2　40歳台女性　bizarre parosteal osteochondromatous proliferation：辺縁域の軟骨帽様変化

A：足趾単純 X 線写真正面像，B：MRI，T2 強調冠状断像　第 3 基節骨から外側に突出する骨構造を認める（A）．MRI の T2 強調像（B）では，病変は不均一な低信号〜高信号が混在しており，髄腔との連続性は認められない．病変の辺縁部には軟骨組織を示唆する帯状高信号を認める（→）．

る骨からは離れているが，病変が成熟するにつれて骨に付着する茎がみられるようになる[4]（症例 L1-61, p. 235 参照）．

3）骨軟骨腫 osteochondroma

髄腔の連続性を有し，皮質膨隆を伴う．軟骨に異型を認めない．長管骨に発生し，手足の短管骨に発生することはまれである（症例 L1-1, p. 2 参照）．

4）傍骨性骨肉腫 parosteal osteosarcoma

皮質骨に接して発生し骨外に緩徐な発育を呈する低悪性度骨肉腫で，若年成人に好発する．短管骨の発生はまれで長管骨に発生した場合，鑑別となる．広基性に骨表面に付着し，深部で硬化性変化が強く，辺縁部で弱くなる傾向を示す[5]．腫瘍は免疫染色にて MDM2 陽性を示す．

解答

A1. 指趾骨に発生するが，基節骨，ついで中節骨が多い．手背ないし足背側表面に発生する．

A2. 骨内病変ではまずは慢性骨髄炎である．骨破壊，骨膜反応，軟部組織腫脹を伴う．骨外に突出する病変では骨軟骨腫，爪下外骨腫があがる．さらにまれなものとして，仮骨性筋炎，開花性反応性骨膜炎，BPOP，軟骨肉腫，傍骨性骨肉腫があがる．

A3. 腫瘤自体は石灰化を反映して低信号を呈し，全体的には不均一な信号を呈する．辺縁主体に軟骨化生をきたし，同部位が T2 強調像で高信号を呈し骨軟骨腫様であるが，組織学的には骨軟骨腫とは異なる[5]．

NOTE

florid reactive periostitis/手指線維骨性偽腫瘍

骨化性筋炎と類縁の反応性骨軟骨形成疾患で，骨表面に発生するものを florid reactive periostitis，骨と離れて手指の軟部組織に発生するものを手指線維骨性偽腫瘍とよぶ[6]．急速に増大する有痛性の腫脹を呈する．手指線維骨性偽腫瘍は *UPS6* 遺伝子変異が知られている[1]．

文献

1) Yoshida A, McCarthy EF : Bizarre parosteal osteochondromatous proliferation. The WHO Classification of Tumours Editorial Board : WHO classification of tumours, 5th edition : soft tissue and bone tumours. Lyon : IARC, 2020 : 348-350.

2) 小田義直，青木隆敏，大塚隆信，他：骨巨細胞腫．骨・軟部腫瘍―臨床・画像・病理 改訂第 2 版．診断と治療社，2015 : 164-165.

3) 日本医学放射線学会：編：画像診断ガイドライン 2021 年版，骨軟骨腫，外骨腫．金原出版，2021 : 753.

4) Edoardo I, Elisa F, Damiano RA, et al : Bizarre parosteal osteochondromatous proliferation（nora lesion）: a narrative review. Acta Med Litu 2022 ; 29 : 176-193.

5) Gitto S, Serpi F, Messina C, et al : Bizarre parosteal osteochondromatous proliferation : an educational review. Insights Imaging 2023 ; 14 : 109.

6) 江原　茂・編：骨・軟部腫瘍の鑑別診断のポイント．画像診断 2019 ; 39 : s15-s17.

7) 小田義直，福田国彦，大塚隆信，他：Florid reactive periostitis/手指線維骨性偽腫瘍．骨・軟部腫瘍―臨床・画像・病理 改訂第 2 版．診断と治療社，2015 : 126-129.

症例 L3 2

9歳男児．幼児期より右膝痛を訴えることがあった．右膝関節の腫脹，圧痛を認め，来院した．

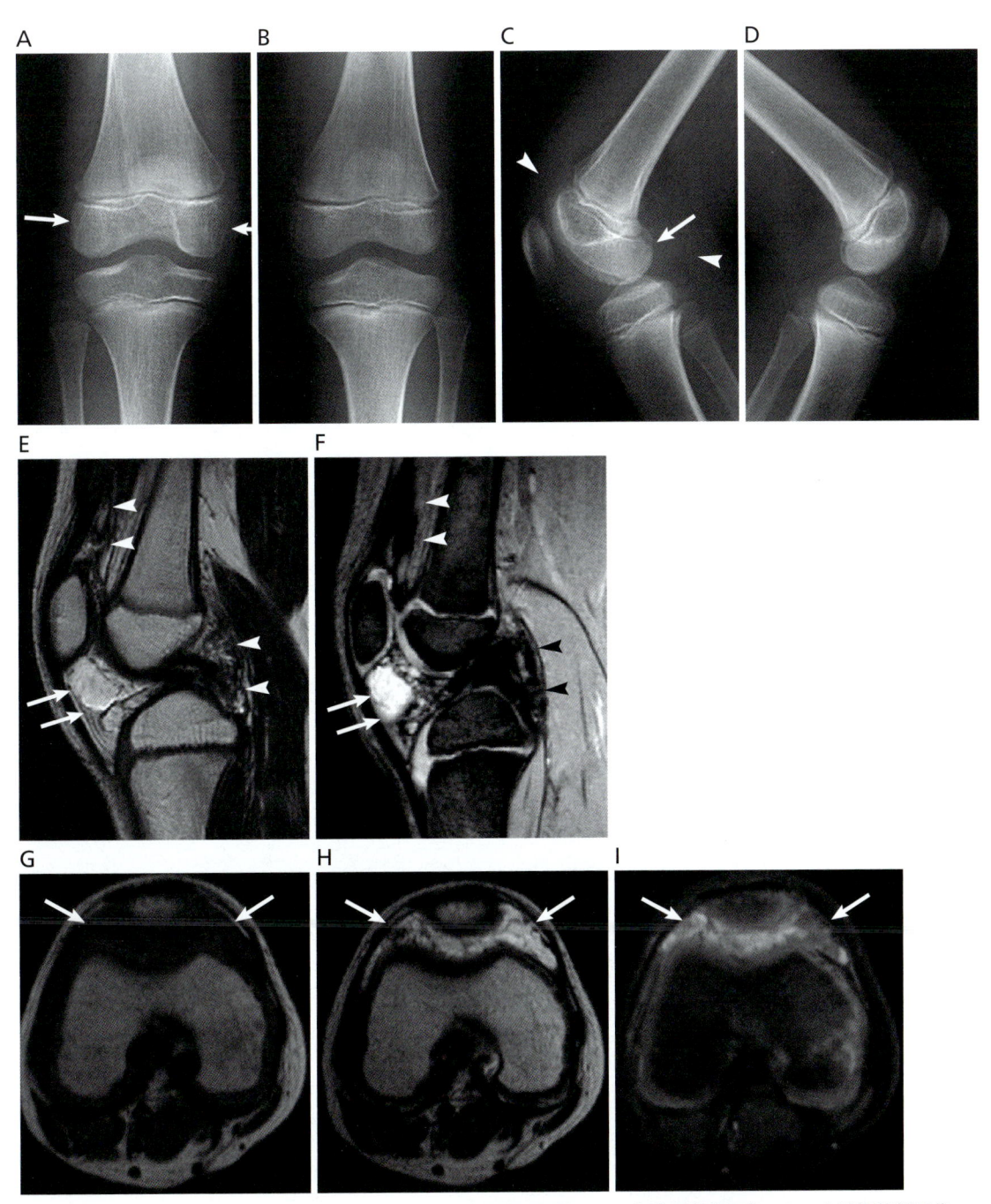

図1 単純X線写真　A：右膝関節正面像，B：左膝関節正面像，C：右膝関節側面像，D：左膝関節側面像，右膝関節MRI　E：T2強調矢状断像，F：T2*強調矢状断像，G：T1強調横断像（膝蓋骨下方レベル），H：T2強調横断像，I：造影後脂肪抑制T1強調横断像

| **単純 X 線所見** | 右膝関節周囲軟部組織の腫脹を認める（**図 1 C, ➤**）．右大腿骨遠位の骨端には肥大がみられ（**図 1 A, C, →**），関節面には軽度の不整を認める． |

| **MRI 所見** | 矢状断像では，関節滑膜はびまん性に肥厚し，T2 強調像（**図 1 E**）で低信号を示す（➤）．T2*強調像（**図 1 F**）で肥厚した滑膜の低信号はより強調されている（➤）．膝蓋下脂肪体に，脂肪よりも高信号を示す腫瘤があり（**図 1 E, F, →**），低信号の薄い隔壁構造を伴っている．横断（軸位断）像では，膝蓋骨下方周囲の軟部組織に，T2 強調像（**図 1 H**）で高信号を示す腫瘤がみられ（→），低信号の薄い隔壁構造で分画されている．造影 MRI（**図 1 I**）で，腫瘤は不均一な増強効果を示す（→）． |

| **診断** | 滑膜血管腫 synovial hemangioma |

| **経過** | 腫瘍生検が施行され，滑膜下に大小の血管増生が認められた．腫瘍を覆う滑膜は肥厚し，著明なヘモジデリン（hemosiderin）沈着を伴っていた．病理所見より滑膜血管腫と診断し，経過観察していたが，右膝関節の伸展制限が出現し，手術が行われた．術後 4 年経過したが，再発は認めていない． |

問題
Q1. 滑膜血管腫の好発部位はどこか？
Q2. 鑑別となる疾患は何か？
Q3. T2*強調像で滑膜の低信号が強調されているが，その理由は何か？

画像診断のポイント

- 単純 X 線写真では膝関節周囲軟部組織の腫脹を認め，血友病に類似した骨端肥大や関節面の不整がみられる．
- MRI では肥厚した関節滑膜がみられ，T2 強調像で低信号を示し，T2*強調像で低信号が強調されている．ヘモジデリン沈着を反映した所見であり，単純 X 線所見と合わせ，繰り返す関節内出血の既往が示唆される．
- 膝蓋下脂肪体には脂肪と異なる信号を示す腫瘤が存在する．腫瘤は T2 強調像で脂肪よりも高信号を示し，低信号の薄い隔壁構造を伴い，造影にて不均一な増強効果を示す．血管腫として矛盾しない所見である．
- 年齢や部位と，以上の画像所見より，膝蓋下脂肪体の腫瘤は滑膜血管腫が最も考えられる．

滑膜血管腫

滑膜に覆われたまれな血管腫で，全血管腫の 1% 未満とされている．膝関節に最も多く発生し，前方部分に好発する[1]．小児もしくは青年期に発見される例が多く，しばしば関節内出血を繰り返す．反復する関節内出血により膝の腫脹，疼痛，可動域制限をきたす．血管の性状および大きさにより，海綿状，毛細血管性，静脈性，混合型，および動静脈性に分類され，約半数は海綿状とされている[1]．

単純写真では，軟部組織の腫脹として捉えられ，静脈石や骨侵食像を伴うこともある．関節内出血を繰り返す例は，血友病に類似した骨端肥大や関節面の不整がみられる．MRI

ではT1強調像で筋肉と同等ないしやや高信号を示し，関節内および関節周囲の腫瘤として認められる．腫瘤はT2強調像で脂肪よりも高信号を呈し，内部には脂肪線維性隔壁(fibrofatty septa)を反映した線状低信号を伴う．造影T1強調像では不均一な強い増強効果を示す[1,2]．関節内出血をきたした場合，滑膜は肥厚してヘモジデリン沈着を伴うため，T2強調像で低信号を示し，磁化率アーチファクトによりT2*強調像で低信号が強調される．

鑑別診断

1) びまん型腱滑膜巨細胞腫 diffuse-type tenosynovial giant cell tumor

40歳以下の成人の膝や股関節などの大関節内あるいは周囲に好発する線維組織球性腫瘍で，びまん性に広がる病巣を形成する．鉄を貪食した組織球が集簇し，大量のヘモジデリン沈着を伴うのが特徴のひとつ[3]であり，本症との鑑別が問題となる．ヘモジデリン沈着を示す肥厚滑膜がみられる場合，関節内もしくは関節近傍に存在する血管腫病変の有無を把握する必要がある(症例L1-31，p.114参照)．

2) 滑膜性軟骨腫症 synovial chondromatosis

関節や腱鞘の滑膜に結節性増殖をきたし，軟骨化生変化を伴うもので，まれな腫瘍類似疾患のひとつである．成人の大関節とりわけ，膝関節に好発するとされる[4]．罹患関節は腫脹し，数mm～数cmの結節が多発し，石灰化(骨化)を伴うことがあり，本症との鑑別点である(症例L1-3，p.8参照)．石灰化のない軟骨結節はT1強調像で低信号，T2強調像で高信号を示し，造影T1強調像では辺縁が増強される．

3) アミロイド関節症 amyloid arthropathy

β_2-microglobulinを主成分とするアミロイドが沈着することで関節障害が起こる．肩関節，股関節，手根関節，膝関節に好発し，一般に多発性で両側対称性に起こることが多い．単純写真やCTでは関節周囲の軟部組織腫脹や軟骨下骨の嚢胞状骨侵食像が認められる．MRIではアミロイド沈着部位がT1強調像，T2強調像ともに低～中等度の信号を示す．透析歴の有無や多発性・両側性の病変分布，T2*強調像で低信号が強調されないことなどが鑑別に重要である．

解答

A1. 膝関節が最も多い．

A2. T2強調像やT2*強調像で低信号滑膜を呈する疾患として，特にびまん型腱滑膜巨細胞腫との鑑別が最も問題となる．そのほか滑膜性軟骨腫症やアミロイド関節症などの沈着症も鑑別にあがる．繰り返す関節内出血をきたす疾患である血友病も画像上の鑑別にはあがり，病歴の確認も重要である．

A3. ヘモジデリン沈着による磁化率効果が低信号の主たる要因であり，グラジエントエコー法のT2*強調像で特に顕著になる．この現象はbloomingとよばれ，鑑別診断を絞るうえでの重要なポイントとなる．

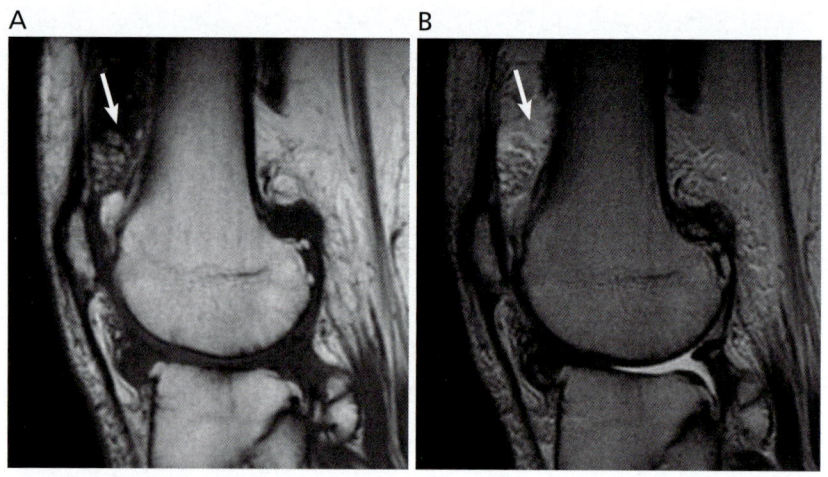

図2　50歳台男性　樹枝状脂肪腫

右膝関節 MRI 矢状断像　A：T1 強調像，B：T2 強調像　膝蓋上嚢に液体貯留があり，T1・T2 強調像（A, B）で脂肪と同様の信号を示す多結節状腫瘤を認める（→）．右膝関節には関節軟骨の菲薄化や骨棘形成がみられ，変形性膝関節症が示唆される．

NOTE

樹枝状脂肪腫 lipoma arborescens

　滑膜下に成熟脂肪組織が増生する疾患．先行する変形性関節症や外傷を伴い，反応性病変と考えられている．膝関節に好発し，膝蓋上包に認められることが多い．肥厚した滑膜には慢性炎症性細胞浸潤がみられるが，ヘモジデリンの沈着は通常伴わない．MRI では関節腔内に T1 強調像で高信号の腫瘤が，多結節状もしくは葉状・樹枝状の形態を示すことを特徴とし（**図2**），典型例では特異的な診断が可能である[5]．また，関節液貯留を伴い，関節液と脂肪組織との境界に化学シフトアーチファクトがみられることも診断の一助となる．

文献

1) Greenspan A, Azouz EM, Matthews J 2nd, et al : Synovial hemangioma : imaging features in eight histologically proven cases, review of the literature, and differential diagnosis. Skeletal Radiol 1995 ; 24 : 583-590.

2) Abdulwahab AD, Tawfeeq DN, Sultan OM : Intra-articular synovial hemangioma : a rare cause of knee pain and swelling. J Clin Imaging Sci 2021 ; 11 : 26.

3) 廣瀬隆則，鈴木智大，江原　茂，他：びまん性巨細胞腫（色素性絨毛性結節性滑膜炎）．骨・軟部腫瘍—臨床・画像・病理 改訂第2版．診断と治療社，2015：232-233．

4) 田宮貞史，小橋由紋子，大塚隆信：滑膜軟骨腫症．骨・軟部腫瘍—臨床・画像・病理 改訂第2版．診断と治療社，2015：100-101．

5) Ryu KN, Jaovisidha S, Schweitzer M, et al : MR imaging of lipoma arborescens of the knee joint. AJR Am J Roentgenol 1996 ; 167 : 1229-1232.

症例 L3 3

40歳台女性．20年ほど前から左肩の皮膚に腫瘤があったが，最近増大を認め，出血を生じたため精査が行われた．

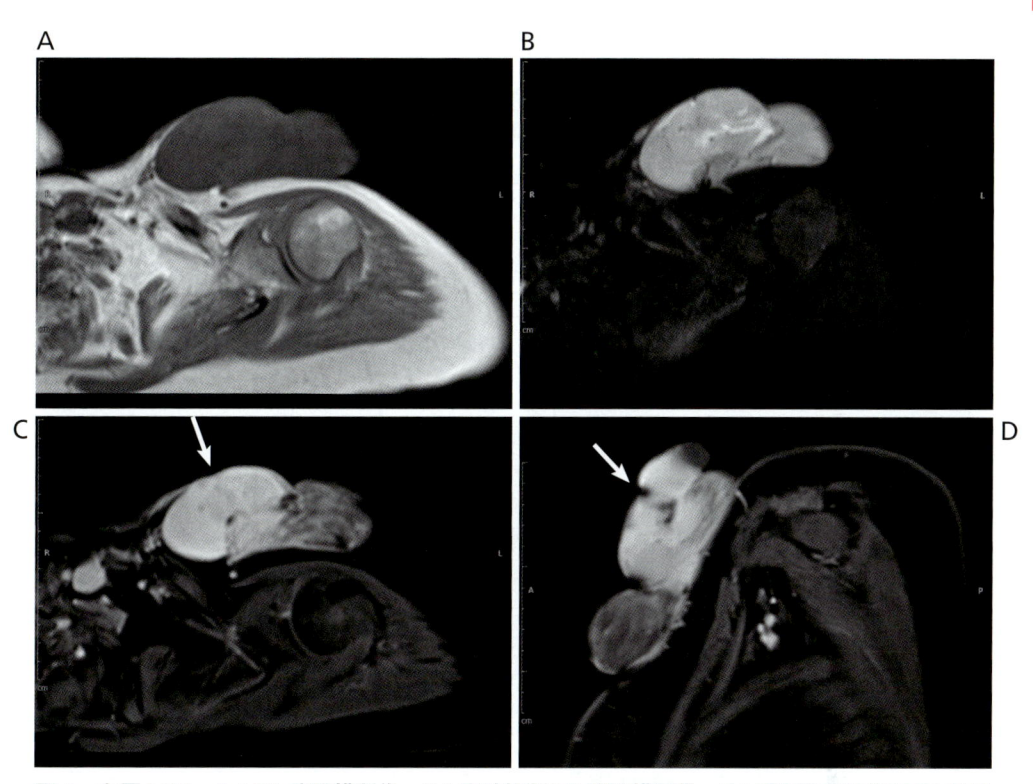

図1　左肩 MRI　A：T1 強調横断像，B：脂肪抑制 T2 強調横断像，C：造影後脂肪抑制 T1 強調横断像，D：造影後脂肪抑制 T1 強調矢状断像

MRI 所見　左肩前方の皮膚から皮下を主座として乳頭状に隆起する腫瘤を認める．T1 強調像（**図 1 A**）では筋と等信号，脂肪抑制 T2 強調像（**図 1 B**）では比較的均一な高信号を呈している．造影後脂肪抑制 T1 強調像の横断像（**図 1 C**）および矢状断像（**図 1 D**）では腫瘤の内側および頭側に他よりも強く増強される成分が認められる（→）．

診断　隆起性皮膚線維肉腫，線維肉腫様成分を伴う dermatofibrosarcoma protuberans：DFSP with fibrosarcomatoid component

経過　広範切除を行い，術後標本で線維肉腫様変化を認めたため，厳重な経過観察を行う方針となった．その後，再発なく経過している．

問題　Q1.　隆起性皮膚線維肉腫（DFSP）と他の皮下軟部肉腫との画像上の鑑別点は何か？
**　　　Q2.**　線維肉腫様 DFSP の画像上の特徴は何か？

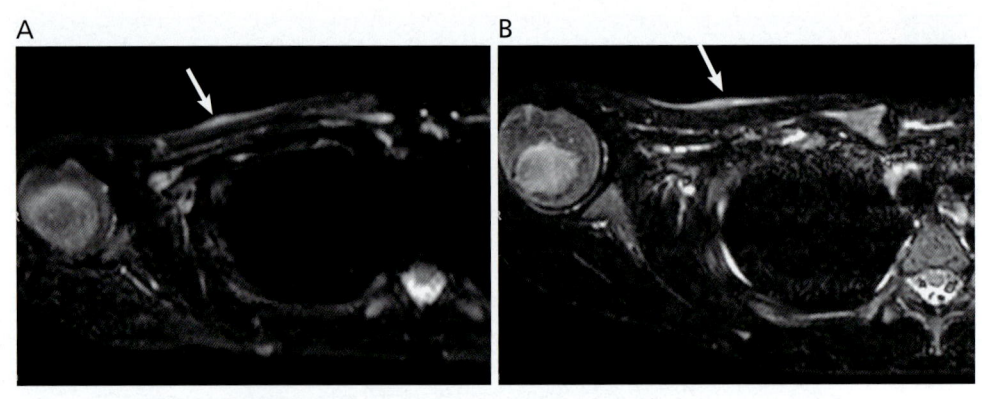

図2　12歳男児　板状隆起性皮膚線維肉腫(plaque like-DFSP)
5年前に右鎖骨骨折の既往あり．約2年前から右前胸部の発赤と周囲の紫斑を伴った皮膚の硬結を自覚していたが，大きな変化はなかった．MRI　**A：脂肪抑制T2強調横断像，B：10か月後**　脂肪抑制T2強調像(A)では右前胸部の皮膚に平板なT2延長(→)を認めたが，非特異的な所見であり，経過観察の方針となった．10か月後のフォローアップのMRI(B)では病変はわずかに拡大していた．皮膚生検の結果，DFSPと診断され，広範切除術が施行された．

画像診断のポイント

● 主に皮膚から皮下を主座としてみられる腫瘍であり，内部信号はT1強調像にて低〜等信号，T2強調像にて軽度高信号の非特異的な信号パターンを呈する．
● 皮膚表面に隆起性に発育する形態が特徴的であり，他の表在性肉腫との鑑別点となる．
● 基本的には中間悪性群であるが，本症例のように他部位よりも造影増強が著しい成分の出現や，拡散強調像でのADC低下，FDG-PETでの高度集積などが認められた場合には線維肉腫様変化を疑う必要がある．

隆起性皮膚線維肉腫

　真皮から皮下にかけて発育する低悪性の肉腫であるが，局所浸潤性が特徴とされる[1]．緩徐発育性であり，肉眼的には表在性の隆起性結節もしくは斑状の硬化性病変である．被覆する皮膚に発赤などの色調変化やびらん・潰瘍を伴うことがあり，特徴的である[2]．

　通常は若年から中年の成人に発生するが，小児での発生もみられ，出生時から認められる症例も報告されている[3]．まれな腫瘍であるが，皮膚発生の肉腫としては最も頻度が高い．体幹部と四肢近位が好発部位で，頭頸部にもみられる．組織亜型としては通常型のほかに色素性，粘液性，筋腫様，板状(**図2**)，線維肉腫様などがあり，それぞれの組織型に応じて多彩な画像所見を呈する．

　治療は手術による広範切除が原則であるが，隆起性皮膚線維肉腫は浸潤性で術後の局所再発を繰り返す症例も多い．遠隔転移は非常にまれであるが，5%の症例で高悪性度の線維肉腫様変化を伴い，その場合は10〜15%の確率で肺転移を中心とした遠隔転移をきたすことが知られている[4]．画像や病理で線維肉腫様変化が疑われた場合には慎重な経過観察が必要である．

鑑別診断

　らせん腺腫や汗腺腫などの皮膚付属器腫瘍，神経線維腫(症例L1-33，p. 122参照)，皮

膚線維腫，線維肉腫や平滑筋肉腫（症例 L2-53，p. 474）などが鑑別にあがる．参考症例のように plaque like-DFSP が小児に生じた場合には肉眼的にも血管腫や線維腫などとの鑑別が難しい場合がある．

解答　A1. 隆起性皮膚線維肉腫は真皮〜皮下を主座としており，表面への隆起が目立つ点が特徴的である．また，局所の所見で被覆する皮膚の発赤やびらん・潰瘍を伴うことがあり，診断の役に立つことが多い．

A2. 他部位と性状が異なり，悪性度の強い部位の出現，すなわち強い造影効果，拡散強調像での ADC 低下，FDG-PET での高度集積などが認められた場合には線維肉腫様変化を疑う必要がある．また，遠隔転移の存在は線維肉腫様変化を強く示唆する．

文献

1) Mentzel TDW, Pedeutour F : Dermatofibrosarcoma protuberans. WHO Classification of Tumours Editorial Board : Soft tissue and bone tumours, 5th ed. Lyon : IARC, 2020.（ebook）
2) 大塚隆信，福田国彦，小田義直：骨・軟部腫瘍—臨床・画像・病理 改訂第 2 版．診断と治療社，2015 : 224-225.
3) Iqbal CW, Peter SS, Ishitani MB : Pediatric dermatofibrosarcoma protuberans : multi-institutional outcomes. J Surg Res 2011 ; 170 : 69-72.
4) Voth H, Landsberg J, Hinz T, et al : Management of dermatofibrosarcoma protuberans with fibrosarcomatous transformation : an evidence-based review of the literature. J Eur Acad Dermatol Venereol 2011 ; 25 : 1385-1391.

症例 **L3** 4

生後3か月男児．左下腿の腫脹と熱感があり，受診となった．身体的虐待の可能性も疑われ，全身骨撮影が行われた．

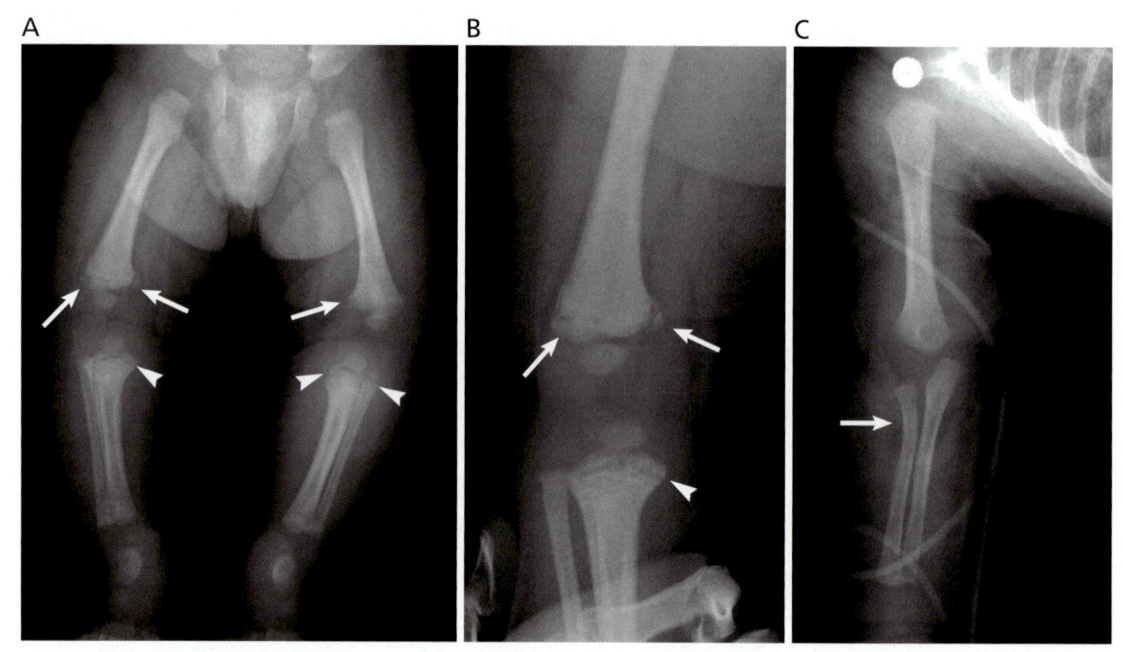

図1 単純X線写真（全身骨撮影） A：両側下肢正面像，B：右膝関節正面像，C：右上肢正面像

単純X線所見　両側大腿骨および両側脛骨の骨幹端（図1A, B）には骨片を認め，骨幹端辺縁の小骨片はcorner fracture（→），骨幹端の成長板に沿うような薄い骨片はbucket handle fracture（➤）とよばれる．また右橈骨（図1C）には急性塑性変形もみられ（→），複数個所に骨折を生じていることがわかる．

診断　両側大腿骨遠位および両側脛骨近位の骨幹端損傷，右橈骨急性塑性変形

経過　来院時は蜂窩織炎が疑われたが，全身骨撮影を含めた検査結果をもとに院内対策委員会でのディスカッションにて被虐待児症候群として保護対応となった．

問題　**Q1.** 2歳未満の児で身体的虐待が疑われた場合の全身骨撮影によるスクリーニングの適応は何か？

　　Q2. 全身骨撮影は被曝を抑えるためにできるだけ1回の撮影で全身が入るように撮影するべきか？

　　Q3. 虐待と関連が強いとされる骨折にはどのようなものがあるか？

**画像診断の
ポイント[1〜6)]**

単純 X 線写真

- 虐待死という最悪の事態を回避するためにも全身骨撮影はそれぞれの部位ごとに極力適切な条件・ポジショニングで行う必要があり，たとえ体のサイズが小さい新生児や乳幼児でも全身が1枚の画像に収まるような撮影(いわゆる babygram)は避けるべきである．

- 全身骨撮影は，頭部・胸郭・腹部・腰仙椎・上腕骨・前腕骨・手部・大腿骨・下腿骨・足部というように各部位に分けて計15〜20枚程度撮影することが推奨されている(すでに頭部 CT が撮像されている場合は，全身骨撮影で頭部の撮影を省略してもよい)．

- また，夜間・休日など十分な検査が難しい状況においては，虐待が疑われる児を入院させるなどして保護したうえで，推奨される全身骨撮影を行うことが重要である．

CT

- 全身骨撮影で検出できない骨折のほか，頭蓋内など骨病変以外の検出にも用いられる．

MRI

- 頭蓋頸椎移行部の靱帯損傷や脊髄損傷，硬膜下血腫や硬膜外血腫を生じることが知られており，乳幼児の虐待による頭部外傷(abusive head trauma：AHT)が疑われる症例では頸椎 MRI を撮像することが推奨されている．

- また，全脊椎の撮像も有効であるとする報告もある．

被虐待児症候群

　児童虐待(子ども虐待 child abuse)のうち身体的虐待はネグレクトに次いで多く，約19%を占めるとされる．身体的虐待の可能性があれば画像検査が必要であり，2歳以上5歳未満で身体的虐待が疑われる場合は全身骨撮影によるスクリーニングが適応となる．また，2歳未満では，身体的虐待に限らず児童虐待が疑われる全例で全身骨撮影によるスクリーニングが適応となる．

　虐待との関連が強い骨折として，古典的骨幹端病変(classic metaphyseal lesion：CML)の特異度が高いとされており，大腿骨遠位部・脛骨近位部・脛骨遠位部・上腕骨近位部で多くみられ，しばしば両側性である．CML でみられる corner fracture と bucket handle fracture は児を激しく揺さぶるなどで剪断力やねじれが加わり，成長板の近傍に生じる骨折である．CML 以外にも虐待を示唆する骨折として，肋骨骨折，肩甲骨骨折，棘突起骨折，胸骨骨折，新旧が混在するような骨折があり，虐待との関連が強い骨折パターンについて特に注意深く検索しなければならない．骨折が不明瞭なこともしばしばあるため，2週間後の再撮影で骨膜反応，仮骨形成，骨折線を確認することが推奨されている．

鑑別診断[4)]

　分娩骨折，骨形成不全，くる病，銅欠乏症，Menkes病，壊血病，ビタミン A 中毒，白血病，先天性梅毒，Caffey病，先天性代謝異常症，プロスタグランジン投与が鑑別疾患としてあげられ，病歴，身体所見，臨床検査所見を確認して除外していく．

解答　A1. 2歳未満の児では，外表からの身体診察で外傷の有無の判断が難しいため，全例で全身骨撮影によるスクリーニングが適応となる．

**　　　A2.** 各部位ごとに適切な条件・ポジショニングで行う必要があり，各部位に分けて撮影するこ

とが推奨されている.

A3. 古典的骨幹端病変(CML), 肋骨骨折, 肩甲骨骨折, 棘突起骨折, 胸骨骨折, 新旧が混在するような骨折は虐待との関連が示唆される骨折である.

文献

文献

1) Lonergan GJ, Baker AM, Morey MK, Boos S : From the archives of the AFIP. Child abuse : radiologic-pathologic correlation. Radiographics 2003 ; 23 : 811-845.
2) 日本小児科学会：子ども虐待診療の手引き 改訂第 3 版．https://www.jpeds.or.jp/modules/guidelines/index.php?content_id=25(2024 年 5 月 31 日アクセス)
3) American College of Radiology(ACR)-Society for Pediatric Radiology(SPR): Practice parameter for skeletal surveys in children. https://www.acr.org/-/media/ACR/Files/Practice-Parameters/Skeletal-Survey.pdf?la=en(2024 年 5 月 31 日アクセス)
4) Sanchez TR, Grasparil II ADS, Coulter K : Non-accidental trauma. In Stein-Wexler R, et al(eds): Pediatric orthopedic imaging. Berlin, Heidelberg : Springer, 2014 : 591-607.
5) Kleinman PK, Nimkin K, Spevak MR, et al : Follow-up skeletal surveys in suspected child abuse. AJR Am J Roentgenol 1996 ; 167 : 893-896.
6) Rabbitt AL, Kelly T, Yan K, et al : Characteristics associated with spine injury on magnetic resonance imaging in children evaluated for abusive head trauma. Pediatr Radiol 2020 ; 50 : 83-97.

症例　L3　5

14歳男性．野球で投手をしている．肩関節痛を訴えて来院した．

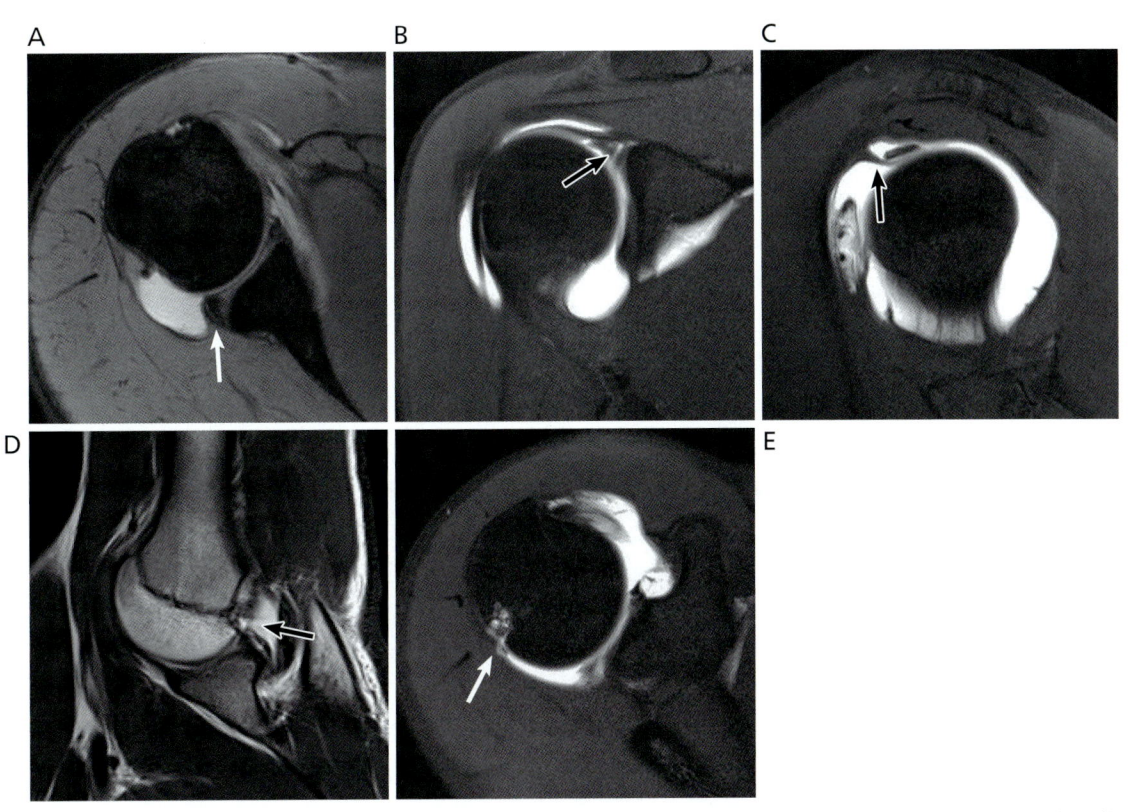

図1　右肩 MR 関節造影　A：T2*強調横断像，B：脂肪抑制 T1 強調斜冠状断像，C：脂肪抑制 T1 強調斜矢状断像，D：外転外旋（ABER）位による T2 強調像，E：脂肪抑制 T1 強調横断像

MRI 所見　MR 関節造影では関節窩後下方は丸みを帯びて変形し，関節唇の肥厚がみられる（**図1A，→**）．上関節唇基部にやや不整なスリット状の断裂があり，上腕二頭筋長頭腱下部に連続し，造影剤が入り込んでいる（**図1B，→**）．上関節上腕靱帯（superior glenohumeral ligament：SGHL）は保たれており（**図1C，→**），腱板断裂は認めない（非提示）．外転外旋位（abduction and external rotation：ABER position）で上腕骨頭の後上方と関節窩が近接し（**図1D，→**），上腕骨頭に陥凹を生じている（**図1D, E，→**）．

診断　SLAP 病変　Type 3，後上方インピンジメント（PSI），肩甲上腕内旋障害（GIRD）

経過　投球フォームや筋力の評価を行い，リハビリテーションの介入により症状の軽減を図った．

Q1. 投球動作で肩関節に最も大きな負荷が生じるのはいつか？

Q2. 投球障害肩にはどのようなものがあるか？

Q3. 後上方インピンジメントとは何か？

**画像診断の
ポイント**

- 上腕二頭筋長頭腱関節唇複合体に上腕二頭筋長頭腱基部に及ぶ不整形の断裂の広がりがあり，バケツ柄状断裂と診断できる．
- 後上方関節窩の変形や軟骨肥厚を見た場合は関節後下方への牽引性負荷の存在を疑う．
- 上腕骨頭および関節窩後上方インピンジメントの描出に ABER 位が有用な場合があるが，通常，MR 関節造影の際に撮像される．
- 腱板断裂を生じることもあるため，腱板の信号や連続性が保たれているか評価する．

投球障害肩

投球障害肩は野球以外にもオーバーヘッドモーションを伴う水泳やバレーボール，テニスなどさまざまなスポーツでも同様の損傷を生じる可能性がある．投球動作により負荷のかかる姿位を反復すること，損傷を生じた関節を酷使することにより周囲組織にさらなる損傷を広げることがある．内因性インピンジメントには後上方インピンジメント（後述）のほか，前上方インピンジメント（anterior superior impingement：ASI）を生じることがある[1]．上腕二頭筋長頭腱滑車障害による上腕二頭筋長頭腱の不安定性によるものと考えられ，上腕骨頭の内転・内旋での前上方関節唇と腱板関節面側の接触を生じるとされる．上腕二頭筋長頭腱の関節窩付着部近傍の関節唇断裂や若年者に固有の骨端線障害（リトルリーガー肩）などが知られている．

鑑別診断

1）SLAP 病変 superior labrum anterior posterior lesion：SLAP

文字通り，上腕二頭筋長頭腱の関節窩付着部を含む関節唇上部の前方から後方にかけての損傷をさす．肩の外転・外旋位での上腕二頭筋長頭腱付着部に後上方に向かうねじれ（peel back force）が加わることにより関節唇付着部が引きはがされて生じるとされるが，転倒や落下などの外傷でも生じる．損傷の程度により分類されており，Type 1：関節唇上部の変性・毛羽立ち，Type 2：関節唇上部の関節窩からの剥離，Type 3：関節唇上部の中央部断裂（バケツ柄状断裂），Type 4：上腕二頭筋長頭腱付着部に及ぶバケツ柄状断裂などがあり，Type 2 の頻度が高い[2]．

2）superior sublabral recess

関節唇の関節窩上部での付着部の正常変異．関節唇と関節窩に認められる間隙で，関節唇損傷と紛らわしい．上関節唇基部の T2 強調像/T2* 強調像でのスリット状の高信号の辺縁が整で，外側に進展しない限局した所見であることが関節唇損傷との鑑別に有用とされる．

3）肩甲上腕内旋障害 glenohumeral internal rotation deficit：GIRD

投球動作の最後，フォロースルー相（Stage 6）に関節包の後下方に強い牽引性の負荷がかかることにより肥厚や拘縮をきたし，肩関節の内旋障害を生じたもの[3]．これがさらに投球動作のコッキング相で上腕骨頭大結節と関節窩の接触部をより後上方へ変位させること

により，インピンジメント障害が強くなる．MRI では後下方関節唇や関節軟骨の肥厚や断裂，関節窩の肥大や変形を横断像や ABER 位で認める．Bennett 病変は関節窩後下方に生じる骨棘のことである．

4）リトルリーガー肩 little leaguer shoulder

　若年者（10 歳台前半）の投球動作を行うスポーツ選手に生じる上腕骨近位骨端線障害をさす[4]．単純 X 線写真では健側と比較して骨端線の開大，MRI では骨端線が対側より幅が広くなり T2 強調像で高信号，T1 強調像で低信号を示し，周囲に骨髄浮腫パターンの信号変化を示す，などの所見がみられる．

解答

A1. 投球動作は通常 6 つの相に分けられ，肩が外転外旋位となる後期コッキング相（Stage 3）から内旋位となりボールをリリースするまでの加速相（Stage 4）に最も障害を生じやすいといわれている．

A2. 内因性インピンジメントによる上腕骨頭と肩甲骨関節窩の障害，SLAP 病変，Bennett 病変（Bennett lesion），リトルリーガー肩などがある．

A3. 後上方インピンジメント（postero-superior impingement：PSI）とは，肩関節が強い外転外旋位をとることによって上腕骨頭大結節と肩甲骨関節窩の後上方部分が押し付けられるような負荷がかかり，腱板の後上方と関節唇の後上方が挟み込まれる状態をさす．

文献

1) Cowderoy GA, Lisle DA, O'Connell PT : Overuse and impingement syndromes of the shoulder in the athlete. Magn Reson Imaging Clin N Am 2009 ; 17 : 577-593.
2) Fares MY, Lawand J, Daher M, et al : Glenohumeral internal rotation deficit : insights into pathologic, clinical, diagnostic, and therapeutic characteristics. Clin Shoulder Elb 2024 Apr 4, online ahead of print.
3) Snyder SJ, Banas MP, Karzel RP : An analysis of 140 injuries to the superior glenoid labrum. J Shoulder Elbow Surg 1995 ; 4 : 243-248.
4) Hatem SF, Recht MP, Brad P : MRI of little leaguer's shoulder. Skeletal Radiol 2006 ; 35 : 103-106.

症例 L3 6

50 歳台男性．1 か月前から左母指 MP 関節の痛みが出現した．母指 MP 関節の屈曲・伸展や物をつまむ際に痛みがあった．また，ゴルフの練習量にあわせて痛みが増悪するとのことであった．身体所見では母指 MP 関節の尺側側副靱帯に沿った圧痛がみられた．

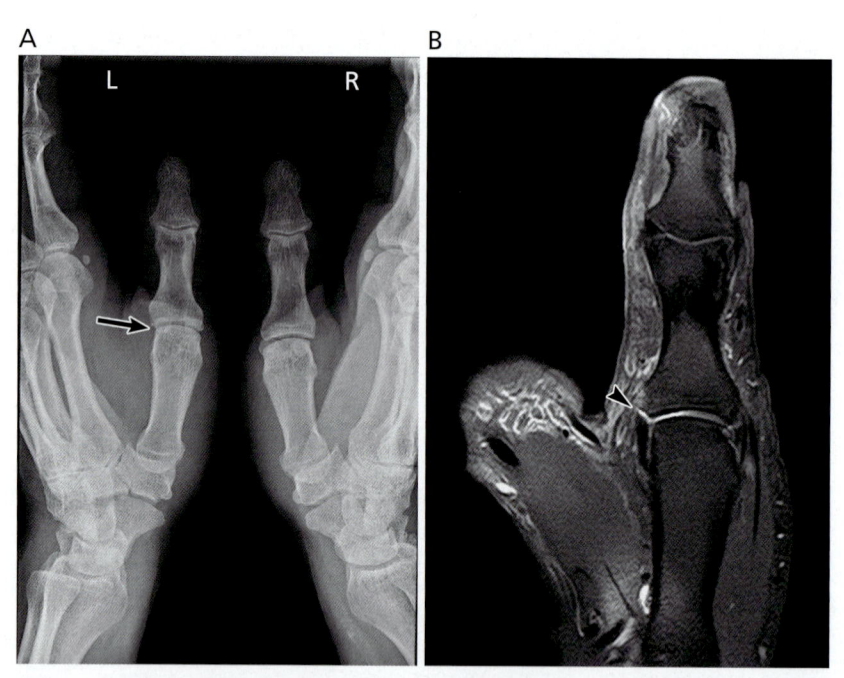

図 1　A：両側母指単純 X 線写真正面像，B：左母指 MRI，脂肪抑制プロトン密度強調冠状断像

単純 X 線所見　左母指 MP 関節の関節裂隙は右側に比べ，やや狭小化がみられる（**図 1 A**，→）．母指基節骨基部などに裂離骨折は認めない．

MRI 所見　母指 MP 関節尺側側副靱帯の基節骨付着部で完全断裂を認めるが，偏位は認めない（**図 1 B**，➤）．

診断　母指 MP 関節尺側側副靱帯損傷（gamekeeper's thumb）ulnar collateral ligament injury of the thumb metacarpophalangeal（MP）joint

経過　身体所見，MRI 所見から母指 MP 関節尺側側副靱帯損傷と診断したが，手術は希望されず，経過観察となった．

問題 **Q1.** 単純 X 線写真における評価法について述べよ.

Q2. 母指 MP 関節尺側側副靱帯損傷の MRI による評価法について述べよ.

Q3. Stener lesion について臨床的意義を含めて述べよ.

**画像診断の
ポイント**

単純 X 線写真[1~3]

● 母指 MP 関節尺側側副靱帯の付着部(基節骨や中手骨)の裂離骨折がないか評価する必要がある.

● ストレス撮影では関節の安定性を評価する.

MRI

● 母指 MP 関節尺側側副靱帯の評価において,MRI は重要である.脂肪抑制プロトン密度強調像や脂肪抑制 T2 強調像による評価が有用である.

● 損傷のパターンとしては,尺側側副靱帯の近位損傷,遠位損傷,中間損傷(midsubstance)に分けられる.また,治療方法にも関わるので,部分断裂か完全断裂かも言及したほうがよい.

母指 MP 関節尺側側副靱帯損傷[1~3]

　MP 関節の尺側側副靱帯損傷は過剰な外転により生じる.gamekeeper's thumbs ともよばれる.これはスコットランドの狩場の番人(gamekeeper)がウサギを生贄する過程で,ウサギの頭を頻回に無理やり引っ張る際,母指 MP 関節の尺側側副靱帯を損傷したということから名付けられた.慢性,急性損傷の両方を指すことができる.また,最近ではスキーでポールを持った手をついて転倒した際に母指 MP 関節に過外転の力が働き損傷する場合もみられ,skier's thumbs とよばれる.こちらは急性の損傷を指す.尺側側副靱帯付着部の基節骨の裂離骨折がみられることもある.遠位損傷の頻度が一番高いが,断裂した靱帯の近位断端が母指内転筋腱膜の表層に偏位することがあり,Stener lesion とよばれている(図 2).

　臨床的には評価が難しいので,MRI での診断が重要となってくる.断裂した尺側側副靱帯の退縮した部分がヨーヨーのボディ,母指内転筋腱膜がヨーヨーのストリングのようにみえることから,"yo-yo on a string sign"とよばれる MRI 所見がみられることもある.Stener lesion がある場合,母指内転筋腱膜が邪魔となって保存的治療では改善は見込めず,手術が必要となる.

解答 **A1.** 基節骨や中手骨に裂離骨折がないか評価する必要がある.

A2. 母指 MP 関節尺側側副靱帯の MRI における損傷パターンおよび部分断裂もしくは完全断裂について評価する.

A3. 偏位のない断裂では,断裂部位は母指内転筋腱膜下にとどまっているが,断裂した近位断端の靱帯が母指内転筋腱膜上に偏位することがあり,これを Stener lesion とよんでいる.Stener lesion の場合,母指内転筋腱膜が邪魔となって保存的治療では改善は見込めず,手術が必要となる.

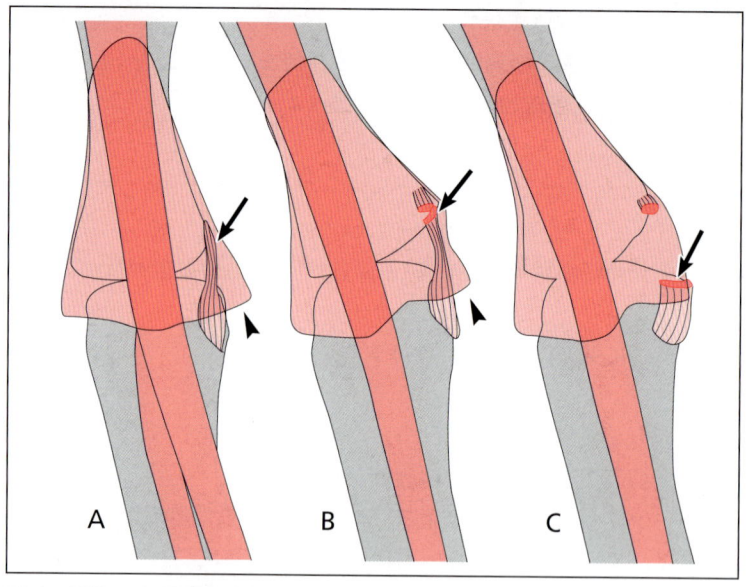

図2　母指 MP 関節を背側から見た図
A：正常，B：UCL 断裂，偏位なし，C：Stener lesion（母指内転筋腱膜
上に断裂した尺側側副靱帯の近位断端がみられる）　→：尺側側副靱帯，
➤：母指内転筋腱膜　（https://radsource.us/ulnar-collateral-ligament-
tear-of-thumb/の Figure 3a をもとに作図）

文献

1) Chang, CB, Steinbach LS : MRI of the upper extremity. Philadelphia : Lippincott Williams & Wilkins, Wolters Kluwer, 2010 : 629-633.
2) 橘川　薫：6 章 外傷，6.8. 手指の側副靱帯損傷．岡本嘉一，橘川　薫：上肢の画像診断．メディカル・サイエンス・インターナショナル，2017 : 156-157.
3) Haramati N, Hiller N, Dowdle J, et al : MRI of the Stener lesion. Skeletal Radiol 1995 ; 24 : 515-518.

症例　**L3** **7**

80歳台男性．5年前より足底部のしびれを自覚．自然軽快したが，3年前に長時間の歩行後と入浴後に両足足底部のしびれ（特に左）を再度自覚し徐々に増悪した．両下肢には肉眼像で下肢静脈瘤が認められる．

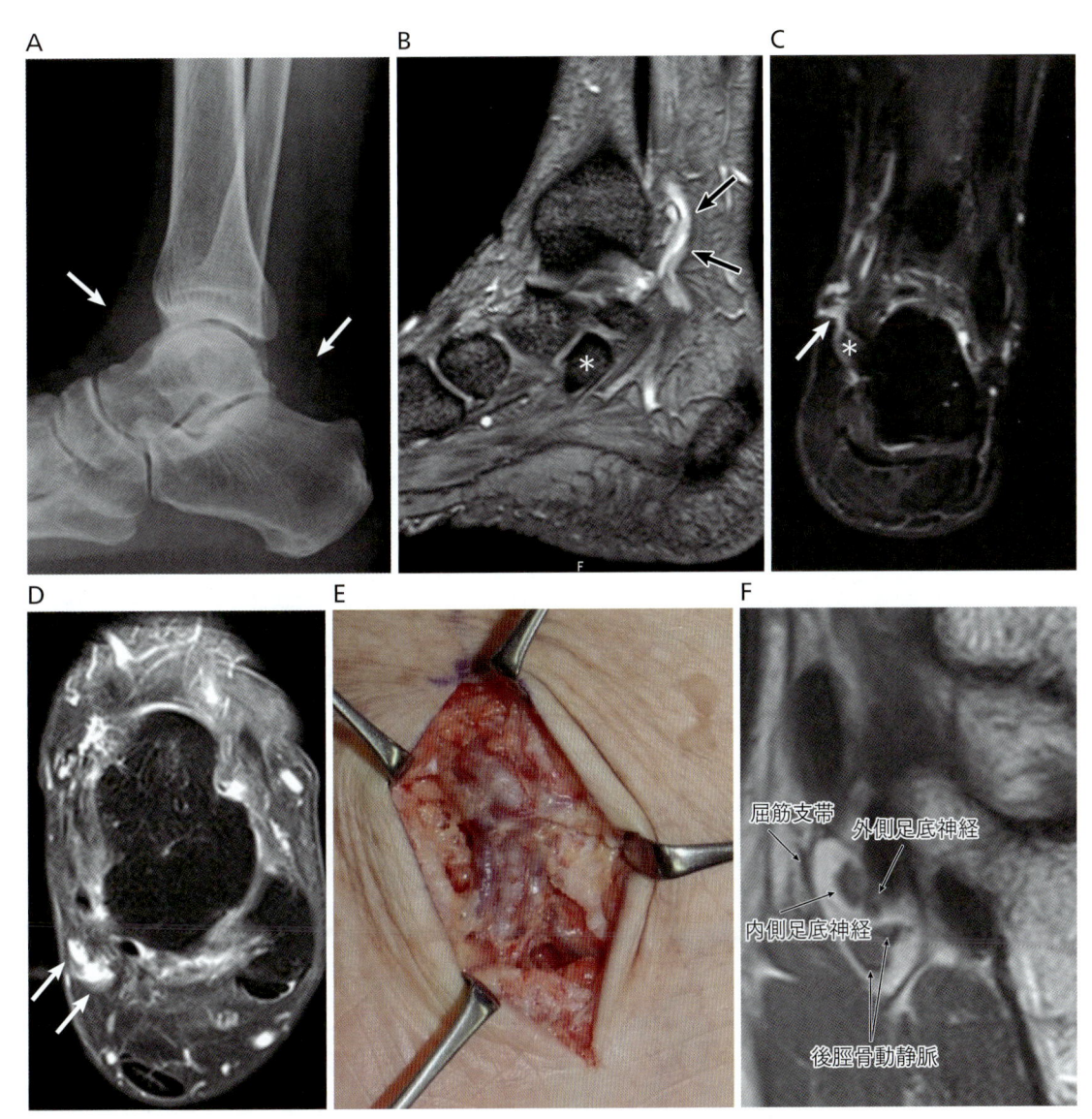

図1　A：左足関節単純X線写真側面像，MRI　B：T2*強調矢状断像，C：STIR冠状断像，D：造影後脂肪抑制T1強調横断像，E：術中所見，F：プロトン密度強調斜冠状断像（正常足根管）

| 単純X線所見 | 距腿関節周囲に軟部濃度腫瘤が認められる（**図1A**，→）．内部に石灰化はない．距腿関節や距骨下関節の関節裂隙狭小化や骨びらんは同定できない． |

| **MRI 所見** | 踵骨載距突起のレベル近傍を走行する血管の拡張・蛇行を認める(**図1B**, →). 特に脛骨遠位端のレベルで著しい. 下肢静脈瘤である. STIR冠状断像(**図1C**)では血管は足根管内から連続し拡張・蛇行しているようにみえる(→). 造影後(**図1D**), 足根管直上で血管の拡張と強い増強効果を認める(→). |

| **診断** | **下肢静脈瘤が原因とされる足根管症候群 tarsal tunnel syndrome caused by varicose vein** |

| **経過** | 術中, 蛇行していた後脛骨静脈は屈筋支帯の縁でくびれて存在していた(**図1B,C**, →). これより足根管の狭窄が示唆され, 屈筋支帯切開・部分切除を施行し足根管の開放を行った(**図1E**). 術後経過としてしびれは改善した. |

問題　**Q1.** 足根管を通る神経は何か?
　　　　Q2. 足根管症候群の三大原因は何か?

画像診断のポイント

- MRIで観察する必要がある.
- 足根管の解剖・位置を把握する必要がある. 足根管は脛骨遠位端の背側から踵骨載距突起までの範囲で長母趾屈筋腱の近傍を走行する. 深部は脛骨-距骨-踵骨, 浅部は屈筋支帯で囲まれる骨線維性トンネルである. 内部に内側・外側足底神経と後脛骨動静脈が走行している(**図1F**).
- 足根管を圧排するような病変もしくは足根管を走行する構造物の病的な腫大によって足根管が狭窄すると後脛骨神経とその分枝(外側足底神経, 内側足底神経)が障害される. しびれの部位である程度障害されている部位が予測可能である.
- 腫瘍性病変による足根管症候群で代表的なものはガングリオン(**図2**)である.
- 距踵骨癒合症で足根管症候群を起こすこともある.
- 静脈瘤や血管奇形(**図3**)などによる足根管症候群はまれである. 静脈瘤の場合, 狭窄部位は同定できても足根管症候群の原因になっているか判然としないことも多い[1].

足根管症候群

　足根管内に存在する後脛骨神経とその分枝の障害をさす. 三大原因として, ① 外傷, ② 腫瘍, ③ 足の変形があげられる. 外傷が最も頻度が高い. 原因不明も20〜40%ほどある. ジョギングやエアロビクスなど運動による過度の回内動作や, 足の肢位による足根管の内圧上昇なども足根管症候群を呈する. また, 女性, 運動競技への参加, 甲状腺機能低下症, 糖尿病, 全身性硬化症, 慢性腎不全, 血液透析の使用など, いくつかの危険因子が報告されている[2]. しびれの部位は障害を受けている神経による. 内側足底神経の障害では足底の内側(主に母趾-第3趾), 外側足底神経では足底の外側(第4, 5趾)のしびれを呈する. 踵側も後脛骨神経の分枝であるが, 足根管に入る前に分岐するためしびれを呈することは少ない. 画像診断では足根管の狭窄をもたらす腫瘍や骨の変形を評価する.

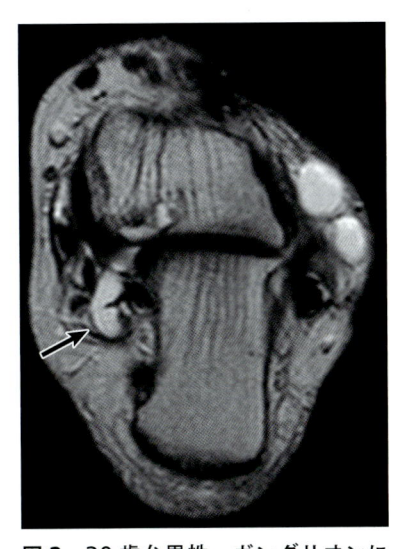

図2　30歳台男性　ガングリオンによる足根管症候群
MRI, T2強調横断像　足根管に一致して多房性の囊胞性腫瘤が認められる（→）．ガングリオンである．ガングリオンは外側の腓骨筋腱前方にも複数存在している．

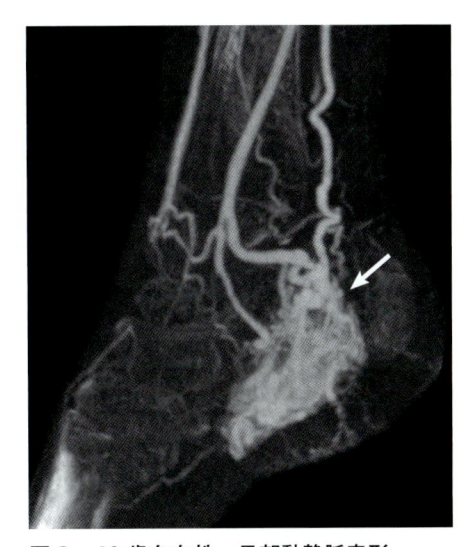

図3　40歳台女性　足部動静脈奇形（AVM）による足根管症候群
足関節MRA　足根管内にnidus（ナイダス）と思われる血管構造物が認められAVMである（→）．流入動脈は主に後脛骨動脈であり流出静脈は大伏在静脈であった．

鑑別診断

前足部のしびれや痛みをきたす疾患が鑑別になる．

1）糖尿病足　diabetes foot

糖尿病による末梢神経障害および末梢血管障害によって発生する．さまざまな症状があるが，前足部のしびれのほか，足部潰瘍，骨髄炎や関節炎，壊疽などを認める．足部変形も強くCharcot footを呈することもある．

2）Morton神経腫　Morton's neuroma

第2-4趾間部のしびれや痛みを呈する．中足趾節関節レベルで第2-3趾間や第3-4趾間を走行する趾間神経（これらは内側足底神経および外側足底神経の最終枝である）が深横中足靱帯に沿って足底部に分布している．運動などでこの靱帯と地面に神経が圧迫されて神経の障害が発生する．趾間部の痛みであることと，MRIで中足趾節関節レベルの中間信号を呈する腫瘤を同定する（症例L2-61，p. 501参照）．

解答　**A1.**　後脛骨神経とその分枝である内側足底神経，外側足底神経．
　　　　A2.　外傷，腫瘍，足部変形．

NOTE

足根洞症候群 tarsal sinus syndrome

　足根管症候群と似ている名前だがまったく異なる病態である．足根洞とは距骨と踵骨で構成され，外側部に開く漏斗状のくぼみのことである．内部に骨間距踵靱帯が認められる．さらに伸筋支帯が足根洞外側から足根洞内に入り込んで距骨と踵骨に付着している．これらは距骨と踵骨の安定性に寄与している．足根洞症候群は足根洞内に痛みや不安定性をもたらす疾患の総称である．足関節捻挫に対する不適切な治療後に続発する．外側側副靱帯複合損傷後や捻挫で血腫が大きいものは足根洞内に癒着や線維化を起こし，足根洞症候群を合併するとされる．足関節外側のうずくような痛み，膝くずれ，でこぼこ道での足外側の痛みを起こす．診断は患者の既往から足根洞症候群の原因となる外傷性変化を MRI で診断し，なおかつ足根洞内部の信号異常や伸筋支帯の走行の乱れの有無を確認する．

文献

1)　Kim K, Kokubo R, Isu T, et al : Magnetic resonance imaging findings in patients with tarsal tunnel syndrome. Neurol Med Chir 2022 : 62 : 552-558.

2)　Vij N, Kaley HN, Robinson CL, et al : Clinical results following conservative management of tarsal tunnel syndrome compared with surgical treatment : a systematic review. Orthop Rev(Pavia) 2022 ; 14 : 37539.

症例 L3 8-1

20歳台男性．スポーツ競技中に左大腿前面痛が出現した．

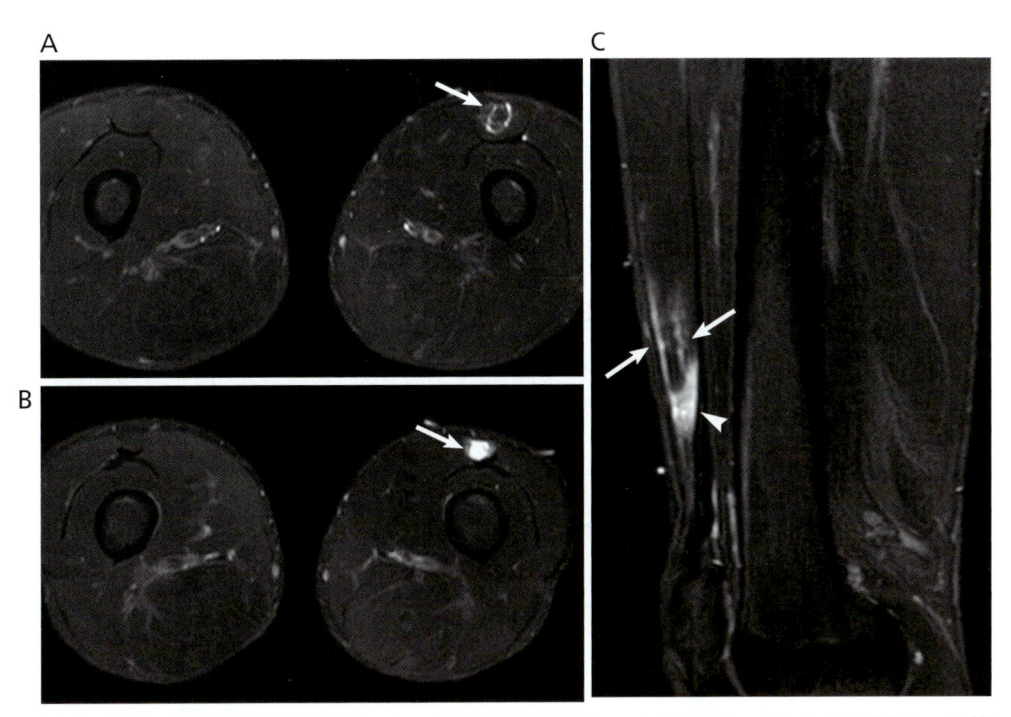

図1 MRI，脂肪抑制 T2 強調像　A：大腿中部やや遠位レベル横断像，B：Aより遠位レベル横断像，C：矢状断像

MRI 所見　横断像にて左大腿直筋内にリング状の高信号構造がみられ，リング状構造の内部や周囲には淡い高信号域が広がっている（**図1A**，→）．より遠位の横断像（**図1B**）では大腿直筋内の液体貯留がみられる（→）．矢状断像（**図1C**）では大腿直筋内に並行に走行する線状の高信号がみられ，周囲に淡い信号上昇がみられる（→）．さらに遠位には強い高信号域～液体貯留がみられる（➤）．

診断　大腿直筋損傷（筋内デグロービング損傷） rectus femoris muscle injury（intramuscular degloving injury）

経過　受傷時より競技から離脱し，リハビリなどの保存的治療を行い，6週半程度で競技に復帰した．

L3 8-2

20歳台男性．スポーツ競技中に右大腿前面痛が出現した．

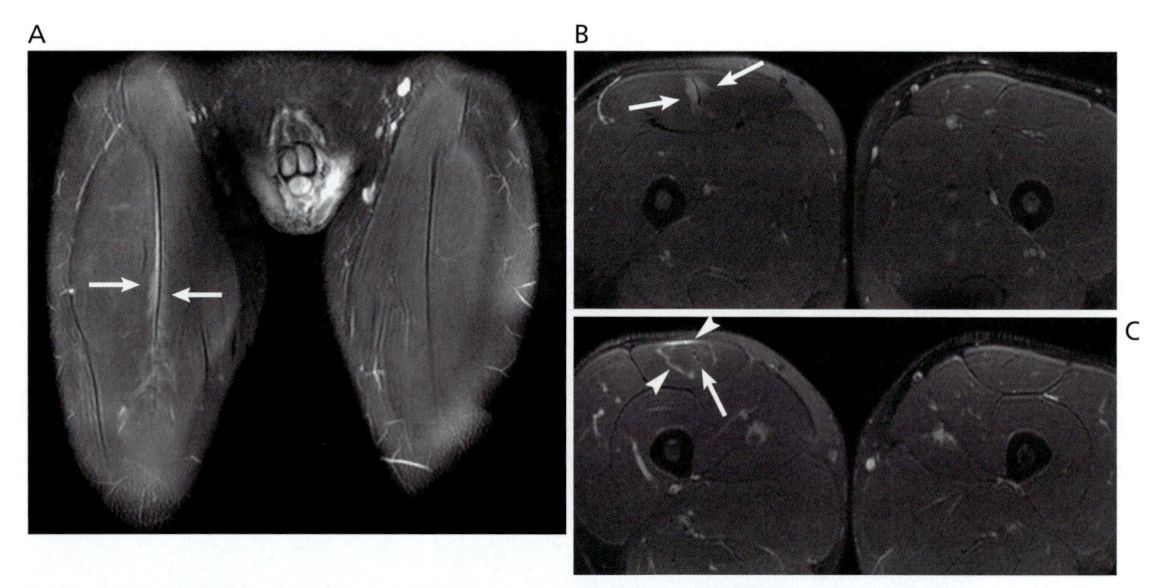

図2 MRI，脂肪抑制 T2 強調像　A：冠状断像，B：大腿中部レベル横断像，C：B より遠位レベル

MRI 所見　右大腿直筋 IMB にて中央腱膜の筋腱移行部に高信号がみられ（**図2 A〜C**，→），冠状断像（**図2 A**）では両羽状筋の形態が明瞭である（→）．損傷部近位側（**図2 B**）では SMB と IMB の境界は同定困難だが，遠位では SMB と IMB の境界部に液体貯留がみられる（**図2 C**，➤）．

診断　大腿直筋損傷（筋内デグロービング損傷）rectus femoris muscle injury(intramuscular degloving injury)

経過　受傷時より競技から離脱し，リハビリなどの保存的治療を行い競技に復帰した（離脱期間不明）．

問題　Q1. 大腿直筋の起始部はどこか？
Q2. 大腿直筋の SMB（superficial muscle belly）と IMB（inner muscle belly）はそれぞれ半羽状筋，両羽状筋どちらの筋形態を呈するか？
Q3. 大腿直筋の筋内デグロービング損傷は筋損傷の重症度としてはどの程度（軽度，中等度，重度）に相当するか？

画像診断のポイント

- 大腿直筋は直接頭と間接頭の2か所から起始しており，腱膜として前方腱膜や中央腱膜がみられ，筋腹には IMB と SMB が存在する（図3 C）．大腿直筋の筋損傷を診断する際にはどの筋腹，腱膜，腱に損傷があるかを報告する．
- MRI の脂肪抑制 T2 強調像や脂肪抑制プロトン密度強調像のように損傷部が高信号を呈し，正常腱が低信号となるようなシーケンスを撮像する（図1，図2，図3 B）．撮像断面に関しては解剖学的把握を含めて横断（水平断）像は必須で，さらに冠状断像および矢状断像で長軸方向の評価を行う．
- 大腿直筋筋内デグロービング損傷では損傷部遠位の貯留部を含めた撮像および画像評価が必要である．

大腿直筋筋内デグロービング損傷

大腿直筋起始部は下前腸骨棘から起始する直接頭（direct head）と臼蓋外側縁から起始する間接頭（indirect head）の2か所より起始する（図3 A）．直接頭の腱膜は遠位に向かってまっすぐ伸び，臼蓋外側縁を回り込むように走行する間接頭腱と合流し，共同腱となる．直接頭腱は筋前面で腱膜（前方腱膜：AA）となり，間接頭腱は筋中央部で筋内腱（中央腱膜：CA）となる（図3 B, C）．大腿直筋の筋腹は SMB と IMB の2つより構成される（図3 C）．

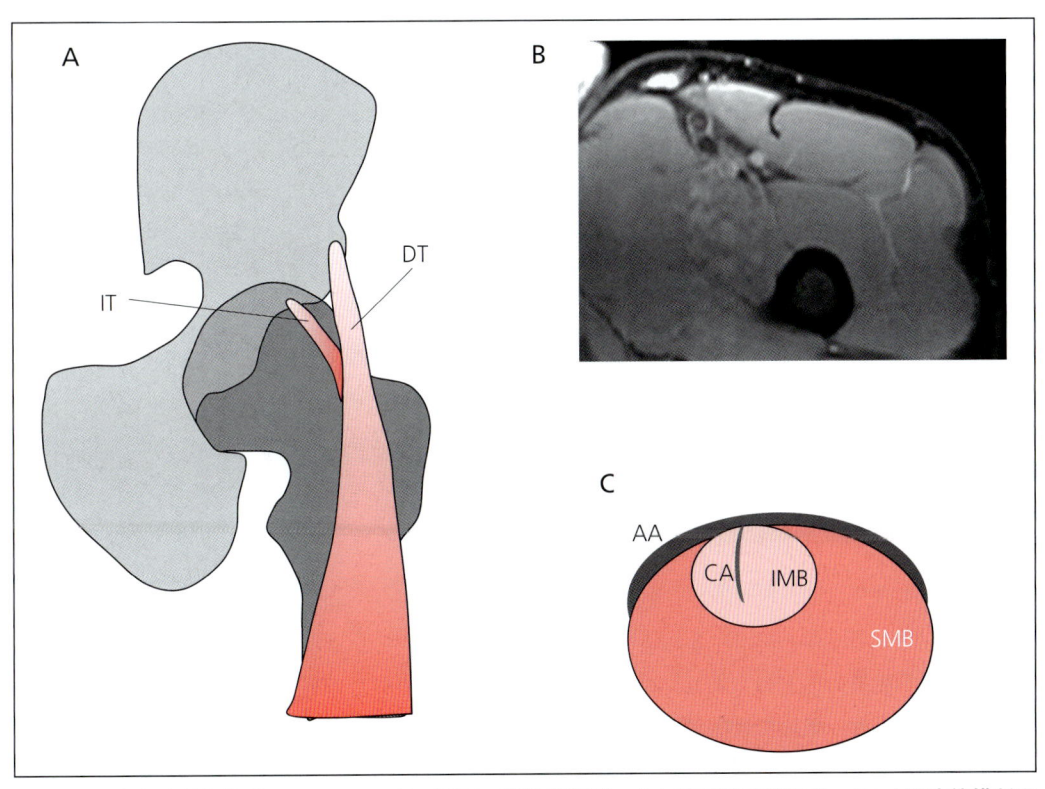

図3 A：大腿直筋起始部のシェーマ，B：MRI，脂肪抑制プロトン密度強調横断像，C：大腿直筋横断面のシェーマ

DT：直接頭腱（direct head tendon），IT：間接頭腱（indirect head tendon），IMB：inner muscle belly，SMB：superficial muscle belly，CA：中央腱膜（central aponeurosis），AA：前方腱膜（anterior aponeurosis）

SMBは大腿直筋の表面に位置し，近位では前方腱膜に，遠位では後方腱膜に付着する半羽状筋である．一方IMBは大腿直筋の中央に位置し，中心にある中央腱膜に付着するような両羽状筋である（**図2A**）．大腿直筋の短軸断面ではIMBを中心にSMBが取り囲むような形態を呈することから"muscle-within-a-muscle"ともよばれる形態を呈する（**図3C**）[1,2]．

大腿直筋の肉離れは，疾走（スプリント）中に後方に蹴り上げた脚を切り返して前方に振り上げる際に大腿直筋などの大腿四頭筋に強い遠心性収縮や回旋ストレスが加わることで生じやすい．また，サッカーでのキック動作でも生じやすい[3]．

間接頭の筋腱移行部である中央腱膜は筋の長軸に沿って長く連続する筋内腱の形態を呈することより，大腿直筋の中でも中央腱膜の筋腱移行部は長軸方向のストレスによる肉離れを生じやすい．IMBの肉離れではIMBがSMBから剥がれたような形態を呈し，短縮したIMBの遠位側やSMBとの間に液体貯留がみられることがあり，これを筋内デグロービング損傷（degloving）損傷ともよぶ．MRI，T2強調像のような筋が低信号，水が高信号となる撮像法では低信号を呈するIMBの周囲にSMBとIMB間の高信号を呈する液体貯留がみられ，この画像所見は"bull's-eye lesion"とよばれることもある[1]．矢状断や冠状断でIMB遠位にみられる液体貯留の距離を測定することで筋牽引の程度を評価することができる．JISS（国立科学スポーツセンター）分類およびBAMIC（British Athletics Muscle Injury Classification）分類ともに大腿直筋筋内デグロービング損傷のGradeは定義されていないが，本損傷は腱損傷のない軽度損傷，腱全層に及ぶ重度損傷，その中間で腱の部分損傷を伴う中等度損傷のうち，中等度損傷に相当すると一般的に考えられている[1]．

鑑別診断

受傷機転や身体所見も考慮すると，大腿直筋肉離れの画像診断は容易である．しかし，筋損傷部位がSMBなのかIMB，あるいはその両者なのか，筋内デグロービング損傷の有無，牽引の程度などを正しく診断する必要がある．また，近位の腱損傷では直接頭腱，間接頭腱どちらの損傷なのかも付着部や連続性に注目して評価する．

解答 **A1.** 直接頭は下前腸骨棘，間接頭は臼蓋外側縁から起始する．
A2. SMBは半羽状筋，IMBは両羽状筋の筋形態を呈する．
A3. 大腿直筋の筋内デグロービング損傷は一般的に中等度の損傷と考えられている．

N O T E

Morel-Lavallée病変

Morel-Lavallée lesion（MLL）は筋内デグロービング損傷と同様の閉塞性デグロービング損傷のひとつであり，交通事故やスポーツでの激しい外力によって生じる（**図4**）．正常皮下深部組織では血管やリンパ管が深筋膜を貫通して皮下組織に達している（**図5A**）．外傷などによる剪断ストレスで皮下組織と深筋膜の間でズレが生じると，血管やリンパ管に損傷をきたし（**図5B**），皮下と深筋膜間に生じた閉鎖腔に血液やリンパ液などが貯留することでMLLが形成される（**図5C**）．MLLは大腿骨大転子の外側，大腿部，骨盤部，膝，殿部に好発する．MLLは感染を合併すると重症化することがあるので，早期診断および適切な処置が必要となる．

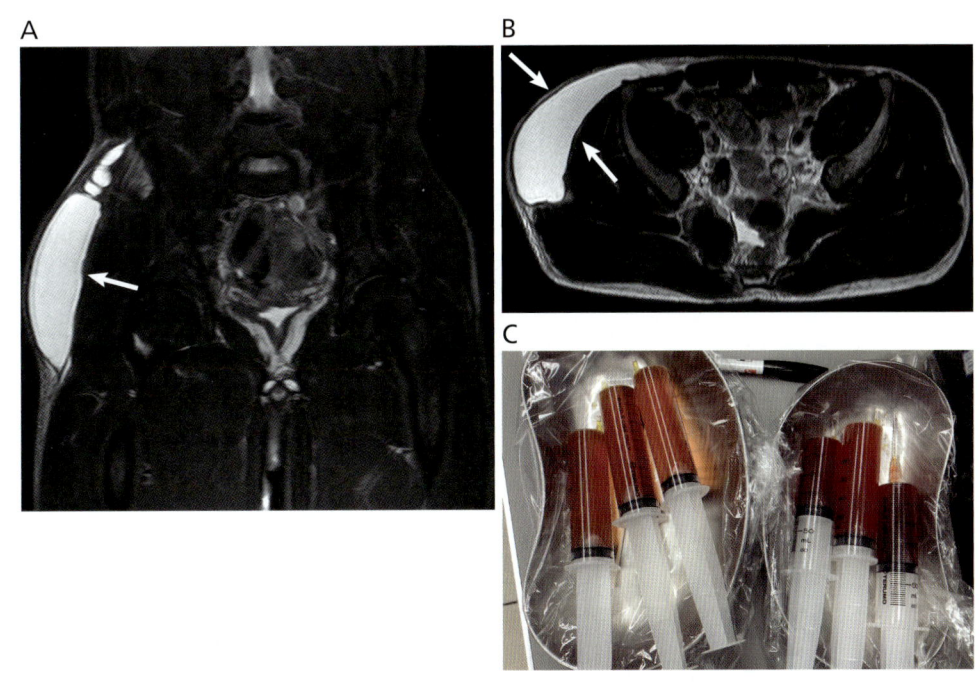

図4　20歳台男性　Morel-Lavallée 病変
スポーツ中に転倒し，大転子部を強打した．**MRI　A：脂肪抑制 T2 強調冠状断像，B：T2 強調横断像，C：穿刺吸引で採取された液体**　右殿部皮下から筋膜下にかけて大きな囊胞性腫瘤を認める（**A, B,** →）．穿刺吸引が行われ淡血性の液体が多量に吸引された（**C**）．　（同愛記念病院 立石智彦先生のご厚意による）

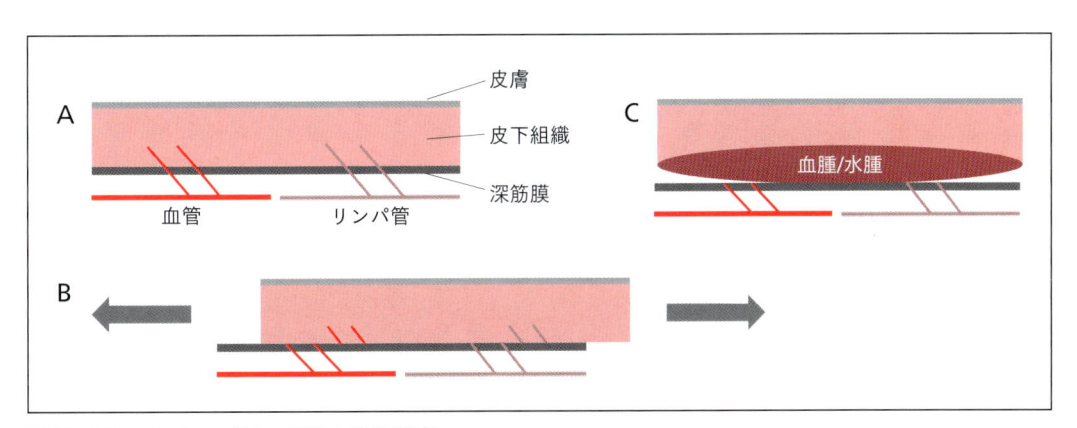

図5　Morel-Lavallée 病変の発生機序
説明は NOTE 参照．　（文献4)より改変）

文献

1）　Kassarjian A, Rodrigo RM, Santisteban JM：Intramuscular degloving injuries to the rectus femoris：findings at MRI. AJR Am J Roentgenol 2014；202：W475-480.
2）　奥脇　透：肉離れの画像診断―大腿四頭筋．筋損傷の画像診断．文光堂，2021：138-140.
3）　奥脇　透：大腿直筋肉離れの受傷機転．筋損傷の画像診断．文光堂，2021：157.
4）　松下知樹，原田雅史，髙尾正一郎：膝部 Morel-Lavallée 病変．臨床画像 2023；39：1118-1125.

症例 **L3** **9**

30歳台女性．血液腫瘍に対して骨髄移植後6か月経過中，進行性の股関節痛を自覚．

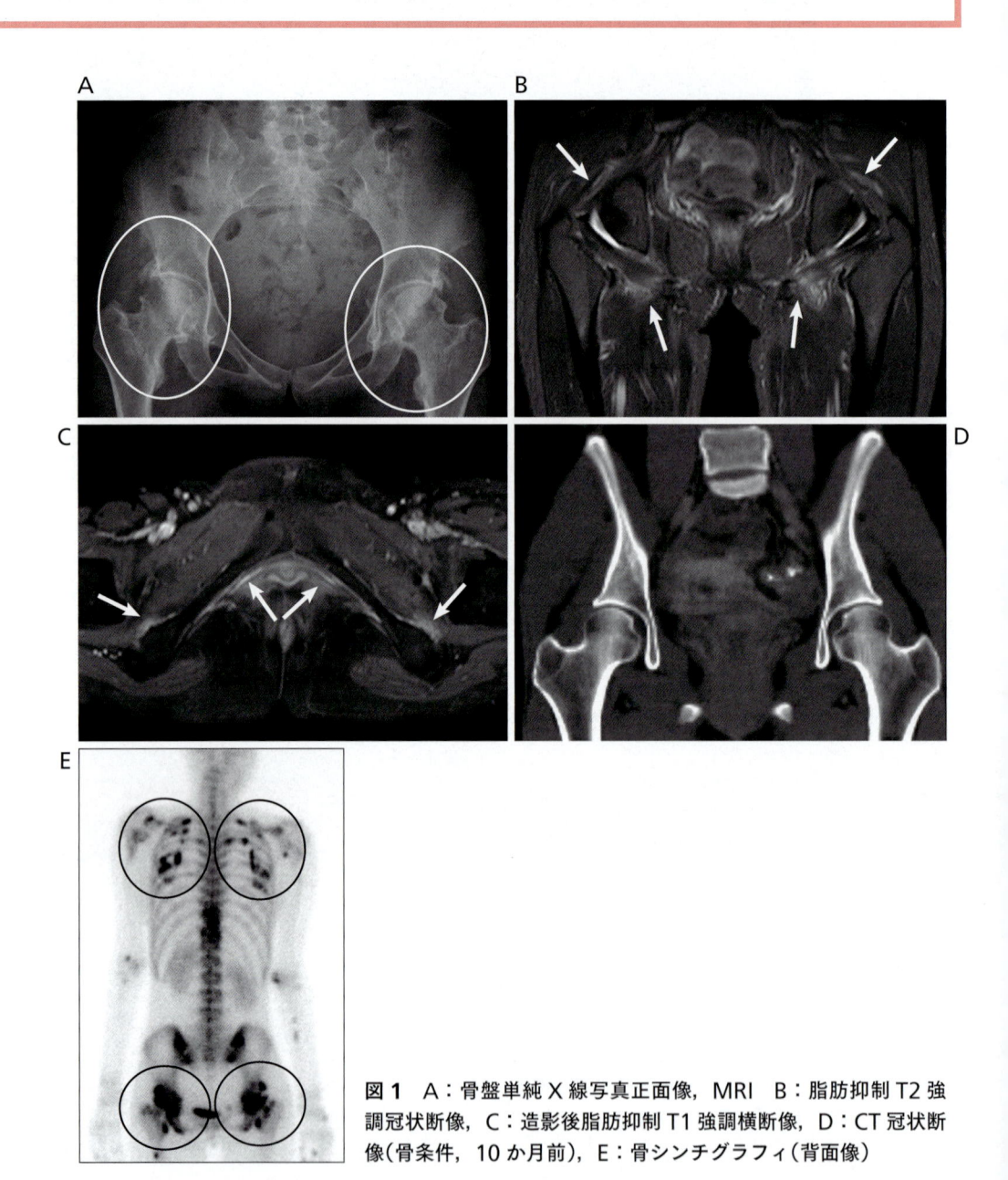

図1 A：骨盤単純X線写真正面像，MRI　B：脂肪抑制T2強調冠状断像，C：造影後脂肪抑制T1強調横断像，D：CT冠状断像（骨条件，10か月前），E：骨シンチグラフィ（背面像）

単純X線所見　両側股関節の筋腱付着部に多数の石灰化/骨新生がみられる（図1A，楕円内）．

MRI所見　両側内転筋群や殿筋群の付着部周囲を中心に浮腫性変化が広がっており，恥坐骨の骨膜に沿うような造影効果もみられる（図1B, C，→）．

| CT所見 | 10か月前の骨盤CTでは異常はみられない(**図1D**). |

| 骨シンチ所見 | 単純X線写真でみられた股関節の石灰化/骨新生に一致して複数の集積があり,両側肩関節周囲や他の四肢にも複数の集積がみられる(**図1E**,楕円内). |

| 診断 | **フッ素症(薬剤性)skeletal fluorosis** |

| 経過 | 原因と考えられた抗真菌薬であるボリコナゾールの投与を中止し,その後,症状は改善した. |

問題　**Q1.** フッ素症でみられる画像所見は何か?
　　　　Q2. フッ素症の画像診断上の鑑別疾患は何か?
　　　　Q3. フッ素症の原因には何があるか?

画像診断のポイント

単純X線写真
- ①びまん性の骨硬化像と②靱帯,筋腱付着部,骨膜に沿った石灰化/骨新生が大きな2つの典型的画像所見である.
- 一方だけの画像所見がみられる場合は鑑別は多岐にわたるが,両者の画像所見が揃う場合にはフッ素症の可能性が高まる.特に前腕におけるこれらの画像所見は特徴的とされている.

CT
- 全体的な骨濃度上昇を伴うびまん性の骨梁の不均一性があり,靱帯や筋腱付着部,骨膜に沿った石灰化や骨化がみられる.高度になると脊柱管狭窄や骨棘形成を伴う.

MRI
- 石灰化はいずれのシーケンスでも低信号を呈し,それらが靱帯や筋腱付着部,骨膜に沿ってみられる.
- 靱帯や筋腱付着部,石灰化周囲の軟部組織の浮腫性変化がfluid-sensitive MRシーケンスにおいてみられる.
- 造影剤投与では炎症性変化を反映して,靱帯や筋腱付着部,骨膜に沿った増強効果がみられる.

骨シンチグラフィ
- 著明な骨のターンオーバーを反映して体軸,末梢骨格ともにびまん性の集積がみられ,特に関節周囲で目立つ.

フッ素症[1〜3)]

　フッ素を過剰に摂取することで生じる代謝性(骨)疾患である.火山地域にみられる土壌など自然界にフッ素(フッ化物)が高濃度に存在する地域において多い.水摂取など慢性曝露により長期間かけてゆっくりと発症するのが一般的で,インドを含むアジアや北アフリカで風土病としてみられる.1930年代にインドで報告されたのが最初である.一方,欧米や本邦ではそれらはまれであるが,近年は抗真菌薬であるボリコナゾールなどのフッ素を

544

含む薬物投与，吸入剤による薬物乱用での急性発症が知られるようになった．

フッ化物が消化管や呼吸器から吸収された後，フルオロヒドロキシアパタイトが骨に形成される．Runx2 や RANKL を介した骨芽細胞の活性化や骨のターンオーバーの亢進により，骨濃度の上昇や靱帯，腱への石灰沈着・骨新生へとつながる．

慢性曝露に伴うものでは，漠然とした手足痛や慢性疲労感，筋力低下などの不定愁訴が緩慢な経過でみられる．無症状で画像検査により初めて指摘されることも多い．一方，ボリコナゾールによるものでは，鎮痛薬の効果がない高度の筋肉痛や全身の骨痛，関節痛が急性・急速に発症することが一般的である．ただし，薬剤投与から症状発症までの期間は 6 週間から数年と幅広く報告されている．

フッ素症の治療は原因となるフッ素の摂取をやめること以外にはない．骨内に吸収された場合，半減期はおよそ 7 年とされる．したがって対症療法が中心となり，黄色靱帯や後縦靱帯の骨化による脊柱管狭窄に対しては除圧術といったものになる．

鑑別診断[1〜3]

びまん性の骨硬化像を生じる疾患としては，骨 Paget 病（症例 L2-56，p. 485 参照），鎌状赤血球症，大理石骨病（症例 L2-38，p. 414），骨髄線維症をはじめ多々ある．靱帯，筋腱付着部，骨膜に沿った石灰化/骨新生，びまん性の骨膜炎については，肥厚性骨関節症（症例 L2-21，p. 349），ビタミン A 過剰症，静脈うっ滞などでみられる．しかし，両者の所見がともにみられるのはフッ素症のほかにはあまりない．ただし，フッ素摂取量やその期間，摂取方法によって画像所見は変化しうる．急速発症型の薬剤性フッ素症であるボリコナゾールによるものは，通常はびまん性の骨硬化像はみられず，靱帯や筋腱付着部，骨膜に沿った石灰化や骨化・骨膜炎のみがみられることが多い．臨床的には線維筋痛症をはじめ膠原病疾患が鑑別になるため，画像所見の果たす役割は大きい．

解答　A1. びまん性の骨硬化像と靱帯，筋腱付着部，骨膜に沿った石灰化/骨新生・骨膜炎．
A2. びまん性の骨硬化像を生じる疾患としては，骨 Paget 病，鎌状赤血球症，大理石骨病，骨髄線維症をはじめ多々ある．びまん性の骨膜炎については，肥厚性骨関節症，ビタミン A 過剰症，静脈うっ滞などでみられうる．
A3. ボリコナゾールなどのフッ素を含む薬剤投与，薬物乱用（吸入剤），フッ素含有量の多い地域での水摂取．

文献

1) Sellami M, Riahi H, Maatallah K, et al : Skeletal fluorosis : don't miss the diagnosis! Skeletal Radiol 2020 ; 49 : 345-357.
2) Adwan MH : Voriconazole-induced periostitis : a new rheumatic disorder. Clin Rheumatol 2017 ; 36 : 609-615.
3) Mayer MJ, Gliedt JA, Shaker JH, Symanski JS : Skeletal fluorosis secondary to huffing. Radiology 2022 ; 302 : 484-488.

症例 L3 10

8歳男児．膝窩腫瘤を触知した．

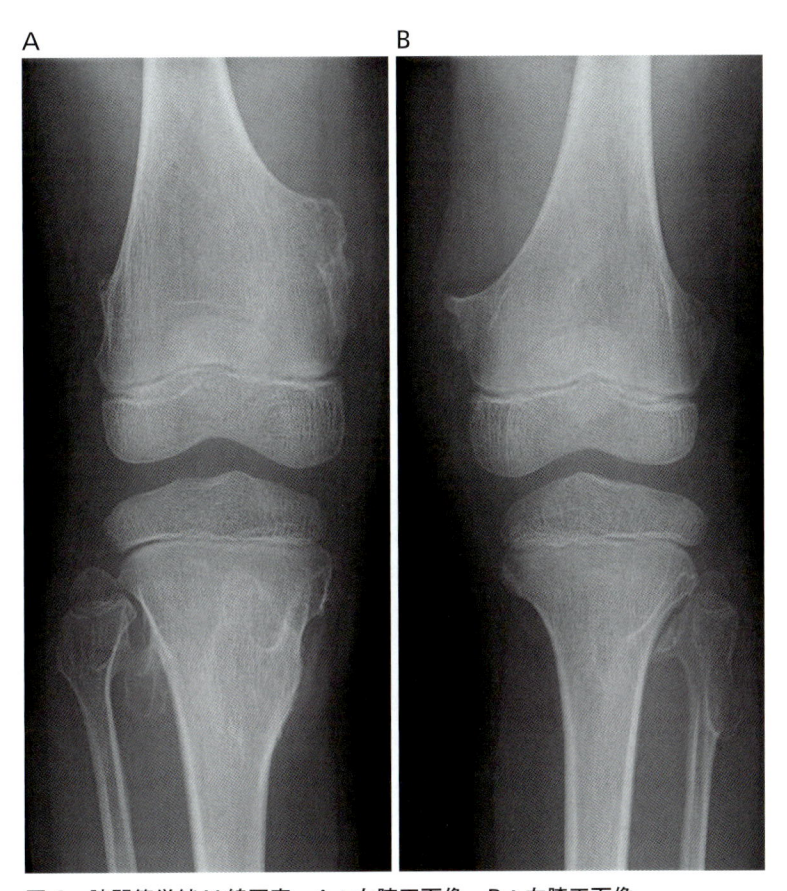

A　B

図 1　膝関節単純 X 線写真　A：右膝正面像，B：左膝正面像

単純 X 線所見　両膝周囲，大腿骨遠位，脛骨近位，腓骨近位の骨幹端に骨皮質から隆起する腫瘤を認める（図 1 A, B）．

診断　多発性骨軟骨性外骨腫　multiple osteochondromas

経過　経過観察のなかで増大傾向があったため，切除された．

問題　Q1.　多発性骨軟骨性外骨腫について，次のうち正しいものはどれか？
1）ほとんどが長管骨の骨幹端に位置し，骨幹から離れて成長する．
2）通常は，骨軟骨性外骨腫は骨格が成熟するまで拡大するが，その後は通常成長しない．
3）神経血管および筋腱の圧迫，骨変形が代表的な合併症である．
4）骨端線閉鎖後の腫瘍の拡大，不規則な石灰化，軟骨帽の 2 cm 以上の肥厚を伴う場合に悪性転化を疑う．

- 骨軟骨性外骨腫は，下にある骨との皮質および髄腔の連続性を伴う腫瘍であり，ほとんどが長管骨の骨幹端に位置し，骨幹から離れて成長する．
- 骨端線閉鎖後，成長している骨軟骨性外骨腫については経過観察が推奨され，症候性または大きな病変については外科的切除が必要になる場合がある．
- 悪性転化は，骨端線閉鎖後の腫瘍の拡大，不規則な石灰化，軟骨帽の 2 cm 以上の肥厚を伴う場合に疑う．
- MRI は，悪性転化，神経血管および筋腱の圧迫，骨変形などの骨軟骨性外骨腫の合併症の評価に有用である．

骨軟骨性外骨腫

　骨軟骨性外骨腫は比較的一般的な病変で，すべての良性腫瘍の 20～50％を占める[1,2]．一般に腫瘍とよばれているが，孤立性骨軟骨性外骨腫は，成長板から分離し，増殖を続けて軟骨内骨化を起こし，骨端軟骨の病巣から生じる発育異常と解釈されている場合もある[3]．大多数は孤立性の非遺伝性病変として発生するが，約 15％は遺伝性多発性外骨症（hereditary multiple exostosis：HME）として知られる遺伝性疾患の一部として発生する[1]．

　HME は遺伝的に不均一であり，*EXT1* および *EXT2* 遺伝子の変異と関連し，常染色体顕性遺伝パターンを呈する[4]．ほとんどの病変は，家族歴を有する場合 30 歳以下で診断され，一般的には 10～15 歳の間に発生する[5]．患者は通常，平均して 6 つの病変を有する[4]．しかし，病変の数，大きさ，解剖学的位置にはばらつきがあり，臨床症状はさまざまである．Istituto Ortopedico Rizzoli 分類によりクラス I（軽度），II（中等度），III（重度）に分類されるが[6]，時間の経過とともに腫瘍の形態は変化し，重症度も変化する可能性がある．

　骨軟骨性外骨腫は骨格が成熟するまで拡大するが，その後は通常成長しない[2]．典型的な位置は長骨の骨幹端であり，症例の 50％は膝周囲の骨から発生する．30％は大腿骨遠位部，15～20％は脛骨近位部，10～20％は上腕骨，10％は足と手に発生する．胸骨，肩甲骨，肋骨，股関節などの扁平骨が関与する症例は 5％未満である[2]．孤立性骨軟骨性外骨腫の 2％は脊椎に発生するが，HME 患者ではより発生率は高い[7]．手根骨と足根骨の骨軟骨腫はまれである．ただし，孤立性の骨軟骨性外骨腫は一般的であるため，HME 陽性の家族歴のない無症状の患者に対して，体内の他の場所にある骨軟骨性外骨腫をスクリーニングすることは推奨されない．

　通常，骨軟骨性外骨腫の診断は X 線撮影で十分であり，腫瘍とその下にある骨との皮質および髄腔の連続性が証明される．一般的には長管骨の骨幹端に位置し，骨幹から離れて成長し，骨幹端の拡大を引き起こすことがある．形態から固着性（基部が広く，骨周囲の大部分が関与する）または有茎性（目に見える大きな茎を伴う）に分類される．特に有茎性骨軟骨腫は，軟骨内骨化によって伸長し続ける結果，隣接する関節から離れた方向を向く．軟骨成分は，典型的な綿状石灰化または環状石灰化がみられる場合を除き，単純 X 線写真では特徴的ではない[2]．骨盤や肩甲骨などの扁平骨では，解剖学的構造が複雑で骨構造が重なっているため，CT が有用な場合がある[8]．MRI は，骨軟骨性外骨腫に関連する合併症，特に神経血管および筋腱の合併症を評価するのに有用である．また，MRI は，硝子軟骨の信号特性を持つ軟骨帽を評価するのに最適な検査である．通常，若い患者では成長が活発であるため厚くなり，高齢者ではより薄くなる．軟骨内の石灰化は，すべてのパルスシー

ケンスで低強度の信号を示し，最終的には完全な骨化に進行する可能性がある[3]．滑らかな辺縁を有する小さな病変の軟骨帽は，MRI，CT，超音波検査を使用して計測が可能であるが，波形や不規則な形状を持つ大きな病変の軟骨帽は再現性よく測定するのは困難な場合があり，軟骨の厚さを過大評価する可能性がある[9]．

鑑別診断

1）bizarre parosteal osteochondromatous proliferation：BPOP

bizarre parosteal osteochondromatous proliferation（BPOP）または Nora lesions は，まれな良性の骨病変であり，最も一般的には中手骨の基節骨および中節骨に発生する[10]．典型的には，皮膚の紅斑と機械的圧迫による痛みを伴う，触知できる腫瘤である．皮質骨から生じる骨化または石灰化が認められるが，MRI では髄腔との連続性がなく，骨軟骨性外骨腫と区別するために重要である．また，隣接する骨端線から離れる方向には成長せず，この点も骨軟骨性外骨腫とは異なっている[11]（症例 L3-1，p. 514 参照）．

2）爪下外骨腫　subungual exostosis

爪下外骨腫は，爪床近くの末節骨の背内側から発生するまれな良性骨軟骨腫瘍である．20 歳台と 30 歳台でより頻繁に発生し，女性の頻度が高い[12]．正確な病因は不明であるが，外傷，慢性感染症，局所的な炎症に関連している可能性がある．症状としては，爪床の局所的な変形を伴う痛みが認められる．術後再発の頻度は高く，病変除去が不完全なために発生しうる．単純写真では，骨梁の骨成長が認められる[13]．

3）dysplasia epiphysealis hemimelica：DEH

dysplasia epiphysealis hemimelica（DEH）または Trevor disease は，まれな非遺伝性の骨発達異常である．通常 15 歳未満で発症し，症例の約 75％は男児である．複数の骨端からの非対称な軟骨の過成長が認められ，徐々に骨化して骨端に癒着することが多く，骨端の早期閉鎖を伴う．DEH と骨軟骨性外骨腫では，前者は骨端に位置するが，後者は骨幹端に位置するのが大きな違いである．MRI は，非骨化塊に加えて，軟骨成分，関節軟骨，骨端閉鎖，関連する合併症を評価するために施行される[14]．脚，特に足と足首は，症状を引き起こす二次的な四肢変形の典型的な発生部位である．

4）turret exostosis

turret exostosis は，外傷後の骨膜反応によって引き起こされる．骨膜下血腫の骨化によって生じるドーム状の傍骨骨隆起が特徴である．主に手の基節骨と中節骨で発生するが，母趾と距骨でも報告されている[15]．単純写真では，髄腔との明確な連絡がない，広範な外骨腫症が認められる．

5）progressive ossifying fibrodysplasia：POFD

progressive ossifying fibrodysplasia（POFD）は，以前は進行性骨化性筋炎として知られていたまれな遺伝性疾患である．これは，軟部組織における複数の進行性の異所性骨形成を特徴とする．異所性骨形成は通常，胸鎖乳突筋で始まり，肩帯，脊椎，腰部まで進行する．これらの骨構造間に架橋が存在し，その結果，動きが大幅に制限される可能性がある．単純写真は，診断を確認し，障害の程度を評価するために重要である．母趾や大腿骨頸部の短縮など，関連する骨変形を示す場合もある[16]．

6）metachondromatosis

metachondromatosis は，小児における内軟骨腫と骨軟骨性外骨腫を特徴とする，まれ

表　骨軟骨性外骨腫の悪性転化の画像評価ポイント

- 骨格の成熟後に成長する
- 軟骨帽の厚さ＞2.0 cm
- 隣接する茎または基部の骨びらん
- 明確で規則的な辺縁の喪失
- 軟骨帽の不規則な，または散在する石灰化

な常染色体顕性遺伝疾患である．この病変は主に手と足にみられ，外骨腫は関節方向に向かう．内軟骨腫は主に腸骨および長骨の骨幹端にみられる[17]．診断は病変の分布と方向に基づいて行われ，病変は生後 10 年または 20 年後に消失する傾向があるため，通常は予後が良好である．

N O T E

骨軟骨性外骨腫の悪性転化

　骨軟骨性外骨腫の最も懸念される合併症は悪性転化であり，多発性骨軟骨性外骨腫の場合は0.5〜5％と推定されている[2,9]．末梢性外骨腫よりも軸骨格外骨腫でより頻繁に発生する．一般に，軟骨肉腫は軟骨帽などに発生し，最も一般的な部位は上腕骨，大腿骨，肩甲骨，骨盤である．孤立性骨軟骨腫の患者では，悪性転化は通常 50〜55 歳で発生するが，HME の患者では，それよりも早い年齢，20〜40 歳で生じる[18]．

　軟骨帽の厚さは，評価のうえで重要な要素である（**表**）．骨軟骨性外骨腫では軟骨帽の厚さは変化しており，若い患者では厚いが，高齢者では骨格の成熟とともに退行する傾向がある．軟骨帽の厚さは，骨格が未熟な患者では悪性を示唆するものではない．しかし，症候性骨軟骨腫における軟骨帽の厚さの増加は，悪性転化を示唆する．軟骨帽の厚さのカットオフ値を 2 cm とすると，ある程度，良性骨軟骨腫と軟骨肉腫を区別することが可能であると報告されている[9]．骨格成熟後の病変の成長，不規則な辺縁，びらん，不規則な石灰化，隣接する構造の破壊などが認められた場合には単純写真でも悪性転化が示唆されるが，評価は容易ではない．

解答　A1.　1)〜4)すべて正しい．

文献

1) Pontes ÍCM, Leão RV, Lobo CFT, et al : Imaging of solitary and multiple osteochondromas : from head to toe—a review. Clin Imaging 2023 ; 103 : 109989.
2) Murphey MD, Choi JJ, Kransdorf MJ, et al : From the archives of the AFIP imaging of osteochondroma : variants and complications with radiologic-pathologic correlation. Radiographics 2000 ; 20 : 1407-1434.
3) Woertler K, Lindner N, Gosheger G, et al : Osteochondroma : MR imaging of tumor-related complications. Eur Radiol 2000 ; 10 : 832-840.
4) Gaumer G, Weinberg D, Collier C, et al : An osteological study on the prevalence of osteochondromas. Iowa Orthop J 2017 ; 37 : 147-150.
5) Yang C, Zhang R, Lin H, Wang H : Insights into the molecular regulatory network of pathomechanisms in osteochondroma. J Cell Biochem 2019 ; 120 : 16362-16369.
6) Mordenti M, Ferrari E, Pedrini E, et. al : Validation of a new multiple osteochondromas classifica-

tion through switching neural networks. Am J Med Genet 2013 ; 161 : 556-560.

7) Roach JW, Klatt JW, Faulkner ND : Involvement of the spine in patients with multiple hereditary exostoses. J Bone Joint Surg 2009 ; 9 : 1942-1948.

8) Kwee RM, Fayad LM, Fishman EK, Fritz J : Multidetector computed tomography in the evaluation of hereditary multiple exostoses. Eur J Radiol 2016 ; 85 : 383-391.

9) Bernard SA, Murphey MD, Flemming DJ, Kransdorf MJ : Improved differentiation of benign osteochondromas from secondary chondrosarcomas with standardized measurement of cartilage cap at CT. Radiology 2010 ; 255 : 857-865.

10) Chaabane S, Chelli Bouaziz M, Ben Ghars KH, et al : Bizarre parosteal osteochondromatous proliferation : Nora's lesion. Iran J Radiol 2011 ; 8 : 119-125.

11) Kershen LM, Schucany WG, Gilbert NF : Nora's lesion : bizarre parosteal osteochondromatous proliferation of the tibia. Proc (Baylor Univ Med Cent) 2012 ; 25 : 369-371.

12) Letts M, Davidson D, Nizalik E : Subungual exostosis : diagnosis and treatment in children. J Trauma 1998 ; 44 : 346-349.

13) Sankar B, Ng BY, Hopgood P, Banks AJ : Subungual exostosis following toe nail removal : case report. Int Clin Pract Suppl 2005 ; 147 : 132-133.

14) Tyler PA, Rajeswaran G, Saifuddin A : Imaging of dysplasia epiphysealis hemimelica (Trevor's disease). Clin Radiol 2013 ; 68 : 415-421.

15) LeClere LE, Riccio AI, Helmers SW, Thompson KE : Turret exostosis of the talus. Orthopedics 2010 ; 33 : 517.

16) Al-Salmi I., Raniga S, Al-Hadidi A : Fibrodysplasia ossificans progressiva—radiological findings : a case report. Oman Med J 2014 ; 29 : 368-370.

17) Sharif B, Lindsay D, Saifuddin A : Update on the imaging features of the enchondromatosis syndromes. Skelet Radiol 2022 ; 51 : 747-762.

18) Sonne-Holm E, Wong C, Sonne-Holm S : Multiple cartilaginous exostoses and development of chondrosarcomas : a systematic review. Dan Med J 2014 ; 61 : 1-4.

挑戦編

L3

症例　L3　11

3歳男児．乳児期に鼠径ヘルニアの手術を受けた．1歳6か月で言語発達の遅れを指摘された．3歳でも発語がなかった．3歳で頭蓋骨の変形に家族が気づき，頭部MRIが行われた．

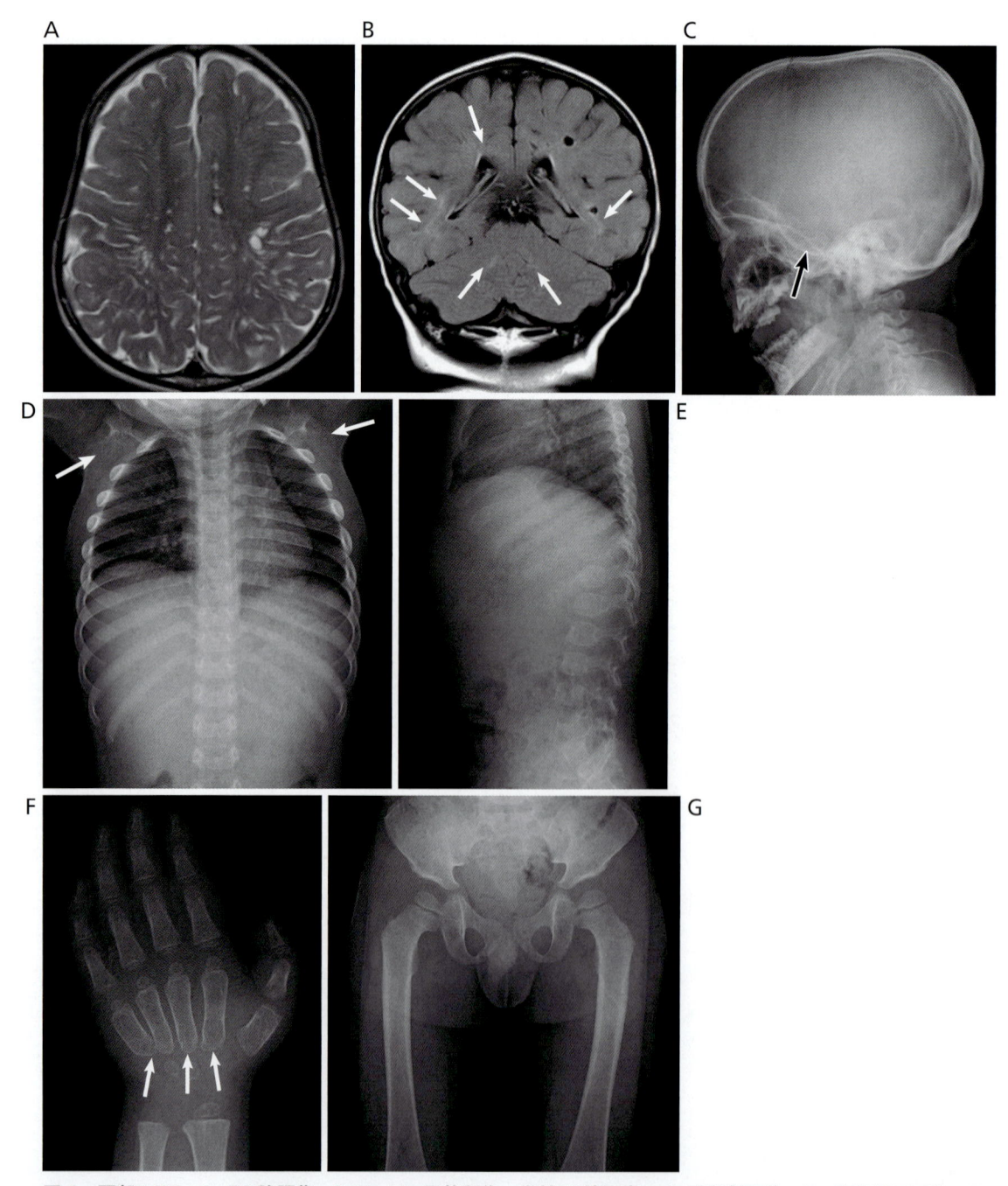

図1　頭部MRI　A：T2強調像，B：FLAIR冠状断像，単純X線写真　C：頭部側面像，D：胸腹部正面像，E：胸腹部側面像，F：手正面像，G：骨盤部正面像

頭部 MRI 所見

両側大脳深部白質内に T2 強調像（図 1 A）で高信号，FLAIR 像（図 1 B）で低信号を呈する円形信号が複数認められる．FLAIR 像で側脳室周囲，小脳白質の高信号がやや目立つ（→）．

単純 X 線 所見

頭蓋は舟状の形態を呈して，頭蓋冠は厚い（図 1 C）．トルコ鞍はわずかに拡大している（→）．肋骨は全体的に太く椎体付着部がやや細い（図 1 D）．肩甲骨の関節窩が低形成である（→）．椎体前下縁が前方に突出し（図 1 E），中手骨近位部が狭い尖った形状をしている（図 1 F，→）．腸骨翼の広がりが目立ち，腸骨遠位は狭細化している（図 1 G）．インフラス状の形態を呈する．外反股を認める（図 1 G）．

診断

ムコ多糖症　mucopolysaccharidosis：MPS

経過

遺伝子検査でムコ多糖症 II 型と確定診断され，髄注酵素補充治療が開始された．

問題

Q1.　ムコ多糖症の代表的な臨床症状をあげよ．

Q2.　ムコ多糖症の代表的な X 線的特徴をあげよ．

Q3.　上記の特徴的な X 線所見が出現する時期はいつ頃か？

画像診断のポイント

単純 X 線写真

● "dysostosis multiplex" とよばれる骨変化：分厚い頭蓋冠，J 型に拡大したトルコ鞍（J-骨頭冠），指節骨の小弾丸状変形（bullet-shaped phalanges），中手骨近位端の狭細化（meta-carpal pointing）などが認められる．

● 1 歳以降に特徴的なこれらの骨変化が出現する．乳児期以前での単純 X 線写真による診断は困難である．

頭部 MRI

● 非特異的所見であるが，血管周囲腔の拡張を反映し，両側深部白質に円形の T2 強調像高信号，FLAIR 像低信号がしばしば認められる．血管周囲腔にムコ多糖が沈着することに起因すると推測される．

● 実質の萎縮や白質の T2 強調像高信号もしばしば認められる．

ムコ多糖症

ムコ多糖症はライソゾーム内でのムコ多糖（グリコサミノグリカン）分解に関わる酵素の活性低下もしくは欠損により，ムコ多糖が細胞内外に蓄積し，細胞・組織障害が生じる疾患群である．ムコ多糖は結合組織，軟骨，神経組織などに多く存在し，デルマタン硫酸（DS），ヘパラン硫酸（HS），ケラタン硫酸（KS），コンドロイチン硫酸（CS），ヒアルロン酸などに分類される．ムコ多糖症は 7 病型に分類される（表）．各病型で過剰蓄積物質が異なる．DS の過剰蓄積は，骨・関節，骨・関節，HS は中枢神経，KS，CS は軟骨とそれぞれ関連する傾向があり，これが各病型の臨床像や画像所見の差として反映される．すなわち，Morquio 症候群や Maroteaux-Lamy 症候群で知能低下は認められない．Morquio 症候群では軟骨の障害を反映した扁平椎や骨端核の異形成が特徴となる．遺伝形式は II 型の Hunter 症候群のみ X 連鎖劣性遺伝式，ほかは常染色体劣性遺伝式である

表　ムコ多糖症の病型分類

	蓄積するムコ多糖	本邦での発症率	遺伝形式
ムコ多糖症Ⅰ型 (Hurler 症候群)	DS，HS	1/10万	常染色体潜性
ムコ多糖症Ⅱ型 (Hunter 症候群)	DS，HS	1/5万	X 連鎖性潜性
ムコ多糖症Ⅲ型 A-D (Sanfilippo 症候群)	HS	1/10万	常染色体潜性
ムコ多糖症Ⅳ型 A，B (Morquio 症候群)	KS，CS(C-6-S)	1/50万	常染色体潜性
ムコ多糖症Ⅵ型 (Maroteaux-Lamy 症候群)	DS，CS(C-4-S)	まれ	常染色体潜性
ムコ多糖症Ⅶ型 (Sly 症候群)	DS，HS，CS	まれ	常染色体潜性
ムコ多糖症Ⅸ型* (Natowicz 症候群)	hyaluronic acid	なし	常染色体潜性

＊Ⅸ型は極めてまれで本邦ではまだ報告がない．症状や所見も未解明な部分が多い．

る．共通する臨床所見に低身長，特異な顔貌(分厚い口唇，巨舌，鞍鼻)，関節拘縮，肝脾腫，心臓弁膜症，鼠径ヘルニア，反復性中耳炎，難聴などがある．また口腔咽頭の軟部組織や気管へのムコ多糖沈着は呼吸障害を生じうる．Morquio 症候群は例外で，顔貌はほぼ正常，関節弛緩がみられる．骨変化は“dysostosis multiplex”とよばれる特有の所見である(上記参照)．詳細な機序は不明であるが，ムコ多糖症では破骨細胞の機能亢進が生じていることが知られており，骨変化は“モデリング過程での骨吸収の亢進による変化”として説明される．骨幹端部では骨外性骨吸収が亢進，骨幹部では内側からの骨吸収が亢進する結果，骨幹部は太く骨幹端部は細い骨形態になる．軟部組織沈着による pressure erosion も骨変化に関与すると考えられる．しばしば頭蓋縫合早期癒合(矢状縫合の早期癒合が多い)を呈する．

　ライソゾーム酵素を点滴静注で投与する酵素補充療法が実用化されている．酵素補充療法が可能となった今日ではなるべく早期の診断が望まれるが，上記の特徴的な骨変化の顕在化は1歳以降である．

鑑別診断

　ムコ多糖症のなかで，Hunter 症候群と Hurler 症候群(**図2**)を画像のみから鑑別することは難しい．

　Morquio 症候群には他のムコ多糖症と一部異なる画像上の特徴がある(**図3**)．椎体が扁平椎を呈し，椎体前縁の突出はその他のムコ多糖症が中央部の突出(central tongue)であるのに対して Morquio 症候群では下縁の突出(inferior tongue)である．骨幹のモデリング異常(太まり)も認めない．骨端の異形成，早期の変形性関節症，C2 の歯突起低形成によるC1/2 不安定性が生じる点など，他のムコ多糖症と異なる特徴が Morquio 症候群にある．

　ムコリピドーシスⅡ/Ⅲ型でも，幼児期以降にムコ多糖症でみられる dysostosis multiplex と同様の単純X線所見を呈する．これらの疾患では新生児期乳児期から骨に特徴的な異常所見が認められる点，ムコリピドーシスⅡ/Ⅲ型では歯肉肥厚がある点が鑑別点となる

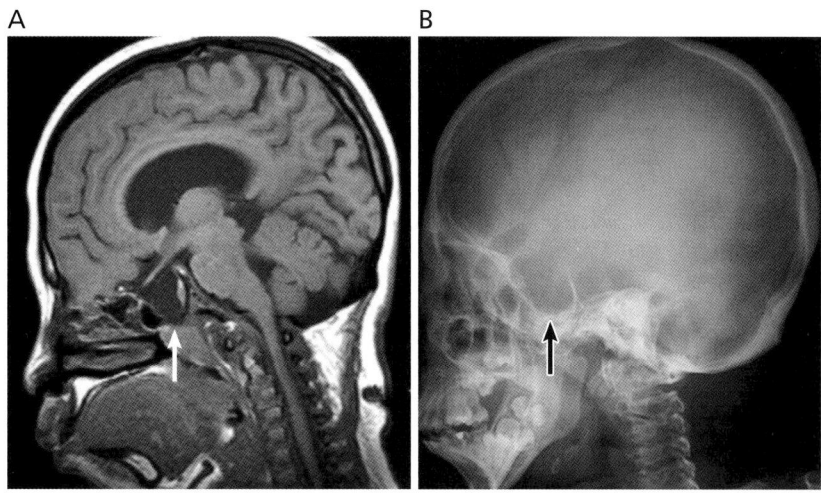

図2　18歳女性　Hurler 症候群（MPS Ⅰ型）
A：MRI, T1 強調矢状断像，B：単純 X 線写真側面像　トルコ鞍の拡大が MRI（A）
で明瞭に描出される（→）．単純 X 線写真（B）では逆 J 字型を呈し，いわゆる"J-
shaped sella"と称される所見である（→）．

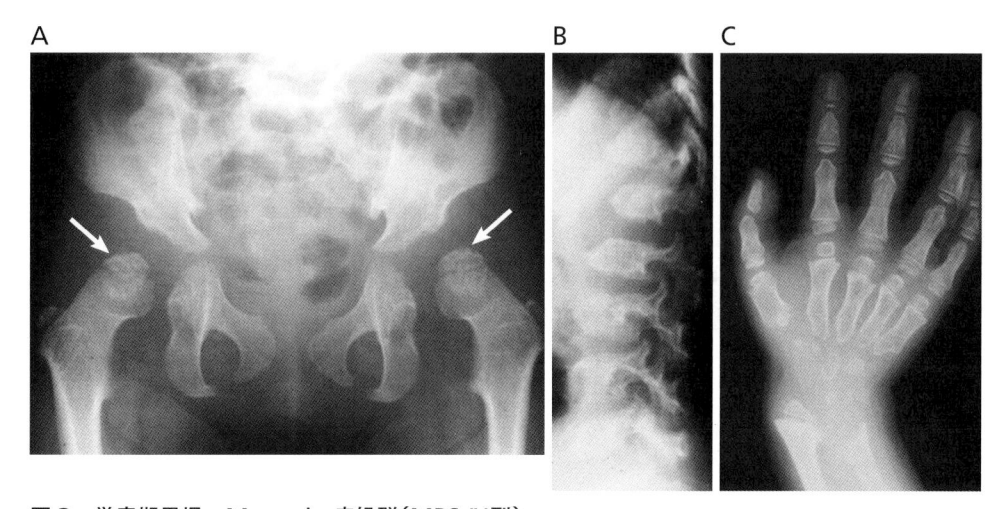

図3　学童期男児　Morquio 症候群（MPS Ⅳ型）
単純 X 線写真　A：骨盤部正面像，B：脊椎側面像，C：手正面像　ワイングラス状の小骨盤内縁
を呈する（A）．大腿骨頭（大腿骨近位骨端核）の異形成（不整骨化）を伴う（→）．椎体は扁平椎を呈し
下前縁に突出（inferior tongue）が認められる（B）．指節骨の小弾丸状変形（bullet-shaped pha-
langes），中手骨近位端の狭細化（metacarpal pointing）も認めるが，骨幹部のモデリングは比較
的正常に保たれる（C）．骨端核の異形成や inferior tongue などは Morquio 症候群に特徴的な所
見である．

（症例 L3-19, p. 578 参照）．

解答

Q1. 低身長，特異な顔貌(分厚い口唇，巨舌，鞍鼻)，関節拘縮，肝脾腫，心臓弁膜症，鼠径ヘルニア，反復性中耳炎，難聴，頭蓋縫合早期癒合による頭蓋変形など．

Q2. 分厚い頭蓋冠，J型に拡大したトルコ鞍，オール状肋骨，下位胸椎〜腰椎の変形，肩甲骨関節窩の低形成，腸骨翼のフレアリング，腸骨遠位の狭細化，ワイングラス状の小骨盤内縁，外反股，指節骨の小弾丸状変形，中手骨近位端の狭細化など．

Q3. 1歳以降．

文献

1) Spranger JW : Bone dysplasias : an atlas of genetic disorders of skeletal development, 4th ed. New York : Oxford University Press, 2018.

2) 西村　玄：【先天代謝異常症を見逃さない】診断へのアプローチ，画像診断　骨の画像．小児内科 2010；42：1145-1151.

3) Handa A, Grigelioniene G, Nishimura G : Skeletal dysplasia families : a stepwise approach to diagnosis. Radiographics 2023 ; 43 : e220067.

症例 **L3** **12**

50歳台男性．交通事故による外傷性大動脈解離で軀幹部のCTを撮像される．

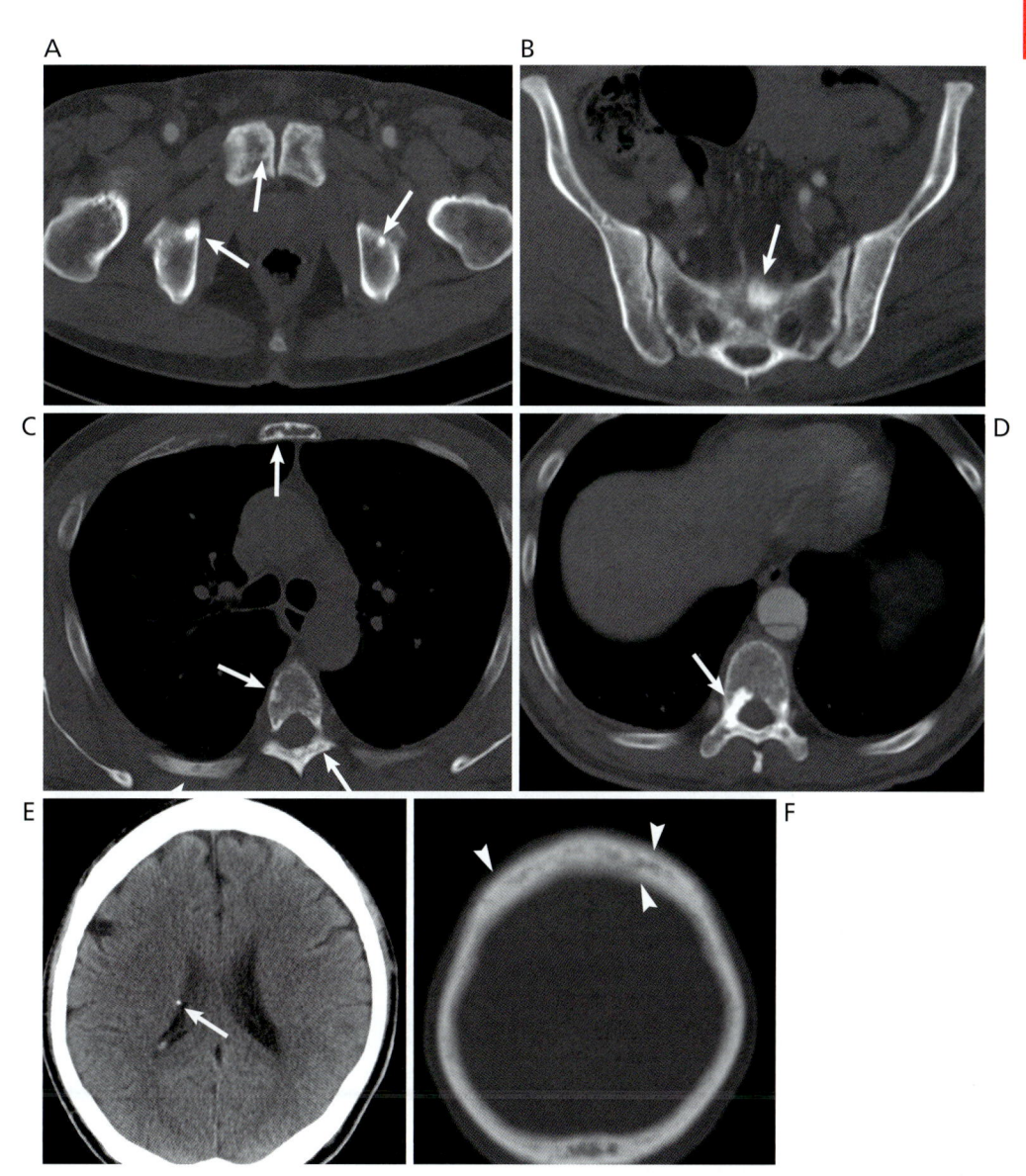

図1 A, B：骨盤骨のCT横断像（骨条件），C, D：胸部CT（骨条件），E, F：頭部CT（Fは骨条件）

CT所見 骨盤骨のCT（図1 A, B）では恥骨，坐骨，仙骨に斑状の硬化性変化を認める（→）．胸部CT（図1 C, D）では椎体の後方部分，胸骨，肋骨に多発する硬化性病変を認める（→）．頭部CT（図1 E）では側脳室壁に上衣下結節を反映した石灰化結節が認められる（→）．頭蓋骨の骨条件（図1 F）では前頭骨に微小な斑状の硬化性変化が多発している．

診断 結節性硬化症　tuberous sclerosis：TS

経過 爪囲線維腫やシャグリン・パッチとして知られる結節性硬化症に特徴的な皮膚病変を有することも判明した.

問題　Q1. 結節性硬化症で認められる骨の異常所見は何か？
　　　Q2. 脊椎の病変の分布の特徴は何か？

画像診断のポイント

● 椎体，肋骨，骨盤骨に多発する骨硬化性病変が認められる.
● 椎体の辺縁部や後方部分に硬化性病変が好発する.

結節性硬化症

　結節性硬化症(TS)は皮膚，中枢神経系，肺，腎，骨などの全身のさまざまな臓器に過誤腫様の病変を生じ，常染色体顕性の形式をとる遺伝性疾患である．古典的には顔面の面皰状の微小な腫瘤，てんかん，知的障害が三徴とされてきたが，これらの徴候を呈する症例のほかにも不全型を呈する症例が多いとされる．また顔面の腫瘤は従来は組織学的に皮脂腺腫とされてきたが，最近では血管線維腫と考えられている．*TSC1* および *TSC2* という9番および16番染色体上に存在する二種類の原因遺伝子が同定されており，それぞれ，ハマルチン，チュベリンという蛋白を生成する．これらの蛋白質においては健常者では mTORC1 とよばれる物質を抑制しているが，結節性硬化症においては上記の蛋白の異常により mTORC1 が抑制されず，さまざまな病変を生じるとされる.

　骨には硬化性病変が多発することが知られており，結節性硬化症のほぼ9割の症例に認められるとされる．頭蓋骨，脊椎，肋骨，骨盤骨などに好発し，脊椎においては硬化性病変は椎体の背側部や辺縁，脊椎の後方部分に好発するといった特徴がある.

　結節性硬化症は不全型が多く，中枢神経系の病変などで症状を呈さないかぎり，未診断のままであることも少なくない．何らかの別の理由により CT が施行され，骨病変が偶発的に認められる場合には結節性硬化症の診断の契機となるので，上記，骨病変の画像所見を認識しておくことは重要である.

鑑別診断

　単発であれば骨島とは鑑別ができないが，通常は病変が多発するので鑑別に問題となることはない．臨床的に問題となるのは硬化性骨転移との鑑別であるが，上記の特徴的な分布から鑑別に苦慮することは少ない.

解答　A1. 骨には硬化性病変が多発する．頭蓋骨，脊椎，肋骨，骨盤骨などに好発する.
　　　A2. 脊椎病変は椎体の辺縁部，または後方部分に好発する.

文献

1）　Boronat S, Barber I, Thiele EA : Sclerotic bone lesions in tuberous sclerosis complex : a genotype-phenotype study. Am J Med Genet A 2017 ; 173 : 1891-1895.
2）　Brakemeier S, Vogt L, Adams LC, et al : Sclerotic bone lesions as a potential imaging biomarker for the diagnosis of tuberous sclerosis complex. Sci Rep 2018 ; 8 : 953.

症例 **L3** **13**

50歳台男性．脊髄空洞症術後の経過観察（無症状）．

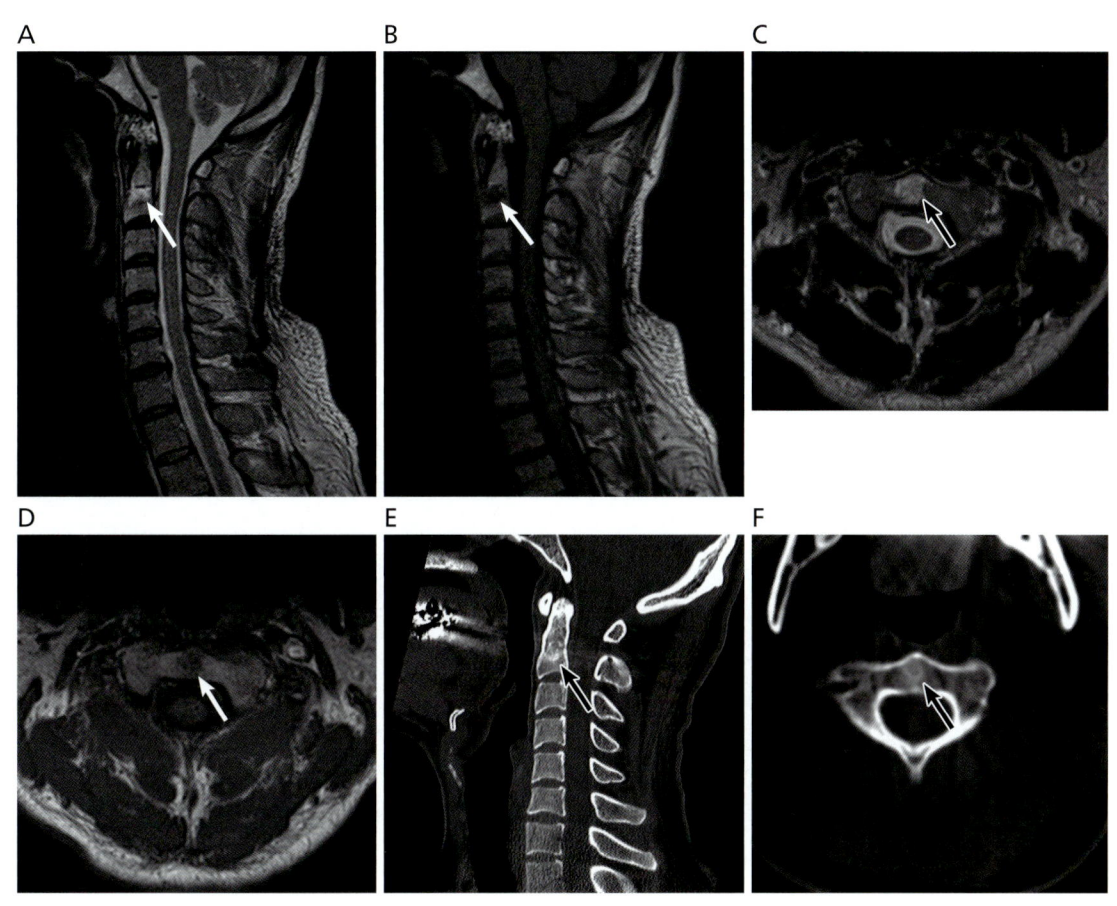

A B C

D E F

図1 MRI　A：T2強調矢状断像，B：T1強調矢状断像，C：T2強調横断像，D：T1強調横断像，CT（骨条件）
E：矢状断像，F：横断像

| **MRI所見** | 頸椎C2椎体の正中に境界明瞭なT2強調像（図1 A, C）で高信号，T1強調像で低信号（図1 B, D）を認める（→）． |

| **CT所見** | MRIで異常が認められた部位には淡い硬化性変化を認める（図1 E, F, →）．骨梁は保たれている． |

| **診断** | 良性脊索細胞腫　benign notochordal cell tumor：BNCT（疑い） |

| **経過** | 治療的介入はせず，経過観察では変化を認めない． |

問題　Q1. 脊索とはどのような構造か述べよ．
　　　Q2. 良性脊索細胞腫（BNCT）の画像評価の要点は何か？

Q3. BNCT とその他の疾患を区別する画像所見を述べよ.

画像診断のポイント[1,2]

単純 X 線写真
- ごく淡い硬化性変化を認めることはあるが, 異常が指摘できないことが多い.

CT
- 椎体の正中付近に淡い硬化性変化を認める. 骨梁は保たれる.

MRI
- T2 強調像で高信号, T1 強調像で低信号を示す境界明瞭な異常信号域として描出される. 造影効果はない. 病変は 3 cm 以下であることが多い. 骨外進展は基本的にない.

核医学検査
- 骨シンチグラフィでは集積を認めず, FDG-PET/CT では淡い集積を認めることがある.

良性脊索細胞腫[1]

2004 年に山口らが概念を提唱, 脊索細胞由来の良性腫瘍であり, 過去の報告では剖検例の 20% で良性脊索細胞腫 (BNCT) を認めるという報告がある[3]. 過去には giant vertebral notochordal rest, giant notochordal hamartoma of intraosseous origin, benign chordoma といわれていた.

通常は成人にみられるが, 小児の報告もある. 症状はほとんどなく, 偶然発見されることが多い. 好発部位は頭蓋底や仙骨 (**図 2**) だが, 臨床的に画像で指摘されるのは頸椎や腰椎が多い. 単発であることが多いが, まれに多発する.

病理学的には脂肪細胞様の空胞化を伴う腫瘍細胞と好酸性で空胞に乏しい腫瘍細胞の充実性の増殖からなり, 核分裂像はみられない. 骨梁は通常は保たれており, 明らかな骨吸収や骨形成は示さない. 脊索腫とは異なり, 小葉構造, 線維性中隔, 被膜, 細胞外粘液基質, 腫瘍血管の増生がない. BNCT と脊索腫の病理学的な鑑別基準は明確ではなく, 生検では区別が難しいことがある. BNCT と脊索腫が隣接していることがあり, BNCT から脊索腫への悪性転化を反映している可能性はあるが, その発生率は不明であり, 基本的には予後は良好のため治療的介入を行う必要はないとされている.

以下の基準を満たす場合には, 典型的な BNCT として診断が可能である. ① 35 mm 以下, ② 神経学的な所見を認めない, ③ 皮質骨が保たれている, ④ 造影剤投与による増強効果を認めない, ⑤ 軟部組織進展を認めない, ⑥ 硬膜浸潤を認めない, ⑦ 経時的な変化を認めない, ⑧ 生検による細胞外粘液基質の欠如, 低い増殖能.

鑑別診断

脊椎の硬化性病変の鑑別疾患を以下にあげる.

1) **椎体血管腫 vertebral hemangioma**
T2 強調像・T1 強調像の信号は類似するが, 造影効果があり, CT における骨梁の粗糙化 (polka-dot sign) により鑑別が可能.

2) **転移性骨腫瘍 metastatic bone tumor**
CT, MRI では骨梁間型の転移の除外は難しいが, 造影効果や多発病変の場合には鑑別にあげる必要がある (症例 L1-71, p. 273 参照).

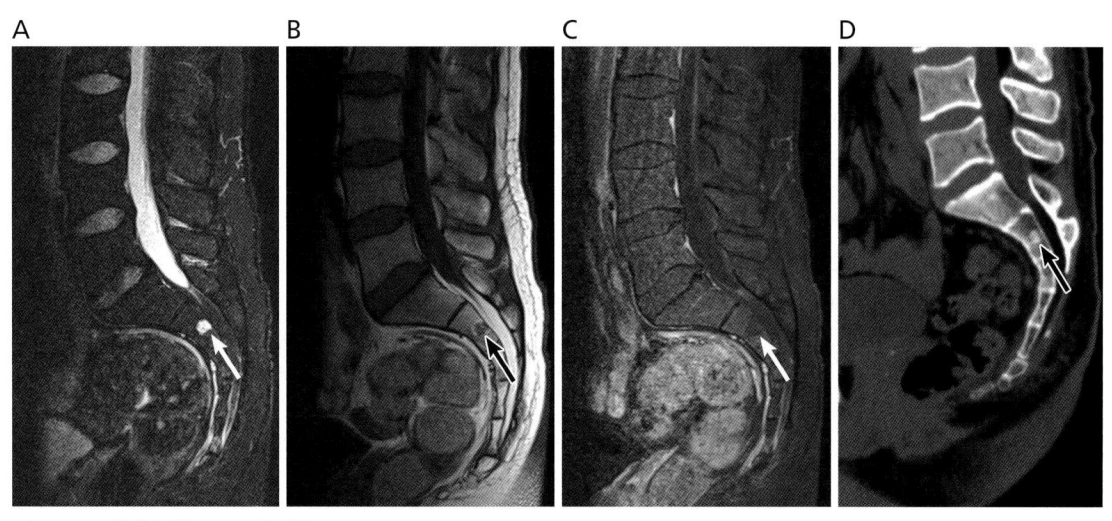

図2　40歳台男性　BNCT疑い
スクリーニング検査で発見．MRI　A：脂肪抑制T2強調矢状断像，B：T1強調矢状断像，C：造影後脂肪抑制T1強調像，D：CT矢状断像（骨条件）　仙骨S2に類円形の病変を認め，脂肪抑制T2強調像（A）で高信号，T1強調像（B）で低信号，造影T1強調像（C）では増強効果はなく，CT（D）で病変には淡い硬化性変化を認める（→）．BNCTを疑い経過観察となっている．

3）intraosseous hibernoma

溶骨性変化・硬化性変化のいずれもありうるが，発生部位も椎体の正中であることはまれ．MRIではT1強調像で高信号，造影効果を呈することから鑑別が可能．

4）その他，原発性骨腫瘍/腫瘍類似疾患（bone island, osteoid osteoma/osteoblastoma など）

病変の硬化性変化の密度や周囲の浮腫，骨外進展の有無などで鑑別は可能．

解答　A1. 脊索はすべての脊索動物で認められ，頭尾側方向に長い柔軟な棒状の形態をしており，中胚葉由来の細胞から構成されている．体幹の形態の維持や支持，神経系の誘導，体節形成の制御に関与する．成長とともに脊索は脊椎に置換され，ヒトでは頭蓋底（斜台）から脊椎になる．

A2. 斜台や椎体の正中付近の病変で，MRIでは非特異的な信号（T2強調像で高信号，T1強調像で低信号）であるが，造影効果はなく，CTで淡い硬化性変化を示す．

A3. 病変が椎体の正中に存在し，CTでは淡い硬化性変化，MRIでは造影効果のない病変であり，基本的に骨梁は保たれ，骨外進展は示さない．

文献

1) Flanagan AM, Yamaguchi T, Tirabosco R, Inwards CY : Benign notochordul cell tumour. WHO Classification of Tumours Editorial Board : WHO classification soft tissue and bone tumours, 5th ed. Lyon : IARC, 2020.（eBook）

2) Usher I, Flanagan AM, Choi D : Systematic review of clinical, radiologic, and histologic features of benign notochordal cell tumors : implications for patient management. World Neurosurg 2019 ; 130 : 13-23.

3) Yamaguchi T, Suzuki S, Ishiiwa H, Ueda Y : Intraosseous benign notochordal cell tumours : overlooked precursors of classic chordomas? Histopathology 2004 ; 44 : 597-602.

症例 L3 14

70歳台女性．5か月前より両下肢のしびれが出現した．症状が次第に増悪して電撃痛を自覚するようになり，歩行困難となったため来院した．

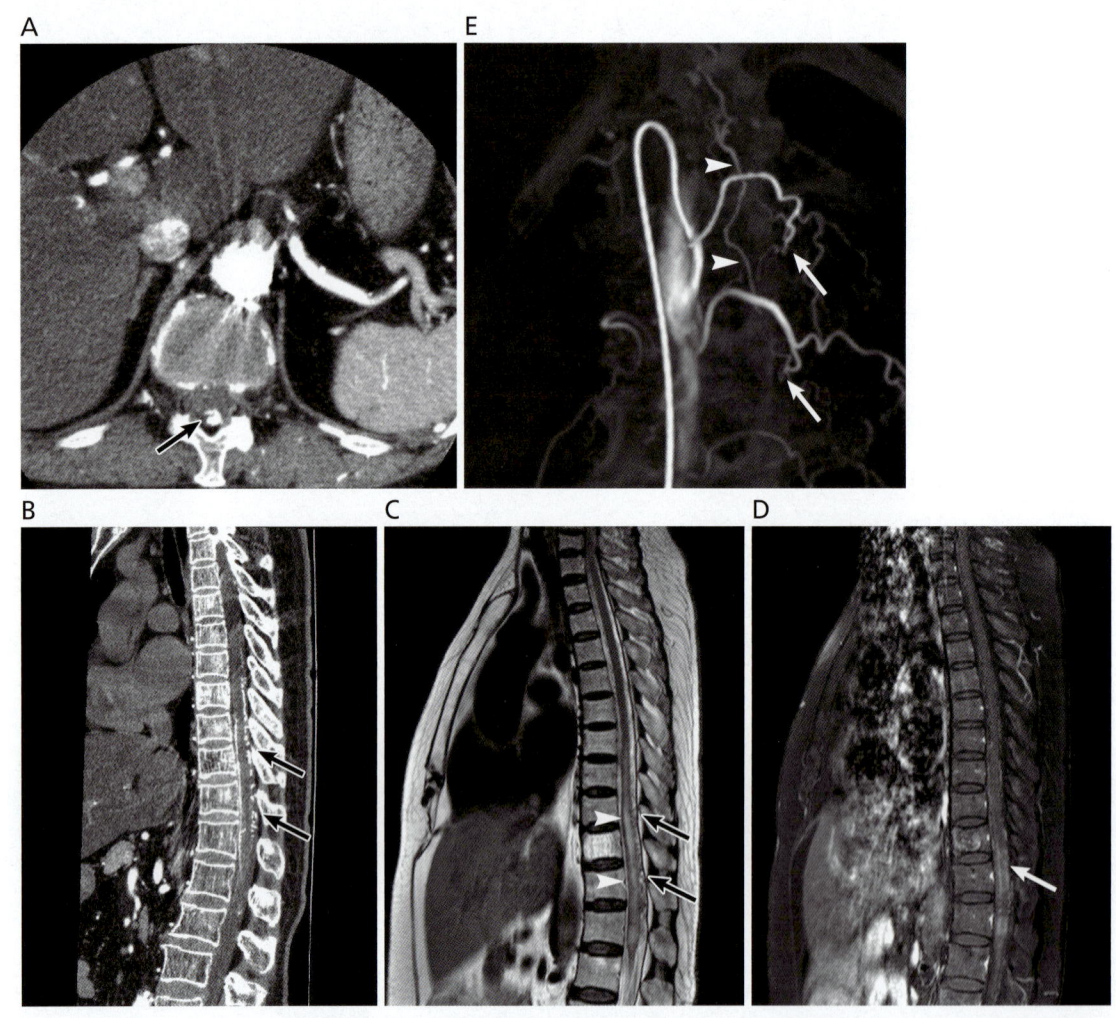

図1 造影CT A：横断像（動脈相），B：矢状断像（動脈相），MRI C：T2強調矢状断像，D：造影後脂肪抑制T1強調矢状断像，E：Angio-CT（左前斜位）（浦添総合病院 宮良哲博先生のご厚意による）

CT所見 造影CT横断像（**図1A**）にて，脊髄の背側に増強域を認める（→）．矢状断像（**図1B**）では，胸腰髄，馬尾の周囲に拡張した血管が描出されている（→）．

MRI所見 T2強調矢状断像（**図1C**）にて，CTで拡張した血管を認めた部位に一致して，増生したflow voidを認める（→）．また脊髄内には浮腫と思われる高信号域が広範にみられるが，腹側や背側の信号は保たれている（➤）．造影後脂肪抑制T1強調矢状断像（**図1D**）では拡張した異常血管が描出されている（→）．（Th10椎体内には血管腫と思われる高信号域がみられるが，本疾患との直接の関連はないものと思われる．）

| **Angio-CT 所見** | L1, L2 腰動脈から連続する神経根髄膜動脈を流入血管として，血管径が急峻に変化する部位(→)でシャントを認め，脊髄周囲静脈(►)への逆流を生じている(**図1E**). |

| **診断** | 硬膜動静脈瘻 dural arteriovenous fistula |

| **経過** | 動静脈瘻遮断術が施行され，術後の MRI では脊髄浮腫が改善した．その後リハビリを行い歩行困難は改善したが，知覚異常は残存した． |

問題 **Q1.** 硬膜動静脈瘻の好発年齢，好発部位を述べよ.
Q2. 硬膜動静脈瘻が症状を呈する機序を述べよ.
Q3. 硬膜動静脈瘻の MRI 所見のポイントは何か？

画像診断のポイント

CT
● 単純 CT にて病変を同定することは困難である.
● 後述の MRI 所見で本疾患が疑われた際は，造影 CT(特に 3D-CTA)が有用で，脊柱管内の硬膜上に分布する拡張した血管が描出される．ただし，血管造影検査による確認まで必要になることもある.

MRI
● T2 強調像にて，脊髄は腫大し内部に広範な高信号域を認める．静脈血のうっ滞に伴う脊髄浮腫を反映した所見である.
● 特徴的な所見として，浮腫をきたした脊髄の周囲，特に背側を主体として拡張蛇行した異常血管が flow void として同定される．シャント血流の逆流に伴い，拡張した脊髄周囲静脈である．heavily T2 強調像や 3D T2 強調像は，異常血管の flow void をより明瞭に描出する[1].
● そのほか，T2 強調像の高信号が脊髄の表面に及ばないことも本疾患に特徴的である[2].

血管造影
● 上下の分節動脈から分枝する神経根髄膜動脈が硬膜上で収束してシャントを形成し，架橋静脈や神経根髄膜静脈を介して脊髄周囲静脈へ逆流する.
● 流入動脈が収束し，血管径が急峻に変化する位置が同定されればシャント部位と判断することができる．この所見は血管造影検査が最も明瞭に描出しうる.

硬膜動静脈瘻

　脊髄血管奇形のなかで最も高頻度とされ，全体の 70％に上る[3]．中年以上の男性に多く，胸腰椎(Th5〜L3)が好発部位とされている[4]．下肢の筋力低下を生じることが多く，知覚障害を伴った進行性の対麻痺を呈する．膀胱直腸障害，腰痛，陰萎などの症状を認めることもある．シャント部から脊髄周囲静脈に逆流をきたし，静脈圧上昇による脊髄浮腫を生じることが症状の原因である．出血で発症する例は少ないとされる[5].

　MRI では一見，脊髄内の非特異的な浮腫性変化のみであるような症例も少なくない．正しい診断のためには脊髄周囲の拡張した異常血管を同定することが最も重要であり，thin slice 像などを用いて丹念に確認することが肝要である．また，T2 強調像の高信号が脊髄

の表面に及ばないことも本疾患でしばしばみられ，診断の一助となる[1]．硬膜動静脈瘻は血管内治療の適応となるため，正しい治療に導くためにも画像診断が果たす役割は大きい．

鑑別診断

　日常診療においては，MRI の T2 強調像にて脊髄内に 3〜4 椎体以上の広範な高信号域を呈しうる疾患が鑑別となる．

1）視神経脊髄炎スペクトラム障害 neuromyelitis optica spectrum disorders：NMOSD, 抗 MOG 抗体関連疾患 MOG antibody-associated disease：MOGAD

　自己免疫反応により視神経や脊髄を主体に炎症，脱髄が生じ，神経症状を繰り返す疾患である．脊髄のほか，視神経，大脳や脳幹にも病変が及ぶ．特徴的な所見として，異常信号が脊髄の中心部を主体に分布し，脳脊髄液と同程度の高信号域を呈することがある（bright spotty lesions）．

2）HTLV-1 関連脊髄症 HTLV-1-associated myelopathy：HAM

　成人 T 細胞白血病（ATL）の原因ウイルスであるヒト T 細胞白血病ウイルス 1 型（HTLV-1）感染者の一部に生じる疾患で，進行性の両下肢麻痺，排尿排便障害を呈する．多くは中年以降に発症し，緩徐に進行する．T2 強調像にて，脊髄の腫大を伴う高信号域が特徴であるが，慢性期では萎縮をきたすこともある．横断像では，両側の側索や後索に高信号域がみられることが鑑別点となりうる．

3）脊髄梗塞 spinal cord infarction

　急激な経過で発症することが多い．脊髄の腫大は急性期のみにみられ，次第に消失する．

解答　A1.　中年以降の男性に多い．好発部位は胸腰椎（Th5〜L3）である．

A2.　硬膜動静脈瘻を介して脊髄周囲静脈に逆流を生じると，静脈圧上昇に伴う静脈うっ滞，浮腫が生じる．これにより神経症状をきたすことが病態の本質である．

A3.　硬膜動静脈瘻の主な MRI 所見は以下の通りである．

① 脊髄腫大．

② T2 強調像における脊髄内の広範な高信号域（脊髄の表面はしばしば保たれる）．

③ 拡張した血管による flow void．

④ 脊髄背静脈など周囲血管の拡張．

⑤ 造影増強効果：異常血管が造影剤により増強される．

文献

1）安座間喜明，與儀　彰：脊髄長大病変-視神経脊髄炎，HTLV-1 関連脊髄症と脊髄硬膜動静脈瘻．臨床放射線 2021；66：1276-1278．

2）柳下　章：神経内科疾患の画像診断 第 2 版．秀潤社/Gakken，2019：597-605．

3）Koch C：Spinal dural arteriovenous fistula. Curr Opin Neurol 2006；19：69-75.

4）柳下　章・編：エキスパートのための脊椎脊髄疾患の MRI 第 3 版．三輪書店，2015：598-609．

5）Krings T, Geibprasert S：Spinal dural arteriovenous fistulas. AJNR Am J Neuroradiol 2009；30：639-648.

症例 **L3** **15–1**

40 歳台男性．1 年前に右下腿部腫瘤に気づく．その後，徐々に増大した．

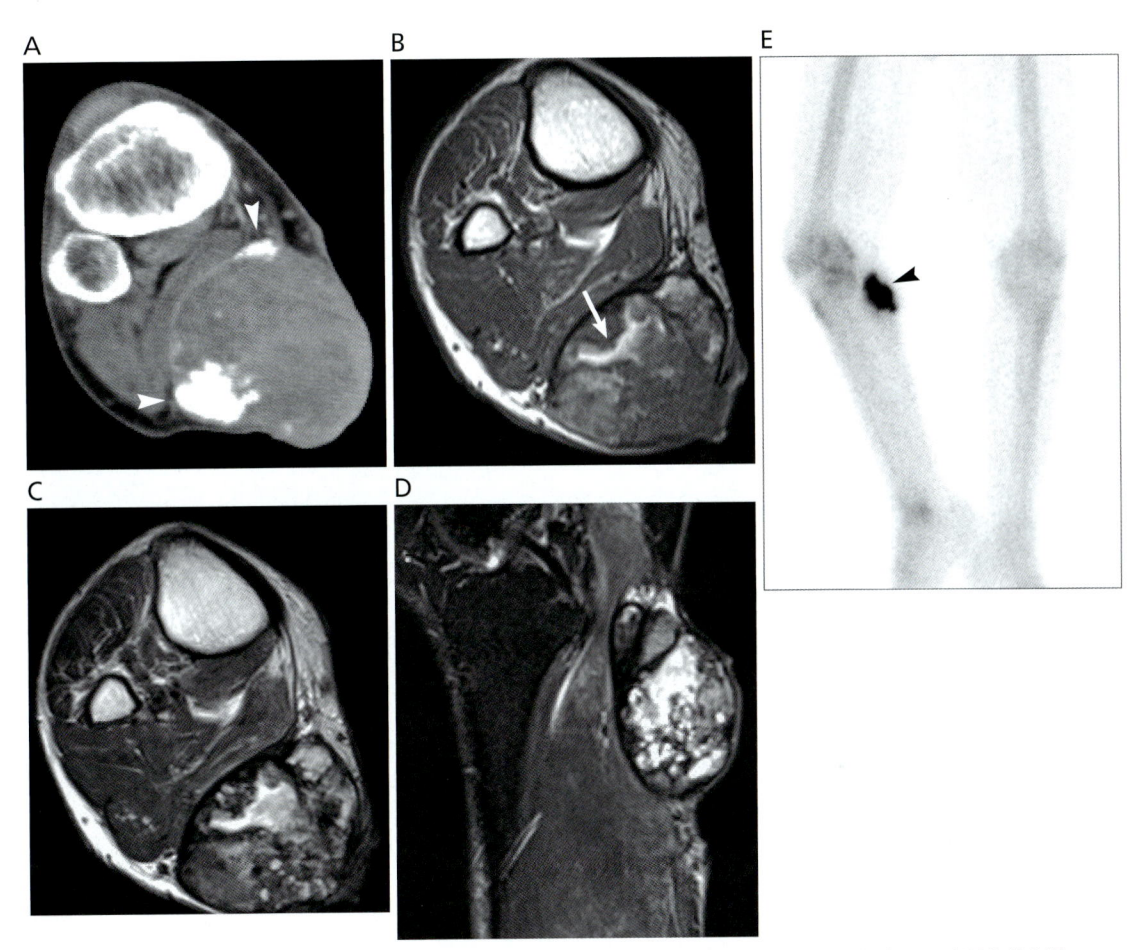

図1 A：右下腿単純 CT，MRI　B：T1 強調横断像，C：T2 強調横断像，D：脂肪抑制 T2 強調矢状断像，E：骨シンチグラフィ

CT 所見　右下腿皮下に粗大な石灰化を伴い（**図 1 A**，➤），偽被膜を有する比較的境界明瞭な 8 cm の腫瘤を認める．

MRI 所見　T1 強調像（**図 1 B**）で，腫瘤は不均一に筋肉と等信号を呈し，出血による高信号域を認める（→）．T2 強調像（**図 1 C**）や脂肪抑制 T2 強調像（**図 1 D**）で出血や壊死により不均一に高信号を呈している．辺縁には出血後のヘモジデリン沈着を反映して強い低信号域を認める．

骨シンチ 所見　右下腿近位部の腫瘤に一致して異常集積を認める（**図 1 E**，➤）．

診断　骨外性骨肉腫　extraskeletal osteosarcoma

経過　腫瘍生検にて骨外性骨肉腫と診断された．術前補助化学療法を行った後に広範囲切除術が行われた．術後 2 年目の MRI で局所再発を認めたため，追加切除術が行われた．

問題　**Q1.** 骨外性骨肉腫の好発部位と好発年齢を述べよ．
　　　Q2. 鑑別となる疾患は何か？

L3 15-2

40 歳台男性．2 年前に左大腿近位部皮下腫瘤に気づく．その後，徐々に増大し，左下腿に痺れが出現した．

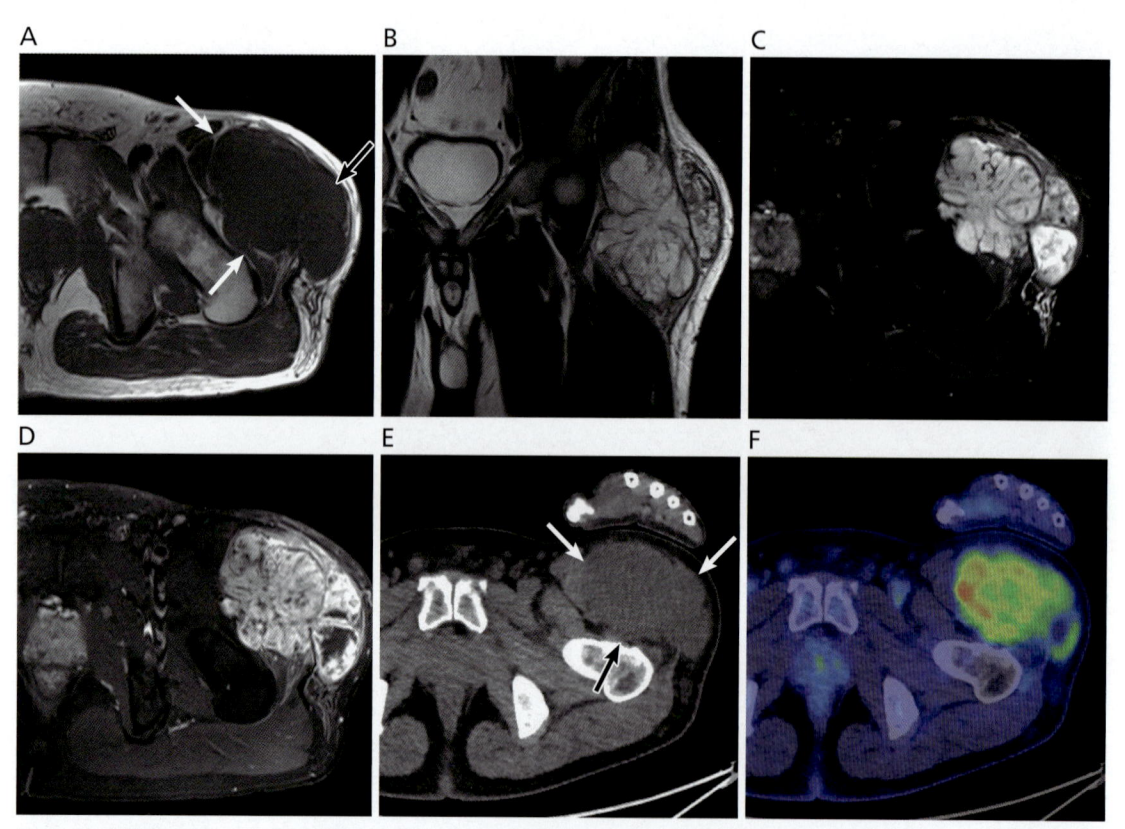

図 2　左大腿部 MRI　A：T1 強調横断像，B：T2 強調冠状断像，C：脂肪抑制 T2 強調横断像，D：造影後脂肪抑制 T1 強調横断像，^{18}F-FDG-PET/CT，E：単純 CT，F：fused image

MRI 所見　左大腿近位部に境界明瞭，辺縁分葉形を呈する 10 cm の腫瘤を認める．T1 強調像（**図 2 A**）で筋肉と等信号（→），T2 強調像（**図 2 B**）や脂肪抑制 T2 強調像（**図 2 C**）で高信号を呈し，低信号の隔壁を認める．造影後脂肪抑制 T1 強調像（**図 2 D**）では T2 強調像で高信号を示す領域は辺縁を主体に強く増強されている．

FDG-PET/ CT 所見	CT（図 2 E）では均一に筋肉よりやや低吸収を呈し，石灰化は認めない（→）．腫瘍に FDG の集積（SUVmax＝3.6）を認める（図 2 F）．

診断	骨外性粘液型軟骨肉腫 extraskeletal myxoid chondrosarcoma

経過	腫瘍生検にて悪性軟部腫瘍が疑われた．その後，広範囲切除術が行われ，骨外性粘液型軟骨肉腫と診断された．術後 3 年が経過したが，再発は認めていない．

問題　Q3. 骨外性粘液型軟骨肉腫の MRI 所見を述べよ．
　　　Q4. 鑑別となる疾患は何か？

画像診断のポイント

骨外性骨肉腫
- 単純 X 線写真や CT では，種々の程度の石灰化または骨化を伴う骨と連続性を認めない軟部影として認める．
- 石灰化または骨化は約半数の症例に認められ，経過中に出現することも，増加することもある．
- T2 強調像で出血，壊死により不均一な高信号を呈し，ヘモジデリン沈着を反映して強い低信号域を伴う．
- 腫瘍内出血が著しい場合は，血腫に類似した所見を呈する．
- 骨シンチグラフィでは，原発部位と転移巣に集積する．

骨外性粘液型軟骨肉腫
- 腫瘍は境界明瞭，分葉状または多結節状の形態を呈する．
- CT で筋肉よりやや低吸収を呈し，石灰化や骨形成は認めない．時に隣接する骨破壊を伴う．
- MRI の T2 強調像で，粘液状基質を反映して高信号の中に低信号の隔壁構造を認める．
- 造影 T1 強調像では，T2 強調像で高信号を示す領域は辺縁を主体に強く増強される．

骨外性骨肉腫，骨外性粘液型軟骨肉腫

骨外性骨肉腫

　軟部組織に発生し，腫瘍細胞が骨形成能を示す悪性腫瘍である．頻度は全軟部肉腫の 1％未満，全骨肉腫の約 4％とまれである[1]．大部分は *de novo* 発生であるが，5〜10％は放射線照射後の二次性骨外性骨肉腫である[1]．骨原発の通常型骨肉腫と異なり，好発年齢は 40〜60 歳台と高い．発生部位は大腿部が最多であり，そのほか，殿部，肩，軀幹部，後腹膜などにも発生する．

　単純写真や CT では，骨と連続性を認めない石灰化または骨化を伴う軟部影として認められる．CT は石灰化の描出に優れる．石灰化以外の部位は，筋肉と等吸収を呈する．石灰化または骨化は骨外性骨肉腫の約半数の症例に認められ，経過中に出現することも，増加することもある[2]．骨化性筋炎で認められるような，病変の辺縁部ほど顕著に成熟した骨が形成されるゾーン現象（zone phenomenon）は呈さない．MRI では偽被膜を伴い，境界明瞭な場合や周囲組織へ浸潤性に認められる場合がある．内部信号は非特異的であり，

T1 強調像で石灰化以外は等〜低信号, T2 強調像で筋肉と等〜高信号を呈する. 出血や壊死を伴うことが多く, その場合は, T2 強調像で不均一な高信号を呈し, ヘモジデリン沈着を反映して強い低信号域を伴う. 腫瘍内出血が著しい場合は, 血腫に類似した所見を呈する[2]. 骨シンチグラフィでは, 原発部位と転移巣に取り込みを認める.

骨外性粘液型軟骨肉腫

豊富な粘液状基質を伴って軟骨芽細胞様腫瘍細胞の網目状ないし索状配列からなる分葉状構造を特徴とするまれな悪性軟部腫瘍. 遺伝子学的に軟骨肉腫とは区別され, 骨軟部腫瘍の WHO 分類 第 5 版(2020)では分化未定腫瘍群に分類されている[3]. 頻度は軟部肉腫の 1% 以下とまれである. 好発年齢は 40〜60 歳台である. 男性での発生が女性の約 2 倍である. 好発部位は大腿近位の深部軟部組織であり, 四肢末端部や縦隔, 後腹膜にも発生する. 緩徐に増大する無痛性腫瘤である.

CT で均一に筋肉よりやや低吸収を呈し, 石灰化や骨形成は認めない. 腫瘍と隣接する骨に破壊を伴うことがある. MRI の T1 強調像で境界明瞭, 分葉状または多結節状の形態を呈し, 筋肉と等信号を呈する. まれに出血をきたすことがあり, その際は高信号を呈する. T2 強調像で粘液状基質を反映して高信号を呈し, 低信号の隔壁構造を認める. 造影 T1 強調像では, 隔壁主体に増強されること(rings and arcs enhancement)や辺縁主体に不均一に増強されることがある[4〜6].

鑑別診断

骨外性骨肉腫

1) 骨化性筋炎 myositis ossificans

反応性の線維組織と骨組織からなる筋肉内の限局性病変である. 若年成人の肘, 大腿, 殿部, 肩などに好発する. 発症から 4 週間以内の急性期では, 単純写真や CT で, 非特異的な軟部腫脹とわずかな石灰化を認める. 慢性期には, 病変の辺縁部ほど顕著に成熟した骨が形成されるゾーン現象(zone phenomenon)をきたす. この所見は骨外性骨肉腫との鑑別点となる(症例 L1-61, p. 235 参照).

2) 腫瘍状石灰化症 tumoral calcinosis

関節周囲の皮下にみられる結節状のカルシウム沈着である. 血清カルシウム値は正常である. 好発年齢は 20 歳以下で性差はない. 肩関節, 肘関節の周囲に好発する. 単純写真や CT では関節周囲に無構造や嚢胞状の分葉状石灰化としてみられる. 石灰化の濃度はさまざまであり, 石灰化の層による液面形成を認めることもある.

3) 滑膜肉腫 synovial sarcoma

種々の程度に上皮性分化を示す軟部肉腫である. 若年成人の四肢に好発する. 単純写真で約 30% の頻度で石灰化を認める. T2 強調像で出血や壊死, 線維組織, 石灰化などにより不均一に低信号, 等信号, 高信号が混在した所見, いわゆる triple sign を呈する. 造影 T1 強調像では充実部は強い増強効果を呈する(症例 L2-58, p. 491 参照).

骨外性粘液型軟骨肉腫

4) 筋肉内粘液腫 intramuscular myxoma

典型的には腫瘍は境界明瞭, 辺縁整で卵円形を呈する. T1 強調像で, 腫瘍の周囲には筋萎縮に伴う薄い脂肪層(fat band)や頭尾方向の脂肪増生(fat cap sign)を認める. また, T2 強調像で, 腫瘍の周囲に高信号を呈する粘液成分の漏出による浮腫性変化(peritumoral edema）を認める．腫瘍は T1 強調像で筋肉と等信号，T2 強調像で均一に高信号を呈する場合や，不均一に低信号の隔壁や結節を伴う場合がある．造影 T1 強調像でびまん性または辺縁のみ軽度増強される．

5）粘液型脂肪肉腫　myxoid liposarcoma

高分化型脂肪肉腫の次に多く，脂肪肉腫の 20〜30％を占めるサブタイプである．若年成人〜中年に好発し，他のタイプの脂肪肉腫と比べて発症年齢は若い．下肢の筋肉内に好発する．T1 強調像で高信号を呈する小結節や線状の脂肪成分を認める．豊富な粘液状基質によく発達した毛細血管網を認め，造影 T1 強調像で強い増強効果を呈する（症例 L2-45，p. 443 参照）．

6）粘液線維肉腫　myxofibrosarcoma

豊富な粘液産生を示す線維芽細胞性腫瘍である．2/3 は皮下組織に発生する．低〜高悪性まで幅広い悪性度を示す．低悪性度では粘液豊富で細胞密度は低いため，T2 強調像で強い高信号を呈する．高悪性度では多型性の目立つ腫瘍細胞が密に増殖し，壊死や出血巣が混在するため，T2 強調像で不均一な高信号を呈する．皮下発生例では，脂肪抑制 T2 強調像や造影 T1 強調像で筋膜に沿った進展（tail sign）を認める（症例 L2-46，p. 447 参照）．

解答 **A1.** 好発部位は大腿部，殿部，肩，軀幹部，後腹膜，好発年齢は 40〜60 歳台である．

A2. 骨化性筋炎，腫瘍状石灰化，滑膜肉腫など．

A3. 腫瘍は境界明瞭，分葉状または多結節状の形態を呈する．粘液状基質を反映して T2 強調像で高信号の中に低信号の隔壁構造を認める．

A4. 筋肉内粘液腫，粘液型脂肪肉腫，粘液線維肉腫など．

文献

1) Yamashita K, Hameed M : Extraskeletal osteosarcoma. WHO Classification of Tumours Editorial Board : Soft tissue and bone tumours, 5 th ed. Lyon : IARC, 2020 : 224-225.

2) Mc Auley G, Jagannathan J, O'Regan K, et al : Extraskeletal osteosarcoma : spectrum of imaging findings. AJR Am J Roentgenol 2012 ; 198 : W31-W37.

3) Horvai AE, Agaram NP, Lucas DR : Extraskeletal myxoid chondrosarcoma. WHO Classification of Tumours Editorial Board : Soft tissue and bone tumours, 5 th ed. Lyon : IARC, 2020 : 303-305.

4) Tateishi U, Hasegawa T, Nojima T, et al : MRI features of extraskeletal myxoid chondrosarcoma. Skeletal Radiol 2006 ; 35 : 27-33.

5) Kapoor N, Shinagare AB, Jagannathan JP et al : Clinical and radiologic features of extraskeletal myxoid chondrosarcoma including initial presentation, local recurrence, and metastases. Radiol Oncol 2014 ; 48 : 235-242.

6) Zang L, Wang R, Xu R, et al : Extraskeletal myxoid chondrosarcoma : a comparative study of imaging and pathology. Biomed Res Int 2018 ; article ID 9684268

症例 L3 16

70歳台男性．2～3年前より左肩関節痛があり，自然経過で改善していたが，最近増悪している．近医より紹介受診した．

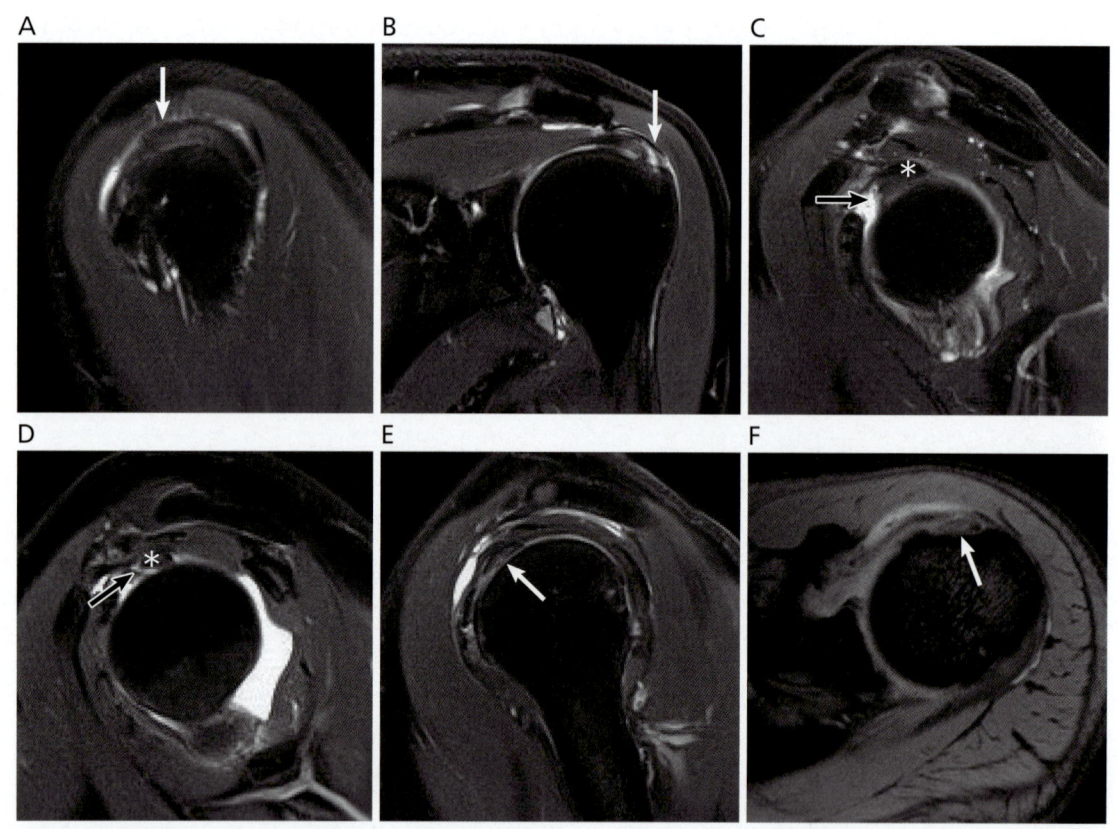

図1 左肩関節MRI　A：脂肪抑制T2強調斜矢状断像，B：脂肪抑制T2強調斜冠状断像，C〜E：脂肪抑制T2強調斜矢状断像（Dは正常比較症例），F：T2*強調横断像

MRI所見　脂肪抑制T2強調斜矢状断像（**図1A**）および斜冠状断像（**図1B**）で棘上筋腱および肩甲下筋腱の上腕骨付着部の腫大と信号上昇を認める（→）．腱板疎部では上腕二頭筋長頭腱（＊）を包みこむように走行する上関節上腕靱帯（→）が不明瞭で確認できないが（**図1C**），正常例（**図1D**，→）では明瞭に描出されている．上腕二頭筋長頭腱は腫大し信号上昇を認める（**図1E**，→）．また，上腕二頭筋長頭腱の亜脱臼による肩甲下筋腱の上腕骨付着部の不整と信号上昇と腫大を認める（**図1F**，→）．

診断　長頭腱滑車損傷（pulley lesion），Habermeyer 4型損傷

経過　腱板断裂，長頭腱滑車損傷，上腕二頭筋長頭腱症と診断され，腱板修復術が施行された．

問題 **Q1.** 腱板疎部(rotator interval)を構成する正常解剖とは何か？
Q2. 上腕二頭筋長頭腱滑車(biceps pulley)とは何か？
Q3. 腱板疎部の MRI 評価の要点を述べよ．

**画像診断の
ポイント**

- 腱板疎部病変の詳細を評価するにあたっては，MRI が有用である．
- 肩甲上腕関節に対して得られる斜矢状断像，横断像が評価に適しており，T2 強調像，T2*強調像を基本として脂肪抑制 T2 強調像などを追加する[1]．
- 上関節上腕靱帯(SGHL)は関節液貯留がなければ構造として認識することが難しい場合があり，上腕二頭筋長頭腱の腫大や走行位置異常の有無，周囲腱板の異常の有無から間接的に損傷の可能性を類推する場合もある．
- 腱板の構成腱，特に腱板疎部の辺縁となる棘上筋腱や肩甲下筋腱の関節面側の不整や信号上昇を見た場合は上腕二頭筋長頭腱の不安定がないか疑う．
- 上腕二頭筋長頭腱の異常には上腕二頭筋長頭腱鞘炎(biceps tenosynovitis)や上腕二頭筋長頭腱症(biceps tendinosis/tendinopathy)，上腕二頭筋腱脱臼・亜脱臼などがあり，それぞれ腱鞘の液体貯留や限局性の腱の腫大や信号上昇，上腕二頭筋長頭腱の位置異常などとして認められる．
- MR 関節造影は関節内に造影剤を注入する直接 MR 関節造影が一般的であり，関節内構造の損傷評価に用いられることがある．画像診断ガイドラインでは上腕二頭筋長頭腱関節唇複合体，関節上腕靱帯，腱板関節側などの評価に用いられることがあるとの記載がある．ただし，侵襲的であること，費用などのリスクがあることを理解して適応を判断する[2]．

腱板疎部病変

腱板疎部病変(rotator cuff interval injury)は腱板損傷，前上方インピンジメント，上腕二頭筋長頭腱の不安定性，上腕二頭筋長頭腱症，SLAP 病変(superior labrum anterior posterior lesion)，癒着性関節包炎などがある．上腕二頭筋長頭腱滑車の損傷に伴う上腕二頭筋長頭腱の不安定性が周囲組織のさらなる損傷を引き起こすことがあり，慢性的な肩関節痛の原因となりうる．関節鏡でも指摘されにくい病変もあり，隠れた病変(hidden lesion)とよばれることがある．

長頭腱滑車損傷は投球動作，反復的な上肢の挙上，肩関節の伸展位や最大外転・内転位，後方への転倒時に生じることが知られている．長頭腱滑車損傷は損傷部位により 4 つに分類されている[3]．

1 型：上関節上腕靱帯の単独病変．
2 型：上関節上腕靱帯と棘上筋腱の関節面側部分断裂．
3 型：上関節上腕靱帯と肩甲下筋腱の関節面側部分断裂．
4 型：上関節上腕靱帯と棘上筋腱と肩甲下筋腱の関節面側の部分断裂．

鑑別診断

臨床的に有用な検査法は確立されておらず，非特異的な肩関節痛を主訴にするため，画像の果たす役割は大きい．特定の疾患と腱板疎部病変の鑑別よりも，腱板疎部に病変を合

併しやすい病態を見た際に腱板疎部の詳細な評価をあわせて行い，画像でこれを見落とさないことが重要である．

解答 **A1.** 腱板疎部は文字通り腱板が疎となっている領域をさし，上縁を棘上筋腱（supraspinatus tendon）の前縁，下縁を肩甲下筋腱（subscapularis tendon）の上縁，内側を烏口突起（coracoid process）の基部，外側を上腕二頭筋長頭腱（long head of biceps tendon：LHB）と結節間溝（bicipital groove）とする三角形の領域である．rotator interval capsule により覆われ，烏口上腕靱帯（coracohumeral ligament：CHL）と関節内は上関節上腕靱帯（superior glenohumeral ligament：SGHL）がこれに癒合して補強している[4]．

A2. 上腕二頭筋長頭腱滑車は腱板疎部に存在する上腕二頭筋長頭腱の安定機構である．上腕二頭筋の長頭は肩甲骨の関節上結節（supraglenoid tubercle）に起始し，関節内（腱板疎部）を通り，結節間溝を通り，橈骨粗面に停止する．上腕二頭筋長頭腱は腱板疎部で外側に位置し，底部を上関節上腕靱帯と関節包の癒合靱帯，表層を烏口上腕靱帯に覆われることで滑車のように包み込まれている．ゆえに，上腕二頭筋長頭腱滑車は烏口上腕靱帯の内側部分，上関節上腕靱帯の上方部分，肩甲下筋腱の上方線維と棘上筋腱の一部からなる．

A3. 上腕二頭筋長頭腱滑車病変による上腕二頭筋長頭腱の不安定性がさらなる損傷を周囲に引き起こすことがあるため，腱板疎部およびその周囲構成要素の複合的病変の有無を評価する必要がある．肩甲上腕関節に対して得られる斜矢状断像，横断像が評価に適している．上腕二頭筋長頭腱滑車損傷の診断では，斜矢状断像で上関節上腕靱帯の不連続や描出不良，斜矢状断像や横断像で上腕二頭筋長頭腱の棘上筋腱や肩甲下筋腱付着部への偏位，上腕二頭筋長頭腱の腫大，信号上昇，辺縁不整などの所見が有用である．

文献

1) Zappia M, Reginelli A, Russo A, et al：Long head of the biceps tendon and rotator interval. Musculoskelet Surg 2013；97 Suppl 2：S99-108.
2) 日本医学放射線学会・編：画像診断ガイドライン 2021 年版．金原出版，2021：445-457, 483-485.
3) Habermeyer P, Magosch P, Pritsch M, et al：Anterosuperior impingement of the shoulder as a result of pulley lesions：a prospective arthroscopic study. J Shoulder Elbow Sur 2004；13：5-12.
4) 中田和佳：7.2 腱板疎部損傷・上腕二頭筋長頭腱損傷．上谷雅孝，青木隆敏，神島 保，他・編：関節の MRI 第 3 版．メディカル・サイエンス・インターナショナル，2020：329-335.

症例 L3 17

50歳台女性．2年前から徐々に進行する歩行障害，鼻茸切除後も再発する鼻閉を主訴に来院．来院時は筋力低下により車椅子で生活され，performance status 3．血液検査：ALP（1336 IU/L）が上昇，P（1.8 mg/dL）と1, 25-(OH)$_2$-D（8.3 pg/mL）が低下，Ca（9.3 mg/dL）とiPTH（35 pg/mL）が正常値であった．

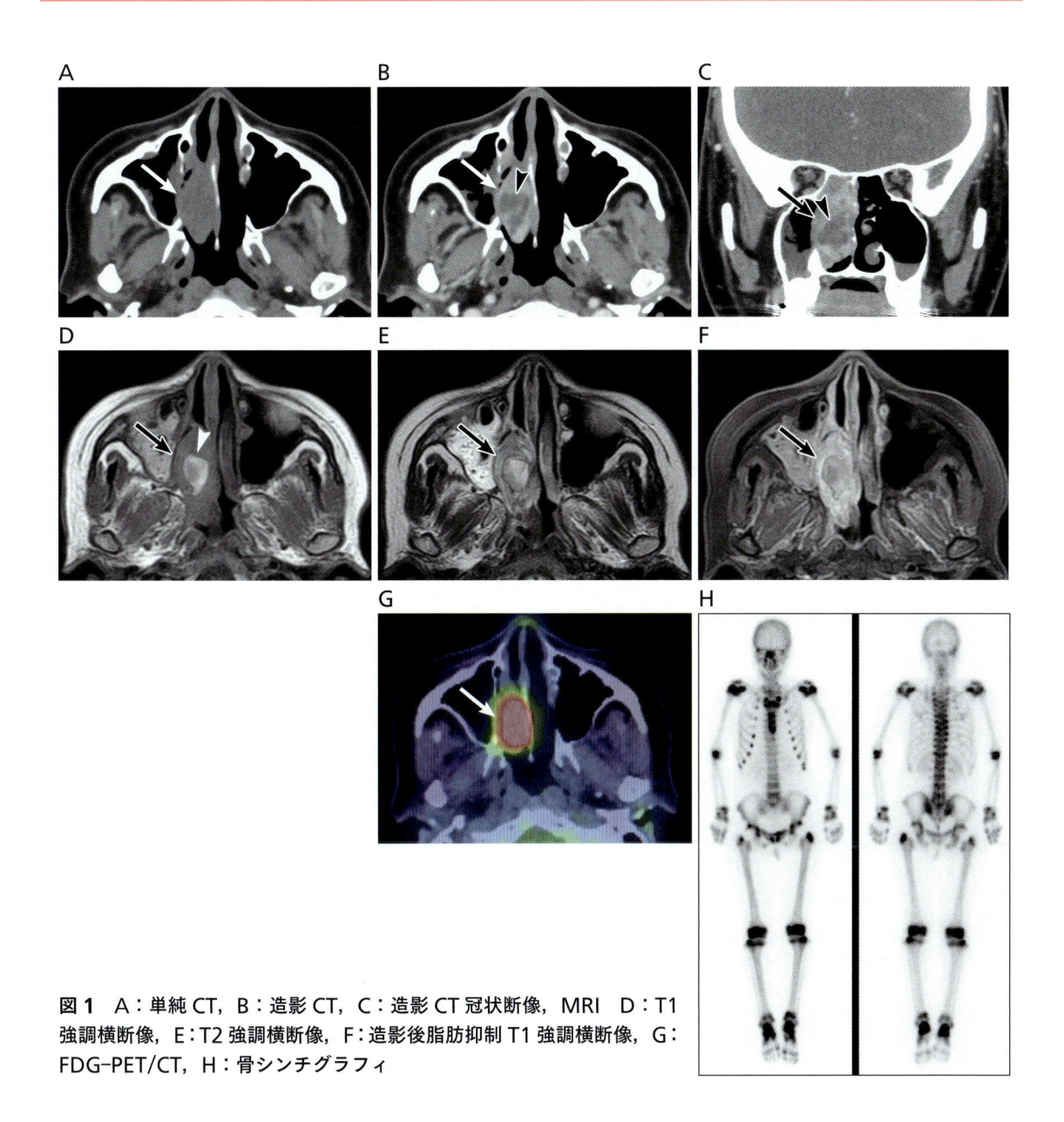

図1 A：単純CT，B：造影CT，C：造影CT冠状断像，MRI　D：T1強調横断像，E：T2強調横断像，F：造影後脂肪抑制T1強調横断像，G：FDG-PET/CT，H：骨シンチグラフィ

CT所見 右鼻腔から右篩骨洞に腫瘤（→）を認め，単純CT（**図1A**）で低吸収を示し，造影CT（**図1B，C**）で造影不良域（►）を伴って不均一に増強されている．明らかな骨破壊は認めない．

| **MRI 所見** | 腫瘍（→）の中心部に T1 強調像（**図 1 D**）で高信号域を認め（➤），出血が示唆される．辺縁の充実成分は T2 強調像（**図 1 E**）で不均一な中等度～高信号を示し，不均一に強く造影される（**図 1 F**）． |

| **シンチグラフィ所見** | FDG-PET/CT（**図 1 G**）で鼻腔腫瘍に SUVmax＝5.98 の集積を認める（→）．骨シンチ（**図 1 H**）で肋軟骨移行部，胸骨，肩関節，肘関節，手関節，恥骨，股関節臼蓋，大腿骨大転子，膝関節，足関節に左右対称性の異常集積が多発している． |

| **診断** | 腫瘍性骨軟化症 oncogenic osteomalacia |

| **経過** | 骨密度は平均値の 68％に低下していたが，副甲状腺シンチグラフィ（^{99m}Tc-MIBI）で異常集積は認めなかった．血中 FGF23（277 pg/mL）が上昇しており，腫瘍性骨軟化症を疑って鼻腔腫瘍が摘出され，病理学的に phosphaturic mesenchymal tumor と診断された．鼻腔腫瘍摘出術後 5 日目に FGF23（3.3 pg/mL）が正常化した． |

問題
Q1. 腫瘍性骨軟化症の好発年齢はどれくらいか？
Q2. 腫瘍性骨軟化症の原因となる腫瘍名は何か？　良性または悪性か？
Q3. phosphaturic mesenchymal tumor の好発部位はどこか？
Q4. phosphaturic mesenchymal tumor によって骨軟化症が生じる原因は何か？

画像診断のポイント
- phosphaturic mesenchymal tumor の画像所見は非特異的であり，骨軟化症＋軟部腫瘍または骨腫瘍の組み合わせから phosphaturic mesenchymal tumor を疑うしかない．
- CT で 56％に腫瘍内石灰化を認め，骨に発生した場合の CT 所見は，溶骨性病変（67％），狭い移行帯（75％）が特徴的とされている[1]．
- T1 強調像で中等度信号（84％），T2 強調像で高信号（39％）を示し，均一に造影される（70％）ことが多い[1]．T2 強調像で高頻度に低信号域を含む（89％）[1]．
- FDG-PET では平均 SUVmax＝4.1 の軽度集積を示す（1.5～10.8）[1]．

腫瘍性骨軟化症

　腫瘍性骨軟化症は phosphaturic mesenchymal tumor が産生する FGF23 が原因で発症する．FGF23 は常染色体顕性低リン血症性くる病・骨軟化症の原因遺伝子として同定された．FGF23 には血中のリンを低下させる働きがあり，血中の FGF23 が過剰になると，尿細管のリン再吸収が抑制され，尿中に排泄されるリンが増加し，低リン血症性くる病・骨軟化症が発症する．過剰に分泌された FGF23 によって起こる低リン血症性くる病・骨軟化症の総称が FGF23 関連低リン血症性くる病・骨軟化症であり，そのなかで先天性疾患として X 染色体連鎖性低リン血症性くる病・骨軟化症，後天性疾患として腫瘍性骨軟化症が代表的である．

　腫瘍性骨軟化症は血液検査で低 P 血症，高 ALP 血症，低 1, 25-$(OH)_2$-D が特徴的である．血中 Ca 濃度は正常または軽度低下であり，副甲状腺機能亢進症との鑑別点となる．腫瘍性骨軟化症が疑われる場合は，phosphaturic mesenchymal tumor を検索するために

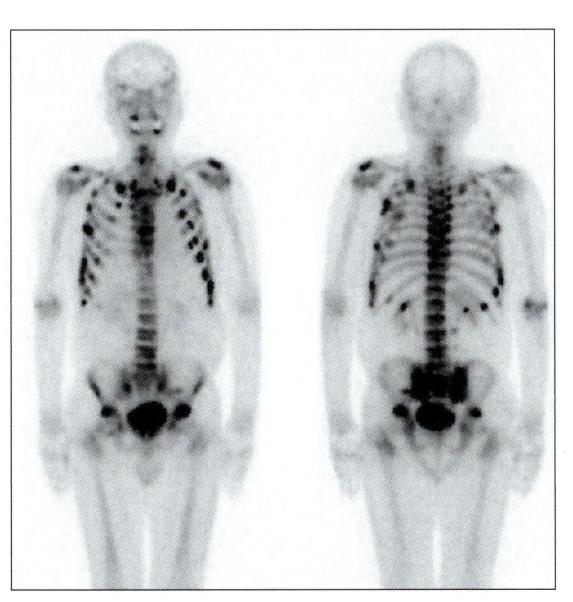

図2　30歳台女性　骨軟化症（非腫瘍性）
骨シンチグラフィ　肋軟骨移行部，肋骨，仙骨などに多数の異常集積を認め，脆弱性骨折が示唆される．

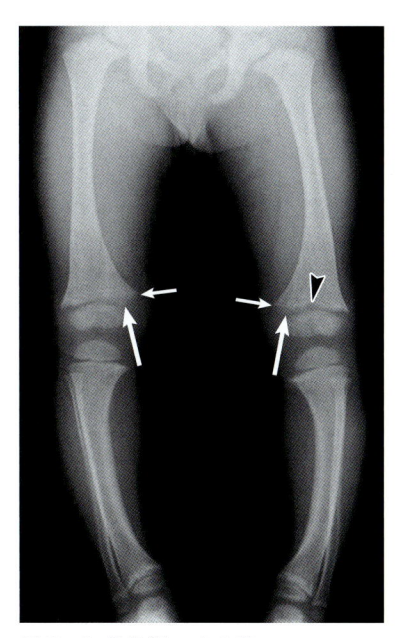

図3　3歳男児　くる病
下肢単純X線写真正面像　長管骨の弯曲変形（bowing），成長軟骨の刷毛状変化（fraying）（大矢印），骨幹端の杯状陥凹（cupping, ➤），骨幹端の横径拡大（flaring, 小矢印）を認める．

CT・MRI・PETなどが施行され，ソマトスタチン受容体シンチ・静脈サンプリングを施行することもある．phosphaturic mesenchymal tumorの病理診断は抗FGF23抗体の免疫染色が陽性となることで確定する．腫瘍切除後，速やかに病態が改善する臨床経過も本疾患に特徴的である．

鑑別診断

1）骨軟化症 osteomalacia

　　骨端線閉鎖後の病態である骨軟化症（図2）が発症する原因は先天性・後天性と多岐に渡るが，そのなかでもphosphaturic mesenchymal tumorが産生するFGF23が原因で発症するものが腫瘍性骨軟化症である．このため，骨軟化症のなかで腫瘍性骨軟化症が疑われる場合は，血中FGF23高値を確認した後，画像診断で腫瘍を検索する．

2）くる病 rickets

　　くる病は骨端線閉鎖前の病態である（図3）．腫瘍性骨軟化症の小児例は報告が散見されるものの，腫瘍性骨軟化症は一般的に中高年に発症するため，小児に対して腫瘍性骨軟化症を疑う場面は少ない．

解答　A1.　腫瘍性骨軟化症は40〜60歳台の中高年に好発する．

A2.　phosphaturic mesenchymal tumor. 以前はさまざまな名称で報告されていたが，2004年のFolpeの報告[2]以降は名称がphosphaturic mesenchymal tumorに統一され，WHOの骨軟部腫瘍分類では第4版（2013年）に初めて登場した．phosphaturic mesenchymal tumorは基本的に良性であるが，10%が悪性とされており，再発・転移を生じることがあ

る.

A3. phosphaturic mesenchymal tumor は軟部・骨のいずれにも発生するが, 軟部発生(60％)が骨発生(40％)よりも多い. 好発部位は, 下肢(46％)＞体幹(21％)＞頭頸部(19％)＞上肢(14％)の順に多い.

A4. phosphaturic mesenchymal tumor が産生する液性因子である線維芽細胞増殖因子 23 (fibroblast growth factor 23：FGF23)が原因となる.

文献

1) Broski SM, Folpe AL, Wenger DE : Imaging features of phosphaturic mesenchymal tumors. Skeletal Radiol 2019 ; 48 : 119-127.
2) Folpe AL, Fanburg-Smith JC, Billings SD, et al : Most osteomalacia-associated mesenchymal tumors are a single histopathologic entity : an analysis of 32 cases and a comprehensive review of the literature. Am J Surg Pathol 2004 ; 28 : 1-30.

症例 L3 18

20 歳台女性．2 か月前より右陰部近くに腫瘤が出現した．近医で撮像された MRI 検査で，軟部腫瘍を指摘された．

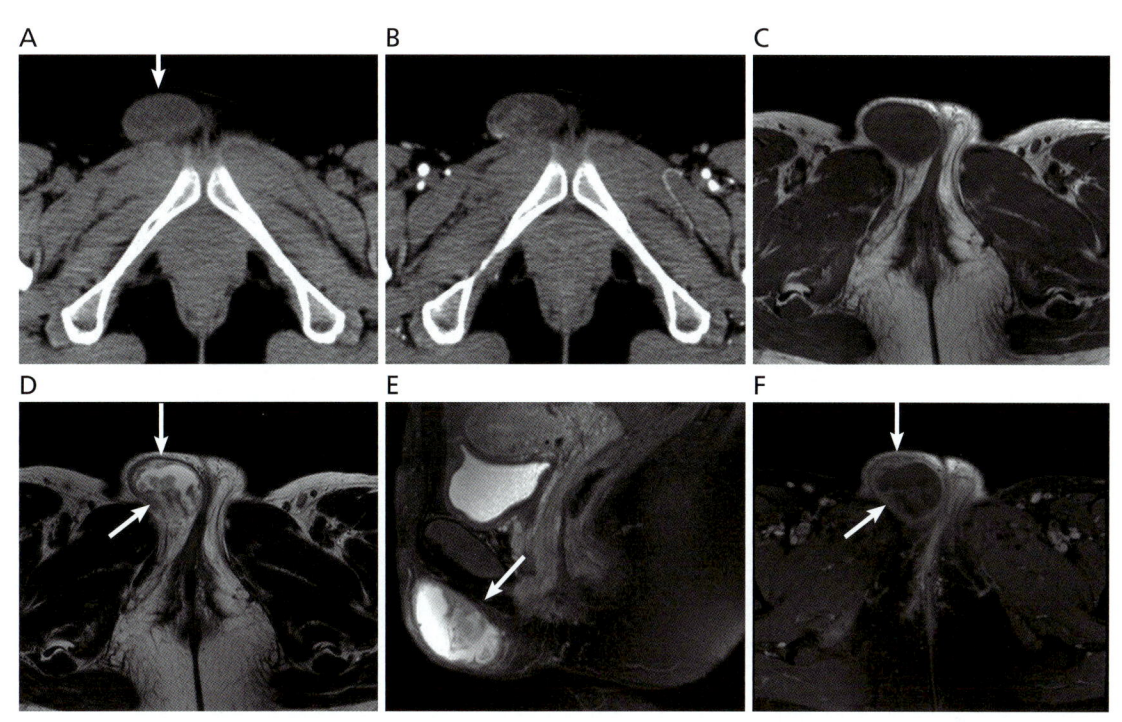

図 1　A：骨盤部単純 CT 横断像，B：造影 CT 横断像，MRI　C：T1 強調横断像，D：T2 強調横断像，E：脂肪抑制 T2 強調矢状断像，F：造影後脂肪抑制 T1 強調横断像

MRI 所見　右外陰部の皮下に境界明瞭な長径 5 cm の腫瘤を認める．単純 CT（図 1 A）で筋肉より低吸収（→），造影 CT（図 1 B）で不均一に淡く増強されている．T1 強調像（図 1 C）で筋肉と等信号，T2 強調像（図 1 D, E）で不均一に強い高信号を呈する液体成分と高信号を呈する充実部を認める（→）．充実部は，造影 T1 強調像（図 1 F）で強く増強されている（→）．

診断　類上皮肉腫　epithelioid sarcoma

経過　前医の婦人科にて腫瘍摘出術が行われ，筋上皮癌と診断された．その後の広範切除術にて，類上皮肉腫と診断された．広範切除術後 7 か月の経過観察目的の MRI で再発を認めたため，追加切除と放射線治療 50 Gy を行った．追加切除術後 10 年が経過したが，再々発は認めていない．

問題　Q1. 類上皮肉腫の好発年齢と好発部位を述べよ．
Q2. MRI 所見を述べよ．
Q3. 鑑別となる疾患は何か？

- 遠位型(またな古典型)は手や前腕の皮下，筋膜に沿って境界不明瞭な腫瘤としてみられる．
- 近位型(または大細胞型)は骨盤部や外会陰に分葉状や多結節状を呈し，境界は明瞭または不明瞭な腫瘤として認められる．
- 内部に出血をきたすことが多く，T1 強調像で不均一な高信号を呈する場合がある．
- 近位型では再発や転移をきたしやすく，リンパ節転移を伴うことが多い．

類上皮肉腫

好酸性の細胞質をもつ上皮様の腫瘍細胞が均一に密に増殖する部位と紡錘形細胞が不規則に増殖する部位が混在する腫瘍であり，骨軟部腫瘍の WHO 分類 第 5 版(2020)では分化不明腫瘍の悪性に分類されている[1]．手や前腕など四肢末端に発生する遠位型(または古典型，**図 2**)と骨盤部や外会陰などに好発する近位型(または大細胞型)に分類される[1]．頻度は，全悪性軟部腫瘍の 1.0%未満とまれである．10〜40 歳までの小児や若年成人に好発し，男性での発生が女性の約 2 倍である．真皮，皮下組織に発生する浅在性病変は，進行すると皮膚潰瘍を形成する．しばしば疼痛や圧痛を伴う．遠位型と比較して，近位型では再発や転移をきたしやすく，リンパ節転移を伴うことが多い[2,3]．

遠位型は皮下，筋膜に沿って境界不明瞭に進展する．近位型では分葉状や多結節状を呈し，境界は明瞭から不明瞭までさまざまである．MRI 所見は非特異的であり，T1 強調像で低信号，T2 強調像で不均一な高信号を呈する．内部に出血をきたすことが多く，T1 強調像で不均一な高信号を呈する場合がある．造影 T1 強調像では出血や壊死により不均一に増強される[2,4]．

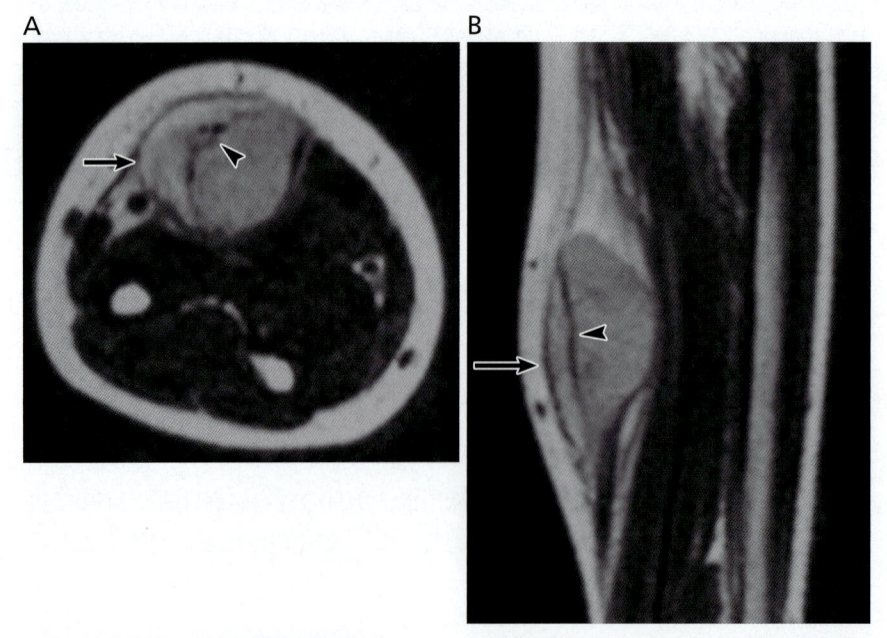

図 2　8 歳女児　類上皮肉腫(遠位型)
前腕 MRI　A：T2 強調横断像，B：T2 強調矢状断像　前腕屈曲側に T2 強調像(A, B)で比較的均一に高信号を呈する腫瘤を認める(→)．腫瘍内に低信号を呈する屈筋腱を認める(➤)．

鑑別診断

1）血管肉腫 angiosarcoma

　高齢男性の頭皮に好発する悪性の血管性腫瘍である．頻度は軟部肉腫の 2〜4％とまれである．皮膚に発生した血管肉腫は皮膚の肥厚と皮下脂肪組織の多結節腫瘍として認められる．T1 強調像で筋肉と等信号を呈するが，出血をきたすと高信号域を認める．T2 強調像で不均一に低信号を呈する．造影 T1 強調像では強い増強効果を呈し，辺縁部に flow void を認めることがある．発生部位と年齢の違いや flow void の有無は，本症との鑑別点となる（症例 L2-58，p. 491 参照）．

2）滑膜肉腫 synovial sarcoma

　種々の程度に上皮性分化を示す軟部肉腫である．若年成人の四肢に好発する．単純 X 線写真で約 30％の頻度で石灰化を認める．T2 強調像で出血や壊死，線維組織，石灰化などにより不均一に低信号，等信号，高信号が混在した所見，いわゆる triple sign を呈する．造影 T1 強調像では充実部は強い増強効果を呈する．T2 強調像の所見，石灰化やリンパ節転移の有無などは，本症との鑑別点となる（症例 L2-60，p. 497 参照）．

解答　A1. 好発年齢は 10〜40 歳までの小児や若年成人であり，好発部位は遠位型では手や前腕，近位型では骨盤部や外会陰である．

A2. 遠位型は皮下，筋膜に沿って境界不明瞭に進展する．近位型では分葉状や多結節状を呈し，境界は明瞭から不明瞭までさまざまである．MRI 所見は非特異的であるが，内部に出血をきたすことが多く，T1 強調像で不均一な高信号を呈する場合がある．造影 T1 強調像では出血や壊死により不均一に増強される．

A3. 血管肉腫，滑膜肉腫など．

文献

1) Oda Y, Dal Cin P, Le Loarer F, et al : Epithelioid sarcoma of soft tissue. WHO Classification of Tumours Editorial Board : Soft tissue and bone tumours, 5th ed. Lyon : IARC, 2020 ; 294-296.

2) Tateishi U, Hasegawa T, Kusumoto M, et al : Radiologic manifestations of proximal-type epithelioid sarcoma of the soft tissue. AJR Am J Roentgenol 2002 ; 179 : 973-977.

3) Hanna SL, Kaste S, Jenkins JJ, et al : Epithelioid sarcoma : clinical, MR imaging and pathologic findings. Skeletal Radiol 2002 ; 31 : 400-412.

4) McCarville MB, Kao SC, Dao TV, et al : Magnetic resonance and computed tomography imaging features of epithelioid sarcoma in children and young adults with pathological and clinical correlation : a report from Children's Oncology Group study ARST0332. Pediatr Radiol 2019 ; 49 : 922-932.

生後 1 か月男児．胎児期より四肢短縮を指摘されていた．

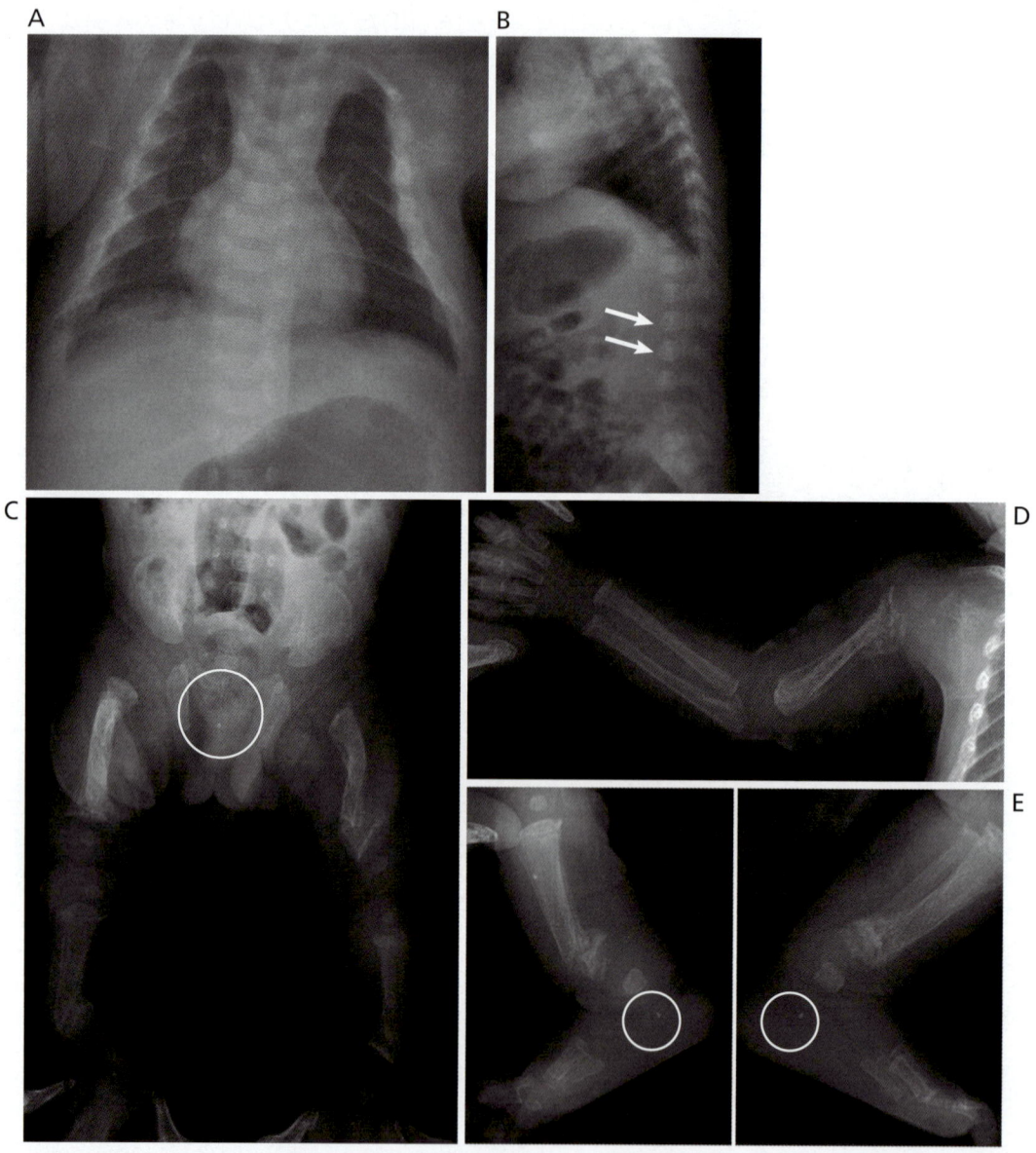

図 1 単純 X 線写真 A：胸部正面像，B：脊椎側面像，C：骨盤部正面像，D：右上肢正面像，E：両下肢正面像

単純 X 線所見　骨陰影はびまん性に低下し内部粗糙化を伴う．大腿骨や脛骨，上腕骨，肋骨などには骨膜下骨新生が認められる（図 1 A, C, D）．骨幹端や肋骨の腹側端は拡大，不整像を呈する．脛骨遠位骨幹端には偽骨折様分裂（submetaphyseal fragmentation）を伴う（図 1 E）．仙骨から尾骨領域，踵骨部に点状石灰化が複数認められる（図 1 C, E，円内）．椎体は前後径が短縮

し頭尾径が長く，やや丸い形態を呈して体幹筋緊張低下が疑われる（**図1B**，→）．全身状態が不良であることを思わせる bone-in-bone appearance も認められる．

診断　ムコリピドーシスⅡ型（I-cell 病）mucolipidosis type Ⅱ（I-cell disease）

経過　その後の経過不明．

L3 19-2

8歳男児．新生児期から粗糙な顔貌，歯肉肥厚が認められていた．心臓弁膜症を指摘されている．

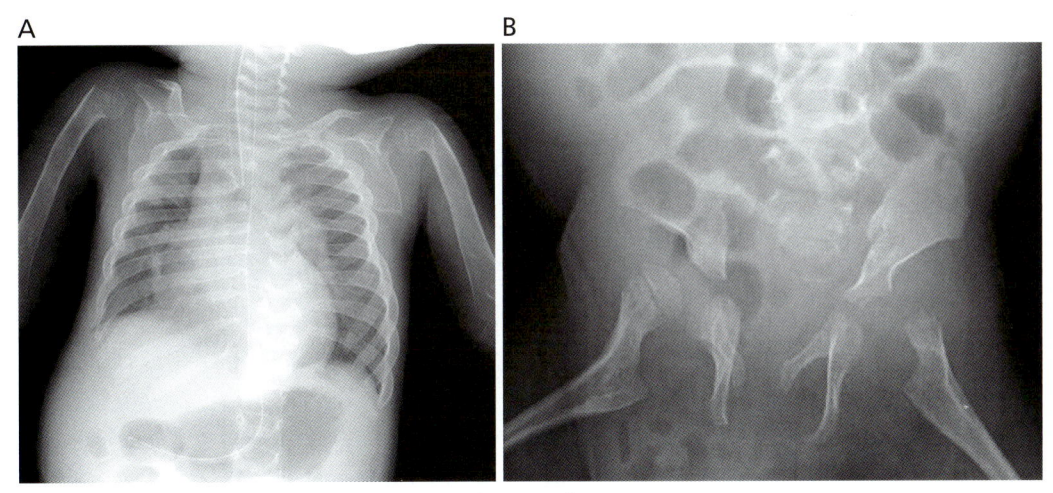

図2 単純X線写真　A：胸部正面像，B：骨盤部正面像

単純X線所見　"dysostosis multiplex" の所見が認められる．胸部（**図2A**）では，肋骨は全体的に太く椎体付着部で細くオール状の形態を呈する．上腕骨骨幹部は太い．逆に近位骨幹端は細く，内反変形がみられる．肩甲骨関節窩は低形成．鎖骨は遠位側が細い．心拡大も認められる．骨盤部（**図2B**）では，腸骨翼のフレアリング，腸骨遠位の細狭化，ワイングラス状の小骨盤内縁が認められる．大腿骨頸部は細い．左大腿骨頭は消失している．

診断　ムコリピドーシスⅡ型（I-cell 病）mucolipidosis type Ⅱ（I-cell disease）

経過　呼吸器感染症や心臓弁膜症による心不全などに対して対症的に治療されている．

問題　**Q1.** ムコリピドーシスで認められるX線学的な所見を述べよ．
　　Q2. ムコリピドーシスとムコ多糖症の臨床的な鑑別点を述べよ．

**画像診断の
ポイント**

- ムコリピドーシスの幼児期以降では，ムコ多糖症と同様のX線所見 dysostosis multiplex（脊柱の後側弯，椎体の変形，オール状の肋骨，短く太い鎖骨，肩甲骨関節窩の低形成，細い上腕骨近位，腸骨翼のフレアリング，腸骨遠位の狭細化，ワイングラス状の小骨盤内縁，外反股，細い大腿骨頸部，指節骨の小弾丸状変形(bullet-shaped phalanges)，中手骨近位端の狭細化(metacarpal pointing)の所見が認められる．
- 特筆すべき点は，胎児期/新生児期発症例では，乳児期までのみに限って認められる特有の骨所見があることである．すなわち，踵骨や仙尾部の点状石灰化(stippled epiphysis)，重度の破骨細胞亢進を反映した所見，骨膜下骨増生(periosteal cloaking)などである．これらの骨所見は，乳児期に消失し，その後 dysostosis multiplex へと変化する．
- ムコ多糖症やムコリピドーシスは，骨，軟部組織の高分子物質の蓄積や破骨細胞の異常亢進による骨脆弱性を背景に持っている．骨折後の癒合不全，病的な骨吸収が生じることが報告されている．症例 L3-19-2 で認められる左大腿骨頭の消失は，おそらく軽微な骨損傷後の進行性骨吸収の結果と推測される．

ムコリピドーシス

ムコリピドーシスは，ムコ多糖症(症例 L3-11，p. 550 参照)とともに，ライソゾーム内に高分子物質が蓄積するライソゾーム病のひとつで常染色体潜性(劣性)遺伝性疾患である．1967 年に，"Hurler 症候群に類似するが，尿中ムコ多糖の排泄増加が認められない疾患"として報告され，ムコ多糖症とスフィンゴリピドーシス(**NOTE 1**)の特徴を合わせもつことからムコリピドーシスと名づけられた．かつてはムコリピドーシス I ～IV型に分類されたが，現在は"ムコリピドーシス"の用語はII/III型を指し示すことが多い(**NOTE 2**)．

ムコリピドーシスII/III型は，酵素のライソゾームへの運搬障害が原因である．血中のライソゾーム酵素は上昇する．胎児期や新生児期に顕在化する重症型のII型，乳児期以降に発症し緩徐に進行する軽症型のIII型に分類されてきた．重症例では，患者皮膚の線維芽細胞に蓄積物で腫大したライソゾームを反映する細胞密度の高い小胞(inclusion body)が多数認められることから，II型は inclusion cell disease；I-cell 病ともよばれた．しかし，ムコリピドーシスII/III型は，いずれも同一酵素 GlcNAc-1-phosphotransferase をコードする遺伝子(*GNPTAB* および *GNPTG*：前者はII型あるいはIII型を，後者はIII型を引き起こす)の異常によると解明され，また中間的な重症度の症例も存在するため，II型とIII型を細分類する意義は減じてきている．

罹患者は，粗な顔貌(前額部の突出，腫れぼったい眼瞼，鞍鼻，巨舌)，肝脾腫，関節拘縮，関節脱臼，筋緊張低下，鼠径ヘルニアなどムコ多糖症類似の兆候を呈するが，これらの特徴が重症例では生下時から顕在化している点がムコ多糖症と異なる．また尿中ムコ多糖が陰性(あるいは軽度)であること，歯肉肥厚が認められる点も，ムコ多糖症との重要な鑑別点となる．合併する，心臓弁膜の肥厚による弁膜症や，呼吸器感染症，中耳炎などに対して対症療法を行う．数十万出生に 1 人以下の希少疾患で，根治療法は開発されていない．

鑑別診断

新生児期発症例では新生児副甲状腺機能亢進症が画像上の鑑別にあがる．

　幼児期以降はムコ多糖症を中心とする dysostosis multiplex をきたす疾患が鑑別疾患である.

解答 Q1. 新生児期〜早期乳児期には,踵骨,仙尾部の点状石灰化,重度の破骨細胞亢進を反映した骨粗糙化,骨膜下骨増生など.これらは乳児期に消失し幼児期以降には分厚い頭蓋冠,J型に拡大したトルコ鞍(J-shaped sella),オール状肋骨,椎体変形,腸骨翼のフレアリング,腸骨遠位の狭細化,ワイングラス状の小骨盤内縁,外反股,中手骨近位端の狭細化(metacarpal pointing),指節骨の小弾丸状変形(bullet-shaped phalanges)などが目立つようになる.

Q2. 尿中ムコ多糖が陰性であること,歯肉肥厚が認められること.粗な顔貌や関節症状などは,重症例ではムコ多糖症とは異なり新生児期から認められること.

NOTE 1

スフィンゴリピドーシス sphingolipidosis

　ライソゾーム病のひとつで,スフィンゴ脂質の分解障害による.Gaucher 病や異染性白質ジストロフィー,Niemann-Pick 病などに代表される.

NOTE 2

ムコリピドーシス I,IV型

　シアリダーゼの欠損により細胞内にシアル酸含有のオリゴ糖などが蓄積するシアリドーシスはかつてムコリピドーシス I 型とよばれた.dysostosis multiplex を示すが,骨変化は軽度である.ムコリピドーシスIV型は *MCOLN1* の変異により視力障害や精神運動発達の退行をきたす疾患で,骨変化はみられない.組織学的にはライソゾーム蓄積が認められるものの,病態はライソゾーム酵素異常ではなく endocytosis の異常とされる.本邦では極めてまれである.

文献

1) Spranger JW : Bone dysplasias : an atlas of genetic disorders of skeletal development, 4th ed. New York : Oxford University Press, 2018.
2) 西村　玄:【先天代謝異常症を見逃さない】診断へのアプローチ,画像診断 骨の画像.小児内科 2010 ; 42 : 1145-1151.
3) Lai LM, Lachman RS : Early characteristic radiographic changes in mucolipidosis II. Pediatr Radiol 2016 ; 46 : 1713-1720.
4) Ichikawa T, Nishimura G, Tsukune Y, et al : Progressive bone resorption after pathological fracture of the femoral neck in Hunter's syndrome. Pediatr Radiol 1999 ; 29 : 914-916.

30 歳台男性．3 か月前より左膝外側に腫瘤と痛みを自覚．MRI 検査で，軟部腫瘍を指摘された．

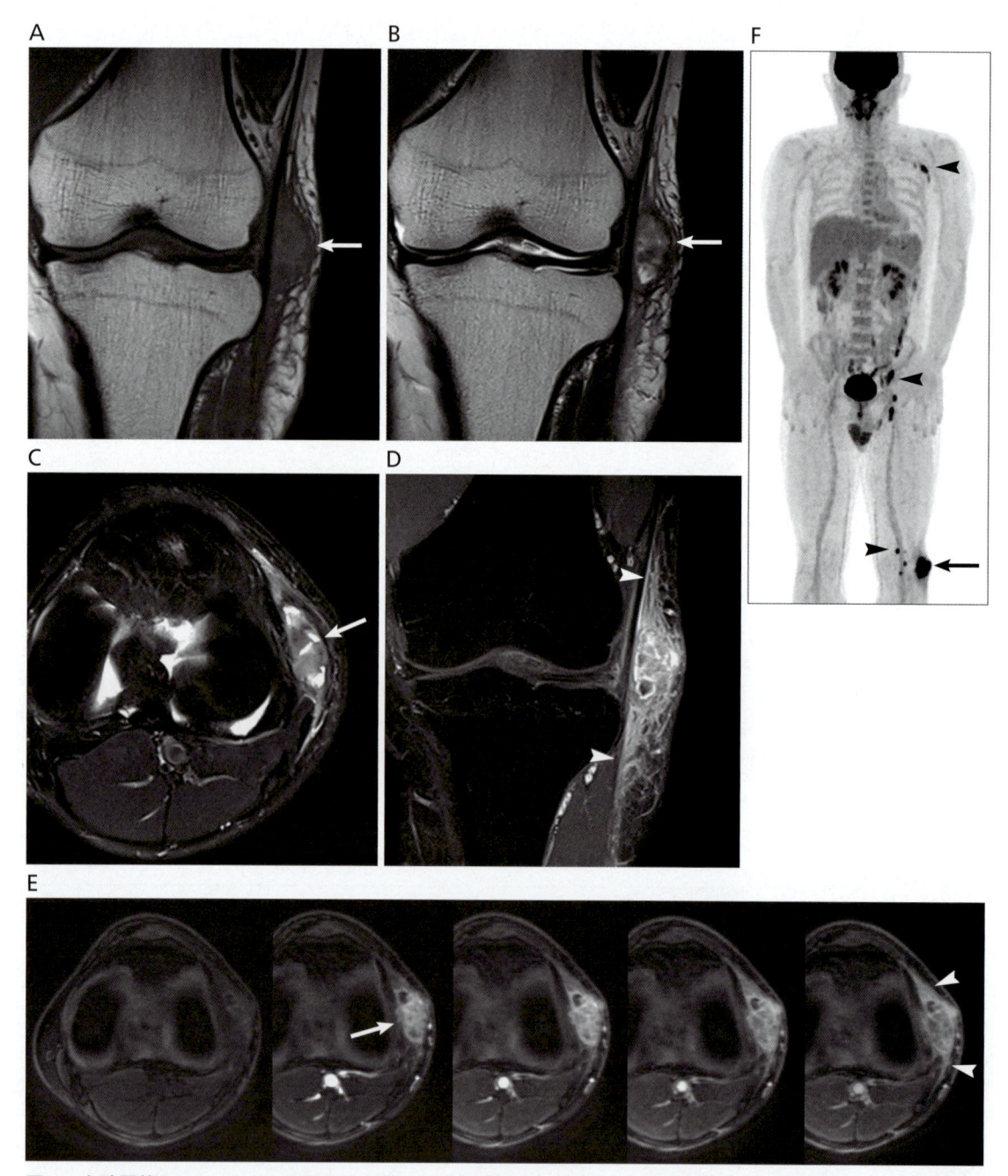

図 1　左膝関節 MRI　A：T1 強調冠状断像，B：T2 強調冠状断像，C：脂肪抑制 T2 強調横断像，D：造影後脂肪抑制 T1 強調冠状断像，E：ダイナミック MRI 横断像，F：^{18}F–FDG–PET（MIP）

MRI所見 左膝関節外側に T1 強調像（**図 1 A**）で筋肉よりやや高信号を呈する 3 cm の腫瘤を認める（→）．T2 強調像（**図 1 B**）や脂肪抑制 T2 強調像（**図 1 C**）で，腫瘍は境界明瞭，内部は不均一な高信号を呈している（→）．造影後脂肪抑制 T1 強調像（**図 1 D**）では腫瘍は不均一に強く増強され，周囲脂肪組織は腸脛靱帯に沿って増強効果を認める（►）．ダイナミック MRI（**図 1 E**）では腫瘍は早期より不均一に造影され，その後も増強効果は持続している（→）．周囲脂肪組織は漸増的に増強効果を認める（►）．

FDG-PET所見 腫瘍に FDG の高集積を認める（SUVmax＝14.1，**図 1 F**，→）．左膝窩部，左鼠径部，左腋窩のリンパ節にも集積を認める（►）．

診断 明細胞肉腫 clear cell sarcoma

経過 腫瘍生検にて悪性黒色腫，明細胞肉腫，母斑細胞母斑が疑われた．広範切除術，リンパ節切除術が行われ，明細胞肉腫，リンパ節転移と診断された．腫瘍細胞の周囲脂肪組織へ浸潤を認めた．

問題 **Q1.** 明細胞肉腫の好発年齢と好発部位を述べよ．
Q2. リンパ節転移をきたす頻度が高い軟部肉腫は何か？
Q3. 脂肪性腫瘍以外で，T1 強調像で筋肉より高信号を呈する腫瘍の鑑別をあげよ．

画像診断のポイント

- 境界明瞭な円形や楕円形の腫瘤としてみられる．
- 表皮との連続性はなく，深部で筋膜や腱に浸潤する．
- T1 強調像でメラニン含有を反映して，筋肉より高信号を呈することがある．
- リンパ節転移の頻度が高い．

明細胞肉腫

　メラノサイトへの分化を示す軟部原発の悪性腫瘍であり，軟部悪性黒色腫（malignant melanoma of soft part）ともよばれるが，皮膚の悪性黒色腫とは異なる疾患単位である．骨軟部腫瘍の WHO 分類 第 5 版（2020）では分化不明腫瘍の悪性に分類されている[1]．

　頻度は軟部肉腫の 1％以下とまれである[1]．好発年齢は 20〜40 歳の若年成人，好発部位は四肢，特に下肢の腱や靱帯周囲である．痛みや圧痛を約半数に認める．発育は緩徐で，数か月〜数年かけて増大する．リンパ節転移は 16％の頻度で認める[2]．そのほか，肺や骨へ転移しやすい．

　MRI では境界明瞭な円形や楕円形の腫瘤を呈する．表皮との連続性はなく，深部で筋膜や腱に浸潤する．約半数でメラニン含有を反映して T1 強調像で筋肉より高信号を呈する[3]．T2 強調像でメラニン，ヘモジデリン，線維成分などを反映し種々の信号を呈する．造影 T1 強調像では不均一に強い増強効果を呈する．

鑑別診断

　T1 強調像で筋肉より高信号を呈する腫瘍には，脂肪性腫瘍を除いた場合，悪性黒色腫，悪性メラニン性神経鞘腫，胞巣状軟部肉腫などが鑑別となる．

1）悪性黒色腫 malignant melanoma

神経堤起源細胞でメラニン産生細胞であるメラノサイト（melanocyte）に由来する悪性腫瘍である．そのほとんどが皮膚発生であるが，メラノサイトが存在する口腔，鼻腔，食道，肛門，外陰部などの粘膜や脈絡膜，脳軟膜，脊髄膜にも発生する．中年以降に好発する．メラニン含有を反映して T1 強調像で筋肉より高信号を呈する．

2）悪性メラニン性神経鞘腫 malignant melanotic nerve sheath tumor

メラニンへの分化を示す均質なシュワン細胞よりなるまれな悪性の末梢神経鞘腫瘍である[4]．以前はメラニン性神経鞘腫として知られていたが，浸潤傾向が強く，転移・再発をきたしやすいことから，骨軟部腫瘍の WHO 分類 第 5 版（2020）では末梢神経鞘腫瘍群の悪性に再分類された．頻度は，神経鞘腫全体の 1％未満とまれである．成人の脊椎周囲に好発する．Carney 症候群（**NOTE** 参照）との合併が知られている．

3）胞巣状軟部肉腫 alveolar soft part sarcoma

類洞様血管網によって取り囲まれる胞巣状構造という組織学的な特徴を有する，分化不明腫瘍の悪性に分類される軟部腫瘍である．思春期〜若年成人の四肢，特に大腿や殿部に好発する．富血性腫瘍であり，内部や辺縁に flow void を認める．ダイナミック造影では動脈相で濃染し，腫瘍へ流入する栄養血管と早期静脈還流を認める．flow void を認めないことやダイナミック造影パターンは明細胞肉腫との鑑別点となる．

解答 **A1.** 好発年齢は 20〜40 歳の若年成人，好発部位は四肢，特に下肢の腱や靱帯周囲である．

A2. 明細胞肉腫，横紋筋肉腫，類上皮肉腫，血管肉腫．

A3. 悪性黒色腫，悪性メラニン性神経鞘腫，胞巣状軟部肉腫など．

NOTE

Carney 症候群

Carney 症候群は，多様な皮膚腫瘍と色素沈着性病変，内分泌腫瘍，粘液腫，悪性メラニン性神経鞘腫などを特徴とする多発性腫瘍症候群である．1985 年に Carney らにより「粘液腫，皮膚色素斑，内分泌系の機能亢進」をきたす症候群として最初に報告された[5]．常染色体優性遺伝形式をとるが，約 70％は家族性，約 30％は散発性である．

文献

1) Fritchie KJ, Van de Rijn M : Clear cell sarcoma of soft tissue. WHO Classification of Tumours Editorial Board : Soft tissue and bone tumours, 5th ed. Lyon : IARC, 2020 : 300-302.

2) Keung EZ, Chiang YJ, Voss R, et al : Defining the incidence and clinical significance of lymph node metastasis in soft tissue sarcoma. Eur J Surg Onco 2018 ; 44 : 170-177.

3) De Beuckeleer LH, De Schepper AM, Vandevenne JE, et al : MR imaging of clear cell sarcoma（malignant melanoma of the soft parts）: a multicenter correlative MRI-pathology study of 21 cases and literature review. Skeletal Radiol 2000 ; 29 ; 187-195.

4) Folpe AL, Hameed M : Malignant melanotic nerve sheath tumour. WHO Classification of Tumours Editorial Board : Soft tissue and bone tumours, 5th ed. Lyon : IARC, 2020 : 258-260.

5) Carney JA, Gordon H, Carpenter PC, et al : The complex of myxomas, spotty pigmentation, and endocrine overactivity. Medicine（Baltimore）1985 ; 64 ; 270-283.

症例 L3 21

60 歳台女性．左殿部外側に腫瘤を触知し来院．外傷歴ははっきりしない．

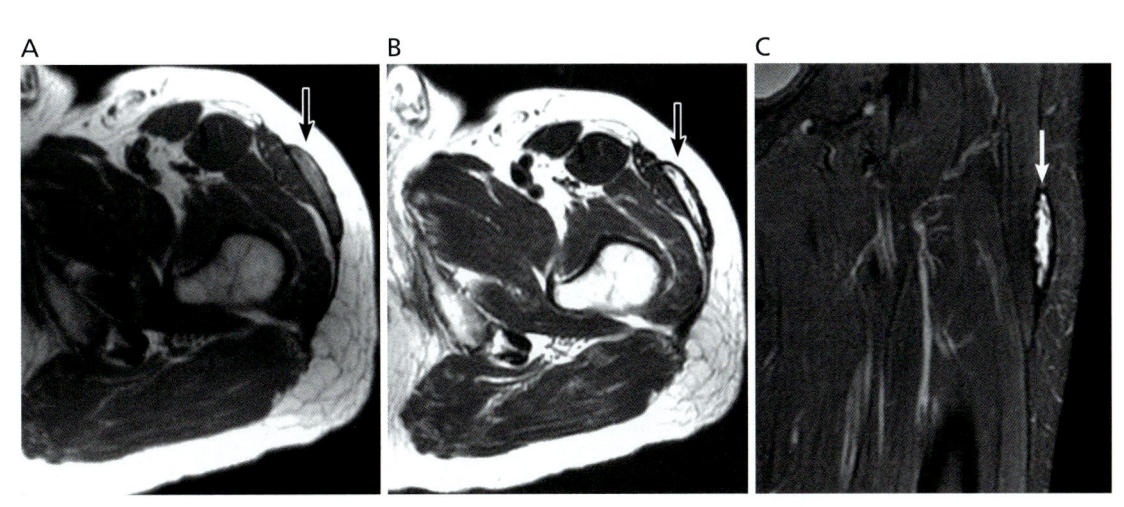

図1 MRI A：T1 強調横断像，B：T2 強調横断像，C：脂肪抑制 T2 強調冠状断像

MRI 所見 左大腿骨転子部外側の皮膚と筋膜の間に，T2 強調像（図1 B, C）で不均一な高〜低信号，T1 強調像（図1 A）にて高信号を呈し，被膜を有する紡錘状の囊胞性腫瘤を認める（→）．筋膜に接する出血性病変が示唆される．

診断 Morel–Lavallée lesion：MLL

経過 部位と画像所見より Morel–Lavallée lesion が考えられた．

問題 Q1. MLL の特徴的な画像所見について述べよ．
Q2. 好発部位はどこか？

画像診断のポイント
- MRI では筋膜に接する，紡錘状・三日月状の，さまざまな信号強度を呈する囊胞性病変．
- 好発部位は，大腿骨転子部，大腿，骨盤部などの骨性隆起部であるが，膝や，下腿，肩甲骨，脊椎などにも発生する．

Morel–Lavallée lesion

　Morel–Lavallée 病変（MLL）は外傷で生じた剪断応力によって，表在性の皮下組織が硬い筋膜から剝がれたスペースに血液やリンパ液などが貯留した病態，いわゆる“closed degloving injury”を指す．急性期は液体貯留腔として描出され，慢性期には炎症反応に伴い線維性に被包化された囊胞性病変として認められる[1]．好発部位は，大腿骨転子部，大

腿，骨盤部などの骨性隆起部であるが，膝や，下腿，肩甲骨，脊椎などその他さまざまな部位に発生しうる．

この病変は，一部は自然に吸収されるが，被膜が一度できてしまうと，保存的にみても縮小しないことや，疼痛や増大傾向を呈することがあり，腫瘍性病変との鑑別が問題となる．診断の遅れにより二次感染や皮膚壊死をきたす場合もある．

鑑別診断

外傷の既往があり，典型的な骨性隆起部に隣接し，筋膜に沿った紡錘形または三日月状の病変であれば，本疾患を強く疑う．

外傷の既往がはっきりしない場合，出血成分がはっきりしない場合，典型部と異なる場所に発生した場合などは，膿瘍，滑液包炎（症例 L1-60，p. 230 参照），皮下血腫などが鑑別である．限局しやすい滑液包に比べると，MLL は大腿正中を超えて内外側や頭側に広がりうるのが特徴とされる[1]．

解答 **A1.** 筋膜に接する，紡錘状・三日月状の腫瘤で，MRI ではさまざまな信号強度を呈する嚢胞性病変としてみられる．

A2. 好発部位は，大腿骨転子部，大腿，骨盤部などの骨性隆起部であるが，膝や，下腿など他の部位にも発生しうる．

▶ NOTE

慢性拡張性血腫 chronic expanding hematoma

全身のあらゆる部位に発生する 1 か月以上にわたり慢性経過で増大する血腫．血球の破壊産物が炎症を惹起し，血腫周囲に被膜や新生血管から血液が漏出し徐々に増大するのではないかとされる．内容は新旧混在した血液を有するため，CT では高吸収を有する不均一な濃度，MRI では内部は T1 強調像，T2 強調像で低信号，高信号の混在した不均一な信号を呈し（図 2 A, B），ヘモジデリン沈着部は T2*強調像で低信号が強調される（図 2 C, →）．辺縁には線維性偽被膜を反映した低信号帯が認められ，造影にて肉芽形成部分が濃染する（図 2 D）．

胸腔内，四肢で多いが，肝臓や腎臓，副腎など腹腔内・後腹膜臓器，卵巣，精巣などさまざまな臓器で発生しうる[3]．

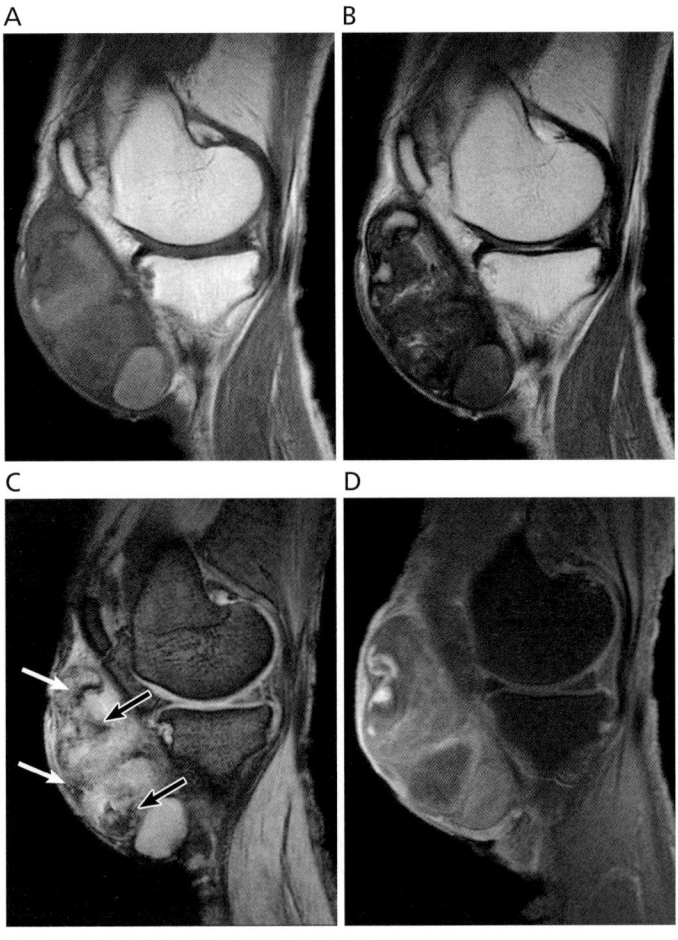

図2　40歳台女性　慢性拡張性血腫
膝関節 MRI　A：T1 強調矢状断像，B：T2 強調矢状断像，C：T2*
強調矢状断像，D：造影後脂肪抑制 T1 強調矢状断像　説明は NOTE
参照．

文献

1) Gilbert BC, Bui-mansfield LT, Dejong S : MRI of a Morel-Lavellée lesion. AJR Am J Roentgenol 2004 ; 182 : 1347-1348.

2) Tejwani SG, Cohen SB, Bradley JP : Management of Morel Lavallée lesion of the knee : twenty seven case in the national football league. Am J Sports Med 2007 ; 35 : 1162-1167.

3) Aoki T, Nakata H, Watanabe H, et al : The radiologic findings in chronic expanding hematoma. Skeletal Radiol 1999 ; 28 : 396-401.

4) Vassalou EE, Zibis AH, RaoulisVA, et al : Morel-Lavallée lesion of the knee MRI findings : compared with cadaveric study findings. AJR 2018 ; 210 : 234-239.

和文索引

*複数ページに載っている用語は, 主
　要説明箇所のページをゴシック体
　で示す.（欧文索引も同じ）

欧文索引

即戦力が身につく
骨軟部の画像診断　　　　　　　　　定価：本体 8,500 円＋税

2025 年 4 月 10 日発行　　第 1 版第 1 刷 ©

編集者　青木隆敏, 神島　保, 稲岡　努

発行者　株式会社　メディカル・サイエンス・インターナショナル
　　　　代表取締役　金子　浩平
　　　　東京都文京区本郷 1-28-36
　　　　郵便番号 113-0033　電話 (03) 5804-6050

印刷：三報社印刷／表紙デザイン・装丁：GRiD CO., LTD.

ISBN 978-4-8157-3128-1　C 3047